U0243003

新编临床护理丛书

NURSING ROUTINE

护理常规 下册

第②版

主编　于卫华　潘爱红

中国科学技术大学出版社

编　委　会

目　　录

下　　册

第十二章　外科护理常规 ……………………………………………………………………（513）

第一节　外科疾病一般护理常规 ……………………………………………………（513）

　　一、外科疾病一般护理 ………………………………………………………（513）

　　二、外科感染护理 ……………………………………………………………（514）

　　三、手术前后护理 ……………………………………………………………（515）

第二节　常见麻醉后护理常规 ………………………………………………………（516）

　　一、全身麻醉护理 ……………………………………………………………（516）

　　二、全身低温麻醉后护理 ……………………………………………………（519）

　　三、硬膜外麻醉后护理 ………………………………………………………（519）

　　四、蛛网膜下隙阻滞（腰麻）护理 ……………………………………………（521）

　　五、局部麻醉护理 ……………………………………………………………（522）

第三节　胸心外科疾病护理常规 ……………………………………………………（523）

　　一、胸外科手术一般护理 ……………………………………………………（523）

　　二、纵膈肿瘤手术护理 ………………………………………………………（525）

　　三、支气管、气管成形术护理 …………………………………………………（526）

　　四、食管癌手术护理 …………………………………………………………（528）

　　五、肺癌手术护理 ……………………………………………………………（530）

　　六、胸腔镜微创手术护理 ……………………………………………………（532）

　　七、心脏外科手术一般护理 …………………………………………………（534）

　　八、体外循环下心内直视手术护理 …………………………………………（536）

　　九、房、室间隔缺损修补手术护理 ……………………………………………（538）

　　十、复杂性先天性心脏病（法洛四联症）围手术期护理 ……………………（539）

　　十一、心脏瓣膜置换围手术期护理 …………………………………………（542）

　　十二、冠状动脉搭桥围手术期护理 …………………………………………（546）

　　十三、主动脉夹层围手术期护理 ……………………………………………（548）

第四节　外科疾病护理常规 …………………………………………………………（551）

　　一、甲状腺瘤手术护理 ………………………………………………………（551）

　　二、腹腔镜下甲状腺手术护理 ………………………………………………（552）

　　三、甲状腺功能亢进手术护理 ………………………………………………（554）

　　四、甲状腺癌根治术护理 ……………………………………………………（555）

五、急性乳腺炎手术护理 …………………………………………………… (557)

六、乳腺癌根治术护理 ……………………………………………………… (558)

七、腹部损伤护理 …………………………………………………………… (561)

八、脾破裂手术护理 ………………………………………………………… (562)

九、胃、十二指肠手术的护理 ……………………………………………… (563)

十、结、直肠癌手术护理 …………………………………………………… (565)

十一、造口护理 ……………………………………………………………… (567)

十二、阑尾切除术护理 ……………………………………………………… (569)

十三、急性胰腺炎手术护理 ………………………………………………… (570)

十四、肠梗阻手术护理 ……………………………………………………… (571)

十五、肠瘘手术护理 ………………………………………………………… (572)

十六、胆囊结石伴胆囊炎手术护理 ………………………………………… (574)

十七、胆总管结石手术护理 ………………………………………………… (575)

十八、肝内外胆管结石手术护理 …………………………………………… (577)

十九、胆囊癌根治术护理 …………………………………………………… (579)

二十、胆管癌手术护理 ……………………………………………………… (580)

二十一、腹外疝手术护理 …………………………………………………… (581)

二十二、下肢深静脉血栓形成滤器植入手术护理 ………………………… (586)

二十三、腹主动脉瘤介入手术护理 ………………………………………… (588)

二十四、急性动脉栓塞手术护理 …………………………………………… (590)

二十五、颅外颈动脉硬化闭塞性疾病手术护理 …………………………… (591)

二十六、下肢静脉曲张手术护理 …………………………………………… (594)

二十七、急性下肢深静脉血栓导管接触性溶栓介入手术护理 …………… (595)

二十八、血栓闭塞性脉管炎护理 …………………………………………… (597)

二十九、腹腔镜胆囊切除术护理 …………………………………………… (598)

三十、腹腔镜联合胆道镜取石术护理 ……………………………………… (600)

三十一、腹腔镜下脾切除术护理 …………………………………………… (602)

三十二、胰十二指肠切除术护理 …………………………………………… (603)

三十三、门静脉高压断流术护理 …………………………………………… (605)

三十四、门静脉高压分流术护理 …………………………………………… (607)

三十五、肝叶部分切除术护理 ……………………………………………… (608)

三十六、先天性胆总管囊肿切除＋胆肠吻合术护理 ……………………… (611)

三十七、髂静脉压迫综合征介入手术护理 ………………………………… (613)

三十八、动静脉瘘狭窄介入手术护理 ……………………………………… (614)

第五节　烧伤科护理常规 …………………………………………………… (615)

一、烧伤一般护理 …………………………………………………………… (615)

二、电击伤护理 ……………………………………………………………… (616)

三、大面积烧伤护理 ………………………………………………………… (617)

四、呼吸道烧伤护理 ………………………………………………………… (618)

五、烧伤创面护理 …………………………………………………………… (619)

六、体表肿瘤护理 …………………………………………………………… (620)

七、皮肤软组织扩张器植入术护理 ………………………………………… (621)

八、植皮供皮区护理 ………………………………………………………… (622)

九、植皮受皮区护理 ………………………………………………………… (623)

十、负压创面治疗技术护理 ………………………………………………… (623)

十一、烧伤截肢患者护理 …………………………………………………… (624)

第六节　骨科疾病护理常规 …………………………………………………… (626)

一、骨科手术一般护理 ……………………………………………………… (626)

二、石膏固定护理 …………………………………………………………… (626)

三、牵引护理 ………………………………………………………………… (627)

四、小夹板固定护理 ………………………………………………………… (628)

五、脂肪栓塞综合征护理 …………………………………………………… (629)

六、挤压综合征护理 ………………………………………………………… (630)

七、骨折护理 ………………………………………………………………… (631)

八、锁骨骨折护理 …………………………………………………………… (631)

九、四肢骨折手术护理 ……………………………………………………… (632)

十、骨盆骨折护理 …………………………………………………………… (633)

十一、截肢手术护理 ………………………………………………………… (634)

十二、关节脱位及损伤护理 ………………………………………………… (635)

十三、手外科一般护理 ……………………………………………………… (636)

十四、断指(肢)再植术护理 ………………………………………………… (637)

十五、游离足趾移植再造手指术护理 ……………………………………… (638)

十六、游离皮瓣移植术护理 ………………………………………………… (639)

十七、臂丛神经损伤手术护理 ……………………………………………… (640)

十八、先天性髋关节脱位手术护理 ………………………………………… (641)

十九、化脓性关节炎手术护理 ……………………………………………… (641)

二十、骶骨肿瘤切除重建术护理 …………………………………………… (642)

二十一、肩关节疾病关节镜手术围手术期护理 …………………………… (644)

二十二、肘关节镜手术护理 ………………………………………………… (645)

二十三、膝关节疾病关节镜手术围手术期护理 …………………………… (646)

二十四、踝关节镜手术护理 ………………………………………………… (647)

二十五、全髋和人工股骨头置换术护理 …………………………………… (648)

二十六、全髋关节翻修手术护理 …………………………………………… (650)

二十七、全膝关节置换术护理 ……………………………………………… (651)

二十八、上位颈椎损伤内固定术护理 ……………………………………… (652)

二十九、颈椎病手术护理 …………………………………………………… (654)

三十、颈椎前路手术护理 …………………………………………………… (656)

三十一、单纯性脊柱骨折手术护理 ………………………………………… (658)

三十二、胸腰椎骨折前路手术护理 ………………………………………… (660)

三十三、胸腰椎后路手术护理 ……………………………………………… (661)

三十四、腰椎间盘突出症手术护理 ·································· (663)

三十五、腰椎滑脱症手术护理 ······································ (664)

三十六、脊柱侧凸矫形术护理 ······································ (665)

第七节 神经外科护理常规 ·· (667)

一、意识、瞳孔的观察 ·· (667)

二、肢体活动障碍的观察 ·· (669)

三、生命体征的监护 ·· (671)

四、危重患者一般护理 ·· (672)

五、颅内压增高及脑疝护理 ·· (674)

六、亚低温治疗及护理 ·· (676)

七、镇痛、镇静 ·· (677)

八、营养治疗 ·· (679)

九、神经外科围手术期护理 ·· (681)

十、颅内肿瘤手术护理 ·· (689)

十一、颅内动脉瘤手术护理 ·· (691)

十二、脑动静脉畸形手术护理 ·· (692)

十三、寰枕部畸形手术护理 ·· (694)

十四、脑脓肿手术护理 ·· (696)

十五、椎管内肿瘤手术护理 ·· (698)

十六、颅骨缺损手术护理 ·· (702)

十七、癫痫手术护理 ·· (702)

十八、帕金森综合征手术护理 ·· (704)

十九、伽马刀治疗护理 ·· (707)

二十、脑血管介入治疗护理 ·· (708)

二十一、数字减影血管造影术护理 ···································· (710)

第八节 泌尿外科疾病护理常规 ·· (710)

一、泌尿外科疾病一般护理 ·· (710)

二、肾脏损伤护理 ·· (712)

三、单纯肾切除术护理 ·· (713)

四、腹腔镜下肾部分切除术护理 ······································ (714)

五、膀胱全切肠道替代术护理 ·· (716)

六、良性前列腺增生围手术期护理 ···································· (718)

七、输尿管镜钬激光碎石取石术护理 ·································· (720)

八、腹腔镜泌尿外科手术护理 ·· (721)

九、耻骨上膀胱造瘘术护理 ·· (722)

十、经皮肾镜取石术(PCNL)护理 ·································· (723)

十一、前列腺癌根治术护理 ·· (724)

十二、经尿道膀胱肿瘤切除术护理 ···································· (725)

十三、肾癌根治术护理 ·· (726)

十四、肾上腺疾病手术护理 ·· (728)

十五、肾盂输尿管连接处狭窄成形术护理 …………………………………… (729)

十六、复杂尿道手术护理 ……………………………………………………… (730)

十七、精索静脉曲张手术护理 ………………………………………………… (731)

十八、嗜铬细胞瘤手术护理 …………………………………………………… (732)

十九、睾丸鞘膜积液手术护理 ………………………………………………… (733)

二十、阴茎肿瘤手术护理 ……………………………………………………… (734)

二十一、体外冲击波碎石术护理 ……………………………………………… (736)

第九节 肛肠科疾病护理常规 ………………………………………………… (738)

一、肛肠科疾病手术护理 ……………………………………………………… (738)

二、痔手术护理 ………………………………………………………………… (738)

三、肛周脓肿手术护理 ………………………………………………………… (739)

四、肛瘘手术护理 ……………………………………………………………… (741)

五、肛裂手术护理 ……………………………………………………………… (741)

六、直肠息肉手术护理 ………………………………………………………… (742)

七、直肠前突手术护理 ………………………………………………………… (743)

八、骶尾部藏毛窦手术护理 …………………………………………………… (744)

第十三章 介入治疗护理常规 ………………………………………………… (746)

第一节 介入放射技术 ………………………………………………………… (746)

一、血管性介入 ………………………………………………………………… (746)

二、非血管性介入 ……………………………………………………………… (746)

第二节 血管性介入治疗护理常规 …………………………………………… (747)

一、选择性血管造影术护理 …………………………………………………… (747)

二、血管栓塞术护理 …………………………………………………………… (748)

三、经颈静脉肝内门体静脉支架分流术护理 ………………………………… (749)

四、布-加综合征介入治疗护理 ……………………………………………… (750)

五、碘 125 粒子植入治疗护理 ………………………………………………… (752)

六、肺癌介入治疗护理 ………………………………………………………… (754)

七、腹主动脉瘤介入治疗护理 ………………………………………………… (755)

八、肝癌介入治疗护理 ………………………………………………………… (757)

九、股骨头无菌性坏死介入治疗护理 ………………………………………… (759)

十、经皮穿刺血管成形术护理 ………………………………………………… (760)

十一、脾动脉栓塞术护理 ……………………………………………………… (761)

十二、食管支架植入术护理 …………………………………………………… (763)

十三、胃癌介入治疗护理 ……………………………………………………… (764)

十四、下肢动脉狭窄或闭塞介入护理 ………………………………………… (765)

十五、子宫肌瘤介入治疗护理 ………………………………………………… (767)

十六、肝囊肿介入治疗护理 …………………………………………………… (768)

十七、肾囊肿介入治疗护理 …………………………………………………… (769)

十八、下肢静脉血栓滤器植入术护理 ………………………………………… (770)

十九、经皮椎体成形术护理 …………………………………………………… (773)

二十、颅外颈动脉硬化闭塞性疾病介入治疗护理 …………………………… (774)

第十四章 整形美容外科护理常规 ………………………………………… (776)

一、整形美容外科围手术期护理 …………………………………………… (776)

二、整形外科心理护理 ……………………………………………………… (778)

三、重睑成形手术护理 ……………………………………………………… (779)

四、上睑下垂矫正手术护理 ………………………………………………… (781)

五、隆鼻手术护理 …………………………………………………………… (782)

六、面部除皱手术护理 ……………………………………………………… (783)

七、面部注射整形美容护理 ………………………………………………… (785)

八、脂肪抽吸术护理 ………………………………………………………… (786)

九、隆乳手术护理 …………………………………………………………… (787)

十、巨乳缩小整形手术护理 ………………………………………………… (788)

十一、乳房下垂矫正手术护理 ……………………………………………… (790)

十二、乳房人工材料取出手术护理 ………………………………………… (791)

十三、下颌角肥大截骨整形术、颧弓降低术护理 ………………………… (792)

十四、小耳畸形再造术护理 ………………………………………………… (793)

十五、副乳/腋臭切除手术护理 …………………………………………… (795)

十六、皮片移植术护理 ……………………………………………………… (796)

十七、皮肤软组织扩张术护理 ……………………………………………… (798)

十八、体表肿瘤切除术护理 ………………………………………………… (799)

十九、激光整形美容护理 …………………………………………………… (800)

第十五章 眼耳鼻喉疾病护理常规 ………………………………………… (803)

第一节 眼科疾病手术护理常规 …………………………………………… (803)

一、内眼手术护理 …………………………………………………………… (803)

二、外眼手术护理 …………………………………………………………… (804)

三、白内障摘除与人工晶体植入手术护理 ………………………………… (805)

四、青光眼手术护理 ………………………………………………………… (806)

五、细菌性角膜炎及角膜溃疡护理 ………………………………………… (808)

六、视网膜脱离手术护理 …………………………………………………… (809)

七、眼球穿通伤护理 ………………………………………………………… (810)

八、眼钝挫伤护理 …………………………………………………………… (811)

九、斜视手术护理 …………………………………………………………… (812)

十、虹膜睫状体炎的护理 …………………………………………………… (814)

十一、视网膜动脉阻塞护理 ………………………………………………… (815)

十二、视网膜静脉阻塞护理 ………………………………………………… (816)

十三、眶内肿瘤摘除术护理 ………………………………………………… (816)

十四、慢性泪囊炎手术护理 ………………………………………………… (818)

十五、眼睑恶性肿瘤手术护理 ……………………………………………… (819)

十六、角膜移植术护理 ……………………………………………………… (820)

十七、翼状胬肉手术护理 …………………………………………………… (822)

十八、糖尿病视网膜病变手术护理 ························ (823)

十九、前房积血手术护理 ······································ (825)

二十、睑内翻倒睫手术护理 ·································· (827)

二十一、上睑下垂手术护理 ·································· (828)

第二节 耳鼻喉科疾病护理常规 ······························ (829)

一、耳鼻喉科一般护理 ······································ (829)

二、鼓室成形术护理 ·· (829)

三、耳源性颅内并发症护理 ·································· (830)

四、鼻窦炎护理 ·· (831)

五、鼻中隔偏曲护理 ·· (832)

六、鼻骨骨折护理 ·· (833)

七、扁桃体炎护理 ·· (834)

八、腺样体肥大护理 ·· (835)

九、阻塞性睡眠呼吸暂停综合征的护理 ························ (836)

十、急性会厌炎的护理 ······································ (837)

十一、特发性突聋护理 ······································ (838)

十二、气管切开手术护理 ···································· (839)

十三、支撑喉镜下声带息肉切除术护理 ························ (841)

十四、声嘶护理 ·· (842)

十五、梅尼埃病护理 ·· (842)

十六、喉癌护理 ·· (843)

十七、电子耳蜗植入护理 ···································· (846)

十八、鼻出血护理 ·· (848)

十九、急性化脓性中耳炎护理 ································ (849)

二十、慢性化脓性中耳炎护理 ································ (850)

第十六章 口腔外科护理常规 ································ (852)

一、颌面外科疾病手术护理 ·································· (852)

二、口腔颌面部外伤急救护理 ································ (852)

三、上下颌骨骨折手术护理 ·································· (855)

四、唇裂修复术护理 ·· (856)

五、腭裂修复术护理及术后语音训练 ·························· (858)

六、牙槽突裂行髂骨移植术护理 ······························ (860)

七、腮腺肿瘤手术护理 ······································ (861)

八、牙龈癌手术护理 ·· (862)

九、颌面部间隙感染 ·· (864)

十、舌癌根治术护理 ·· (865)

十一、游离组织瓣修复护理 ·································· (867)

十二、腭部良、恶性肿瘤手术护理 ···························· (869)

十三、口腔颌面部囊肿手术护理 ······························ (870)

十四、颌面部肿瘤手术护理 ·································· (872)

十五、下颌下腺炎手术护理 ……………………………………………………………… (873)

第十七章 妇科疾病护理常规 ……………………………………………………………… (875)

第一节 妇科疾病护理常规 …………………………………………………………… (875)

一、妇科疾病一般护理 …………………………………………………………… (875)

二、妇科腹部手术护理 …………………………………………………………… (875)

三、妊娠剧吐护理 ………………………………………………………………… (877)

四、流产护理 ……………………………………………………………………… (878)

五、异位妊娠护理(保守治疗) ………………………………………………… (878)

第二节 女性生殖系统疾病护理常规 ……………………………………………… (879)

一、外阴尖锐湿疣护理 …………………………………………………………… (879)

二、淋病护理 ……………………………………………………………………… (880)

三、梅毒护理 ……………………………………………………………………… (881)

四、非特异性外阴炎护理 ………………………………………………………… (882)

五、前庭大腺肿护理 ……………………………………………………………… (883)

六、慢性宫颈炎护理 ……………………………………………………………… (883)

七、盆腔炎性疾病护理 …………………………………………………………… (884)

第三节 月经失调护理常规 …………………………………………………………… (885)

一、闭经护理 ……………………………………………………………………… (885)

二、功能失调性子宫出血护理 …………………………………………………… (886)

三、绝经综合征护理 ……………………………………………………………… (886)

第四节 妇科手术护理常规 …………………………………………………………… (887)

一、输卵管癌护理 ………………………………………………………………… (887)

二、子宫内膜癌手术护理 ………………………………………………………… (888)

三、宫颈癌手术护理 ……………………………………………………………… (890)

四、卵巢肿瘤手术护理 …………………………………………………………… (891)

五、子宫肌瘤手术护理 …………………………………………………………… (892)

六、子宫内膜异位症手术护理 …………………………………………………… (893)

七、腹腔镜手术护理 ……………………………………………………………… (895)

第五节 妊娠滋养细胞疾病护理常规 ……………………………………………… (896)

一、葡萄胎护理 …………………………………………………………………… (896)

二、侵蚀性葡萄胎及绒毛膜癌护理 ……………………………………………… (896)

第六节 外阴、阴道手术护理常规 …………………………………………………… (897)

一、外阴、阴道创伤护理 ………………………………………………………… (897)

二、子宫脱垂手术护理 …………………………………………………………… (898)

三、外阴癌手术护理 ……………………………………………………………… (900)

四、先天性无阴道手术护理 ……………………………………………………… (901)

五、尿瘘手术护理 ………………………………………………………………… (902)

六、粪瘘手术护理 ………………………………………………………………… (903)

第七节 终止妊娠护理常规 …………………………………………………………… (905)

一、早孕药物流产护理 …………………………………………………………… (905)

二、羊膜腔注射利凡诺引产护理 ……………………………………………………… (906)

三、水囊引产护理 ……………………………………………………………………… (907)

四、瘢痕妊娠终止妊娠护理 …………………………………………………………… (908)

第八节 妇产科内镜诊疗技术护理常规 …………………………………………………… (909)

一、阴道镜检查护理 …………………………………………………………………… (909)

二、宫腔镜诊疗护理 …………………………………………………………………… (909)

第十八章 产科护理常规 ……………………………………………………………… (912)

第一节 分娩期护理常规 …………………………………………………………………… (912)

一、产前检查 …………………………………………………………………………… (912)

二、孕妇入院护理 ……………………………………………………………………… (914)

三、产程观察护理 ……………………………………………………………………… (914)

四、产褥期护理 ………………………………………………………………………… (917)

五、导乐陪产护理 ……………………………………………………………………… (919)

六、催产素引产护理 …………………………………………………………………… (920)

七、硫酸镁用药护理 …………………………………………………………………… (921)

第二节 异常分娩护理常规 ………………………………………………………………… (922)

一、产力异常护理 ……………………………………………………………………… (922)

二、产道异常护理 ……………………………………………………………………… (924)

三、会阴切开缝合术护理 ……………………………………………………………… (925)

四、产钳助产术护理 …………………………………………………………………… (926)

五、剖宫产术护理 ……………………………………………………………………… (927)

第三节 分娩期并发症护理常规 …………………………………………………………… (929)

一、子宫破裂护理 ……………………………………………………………………… (929)

二、产后出血护理 ……………………………………………………………………… (930)

三、羊水栓塞护理 ……………………………………………………………………… (931)

四、妊娠期高血压疾病护理 …………………………………………………………… (932)

五、母儿血型不合护理 ………………………………………………………………… (933)

六、妊娠肝内胆汁淤积症护理 ………………………………………………………… (934)

七、过期妊娠护理 ……………………………………………………………………… (935)

第四节 胎儿附属物异常护理常规 ………………………………………………………… (936)

一、前置胎盘护理 ……………………………………………………………………… (936)

二、胎盘早剥护理 ……………………………………………………………………… (937)

三、羊水过多护理 ……………………………………………………………………… (938)

四、羊水过少护理 ……………………………………………………………………… (939)

五、脐带脱垂护理 ……………………………………………………………………… (940)

六、胎膜早破护理 ……………………………………………………………………… (941)

第五节 异常产褥期护理常规 ……………………………………………………………… (942)

一、产褥感染护理 ……………………………………………………………………… (942)

二、晚期产后出血护理 ………………………………………………………………… (943)

三、产褥中暑护理 ……………………………………………………………………… (944)

第六节 妊娠合并症护理常规 ……………………………………………… (945)

  一、妊娠合并心脏病护理 ………………………………………………… (945)

  二、妊娠合并糖尿病护理 ………………………………………………… (946)

  三、妊娠合并肝炎护理 …………………………………………………… (947)

  四、妊娠合并贫血护理 …………………………………………………… (948)

  五、妊娠合并肺结核护理 ………………………………………………… (949)

  六、妊娠合并甲状腺功能亢进护理 ……………………………………… (950)

  七、妊娠合并慢性肾炎护理 ……………………………………………… (951)

  八、妊娠合并急性肾盂肾炎护理 ………………………………………… (952)

  九、妊娠合并性病护理 …………………………………………………… (953)

  十、妊娠合并阑尾炎护理 ………………………………………………… (954)

第七节 胎儿异常与多胎妊娠护理常规 …………………………………… (955)

  一、胎位及胎儿发育异常护理 …………………………………………… (955)

  二、胎儿窘迫护理 ………………………………………………………… (956)

  三、胎儿生长受限护理 …………………………………………………… (957)

  四、死胎护理 ……………………………………………………………… (958)

  五、多胎妊娠护理 ………………………………………………………… (959)

第八节 分娩后新生儿护理常规 …………………………………………… (960)

  一、母婴同室护理 ………………………………………………………… (960)

  二、新生儿窒息抢救及护理 ……………………………………………… (960)

  三、新生儿一般护理 ……………………………………………………… (961)

  四、新生儿抚触 …………………………………………………………… (961)

第十九章 儿科疾病护理常规 ……………………………………………… (963)

第一节 新生儿疾病护理常规 ……………………………………………… (963)

  一、新生儿一般护理 ……………………………………………………… (963)

  二、早产儿护理 …………………………………………………………… (965)

  三、新生儿窒息护理 ……………………………………………………… (967)

  四、新生儿缺血缺氧性脑病护理 ………………………………………… (968)

  五、新生儿颅内出血护理 ………………………………………………… (969)

  六、新生儿黄疸护理 ……………………………………………………… (971)

  七、新生儿败血症护理 …………………………………………………… (972)

  八、新生儿感染性肺炎护理 ……………………………………………… (973)

  九、新生儿呼吸窘迫综合征护理 ………………………………………… (975)

  十、新生儿低血糖护理 …………………………………………………… (976)

  十一、新生儿高血糖护理 ………………………………………………… (977)

  十二、新生儿先天性梅毒护理 …………………………………………… (978)

  十三、新生儿先天性心脏病护理 ………………………………………… (979)

  十四、新生儿坏死性小肠结肠炎护理 …………………………………… (980)

  十五、新生儿胎粪吸入综合征护理 ……………………………………… (981)

  十六、新生儿肺出血护理 ………………………………………………… (982)

十七、新生儿感染性腹泻护理 ·· (983)

十八、新生儿鹅口疮护理 ·· (985)

十九、新生儿脐炎护理 ·· (986)

二十、新生儿气胸护理 ·· (987)

第二节　儿童呼吸系统疾病护理常规 ·· (987)

一、急性上呼吸道感染护理 ·· (987)

二、急性感染性喉炎护理 ·· (989)

三、小儿支气管炎护理 ·· (990)

四、小儿肺炎护理 ·· (991)

五、小儿支气管哮喘护理 ·· (992)

六、毛细支气管炎护理 ·· (993)

第三节　儿童心血管系统疾病护理常规 ······································ (995)

一、法洛四联症护理 ·· (995)

二、心肌炎护理 ·· (996)

三、心力衰竭护理 ·· (997)

第四节　儿童消化系统疾病护理常规 ·· (998)

一、小儿腹泻护理 ·· (998)

二、呕吐护理 ··· (1000)

三、肠套叠护理 ··· (1001)

四、急性坏死性肠炎护理 ·· (1002)

第五节　儿童泌尿系统疾病护理常规 ······································· (1003)

一、急性肾炎护理 ··· (1003)

二、肾病综合征护理 ·· (1004)

三、泌尿道感染护理 ·· (1005)

第六节　儿童血液系统疾病护理常规 ······································· (1006)

一、营养性缺铁性贫血护理 ·· (1006)

二、特发性血小板减少性紫癜护理 ·· (1007)

第七节　儿童神经系统疾病护理常规 ······································· (1008)

一、脑膜炎、脑炎护理 ··· (1008)

二、癫痫护理 ··· (1009)

三、脑性瘫痪护理 ··· (1010)

四、惊厥护理 ··· (1011)

第八节　儿童免疫和结缔组织疾病护理常规 ································· (1012)

川崎病护理 ··· (1012)

第九节　儿童遗传代谢内分泌疾病护理常规 ································· (1013)

一、糖尿病护理 ··· (1013)

二、甲状腺功能亢进症护理 ·· (1014)

三、生长激素缺乏症护理 ·· (1015)

第十节　儿童传染性疾病护理常规 ··· (1017)

一、儿童传染病一般护理 ·· (1017)

二、手足口病护理 …………………………………………………………………………… (1017)

三、艾滋病护理 ……………………………………………………………………………… (1018)

第十一节　新生儿急救护理常规 ……………………………………………………………… (1020)

一、新生儿气管插管护理 …………………………………………………………………… (1020)

二、新生儿动静脉同步换血疗法护理 ……………………………………………………… (1021)

第二十章　手术室护理常规 ……………………………………………………………………… (1023)

第一节　手术室一般护理常规 ………………………………………………………………… (1023)

一、一般护理 ………………………………………………………………………………… (1023)

二、接、送手术患者护理 …………………………………………………………………… (1023)

三、手术患者访视 …………………………………………………………………………… (1024)

四、手术物品清点 …………………………………………………………………………… (1024)

五、洗手护士手术配合 ……………………………………………………………………… (1025)

六、巡回护士手术配合 ……………………………………………………………………… (1025)

七、冰冻病理标本处置 ……………………………………………………………………… (1025)

八、普通病理标本处置 ……………………………………………………………………… (1026)

九、手术体位安置 …………………………………………………………………………… (1026)

十、手术患者麻醉护理 ……………………………………………………………………… (1026)

十一、PACU(麻醉恢复室)护理 …………………………………………………………… (1027)

第二节　手术配合护理常规 …………………………………………………………………… (1028)

一、身心评估 ………………………………………………………………………………… (1028)

二、护理措施 ………………………………………………………………………………… (1028)

三、物品准备 ………………………………………………………………………………… (1028)

第三节　颅脑手术配合护理常规 ……………………………………………………………… (1029)

一、物品准备 ………………………………………………………………………………… (1029)

二、手术配合 ………………………………………………………………………………… (1029)

三、手术配合注意事项 ……………………………………………………………………… (1029)

第四节　口腔颌面部手术配合护理常规 ……………………………………………………… (1030)

一、物品准备 ………………………………………………………………………………… (1030)

二、手术配合 ………………………………………………………………………………… (1030)

三、手术配合注意事项 ……………………………………………………………………… (1030)

第五节　颈胸部手术配合护理常规 …………………………………………………………… (1031)

一、物品准备 ………………………………………………………………………………… (1031)

二、手术配合 ………………………………………………………………………………… (1031)

三、手术配合注意事项 ……………………………………………………………………… (1031)

第六节　腹部手术配合护理常规 ……………………………………………………………… (1032)

一、物品准备 ………………………………………………………………………………… (1032)

二、手术配合 ………………………………………………………………………………… (1032)

三、手术配合注意事项 ……………………………………………………………………… (1033)

第七节　腔镜手术配合护理常规 ……………………………………………………………… (1033)

一、物品准备 ………………………………………………………………………………… (1033)

二、手术配合 …………………………………………………………………………… (1033)
三、手术配合注意事项 …………………………………………………………………… (1033)
第八节 妇产手术配合护理常规 ……………………………………………………………… (1034)
一、物品准备 …………………………………………………………………………… (1034)
二、手术配合 …………………………………………………………………………… (1034)
三、手术配合注意事项 …………………………………………………………………… (1034)
第九节 泌尿手术配合护理常规 ……………………………………………………………… (1035)
一、物品准备 …………………………………………………………………………… (1035)
二、手术配合 …………………………………………………………………………… (1035)
三、手术配合注意事项 …………………………………………………………………… (1035)
第十节 四肢关节手术配合护理常规 ………………………………………………………… (1036)
一、物品准备 …………………………………………………………………………… (1036)
二、手术配合 …………………………………………………………………………… (1036)
三、手术配合注意事项 …………………………………………………………………… (1036)
第十一节 小儿手术配合护理常规 …………………………………………………………… (1037)
一、物品准备 …………………………………………………………………………… (1037)
二、手术配合 …………………………………………………………………………… (1037)
三、手术配合注意事项 …………………………………………………………………… (1037)
第十二节 血管手术配合护理常规 …………………………………………………………… (1038)
一、物品准备 …………………………………………………………………………… (1038)
二、手术配合 …………………………………………………………………………… (1038)
三、手术配合注意事项 …………………………………………………………………… (1038)
第十三节 移植手术配合护理常规 …………………………………………………………… (1038)
一、物品准备 …………………………………………………………………………… (1038)
二、手术配合 …………………………………………………………………………… (1039)
三、手术配合注意事项 …………………………………………………………………… (1039)
第二十一章 压力性损伤及失禁护理常规 ……………………………………………………… (1041)
第一节 压力性损伤护理常规 ………………………………………………………………… (1041)
一、压力性损伤 ………………………………………………………………………… (1041)
二、压力性损伤预防 …………………………………………………………………… (1043)
三、压力性损伤评估及愈合监测 ……………………………………………………… (1047)
四、疼痛评估与处理 …………………………………………………………………… (1048)
五、压力性损伤护理 …………………………………………………………………… (1048)
第二节 大便失禁护理常规 …………………………………………………………………… (1052)
第三节 尿失禁护理常规 ……………………………………………………………………… (1055)
第四节 失禁性皮炎护理常规 ………………………………………………………………… (1058)
第二十二章 灾难急救的护理 …………………………………………………………………… (1062)
第一节 灾难医学的概念和定义 ……………………………………………………………… (1062)
一、自然灾害 …………………………………………………………………………… (1062)
二、人为灾害 …………………………………………………………………………… (1062)

第二节　灾难现场创伤急救护理常规 ……………………………………… (1063)

一、灾难现场检伤分类 …………………………………………………… (1063)

二、现场创伤急救护理 …………………………………………………… (1064)

三、伤病员的转送护理 …………………………………………………… (1072)

第三节　各种突发灾害的应急救援 ………………………………………… (1072)

一、自然灾害应急救援 …………………………………………………… (1072)

二、事故灾难应急救援 …………………………………………………… (1075)

三、突发公共事件应急救援 ……………………………………………… (1082)

第四节　灾后心理重建 ……………………………………………………… (1086)

一、伤病员心理干预 ……………………………………………………… (1086)

二、救援人员的心理干预 ………………………………………………… (1088)

第二十三章　居家护理服务常规 …………………………………………… (1090)

第一节　居家患者一般护理常规 …………………………………………… (1090)

第二节　社区患者一般护理常规 …………………………………………… (1091)

参考文献 ……………………………………………………………………… (1093)

第十二章 外科护理常规

第一节 外科疾病一般护理常规

一、外科疾病一般护理

（1）新患者接待：患者入院时护士主动迎接，引导至病房，做好入院宣教，通知管床医生，将患者电子信息进行入区核对。

（2）入院评估：

① 监测患者入院时生命体征，包括测量体温、脉搏、呼吸、血压及体重。体温正常者每天测量 2 次，3 天后改为每天一次；发热（≥37.5 ℃）及术后患者每天测量 3 次，体温正常后每天测量一次；高热者（≥38.5 ℃）每 4 h 测量一次，体温正常后每天测量一次。

② 护理安全风险评估。根据各种评估量表，如跌倒坠床评分量表、生活自理能力评分量表、压力性损伤评分量表等，全面评估患者的安全风险，并落实相应的护理措施。

（3）病情观察：观察患者症状及体征，如有无腹膜刺激征，是否伴随恶心、呕吐等，了解疾病诊断和治疗措施，加强巡视与观察。

（4）急腹症护理：急诊患者未明确诊断前暂禁食及禁用镇痛药物，及时告知医生诊治，做好抢救准备及必要处理。

（5）饮食护理：根据病情做好术前、术后饮食指导及饮食前、后护理。

（6）手术区皮肤准备：

① 正确准备手术部位皮肤，彻底清除手术切口部位和周围皮肤的污染物。术前备皮应当在手术当日进行，必须去除手术部位毛发时，应当使用不损伤皮肤的方法，避免使用刀片刮除毛发。

② 消毒前要彻底清除手术切口和周围皮肤的污染，采用卫生行政部门批准的合适的消毒剂，以适当的方式消毒手术部位皮肤，皮肤消毒范围应当符合手术要求，如需延长切口、做新切口或放置引流物时，应当扩大消毒范围。

③ 如需预防使用抗生素时，应在手术患者皮肤切开前 0.5—2 h 内或麻醉诱导期给予合理种类和合理剂量的抗菌药物。

（7）切口及引流管护理：观察切口疼痛情况及局部敷料渗出情况，保持引流管通畅，妥善固定，观察引流液的颜色、性质、量，有异常时及时通知医生处理。

（8）排便护理：3 天未解大便者，遵医嘱给予缓泻药、简易通便或灌肠处理（禁食或无渣饮食者除外）。

（9）预防感染：遵守无菌操作原则，护理操作前后必须洗手（或手消毒），防止交叉感染。

（10）健康指导及早期康复功能锻炼：根据病情及快速康复理念做好疾病相关知识及药物知识宣教，指导患者进行手术前后特殊体位及功能锻炼，重点是指导患者了解早期功能锻炼的意义及方法，鼓励并协助患者进行合理正确的康复功能锻炼。

（11）预防术后并发症：给予患者术后康复指导，观察患者有无术后并发症，及时给予处理。

（12）心理护理：关心、安慰患者，增强患者信心，使其积极配合治疗和护理。

（13）出院指导：根据病情做好疾病相关知识及药物知识宣教，指导患者出院后的饮食及活动。

二、外科感染护理

外科感染（surgical infection）是指需要外科手术治疗的感染性疾病和发生在创伤、手术、器械检查或有创性检查、治疗后的感染。按致病菌种类分为非特异性感染和特异性感染两大类。非特异性感染如疖、痈、蜂窝组织炎、急性阑尾炎、急性骨髓炎等；特异性感染如破伤风、气性坏疽、结核病等。

（1）体位与休息：适当休息，局部感染患者患肢抬高并制动；全身化脓性感染患者应卧床休息；破伤风患者住单人隔离病房，严格执行接触隔离制度，病室用深色窗帘遮挡，避免强光刺激，保持安静，谢绝探视，专人守护；气性坏疽患者执行接触隔离制度，抬高患肢。

（2）饮食与营养：行加强营养和支持疗法，给予高蛋白、高热量、丰富维生素饮食，必要时遵医嘱提供肠内或肠外营养支持。

（3）病情观察及药物治疗的护理：

① 局部感染患者观察及护理：观察局部红、肿、热、痛的变化，炎症区域是否扩大，有无全身反应，如畏寒、发热等。面部，尤其是严禁挤压"危险三角区"的脓肿，局部感染早期可采用理疗或外敷药物等，促使炎症消退；脓肿有波动时应及时切开引流，保持引流通畅；按医嘱及时应用抗生素治疗；糖尿病患者应积极治疗，控制好血糖水平；做好降温、镇痛等对症处理，加强生活护理。

② 全身感染患者观察及护理：严密观察病情变化，定时测量体温、脉搏、呼吸和血压，注意神志变化和有无内脏损害出现，注意有无新的转移性脓肿出现，如有应及时切开引流，警惕发生感染性休克。根据医嘱及时、准确应用抗生素，预防并发症，高热患者给予物理降温处理。

③ 破伤风患者观察及护理：密切观察病情变化及用药效果。频繁抽搐者注意抽搐发作的症状、持续时间和间隔时间等，做详细记录；按医嘱使用镇静和安眠药物；保护患者安全，防止意外损伤；床边常规备急救用物，必要时行气管切开。

④ 气性坏疽患者观察及护理：密切观察血压、脉搏、呼吸和体温变化，警惕感染性休克发生；密切观察伤口疼痛、肿胀情况，是否出现脓液；将伤口分泌物做细菌培养，连续 3 次阴性者可解除隔离。

（4）心理护理：关心和体贴患者，了解患者情绪变化；消除患者及家属的顾虑，缓解不良情绪；鼓励患者树立战胜疾病的信心。

（5）健康指导：注意个人卫生和皮肤清洁；积极预防和治疗原发病灶，正确、及时处理伤口;加强自我保护,避免创伤;进行功能锻炼,促进患肢功能尽快恢复。

三、手术前后护理

1. 外科术前患者一般护理

(1) 饮食与休息:根据患者手术的种类、方式、部位和范围,给饮食指导,鼓励摄入营养丰富、易消化的食物。适当活动,保证充足睡眠,减少体力消耗。

(2) 心理护理:了解患者的心理变化,解除顾虑,取得合作。

(3) 常规检查:协助医生做好肝、肾、肺、心脏等重要脏器功能检查及血型检查,做好血、尿、粪三大常规检查等。

(4) 呼吸系统准备:鼓励患者术前练习有效咳嗽和排痰等方法,吸烟者术前2周停止吸烟,防止呼吸道分泌物过多。已有呼吸道感染者,给予有效治疗。

(5) 消化道准备:遵医嘱术前禁食、禁水,肠道手术者按要求做肠道准备。

(6) 皮肤准备:术前1天沐浴、洗头、修剪指甲及更衣,做好手术区皮肤准备。

(7) 术前适应性训练:指导患者练习在床上使用便盆,男性患者还应学会在床上使用尿壶;教会患者自行调整体位和床上翻身的方法,以适应术后体位的变化;指导练习术中所需体位,减轻患者的不适感。

(8) 病情观察:观察生命体征及病情变化,详细询问患者有无不宜手术的情况。

(9) 健康指导:告知术前准备的重要性,以取得患者的配合;介绍手术室的环境和术中配合注意事项等。

(10) 术晨护理:

① 测量体温、脉搏和呼吸,详细询问患者有无不宜手术的情况。嘱患者取下活动义齿、戒指、项链、发卡和其他贵重物品,嘱患者排尿、排便。

② 遵医嘱肌肉注射麻醉前用药,留置胃管、导尿管等。患者送至手术室前查对姓名、床号、住院病历号、领血单,术中用药随同患者带入手术室。

③ 将患者带入手术室后,准备麻醉床,备好床旁用物,根据病情备好急救药品及设备。

2. 外科术后患者一般护理

(1) 床边交接:向麻醉师详细了解手术经过,观察患者意识恢复及麻醉苏醒情况,做好床边交接班。搬动患者时动作轻稳,注意保暖。检查静脉输液是否通畅。根据患者麻醉种类及手术部位取适当体位。正确连接各种引流装置,并妥善固定引流袋。

(2) 饮食护理:全身麻醉后非消化道手术患者术后6 h无恶心、呕吐遵医嘱可进流食,逐渐改为软食、普通饮食;胃肠道手术后需禁食,禁食期间由静脉补充充足的水、电解质和营养素,必要时早期提供肠内和肠外营养支持,根据胃肠功能恢复情况从流质饮食逐步过渡至普食。

(3) 病情观察:

① 生命体征:根据病情及医嘱定时测量血压、脉搏、呼吸、体温至生命体征平稳。发现早期休克征象或其他异常情况应立即告知医生,并做好抢救准备。

② 切口观察:观察切口有无渗血、渗液,保持切口敷料清洁、干燥。观察切口有无疼痛及疼痛的时间、部位、性质和规律,并给予相应的处理和护理。

③ 引流护理:保持各引流管通畅,防止堵塞或扭曲,观察引流液的量及性状并记录,每

天更换引流袋。

④ 排尿护理:术后6—8 h未排尿者应检查膀胱是否充盈,可诱导排尿,必要时给予导尿处理。

(4)早期活动:快速康复理论主张常规腹部手术患者术后8 h即可离床活动,具体活动程度根据病情循序渐进推进。

(5)心理护理:加强与患者沟通,了解患者的心理反应,鼓励患者表达自己的感受,给予安慰和解释,消除不良的心理因素。

(6)健康指导:指导患者合理饮食,保证机体有足够的能量,有利于康复;鼓励早期下床活动,减少并发症发生;保护切口局部皮肤,伤口未愈合者应定时换药;带引流管出院者防止脱出,观察引流情况,定期更换引流袋;注意休息,劳逸结合,促进机体功能的恢复。

第二节 常见麻醉后护理常规

一、全身麻醉护理

全身麻醉是目前临床上最常见的麻醉方法。全麻患者表现为神志消失,全身的痛觉丧失、遗忘、反射抑制和一定程度的肌肉松弛。它能满足全身各部位手术需要,较之局部和椎管阻滞麻醉,患者更舒适、安全。

(一)身心评估

1. 麻醉前评估

(1)健康史:

① 一般资料:如年龄、性别、职业等,有无吸烟、喝酒等嗜好及药物成瘾史。

② 既往史:既往有无手术史、麻醉史,近期有无呼吸道或肺部感染,有无影响完成气管内插管的因素。

③ 用药史:目前用药情况及不良反应,有无过敏史。

④ 其他:有无婚育史、家族史等。

(2)身体情况:

① 局部表现:有无牙齿缺少或松动,是否有义齿。

② 全身表现:意识和精神状态、生命体征,有无营养不良、发热、脱水及体重减轻,有无皮肤黏膜出血及水肿等。

③ 辅助检查:了解血常规、尿常规、大便常规、血生化检查、血气分析、心电图及影像学检查结果,有无重要脏器功能不全、凝血机制障碍及贫血、低蛋白血症等异常。

(3)心理-社会支持系统情况:评估患者及家属对麻醉方式、麻醉前准备、麻醉中护理配合和麻醉后康复知识的了解程度;是否存在焦虑和恐惧等不良情绪,是否有担心的问题,家庭和单位对患者的支持程度等。

2. 麻醉后评估

(1)术中情况:麻醉方式、麻醉药种类和用量;术中失血量、输血量和补液量;术中有无呼吸骤停等异常情况发生。

（2）术后情况：

① 身体状况：患者的意识、血压、心率和体温；基本生理反射是否存在；感觉是否恢复；有无麻醉后并发症征象等。

② 辅助检查：血常规、尿常规、血生化检查、血气分析、重要脏器功能等检查结果有无异常。

③ 心理-社会支持系统情况：患者对麻醉和术后不适（如恶心、呕吐、切口疼痛等）的认识，术后不适的情绪反应，家庭和单位对患者的支持程度等。

（二）护理措施

1. 麻醉前护理

（1）心理护理：对于麻醉和手术，患者常感到紧张、焦虑，甚至恐惧。这些心理反应对其生理功能有不同程度的干扰，并可能对整个围手术期产生不良影响。术前应有针对性地消除其思想顾虑和焦虑心理，耐心听取并解答其疑问。过度紧张者，可给予药物辅助治疗；有心理障碍者，应请心理专家协助处理。

（2）身体护理：麻醉前应尽量改善患者状况，纠正紊乱的生理功能和治疗潜在的内科疾病，使患者各脏器功能处于较好状态。特别注意做好胃肠道护理，以免手术期内发生胃内容物反流、呕吐或误吸而致窒息或吸入性肺炎。成人择期手术前应禁食 6—8 h，禁水 4 h，以保证胃排空；小儿术前应禁食（奶）4—8 h，禁水 2—3 h。急诊手术患者也应充分考虑胃排空问题。呼吸道准备：预防感冒，预防呼吸道感染，做有效咳嗽和呼吸道训练。

2. 麻醉后护理

（1）患者全麻苏醒前，置患者于麻醉苏醒室观察，设专人守护至清醒，定时给予麻醉评分（见表 12.1）。床旁备有吸氧导管、吸引器、弯盘、纱布、血压计、听诊器、开口器、拉舌钳等用物。

（2）患者未苏醒前每 15—30 min 测一次血压、脉搏、呼吸，并做好记录，麻醉评分大于 7 分后转回普通病房，与病房护士交接，如血压稳定可适当延长至每小时测量一次，直至苏醒及循环和呼吸稳定。

（3）患者术后 4 h 仍未苏醒应及时报告医生，如发现呼吸困难、血压下降、收缩压在 90 mmHg 以下、脉搏细弱或达 120 次/min 以上、面色苍白、烦躁不安或神志呆滞、感觉迟钝、手足冰冷等应报告医生及时处理。

（4）未清醒前应去枕平卧，头偏向一侧，防止呕吐物吸入气管，苏醒后根据病情改变卧位。

（5）保持呼吸道通畅，及时清除口腔分泌物和呕吐物，防止阻塞呼吸道，并给予氧气吸入 4—6 h。

（6）预防舌后坠，备好开口器及拉舌钳，必要时可开放气道；有舌后坠者，用拉舌钳将舌头拉出。

（7）密切观察呼吸变化，警惕喉头水肿和呼吸困难现象出现，必要时备氧气、吸痰器、气管切开包等抢救物品。

（8）注意安全，防止患者因躁动致输液管或引流管脱落，甚至坠床受伤。

表 12.1　麻醉评分表

评估项	分值	选择
活动	四肢均能活动	2
	能活动 2 个肢体	1
	不能活动	0
呼吸	能深呼吸并咳嗽	2
	呼吸困难或间断	1
	无自主呼吸	0
循环	与麻醉前基础血压相比,收缩压变化率为±20%	2
	与麻醉前基础血压相比,收缩压变化率为±(20%—50%)	1
	与麻醉前基础血压相比,收缩压变化率大于50%	0
意识	清醒、回答问题正确	2
	呼其名时会睁眼	1
	呼其无反应	0
色泽	面、口唇、指端色泽正常	2
	面、口唇、指端色泽苍白、灰暗	1
	面、口唇、指端色泽明显青紫	0
总分		

(9) 清醒后鼓励患者进行咳嗽和深呼吸,痰液黏稠不易咳出时,给予超声雾化吸入。

(10) 并发症的观察与护理:

① 低血压。麻醉期间收缩压下降超过基础值的 30% 或绝对值低于 80 mmHg,继续监测血压直至平稳。

② 高血压。麻醉期间收缩压高于基础值的 30% 或高于 160 mmHg,术后监测血压,必要时予以降压治疗。

③ 心律失常。以窦性心动过速和房性期前收缩多见。术后监测心率,倾听患者主诉,必要时给予床边心电图扫描。

④ 高热、抽搐和惊厥。可能与全身麻醉引起中枢性体温调节失调有关,或与脑组织细胞代谢紊乱、患者体质有关。一旦发现体温升高,应积极进行物理降温,特别是给予头部降温,预防脑水肿。

(11) 禁食、水。完全清醒后,根据医嘱 6 h 后给予试饮水并注意有无呕吐。以后按医嘱给予所需的饮食。

(12) 冬天保暖,防止烫伤。夏天防暑,避免过度出汗。

3. 健康指导与康复

(1) 麻醉前向患者解释麻醉方法和手术进程,讲述麻醉操作的配合要点及麻醉后注意事项。

(2) 对术后仍然存在严重疼痛、需带自控镇痛泵出院的患者,教会其对镇痛泵的管理和使用中的护理技巧。若出现镇痛泵脱落、断裂和阻塞者,及时就诊。

表 12.2 为麻醉前病情分级评估表。

表 12.2　ASA(美国麻醉医师协会)病情分级

病情分级	健康状况
1级	没有全身性疾病,仅有局部的病理改变
2级	有轻度到中度脏器(心、肝、肺、肾和中枢神经系统)病变,但其功能代偿良好
3级	有重度脏器(心、肝、肺、肾和中枢神经系统)病变,但其功能尚能代偿
4级	有危及生命的全身性疾病
5级	存活机会小,处于濒死状态,手术是唯一的治疗措施,如腹主动脉破裂或严重的脑损伤

一般认为,第 1—2 级患者对麻醉和手术的耐受性良好,风险性较小。第 3 级患者对麻醉耐受能力减弱,风险性较大,经充分准备,尚能耐受麻醉。第 4 级患者因器官功能代偿不全,麻醉和手术的风险很大,即使术前准备充分,围手术期的死亡率很高。第 5 级为濒临死亡的患者,麻醉和手术都异常危险,不宜行择期手术。

二、全身低温麻醉后护理

(1) 按全麻术后护理常规护理。

(2) 持续监测肛温,气管插管拔除后改为监测腋温。

(3) 保持室温 18—20 ℃,相对湿度 40%—60%。

(4) 体温在 36 ℃以下,皮肤出现花斑、皮疹,四肢末梢凉,应加盖棉被保暖,用升温装置复温,注意水温不宜过高,以 37—38 ℃为宜,防止烫伤。

(5) 当体温超过 38 ℃时,行物理降温,头部置冰袋,用酒精擦拭头部、背部,必要时行药物降温,降温过程中切勿使腹部受凉。

(6) 观察消化系统的变化,定时抽吸胃肠减压管,防止腹胀,以免影响呼吸,注意肠蠕动的恢复。

(7) 术后 24 h 内严密观察体温、血压、脉搏、呼吸变化并做处理,做好详细记录。如血压下降,可用升压药维持血压。

三、硬膜外麻醉后护理

硬脊膜外阻滞,又称硬膜外麻醉,是将局麻药注入硬脊膜外间隙,阻滞脊神经根,使其支配区域产生暂时性麻痹。与腰麻不同,硬脊膜外阻滞通常采用连续给药法,根据病情、手术范围和时间分次给药,使麻醉时间按手术需要延长。

(一) 身心评估

1. 麻醉前评估

(1) 健康史:

① 一般资料:如年龄、性别、职业等,有无吸烟、喝酒等嗜好及药物成瘾史。

② 既往史:既往有无手术史、麻醉史,近期有无呼吸道或肺部感染,有无影响完成气管

内插管的因素。

③ 用药史:目前用药情况及不良反应,有无过敏史。

④ 其他:有无婚育史、家族史等。

(2)身体情况:

① 局部表现:询问患者有无腰椎受伤史,评估患者腰椎皮肤情况。

② 全身表现:意识和精神状态、生命体征,有无营养不良、发热、脱水及体重减轻,有无皮肤黏膜出血及水肿等。

③ 辅助检查:了解血常规、尿常规、大便常规、血生化检查、血气分析、心电图及影像学检查结果;有无重要脏器功能不全、凝血机制障碍及贫血、低蛋白血症等异常。

(3)心理-社会支持系统情况:评估患者及家属对麻醉方式、麻醉前准备、麻醉中护理配合和麻醉后康复知识的了解程度;是否存在焦虑和恐惧等不良情绪,是否有担心的问题,家庭和单位对患者的支持程度等。

2. 麻醉后评估

(1)术中情况:麻醉方式、麻醉药种类和用量,术中失血量、输血量和补液量,术中有无呼吸骤停等异常情况发生。

(2)术后情况:

① 身体状况:患者的意识、血压、心率和体温,基本生理反射是否存在,感觉是否恢复,有无麻醉后并发症征象等。

② 辅助检查:血常规、尿常规、血生化检查、血气分析、重要脏器功能等检查结果有无异常。

③ 心理-社会支持系统情况:患者对麻醉和术后不适(如恶心、呕吐、切口疼痛等)的认识,术后不适的情绪反应,家庭和单位对患者的支持程度等。

(二)护理措施

1. 麻醉前护理

(1)心理护理:对于麻醉和手术,患者常感到紧张、焦虑,甚至恐惧。这些心理反应对其生理功能有不同程度的干扰,并可能对整个围手术期产生不良影响。术前应有针对性地消除其思想顾虑和焦虑心理,耐心听取并解答其疑问。过度紧张者,可给予药物辅助治疗;有心理障碍者,应请心理专家协助处理。

(2)身体护理:麻醉前应尽量改善患者状况,纠正紊乱的生理功能和治疗潜在的内科疾病,使患者各脏器功能处于较好状态。应特别注意做好胃肠道护理,以免手术期内发生胃内容物反流、呕吐或误吸致窒息或吸入性肺炎。成人择期手术前应禁食 8—12 h,禁水 4 h,以保证胃排空;小儿术前应禁食(奶)4—8 h,禁水 2—3 h。急诊手术患者也应充分考虑胃排空问题。

2. 麻醉后护理

(1)患者回病房后,主动向麻醉师了解麻醉情况,术中病情变化和处理措施,并立即测量血压、脉搏和呼吸。

(2)卧位:患者手术毕回病房,予以去枕平卧 6—8 h,头偏向一侧。

(3)病情观察:严密观察患者病情,每 30 min 测量一次血压、脉搏、呼吸、血氧饱和度,并记录于护理记录单上,连续 4 次稳定后停测。如成人患者收缩压低于 12 kPa、脉搏增快,应考虑血容量不足而应加快补液;如血压不回升,指甲、唇苍白,应考虑术后出血,应报告医生处理。

(4) 如患者出现胸闷、发绀、说话费力、气体交换量不足,应考虑麻药缓慢渗入蛛网膜下腔,使麻醉平面继续上升,尤其是高位硬膜外麻醉和麻醉过程中穿破硬脊膜的患者,应加倍注意,若出现上述情况,应给予吸氧,酌情使用麻黄素类血管收缩类药物,并报告医生协同处理。

(5) 注意排尿情况,术后 6—8 h 有尿潴留者,应诱导排尿,必要时导尿。

(6) 如留置硬膜外导管,要防止脱出和折管,导管外端用无菌纱布包裹,应避免插管处污染及麻醉穿刺点处的感染。

(7) 观察患者双下肢感觉及活动情况,以便及时发现麻醉后并发症(如硬膜外血肿)。

(8) 术后并发症观察与护理:

① 脊神经根损伤。脊神经根损伤者,予对症治疗,数周或数月即自愈。

② 硬膜外血肿。一旦发生,尽早行硬膜外穿刺抽除血液,必要时切除椎板,清除血肿。

四、蛛网膜下隙阻滞(腰麻)护理

蛛网膜下隙阻滞,又称腰麻,是将局麻药注入蛛网膜下腔,作用于脊神经前根和后根,产生不同程度的阻滞。

(一) 身心评估

1. 麻醉前评估

(1) 健康史:

① 一般资料:如年龄、性别、职业等,有无吸烟、喝酒等嗜好及药物成瘾史。

② 既往史:既往有无手术史、麻醉史,近期有无呼吸道或肺部感染,有无影响完成气管内插管的因素。

③ 用药史:目前用药情况及不良反应,有无过敏史。

④ 其他:有无婚育史、家族史等。

(2) 身体情况:

① 局部表现:询问患者有无腰椎受伤史,评估患者腰椎皮肤情况。

② 全身表现:意识和精神状态、生命体征,有无营养不良、发热、脱水及体重减轻,有无皮肤黏膜出血及水肿等。

③ 辅助检查:了解血常规、尿常规、大便常规、血生化检查、血气分析、心电图及影像学检查结果,有无重要脏器功能不全、凝血机制障碍及贫血、低蛋白血症等异常。

(3) 心理-社会支持系统情况:评估患者及家属对麻醉方式、麻醉前准备、麻醉中护理配合和麻醉后康复知识了解程度;是否存在焦虑和恐惧等不良情绪,是否有担心的问题,家庭和单位对患者的支持程度等。

2. 麻醉后评估

(1) 术中情况:麻醉方式、麻醉药种类和用量,术中失血量、输血量和补液量,术中有无呼吸骤停等异常情况发生。

(2) 术后情况:

① 身体状况：患者的意识、血压、心率和体温，基本生理反射是否存在，感觉是否恢复，有无麻醉后并发症征象等。

② 辅助检查：血常规、尿常规、血生化检查、血气分析、重要脏器功能等检查结果有无异常。

③ 心理-社会支持系统情况：患者对麻醉和术后不适（如恶心、呕吐、切口疼痛等）的认识，术后不适的情绪反应，家庭和单位对患者的支持程度等。

（二）护理措施

1. 麻醉前护理

（1）心理护理：对于麻醉和手术，患者常感到紧张、焦虑，甚至恐惧。这些心理反应对其生理功能有不同程度的干扰，并可能对整个围手术期产生不良影响。术前应有针对性地消除其思想顾虑和焦虑心理，耐心听取并解答其疑问。过度紧张者，可给予药物辅助治疗；有心理障碍者，应请心理专家协助处理。

（2）身体护理：麻醉前应尽量改善患者状况，纠正紊乱的生理功能和治疗潜在的内科疾病，使患者各脏器功能处于较好状态。应特别注意做好胃肠道护理，以免手术期内发生胃内容物返流、呕吐或误吸而致窒息或吸入性肺炎。成人择期手术前应禁食 8—12 h，禁水 4 h，以保证胃排空；小儿术前应禁食（奶）4—8 h，禁水 2—3 h。急诊手术患者也应充分考虑胃排空问题。

2. 麻醉后护理

（1）体位：予去枕平卧 6 h，6 h 后取半卧位。

（2）病情观察：严密观察患者生命体征，待麻醉作用消失后，注意患者血压、脉搏、呼吸，注意麻醉平面。如有呼吸抑制、血压、脉搏变化，立刻报告医生。

（3）注意排尿时间，术后 6—8 h 不能自行排尿者，应诱导排尿，无效者给予导尿。

（4）术后有头痛、腰痛、呕吐的，给予对症处理。

（5）术后禁食 6 h，以后按医嘱给予饮食。

（6）术后并发症的观察与护理。

① 头痛。发生率为 4%—37%，主要原因是腰椎穿刺时刺破硬脊膜和蛛网膜，脑脊液漏出，导致颅内压下降和颅内血管扩张刺激所致。护理措施：平卧休息，每日补液或饮水 2500—4000 mL；遵医嘱给予镇痛或安定类药物；严重者于硬膜外腔注入生理盐水或 5% 葡萄糖，必要时采用硬膜外充填疗法。

② 尿潴留。因支配膀胱的副交感神经恢复较晚，下腹部、肛门或会阴部手术后切口疼痛，手术刺激膀胱或患者不习惯床上排尿所致。护理措施：解释术后易出现尿潴留的原因，指导患者练习床上排尿，并嘱术后一有尿意，及时排尿；促进排尿；必要时留置导尿管。

五、局部麻醉护理

局麻是一种简便易行、安全有效、并发症较少的麻醉方法，患者意识清醒，适应于较表浅、局限的手术。常用的局部麻醉方法有表麻醉、区域阻滞、神经及神经丛阻滞、局部浸润麻醉。常见的局麻药有酯类（包括普鲁卡因、丁卡因等）和酰胺类（包括利多卡因、布比卡因等）。

局部麻醉的护理措施如下：

（1）按一般术后护理常规护理。

（2）向麻醉人员了解麻醉情况，取自动体位。

（3）测血压、脉搏、呼吸一次，稳定后停测。

（4）注意伤口疼痛情况，必要时按医嘱给予镇痛剂。

（5）臂丛麻醉患者应注意观察穿刺部位有无血肿，尤其是断肢再植患者使用肝素者，如血肿继续增大，应报告医生停用肝素，并做适当处理；如为颈路臂丛，应注意患者有无胸闷、呼吸困难等，发现异常，及时报告医生进行处理。

（6）并发症的观察与护理：毒性反应的观察与护理。导致毒性反应的常见原因有：用药过量；误注入血管内；注射部位血液供应丰富或局麻药中未加入血管收缩药；患者全身情况差，对局麻药耐受能力降低等。

① 观察中枢神经系统和心血管系统毒性反应：中枢毒性表现为舌或口唇麻木、头痛头晕、耳鸣、视物模糊、言语不清、肌肉颤搐、意识不清、惊厥、昏迷，甚至呼吸停止。心血管毒性表现为传导阻、血管平滑肌和心肌抑制，出现心律失常、心肌收缩力减弱、心排出量减少、血压下降，甚至心脏停搏。

② 护理措施：一旦发生中枢神经系统和心血管系统毒性反应，立即给氧、加强通气，遵医嘱予以地西泮 5—10 mg 静脉或肌内注射；抽搐、惊厥者还加用 2.5% 硫喷妥钠，缓慢静脉注射。必要时行气管插管控制呼吸。有呼吸抑制或停止、严重低血压、心律失常或心搏骤停者，加用升压药、输血输液，行心肺脑复苏。

③ 过敏反应。临床上酯类局麻药过敏者较多，酰酯类极罕见。表现为在使用少量局麻药后，出现荨麻疹、咽喉水肿、支气管痉挛、低血压及血管神经性水肿等，严重时可危及生命。

护理措施：一旦发生过敏反应，立即停药，保持呼吸道通畅、吸氧；遵医嘱注射肾上腺激素，同时给予糖皮质激素和抗组胺药。因局麻药皮肤试验的假阳性率高达 50%，故不必常规行局麻药皮试，若患者有过敏史，可用酰胺类局麻药。

第三节　胸心外科疾病护理常规

一、胸外科手术一般护理

（一）术前护理

1. 心理护理

（1）护士应与患者加强沟通，关心和体贴患者，深入了解患者及其家属对疾病的认知程度，做好解释工作，以减轻患者的焦虑和不安。

（2）讲解术前各种检查治疗护理的方法和定义，讲解麻醉和方式，以取得患者配合。

（3）介绍同种疾病术后成功的案例，以增强患者信心。

2. 饮食护理

（1）给予高蛋白、高热量、丰富维生素、易消化的饮食。

（2）术前 2 周禁烟，以减少呼吸道分泌物，有利于术后康复。

（3）术前 12 h 起禁食、4 h 起禁水，以免全麻后呕吐引起误吸。

3. 术前准备

（1）皮肤准备：剃除或使用脱毛膏脱患侧腋毛，准备前胸、后背皮肤，范围均应超过中线 5 cm 以上：① 后外切口：术侧的前胸正中线至后脊柱线，包括腋下，锁骨水平线至剑突下。② 正中切口：前胸左腋后线至右腋后线，包括双侧腋下。③ 食管三切口：左颈部、右胸部（同后外切口）、腹部（包括脐孔、会阴部）。④ 胸腹联合切口：左胸部（同后外切口），左上腹部。术前晚沐浴一次，预防术后切口感染。

（2）胃肠道准备：按要求禁食、禁水，术前晚灌肠。

（3）呼吸道准备：术前痰多患者遵医嘱予以雾化吸入。

（4）其他准备：做好交叉配血试验；准备好术中用物用药；术前晚遵医嘱予以镇静药物；术晨遵医嘱予以术前药物应用。

4. 术前指导

（1）指导患者进行有效咳嗽咳痰和深呼吸训练，以促进肺膨胀，预防术后肺不张等并发症。

（2）指导患者练习床上大小便，以免术后不习惯床上排便而发生便秘和尿潴留。

（二）术后护理

（1）按全麻术后护理常规护理。

（2）患者回病房生命体征平稳后，给予半卧位或 45°卧位，有利于呼吸和引流。

（3）严密观察患者生命体征变化，做好监护记录。

（4）呼吸道护理：加强雾化，坐起拍背，鼓励咳痰，必要时行吸痰或气管镜吸痰，及时排出呼吸道分泌物，促进肺扩张，根据病情给予鼻导管或面罩吸氧。

（5）痰多且黏稠者应行雾化吸入，每日 2—3 次。

（6）各种引流管护理，按有关护理常规护理。

（7）卧床期间做好基础护理，保持床单位清洁、干燥，防止压力性损伤发生。禁食期间加强口腔护理。

（8）术后麻醉清醒，无恶心、呕吐，可进流质饮食，逐步恢复至正常饮食。指导患者合理饮食，少食多餐，禁烟、酒，增加营养摄入，同时多进粗纤维饮食，保持排便通畅。

（9）鼓励患者做术侧肩关节及手臂的抬举运动，鼓励术后早期下床活动。

（10）逐步增加活动量，注意室内温度调节，预防上呼吸道感染。

（11）心理护理：护士加强与患者沟通、交流，讲解术后各种治疗、护理的定义和方法，以取得患者配合。

（12）门诊随访，及时了解病情变化。

（三）健康指导与康复

（1）加强营养，少食多餐，多进高蛋白、高热量、高维生素、易消化饮食，禁烟、酒。

（2）逐步增加活动量，注意室温，调节通风，预防上呼吸道感染。

（3）保持大便通畅，多食粗纤维饮食，必要时予缓泻剂。

（4）注意保持精神愉快，情绪稳定。

二、纵膈肿瘤手术护理

纵膈位于两侧肺之间,以胸骨和胸椎为其前后界,内有许多重要器官,有大血管、气管、主支气管、心包、食管、胸腺及大量脂肪、神经和淋巴管等组织,因先天发育过程异常或后天性囊肿、肿瘤形成纵膈肿瘤。

(一)身心评估

1. 术前评估

(1)健康史:

① 一般情况:年龄、性别、婚姻、职业、有无吸烟或饮酒史、饮食习惯等。

② 家庭史:了解家庭中有无肿瘤患者。

③ 既往史:有无其他部位肿瘤史或手术治疗史;有无传染病史;有无其他伴随疾病,如糖尿病、冠状动脉粥样硬化性心脏病、高血压等。

(2)身体情况:

① 主要症状与体征:评估患者有无胸痛、胸闷、咳嗽、气短;有无吞咽困难、呼吸困难;有无声音嘶哑;有无肢体瘫痪;有无重症肌无力;有无心慌、心律不齐、颜面部水肿等心血管症状。

② 辅助检查:X线检查、内窥镜检查、放射性同位素检查、经皮穿刺活检、试验性放射治疗、活体组织检查、CT、核磁共振等。

(3)心理-社会支持系统情况:了解患者对疾病的认知程度,对手术有何顾虑,有何思想负担,了解朋友及家属对患者的关心、支持程度,家庭对手术的经济承受能力。

2. 术后评估

(1)生命体征评估:评估患者生命体征是否平稳,麻醉是否清醒,末梢循环、呼吸状态如何,有无胸闷、呼吸浅快、发绀及肺部痰鸣音等。

(2)伤口与引流管情况:评估伤口是否干燥,有无渗液、渗血;评估各引流管是否通畅,引流量、颜色与性状等。

(3)心理状态与认知程度:了解患者有无紧张情绪;康复训练和早期活动是否配合;对出院后的继续治疗是否清楚。

(二)护理措施

1. 术前护理

(1)按胸外科术前一般护理常规护理。

(2)一般手术前不影响进食。对吞咽困难者,应静脉补液,注意电解质平衡。

(3)对咳嗽无力的患者,应协助咳嗽排痰。

(4)注意有无食管和气管压迫症状,如有气管移位或气管压迫征者,需备好氧气、气管切开用具和吸痰器等。

(5)如有上腔静脉压迫征者,不宜在上肢作静脉滴注。

(6)胸腺肿瘤伴有重症肌无力的患者,了解患者肌无力、眼睑下垂、吞咽困难的症状和程度。严格记录胆碱能药物的剂量和用法,并观察有无药物过量的症状,如腹部痉挛性疼痛、腹泻、多汗和瞳孔缩小等。

(7) 严密观察有无呼吸和吞咽功能衰竭等危象症状。

2. 术后护理

(1) 按胸外科术后一般护理常规护理。

(2) 严密观察患者呼吸、血压、脉搏和血氧饱和度,保持胸腔引流管通畅。

(3) 鼓励患者咳嗽、咳痰,清除呼吸道分泌物,注意伤口渗血及出血情况。

(4) 指导患者进食高蛋白、高维生素、高热量、易消化的饮食。一般术后 6 h 可少量饮水,术后第 1 日进食流质或半流质饮食,勿过饱。吞咽困难或摄入不足者,可静脉补液或鼻饲。

(5) 有纵膈引流者连接胸腔引流瓶,按胸腔引流护理常规护理。术后 4 h 内应每 15—30 min 挤压一次,病情稳定后可逐渐减少挤压次数,应用止血药物后,尤其要注意挤压,防止血块阻塞引流管。观察引流液的颜色、性质、量,必要时可用负压吸引以利引流。

(6) 行正中切口者,应注意引流通畅,以及有无血肿压迫引起的呼吸困难和颈静脉怒张。

(7) 严格做好消毒隔离工作。

(8) 鼓励患者尽早活动,预防并发症。

(9) 便秘者以使用轻泻药或开塞露为宜,禁止灌肠。

(10) 胸腺瘤伴重症肌无力术后,保持呼吸道通畅,鼓励咳嗽、咳痰,防止肺不张、肺炎或窒息等并发症。床边备气管切开包及辅助呼吸器等。应尽量避免一切加重神经肌肉传递障碍的药物,如地西泮、吗啡、利多卡因及某些抗生素等。

(11) 巨大后纵膈肿瘤术后,注意观察有无肢体活动和皮肤感觉障碍,观察有无脊髓损伤的体征。

(三) 健康指导与康复

(1) 加强营养,少食多餐,多进高蛋白、高热量、高维生素、易消化饮食,禁烟、酒。

(2) 逐步增加活动量,注意室温,调节通风,预防上呼吸道感染。

(3) 保持大便通畅,多食粗纤维饮食,必要时予缓泻剂。

(4) 注意保持精神愉快,情绪稳定。

三、支气管、气管成形术护理

(一) 身心评估

1. 术前评估

(1) 健康史:

① 一般情况:年龄、性别、婚姻、职业、有无吸烟或饮酒史、饮食习惯等。

② 家庭史:了解家庭中有无哮喘、慢性支气管炎、肺气肿、肺结核者。

③ 既往史:有无其他部位肿瘤史或手术治疗史;有无传染病史;有无其他伴随疾病,如糖尿病、冠状动脉粥样硬化性心脏病、高血压等。

(2) 身体情况:

① 主要症状与体征:评估患者支气管狭窄、阻塞的部位、程度、范围;有无疼痛,疼痛的部位和性质;有无哮喘、呼吸困难。

② 辅助检查:X线检查、支气管造影、支气管镜检查、痰结核菌素检查等。

（3）心理-社会支持系统情况:了解患者对疾病的认知程度,对手术有何顾虑,有何思想负担,了解朋友及家属对患者的关心、支持程度,家庭对手术的经济承受能力。

3. 术后评估

（1）生命体征评估:评估患者生命体征是否平稳,麻醉是否清醒,末梢循环、呼吸状态如何,有无胸闷、呼吸浅快、发绀及肺部痰鸣音等。

（2）伤口与引流管情况:评估伤口是否干燥,有无渗液、渗血;各引流管是否通畅,引流量、颜色与性状等。

（3）心理状态与认知程度:了解患者有无紧张情绪,康复训练和早期活动是否配合,对出院后的继续治疗是否清楚。

（二）护理措施

1. 术前护理

（1）按胸外科术前一般护理常规护理。

（2）心理护理:耐心解释,消除患者对手术的恐惧。

（3）协助完善各项检查。

（4）术前戒烟,加强口腔卫生,痰多者应用祛痰剂和抗生素。

（5）遵医嘱给予雾化吸入。

（6）进高蛋白、多维生素饮食,注意水、电解质平衡。

（7）做好术前指导,使患者掌握腹式呼吸和有效咳嗽,练习床上排便,适当活动,以增强心肺功能。

2. 术后护理

（1）按胸外科术后一般护理常规护理。

（2）密切观察生命体征的变化,有异常情况及时通知医生处理。

（3）气管成形术后 24—48 h 内充分吸氧,氧流量 4—6 L/min。

（4）术后体位:一般术后需平卧 6 h,待生命体征平稳后改半坐卧位。气管成形术后为减轻气管、支气管的张力,促进吻合口愈合,术毕以粗丝线作下颌、前胸皮肤缝合,需将枕部垫高 25°—30°,头部两侧用沙袋固定,特别防止麻醉苏醒时因躁动损伤吻合口。

（5）保持呼吸道通畅:

① 及时清除呼吸道分泌物,预防肺不张和肺炎。

② 麻醉清醒后,鼓励患者深呼吸、咳痰。

③ 术后由于创面大和胸腔引流管的刺激,患者疼痛较重,应及时镇痛。

④ 协助患者翻身,活动肢体,并按时扶患者坐起拍背。

⑤ 雾化吸入每日 3 次,并遵医嘱加入抗生素和糜蛋白酶等稀释痰液,预防感染。

⑥ 气管成形术后吸痰时,应避免引起剧烈咳嗽,必要时行支气管镜吸痰。

（6）胸腔闭式引流护理参考胸腔闭式引流术护理。

（7）术后饮食:气管成形术后禁食至第 2 天开始进食。

（8）术后并发症的观察:术后常见的并发症有肺不张、肺炎、张力性气胸、支气管胸膜瘘、气管支气管吻合口瘘、乳糜胸、肺水肿等。术后密切观察患者有无呼吸困难、发热等情况。较大范围肺不张时,气管及心脏向患侧移位;张力性气胸时,气管及心脏移向对侧。支气管胸膜瘘常发生于术后 7 天以后,患者有发热、刺激性咳嗽、脓性痰等症状。

(三)健康指导与康复

(1) 加强营养,少食多餐,多进高蛋白、高热量、高维生素、易消化饮食,禁烟、酒。

(2) 逐步增加活动量,注意室温,调节通风,预防上呼吸道感染。

(3) 保持大便通畅,多食粗纤维饮食,必要时予缓泻剂。

(4) 注意保持精神愉快,情绪稳定。

四、食管癌手术护理

食管癌是我国较常见的一种消化道恶性肿瘤,男性多于女性,比例为 2∶1,其发病部位以食管中段为多见,多数为鳞癌。治疗原则以手术为主,辅以放疗和化疗等综合治疗。

(一)身心评估

1. 术前评估

(1) 健康史:

① 一般情况:年龄、性别、婚姻、职业、有无吸烟或饮酒史、饮食习惯等。

② 家庭史:了解家庭中有无消化道肿瘤、食管癌或其他肿瘤患者。

③ 既往史:有无其他部位肿瘤史或手术治疗史;有无传染病史;有无其他伴随疾病,如糖尿病、冠状动脉粥样硬化性心脏病、高血压、胃食管返流等。

(2) 身体情况:

① 主要症状与体征:评估患者有无吞咽困难,是否为进行性吞咽困难;有无疼痛,疼痛的部位和性质;有无体重减轻。

② 辅助检查:纤维食管胃镜检查、食管 CT 扫描检查、食管黏膜脱落细胞学检查、X 线钡餐检查等。

(3) 心理-社会支持系统情况:了解患者对疾病的认知程度,对手术有何顾虑,有何思想负担,了解朋友及家属对患者的关心、支持程度,家庭对手术的经济承受能力。

2. 术后评估

(1) 生命体征评估:评估患者生命体征是否平稳,麻醉是否清醒,末梢循环、呼吸状态如何,有无胸闷、呼吸浅快、发绀及肺部痰鸣音等。

(2) 伤口与引流管情况:评估伤口敷料是否干燥,有无渗液、渗血;各引流管是否通畅,观察引流量、颜色与性状等。

(3) 心理状态与认知程度:了解患者有无紧张情绪,康复训练和早期活动是否配合,对出院后的继续治疗是否清楚。

(二)护理措施

1. 术前护理

(1) 按胸外科术前一般护理常规护理。

（2）营养支持：指导患者进食高热量、高蛋白、高维生素的流质或半流质饮食。观察进食反应，不能进食者，静脉给予高营养或空肠造瘘增加营养。

（3）皮肤准备：按胸外科手术术前一般护理常规护理准备，颈胸腹三切口手术患者备皮还应包括腹部和颈部。

（4）胃肠道准备：根据患者进食情况给予半流质或流质饮食；拟行结肠代食管手术的患者，术前3天进无渣流质饮食，遵医嘱口服抗生素，术前晚进行清洁灌肠，术晨留置胃管。

2. 术后护理

（1）按胸外科术后一般护理及全麻后护理常规护理。

（2）术后应重点加强呼吸道护理，协助咳嗽、咳痰，必要时行吸痰或气管镜吸痰，清除呼吸道分泌物，促进肺扩张。

（3）禁食期间加强口腔护理，保持口腔清洁。

（4）胃肠减压护理：胃管妥善固定，并防止脱出，如不慎脱出，应及时通知医生并严密观察病情，不应盲目再插入，以免穿破吻合口造成吻合口瘘。保持通畅，注意观察引流液的性质、颜色及量。术后6—12 h可以从胃管内引出少量血性液体，若短时间内有大量血性液体引出，应及时通知医生。待胃液量减少后，按医嘱拔除胃管。

（5）严密观察切口渗出情况，保持局部清洁，密切注意有无切口感染、裂开等。

（6）心理护理：加强沟通，鼓励患者表达自己的不适，消除消极情绪，树立战胜疾病的信心。

（7）术后留置尿管的护理：防止泌尿系统感染。

（8）术后鼓励患者早期下床活动。

（9）饮食护理：术后应禁食5—7天，根据胃肠功能的恢复及术中吻合口张力、血供情况而决定进食时间。

① 禁食期间给予 TPN、EN 支持，保持输液通畅，观察药物反应。

② 经口进食时，自少量饮水起，逐渐过渡至流质饮食、半流质饮食、软食，少量多餐。结肠代食管术后经口进食时间宜适当延迟。

③ 胃代食管后，加强饮食指导：少量多餐，避免睡前、躺着进食，进食后务必慢走或端坐 30 min，裤带不宜系得太紧，进食后避免有低头弯腰的动作，防止返流。

④ 给予高热量、高蛋白、高维生素、低脂、少渣饮食，并观察进食后有无梗阻、疼痛、呕吐、腹泻、发热等情况。若发现以上症状应暂停进食。

（10）胸腔闭式引流的护理：除按胸腔引流一般护理常规护理外，应特别注意胸液的质和量。

（11）术后并发症的观察及护理：

① 吻合口瘘：术后5—10日，患者若出现高热、脉快、呼吸困难、胸部剧痛、患侧呼吸音低，应立即通知医生，协助处理，给予禁食、胸腔闭式引流、应用抗生素和静脉营养支持。

② 乳糜胸：多发生在术后2—10天，若患者出现胸闷、气急、心悸，甚至血压下降，胸膜腔内液体呈乳白色，引流量在 1000—2000 mL/日，应立即给予禁食、补液、胸腔闭式引流、全胃肠外营养支持，必要时再次手术，结扎胸导管。

（三）健康指导与康复

（1）心态：保持乐观、开朗的情绪，积极配合治疗。

（2）饮食：出院后可继续给予半流质饮食，约半个月可过渡到软食至正常饮食——以高蛋白、高维生素、高纤维素、营养丰富、易于消化的饮食为主，禁烟、酒。

（3）体位：不要躺着进食，饭后散步约 30 min 后再睡觉，睡觉时可将上半身垫高 30°，右侧卧位可能更有利于胸胃排空。

（4）随访：术后两年内每 3 个月复查一次，之后每半年复查一次，至第 5 年后可延长至每年复查一次。

（5）术后常辅以化疗或放疗，治疗结束，再休息 2—3 个月，可视体质情况逐步恢复工作，一般可以胜任除较重体力劳动以外的任何工作。

五、肺癌手术护理

肺癌（lung cancer）多数起源于支气管黏膜上皮，因此也称支气管肺癌（bronchopulmonary carcinoma），全世界肺癌的发病率和死亡率正在迅速上升。发病年龄大多在 40 岁以上，以男性多见，居发达国家和我国大城市男性恶性肿瘤发病率和死亡率的第一位。但近年来，女性肺癌的发病率和死亡率上升较男性更为明显。

（一）身心评估

1. 术前评估

（1）健康史：

① 一般情况：年龄、性别、婚姻和职业、有无吸烟和被动吸烟史、吸烟的时间和数量等。

② 家庭史：了解家庭中有无肺部疾患、肺癌或其他肿瘤患者。

③ 既往史：有无其他部位肿瘤史或手术治疗史；有无传染病史，如肺结核等；有无其他伴随疾病，如糖尿病、冠状动脉粥样硬化性心脏病（冠心病）、高血压、慢性支气管炎等。

（2）身体情况：

① 主要症状与体征：评估患者有无咳嗽，是否为刺激性咳嗽；有无咳痰，痰量及性状；有无痰中带血或咯血的情况，咯血的量、次数；有无疼痛，疼痛的部位和性质；有无呼吸困难、发绀、杵状指（趾）。

② 辅助检查：X 线胸片、CT、各种内镜及其他有关手术耐受性检查等有无异常发现。

（3）心理-社会支持系统情况：了解患者对疾病的认知程度，对手术有何顾虑，有何思想负担；了解朋友及家属对患者的关心、支持程度及家庭对手术的经济承受能力。

2. 术后评估

（1）术中情况：了解患者手术情况，麻醉方式与效果，病变组织切除情况，术中出血、补液、输血情况和术后诊断。

（2）生命体征：评估患者生命体征是否平稳，是否清醒，末梢循环、呼吸状态如何，有无胸闷、呼吸浅快、发绀及肺部痰鸣音等。

（3）伤口与引流管情况：评估伤口敷料是否干燥，有无渗液、渗血；各引流管是否通畅，引流量、颜色与性状等。

（4）心理状态与认知程度：了解患者有无紧张情绪；对康复训练和早期活动是否配合；对出院后的继续治疗是否清楚。

（二）护理措施

1. 术前护理

（1）按胸外科术前一般护理常规护理。

（2）教会患者腹式呼吸：先用鼻吸气，吸气时将腹部向外膨起，屏气 1—2 s，然后让气体从口中慢慢呼出。每天练习数次。

（3）指导患者正确咳嗽，教会患者进行深而慢的腹式呼吸，吸气后屏气 3—5 s，用力从肺部深处咳嗽，用两次短而有力的咳嗽将痰咳出。

（4）呼吸训练器：一手持呼吸训练器，使仪器平稳直立，平静呼气后将咬嘴放在口中，以深长、均匀的吸气使 1 个浮球升起直至顶端，继续深吸气尽力使 3 个浮球同时升起到达顶部，保持吸气状态 3 s 后松开咬嘴，缓慢呼气，待 3 个浮球回落至底部后重复上述动作，反复练习，并记录每次训练能达到的最大吸气流速。

2. 术后护理

（1）按胸外科术后一般护理常规护理。

（2）取卧位：

① 麻醉清醒及血压稳定后，采取半卧位。

② 肺叶切除者，可采用平卧或左、右侧卧位。

③ 肺段切除术或楔形切除术者，应避免术侧卧位，尽量取健侧卧位，以促进患侧肺组织扩张。

④ 全肺切除术者，应避免过度侧卧，可取 1/4 侧卧位，以防纵膈移位和压迫健侧肺组织而导致呼吸循环功能障碍。

⑤ 有血痰或支气管瘘者，应取患侧卧位。

⑥ 避免采用头低足高仰卧位，以防横膈上升妨碍通气。

（3）吸氧：氧流量为 4—6 L/min，持续监测血氧饱和度。

（4）保持呼吸道通畅：

① 指导患者使用正确的咳痰方法。

② 给予雾化吸入，湿化气道，易于分泌物排出。

③ 翻身、叩背，自下而上、由外向内，避开脊柱。

④ 必要时吸痰。

（5）疼痛护理：疼痛造成自行抑制呼吸和咳嗽，术后护理使用镇痛泵，护士加强巡视，及时发现不良反应并给予处置，必要时遵医嘱辅以镇痛药物。

（6）胸腔闭式引流的护理：全肺切除后胸腔引流管应夹管，开放时间视病情而定，一般 1—2 h 开放一次或根据大气管位置调整引流管开放的时间和次数。护士站在患者术侧，面向患者，用靠近患者一侧的食指、无名指分别放在患者胸锁乳突肌与气管夹角处，中指放在胸骨上窝，若中指恰位于食管和无名指的中间则说明胸腔两侧压力平衡，气管位置居中，此时不予以开放引流，反之则应开放引流管引流。每次放液量不宜超过 100 mL，速度宜慢，以免纵膈移位导致心脏骤停。

（7）控制输液速度和量，防止心脏前负荷过量导致肺水肿，全肺切除术后应控制钠盐摄入量，24 h 补液量控制在 2000 mL 内，速度以 20—30 滴/min 为宜。

（8）饮食护理：全麻术后早期可进食少量流质饮食，胃肠功能完全恢复后，可逐步过渡到半流质及普食,进食原则为少食多餐,进食易消化的高热量、高蛋白、高维生素的食物。

(9) 康复训练:鼓励患者尽早开始活动,先在床上进行活动量少的小范围活动,患者术后 6 h 即开始进行康复训练,适度进行上、下肢的功能锻炼。定时做术侧上、下肢的屈伸、上举、内收、外展以及后伸等运动;术后第 2 天鼓励患者带胸管下床活动,慢慢增加活动量来进一步促进肺功能的恢复,以不感到胸闷、气促为宜。逐步改胸式呼吸为腹式呼吸,提高通气量,加强膈肌运动,减少耗氧量,改善呼吸功能,减轻呼吸困难。活动量宜循序渐进。年老体弱、心血管疾病及全肺切除者可适当推迟活动时间。

(10) 并发症的护理:

① 胸腔内出血:密切观察术后早期数小时内的引流量,若引出大量鲜红色血液 4—5 mL/(kg·h),持续 3 h 以上,随血压、中心静脉压等变化,提示胸腔内渗血,应补液、输血,同时做好急诊手术准备。

② 肺部感染和肺不张:主要表现为体温上升、气促、心率增快、气管向手术侧移位,若出现上述症状,应立即通知医生,协助处理。

③ 支气管胸膜瘘:常发生在术后 1 周,主要表现为高热、呼吸困难、患侧胸痛、咳出浓痰,出现上述症状应立即安置患者于患侧卧位,防止胸膜内脓液涌入支气管而发生窒息。

④ 心律失常:多发生在术后 4 日内,与缺氧,出血,水、电解质及酸碱失衡有关。全肺切除术后的患者约有 20% 可出现心动过速、心房室颤、室性或室上性期前收缩等心律失常的表现。术后应持续心电监护,如有异常,立即报告医生,协助处理。

⑤ 肺水肿:与患者原有心脏疾病或肺切除,余肺膨胀不全或输液量过多、速度过快,使肺泡毛细血管床容积明显减少有关,尤以全肺切除患者更为明显。患者表现为呼吸困难、发绀、心动过速、咳粉红色泡沫痰等。一旦发生,立即减慢输液速度,控制液体入量;给予吸氧,氧气用 20%—30% 乙醇湿化;注意保持呼吸道通畅;遵医嘱给予心电监护、强心、利尿、镇静及激素治疗,安抚患者的情绪。

(三) 健康指导与康复

(1) 戒烟,改变不良的生活习惯,改善生活环境和居住条件。

(2) 保持良好的心态。

(3) 学会循序渐进地进行扩胸伸臂运动,增加肺活量。

(4) 巩固治疗、放疗或免疫治疗,定期复查。

六、胸腔镜微创手术护理

胸腔镜手术(电视辅助胸腔镜手术)是使用现代摄像技术和高科技手术器械装备,在胸壁套管或微小切口下完成胸内复杂手术的微创胸外科新技术。它改变了胸外科疾病的治疗理念,被誉为 20 世纪胸外科界的重大突破之一,是胸部微创外科的代表性手术,也是未来胸外科发展的方向。

(一) 身心评估

1. 术前评估

(1) 健康史:

① 一般情况:年龄、性别、婚姻和职业、身高、体重等。

② 家庭病史:了解家庭中有无相关疾病。

③ 既往史:患者有无糖尿病、冠状动脉粥样硬化性心脏病(冠心病)、高血压、慢性支气管炎等病史。

（2）身体情况:

① 主要症状与体征:评估患者有无疾病相关症状及体征。

② 辅助检查:有无心电图、X线胸片、CT、各种内镜及其他有关手术耐受性检查等的异常发现。

（3）心理-社会支持系统情况:了解患者对疾病的认知程度,对手术有何顾虑,有何思想负担;了解朋友及家属对患者的关心、支持程度,家庭对手术的经济承受能力。

2. 术后评估

（1）术中情况:了解患者手术、麻醉方式与效果,病变组织切除情况,术中出血、补液、输血情况和术后诊断。

（2）生命体征:评估患者生命体征是否平稳、是否清醒,末梢循环、呼吸状态如何,有无胸闷、呼吸浅快、发绀及肺部痰鸣音等。

（3）伤口与引流管情况:评估伤口敷料是否干燥,有无渗液、渗血;各引流管是否通畅,评估引流量、颜色与性状等。

心理状态与认知程度:了解患者是否有紧张情绪;对康复训练和早期活动是否配合;根据患者的术后各项检查结果及康复情况,判断其预后。

（二）护理措施

1. 术前护理

（1）按胸外科术前一般护理常规护理。

（2）心理护理:介绍胸腔镜微创术的相关知识,减轻焦虑。

（3）术前准备:应做好护理的手术前准备,重点做好呼吸方面的准备,指导患者做深呼吸运动、术后有效咳嗽排痰等训练,术前戒烟,以减少呼吸道分泌物,对有感染者,应先行抗感染治疗。

2. 术后护理

（1）按胸外科术后一般护理常规护理。

（2）严密观察患者生命体征及血氧情况。

（3）加强呼吸道管理,全麻未醒时取平卧位,头偏向一侧,清醒后改半卧位,鼓励有效咳嗽及深呼吸,雾化吸入2次/日。

（4）胸腔闭式引流护理。

（5）鼓励早期功能锻炼。

（6）疼痛护理:术后胸壁切口疼痛及胸交感神经切割痛使患者难以忍受,可采用分散注意力及体位辅助等方法干预,必要时用药物止痛。

（7）并发症的观察:胸腔镜手术并发症较少,但不能忽视,应加强观察有无感染、出血、气胸、胸腔积液、支气管胸膜瘘等并发症。

（三）健康指导与康复

（1）改变不良的生活习惯，注意个人卫生，保持良好的心态。

（2）合理饮食：坚持高蛋白、高维生素、低脂肪的均衡饮食，少食多餐。

（3）活动与休息：制定合理的生活制度，根据疾病恢复情况逐渐增加活动量，适当休息，避免过度劳累。

（4）预防感染：注意保暖，预防呼吸道和肺部感染，保持口腔和皮肤卫生。

（5）遵医嘱用药：严格遵医嘱服用药物，不可随意增减药物剂量，并教会患者及家属观察用药后反应。

（6）巩固治疗、放疗或免疫治疗，定期复查，如有不适及时就诊。

七、心脏外科手术一般护理

心脏外科是外科领域各分支中较年轻的一个学科，主要是以手术治疗心脏病，如心脏搭桥术、先天性心脏病手术、瓣膜置换术等，所治疗的常见心脏病有先天性心脏病、瓣膜性心脏病、冠心病、胸主动脉瘤、心包疾病、心脏肿瘤等。

（一）身心评估

1. 术前评估

（1）健康史：

① 一般资料：包括姓名、年龄、性别、种族、身高、体重等，其中患者的身高和体重对计算体表面积及给药剂量有重要意义。

② 患者的家族史、过敏史、手术史和成年女性患者的月经史、生育史等，既往有无出血性疾病和出凝血系统的异常，有无颅脑外伤史或其他伴随疾病。

③ 其他：包括本次疾病的类型、特征、发病过程以及以往诊疗用药过程，近期是否服用抗凝药物或其他药物史等。

（2）身体状况：

① 局部表现：评估患者的生命体征及心肺功能状况，包括是否出现心悸、气短、乏力、呼吸困难、发绀等。

② 全身表现：全面检查体格，了解重要器官功能状态，评估患者的饮食习惯、生长发育和营养状况；评估患者活动耐力和自理能力，判断其对手术的耐受力。

③ 辅助检查：包括各项实验室检查，心电图检查、X线、超声心电图等影像学检查及其他特殊检查。

（3）心理-社会支持系统情况：

① 认知程度：评估患者和家属对疾病、治疗方案、手术风险、术前配合、术后康复和预后知识的了解和掌握程度。

② 心理状态：评估患者和家属对接受手术、可能导致的并发症、生理功能的变化和预后是否存在焦虑、恐惧和无助的心理。评估患者常见的心理反应，识别并判断其所处的心理状态。

③ 社会支持系统：评估患者家属的经济承受程度，家庭和所在社区的支持程度。

2. 术后评估

（1）术中情况：详细了解手术方式、手术名称和麻醉方式，术中出血、补液、输血、用药情况；术中转流、循环阻断时间和各系统器官功能状况，以及术中有无意外及特殊处理等情况。

（2）身体状况：

① 生命体征：包括血压、呼吸、脉搏、心率、心律、体温。

② 循环和呼吸功能：评估心功能状况、心电监护指标的动态变化、血氧饱和度和有无缺氧表现；气管插管位置、呼吸状态和肺部呼吸音情况。

③ 伤口及引流管情况：评估手术切口敷料有无渗血、感染等情况，评估心包纵膈引流管位置、是否通畅以及引流情况。

④ 意识情况：评估全麻后清醒程度，清醒后是否躁动以及可能的原因。

⑤ 外周血管循环状况：观察皮肤色泽、温度、湿度和末梢血管充盈情况。

⑥ 评估血气分析和其他实验室检查结果。

（3）心理-社会支持系统情况：了解患者术后的心理感受，进一步评估有无引起术后心理变化的原因，如切口疼痛、术后病情恢复缓慢或反复、担忧住院费用等因素。

（4）判断预后：评估患者和家属对疾病预后的了解状况、对康复训练和早期活动是否配合，根据患者的术后各项检查及康复情况，判断其预后。

（二）护理措施

1. 术前护理

（1）心理护理：介绍手术前后注意事项，对患者的心理状态进行详细分析，给予有针对性的健康教育和护理，使患者及其家属树立信心，以最佳的心理状态面对手术，提高手术成功率。

（2）饮食护理：给予高热量、高蛋白、高维生素饮食，宜少食多餐。控制液体摄入量，术前 8—12 h 禁食、水。

（3）改善心功能，氧气吸入，氧流量为 2—4 L/min，遵医嘱给予强心、利尿等治疗。

（4）呼吸道准备：预防感冒，控制呼吸道感染，做有效咳嗽和深呼吸训练，吸烟者术前 2 周禁烟。

（5）有合并症者，积极治疗。

（6）观察病情变化，积极处理。

2. 术后护理

（1）做好监护室的准备工作，包括床位、物品的准备，迎接手术室患者。

（2）认真交接术后患者，向外科医生及麻醉师了解术中病情变化，记录各项指标。

（3）全麻未醒患者予以平卧位，头偏向一侧，待患者清醒、血压平稳后取 30°—60°半卧位。

（4）重视心理护理，与患者进行语言及非语言沟通及指导，减少其紧张及恐惧心理，配合治疗。

（5）保持各输液管、测压管、尿管及引流管通畅。密切观察引流液的量、性质、颜色，切口敷料有无渗血以及尿液的性质、量、颜色。

（6）密切观察患者生命体征、CVP 的变化，如有异常及时处理。

（7）做好各项基础护理，预防并发症的变化。

（8）拔除气管插管后 4 h 进少量流食，次日起应少食多餐，以高蛋白、低脂、易消化食物为主，避免暴饮暴食，少量多餐，供给富含维生素及含钾高的蔬菜和水果。有较严重心力衰竭、水肿时应严格控制食盐的摄入。

（9）加强呼吸道护理：气管插管患者固定好气管插管，保持呼吸道通畅，根据痰液量多少及时吸痰。拔管后定时实施胸部理疗，鼓励咳嗽咳痰。

（10）监测电解质变化，保持水、电解质、酸碱平衡。要特别重视血钾的水平，维持血钾在 4 mmol/L 以上。

（11）抗凝治疗：行瓣膜置换术后的患者，术后 24—48 h 拔除胸管后即给予华法林抗凝治疗，抗凝治疗效果以凝血酶原时间活动度国际标准值（INR）保持在 2—2.5 为宜。定时抽血查看 INR，调整华法林的剂量。置换生物瓣膜的患者需抗凝 3—6 个月。机械瓣膜置换术后的患者，必须终身不间断抗凝治疗。

（12）活动与功能锻炼：保证充足休息，鼓励卧床患者尽早进行四肢被动、主动活动，防止深静脉血栓形成。患者病情稳定后，可逐渐下床活动。根据患者心功能恢复情况，制定功能锻炼计划。

（三）健康指导与康复

（1）防止感染，注意保暖，防止呼吸道感染。出现感染症状时，应及时治疗。

（2）休息与活动：避免劳累，保持良好的生活习惯。根据心功能恢复情况，进行适当的活动，以不引起胸闷气促为宜。避免重体力劳动和剧烈运动。

（3）遵医嘱用药：严格遵医嘱用药，不可擅自更改药物的剂量，服用抗凝剂者需定期检测凝血酶原时间（PT）和国际标准比值（INR）。根据结果遵医嘱调整用药。教会患者及家属观察用药后反应。

（4）饮食指导：给予高蛋白、低脂肪、丰富纤维素的均衡饮食，少食多餐，避免过量进食加重心脏负担。服用抗凝剂者，少吃维生素 K 含量高的食物，如菠菜、白菜、菜花、胡萝卜、西红柿、蛋、猪肝等，以免降低药物的作用。

八、体外循环下心内直视手术护理

体外循环（extracorporeal circulation or cardiopulmonary bypass，CPB）是指回心的上、下腔静脉血和右心房静脉血引出体外，经人工心肺机（artificial heart-lung machine）进行氧合并排出 CO_2，经过调节温度和过滤后，再由人工心泵输回体内动脉继续血液循环的生命支持技术。体外循环可暂时取代心肺功能，在心肺转流、阻断患者心脏血流的状态下，维持全身器官的血液供应和气体交换，为实施心内直视手术提供无血或少血的手术野。

（一）身心评估

同心脏外科手术身心评估。

（二）护理措施

1. 术前护理
（1）按心脏外科术前一般护理常规护理。

（2）做好心理护理,消除患者的思想顾虑,使患者身心处于最佳状态接受手术。

（3）术前防止受凉,适当限制活动。

（4）术前量身高、体重及四肢血压。

（5）指导患者多食高热量、高蛋白、高维生素食物,增强机体抵抗力。

（6）术前晚督促患者及时休息,并服镇静药。

2. 术后护理

（1）按心脏外科术后一般护理常规护理。

（2）置患者于监护病房加强护理,取平卧位,立即连接好呼吸机、心电监护仪,进行有创动脉血压监测、中心静脉压及肺动脉压;连接好胸引瓶、导尿管、起搏导线等,保护各项监测处于良好工作状态。约束四肢至患者清醒,能合作者可解除约束。

（3）向麻醉医生和术者了解术中情况,如有无意外及如何处理,术中出入量(含胶体和晶体)、输血量、尿量、电解质平衡、血气分析和肝素中和情况等,目前特殊药物的用法和用量。

（4）持续监测深部温度,低于36.0℃采取保暖复温措施。一般肛温达38.0℃时要积极做降温处理。

（5）胸腔引流管接水封瓶者,按胸腔闭式引流护理常规护理。

（6）对患者血压、心律、心率、呼吸、尿量、神志等进行严密监测和记录,有异常情况及时报告医生。

（7）注意水、电解质酸碱平衡情况,特别是血钾的变化,如有异常及时处理。观察出入量的情况,记录24 h出入量。

（8）加强呼吸道管理,及时清除呼吸道的分泌物。按医嘱吸氧。气管切开者,按气管切开护理常规护理。

（9）麻醉清醒,拔除气管插管后4—6 h无恶心、呕吐者,可分次少量饮水,如无腹胀、肠鸣音恢复可进流质饮食,并逐渐增加进食量和更改品种。

（10）保持心包及纵膈引流通畅,注意有无心包填塞征象和内出血现象,记录每小时胸引量,如有异常立即报告医生。

（11）注意观察尿量、颜色,准备记录每小时尿量。

（12）切口疼痛将影响呼吸的深度和幅度,不利于肺扩张,不利于患者休息,增加体能消耗。遵医嘱适当给予止痛剂,以减少患者痛苦,有利康复。

（13）加强基础护理。保持口腔、皮肤及床铺清洁,定时翻身,预防压力性损伤及泌尿道和肺部并发症。

（14）鼓励患者尽早活动,活动应循序渐进。

（15）从监护室转至普通病房的术后早期患者,应加强巡视,注意生命体征的监测,并做好交接班工作。

（三）健康指导与康复

（1）疾病预防:注意个人和家庭卫生,减少细菌和病毒入侵;天气变化时注意防寒保暖,避免呼吸道感染。出现感染时,及时应用抗生素,直至感染控制。

（2）饮食指导:给予高蛋白、丰富纤维素、低脂肪的均衡饮食,少食多餐,避免过量进食加重心脏负担。少吃维生素K含量高的食物,如菠菜、白菜、菜花、胡萝卜、西红柿、蛋、猪肝等,以免降低抗凝药物的作用。

(3)休息与活动:一般术后休息3—6个月,避免劳累,保持良好的生活习惯;根据心功能恢复情况,进行适当的户内外活动,并逐渐增加活动量,以不引起胸闷、气促为宜,避免重体力劳动和剧烈运动。

(4)防治感染:注意保暖,预防呼吸道感染;如出现皮肤感染、牙周炎、感冒、肺炎及胃肠道感染等应及时治疗,避免引起感染性心内膜炎。

(5)遵医嘱服药:嘱患者严格遵医嘱服用强心、利尿、补钾及抗凝药物,并教会患者及家属观察药物的作用效果及副作用。

(6)使用抗凝剂用药指导:

①治疗意义:生物瓣者抗凝3—6个月,机械瓣者须终身抗凝。指导患者按时服药,不可随意加药、减药;随意加药会引起身体各部位出血的危险,随意减药会造成瓣膜无法正常工作。

②定期复查:术后半年内,每个月定期复查凝血酶原时间(PT)和国际标准比值(INR),根据结果遵医嘱调整用药。半年后,置入机械瓣膜的患者每6个月定期复查。

③药物反应:苯巴比妥类药物、阿司匹林、双嘧达莫(潘生丁)、美辛(消炎痛)等药物能增强抗凝作用;维生素K等止血药则会降低抗凝作用,使用上述药物时,需咨询医生。

④自我监测:如出现牙龈出血,口腔黏膜、鼻腔出血,皮肤出现青紫、淤斑,出血和血尿等抗凝过量或出现下肢厥冷、疼痛、皮肤苍白等抗凝剂不足等表现时应及时就诊。

⑤及时咨询:若需要做其他手术,应咨询医生,术后36—72 h重新开始抗凝治疗。

(7)婚姻与妊娠:术后不妨碍结婚与性生活,但一般在术后1—2年后心功能完全恢复为宜。女性患者婚后一般应避孕,如坚持生育,应详细咨询医生,取得保健指导。

(8)自我保健:定期复诊,若出现心悸、胸闷、呼吸困难、皮下出血等不适时应及时就诊。

九、房、室间隔缺损修补手术护理

房间隔缺损(atrial septal defect,ASD)是左、右心房之间的间隔先天性发育不全导致的左、右心房之间形成异常通路。

室间隔缺损(ventricular septal defect,VSD)是指室间隔在胎儿期因发育不全导致的左、右心室之间形成异常交通,在心室水平产生从左向右的血液分流。室间隔缺损可单独存在,也可为复杂先天性心脏病合并室间隔缺损。

(一)身心评估

同心脏外科手术身心评估。

(二)护理措施

1. 术前准备

同体外循环心内直视手术的术前护理。

(1)积极预防和控制呼吸道感染,避免感冒,增加抵抗力。

(2)肺动脉收缩压大于或等于8 kPa者,术前遵医嘱予扩血管药物,以降低肺动脉压力。

2. 术后护理

同体外循环心内直视手术的术后护理。

（1）加强呼吸道管理：协助患者排痰，预防肺不张和肺部感染。

（2）观察有无抽搐、偏瘫或局部神经症状，疑有气栓者，及时报告医生。

（3）观察患者心率、心律的变化。

（4）给药护理：严格遵守无菌技术操作原则；应用血管活性药物时，遵医嘱配置药物，剂量准确，用输液泵控制输液速度和用量。

（5）并发症的观察：加强巡视，观察有无急性左心衰、心律失常、急性心脏压塞、肾功能不全、感染、脑功能障碍等并发症的发生。

（三）健康指导与康复

（1）加强孕期保健：在妊娠早期适量补充叶酸，积极预防风疹、流感等病毒性疾病，并避免与发病有关的因素接触，保持健康的生活方式。

（2）合理饮食：给予高蛋白、高维生素、低脂肪的均衡饮食，少食多餐，避免过量饮食加重心脏负担。

（3）活动与休息：制定合理的生活制度，根据心功能恢复情况逐渐增加活动量，适当休息，避免过度劳累。患儿应尽量与正常儿童一起生活与学习，但要防止剧烈运动。定期锻炼，提高机体抵抗力。

（4）预防感染：先天性心脏病的患者体质弱，易感染疾病，应嘱咐其注意个人和家庭卫生，减少细菌和病毒入侵；天气变化注意防寒保暖，避免呼吸道感染；勿在寒冷或湿热的地方活动，以防加重心脏负担。

（5）遵医嘱用药：严格遵医嘱服用强心、利尿、补钾药，不可随意增减药物剂量，并教会患者及家属观察用药后反应，如尿量、脉搏、体温、皮肤颜色等情况。

（6）定期复查、不适随诊：如患者有烦躁、心率过快、呼吸困难等症状，可能发生心力衰竭，及时送医院就诊。

十、复杂性先天性心脏病(法洛四联症)围手术期护理

法洛四联症(tetralogy of fallot)是右心室漏斗部或圆锥发育不良所致的一种具有特征性肺动脉口狭窄和室间隔缺损的心脏畸形，主要包括四种病理解剖：肺动脉口狭窄、室间隔缺损、主动脉骑跨和右心室肥厚。肺动脉口狭窄可发生在右心室体部及漏斗部，肺动脉瓣及瓣环，主肺动脉及左、右肺动脉等部位，狭窄可以是单处或多处。随着年龄增长，右心室肌束进行性肥大、纤维化和内膜增厚，加重右心室流出道梗阻。右心室肥厚继发于肺动脉口狭窄。法洛四联症常见合并畸形有房间隔缺损、右位主动脉弓、动脉导管未闭和左位上腔静脉等。

（一）护理评估

1. 术前评估

（1）健康史：

① 一般情况：包括年龄、性别、身高、体重等。本次疾病的类型、特征、发病过程及以往

诊疗用药过程;近期是否服用抗凝药物或其他药物史等。

② 既往史:了解有无过敏史、手术史和外伤史,既往有无出血性疾病和出凝血系统的异常。

③ 家族史:了解患儿的家族成员有无心脏疾病患者。

(2) 身体状况:

① 症状与体征:评估有无心悸、气短、乏力、呼吸困难、发绀、喜爱蹲踞、缺氧等表现;主要生命体征及重要器官功能状况。评估患儿的饮食习惯、生长发育和营养状况;活动耐力和自理能力,判断其对手术的耐受力。

② 辅助检查:包括各项实验室检查、心电图、X线、超声心动图等影像学检查及其他特殊检查。

(3) 心理-社会支持系统情况:评估患儿及家属是否存在焦虑、恐惧和无助的心理;患儿家属对疾病、治疗方案、手术风险、术前配合、术后康复和预后知识的了解程度和接受情况;评估患儿家庭的经济承受程度和社会支持情况。

2. 术后评估

(1) 术中情况:了解患儿手术名称,手术方式,麻醉方式,术中出血、补液、输血、用药情况;术中各系统器官功能状况,以及术中有无意外及特殊情况处理等。

(2) 身体状况:评估患者生命体征是否平稳、意识情况、循环和呼吸功能、外周血管循环状况;血气分析和其他实验室检查结果;伤口敷料是否干燥,有无渗血和渗液;各引流管是否通畅,引流液的颜色、性质和量等。

(3) 心理-社会支持系统情况:了解患儿及其家属术后的心理感受,对疾病预后的了解情况,是否担忧住院费用,康复训练和早期活动是否配合,对出院后的延续护理是否清楚。

(二) 护理措施

1. 术前护理

(1) 注意休息:严格限制患者活动量,避免患儿哭闹和情绪激动,减少不必要的刺激,以免加重心脏负担,减少急性缺氧性昏厥的发作。

(2) 纠正缺氧:

① 吸氧,氧流量 4—6 L/min,每日 2—3 次,每次 20—30 min。

② 改善微循环,纠正组织严重缺氧。必要时遵医嘱输注改善微循环的药物,如低分子右旋糖酐等。

③ 多饮水,以防止脱水导致血液黏稠度增加,诱发缺氧发作。

(3) 预防及控制感染:注意保暖,预防呼吸道感染;注意口腔卫生,防止口腔黏膜感染;积极治疗身体任何部位的感染。

(4) 加强营养:给予易消化、高蛋白、高热量、高维生素饮食,避免过饱。婴儿喂养比较困难,吸奶时往往因气促乏力而停止吮吸,且易呕吐和大量出汗,故喂奶时可用滴管滴入,减轻患儿体力消耗。

2. 术后护理

(1) 病情观察:密切监测患者心律、心率、动脉压、中心静脉压并维持在最佳状态,带有临时起搏器者应固定好起搏导线并按起搏器护理常规护理。

(2) 维持循环功能稳定:遵医嘱应用多巴胺及多巴酚丁胺改善心功能,并观察用药效果;维持有效循环血量,定期测定血浆胶体渗透压,并维持在 17—20 mmHg。

(3) 并发症护理:

① 灌注肺:这是法洛四联症矫正术后的一种严重并发症。

a. 原因:可能与肺动脉发育差、体-肺侧支多或术后液体输入过多有关。

b. 表现:患者呼吸道分泌物增多或有血痰,出现急性进行性呼吸困难、发绀、低氧血症。

c. 护理:

Ⅰ. 给予呼气末正压通气方式辅助通气,密切监测呼吸机的各项参数,注意气道压力变化;保持呼吸道通畅,及时清理分泌物;吸痰时注意观察痰液的颜色、性质和量,以及血氧饱和度、心率、血压等;拔除气管插管后,延长吸氧时间 3—5 日,并结合肺部体疗协助患者拍背排痰。

Ⅱ. 严格限制液体入量,维持血浆胶体渗透压,在术后急性渗血期,根据血浆胶体渗透压的变化,遵医嘱及时补充血浆及白蛋白。

② 低心排血量综合征:

a. 原因:体外循环过程中阻断心脏循环,心脏缺血、缺氧以及再灌注损伤,使心肌收缩不全出现低心排。

b. 表现:患者血压下降,脉压变小,心率增快,脉搏细弱,中心静脉压上升,末梢循环差,四肢发冷,尿量减少。

c. 护理:

Ⅰ. 监测心输出量(CO)、心排指数(CI)、体循环阻力(SVR)和肺循环阻力(PVR)等数值的变化,及早发现低心排血量,及时报告医生处理。

Ⅱ. 补充血容量,纠正水、电解质及酸碱平衡失调和低氧血症。

Ⅲ. 及时、合理、有效地使用正性肌力药物和血管活性药物,以恢复心脏和其他重要器官的供血供氧,应用输液泵控制输液速度和用量,并观察用药效果。

Ⅳ. 当药物治疗效果不佳或室性心律失常反复发作时,可行经皮主动脉内球囊反搏(intra-aortic balloon pumping,IABP)。

(三) 健康指导与康复

1. 早期预防

在妊娠早期适量补充叶酸,积极预防风疹、流感等病毒性疾病,并避免与发病有关的因素接触,保持健康的生活方式。

2. 合理饮食

给予高蛋白、高维生素、低脂肪的均衡饮食,保证充足的营养,以利生长发育。少食多餐,避免过量进食加重心脏负担。

3. 活动与休息

患儿应尽量和正常儿童一起生活和学习。制定合理的生活制度,养成良好的生活习惯,交代患儿根据心功能恢复情况逐渐增加活动量,适当休息,避免过度劳累,防止剧烈活动。定期锻炼,提高机体抵抗力。

4. 预防感染

先天性心脏病的患者体质弱,易感染疾病,应嘱咐其注意个人和家庭卫生,减少细菌和病毒入侵;天气变化注意防寒保暖,避免呼吸道感染;勿在人多、寒冷或湿热的地方活动,以免加重心脏负担。

5. 疾病自我管理

教会患儿家属：

（1）严格遵医嘱服用强心、利尿、补钾药，不可随意增减药物剂量，观察用药后反应。

（2）了解疾病康复情况，如尿量、脉搏、体温、血压、皮肤颜色、术后切口变化。

（3）复诊指导，建议每年进行一次心电图、胸部 X 线和超声心动图检查。若有烦躁、心率过快、呼吸困难等症状，可能发生心力衰竭，及时送医院就诊。

十一、心脏瓣膜置换围手术期护理

心脏瓣膜疾病是指二尖瓣、三尖瓣、主动脉瓣和肺动脉瓣的瓣膜由于各种原因（如风湿热、黏液变性、退行性改变、先天性畸形、缺血性坏死、感染或创伤等）出现病变，逐渐发生血流动力学改变，从而造成心脏功能异常，最终导致心功能衰竭的单瓣膜和（或）多瓣膜病变。

（一）护理评估

1. 术前评估

（1）健康史：

① 一般情况：包括年龄、性别、种族、身高、体重等，其中患者的身高和体重对计算体表面积和给药剂量有重要意义。

② 既往史：了解有无过敏史、手术史和成年女性患者的月经史、生育史等，既往有无出血疾病和出凝血功能的异常，近期是否服用抗凝药物或其他药物史等，有无外伤史或其他伴随疾病。

③ 家族史：了解家族中有无心脏手术的患者和心脏疾病患者。

（2）身体状况：

① 症状与体征：评估患者是否出现心悸、气短、乏力、呼吸困难、发绀等表现，评估患者生命体征和重要器官功能状态，评估患者的饮食习惯、生长发育和营养状况，评估患者活动耐力和自理能力，判断其对手术的耐受力。

② 辅助检查：包括各项实验室检查、心电图、X 线、超声心动图等影像学检查，及其他特殊检查。

（3）心理-社会支持系统情况。评估患者和家属对疾病、治疗方案、手术风险、术前配合、术后康复和预后知识的了解和掌握程度，对手术的接受情况。评估患者的心理反应，是否存在焦虑、恐惧和无助的心理。评估患者及家庭的经济承受能力和社会支持情况。

2. 术后评估

（1）术中情况：了解手术方式，手术名称，麻醉方式，术中出血、补液、输血、用药情况；术中转流、循环阻断时间和术中回血情况；术中各系统器官功能状况，以及术中有无意外及特殊情况处理等。

（2）身体状况：

① 循环功能：评估患者心电监护指标的动态变化，观察皮肤色泽、温度、湿度和末梢血管充盈情况等外周血管循环状况。

② 呼吸功能：评估呼吸功能和肺部呼吸音情况，查看气管插管位置，注意呼吸机的工作

状态和各项参数是否正常;监测血氧饱和度和观察有无缺氧表现。

③ 生命体征及意识:评估患者的生命体征是否平稳;评估患者全麻后清醒程度,清醒后是否躁动。

④ 伤口及引流情况:评估手术切口有无渗血、感染等情况;评估心包纵膈引流管位置、是否通畅以及引流情况。

(3) 心理-社会支持系统情况:了解患者术后的心理感受,进一步评估有无引起术后心理变化的原因,如切口疼痛、术后病情恢复缓慢或担忧住院费用等因素。

(二) 护理措施

1. 术前护理

(1) 注意休息:限制患者活动,避免情绪激动。

(2) 改善循环功能:密切观察患者心率和血压变化,每周监测体重;吸氧,改善缺氧情况;限制液体摄入;遵医嘱应用强心、利尿、补钾药物;若有心悸、气喘、浮肿、尿少者,应先内科治疗,待心功能改善后,考虑手术治疗。

(3) 加强营养:指导患者进食高热量、高蛋白及维生素丰富食物,以增强机体对手术耐受力,限制钠盐摄入。进食较少者,必要时进行静脉高营养治疗;低蛋白血症和贫血者,给予白蛋白、新鲜血输入。

(4) 预防感染:

① 指导患者戒烟。

② 注意保暖,预防呼吸系统感染。

③ 保持口腔和皮肤卫生,避免黏膜和皮肤损伤。

④ 积极治疗感染灶,预防性应用抗生素。

(5) 心理护理:与患者建立信任关系,介绍疾病和手术相关知识、远期效果;鼓励患者说出恐惧、焦虑的内心感受;安排其与术后患者进行交流,增强其对手术治疗的信心。向瓣膜置换术患者说明人工机械瓣和生物瓣的优缺点,瓣膜置换术后可能出现的问题及处理方法。介绍手术中食管超声的目的——有助于发现左心房血栓。

(6) 完善术前检查:包括血常规、血型、交叉配血、尿常规、肾功能、凝血功能、血清电解质、心电图、胸部 X 线和超声心动图等。

2. 术后护理

(1) 维持循环功能稳定:

① 加强血流动力学监测:应用多功能监测仪动态监测血流动力学变化,包括血压、中心静脉压等,根据血流动力学指标,补充血容量;补液速度不能过快,以免加重心脏负担。

② 按医嘱应用强心、利尿、补钾和血管活性药物,应用输液泵或注射泵控制输液速度和输液量;观察药物疗效和副作用,出现异常,立即通知医生。

③ 观察患者尿量,记录每小时尿量和 24 h 出入水量,术后 24 h 出入水量应基本呈负平衡。

④ 观察患者心率和心律变化,警惕出现心律失常。

⑤ 观察患者体温、皮肤温度和色泽,了解外周血管充盈情况。

(2) 加强呼吸道管理:

① 对留有气管插管者,及时吸痰和湿化气道。

② 气管插管拔除后,定期协助患者翻身、拍背,指导其咳嗽咳痰,保持气道通畅。

(3) 抗凝治疗:行瓣膜置换术者,术后 24—48 h 遵医嘱即给予华法林抗凝治疗,抗凝治疗效果以凝血酶原时间活动度国际标准比值(INR)保持在 2.0—2.5 为宜。机械瓣膜置换术患者,须终生抗凝;生物瓣置换术患者需抗凝治疗 3—6 个月。抗凝治疗期间,定期复查 INR,调整华法林的剂量;密切观察患者有无牙龈出血、鼻出血、血尿等出血征象,出现异常及时通知医生。

(4) 维持水、电解质和酸解平衡:

① 监测和记录:包括 24 h 出入水量或每小时尿量,评估血容量是否足够。

② 处理低血钾:体外循环后由于血液稀释、术后过度换气、人工心肺机高流量氧气送入、激素的应用、尿排出量增多和高血糖等原因出现低血钾,加上患者长期心功能差、长期服用洋地黄和利尿药引起细胞内缺钾,应遵医嘱补钾。

③ 纠正代谢紊乱:呼吸性碱中毒或酸中毒可以通过调节辅助呼吸的频率和潮气量予以纠正;静脉补充 5% 碳酸氢钠 100—250 mL 可以纠正代谢性酸中毒。

(5) 并发症的护理:

① 出血:与手术或抗凝过度有关。间断挤压引流管,观察并记录引流液的性状及量。若引流量持续 2 h 超过 4 mL/(kg·h)或有较多血凝块,伴血压下降、脉搏增快、躁动、出冷汗等低血容量表现,考虑有活动性出血,及时报告医生,并积极准备再次开胸止血。

② 动脉栓塞:因人工瓣膜本身的原因和抗凝不足等产生血栓,血栓脱落导致栓塞,常见的有脑栓塞。警惕患者有无突发晕厥、偏瘫或下肢厥冷、疼痛、皮肤苍白等血栓形成或肢体栓塞的现象,出现异常及时通知医生。

③ 感染:

a. 原因:心脏手术创伤较大、手术时间长、体外循环的实施以及心力衰竭、缺氧引起患者自身抵抗力降低等,增加了患者术后感染的机会。

b. 表现:患者术后体温上升至 38 ℃以上,且持续不退,伤口局部隆起、触痛明显并溢出白色分泌物等感染现象。

c. 护理:

Ⅰ. 密切监测体温变化。

Ⅱ. 严格遵守无菌操作原则。

Ⅲ. 保持手术切口干燥,定期换药,注意口腔和皮肤卫生。

Ⅳ. 患者病情平稳后,及时撤除各种管道。

Ⅴ. 合理使用抗生素。

Ⅵ. 加强营养支持。

④ 急性心脏压塞:

a. 原因:体外循环破坏血小板,使纤维蛋白原、凝血因子损耗增多造成凝血功能障碍,以及应用止血药物后形成血凝块等因素均可造成心包腔内积血、血块凝聚,从而引起急性心脏压塞。

b. 表现:患者出现静脉压升高(中心静脉压大于或等于 15 cmH$_2$O,颈静脉怒张),心音遥远、心搏微弱,脉压小、动脉压降低的 beck 三联征;引流量由多突然减少,挤压引流管有血凝块流出等。

c. 护理:

Ⅰ. 做好引流管的护理,保持引流管通畅,观察并记录引流液的颜色、性状及量。

Ⅱ. 监测中心静脉压,使其维持在 5—12 cmH$_2$O。

Ⅲ. 严密观察病情,一旦出现心脏压塞的表现,及时通知医生处理。

⑤ 低心排综合征:

a. 原因:体外循环过程中阻断心脏循环,心脏缺血、缺氧以及再灌注损伤,使心肌收缩不全出现低心排。

b. 表现:患者血压下降,脉压变小,心率增快,脉搏细弱,中心静脉压上升,末梢循环差,四肢发冷,尿量减少。

c. 护理:

Ⅰ. 监测心输出量(CO)、心排指数(CI)、体循环阻力(SVR)和肺循环阻力(PVR)等数值的变化,及早发现低心排血量,及时报告医生处理。

Ⅱ. 补充血容量,纠正水、电解质及酸碱平衡失调和低氧血症。

Ⅲ. 及时、合理、有效地使用正性肌力药物和血管活性药物,以恢复心脏和其他重要器官的供血供氧,应用输液泵控制输液速度和用量,并观察用药效果。

Ⅳ. 当药物治疗效果不佳或室性心律失常反复发作时,可行经皮主动脉内球囊反搏(intra-aortic balloon pumping,IABP)。

(三)健康指导与康复

1. 用药指导

遵医嘱服用强心、利尿、补钾及抗凝药物。指导患者按时、按量、连续服药,不可随意加药、减药、中途换药。手术治疗前,应咨询医生,确定停用抗凝药物和重新开始抗凝治疗的时间。

应用抗凝药物须告知患者:

(1) 随意减药会造成瓣膜无法正常工作,随意加药会引起身体各部分出血的危险。

(2) 用药期间注意观察:如出现牙龈出血,口腔黏膜、鼻腔出血,皮肤青紫、瘀斑,出血和血尿等抗凝过量或出现下肢厥冷、疼痛、皮肤苍白等抗凝剂不足等表现时应及时就诊。

(3) 服用抗凝药物期间,注意其与其他药物反应,如苯巴比妥类药物、阿司匹林、双嘧达莫(潘生丁)、吲哚美辛(消炎痛)等药物能增强抗凝作用;维生素 K 等止血药则会降低抗凝作用,需在医生指导下使用上述药物。

(4) 复诊指导:瓣膜置换术后半年内,每个月定期复查凝血酶原时间(PT)和国际标准比值(INR),根据结果遵医嘱调整用药。半年后,置入机械瓣的患者每 6 个月定期复查 1 次。

2. 预防感染

保持心情愉快,养成良好的生活习惯,注意个人和家庭卫生,减少细菌和病毒入侵;天气变化注意防寒保暖,预防呼吸道感染;如出现皮肤感染、牙周炎、感冒、肺炎及胃肠道感染等应及时治疗,避免引起感染性心内膜炎。

3. 休息与活动

一般术后休息 3—6 个月,避免劳累,注意劳逸结合;根据心功能恢复情况,进行适当的户内外活动,并逐渐增加活动量,以不引起胸闷、气急为宜,避免重体力劳动和剧烈运动。

4. 饮食指导

摄入高蛋白、丰富纤维素、低脂肪的均衡饮食,少食多餐,避免过量进食加重心脏负担。

少吃维生素 K 含量高的食物,如菠菜、白菜、菜花、胡萝卜、西红柿、蛋、猪肝等,以免影响抗凝药物发挥作用。

5. 性生活与妊娠

术后不影响性生活,但一般在术后 1—2 年心功能完全恢复为宜,生育期女患者应避孕,以免妊娠加重心脏负担,如坚持生育,应详细咨询医生,取得保健指导。

6. 自我保健

定期复诊,患者若出现心悸、胸闷、呼吸困难、皮下出血等不适时及时就诊。

十二、冠状动脉搭桥围手术期护理

冠状动脉搭桥术即冠状动脉旁路移植术(CABG),是冠心病心肌缺血的有效治疗手段之一,手术的方法是通过使用患者自身部位的动脉或静脉血管,给狭窄的冠状动脉血管的远端供血:从患者身上取下一段正常血管,一端与升主动脉相连,另一端与冠状动脉狭窄部位的远端相连。因为这种手术方法如同架桥,所以形象地称之为"冠状动脉搭桥术"。

(一)护理评估

1. 术前评估

(1)健康史:

① 一般情况:包括年龄、性别、种族、身高、体重等,其中患者的身高和体重对计算体表面积和给药剂量有重要意义。

② 既往史:了解患者的过敏史、手术史和成年女性患者的月经史、生育史等,既往有无出血疾病性和出凝血功能的异常,近期是否服用抗凝药物或其他药物史等;有无外伤史或其他伴随疾病。

③ 家族史:了解家族中有无心脏手术的患者和心脏疾病患者。

(2)身体状况:

① 症状与体征:评估患者是否出现心悸、气短、乏力、呼吸困难、发绀等表现;评估患者生命体征和重要器官功能状态;评估患者的饮食习惯,生长发育和营养状况;评估患者活动耐力和自理能力,判断其对手术的耐受力。

② 辅助检查:包括各项实验室检查、心电图、X 线、超声心动图等影像学检查,及其他特殊检查。

(3)心理-社会支持系统情况:评估患者和家属对疾病、治疗方案、手术风险、术前配合、术后康复和预后知识的了解和掌握程度,对手术的接受情况。评估患者的心理反应,是否存在焦虑、恐惧和无助的心理。评估患者及家庭的经济承受能力和社会支持情况。

2. 术后评估

(1)术中情况。了解手术方式,手术名称,麻醉方式,术中出血、补液、输血、用药情况;术中转流、循环阻断时间和术中回血情况;术中各系统器官功能状况,以及术中有无意外及特殊情况处理等。

(2)身体状况:

① 循环功能:评估患者心电监护指标的动态变化,观察皮肤色泽、温度、湿度和末梢血管充盈情况等外周血管循环状况。

② 呼吸功能：评估呼吸功能和肺部呼吸音情况，查看气管插管位置，注意呼吸机的工作状态和各项参数是否正常；监测血氧饱和度和观察有无缺氧表现。

③ 生命体征及意识：评估患者的生命体征是否平稳；评估患者全麻后清醒程度，清醒后是否躁动。

④ 伤口及引流情况：评估手术切口有无渗血、感染等情况；评估心包纵膈引流管位置、是否通畅以及引流情况。

（3）心理-社会支持系统情况：了解患者术后的心理感受，进一步评估有无引起术后心理变化的原因，如切口疼痛、术后病情恢复缓慢或担忧住院费用等因素。

（二）护理措施

1. 术前护理

（1）心理护理：取得患者信任，为患者介绍手术室及监护室环境，告知其手术简要过程及术后注意事项，消除其焦虑、紧张、恐惧心理。

（2）减轻心脏负担：

① 活动与休息：保证足充足的睡眠，避免劳累和情绪波动。

② 合理膳食：多食高维生素、粗纤维素、低脂的食物，防止便秘发生。

③ 给氧：间断或持续吸氧，保证心、脑重要器官的氧供，预防缺氧发生。

④ 镇静：术日给予少量镇静药物，减少由于精神紧张引起的心肌耗氧增加。

（3）术前指导。手术前 3—5 日，停用阿司匹林等抗凝剂；指导患者深呼吸、有效咳嗽、床上肢体功能锻炼等。

2. 术后护理

（1）加强循环和呼吸功能监测：

① 密切监测血压，维持血压稳定。

② 观察患者心率、心律和心电图变化，警惕心律失常和心肌梗死的发生。

③ 监测血氧饱和度和动脉氧分压，防止发生低氧血症。

④ 观察体温和末梢循环，术后早期积极复温，注意保暖，促进末梢循环恢复。

⑤ 观察患者呼吸功能：呼吸频率、幅度和双侧呼吸音。

（2）抗凝治疗护理。术后遵医嘱使用抗凝、抗血小板聚集类药物，如肝素、阿司匹林、双嘧达莫（潘生丁），以防搭桥的血管发生阻塞，注意观察用药后反应，如局部胃肠道不适和全身出血，密切观察全身皮肤状况及凝血酶原时间；观察手术切口及下肢取血管处伤口有无渗血；观察并记录引流液的量及性质，判断有无胸内出血或心脏压塞的预兆，发现异常及时通知医生并协助处理。

（3）取静脉的手术肢体的护理。术后局部加压包扎，护理包括：

① 观察手术切口是否有渗血。

② 观察周围血管充盈情况，大隐静脉-冠状动脉旁路术后，观察肢体远端的足背动脉搏动情况和足趾温度、颜色、水肿、感觉和运动情况。

（4）术后功能锻炼。术后 2 h 可进行术侧下肢、脚掌和趾的被动锻炼，以促进侧肢循环的建立；休息时，注意抬高患肢，以减轻肿胀，避免足下垂；术后 24 h 根据患者病情鼓励其下床运动，站立时勿持续时间过久；根据患者耐受程度，逐渐进行肌肉被动和主动训练。

（三）健康指导与康复

1. 了解心血管疾病危险因素

使患者及家属了解心血管疾病主要危险因素，包括：吸烟、过量饮酒、高血脂、高盐饮食、熬夜、缺少锻炼、性格急躁、情绪波动等，增强预防疾病的意识。

2. 倡导健康的生活方式

（1）养成良好的生活习惯，注意劳逸结合。

（2）合理均衡饮食，进食低盐、低脂和优质蛋白质饮食，多吃蔬菜水果；少食多餐，切忌暴饮暴食。

（3）加强运动，控制体重，术后按照个体耐受和心功能恢复情况逐渐增加运动量，养成定期锻炼的习惯。

（4）学会放松的技巧，保持心情平静和愉悦。

3. 用药指导

术后患者终身服用抗凝药如阿司匹林、双嘧达莫（潘生丁），详细向患者介绍用药目的、药物名称、剂量、用法，观察药物常见副作用，如服用阿司匹林可见皮下出血点或便血，告知患者及家属出现异常及时就诊。指导患者外出时务必随身携带硝酸甘油类药物，以防心绞痛发生。

4. 恢复期自我保健

术后患者胸骨愈合大约需要 3 个月时间，在恢复期内：

（1）避免胸骨受到较大程度的牵张，如举重物、抱小孩儿等。

（2）保持正确的姿势，当身体直立或坐立时，尽量保持上半身挺直，两肩向后展。

（3）每日做上肢水平上抬练习，避免肩部僵硬。

（4）为促进下肢血液循环，腿部可穿弹力护袜；床上休息时，脱去护袜，抬高下肢。

5. 定期复诊

出院后 3—6 个月复查一次，之后根据病情调整复查时间。出现不适及时就诊。

十三、主动脉夹层围手术期护理

主动脉内膜和中层弹力膜发生撕裂，血液进入主动脉壁中层，顺行和（或）逆行剥离形成壁间假腔，并通过一个或数个破口与主动脉真腔相交通，称为主动脉夹层（aortic dissection）。其发生机制不明，好发危险因素为主动脉中层囊性坏死或退变，遗传性结缔组织疾病、先天性二叶主动脉瓣、动脉炎、动脉瘤、高血压、动脉粥样硬化和医源性损伤等。本病发生率为 0.5—2.95/（10 万人·年），中老年居多，男性高于女性。

（一）护理评估

1. 术前评估

（1）健康史：

① 一般情况：包括年龄、性别、种族、身高、体重、职业等，有无吸烟史，近期是否服用抗凝药物或其他药物史等。

② 既往史：了解患者有无高血压病史，高血压以往诊疗用药过程；有无过敏史、手术史

和外伤史；成年女性患者的月经史、生育史等。

③ 家族史：了解家族中有无高血压和其他心脏疾病患者。

（2）身体状况：

① 症状与体征：评估患者局部疼痛的部位、性质和诱发因素，以及疼痛时伴随症状；评估患者生命体征、高血压表现及心肺功能状况，了解全身其他重要器官功能状态；评估患者活动耐力，判断其对手术的耐受力。

② 辅助检查：包括各项实验室检查、心电图、X 线、超声心动图、CT 和 MRI 等影像学检查。

（3）心理-社会支持系统情况：了解患者和家属对疾病、治疗方案、手术风险、术前配合、术后康复和预后知识的了解程度和接受情况；评估患者是否存在焦虑、恐惧和无助的心理；评估患者家庭的经济承受能力和社会支持情况。

2. 术后评估

（1）术中情况：了解手术名称，手术方式，麻醉方式，术中出血、补液、输血、用药情况；术中转流、循环阻断时间和术中回输血情况；术中各系统器官功能状况，以及术中有无意外及特殊情况等。

（2）身体状况：评估患者生命体征、意识、循环和呼吸功能、外周血管循环状况；评估血气分析和其他实验室检查结果；评估伤口敷料是否干燥，有无渗血和渗液；各引流管是否通畅，引流液的颜色、性状和量等。

（3）心理-社会支持系统情况：了解患者及家其家属术后的心理感受，对疾病预后的了解情况，是否担忧住院费用，康复训练和早期活动是否配合，对出院后的延续护理是否清楚。

（二）护理措施

1. 术前护理

（1）卧床休息：保持环境安静，绝对卧床休息，保证充足睡眠，避免情绪波动，严格控制活动量，必要时应用镇静剂。

（2）病情观察：严密监测生命体征和重要脏器的功能；观察主动脉夹层是否累及重要脏器导致供血障碍；观察神志改变，肢体运动情况，有无腹痛、腹胀，监测尿量。如有主动脉夹层破裂的先兆，立即通知医生，并做好抢救准备。

（3）疼痛管理：评估疼痛的位置、性质、持续时间、诱因等；集中护理操作，减少环境刺激；指导患者放松，禁止用力；遵医嘱给予吗啡等镇痛药物缓解疼痛。

（4）营养支持：嘱患者摄入高蛋白、高纤维素、丰富维生素、易消化的软食，纠正贫血、低蛋白血症，防止便秘发生。

（5）控制血压：监测血压，遵医嘱使用降压药物严格控制血压。

（6）预防感染：术前 3 周戒烟，严格执行无菌操作，彻底治疗潜在感染灶，术前预防性应用抗生素。

（7）心理护理：由于发病急，病死率高，患者及家属会出现恐惧心理，向患者及家属介绍疾病和手术相关知识，理解患者的异常心理反应并耐心解答患者及家属的问题，以缓解其对手术的恐惧和焦虑。

2. 术后护理

（1）病情观察：

① 观察患者生命体征；监测有创动脉压，及时了解血压变化。

② 密切观察患者呼吸频率、节律、幅度和双肺呼吸音。

③ 观察主动脉主要分支供血情况，四肢动脉搏动情况，四肢皮肤温度、色泽，监测四肢血压，若与患者之前血压差距很大，通知医生查找原因。

④ 定期监测患者血清电解质和血气分析，根据血气分析结果调节呼吸机参数。

（2）维持血压稳定。患者术前常有高血压病史，紧张、手术低温、术后疼痛等因素，可引起术后血压升高，导致吻合口渗血和缝线撕脱，因此术后需要积极控制血压：

① 遵医嘱合理使用利尿药和血管扩张剂等降压药，严格控制输液速度和量。

② 适量应用镇静、镇痛药物，防止因紧张、疼痛引起血压升高。

③ 术后复温，注意保暖。

④ 为防止吸痰刺激引起血压骤升，吸痰前，给予镇静降压药物，吸痰时动作轻柔。

（3）保持呼吸道通畅。体外循环术后患者常规使用机械通气以支持呼吸功能，最终达到改善氧合、减少呼吸做功、降低肺血管阻力、促进新功能恢复的目的。

① 密切观察：观察患者有无发绀、鼻翼扇动、点头或张口呼吸；呼吸频率、节律和幅度，双肺呼吸音是否对称；呼吸机是否与患者呼吸同步；监测动脉血气分析，根据结果及时调整呼吸机参数。

② 气管插管拔出前护理：

a. 妥善固定气管插管：定时测量气管插管距门齿的距离并做好标记，必要时镇静，防止气管插管脱出或移位。

b. 定期吸氧，维持充分的氧合状态。

c. 清理呼吸道，定时翻身、拍背、有效吸痰，及时清理呼吸道分泌物和呕吐物，保持呼吸道通畅，以防堵塞气道，导致肺不张。吸痰时注意：

Ⅰ. 选择粗细合适的吸痰管，吸痰时注意无菌操作，动作轻柔敏捷，避免损伤呼吸道黏膜。

Ⅱ. 吸痰前后充分给氧，每次吸痰时间不超过 15 s，以免机体缺氧。

Ⅲ. 注意观察痰液的颜色、性质、量，以及患者的心率、心律、血压和血氧饱和度，若出现心电图异常或血氧饱和度持续下降应立即停止吸痰。

Ⅳ. 痰多、黏稠时，可经气管滴入灭菌用水后再吸痰。

③ 气管插管拔出后护理：待患者完全清醒、生命体征平稳、自主呼吸完全恢复后，可拔出气管插管。拔管后：

a. 鼓励患者咳痰；痰液黏稠者给予超声雾化或氧气雾化吸入，以减轻喉头水肿、降低痰液黏稠度。

b. 患者采取半坐卧位。

c. 吸氧，以维持充分的氧合状态，防止低氧血症对各重要器官的损害。

d. 定时协助患者翻身、拍背，促进咳嗽和痰液的排出；咳痰时，指导患者用双手按在胸壁切口处，以减轻切口疼痛。

e. 指导患者进行深呼吸锻炼（吹气球或应用深呼吸训练器），以促进肺膨胀。

f. 保暖防寒，避免受凉后并发呼吸道感染。

④ 危重患者需要气管切开时，护士应配合医生行气管切开并进行气管切开术后护理。

（4）引流管的护理。术后随时观察引流液的性状及量，每 30 min 或 1 h 记录一次；间断挤压引流管,若引流出的血性液体持续 2 h 超过 4 mL/(kg·h),考虑有活动性出血,及时报告医生,并做好再次开胸止血的准备。术后遵医嘱使用巴曲酶注射液、止血敏、维生素 K 等药物,以减少渗血。

(5) 纠正水、电解质、酸碱失衡。由于术中丢失大量液体,术后引流液多、组织灌注不足可引起代谢性酸中毒;呼吸机辅助呼吸参数调节不当易出现呼吸性酸中毒或碱中毒;术中血液稀释出现低血钾等情况,因此术后积极补液,适当补充钾、钙和镁。

(6) 并发症的护理:

① 脑功能障碍:主要表现为苏醒延迟、昏迷、躁动、癫痫发作、偏瘫、双下肢肌力障碍等症状。术后应严密观察患者的意识、瞳孔、肢体活动情况;对于苏醒延迟、神志不清者,遵医嘱给予营养神经和脱水药物;保证充分供养,防止脑部缺血缺氧。

② 肾功能不全:术后加强肾功能监护,密切观察尿量,每小时记录 1 次;监测尿比重、尿素氮和血清肌酐等指标的变化;疑为肾功能不全者,限制水和钠的摄入,控制高钾食物的摄入,并停止使用肾毒性药物;若证实为急性肾衰竭,应遵医嘱做透析治疗。

(三)健康指导与康复

1. 健康生活方式指导

(1) 养成良好的生活习惯,早睡早起,戒烟、限酒。

(2) 合理均衡饮食,进食低盐、低脂和优质蛋白质饮食,多吃蔬菜水果;少食多餐,切忌暴饮暴食。

(3) 适当运动,控制体重,术后按照个体耐受逐渐增加运动量。

(4) 保持情绪稳定。

2. 预防感染

注意个人卫生;天气变化注意防寒保暖,避免呼吸道感染;勿在人多、寒冷或湿热的地方活动,以免加重心脏负担。

3. 自我血压管理

(1) 指导患者及家属学会家庭血压测量方法,即四定:定时间、定体位、定肢体、定仪器。

(2) 遵医嘱服用降压药,向患者介绍用药目的、药物名称、剂量、用法,观察药物常见副作用。

(3) 指导患者外出时务必随身携带降压药物和硝酸甘油类药物,以备应急。

(4) 了解急救医疗服务体系,出现严重并发症,及时呼救。

4. 复诊指导

定期复查,患者若出现心悸、胸背部疼痛等不适时,应及时就诊。

第四节　外科疾病护理常规

一、甲状腺瘤手术护理

甲状腺腺瘤是最常见的甲状腺良性肿瘤,多见于 20—30 岁年轻人。常见于女性,根据病理学形态表现可分为:滤泡状腺瘤和乳头状囊性腺瘤,前者多见,有完整的包膜;后者少见且不易与乳头状腺癌区分。

(一)身心评估

(1)了解患者健康史、既往有无甲状腺疾患及治疗情况。询问患者饮食习惯,有无食欲亢进,是否吸烟。

(2)身体状况:大部分患者无任何不适症状,无意中或体检时发现颈部肿块,多为单发,呈圆形或椭圆形,局限在一侧腺体内,位置常靠近甲状腺峡部,质地较软,但周围甲状腺组织硬,表面光滑,边界清楚,无压痛,能随吞咽上下移动。若乳头状囊性腺瘤因囊壁血管破裂而发生囊内出血,此时肿瘤体积可在短期内迅速增大,局部出血胀痛。

(3)了解患者及家属对疾病治疗和预后的认识,家庭和社会的支持状况,有无吸烟史。

(二)护理措施

1. 术前护理

(1)完善术前各项检查,做好心理护理。

(2)让患者了解术中体位,并指导患者进行手术体位的练习(将软枕垫于肩下,保持头低、颈过伸),以适应术后的需要。

(3)术前注意保暖,避免着凉,戒烟。指导患者深呼吸,有效咳嗽。

(4)术前8—12 h禁食、禁水,术前4 h口服高营养补充液或10%葡萄糖溶液,糖尿病患者在医生指导下服用。

(5)保证患者术前晚充分休息和睡眠,帮助患者剃除颈部及耳后毛发,并清洗干净。

(6)准备气管切开包、氧气、吸引器、心电监护仪。

2. 术后护理

(1)一般护理:取半卧位;床旁备气管切开包;定时测体温、脉搏、呼吸、血压;观察伤口渗血、发音和吞咽情况;保持伤口引流通畅。术后6 h无呕吐不适,可进食冷、温流质饮食,并注意有无呛咳。术后两天可进半流质饮食。

(2)并发症的观察及护理:严密观察病情,防止呼吸困难、窒息、声音嘶哑、失音、音调降低、吞咽困难、手足抽搐等并发症。

(三)健康指导与康复

(1)指导患者自我控制情绪,保持精神愉快、心境平和。

(2)指导患者术后早期下床活动,注意保护颈部,并进行颈部的活动练习。

(3)说明术后继续服药的重要性,强调按时按量服药的重要性。

(4)定期复查监测甲状腺功能,遵医嘱减药或停药。

二、腹腔镜下甲状腺手术护理

随着外科微创技术的进展,腹腔镜下手术越来越被外科医生广泛使用。腔镜下甲状腺次全切除术是外科微创手术中的一项新技术。与传统的手术方法相比,因切口小、创伤小、切口疼痛较轻、术后不留瘢痕、美容效果好,逐渐得到患者的认可。

（一）身心评估

（1）健康史：甲状腺腺瘤生长缓慢，经过数年或更长时间仍保持单发。若患者过去甲状腺正常，突然发生结节，且短期内发展较快，则恶性的可能性大。

（2）身体状况：大部分患者无任何不适症状，无意中或体检时发现颈部肿块，多为单发，呈圆形或椭圆形，局限在一侧腺体内，位置常靠近甲状腺峡部，质地较软，但周围甲状腺组织硬，表面光滑，边界清楚，无压痛，能随吞咽上下移动。若乳头状囊性腺瘤因囊壁血管破裂而发生囊内出血，此时肿瘤体积大，并可在短期内迅速增大，局部出现胀痛。

（3）了解患者及家属对本病的认知、家庭经济状况、心理承受程度及对治疗的期望等。

（二）护理措施

1. 术前护理

同甲状腺瘤手术护理。

2. 术后护理

（1）按外科术后一般护理常规护理。

（2）引流管的护理：妥善固定，避免折、曲，观察引流液的颜色、性状和量，一般在术后48—72 h根据引流情况可以拔管。

（3）饮食护理：术后6 h病情平稳后，可以进食，但避免进食过热、过冷和刺激性食物，进流质饮食发生呛咳可改进半流质饮食。

（4）并发症的观察和护理：

① 呼吸困难和窒息：多发生于术后24—48 h内，观察引流和伤口敷料情况，观察呼吸情况，床头护理备气管切开包，护士对患者进行活动指导。

② 神经损伤：术后严密观察有无音调降低、失音、呛咳、误咽等。术后6 h可与患者简短交谈。如有异常情况，应立即报告医生，对症处理，同时做好患者健康教育和心理护理，以减轻心理负担。

③ 皮下气肿：由于CO_2气体注入压力控制不当，或手术时间过长所致。术后护士应加强对患者局部皮肤的观察，一般皮下气肿2天后可自行吸收，如皮下气肿已影响到呼吸，应及时通知医生处理。

④ 高碳酸血症、呼吸性酸中毒：由于CO_2气体在体内潴留，改变了$NaHCO_3/H_2CO_3$的正常比例，产生呼吸性酸中毒。护士应密切观察患者呼吸变化，给予吸氧，增加吸氧量，增加呼吸频率和肺通气量，从而能纠正呼吸性酸中毒。

⑤ 皮下水肿、皮下瘀斑：由于腹腔镜甲状腺手术，胸前及颈前需建立隧道，分离皮瓣，所以术后可能会出现皮下水肿、皮下瘀斑。一般皮下瘀斑可自行消退，也可在拔除引流管后给予热敷，一周后可恢复正常。

⑥ 甲状旁腺功能损伤：症状多发生在术后1—3天，在此期间应注意面、口唇周围和手足有无针刺感和麻木。如出现上述症状可使用钙剂对抗，同时限制进食含磷高食物，如牛奶、瘦肉、蛋黄等。

⑦ 甲状腺危象：甲状腺危象多发生在术后12—36 h，临床表现为高热、脉速、神志改变及消化道症状。一旦发生有甲状腺危象的表现，应立即报告医生并给予紧急处理，如物理降温、使用激素和碘剂等。

（三）健康指导与康复

（1）保持心情愉快，充分休息。

（2）术后 2—3 个月避免做颈部剧烈活动。适当加强颈部活动，防止瘢痕粘连。

（3）如出现伤口红、肿、热、痛、体温升高，或发现颈部有肿块应及时就诊。

（4）根据医嘱按时按量服药，并定期检查甲状腺功能。

三、甲状腺功能亢进手术护理

甲状腺功能亢进简称甲亢，系各种原因所致正常甲状腺素分泌的反馈机制丧失、引起循环中甲状腺素异常增多，出现以全身代谢亢进为主要特征的疾病总称。甲亢的病因迄今不明，近年来认为原发性甲亢是一种自身免疫性疾病。

临床表现：多食、消瘦、畏热、多汗、失眠、心悸、易激惹等甲状腺分泌过多综合征，以及不同程度的甲状腺肿大和突眼、手部颤动、听诊颈部血管杂音等特征，严重的可出现甲亢危象。

（一）身心评估

（1）全身及局部：注意有无甲状腺功能亢进的表现及其程度，如高代谢综合征、神经系统症状、心血管系统症状、消化系统症状等；甲状腺有无弥漫性、对称性肿块，肿块大小、形状、质地，有无触痛、震颤和血管杂音，有无眼球突出、眼裂增宽等。

（2）辅助检查：了解患者的基础代谢率，甲状腺摄^{131}I率，血清 T3、T4 含量，同位素扫描，B 超等检查结果。

（3）心理-社会支持系统情况：了解患者有无情绪不稳、易激动，以及由此带来的人际关系恶化；有无疾病造成的自我形象紊乱；是否害怕手术而产生焦虑或恐惧心理。了解患者及家属对甲亢和甲亢手术的认识程度，家庭经济情况及承受能力，患者所在的单位和社区保健服务情况。

（二）护理措施

1. 术前护理

（1）按外科一般术前护理常规护理。

（2）指导患者正确服用碘剂，2—3 周后甲亢症状得到基本控制，便可进行手术（患者情绪稳定、睡眠好转，体重增加，脉率稳定在 90 次/min 以下，基础代谢率在＋20％以下）。

（3）口服复方碘化钾溶液，从 3 滴/次、3 次/日开始，逐日增加 1 滴至 16 滴维持，然后维持此剂量。

（4）心率大于 90 次/min 者口服普萘洛尔（心得安）10—20 mg，每日 3 次，脉搏小于 60 次/min 者，停服一次。

（5）饮食护理：给予高蛋白、高碳水化合物及丰富维生素饮食，鼓励患者多饮水（心脏病疾病除外），忌浓茶、咖啡及辛辣刺激性食物。

（6）让患者了解术中体位，并指导患者进行手术体位的练习（将软枕垫于肩下，保持头低、颈过伸），以适应术后的需要。

（7）保护突眼，白天用墨镜，随时涂眼药膏。

（8）准备气管切开包、氧气、吸引器、心电监护仪。

2. 术后护理

（1）按外科一般术后护理常规护理。

（2）体位：术后去枕平卧，头偏向一侧，血压平稳后取半卧位，床边备气管切开包。

（3）给予低流量吸氧且保持呼吸道通畅，定时监测患者血压、脉搏、呼吸、SpO_2、体温的变化。

（4）饮食护理：术后 6 h 待患者病情平稳、麻醉清醒后，遵医嘱给予试饮水，若患者无呛咳、误咽等不适主诉可进少量温凉流质，以后逐步过渡到半流质饮食、软食、普食。避免过热、过硬、刺激性食物。

（5）引流管护理：

① 给予妥善固定。

② 保持引流通畅，定时挤压。

③ 观察引流液的颜色、性质与量。

④ 及时给予倾倒。

（6）按医嘱准确服用碘剂。每天 3 次，第一天从 16 滴/次开始，逐日减少 1 滴至病情平稳。

（7）并发症的观察及护理：严密观察病情，防止呼吸困难、窒息、声音嘶哑、失音、音调降低、误咽、手足抽搐等并发症。

甲状腺危象是甲亢的严重合并症。危象发生与术前准备不够，甲亢症状未能很好控制及手术应激有关。主要表现高热、脉快，同时合并神经、循环及消化系统严重功能素乱，如烦躁、谵妄、大汗、呕吐、水泻等。应立即给予患者降温、吸氧，静脉输入大量葡萄糖溶液，口服或静脉滴注碘剂、氢化可的松，使用镇静剂等。

（三）健康指导与康复

（1）指导患者保持情绪稳定，避免加重病情。

（2）如有声音嘶哑、音调变低者出院后应继续行理疗、针灸，以促进恢复。

（3）交代患者术后严格按医嘱服药，勿增减或停药，以免病情变化。教会患者正确服用碘剂方法，如指导患者于饭后用冷开水服用碘剂稀释，或在用餐前将碘剂滴在饼干、馒头等食物上一同服用，以保证剂量正确，减轻胃肠道反应。

（4）嘱患者定期门诊复查，以了解甲状腺的功能。如出现心悸、手足震颤、抽搐等情况及时就诊。

四、甲状腺癌根治术护理

甲状腺癌是头颈部常见恶性肿瘤之一，约占全身恶性肿瘤的 1%，女性发病率高于男性。甲状腺癌的病因不是十分明确，可能与饮食因素（高碘或缺碘饮食），发射线接触史，雌激素分泌增加，遗传因素，或其他由甲状腺良性疾病如结节性甲状腺肿、甲亢、甲状腺腺瘤，特别是慢性淋巴细胞性甲状腺炎演变而来。

（一）身心评估

（1）询问患者健康史，既往有无结节性甲状腺肿或自身免疫性疾病、手术史、家庭史等。

（2）了解发现甲状腺肿块的时间；评估肿块大小、形状、质地、活动度及颈部或其他部位有无淋巴结肿大，有无甲亢的全身表现。

（3）辅助检查：了解患者甲状腺摄[131]I率，甲状腺球蛋白抗体及血清 T3、T4 含量，颈部 X 线，B 超、细针穿刺细胞学检查等检查结果。

（4）了解患者及家属对疾病治疗和预后的认识，家庭和社会的支持状况，有无吸烟史。

（5）评估患者的心理状态，有无焦虑、紧张。

（二）护理措施

1. 术前护理

（1）按外科术前一般护理常规护理。

（2）完善术前各项检查。

（3）做好心理护理：随时了解患者的心理变化，根据不同的心理状态，有针对性地做好宣传、疏导工作；向患者讲述甲状腺及手术相关知识，使其了解手术的必要性，解除思想顾虑，树立战胜疾病信心。

（4）让患者了解术中体位，并指导患者进行手术体位的练习（将软枕垫于肩下，保持头低、颈过伸），以适应术后的需要。

（5）术前注意保暖，避免着凉，戒烟。指导患者深呼吸，有效咳嗽。

（6）保证患者术前晚充分休息和睡眠，帮助患者剃除颈部及耳后毛发，并清洗干净。

（7）准备气管切开包、氧气、吸引器、心电监护仪。

2. 术后护理

（1）术后护理按外科一般护理常规护理。

（2）体位和引流：术后取平卧位，待血压平稳或全麻清醒后取半卧位，以利于呼吸和引流。指导患者在床上变换体位，咳嗽时可用手固定颈部以减少震动。切口常规放置橡皮片或胶管引流 24—48 h，注意观察引流液的量和颜色，保持引流通畅，及时更换切口处敷料，评估并记录出血情况。

（3）饮食与营养：术后清醒患者，可给予少量温水或凉水。若无呛咳、误咽等不适，可逐步给予便于吞咽的微温流质饮食，以免食物过热引起手术部位血管扩张加重切口渗血。再逐步过渡到半流质和软食。甲状腺手术对胃肠道功能影响很小，只是在吞咽时觉疼痛不适，应鼓励患者少量多餐，加强营养，促进康复。必要时遵医嘱静脉补充营养和水、电解质。

（4）保持呼吸道通畅：注意避免引流管阻塞导致颈部出血形成血肿压迫气管而引起呼吸不畅。

（5）鼓励和协助患者进行深呼吸和有效咳嗽，必要时进行超声雾化吸入，使痰液稀释易于排出。因切口疼痛而不敢或不愿意咳嗽排痰者，遵医嘱适当给予镇痛药。

（6）并发症的护理：密切监测患者呼吸、体温、脉搏和血压的变化，观察患者发音和吞咽情况，及早发现术后并发症，并通知医生，配合抢救。

① 呼吸困难和窒息：这是最危急的并发症，多发生于术后 48 h 内，对于血肿压迫所致呼吸困难，若出现颈部疼痛、肿胀甚至颈部皮肤出现瘀斑者，应立即返回手术室，在无菌条件下拆开伤口。如患者呼吸困难严重，已不允许搬动，则应在床边拆开缝线，消除血肿，严密止血，必要时行气管切开；轻度喉头水肿者无需治疗，中度者应嘱其不说话，可采用皮质激素做雾化吸入，静脉滴注氢化可的松 300 mg/日；严重者应紧急做环甲膜穿刺或气管切开。气管

软化者一般不宜行气管切开。

② 喉返神经损伤和喉上神经损伤:密切观察患者有无声音嘶哑、饮水呛咳情况。

③ 甲状旁腺功能减退(hypoparathyroidism):预防的关键在于切除甲状腺时注意保留腺体背面的甲状旁腺。一旦发生应适当限制肉类、乳品和蛋类等食品,因其含磷较高,影响钙的吸收。严重低血钙、手足抽搐时,立即遵医嘱予以 10％葡萄糖酸钙或氯化钙 10 mL 缓慢静脉推注,可重复使用;症状轻者可口服及静脉注射钙剂,并同时服用维生素 D_2 或 D_3,5 万—10 万 U/日,并定期监测血清钙浓度,以调节钙剂的用量。

(三)健康指导与康复

(1)功能锻炼:卧床期间鼓励患者床上活动,促进血液循环和切口愈合。头颈部在制动一段时间后,可开始逐步练习活动,促进颈部功能恢复。颈部淋巴结清扫术者,斜方肌存在不同程度受损,故切口愈合后还应开始肩关节的功能锻炼,随时注意保持患侧高于健侧,以防肩下垂。功能锻炼应至少持续至出院后 3 个月。

(2)心理调适:不同病理类型的甲状腺癌预后有明显差异,指导患者调整心态,积极配合后续治疗。

(3)后续治疗:指导甲状腺全/近全切除者遵医嘱坚持服用甲状腺素制剂,预防肿瘤复发。术后遵医嘱按时行放射治疗等。

(4)定期复诊:教会患者自行检查颈部,若发现结节、肿块等异常及时就诊。出院后定期复诊,检查颈部、肺部及甲状腺功能等。

五、急性乳腺炎手术护理

急性乳腺炎系指乳房的急性化脓性感染。多发于产后哺乳期妇女,以初产妇多见,好发于产后 3—4 周。

(一)身心评估

1. 身体状况

(1)病初时乳房胀痛,炎性进一步发展,呈搏动性疼痛。

(2)乳房出现痛性硬块,表面皮肤红热,数天后硬块软化形成脓肿,出现波动感,脓肿破溃向体外排出脓液。

(3)患侧腋窝淋巴结常肿大,并有压痛。

(4)出现寒战、发热、脉率加快等全身中毒症状,感染严重者,可并发败血症。

2. 心理状况

患者由于乳房疼痛,出现食欲减退、心情烦躁,变换体位触碰乳房时加重疼痛而长时间不能入眠,有的患者担心婴儿喂养、乳房的功能、形态改变等而产生焦虑情况。

(二)护理措施

1. 术前护理

(1)完善术前各项检查,做好心理护理,避免不良刺激。

(2)及时排空乳汁。

2. 术后护理

（1）一般护理：

① 取舒适卧位。

② 定时监测患者体温、脉搏、血压、呼吸变化。

③ 观察伤口有无渗血、渗液。

④ 术后无恶心、呕吐不适症状,可进食清淡易消化的食物。

（2）指导患者暂时停止哺乳,定时用吸乳器吸净或挤净乳汁。

（3）遵医嘱给予抗感染治疗。

（4）疼痛的护理：

① 给予患者心理护理,解释疼痛的原因。

② 转移患者注意力。

③ 遵医嘱应用止痛药物。

（5）高热时给予物理降温,必要时遵医嘱应用解热镇痛药。

（三）健康指导与康复

（1）保持婴儿口腔卫生,及时治疗口腔炎症。

（2）养成良好哺乳习惯,产后尽早开始哺乳,按需哺乳。哺乳时避免手指压住腺管,以免影响乳汁排出,每次哺乳时将乳汁吸净。每日以清水擦洗乳房1—2次,避免过多清洗和用肥皂清洗。

（3）纠正乳头内陷:乳头内陷者在妊娠期和哺乳期每日挤捏、提拉乳头,矫正内陷。

（4）预防和处理乳头破损：

① 预防:让婴儿用正确姿势含接乳头和乳晕,防止乳头皲裂;不让婴儿含着乳头睡觉;哺乳后涂抹乳汁或天然羊毛脂乳头修护霜以保护乳头皮肤,哺乳前不需擦掉,可以让婴儿直接吸吮。

② 处理:适当缩短每次哺乳的时间,增加哺乳频率;乳头、乳晕破损或皲裂者,暂停哺乳,改用吸乳器吸出乳汁哺育婴儿;局部用温水清洗后涂抗生素软膏,待愈合后再哺乳;症状严重时应及时诊治。

六、乳腺癌根治术护理

乳腺癌是指乳腺组织或导管内发生的恶性肿瘤,是女性发病率最高的恶性肿瘤。好发年龄在40—50岁。主要与性激素的变化、遗传因素以及乳腺囊性增生病恶变有关。而高脂肪饮食也是其发病的重要因素之一。

（一）身心评估

（1）局部:① 乳房外形。两侧乳房的形状、大小是否对成;乳房皮肤有无红肿、局限性隆起、凹陷及橘皮样改变;乳头、乳晕有无糜烂,乳头是否在同一水平,近期有无一侧乳头内陷;乳房浅表静脉是否扩张。② 乳房肿块。肿块大小、质地和活动度,表面是否光滑、边界是否清楚,肿块与深部组织的关系。

（2）全身:① 评估患者有无癌转移征象:如锁骨上、腋窝淋巴结和其他部位有无肿大淋巴结,淋巴结的位置、大小、数目、质地和活动度,有无肺、骨和肝转移征象。② 评估患者全身营养状况及心、肺、肝、肾等重要脏器功能状态。

（3）心理-社会支持系统情况:评估患者有无因疾病、手术、各种治疗等产生不良心理反应及应对情况;评估患者对拟采用的手术方式及术后康复锻炼知识的了解和掌握程度;家属尤其是配偶对本病及其治疗、预后的认知程度及心理承受能力。

（二）护理措施

1. 术前护理

术前准备:做好术前常规检查和准备。对手术范围大、需要植皮者,除常规备皮外,同时做好供皮区(如腹部或同侧大腿区)的皮肤准备。乳房皮肤溃疡者,术前每日换药至创面好转。乳头凹陷者应清洁局部。

2. 术后护理

（1）术后护理按外科一般护理常规护理。

（2）体位:术后麻醉清醒、血压平稳后取半卧位,以利呼吸和引流。

（3）病情观察:严密观察患者生命体征变化,观察切口敷料渗血、渗液情况,并予以记录。乳腺癌扩大根治术有损伤胸膜可能,患者若感到胸闷、呼吸困难,应及时报告医生,以便早期发现和协助处理肺部并发症,如气胸等。

（4）伤口护理:

① 有效包扎:手术部位用弹力绷带加压包扎,使皮瓣紧贴胸壁,防止积液积气。包扎松紧度以能容纳 1 手指,维持正常血运,且不影响呼吸为宜。包扎期间告知患者不能自行松解绷带,瘙痒时不能将手指伸入敷料下搔抓。若绷带松脱,应及时重新加压包扎。

② 观察皮瓣血液循环:注意皮瓣颜色及创面愈合情况,正常皮瓣的温度较健侧略低,颜色红润,并与胸壁紧贴;若皮瓣颜色暗红,提示血液循环欠佳,有坏死可能,应报告医生及时处理。

③ 观察患侧上肢远端血液循环:若手指发麻、皮肤发绀、皮温下降、动脉搏动不能扪及,提示腋窝部血管受压,肢端血液循环受损,应及时调整绷带的松紧度。

（5）引流管护理:乳腺癌根治术后,皮瓣下常规放置引流管并接负压引流装置,如负压引流球或负压引流鼓,也可连接墙壁负压装置。负压吸引可及时、有效地吸出残腔内的积液、积血,并使皮肤紧贴胸壁,从而有利于皮瓣愈合。

① 有效吸引:负压吸引的压力大小要适宜。负压引流球或引流鼓应保持压缩状态。对连接墙壁负压吸引者,若引流管外形无改变,未闻及负压抽吸声,应观察管道连接是否紧密,压力是否适当。

② 妥善固定:引流管的长度要适宜,患者卧床时将其固定于床旁,起床时固定于上衣。

③ 保持通畅:定时挤压引流管,避免管道堵塞。防止引流管受压和扭曲。若有局部积液、皮瓣不能紧贴胸壁且有波动感,报告医生及时处理。

④ 注意观察:包括引流液的颜色、性状和量。术后 1—2 日,每日引流血性液体 50—200 mL,以后颜色逐渐变淡、减少。

⑤ 拔管:若引流液转为淡黄色、连续 3 日每日量少于 10—15 mL,创面与皮肤紧贴,手指按压伤口周围皮肤无空虚感,即可考虑拔管。若拔管后仍有皮下积液,可在严格消毒后抽液并局部加压包扎。

(6) 患侧上肢肿胀的护理：患侧腋窝淋巴结切除、头静脉被结扎、腋静脉栓塞、局部积液或感染等因素可导致上肢淋巴回流不畅和静脉回流障碍，从而引起患侧上肢肿胀。

① 避免损伤：勿在患侧、术侧抽血、注射或检查等。避免患肢过度活动、负重和外伤。

② 抬高患肢：平卧时患肢下方垫枕抬高 10°—15°，肘关节轻度屈曲；半卧位时屈肘 90°，放于胸腹部；下床活动时用吊带托或用健侧手将患肢抬高于胸前，需要他人扶持时只能扶健侧，以防腋窝皮瓣滑动而影响愈合；避免患肢下垂过久。

③ 促进肿胀消退：在专业人员指导下向心性按摩患侧上肢，或进行握拳、屈肘、伸肘和缓慢渐进的举重训练等，促进淋巴回流；深呼吸运动改变胸膜腔内压，并引起膈肌和肋间肌的运动，从而持续增加胸腹腔内的淋巴回流；肢体肿胀严重者，用弹力绷带包扎或戴弹力袖以促进淋巴回流；局部感染者，及时应用抗生素治疗。

(7) 患侧上肢功能锻炼：由于手术切除了胸部肌肉、筋膜和皮肤，患侧肩关节活动明显受限。术后加强肩关节活动可增强肌肉力量，松解和预防粘连，最大限度地恢复肩关节的活动范围。为减少和避免术后残疾，鼓励和协助患者早期开始患侧上肢的功能锻炼。

① 术后 24 h 内：活动手指和腕部，可做伸指、握拳、屈腕等锻炼。

② 术后 1—3 日：进行上肢肌肉等长收缩，利用肌肉泵作用促进血液和淋巴回流；可用健侧上肢或他人协助患侧上肢进行屈肘、伸臂等锻炼，逐渐过渡到肩关节的小范围前屈、后伸运动（前屈小于 30°，后伸小于 15°）。

③ 术后 4—7 日：鼓励患者用患侧手洗脸、刷牙、进食等，并做以患侧手触摸对侧肩部及同侧耳朵的锻炼。

④ 术后 1—2 周：术后 1 周皮瓣基本愈合后，开始做肩关节活动，以肩部为中心，前后摆臂。术后 10 日左右皮瓣与胸壁黏附已较牢固，做抬高患侧上肢（将患侧肘关节伸屈、手掌置于对侧肩部，直至患侧肘关节与肩平）、手指爬墙（每日标记高度，逐渐递增幅度，直至患侧手指能高举过头）、梳头（以患侧手越过头顶梳对侧头发、扪及对侧耳朵）等的锻炼。指导患者做患肢功能锻炼时应根据患者的实际情况而定，一般以每日 3—4 次、每次 20—30 min 为宜；循序渐进，逐渐增加功能锻炼的内容。术后 7 日内不上举，10 日内不外展肩关节；不要以患侧肢体支撑身体，以防皮瓣移动而影响愈合。

（三）健康指导与康复

(1) 饮食与活动：加强营养，多食高蛋白、高维生素、高热量、低脂肪的食物，以增强机体抵抗力。近期避免患侧上肢搬动或提拉过重物品，继续进行功能锻炼。

(2) 避免妊娠：术后 5 年内避孕，防止乳腺癌复发。

(3) 坚持治疗：遵医嘱坚持化学治疗、放射治疗或内分泌治疗。化学治疗期间定期检查肝、肾功能，每次化学治疗前 1 日或当日查血白细胞计数，化学治疗后 5—7 日复查，若白细胞计数低于 $3 \times 10^9/L$，需及时就诊。内分泌治疗持续时间长，长期服药可导致胃肠道反应、月经失调、闭经、潮热、阴道干燥、骨质疏松和关节疼痛等不良反应。告诉患者坚持服药的重要性，并积极预防和处理不良反应，以提高服药依从性。放射治疗、化学治疗期间因抵抗力低，少到公共场所，以减少感染机会。放射治疗期间注意保护皮肤，出现放射性皮炎时及时就诊。

(4) 乳房定期检查：定期的乳房自我检查（breast self examination）有助于及早发现乳房的病变，因此 20 岁以上的妇女，特别是高危人群每月进行 1 次乳房自我检查。术后患者也应每月自查 1 次,以便早期发现复发征象。检查时间最好选在月经周期的第 7—10 日,或月经结束后 2—3 日,已经绝经的女性应选择每个月固定某一日进行检查。40 岁以上女性或乳腺癌术后患者每年还应行铝靶 X 线检查。乳房自我检查方法如下:

① 视诊:站在镜前取各种姿势(两臂放松垂于身体两侧、向前弯腰或双手上举置于头后),观察双侧乳房的大小和外形是否对称;有无局限性隆起、凹陷或皮肤橘皮样改变;有无乳头回缩或抬高等。

② 触诊:患者平卧或侧卧,肩下垫软薄枕或将手臂置于头下进行触诊。一侧手的食指、中指和无名指并拢,用指腹在对侧乳房上进行环形触摸,要有一定的压力。从乳房外上象限开始检查,依次为外上、外下、内下、内上象限,然后检查乳头、乳晕,最后检查腋窝有无肿块、乳头有无溢液。若发现肿块和乳头溢液,及时到医院做进一步检查。

(5) 提供患者改善自我形象的方法。

七、腹部损伤护理

腹部损伤是指腹部受到外界各种致伤因素所致的损伤,主要是外界直接暴力作用于腹部引起的腹壁或内脏的损伤,利器或爆震作用于腹部引起的穿透性损伤,分为开放性损伤和闭合性损伤两类。

(一)身心评估

(1) 腹部情况:评估患者腹壁有无伤口及其部位、大小;腹壁伤口有无脏器脱出;有无腹部压痛、肌紧张和反跳痛及其程度和范围;腹部有无移动性浊音,肝浊音界是否缩小或消失;肠蠕动是否减弱或消失。

(2) 全身情况:评估患者生命体征变化,有无面色苍白、冷汗、脉搏细速、血压不稳定等休克的早期征象,有无体温升高、脉搏增快等全身中毒症状,是否合并胸部、颅脑、四肢及其他部位损伤。

(3) 辅助检查:评估红细胞计数、白细胞计数、血红蛋白和血细胞比容等数值变化,以及其他辅助检查,如腹腔穿刺、腹腔灌洗、X 线、B 超、CT、MRI 等影像学检查的结果。

(4) 心理-社会支持系统情况:评估患者家属对突发的腹部损伤以及伤口、出血、内脏脱出这些视觉刺激的心理承受能力和对预后的担心程度,评估家庭经济承受能力和对本次损伤相关知识的了解程度。

(二)护理措施

1. 术前护理

(1) 卧床休息,避免搬动,若病情稳定,可取半卧位。

(2) 观察期间应禁食、水,必要时行胃肠减压。

(3) 禁用镇痛剂,以免掩盖病情;禁止灌肠,以免加重病情。

(4) 保持呼吸道通畅,保证充分的氧气供给。

(5) 注意保暖。

(6) 病情观察:

① 每 15—30 min 测量一次生命体征,观察神志和皮肤黏膜、尿量情况,注意有无休克

发生。

② 观察腹痛的性质、部位、范围,有无压痛、肌紧张及反跳痛等。

③ 观察有无合并伤及程度和进展情况。

④ 监测各种相关的生化指标,必要时行腹腔穿刺,观察穿刺液的性状,协助诊断。

⑤ 护士应仔细观察酸中毒纠正情况,凝血酶原时间、活化部分凝血活酶时间指标及有无弥漫性血管内凝血的发生等,根据检测数据的发展趋势,做好救治患者的应对措施,积极配合治疗方案。

(7) 选择有效抗生素,防止腹腔内感染。

(8) 如需手术治疗,做好术前准备。

(9) 心理护理。

2. 术后护理

(1) 按麻醉后护理常规护理,血压平稳后取半卧位。

(2) 禁食,胃肠减压,并观察肠蠕动恢复情况,根据病情逐步恢复饮食。

(3) 观察患者生命体征、尿量,若出现血压下降、高热、少尿、无尿时均应做出相应处理。

(4) 保持腹腔引流通畅,观察引流液的量、颜色及性质,同时了解腹痛情况及腹部特征变化。

(5) 根据病情记录出入量,维持水、电解质及酸碱平衡。术后继续使用抗生素,控制腹腔内感染。

(6) 鼓励患者早期离床活动,防止术后肠粘连,减轻腹胀,促进肠蠕动的恢复。

(三) 健康指导与康复

(1) 平时多食易消化、营养丰富的食物。

(2) 保持大便通畅,如有腹痛、腹胀、排气停止,应及时就诊。

(3) 适当活动,防止肠粘连。

(4) 加强宣传安全生产、户外活动安全、安全行车的知识,避免意外损伤的发生。

八、脾破裂手术护理

脾脏是人体腹腔内的实质性器官,其质地柔软脆弱,血供丰富,在受到外力作用时极易破裂,占各种腹部伤的40%—50%。直接或间接外力作用均可造成脾脏损伤或破裂,主要表现为腹痛,自左上腹逐渐向下腹蔓延,出现腹膜刺激征。而其主要危险在于大出血后导致失血性休克,大多数患者就诊时处于不同程度的休克状态,病情危重且发展变化快,若未得到及时救治,死亡率可达约10%。

(一) 身心评估

(1) 腹部情况:评估患者腹部有无压痛、肌紧张和反跳痛及其程度和范围,腹部有无移动性浊音。

(2) 全身情况:评估患者的生命体征变化,有无面色苍白、出冷汗、脉搏细速、血压不稳定等休克的早期征象,有无很快出现体温升高、脉搏增快等全身中毒症状,是否合并胸部、颅脑、四肢及其他部位损伤。

（3）辅助检查：评估红细胞计数、白细胞计数、血红蛋白和血细胞比容等数值变化，以及其他辅助检查如腹腔穿刺、X线、B超、CT、MBI等影像学检查的结果。

（4）评估患者及家属对出血的心理承受能力和对预后的担心程度，评估家庭经济承受能力和家庭成员对本次损伤相关知识的了解程度。

（二）护理措施

1. 术前护理

（1）按外科疾病手术一般护理常规护理。

（2）监测生命体征，每15—30 min测体温、脉搏、呼吸、血压。

（3）患者平卧，休克者取休克体位。

（4）保持呼吸道通畅，吸氧。

（5）快速建立两组静脉通道，遵医嘱做出扩容、升压、止血等处理。

（6）抽取血标本，进行血交叉试验、凝血试验、血常规测定等。

（7）禁食，禁止灌肠，禁止热敷。

（8）快速完善术前常规护理，药物过敏试验、皮肤准备等。

（9）安慰患者，减轻患者恐惧心理。

2. 术后护理

（1）按全麻术后护理常规护理。

（2）保持呼吸道通畅，吸氧。

（3）监测体温、脉搏、呼吸、血压，了解SpO_2情况。

（4）保持腹腔引流管通畅，观察、记录引流液的颜色、量与性状。一般术后24 h后，引流液的颜色变淡、量变少。

（5）术后禁食，待胃肠道功能恢复、肛门排气后，可进食少量流质、半流质食物。鼓励患者进食有利于机体恢复的高蛋白、高热量、高维生素的食物。

（6）患者卧床休息，术后24 h后适当下床活动，预防并发症及促进肠蠕动。

（7）注意口腔、皮肤卫生，观察体温，遵医嘱使用抗生素，避免和预防感染。

（8）监测血小板、血象及血红蛋白等情况。

（9）出现继发性出血迹象时，立即卧床休息，避免搬动患者，以免加重出血。

（三）健康指导与康复

（1）定期门诊随访血小板计数。

（2）避免去人群聚集的地方。保暖，防止感染。

（3）多饮水，多吃新鲜的蔬菜、水果及高热量、高蛋白、高维生素的食物，保持大便通畅。

（4）加强宣传安全生产、户外活动安全、安全行车的知识，避免意外损伤发生。

（5）适当体育锻炼，增强抵抗力。

九、胃、十二指肠手术的护理

胃癌是我国常见的恶性肿瘤之一，占消化道恶性肿瘤的第一位，好发年龄以40—60岁多见，男女比例为3：1，起病隐匿，临床表现缺乏特异性，外科手术治疗已成为其首选治疗方法。

胃、十二指肠溃疡是指发生于胃、十二指肠的局限性圆形或椭圆形的全层黏膜缺损。因溃疡的形成与胃酸-蛋白酶的消化作用有关,故又称为消化性溃疡。多见于男性青壮年。

（一）身心评估

（1）健康史:包括年龄、性别、职业、饮食、生活习惯、性格特征、药物使用情况,特别是有无非甾体类抗炎药和皮质醇等药物服用史。

（2）身体状况:

① 症状和体征:了解上腹部疼痛的规律,腹部有无压痛及压痛部位,有无消瘦和贫血等全身表现。

② 辅助检查:了解各项辅助检查结果,如胃酸测定、胃镜、消化道钡餐、血常规等检查结果。

（3）心理-社会支持系统情况:

① 了解患者对疾病的认知程度,对手术有何顾虑,有何思想负担。

② 亲属对患者的关心程度、支持力度,家庭对手术的经济承受能力。

（二）护理措施

1. 术前护理

（1）心理护理。

（2）营养支持:纠正贫血及营养不良,指导合理膳食。

（3）观察病情变化,注意有无急性穿孔、出血、幽门梗阻等并发症发生。

① 幽门梗阻者,持续胃肠减压排除胃内容物,术前 3 天,每晚用 300—500 mL 温生理盐水洗胃,以减轻胃壁水肿和炎症,有利于术后吻合口愈合。

② 有急性穿孔者,严密观察患者的生命体征、腹痛、腹膜刺激征、肠鸣音变化等。伴有休克者应平卧,改善后改半卧位。禁食、禁水、胃肠减压,可减少胃肠内容物继续流入腹腔。输液,维持水、电解质平衡,应用抗生素,预防感染及治疗休克。做好急诊手术准备。

③ 合并出血者,观察和记录呕血、便血等表现,予禁食、止血、输血治疗,若仍出血者,行急诊手术。

（4）胃癌波及横结肠时应做肠道准备,遵医嘱指导患者口服肠道清洁药物或清洁灌肠。

（5）术晨禁食、禁水,备胃管及营养管进手术室。

2. 术后护理

（1）血压平稳后取半卧位。

（2）病情观察:

① 观察患者生命体征变化,每小时监测血压、脉搏、呼吸、体温、氧饱和度。病情平稳后可延长测量间隔时间。

② 观察腹胀及肠蠕动情况,术后早期可给予肠内营养和静脉营养支持,术后 24—48 h禁食,术后 3—4 天肠蠕动恢复,胃管引流液量少、色清可拔除胃管,给试饮水过渡到流质饮食;术后 5—6 天进半流质饮食;术后 7—9 天根据病情进软食,忌生冷、油炸、辛辣刺激性食物。

（3）保持各种引流管通畅,妥善固定,防止引流管扭曲、受压、脱落,观察引流液的颜色、性质和量并记录。

（4）观察切口敷料有无渗血、渗液，保持切口敷料外观干燥。

（5）观察患者疼痛情况：术后患者有不同程度的疼痛，适当使用止痛药物。应用静脉镇痛泵的患者，应注意预防尿潴留、恶心、呕吐等并发症的发生。

（6）鼓励患者早期下床活动，告知早期床上活动和下床活动的重要性，如可以促进肠蠕动的早期恢复，避免术后肠粘连、肺部感染和下肢深静脉血栓等并发症发生，消除其思想顾虑。

（7）并发症的观察、预防和护理：

① 术后出血：严密监测患者血压、脉搏、心率、呼吸、神志和体温的变化。加强对胃肠减压引流液量和颜色的观察。胃手术后 24 h 内，出血量大于 300 mL，提示有活动性出血，须及时报告医生。加强对腹腔引流液的观察，警惕活动性出血，一旦发生出血，应配合医生，积极完善术前准备。

② 感染：注意切口情况及体温变化。保持口腔清洁卫生，保持腹腔引流通畅，避免腹腔内液体积聚致继发感染和脓肿形成，每日严格执行无菌操作，更换引流袋。

③ 吻合口瘘：一般情况下，患者术后体温趋于正常；腹腔引流液逐日减少和变清。若术后数日腹腔引流量仍不减、伴有黄绿色胆汁或呈脓性、带臭味、伴腹痛，体温再次上升，应警惕发生吻合口瘘的可能，须及时报告医生。注意有无发热及腹膜刺激征，若出现严重腹膜炎，须行手术治疗。

④ 吻合口梗阻：观察呕吐物的性质及量，必要时置胃肠减压管。

⑤ 倾倒综合征：

a. 早期倾倒综合征：指导患者少食多餐，避免进过甜、过咸、过浓的流质饮食；宜进低碳水化合物、高蛋白饮食；餐时限制饮水喝汤；进餐后平卧 10—20 min。

b. 晚期倾倒综合征：又称低血糖综合征。饮食中减少碳水化合物含量，增加蛋白质比例，少量多餐可防止其发生，出现症状时，稍进食，尤其是进食糖类即可缓解。

（8）心理护理：护士应根据患者的个体情况，开展有针对性的心理护理，以增强患者战胜疾病的信心，同时鼓励家属和朋友给予患者关心和支持，使其积极配合治疗和护理。

（三）健康指导与康复

（1）保持心情舒畅，适当活动，避免劳累及受凉。

（2）少食多餐，避免食生冷、硬、辛辣等刺激性食物，忌食胀气、油脂及过甜食物，饭后卧床 0.5—1 h 以预防倾倒综合征。告知患者戒烟、戒酒，避免服用对胃黏膜有损害的药物。

（3）保持大便通畅。注意有无腹痛、反酸、嗳气、恶心、呕吐、黑便、便血，发现异常及时就诊。

十、结、直肠癌手术护理

大肠癌包括结肠癌及直肠癌，是常见的消化道恶性肿瘤之一。大肠癌的流行病学特点为：

（1）直肠癌的发生率以结肠癌高，比例为 1.5∶1。

（2）不同地区大肠癌的发生部位有所差异，如高发区其发生部位以乙状结肠及上段直肠为主,而低发区则以右半结肠为主,提示其致病因素可能存在差异。

(3) 大肠癌的发病率随年龄的增加而逐步上升,但我国青年人患大肠癌的比例较高,小于 30 岁者占 10%—15%。

(4) 大肠癌患者的性别差异不大。

(一) 身心评估

(1) 症状:了解患者排便习惯和粪便性状有无改变,是否出现腹泻、便秘、腹痛、腹胀、呕吐、肛门停止排便排气等肠梗阻症状,有无粪便表面带血、黏液和脓液情况。了解患者全身营养状况,有无肝大、腹水、黄疸、消瘦或贫血等。

(2) 腹部触诊和直肠指诊有无扪及肿块及肿块大小、部位、硬度、活动度,有无局部压痛等。

(3) 心理-社会支持系统情况:

① 了解患者及家属对疾病的认知程度,有无过度焦虑、恐惧等影响康复的心理反应。

② 了解患者及家属能否接受制定的治疗护理方案,对治疗及未来的生活是否充满信心,能否积极寻求社会及他人的帮助。

③ 对结肠造口知识及手术前后的配合知识掌握程度;对即将进行的手术及手术可能导致的并发症,应用造口袋所造成的不便和生理机能的改变是否表现出恐慌、焦虑,有无足够的心理承受能力。

④ 亲属对患者的关心程度、支持力度,家庭对手术的经济承受能力。

(二) 护理措施

1. 术前护理

(1) 按外科一般术前护理常规护理。

(2) 无结肠、直肠梗阻者术前 3 天予少渣半流质饮食,术前 1 天予流质饮食,术前 12 h 禁食,术前 4 h 禁水。

(3) 手术前 1 日口服肠道灌洗液清洁肠道,根据患者的排便情况,决定当晚及术晨是否需要清洁灌肠。

(4) 口服肠道抗菌药物,遵医嘱按时正确给药。

(5) 纠正营养状况,监测重要脏器功能。

(6) 遵医嘱予药物过敏试验。

(7) 术前进行心理护理及健康指导。

(8) 直肠癌患者常规开展造口术前定位,选择合适的造口位置,方便术后造口护理,可以有效减少术后造口并发症发生。

2. 术后护理

(1) 按外科一般术后护理常规护理。

(2) 按全麻术后护理常规护理,术后 24 h 如病情稳定,改为半卧位,有利于腹腔引流。

(3) 严密观察生命体征的变化、切口渗出情况。

(4) 保持各种引流管通畅,妥善固定,防止引流管扭曲、受压、脱落,观察引流液的颜色、性质和量并记录。

(5) 会阴护理:保持会阴部清洁、干燥,及时换药。

（6）肠造口者,按肠造口护理流程做好肠造口护理。

（7）饮食：一般术后 3—4 天待胃肠道蠕动、肛门恢复排气或结肠造口开放后予流质饮食,1 周后予半流质饮食或软食,2 周左右可进普食。

（8）预防吻合口瘘：术后 6—7 天密切观察有无发热、腹痛,注意盆腔引流液的性状。术后 7—10 天,禁止灌肠,防止吻合口水肿和张力增加。术后 7 天避免取端坐位或长时间下蹲位,以免增加腹压和吻合口张力。术后禁食 2—3 天,防止粪便污染吻合口。调节饮食,保持大便软而成形。

（9）化疗者按化疗护理常规护理。

（三）健康指导与康复

（1）指导患者正确进行造口护理。
（2）指导患者开展适当运动及社交活动。
（3）发现造口狭窄或排便困难者及时就医。
（4）化疗者定期复查白细胞及血小板计数。

十一、造口护理

肠造口是通过手术将病变的肠段切除,将一段肠端拉出翻转缝于腹壁,用于排泄粪便。简而言之,造口就是人体空腔脏器在体表非自然开口,造口可分为临时性造口和永久性造口。临时性造口包括双腔或祥式造口,外观较大,起分流减压作用。当下段肠道疾病愈合后可回纳。永久性造口根据疾病和手术部位不同可以分为结肠造口、回肠造口。

（一）身心评估

（1）患者视力是否受损,如受限需佩戴眼镜,以便能照镜子,或者让患者家属协助完成。
（2）评估患者手的灵活性,有无脑卒中、限制性关节炎等影响手灵活的疾病。
（3）评估患者的皮肤状况,是否有全身性疾病或者皮肤过敏史。
（4）评估患者对造口的认知程度、接受能力,是否配合术前造口定位,给予针对性护理;解决患者的负性情绪,使其适应新的角色,提高手术配合程度,积极参与术后康复护理。

（二）护理措施

（1）严密观察造口血液循环、颜色等情况,是否有出血、水肿、回缩、坏死等并发症。
（2）早期造口周围需用凡士林纱布保护,勤换药,直到周围切口愈合,手术完成两周之后即为患者进行扩张造口内径处理。护理人员戴上手套,用食指蘸润滑剂徐徐插入至食指的一到第二个指关节的位置,在造口内部停留 10 min。造口扩张必须要长期坚持,让患者及其家属明白扩张的重要性,嘱咐 2 周扩张一次,持续 2—3 个月。
（3）观察造口袋内有无气体或粪便排出,了解肠蠕动恢复情况。
（4）造口袋内排泄物要及时倾倒或更换造口袋,减少排泄物对造口周围皮肤的刺激,周围皮肤外涂造口粉或使用皮肤保护膜,保护造口周围皮肤。
（5）使用造口袋前,应测量造口大小,剪口直径要比造口大 1—2 mm,夹紧开口端。
（6）饮食指导：术后由流质饮食—半流质饮食—普食逐渐过渡,饮食量均衡,避免刺激性饮食(如辛辣、咖啡等),禁食坚果类食物(如花生、杏仁等),少食洋葱、大蒜等易产气食物。进食应有规律,以便养成定时排便的习惯。

(7)造口黏膜分离:造口黏膜分离是指肠造口处肠黏膜与腹壁皮肤的缝合处分离,是造口术后较早期的并发症。一旦发生,护士要学会正确处理,用无菌生理盐水冲洗干净,如有坏死组织,用清创胶填充腔隙;若腔隙较浅,用康惠尔溃疡粉或糊剂;若腔隙较深,用海藻类填充条,外用溃疡贴和透明贴覆盖;贴上造口袋,避免粪便污染,促使伤口愈合。患者往往因为疼痛而感到恐惧,做好心理疏导,及时去除坏死组织,管理好渗液,促进伤口愈合,同时选择合适造口用品,保证造口袋粘贴牢固,防止粪便污染伤口。

（三）健康指导与康复

(1)教会患者学会更换造口袋。

(2)造口袋的选择:根据造口状况、皮肤情况、排便是否规律、个人喜欢、卫生习惯、经济条件,由护士和患者共同选择造口用品。

(3)造口袋的存贮:尽量不要一次性购买大量造口袋,一般不超过3个月的用量。储存在室温干燥环境(10—25 ℃为宜),避免阳光和热量直接接触,严禁重物压迫造口护理产品。

(4)饮食指导:

① 不忌口,均衡饮食,多食水果、新鲜蔬菜及酸奶。

② 少食产气食物,如洋葱、番薯、豆类、啤酒、汽水及香料太浓的食物。

③ 定时进食,多饮水。

(5)沐浴:伤口愈合后便可以沐浴,水对伤口无伤害。若带着造口袋沐浴,可用防水胶布贴在造口袋底盘的四周。

(6)运动:可维持适度的运动,如游泳、跑步等运动,需避免剧烈运动,如打篮球、举重等。

(7)衣服以柔软、舒适、宽松为原则。

(8)患者要了解并发症的症状、预防并发症的措施,有问题及时就诊。

(9)预防造口旁疝的发生:术后嘱患者适当活动,有效控制体重。术后6—8周,避免做任何增加腹压的动作,必要时佩戴造口腹带,指导患者了解肠梗阻的症状和体征,发现不适及时跟造口治疗师联系,以得到专业的指导和帮助。

(10)造口脱垂的护理:造口脱垂轻者指导造口者平躺放松,医护人员戴上手套,用生理盐水纱布敷盖,缓慢地将肠造口推回腹腔内,用弹性绷带对肠造口稍加压,防止脱垂。严重者要切除脱垂的肠段,重新做肠造口。

(11)造口回缩的护理:延迟拆除造口周围缝线的时间,一般在术后2周,预防回缩。已经发生者,指导患者选用凸面底盘,并佩戴腹带固定。同时指导患者控制体重,避免过度肥胖。

(12)让患者及家属全程参与造口护理,教会其观察各种症状,指导其掌握正确的造口袋更换技巧。

(13)造口周围粪水性皮炎的护理:更换造口袋时,选择对造口安全、无刺激的清洗溶液,即0.9%生理盐水,之后用造口粉、防漏膏及皮肤保护膜保护皮肤。若为过敏性接触性皮炎,应停止使用含过敏的造口护理用品,遵医嘱局部用药。

十二、阑尾切除术护理

急性阑尾炎是外科最常见的急腹症之一,多发于青壮年,20—30岁多见,男性比女性发病率高。根据急性阑尾炎发病过程的病理解剖学变化,急性阑尾炎分为四种类型:急性单纯性阑尾炎,急性化脓性阑尾炎、坏疽性及穿孔性阑尾炎、阑尾周围脓肿。

(一)身心评估

(1)评估患者发生腹痛的时间、部位、性质、程度及范围,有无转移性右下腹痛。

(2)评估患者全身情况,了解有无乏力、脉速、寒战、高热及感染性休克。

(3)了解患者血常规,有无白细胞计数增高。

(4)了解患者对急性阑尾炎治疗和知晓情况,评估患者有无焦虑和恐惧心理。

(二)护理措施

1. 术前护理

(1)按外科手术前一般护理常规护理。

(2)观察腹部症状与体征,防止阑尾穿孔并发腹膜炎。

(3)术前6 h禁水,12 h禁食,禁服泻药和灌肠。

2. 术后护理

(1)按外科手术后一般护理常规护理。

(2)体位:根据不同麻醉部位选择适当卧位。如腰椎麻醉患者应去枕平卧6—12 h,防止脑脊液外漏引起头疼;连续硬膜外麻醉患者可低枕平卧。血压平稳后给予半卧位,以利腹腔内渗液积聚盆腔引流,防止形成腹腔脓肿。

(3)观察切口有无渗血、渗液,敷料潮湿应及时换药。

(4)饮食:术后禁食、水,肛门排气后遵医嘱开始试饮水,再进食流质食物、半流质食物、软食和普食,禁食胀气食物。

(5)鼓励早期下床活动,防止肠粘连。促进胃肠道功能恢复。

(6)鼓励老年患者咳嗽,防止坠积性肺炎。

(7)有引流管者,做好引流管护理,妥善固定,定时挤压,保持通畅,观察引流液的颜色、性状及量。告知患者引流管勿高于引流管口处,防止逆行性感染。

(8)并发症的观察和处理:

① 切口感染。注意观察手术切口情况,若术后2—3天切口部位出现红肿、压痛、波动感,且伴体温持续升高或下降后又升高,患者感觉伤口疼痛,应考虑切口感染。一旦出现切口感染,应配合医生做好治疗和护理。

② 腹腔脓肿。密切监测体温变化,若术后5—7天患者体温持续升高或下降后又升高,且伴腹痛、腹胀、腹肌紧张或腹部包块,提示考虑腹腔感染或脓肿。一经确诊,应配合医生做好穿刺抽脓、冲洗或置管引流的护理。

(三)健康指导与康复

(1)慢性阑尾炎手术后更应加强活动,防止肠粘连。

（2）术后近期内避免重体力劳动，特别是增加腹压的活动，防止形成切口疝。

（3）保持良好的饮食卫生及生活习惯，餐后避免剧烈运动。

十三、急性胰腺炎手术护理

急性胰腺炎是常见的急腺症之一，主要病因为胰管阻塞、胰管内压力骤然增高和胰液血液淋巴循环障碍等引起胰腺消化酶对其自身消化的一种急性炎症。

急性胰腺炎分为单纯水肿型和出血坏死型两类。前者多见；后者病情严重、凶险，进展快，并发症多，常因并发休克、多脏器功能衰竭而危及生命。主要病因为胰液排除受阻，过量饮酒，暴饮暴食，创伤，胰腺缺血及其他因素如代谢紊乱、高脂血症、某些药物所致。临床以腹痛、恶心、呕吐、腹胀、黄疸、休克、腹膜刺激征、出血征象为主要特征。

（一）身心评估

（1）了解患者健康史，有无胆道疾病、酗酒、暴饮暴食、腹部手术、胰腺外伤、感染及用药等诱发因素。

（2）评估患者的临床表现，如腹痛部位、程度，有无放射性疼痛；有无恶心、呕吐、腹胀、黄疸、腹膜炎征象；有无发热、消瘦、乏力意识障碍等全身表现。

（3）了解患者血常规、胰酶等实验室指标及胸部 X 线，腹部 B 超、CT、MRI 等影像学检查指标。

（4）了解患者对疾病的认识、心理反应及家庭-社会支持系统情况。

（二）护理措施

（1）密切观察患者生命体征、意识状态、皮肤黏膜温度和色泽；准确记录 24 小时出入量和水、电解质失衡状况；必要时留置尿管，记录 24 小时尿量。早期应迅速建立两条静脉通路，补充水、电解质，并及时补充胶体液。及时吸氧和补充血容量，维持重要脏器功能，防止衰竭。根据脱水程度、年龄和心功能状况调节输液速度。

（2）疼痛护理：禁食、胃肠减压，以减少胰液的分泌，减轻对胰腺及周围组织的刺激。遵医嘱给予抗胰酶药、解痉药或止疼药。协助患者变换体位，使之膝盖弯曲、靠近胸部缓解疼痛；按摩背部，增加舒适感。

（3）营养支持治疗：患者禁食期间，根据医嘱给予营养支持。若病情稳定、淀粉酶恢复正常、肠麻痹解除，可通过螺旋形鼻胃肠管给予肠内营养，多选择短肽类制剂如百普力。

（4）心理护理：患者由于发病突然，病情进展迅速，常会产生恐惧心理。此外，由于病程较长，病情反复，容易产生悲观消极情绪。护士应为患者提供安全舒适的环境，讲解有关疾病治疗和康复的知识，帮助患者树立战胜疾病的信心。

（三）健康指导和康复

（1）帮助患者及家属正确认识胰腺炎，强调预防复发的重要性。

（2）大多数急性胰腺炎由胆道疾病引起，因此待急性胰腺炎病情稳定、患者全身情况逐渐好转后，应积极治疗胆道疾病。

（3）胰腺炎与暴饮暴食和嗜酒有关。指导患者养成良好的饮食习惯。

（4）指导患者遵医嘱服药并了解服药须知。

（5）加强自我观察，定期随访。

十四、肠梗阻手术护理

任何原因引起的肠内容物不能正常运行、顺利通过肠道，称为肠梗阻，是外科常见的急腹症之一。

肠梗阻按病因分为机械性肠梗阻、动力性肠梗阻和血运性肠梗阻；按肠壁血运有无障碍分为单纯性肠梗阻和绞窄性肠梗阻；按梗阻部位分为高位小肠梗阻、低位小肠梗阻和结肠梗阻；按梗阻程度分为部分性肠梗阻和完全性肠梗阻；按发病缓急分为慢性与急性肠梗阻。

临床以腹痛、呕吐、腹胀、排气、排便停止为主要特征。

（一）身心评估

（1）了解患者的年龄，有无感染、饮食不当、过度劳累等诱因，既往有无腹部手术及外伤史、溃疡性结肠炎、结肠息肉等病史。

（2）评估腹痛、腹胀、呕吐、停止排气排便症状出现的时间及动态变化；呕吐物、肛门排出物、胃肠减压抽出液的性质和量；腹部体征的动态变化，有无腹膜刺激征出现。

（3）评估患者生命体征的变化，有无眼窝内陷、皮肤弹性差、尿少等明显的脱水征象，有无脉搏细弱、血压下降、面色苍白、四肢冰冷等休克表现。

（4）了解各项检查的结果，判断患者有无体液及酸碱平衡失调。

（5）了解患者和家属对疾病的了解程度，并评估患者和家属的心理状态，是否有紧张或抑郁等情绪。

（二）护理措施

1. 术前护理

（1）禁食和胃肠减压：肠梗阻患者应禁食，若梗阻缓解，如患者排气、排便，腹痛、腹胀消失后可进流质饮食，忌食产气的甜食和牛奶等。胃肠减压期间应记录和观察引流液的颜色、性状和量，若发现血性液，应考虑绞窄性肠梗阻的可能。

（2）建立静脉通道，补液，纠正水、电解质紊乱及酸碱失衡，必要时输血或血浆等，防止休克。

（3）体位：生命体征稳定可取半卧位，以减轻腹痛、腹胀，有利于呼吸及炎性渗液的局限。

（4）缓解腹痛和腹胀：在诊断明确的情况下，可应用阿托品类抗胆碱药物解除胃肠道平滑肌痉挛，使腹痛得到缓解；无绞窄性肠梗阻，可从胃管注入液体石蜡，每次 20—30 mL。

（5）呕吐时指导患者坐起或头侧向一边，以免误吸引起吸入性肺炎或窒息；及时清除口腔内呕吐物，给予漱口，保持口腔清洁，并观察、记录呕吐物的颜色、性状和量。

（6）严密观察病情，定时测量记录体温、脉搏、呼吸、血压，严密观察腹痛、腹胀、呕吐及腹部体征情况；若患者症状与体征不见好转或反而加重，应考虑有绞窄可能。经非手术治疗后症状体征无明显改善，需紧急手术治疗。应积极做好术前准备。

2. 术后护理

（1）按麻醉后护理常规护理，血压平稳后给予半卧位。

（2）禁食，胃肠减压，保持有效引流。禁食期间给予补液。待肠蠕动恢复并有肛门排气后开始进少量流质饮食；进食后若无不适，逐步过渡至半流质饮食。

（3）保持腹腔引流管通畅，注意引流量、颜色、性质。

（4）病情观察：

① 监测患者生命体征变化。

② 观察腹部体征，注意有无腹胀、腹痛、肛门排气等情况。

③ 注意有无肠瘘、腹腔感染等并发症。

（5）维持水、电解质平衡，应用抗生素防止感染。

（6）鼓励患者早期下床活动，防止肠粘连。

（7）并发症的观察和护理：

① 吸入性肺炎观察患者是否发生呛咳，有无咳嗽、咳痰、胸痛、寒战、发热等全身感染症状。若发生吸入性肺炎，除遵医嘱及时应用抗菌药外，还应协助患者翻身、叩背、予雾化吸入，指导患者有效呼吸、咳嗽咳痰等。

② 腹腔感染及肠瘘观察患者术后腹痛、腹胀症状是否改善，肛门恢复排气、排便的时间等。若腹腔引流管周围引流出的液体带粪臭味，同时患者出现局部或弥漫性腹膜炎的表现，应警惕腹腔内感染及肠瘘的可能，应及时通知医生。

③ 肠粘连术后鼓励患者早期活动，预防肠粘连。观察患者是否再次出现腹痛、腹胀、呕吐等肠梗阻症状。一旦出现，应及时报告医生协助处理。

（三）健康指导与康复

（1）少食刺激性强的食物，宜食营养丰富、高维生素、易消化吸收的食物；反复发生粘连性肠梗阻的患者少食粗纤维食物；避免暴饮、暴食，饭后剧烈活动。

（2）便秘者应注意调整饮食、腹部按摩等方法保持大便通畅，无效者适当予以口服缓泻剂，避免用力排便。

（3）保持心情愉悦，每天进行适量体育锻炼。

（4）加强自我检测，若出现腹痛、腹胀、呕吐、停止排便等不适，及时就诊。

十五、肠瘘手术护理

肠瘘是指肠管与其他空腔脏器、体腔或体表之间存在异常通道，肠内容物经此通道进入其他脏器、体腔或至体外。肠瘘是腹部外科中常见重症疾病之一，病情复杂、并发症多，可引起全身及局部病理生理功能紊乱，严重影响患者的生活质量，病死率高（15%—25%）。后天性的肠瘘占肠瘘发生率的95%以上，绝大多数的肠瘘都由腹部手术或创伤引起。

（一）身心评估

（1）询问患者有无腹部外伤史或手术史，了解外伤及手术情况；肠瘘发生的时间，有无腹痛腹胀，外漏肠液的性质及排出量；治疗经过及其效果。有无糖尿病、高血压、动脉硬化、贫血、营养不良等影响机体愈合的并发症。

（2）评估患者腹部是否有压痛、反跳痛、腹肌紧张等腹膜刺激征象；体表有无瘘管开口，肠瘘的类型、数目，腹壁上若有多个瘘口，其相互间关系；漏出的肠液对瘘口周围皮肤的损伤程度，有无并发感染；行非手术治疗者，观察双套管负压引流是否通畅及堵瘘治疗的效果。

（3）了解患者是否出现全身寒战、高热、呼吸急促、脉速等全身中毒症状；全身营养状况，有无消瘦、乏力、贫血或浮肿表现；有无皮肤弹性差、眼窝凹陷等脱水征及心律异常等电解质紊乱表现。

（4）了解患者的各项实验室检查结果，判断患者有无营养不良及电解质紊乱；了解影像学检查，如 B 超、CT、口服染料等检查结果。

（5）由于肠瘘病程长，患者的工作、学习及生活受到不同程度的影响，应了解患者在疾病过程中的心理状况，是否担心疾病的预后而感到焦虑不安；掌握影响患者情绪波动的因素；有无因长期治疗、效果欠佳而对治疗失去信心；家庭的经济状况，家庭成员对患者所患疾病知识的了解程度，能否给予患者积极有效的心理支持。

（二）护理措施

1. 术前护理

（1）心理护理：向患者及家属解释肠瘘的发生、发展过程和治疗方法，消除其顾虑，增强对疾病治疗的信心，并配合各项治疗和护理。

（2）术前做好肠道准备：做好瘘口与肠祥的灌洗，术晨从肛门及瘘口两个进路做清洁灌肠。

（3）禁食和胃肠减压：保持有效吸引，避免因食物引起的神经及体液调节所致肠液大量分泌，减少消化液的持续漏出。

（4）病情观察：严密监测患者的生命体征及症状、体征的变化。

（5）营养支持：早期肠瘘患者须禁食治疗，肠外营养是唯一的方法。多经中心静脉置管行全胃肠外营养，根据医嘱、患者病情，制备全胃肠外营养液，提高手术耐受力，促进术后愈合。

（6）皮肤护理：及时清理溢出的肠液，白天敞露瘘口，使其干燥，夜间休息时涂敷油膏，并加盖敷料包扎，以保护瘘口周围皮肤。

2. 术后护理

（1）术后体位参照麻醉后护理常规护理，6 h 血压平稳后改半卧位。

（2）禁食，给予 TPN 营养支持。待肠蠕动恢复并有肛门排气后开始进少量流质；进食后若无不适，逐步过渡至半流质。

（3）观察患者的生命体征及病情变化，遵医嘱进行补液、抗炎治疗。

（4）保持伤口敷料清洁干燥，观察伤口有无渗血、渗液、感染以及有无腹腔感染和再次瘘的发生。

（5）保持腹腔引流管通畅，注意引流量、颜色、性质。取低半卧位，以利于漏出液积聚于盆腔和局限化，减少毒素吸收。

（6）鼓励患者早期下床活动，以促进肠蠕动，避免术后发生肠粘连。

（7）观察有无肺炎、腹腔内感染、胃肠道或瘘口出血、肝肾损害等并发症的征象。

（三）健康指导与康复

（1）肠瘘患者由于长时间禁止经口进食及切除部分肠段,肠道的消化吸收功能有所下降,应指导患者勿暴饮暴食,早期应以低脂肪、适量蛋白、高碳水化合物、清淡低渣饮食为宜;随着肠道功能的恢复,可逐步增加食物中的蛋白质及脂肪含量。

（2）保持心情舒畅,坚持每天适量户外锻炼。

（3）定期门诊随访。

十六、胆囊结石伴胆囊炎手术护理

胆囊结石是指胆汁中胆固醇或钙达到饱和状态,而析出结晶体,相互聚集及融合形成胆色素结石或胆固醇结石,形成后可刺激胆囊黏膜,引发慢性或急性的胆囊炎,甚至堵塞胆囊管或致胆囊穿孔,引发胆汁循环障碍。

（一）身心评估

1. 身体状况

（1）局部:了解腹痛的诱因、部位、性质及有无肩背部放射痛等,诊时能否触及肿大的囊,有无上腹压痛及肌紧张。

（2）全身有无发热、食欲减退、恶心、呕吐、腹胀和食欲下降及夜间发作史等,吐物是否为胃内容物或胆汁。

（3）辅助检查:白细胞计数及中性粒细胞比例是否明显升高,肝功能是否异常,B超及其他影像学检查结果是否提示胆囊结石及结石的大小。

2. 心理-社会支持系统情况

了解患者及家属对疾病的认识;患者的社会支持系统情况、家庭经济状况等。

（二）护理措施

1. 术前护理

（1）心理护理:了解患者病情,做好解释工作,使患者保持良好的心理状态。

（2）腹部体征的观察:密切观察腹痛的性质、程度及部位。

（3）用药指导:遵医嘱做好抗炎处理,疼痛时可用止痛剂或解痉剂,避免使用吗啡,因为吗啡有收缩胆总管作用,将加重病情。

（4）饮食护理:低脂饮食,急症者入院时即禁食、禁水,待症状消失后方可从低脂流质、低脂半流质饮食至低脂普食。

（5）术前准备:

① 术前禁食 12 h,禁水 6 h。

② 皮肤准备:清洁胸腹部皮肤,体毛多者需备皮;术前晚沐浴更衣。

③ 术前做好抗生素皮试。

④ 术前训练:有效咳嗽,床上翻身拍背,床上使用便器。

2. 术后护理

（1）体位:按外科一般护理常规护理,全麻清醒后,予垫枕平卧位,6 h 后改半卧位,全麻患者吸氧4—6 h。

（2）病情观察：观察血压、脉搏、呼吸及皮肤、巩膜黄染情况，防止术后出血、胆管梗阻及胆瘘。

（3）饮食护理：恢复胃肠功能后可进食低脂流质食物，渐予低脂半流质食物、低脂普食。

（4）活动：术后24—48 h适当下床活动，有益于增加肺通气量，促进血液循环，促进快速康复。

（5）心理护理：了解患者及家属对术后康复知识的掌握程度，是否担心并发症及预后等。

（6）并发症的观察：预防出血、感染、胆瘘等并发症。

（三）健康指导与康复

（1）保持心情舒畅，适量运动，避免受凉，睡眠充足。

（2）胆囊切除术后可能会出现腹泻或便秘等胃肠功能紊乱现象，注意调节饮食，一般只需对症处理，1个月后症状会慢慢消失。

（3）近期忌油腻高脂饮食，消化不良者可服多酶片等，勿暴饮暴食，忌刺激性食物，禁烟、酒。

（4）术后1周可轻度活动，3周内避免重体力活动，术后休息半个月至1个月，术后1个月门诊复查。

十七、胆总管结石手术护理

胆管结石按病因分为原发性结石和继发性结石，胆管结石多为原发性胆管内结石，少数由于胆囊结石进入胆总管而在胆管内形成继发性结石。

（一）身心评估

1. 身体状况

（1）局部：有无反复发作及胆道虫病史，了解腹痛的诱因、部位、性质及有无肩背部放射痛等，有无腹膜刺激征等。

（2）全身有无神志淡漠、烦躁、谵妄、昏迷等，有无食欲减退、恶心、呕吐、体重减轻、贫血、黄疸、寒战、高热等症状，观察粪便的颜色。

（3）辅助检查：白细胞计数及中性粒细胞比例是否明显升高；肝功能是否异常，血原时间有无延长；B超及其他影像学检查结果是否提示胆管扩张和结石。

2. 心理-社会支持系统情况

了解患者及家属对疾病的认识；患者的社会支持系统情况、家庭经济状况等。

（二）护理措施

1. 术前护理

（1）体位：协助患者取舒适体位，有节律地深呼吸，达到放松和减轻疼痛的效果。

（2）急性发作期的病情观察：腹痛的性质、范围、部位及程度，有无黄疸等。

（3）用药指导：积极配合医生做好药物治疗，纠正凝血障碍；肝功能受损的黄疸患者，往往有凝血机制障碍,可肌注维生素 K_1,应用抗生素预防感染。

（4）饮食护理:给予低脂、高蛋白、高维生素饮食,术前禁食 12 h,禁水 6 h,急症者入院即禁食、禁水。

（5）皮肤护理:观察巩膜、皮肤黄染情况,勿抓,剪短指甲,勤用温水擦洗,避免使用碱性肥皂。观察和记录大便颜色并检测血清胆红素变化。

（6）心理护理:了解病情,做好解释工作,使患者保持良好的心理状态。

（7）术前准备:保持平和的心态,积极配合各项检查和治疗,术前晚保持充足睡眠。术前做好抗生素皮试,指导有效咳嗽、床上翻身及床上使用便器。

2. 术后护理

（1）体位:按外科一般护理常规护理,全麻清醒后,予去枕平卧位,6 h 后改半卧位,全麻患者吸氧 4—6 h。

（2）病情观察:密切监测患者生命体征,每 2 h 测血压、脉搏 3 次,观察切口敷料情况,有引流管者做好引流管护理。

（3）饮食护理:术后禁食,恢复肠道功能后给予试饮水,逐渐予低脂流质食物、低脂半流质食物、低脂普食。

（4）活动:术后 6 h 即可下床如厕,次日适度下床活动,促进术后康复。

（5）心理护理:了解患者及家属对术后康复知识的掌握程度;是否担心并发症及预后等。

（6）T 管引流的护理:

① 妥善固定:将 T 管妥善固定于腹壁,不可固定于床单,以防翻身、活动时牵拉造成管道脱出。

② 加强观察:观察并记录 T 管引流出胆汁的颜色、量和性状。正常成人每日分泌胆汁 800—1200 mL,呈黄色、清亮、无沉渣、有一定黏性。术后 24 h 内引流量 300—500 mL,恢复饮食后可增至每日 600—700 mL,以后逐渐减少至每日 200 mL 左右。如胆汁混浊,提示胆道下端有梗阻的可能;如胆汁混油,应考虑有结石残留或胆管炎症未被控制。

③ 保持引流通畅:防止引流管扭曲、折叠、受压,引流液中有血块、絮状物、泥沙样结石时要经常挤捏,防止管道堵塞。必要时用生理盐水低压冲洗或用 50 mL 注射器负压抽吸,用力适当,以防引起胆管出血。

④ 预防感染:长期带管者,定期更换引流袋,更换时严格执行无菌操作。引流管口周围皮肤以无菌纱布覆盖,保持局部干燥,防止胆汁浸润皮肤引起炎症反应,平卧时引流管的远端不可高于腋中线,坐位、站立或行走时不可高于腹部手术切口,以防止胆汁逆流引起感染。

⑤ 拔管:若 T 管引流出的胆汁色泽正常,且引流量逐渐减少,可在术后 10—14 日,试行夹管 1—2 日;夹管期间注意观察病情,若无发热、腹痛、黄疸等症状,可经 T 管做胆道造影,造影后持续引流 1—2 天。如胆道通畅无结石或其他病变,再次夹闭 T 管 24—48 h,患者无不适主诉可拔管。拔管后,残留窦道用凡士林纱布填塞,1—2 日内可自行闭合。若胆道造影发现有结石残留,则需保留 T 管 6 周以上,再取石或进行其他处理。

（7）术后并发症的观察:出血、感染、胆瘘。

（三）健康指导与康复

（1）合理饮食:忌进高脂、油腻食物,勿暴饮暴食,如上腹胀、消化不良者,口服消炎利胆片,忌烟、酒、辛辣等刺激性食物。

（2）疾病指导：如大便不成形或腹泻者,注意调整饮食,一般术后 1 个月症状渐消失;出院后如果出现黄疸、陶土样大便等应及时就诊。

（3）行为指导：适当运动,控制体重,避免肥胖,保持乐观的心情,可有效地预防此病的复发。

（4）作息指导：休息 1 个月,一般 3 个月后恢复正常工作,6 周内避免提 2 kg 以上重物,以防腹压增加。

（5）定时复查：术后 1 个月内门诊随访,对带管出院患者,教会其 T 管护理常规,出现异常及时返院处理。

十八、肝内外胆管结石手术护理

肝外胆管结石指发生于左右肝管汇合部以下的胆管结石,主要病理变化如下：① 胆管梗阻;② 继发感染;③ 梗阻及感染引起的肝细胞损害;④ 结石嵌顿于壶腹部引起胰腺的急性或慢性炎症。

肝内胆管结石可弥漫存在于肝内胆管系统,也可局限发生在某肝叶或者肝段胆管内,以肝左叶居多。肝内胆管结石常合并肝外胆管结石,称为肝内外胆管结石。

（一）身心评估

1. 身体状况

（1）了解有无长期胆道病史。

（2）局部：了解腹痛的诱因、部位、性质及有无肝区不适,有无肝大、肝区压痛和叩痛等,有无腹膜刺激征等。

（3）全身：有无神志淡漠、烦躁、谵妄、昏迷等,有无食欲减退、恶心、呕吐、体重减轻、贫血、黄疸、寒战、高热、腹水等症状。

（4）辅助检查：白细胞计数及中性粒细胞比例是否明显升高;肝功能是否异常,凝血酶原时间有无延长;B 超及其他影像学检查结果是否提示肝内外胆管扩张和结石。

2. 心理-社会支持系统情况

了解患者及家属对疾病的认识,患者的社会支持系统情况、家庭经济状况等。

（二）护理措施

1. 术前护理

（1）体位：协助患者取舒适体位,有节律地深呼吸,以达到放松和减轻疼痛的效果。

（2）病情观察：注意观察患者生命体征以及腹痛的性质、范围、部位及程度,有无感染性休克征兆。

（3）用药指导：积极纠正营养不良及贫血,严重营养不良者应补充葡萄糖和蛋白质,保持正氮平衡。纠正凝血障碍,肝功能受损的黄疸患者,往往有凝血机制障碍,可肌注维生素 K_1,应用抗生素预防感染。

（4）饮食护理：给予低脂、高蛋白、高维生素饮食,术前禁食 12 h,禁水 6 h。

（5）皮肤护理：观察巩膜、皮肤黄染情况,嘱勿搔抓,剪短指甲,勤用温水擦洗,避免使用碱性肥皂。观察和记录大便颜色并检测血清胆红素变化。

（6）心理护理：了解病情，做好解释工作，使患者保持良好的心理状态。

（7）术前准备：术前 1 天卫生宣教并行皮肤准备，口服恒康正清进行肠道准备。术前禁食 12 h，禁水 6 h。

2. 术后护理

（1）体位：按外科一般护理常规护理，全麻清醒后，予垫枕平卧位，6 h 后改半卧位，半肝以上切除者吸氧 3 天。

（2）病情观察：予心电监护，严密监测生命体征情况，观察腹部体征及引流情况，评估有无出血及胆汁渗漏。

（3）用药：遵医嘱给予补液，维持水、电解质及酸碱平衡，按时使用抗生素预防感染等。

（4）引流管的护理：妥善固定胃肠减压管、T 管、肝创面引流管、文氏及其他引流管，保持引流通畅，严密观察引流液的颜色、性质及量。T 管护理同胆总管结石护理。

（5）饮食护理：术后禁食，恢复胃肠道功能拔除胃管后给予试饮水，逐渐予低脂流质食物、低脂半流质食物、低脂普食。

（6）活动：术后 48—72 h 鼓励患者适度下床活动，促进早期康复。

（7）心理护理：了解患者及家属对术后康复知识的掌握程度；是否担心并发症及预后等。

（8）并发症的观察：出血、感染、黄疸、胆瘘。

① 出血：主要为胆道出血，少数为肝床渗血。术后早期出血原因多为胆管结石炎症引起胆道黏膜糜烂、溃疡导致出血。病变侵及动脉或肝内胆管，会发生大出血，若每小时出血量大于 100 mL，持续 3 h 以上，或者出现血压下降、脉搏细数、面色苍白等征象，立即联系医生，并做好抢救准备。治疗上首选保守治疗，大量出血时及时再次手术治疗，以免错过最佳治疗时机。

② 感染：由于术中时间长，术前均有不同程度胆道感染，术后常常并发切口感染、膈下感染及肺部感染，因此术后应注意观察切口有无红肿、渗血、渗液，严密监测氧饱和度及呼吸频率、深度，认真倾听患者的主诉，有无胸闷、心慌、呼吸困难等不适，注意体温变化，观察腹腔引流液的性质。若患者术后持续高热或术后 3 天突发高热，腹腔引流出脓性液体，则提示有感染的存在。结合患者的症状、体征及辅助检查，分析感染部位，及时给予有效处理。

③ 黄疸：术前肝功能损害、胆管狭窄，或者术中损伤胆管，术后黄疸持续时间较长，护理时严密观察患者巩膜、皮肤黄染情况，尿色及血清胆红素变化，及时发现异常。

④ 胆瘘：渗出液大多因为肝床、肝脏切面上小胆管被破坏，一般能逐渐减少直至自行停止。如果术后 1 周仍有较多胆汁渗出，应考虑胆瘘形成。胆瘘形成后用腹腔双套管持续负压吸引，以防胆汁积存形成膈下脓肿或胆汁性腹膜炎。胆管损伤、胆总管下段梗阻、T 管脱出都能引起胆瘘，若有胆瘘发生，报告医生及时处理。

（三）健康指导与康复

（1）合理饮食：忌进高脂、油腻食物，勿暴饮暴食，忌辛辣等刺激性食物，禁烟、酒。

（2）疾病指导：如大便不成形或腹泻者，注意调整饮食，一般术后 1 个月症状将逐渐消失；出院后如果出现黄疸、陶土样大便等情况应及时就诊。

（3）行为指导：适当运动，控制体重，避免肥胖，保持乐观的心情，可有效地预防此病的发生。

（4）作息指导：休息1个月，一般3个月后恢复正常工作。

（5）定时复查：术后1月门诊随访，对带管出院患者，教会其T管护理，出现异常及时返院处理。

十九、胆囊癌根治术护理

胆囊癌泛指原发于胆囊的恶性肿瘤。从组织学分类看，以腺癌所占比例最高（大于80%），其次为鳞癌、混合癌及未分化癌。因其恶性程度高、易早期转移、难于早期发现、对化疗药物不敏感等特点，因而术前确诊为胆囊癌的患者其远期疗效差于肝癌及胰腺癌。

（一）身心评估

（1）身体状况：早期可出现胆囊结石或胆囊炎的症状，晚期可出现腹部肿块，并出现腹胀、体重减轻或消瘦、贫血、黄疸、腹水及全身衰竭。

（2）心理-社会支持系统情况：对恐惧、抑郁患者要格外注意予心理安慰，开导患者，给予积极、乐观的心理指导，鼓励患者战胜疾病。

（二）护理措施

1. 术前护理

（1）心理护理：用关爱的态度鼓励患者，多和患者沟通，了解患者心理的需求，从而树立起战胜疾病的信心。

（2）生命体征监测：严格观察体温、血压、脉搏和心率的变化。

（3）卧位和活动：注意保持左侧卧位或仰卧位，切记勿使胆囊部位受压迫，以免胆囊部位发生损害，影响手术的正常进行。

（4）饮食方面：以清淡、易消化吸收、营养丰富的食物为主，忌辛辣刺激、高脂肪类的食物，少食多餐，多饮水，多吃新鲜蔬果，忌烟、酒。

（5）腹部体征的观察：观察患者腹部有无腹胀、腹水以及腹痛等情况。

（6）黄疸及皮肤观察：观察患者全身黄疸变化情况，注意皮肤护理，用温水洗浴，切记勿抓破皮肤，造成感染，注意预防压力性损伤的发生。

（7）了解患者各项辅助检查结果，了解病情变化。

2. 术后护理

（1）一般护理：全麻术后护理，吸氧2 L/min，去枕平卧，头偏向一侧，评估及观察患者生命体征变化，并认真记录；全麻清醒后，改半卧位，并定时翻身，做好皮肤护理。

（2）疼痛观察和护理：主要为腹部不适感，多见于上腹、下腹及肩背部，以上腹部多见，一般维持24 h后明显减轻，临床不需特殊处理，对疼痛明显者可予一般镇痛剂治疗。

（3）静脉补液及抗生素的应用：根据病情的需要，静脉补充液体及维持水、电解质及酸碱平衡。应用抗生素预防术后感染。

（4）伤口护理：术后第3天常规换药，主要观察伤口有无渗血、渗液及红肿现象。

（5）饮食护理：肠蠕动恢复后，从试饮水，到予低脂流质、低脂半流质饮食，逐步恢复到低脂普食。以清淡易消化、高热量、高维生素、高蛋白的饮食为宜，以保证充足的营养，增强机体抵抗力和组织修复能力。

（6）心理护理：鼓励患者树立积极的心态,树立战胜疾病的信心,积极配合治疗。

（7）康复指导：指导患者卧床期间行足背及踝部的伸屈运动,预防下肢深静脉血栓的形成。在患者体力许可的情况下,协助患者尽早下床活动,以利机体功能的恢复。

（三）健康指导与康复

（1）饮食指导：恢复正常饮食后,保持低脂、低胆固醇、高蛋白的膳食结构。

（2）心理护理：注意心理卫生,保持情绪稳定、乐观、豁达,避免产生发怒、焦虑、抑郁等不良情绪。

（3）适当参与体育锻炼和轻体力劳动,以利于机体功能恢复。术后 2—3 个月可进行类似散步的活动,以促进机体的恢复。

（4）定期复查,遵医嘱服药,有不适应及时就医。

二十、胆管癌手术护理

胆管癌包括肝内胆管细胞癌、肝门胆管癌和胆总管癌 3 种。胆管癌恶性程度高,根治性手术切除是目前治疗胆管癌最重要的方法。

（一）身心评估

1. 身体状况

评估患者是否出现黄疸、腹痛等不适症状,是否有恶心、呕吐、厌食、消瘦、乏力等现象,合并感染时是否出现急性胆管炎的临床表现。

2. 心理-社会支持系统情况

（1）减轻焦虑：积极主动关心患者,鼓励患者表达内心的感受,让患者产生依赖。

（2）说明手术的意义、重要性及手术方案,使患者积极配合治疗。

（3）及时为患者提供有利于治疗及康复的信息,以增强战胜疾病的信心。

（二）护理措施

1. 术前护理

（1）按外科手术前护理常规及外科护理常规护理。

（2）心理护理：做好解释工作,帮助患者建立战胜疾病的信心。

（3）饮食护理：给予高热量、高蛋白、高维生素、低脂肪饮食。严格限制蛋白质的摄入,忌烟、酒。

（4）黄疸及皮肤观察：观察患者皮肤、巩膜感染情况,用温水洗浴,勿抓破皮肤,以免造成感染,注意预防压力性损伤。

（5）病情观察：监测患者生命体征变化、腹部体征,了解肝功能及凝血功能等化验结果。疼痛者,按医嘱应用止痛药,观察药物疗效。

（6）术前准备：口服泻剂或灌肠以清洁肠内容物,并且常规清洁皮肤,输血,置胃管、尿管等。

2. 术后护理

（1）按外科手术后护理常规及外科护理常规护理。

（2）体位与活动：麻醉清醒后，取低半坐卧位或斜坡位，以改善呼吸，减少腹壁张力，减轻疼痛与不适。术后第一日，床上活动；术后第二日，适当协助患者坐在床边活动；术后第三日，可根据患者情况，搀扶下床活动。

（3）病情观察：予心电监护，监测体温、脉搏、呼吸、血压及血氧饱和度，如有异常，通知医生对症处理。

（4）切口的护理：保持切口敷料清洁，给予腹带加压包扎，如有渗出及时通知医生处理。观察有无切口裂开情况，做好预防措施（及时处理腹胀；患者咳嗽时最好平卧，以减轻咳嗽时膈肌突然大幅度下降，骤然增加的腹内压力；适当的腹部加压包扎也有一定的预防作用）。

（5）疼痛护理：

① 注意观察切口疼痛情况，镇痛泵是否有效。

② 卧床休息，指导采取舒适体位、深呼吸及正确的咳嗽咳痰，分散注意力。

③ 遵医嘱使用止痛药。

（6）各种引流管护理：保持有效的负压吸引，保持各种引流管通畅，观察引流液的性质、颜色和量。

（7）饮食指导：术后早期禁食，肠功能恢复后，拔除胃管，指导患者试饮水，进食流质、半流质软食、低脂饮食，早期避免进食产气食物。

（8）皮肤护理与观察：注意观察皮肤黄疸消退情况，保持皮肤清洁，避免骨突处长期受压，预防压力性损伤发生。

（9）心理护理：根据患者的心理特点及心理承受能力情况，提供相应的护理措施和心理支持。

① 积极主动关心患者，鼓励患者表达内心的感受，让患者产生信赖感。

② 及时为患者提供有利于治疗及康复的信息，增强战胜疾病的信心。

（10）康复指导：指导患者卧床期间行足背及踝部的伸屈运动，预防下肢深静脉血栓的形成。在患者体力许可的情况下，协助患者尽早下床活动，以利机体功能的恢复。

（11）用药指导：应用化疗药，观察有无化疗副作用，嘱患者饮水。

（三）健康指导与康复

（1）饮食指导：指导患者选择低脂、高蛋白、高热量、高维生素、易消化饮食，忌油腻食物和饱餐。

（2）活动指导：根据自身情况，循序渐进，逐步过渡到正常活动，避免劳累。

（3）定期复查：如出现黄疸、发热、腹痛等症状，应及时就诊。

（4）患者应术后 1 个月进行化疗，化疗前查血常规。

二十一、腹外疝手术护理

腹腔内的脏器或组织连同腹膜壁层，经腹壁薄弱点或孔隙，向体表突出而形成的包块，称腹外疝，根据其发生部位分为腹股沟疝（腹股沟斜疝、腹股沟直疝）、脐疝、股疝、切口疝等。腹壁强度降低和腹内压增高是腹外疝发病的两个主要原因。典型的腹外疝由疝环、疝囊、疝内容物和疝外盖被组成。疝的病理类型分为：易复性疝、难复性疝、嵌顿性疝、绞窄性疝。

（一）腹股沟疝无张力修补术护理

腹股沟区是位于下腹壁与大腿交界的三角区，腹股沟疝是指腹腔内脏器通过腹股沟区的缺损向体表突出所成的疝，根据疝环与壁下动脉的关系，分为腹股沟斜疝和腹股沟直疝。腹股沟斜疝从位于腹壁下动脉外侧的腹股沟管深环突出，可进入阴囊；腹股沟直疝从腹壁下动脉内侧的腹股沟三角区直接由后向前突出，不进入阴囊。

嵌顿性疝是指在腹内压力突然增高的情况，大量的疝内容物通过疝环，经疝囊颈进入疝囊。同时又因疝环或疝囊颈的收缩，使疝出的内容物不能回纳至腹腔内，处于嵌顿的状态。绞窄性疝是指嵌顿性疝发展到肠壁动脉血流障碍的阶段。嵌顿性疝与绞窄性疝的肠壁都有静脉回流的障碍，而嵌顿性疝的肠壁尚有动脉血供，如果不及时处理，会出现动脉血供障碍，出现肠壁坏死，从而发展为绞窄性疝，两者的根本区别在于动脉血流障碍。

1. 身心评估

（1）身体状况：

① 一般情况：患者的性别、年龄（婴幼儿、儿童疝仅做疝囊高位结扎术）。

② 既往史：有无手术史，有无过度肥胖、糖尿病等引起腹壁肌肉萎缩的因素，有无腹水、气管炎、支气管炎、慢性咳嗽、习惯性便秘、前列腺增生等引起腹内压增高的因素。

③ 局部情况：疝突出的位置、大小，能否回纳，有无局部牵拉痛。

④ 全身情况：有无恶心、呕吐、腹胀、便秘、间歇性绞痛等胃肠道症状，有无急性腹膜炎体征，有无感染性休克症状等。

⑤ 辅助检查。

（2）心理-社会支持系统情况：

① 了解患者的亲情支持系统情况。

② 了解疾病是否影响工作和生活。

③ 了解是否对手术存在顾虑。

④ 对预防腹内压增高的有关知识的掌握情况，有无出现嵌顿疝或绞窄疝症状。

2. 护理措施

（1）术前护理：

① 按外科手术前一般护理常规护理。

② 术前2周禁止吸烟，有气管炎、支气管炎、慢性咳嗽等及时治疗控制。

③ 注意保暖，防止感冒咳嗽。

④ 多食粗纤维食物，保持大便通畅。

⑤ 用物准备：备盐袋（约500 g）、干毛巾1条（对于男性患者备2条干毛巾）。

⑥ 嵌顿性及绞窄性疝的术前护理：紧急手术。除一般护理外，应禁食，输液，胃肠减压，纠正水、电解质及酸碱平衡失调，并备血、抗感染。

（2）术后护理：

① 按外科手术后一般护理常规护理。

② 连续硬膜外麻醉后去枕平卧6 h，膝下垫软枕，使髋关节屈曲，以减轻疼痛。

③ 切口处置盐袋加压24 h，将阴囊抬高。

④ 保持会阴部清洁干燥，防止切口感染。

⑤ 术后 6 h 可进流质或半流质食物,第 2 天可进普食,多食粗纤维食物,保持大便通畅。肠切除、吻合者术后禁食,待肠道功能恢复后,方可进流质饮食,逐渐过渡为半流质、普食。

⑥ 注意保暖,防止因受凉引起咳嗽。

⑦ 疝囊高位结扎术后卧床休息 3 天,3 天后可下床轻度活动。疝无张力修补术后第 2 天可下床活动。年老体弱、腹发性疝、绞窄性疝、巨大疝患者可适当延迟下床活动时间。

3. 健康指导与康复

(1)出院后逐渐增加活动量,3 个月内避免重体力劳动或提举重物。

(2)平时生活要有规律,避免过度紧张和劳累。

(3)保持大便通畅,多饮水、多进粗纤维食物,养成每日定时排便的习惯。

(4)预防和治疗使腹内压增高的各种疾病,如有咳嗽、便秘、排尿困难等症状,应及时治疗,以防疝复发。若疝复发,应及早诊治。

(二)脐疝无张力修补术护理

脐疝是指腹腔内容物由脐部薄弱区突出的腹外疝。脐位于腹壁正中部,在胚胎发育过程中,脐是腹壁最晚闭合的部位。脐部缺少脂肪组织,导致腹壁最外层的皮肤、筋膜与腹膜直接连在一起,成为全部腹壁最薄弱的部位,腹腔内容物容易从此部位突出形成脐疝。临床上分为婴儿脐疝和成人脐疝两种。

1. 身心评估

(1)身体状况:

① 婴儿脐疝:评估啼哭情况,评估婴儿站立和用劲时脐部是否膨胀出包块。

② 既往史:有无手术史,有无过度肥胖、糖尿病等引起腹壁肌肉萎缩的因素,有无腹水、慢性咳嗽、习惯性便秘等引起腹内压增高的因素。女性患者了解其孕育史。

③ 局部情况:疝突出的位置、大小、性质,能否回纳,有无疼痛。

④ 全身情况:有无消化不良、恶心、呕吐、腹部疼痛等胃肠道症状,有无急性腹膜炎体征,有无感染性休克症状等。

⑤ 辅助检查。

(2)心理-社会支持系统情况:

① 了解患者的亲情支持系统情况。

② 了解疾病是否影响工作和生活。

③ 了解是否对手术存在顾虑。

④ 对预防腹内压增高的有关知识的掌握情况。

2. 护理措施

(1)术前护理:

① 按外科手术前一般护理常规护理。

② 术前 2 周禁止吸烟,有气管炎、支气管炎、慢性咳嗽等及时治疗控制。

③ 注意保暖,防止感冒咳嗽。

④ 多食粗纤维食物,保持大便通畅。

⑤ 用物准备:备盐袋(约 500 g)、干毛巾 1 条、腹带 1 条。

(2)术后护理:

① 按外科手术后一般护理常规护理。

② 连续硬膜外麻醉后去枕平卧 6 h,可膝下垫软枕,使髋关节屈曲,以减轻疼痛。

③ 切口处置盐袋加压 24 h,腹带包扎。

④ 保持腹部切口处清洁干燥,防止切口感染。

⑤ 肛门排气后可进流质或半流质食物,逐渐过渡到普食,多食粗纤维食物,保持大便通畅。

⑥ 注意保暖,防止受凉引起咳嗽。

⑦ 术后当天可床上翻身活动,术后第 2 天可下床活动。

3. 健康指导与康复

(1) 出院后逐渐增加活动量,坚持佩戴腹带 1—2 个月,3 个月内避免重体力劳动或提举重物。

(2) 平时生活要有规律,避免过度紧张和劳累。

(3) 保持大便通畅,多饮水,多进食粗纤维食物,养成每日定时排便的习惯。

(4) 预防和治疗使腹内压增高的各种疾病,如有咳嗽、便秘、排尿困难等症状,应及时治疗,以防疝复发。若疝复发,应及早诊治。

(三)股疝无张力修补术护理

股疝是指疝囊通过股环、经股管向卵圆窝突出的疝。多见于 40 岁以上妇女,主要原因在于女性骨盆较宽广,联合肌腱和腔隙韧带较薄弱,以致股管上口宽大松弛,易发生股疝。

1. 身心评估

(1) 身体状况:

① 一般情况:患者的年龄、性别。

② 既往史:有无手术史,有无过度肥胖、糖尿病等引起腹壁肌肉萎缩的因素,有无腹水、慢性咳嗽、习惯性便秘等引起腹内压增高的因素。

③ 局部情况:疝突出的位置、大小,能否回纳,有无疼痛。

④ 全身情况:有无恶心、呕吐、间歇性绞痛等胃肠道症状,有无急性腹膜炎体征,有无感染性休克症状等。

⑤ 辅助检查。

(2) 心理-社会支持系统情况:

① 了解患者的亲情支持系统情况。

② 了解疾病是否影响工作和生活。

③ 了解是否对手术存在顾虑。

④ 对预防腹内压增高的有关知识的掌握情况。

2. 护理措施

(1) 术前护理:

① 按外科手术前一般护理常规护理。

② 术前 2 周禁止吸烟,有气管炎、支气管炎、慢性咳嗽等及时治疗控制。

③ 注意保暖,防止感冒咳嗽。

④ 多食粗纤维食物,保持大便通畅。

⑤ 用物准备:备盐袋(约 500 g)、干毛巾 1 条(对于男性患者备 2 条干毛巾)。

(2) 术后护理:

① 按外科手术后一般护理常规护理。

② 连续硬膜外麻醉后去枕平卧 6 h 膝下垫软枕,使髋关节屈曲,以减轻疼痛。

③ 切口处置盐袋加压 24 h,将阴囊抬高。

④ 保持会阴部清洁、干燥,防止切口感染。

⑤ 术后 6 h 可进流质或半流质食物,第 2 天可进普食,多食粗纤维食物,保持大便通畅。

⑥ 注意保暖,防止受凉引起咳嗽。

⑦ 疝囊高位结扎术后卧床休息 3 天,3 天后可轻度下床活动。疝无张力修补术后第 2 天可下床活动

3. 健康指导与康复

(1)出院后逐渐增加活动量,3 个月内避免重体力劳动或提举重物。

(2)平时生活要有规律,避免过度紧张和劳累。

(3)保持大便通畅,多饮水,多食粗纤维食物,养成每日定时排便的习惯。

(4)预防和治疗使腹内压增高的各种疾病,如有咳嗽、便秘、排尿困难等症状,应及时治疗,以防疝复发。若疝复发,应及早诊治。

(四)切口疝无张力修补术护理

切口疝是手术切口深处的筋膜层裂开或未愈合所致,可视为迟发的切口裂开或表面愈合的深部切口裂开。由于切口表面的皮肤和皮下脂肪层已愈合,而筋膜层未愈合,在腹腔内压力的作用下,内脏或组织向外疝突出,其疝囊可能是已愈合的腹膜,也可能是腹膜裂开后逐渐爬行所形成。

1. 身心评估

(1)身体状况:

① 一般情况:患者的年龄、性别、营养状况,有无器质性病变。

② 手术史:既往手术切口的部位,有无感染、化疗、肥胖等影响切口愈合的因素。

③ 既往史:有无过度肥胖、糖尿病等引起腹壁肌肉萎缩的因素,有无腹水、慢性咳嗽、习惯性便秘、前列腺增生等引起腹内压增高的因素。

④ 局部情况:疝突出的位置、大小,能否回纳,有无疼痛。

⑤ 全身情况:有无恶心、呕吐、间歇性绞痛等胃肠道症状。有无急性腹膜炎体征,有无感染性休克症状等。

⑥ 辅助检查。

(2)心理-社会支持系统情况:

① 了解患者的亲情支持系统情况。

② 了解疾病是否影响工作和生活。

③ 了解是否对手术存在顾虑。

④ 对预防腹内压增高的有关知识的掌握情况。

2. 护理措施

(1)术前护理:

① 按外科手术前一般护理常规护理。

② 术前 2 周禁止吸烟,有气管炎、支气管炎、慢性咳嗽等及时治疗控制。

③ 注意保暖,防止感冒咳嗽。

④ 多食粗纤维食物,保持大便通畅。

⑤ 用物准备:备盐袋(约 500 g)、干毛巾 1 条、腹带 1 条。

(2) 术后护理:

① 按外科手术后一般护理常规护理。

② 连续硬膜外麻醉后去枕平卧 6 h,可膝下垫软枕,使髋关节屈曲,以减轻疼痛。

③ 切口处置盐袋加压 24 h,以腹带包扎。

④ 保持腹部切口处清洁干燥,防止切口感染。

⑤ 肛门排气可进流质或半流质食物,逐渐过渡到普食,多食粗纤维食物,保持大便通畅。

⑥ 注意保暖,防止受凉引起咳嗽。

⑦ 术后当天可床上翻身活动,术后第 2 天可下床活动。

3. 健康指导与康复

(1) 出院后逐渐增加活动量,坚持佩戴腹带 1—2 个月,3 个月内避免重体力劳动或提举重物。

(2) 平时生活要有规律,避免过度紧张和劳累。

(3) 保持大便通畅,多饮水,多进食粗纤维食物,养成每日定时排便的习惯。

(4) 预防和治疗使腹内压增高的各种疾病,如有咳嗽、便秘、排尿困难等症状,应及时治疗,若疝复发,应及早诊治。

二十二、下肢深静脉血栓形成滤器植入手术护理

深静脉血栓形成是血液在深静脉血管内不正常的凝结,阻塞管腔,导致静脉回流障碍。全身主干静脉均可发病,尤其是下肢静脉,又以左下肢最为常见,男性略多于女性。下肢静脉滤器置入术是将腔静脉滤器置入腔静脉指定的部位,多放置于肾静脉以下水平约 1 cm,能阻挡血流中 3 mm 以上的栓子进入肺动脉,又不影响静脉回流,从而达到预防和减少肺动脉栓塞的目的。

(一) 身心评估

1. 身体状况

(1) 评估患者既往有无外伤史、手术史、妊娠分娩、感染史、长期卧床、高脂血症、家族史、出血性疾病等。

(2) 评估有无末梢循环障碍、肢体肿胀及皮温、皮色状况。

(3) 评估患者血栓形成的程度及限制活动状况。

(4) 评估非手术治疗期间有无出血倾向及治疗效果。

2. 心理-社会支持系统情况

(1) 了解患者对病情及介入治疗的认知程度和接受程度。

(2) 了解患者有无紧张、恐惧等心理。

(3) 了解患者亲情支持系统情况。

（二）护理措施

1. 术前护理

（1）心理护理：讲解疾病的相关知识，讲解介入治疗基本过程，清除患者的恐惧与焦虑情绪。

（2）肢体护理：急性期（发病时间14天以内）患者应绝对卧床休息，包括在床上大小便。患肢禁止热敷、按摩，以免血栓脱落。抬高患肢高于心脏水平20—30 cm，膝关节微屈，下垫宽大软枕。非急性期（发病时间大于14天）患者可下床活动，穿梯度压力袜或弹力绷带防下肢水肿发展。

（3）病情观察：

① 有无肺动脉栓塞：密切观察患者生命体征及血氧饱和度，如果出现胸痛、心悸、呼吸困难及咯血等症状，立即给予平卧，报告医生，给予持续心电监护，高浓度氧气吸入，积极配合抢救。

② 测量肢体周径：每日定时定位测量肢体周径，一般选膝关节上下各10 cm处测量并记录，严密观察肢体有无股青肿、股白肿出现，一旦发现及时报告医生，并行术前准备。

（4）药物护理：治疗期间观察患者有无牙龈出血、鼻出血、皮肤紫癜、血尿、血便等情况，静脉输液或静脉采血结合后按压时间延长至10 min。

（5）疼痛护理：由于静脉回流障碍、血液淤积引起肢体腹痛，于站立时加重。嘱患者卧床休息，抬高患肢，以促进静脉回流，减轻静脉压力，适当缓解因肿胀引起的疼痛；做好疼痛评估，必要时遵医嘱使用镇痛药物。

（6）饮食护理：行介入手术一般采用局部麻醉，术前可正常饮食，指导患者进食粗纤维低饮食，保持大便通畅，避免腹内压增高，影响下肢静脉回流。

（7）术前准备：按血管外科手术术前护理常规护理，如穿刺入路为股静脉，需行双侧腹股沟、会阴部皮肤准备，指导患者床上轴线翻身和床上排便方法。介入手术术中用药准备等。

2. 术后护理

（1）按照介入手术局麻护理常规护理。

（2）穿刺点护理与观察：腹股沟术后穿刺点局部加压6—8 h，禁止屈髋24 h。观察穿刺点局部有无出血、瘀斑、血肿等。嘱患者咳嗽时勿过度用力，避免腹内压升高引起伤口出血。

（3）体位：术后24 h内绝对卧床，患肢抬高于心脏平面20—30 cm，膝关节微屈，卧床期间行足背伸屈运动。

（4）病情观察：予心电监护，监测生命体征变化。观察穿刺点敷料有无出血、渗血。观察有无心慌、胸闷等异常情况，观察患肢周径、远端皮肤的温度、颜色感觉和脉搏强弱，以判断术后血管通畅程度、肿胀消退情况等。

（5）药物护理：继续应用抗凝、溶栓、祛聚、抗感染等对症治疗。治疗期间，避免碰撞、摔跌，用软毛刷刷牙，观察有无出血倾向。

（6）饮食护理：局部麻醉术后患者无不适即可正常进食，术后早期建议多饮水，以利对比剂排出。全麻或硬腹外麻醉，术后6 h进食，多进食含粗纤维的食物。

（7）并发症观察：预防肺动脉栓塞、下肢静脉阻塞、出血等并发症，防止滤器移位等。

（三）健康指导与康复

（1）行为指导：告诫患者绝对戒烟，指导患者穿梯度压力袜，避免长距离行走及久站，肿胀不适或卧床休息时抬高患肢高于心脏水平 20—30 cm，并行下肢主动伸屈运动，促进静脉回流。

（2）饮食指导：进食低脂、富含纤维素的食物，保持大便通畅，多饮水，降低血液黏稠度，防止血栓形成。

（3）用药指导：遵医嘱口服抗凝药物，观察大小便颜色、皮肤黏稠情况，根据需要复查血常规及出凝血时间。

（4）复查指导：出院后 3—6 个月到门诊复查，若出现下肢肿胀，平卧或抬高患肢仍无明显消退，应及时就诊。如果是放置可回收型滤器，要限期行滤器取出术。

二十三、腹主动脉瘤介入手术护理

腹主动脉瘤是因为动脉中层结构破坏，动脉壁不能承受血流冲击的压力而形成的局部或者广泛性的永久性扩张或膨出。腹主动脉管径的扩张或膨出大于正常腹主动管径的 50% 以上为腹主动脉瘤，好发于老年男性，多见于吸烟者。瘤的发生主要与动脉硬化有关，常伴有高血压病和心脏疾病，其他少见原因是主动脉先天发育不良、梅毒、创伤、感染、大动脉炎等。腔内隔绝术（EVE）指将支架-人造血管复合体导入腹主动脉，从而将动脉瘤完全与血流隔绝，血流通过支架移植物流向远端，降低或消除瘤腔内的压力，防止瘤体进一步增大或破裂。

（一）身心评估

1. 身体状况

（1）评估患者既往有无吸烟及动脉粥样硬化、高血压、高脂血症等病史。

（2）评估患者有无腹痛及肿块，肿块的大小及搏动情况。

（3）评估患者有无神志、呼吸、脉搏、血压等生命体征改变，有无出血先兆等。

2. 心理-社会支持系统情况

（1）患者对采取的手术方式、疾病预后及手术前、后康复知识的了解程度。

（2）患者及家属对手术过程、手术可能导致的并发症及疾病预后所产生的恐惧焦虑程度及心理承受能力。

（3）家庭对患者心理和经济上的支持程度。

（二）护理措施

1. 术前护理

（1）心理护理：由于腹部疼痛，患者容易产生恐惧心理。护士应向患者及其家属耐心介绍腹主动脉瘤的有关知识，着重强调手术的正面效果，减轻恐惧心理，避免因精神紧张致血压升高或动脉瘤破裂，使患者以积极的心态接受手术。

（2）病情观察：予心电监护，监测血压变化，使收缩压控制在 100—120 mmHg。严密观察腹痛情况，有无腰背突然剧痛、面色苍白、大汗淋漓等腹主动脉瘤破裂先兆。

（3）体位与休息：卧床休息，限制活动，避免剧烈活动及给予外力，以免造成瘤体破裂。

（4）疼痛护理：正确评估，密切观察疼痛的程度、性质、部位及持续时间，给予低流量吸氧以改善缺氧症状，必要时遵医嘱使用镇痛药。

（5）饮食护理：指导进食高蛋白、高维生素营养均衡食物，少量多餐。适量饮用蜂蜜水，多吃水果蔬菜，防止便秘。

（6）下肢血运的观察：观察下肢有无缺血症状，查看双下肢足背动脉，胫后动脉搏动情况，并监测踝肱指数，以便与术后相比较。

（7）术前准备：包括皮肤准备、戒烟、胃肠道准备、备血、过敏试验、留置胃管等。

2. 术后护理

（1）按照血管外科介入术后护理常规护理。

（2）穿刺点的观察与护理：手术后股动脉穿刺处加压 6—8 h，腹股沟穿刺点用手按压 1—2 h，禁止屈髋 24 h。观察穿刺点局部有无出血、瘀斑、血肿等。

（3）体位：术后 24 h 内绝对卧床，翻身时躯干保持平衡，术后一个月避免剧烈活动。卧床期间协助床上翻身及活动，指导患者行足背及踝部伸屈运动、肢体的主动运动，防止下肢深静脉血栓形成。

（4）病情观察：

① 术后严密观察血压情况，血压应控制在收缩压 130 mmHg 以下，防止血压过高引起动脉瘤的再次撕裂或破裂的可能。

② 肾功能监测，观察患者尿量、尿色、肌酐及尿素氮等指标，防止肾缺血及肾功能损伤，可嘱患者多饮水，给予补液水化，促进造影剂排出体外。

③ 栓塞观察，术后严密观察病情变化，观察下肢足背动脉的搏动、皮色、皮温情况及有无肢体痉挛等，防止下肢动脉急性栓塞。

饮食护理：术后禁食，待肛门排气后进少量流质，逐渐过渡到半流质、普食。

（5）药物护理：对于术后留用"双抗"（阿司匹林肠溶片＋硫酸氢氯吡格雷片）患者应观察神经系统反应等症状。

（6）并发症的观察：

① 支架植入综合征：发热，一般体温不超过 38.5 ℃，向患者解释原因，减轻患者的担忧和焦虑心理。

② 内漏：指植入内支架后仍有血液流入动脉瘤腔内，主要表现为腹痛，为最常见的并发症。

③ 血栓形成、狭窄：可发生于内支架或髂动脉、远端肢体等部位，一般使用抗凝治疗可避免。

④ 支架移位：严密观察血压、尿量、尿色，记录出入量，如患者出现少尿、无尿、血尿、剧烈腹痛、血便等立即通知医生处理。

⑤ 穿刺处血肿：观察穿刺处情况，如大量渗血，延长加压时间，无效者需外科手术治疗。

⑥ 截瘫：罕见并发症，移植物应选用起到完全隔绝效果的最短长度。

（三）健康指导与康复

（1）出院后控制血压，使血压维持在 130—150 mmHg/80—90 mmHg，教会患者血压监测方法，患者自备血压计，以便随时监测，注意休息，保持情绪稳定；活动应循序渐进，劳逸结合,避免剧烈活动,防止腹部受外力撞击。

(2) 讲解吸烟与动脉硬化的相关性,劝患者戒烟、忌酒,以减少呼吸道分泌物。

(3) 饮食指导:

① 可进食高蛋白、高维生素、中等热量营养均衡的食品,注意食物搭配,可进食豆制品、鱼肉等低胆固醇、低动物脂肪性食物,多食蔬菜、水果、杂粮,保持排便通畅;少食动物脂肪及胆固醇含量较多的食物,如动物内脏、猪油、蛋黄、鱼子等。

② 高血压患者应给予低盐饮食,盐量控制在2 g/日左右;肾功能不全者应给予低蛋白饮食,蛋白质含量限制在40 g/日左右。

③ 伴有糖尿病或高脂血症的患者,宜给予低胆固醇、低脂肪及低糖饮食。

④ 宜少量多餐,忌大量饮水、喝刺激性饮料,以免增加心脏负荷。

(4) 坚持按时服药,向患者讲解用药的目的及重要性,指导患者正确服用降压药、降血糖和抗凝血药物等。服用抗凝血药物定期复查凝血酶原时间,调整药物用量。定期门诊随访。

(5) 定期复查:了解移植物有无变形、移位和迟发性内漏等情况,术后3个月、6个月及1年门诊复查CTA,以后每6年复查CTA。如有突发性腹部疼痛应及时就医。

二十四、急性动脉栓塞手术护理

急性动脉栓塞是指栓子自心脏或近心端大动脉壁脱落,被血流冲向远侧,停留在直径小于栓子的动脉内,导致肢体或内脏器官的急性缺血甚至坏死的一种病理过程。发病高峰多在50—70岁,尤其是患有心血管疾病的人群,下肢发生率高于上肢,起病急,发展快。

(一)身心评估

1. 身体状况

(1) 一般情况:患者职业、年龄、家庭等。

(2) 既往史:有无器质性心脏病、房颤、心血管手术史、动脉栓塞等病史。

(3) 患者情况:疾病的程度、性质、皮温、皮色、动脉搏动情况。肢体疼痛、积液、性质、时间;患肢皮温、皮色、足背动脉搏动情况;患趾/指有无坏疽、溃疡、感染。患者的生命体征、意识、精神状态等。

2. 心理-社会支持系统情况

(1) 了解患者对疾病的认识程度。

(2) 了解是否对手术存在顾虑。

(3) 了解患者亲情支持系统情况。

(二)护理措施

1. 术前护理

(1) 心理护理:由于肢端疼痛和坏死使患者十分痛苦和焦虑,医护人员应同情、关心和体贴患者,耐心做好患者的思想工作,使其了解及配合治疗和护理。

(2) 卧位:取平卧位,禁止抬高患肢,以免加重缺血。

(3) 病情观察:

① 予心电监测,观察患者血压、脉搏、呼吸以及神志变化,诊断明确者可用哌替啶等止痛剂,以减轻患者的痛苦。

② 伴有心功能不全者应给予氧气吸入,并准备急救物品及药品。

③ 患肢保暖,但禁用热水袋直接加温,以免加重患肢的缺血。

(4) 术前准备:按血管外科术前护理常规护理。

2. 术后护理

(1) 按全麻或硬膜外麻醉后护理常规护理。

(2) 体位:术后患者平卧24 h,患侧肢全伸直制动12 h,协助患者轴线翻身。患肢平置或低于心脏水平15°左右,避免屈髋或屈膝,膝下垫枕。卧床时要避免被子对患肢末梢的压迫,可在床尾使用支被架,注意保暖,并防止局部烫伤。

(3) 病情观察:予心电监护,定时测量血压、心率、呼吸,注意神态、尿量变化,并准确记录。观察患肢的血运恢复情况,包括皮肤的温度、颜色、脉搏、疼痛等较术前有无缓解。观察切口部位有无渗血或血肿形成。

(4) 饮食护理:指导患者合理进食,进低脂、低胆固醇、清淡饮食。

(5) 疼痛护理:必要时遵医嘱使用止痛剂缓解疼痛。

(6) 药物护理:遵医嘱进行抗凝或溶栓治疗,并检测药物对凝血功能的影响,按时给予服用抗凝药物及治疗心脏疾病药物,减少再栓塞的可能。

(7) 并发症观察:观察有无出血或血肿、血管损伤、动脉再栓塞、动脉缺血再灌注综合征、肌病痛代谢综合征等。

(8) 康复指导:指导患者卧床期间行踝关节和足背伸屈运动,协助患者床上活动及翻身,防止下肢深静脉血栓形成。

(三) 健康指导与康复

(1) 行为指导:避免久站或久坐。患肢注意保暖,并防止局部烫伤。坚持戒烟,穿宽松的衣裤和鞋袜。

(2) 饮食指导:进低脂、低胆固醇、清淡饮食,避免辛辣刺激食物。

(3) 用药指导:遵医嘱口服抗凝药物和治疗心脏疾病药物,用药期间观察大小便颜色、皮肤黏膜情况,每1—2周定期复查凝血功能。

(4) 复查指导:出院后3—6个月到门诊复查彩超,以了解血管通畅情况。

二十五、颅外颈动脉硬化闭塞性疾病手术护理

颅外颈动脉硬化闭塞性疾病指可引起脑卒中和短暂性脑缺血发作(TIA)的颈总动脉和颈内动脉狭窄和闭塞。颈动脉狭窄可以导致严重的脑缺血症状,甚至脑卒中。一般常行颈动脉内膜剥脱术(CEA)。颈动脉狭窄是指血液由心脏通向脑和其他部位的主要血管(颈动脉)出现狭窄的症状。

(一) 身心评估

1. 身体状况

(1) 一般情况:患者的年龄、性别、营养状况等。

（2）既往史：有无高血压、糖尿病、脑卒中、恶性肿瘤及有无器质性病变等高危因素。

（3）全身情况：了解有无耳鸣、眩晕、黑朦、视物模糊、头昏、头痛、失眠、记忆力减退、嗜睡、多梦等症状。眼部缺血表现为视力下降、偏盲、复视等。

（4）是否为阳性体征。

（5）辅助检查情况。

2. 心理-社会支持系统情况

（1）患者的亲情支持系统情况。

（2）是否对手术存在顾虑。

（3）对疾病的相关知识的掌握情况。

（二）护理措施

1. 术前护理

（1）心理护理：由于 TIA 患者症状反复发作，患者精神压力很大，产生了焦虑、恐惧的心理，甚至对预后失去信心。因此，术前多与患者及家属沟通，耐心讲述此类手术的相关知识及术后效果，使其减轻焦虑、恐惧等情绪，增强自信心，以良好的心态接受手术治疗。

（2）病情观察：对于无症状的患者应及时发现病情变化，高度重视患者的主诉，如出现眼前黑朦或一过性视物不清，突然出现口眼歪斜、口角流涎、说话不清、一侧肢体乏力或活动不灵活等，要考虑脑部缺血的存在，及时报告医生。对于频繁发作的 TIA 患者，应设专人守护，密切观察病情变化。监测血液黏稠度、出凝血时间，预防术后脑部血栓的形成及防止术后脑血管出血。

（3）药物护理：严密监测血压，应用血管活性药物、抗心律失常等药物时，特别注意观察和防止突发的致命性的心律失常。调整好患者的血压、血脂、血糖指标控制可能存在的危险因素，如高血压、糖尿病等，以利手术顺利及术后平稳。颈动脉内膜剥脱术前 3—5 天口服阿司匹林，以减少术中短暂性脑缺血的发作及心肌梗死的可能。

（4）术前准备：按血管外科术前护理常规护理。

2. 术后护理

（1）执行全麻术后护理。

（2）体位：取平卧位，为避免误吸头偏向一侧，避免头颈部剧烈活动，保持颈部中立位。翻身时动作要轻柔。麻醉清醒后床头抬高 $20°—30°$，指导床上轻微活动手和脚，协助更换体位。3—5 天后，患者病情稳定，恢复良好，鼓励患者下床活动，指导家属搀扶，患者及家属积极配合。早期下床活动可减少坠积性肺炎的发生及下肢深静脉血栓的形成。

（3）病情观察：

① 意识与血压监测：术后早期高血压发生率较高，血压过高易引起脑出血，迅速、准确地调整降压药的用量，将血压控制在 140—150 mmHg/80—90 mmHg。为防止术后出现颅内压增高及脑水肿，给予甘露醇 125—250 mL 静脉滴注，每天 1—2 次。

② 呼吸监测：全麻插管引起呼吸道黏膜损伤，术后出现颈部疼痛，担心伤口出血，患者不能用力咳嗽，呼吸道分泌物不能正常有效排除，出现吸气性呼吸困难，听诊喉部及支气管痰鸣音，给予持续双鼻导管吸氧，血氧饱和度维持在 95% 以上。鼓励患者咳嗽、咳痰，翻身叩背，必要时可给予超声雾化吸入，每天 3 次，及时清理呼吸道分泌物，床旁备气管切开包。

③ 出血观察：由于颈部血运丰富，加上术中术后抗凝药物的使用，很容易引起出血，一

且发生皮下血肿可压迫气管,患者会感到呼吸困难。伤口局部有疼痛、吞咽困难是血肿发生的早期标志,应及时处理。护士应每15—30 min观察一次患者有无颈部肿胀、呼吸困难、发绀及切口渗出情况。每60 min观察一次引流液的性质和量,保持伤口敷料清洁干燥,定时挤压引流管,保持引流通畅。

④ 药物护理:为防止血小板的聚集、颈动脉血栓的形成,术后常规用肝素100 mg加生理盐水50 mL用输液泵24 h持续泵入,连续使用3天后,改为低分子肝素皮下注射,每天2次,3天后加用口服华法林。低分子肝素用5天后停止,华法林用3—4周。用抗凝药期间严格观察患者有无牙龈出血、全身出血点或淤斑,有无黑便及伤口处渗血,一旦发现有上述症状,应立即报告医生调整药量或停药。留置套管针,尽量减少穿刺机会,注射拔针后应延长压迫时间。定期抽血化验凝血四项,以调整药物用量。口服抗凝药物的患者指导其正确服药方法。遵医嘱静脉快速滴入20%甘露醇250 mL,每日2次。

⑤ 饮食护理:术后6—8 h全麻完全清醒开始进食。给予半流食,进食低脂、高蛋白、营养丰富易消化饮食,第2天可进普食,但由于咽部不适,仍给予软食,多食新鲜水果及蔬菜,保持大便通畅。

(4) 术后并发症的观察及护理:

① 过度灌注脑损伤:过度灌注脑损伤是由于术前高度狭窄远端的脑部存在相对较低的灌注状态,当重度狭窄纠正后,脑部灌流增加,会导致脑水肿致头痛、脑出血,患者表现为头痛、抽搐、意识障碍。所以,正确判断患者头痛性质、早期发现癫痫的先兆等,对于早期处理并发症十分重要。有效控制血压,控制在150 mmHg以下,有利于预防过度灌注脑损伤的发生。术后密切观察患者意识、血压及肢体活动情况。

② 脑缺血及脑卒中:术中暂时性阻断颈动脉时脑缺血、手术部位血栓形成、动脉硬化的斑块脱落等原因,易造成脑卒中的发生。因此,术后注意检查颞浅动脉搏动和神经系统情况,特别是手术对侧肢体有无偏瘫、肢体活动障碍,了解患者有无肢体的运动、感觉障碍及视觉障碍,及时发现以便及时纠正。

③ 脑部血管出血:颈动脉严重狭窄引起术后颅内出血可能与颅外狭窄病变突然解除后颅内灌流量迅速增加、毛细血管床被破坏有关,也可能由于颈动脉窦压力感受器反射性的消失,致使术中血压波动,术后突发严重的高血压,升高的血压更增加了颅内的灌注,从而出现头痛、反射性的呕吐等颅内压增高症状,最终导致颅内出血死亡。因而术前要高度重视控制血压,特别是对于颈动脉严重狭窄同时伴有高血压的患者,术后应严密监测,维持血压稳定,以防发生颅内出血,一般收缩压维持在100—120 mmHg。

④ 颅神经损伤:由于颈动脉周围神经组织丰富,手术中易造成舌下神经、面神经、喉返神经和喉上神经的损伤。仔细观察患者神经功能的异常变化,如观察同侧唇沟有无变浅,让患者做伸舌、鼓腮等动作,以了解舌下神经和面神经有无损伤,有无声音嘶哑及进食呛咳等症状,以了解喉返神经和喉上神经的外侧支有无损伤。

⑤ 血管闭塞:主要原因早期为血管内血栓形成或远端动脉栓塞,后期常为吻合口内膜增生狭窄,继发血栓形成。观察有无脑缺血表现,如出现肢体活动障碍、意识障碍等情况时,应及时行超声多普勒、头部CT等检查明确诊断。

(三) 健康指导与康复

(1) 心理指导:做好心理指导,保持心情舒畅,避免情绪激动,以增加大脑耗氧量。

（2）饮食指导：禁食酸辣刺激性食物、多食蔬菜、水果、含纤维素及豆类食品，进食低脂、清淡易消化饮食，保持大便通畅。

（3）用药指导：遵医嘱服用抗凝药物，根据身体状况适当参加户外活动，避免外伤。用药期间定期复查凝血功能，教会患者自我观察有无出血倾向。

（4）行为指导：生活规律，保证睡眠，坚持戒烟。

（5）复查指导：嘱患者术后1、3、6个月和以后每6个月门诊随访，以便及时发现异常；若出现脑血管病的发病先兆，如头晕、头痛、视物障碍等不适，及时就诊。

二十六、下肢静脉曲张手术护理

下肢静脉曲张是指在各种因素的作用下，下肢深、浅静脉的瓣膜关闭不全或促静脉回流的生理泵功能受损而不能阻止血液倒流，导致以下肢静脉高压为病理生理基础的一系列临床表现。轻者表现为下肢静脉迂曲扩张，重者引起静脉炎、皮肤溃疡。

（一）身心评估

1. 身体状况

（1）评估患者健康史：是否长期从事站立工作、重体力劳动、肥胖、有无妊娠、慢性咳嗽及习惯性便秘史，家族史，有无下肢深静脉血栓形成、下肢动静脉瘘、盆腔肿块等。

（2）评估静脉曲张的程度及部位，局部皮肤营养状态，足靴部皮肤是否有脱屑、色素沉着和硬结，患肢有无疼痛、踝部肿胀不适，局部有无血栓性浅静脉炎、湿疹、溃疡、出血等并发症。

2. 心理-社会支持系统情况

评估患者的心理和社会支持系统情况：对疾病的了解程度，家属的支持程度，是否存在焦虑等。

（二）护理措施

1. 术前护理

（1）心理护理：向患者讲解手术的目的、方法和注意事项，介绍同种疾病手术成功的患者，使其消除顾虑，配合手术。

（2）病情观察：观察有无血栓性浅静脉炎、湿疹和溃疡形成及曲张静脉破裂出血等并发症的发生。

（3）患肢护理：患者卧床休息时抬高患肢，高于心脏水平20—30 cm，可于腿下垫一软枕，并行足背伸屈运动，以促进下肢静脉回流；坐位时双膝勿交叉过久；行走时使用弹性绷带或穿弹力袜，促进静脉回流。

（4）术前准备：术前1日将曲张部位静脉用记号笔或龙胆紫标记，其他按血管外科术前护理。

2. 术后护理

（1）按照硬膜外麻醉术后护理常规护理。

（2）体位：去枕平卧4—6 h，休息或卧床时抬高患肢，高于心脏水平20—30 cm，促进静脉回流。

（3）病情观察：

① 观察伤口情况，观察加压包扎的弹性绷带表面有无出血、渗出等情况。

② 以弹性绷带包扎伤口，术后一般维持1周后方可拆除，包扎不应妨碍关节活动，保持合适松紧度，以能扪及足背动脉搏动，保持足部正常皮肤温度为宜。

③ 观察患肢远端皮肤的温度、颜色，是否可触及足背动脉搏动。

（4）饮食护理：术后6 h进普食，避免辛辣刺激性饮食。

（5）休息与活动：术后12—24 h鼓励患者下床活动，促进下肢静脉回流，消除肿胀；卧床期间指导患者做足背伸屈运动，防止下肢静脉血栓的形成。

（6）并发症的观察：瘀斑和血肿，静脉曲张残留，皮肤感觉障碍或麻木，伤口感染和淋巴瘘，下肢深静脉血栓形成。

（三）健康指导与康复

（1）行为指导：避免久站久坐，休息时抬高患肢，继续应用弹性绷带或穿弹力袜至少1月，避免过紧的腰带、紧身衣物。防止感冒，积极治疗慢性咳嗽。

（2）饮食指导：合理膳食，避免肥胖，多进食新鲜水果蔬菜，防止便秘，减少腹压增高因素。

（3）复查指导：出院后2周，门诊复查，了解术后有无并发症情况。根据恢复情况，3—6个月到门诊复查，了解患肢静脉回流情况以及皮肤营养障碍性改变情况。

二十七、急性下肢深静脉血栓导管接触性溶栓介入手术护理

下肢深静脉血栓形成是指血液在深静脉血管内不正常的凝结，阻塞管腔，导致静脉回流障碍。急性下肢深静脉血栓形成（lower extremity deep venous thrombosis，LEDVT）是血管外科的常见病，在急性期如不及时治疗极易并发早期最主要和最严重的并发症——肺栓塞而危及患者的生命。LEDVT所引发的肺栓塞是临床猝死的常见原因之一，死亡率高达70％。导管接触性溶栓（catheter directed thrombolysis，CDT）是一种安全、有效、微创的治疗急性深静脉血栓（deep venous thrombosis，DVT）的方法，可显著提高深静脉通畅率，降低血栓形成后综合征的发生率。

（一）身心评估

1. 身体状况

（1）评估患者既往有无外伤史、手术史、妊娠分娩、感染史、长期卧床、高脂血症、家族史、出血性疾病等。

（2）评估有无末梢循环障碍、肢体肿胀及皮温、皮色状况。

（3）评估非手术治疗期间有无出血倾向及治疗效果。

2. 心理-社会支持系统情况

（1）了解患者对疾病的认识程度。

（2）了解是否对手术存在顾虑。

（3）了解患者亲情支持系统情况。

（二）护理措施

1. 术前护理

（1）心理护理：讲解疾病的相关知识，消除患者的恐惧与焦虑情绪。

（2）体位：急性发病后、未放置滤器前绝对卧床休息，包括在床上大小便。患肢禁止热敷、按摩，以免血栓脱落。抬高患肢高于心脏水平20—30 cm，膝关节微屈，下垫宽大软枕。

（3）病情观察：

① 有无肺动脉栓塞：密切观察患者生命体征及血氧饱和度，如果出现胸痛、心悸、呼吸困难及咯血、晕厥、血压下降等症状，立即给予平卧，报告医生，给予持续心电监护，高浓度氧气吸入，积极配合抢救。

② 测量肢体周径：每日定时定位测量肢体周径，一般选膝关节上下各10 cm处测量并记录，严密观察肢体有无股青肿、股白肿出现，一旦发现及时报告医生，并行术前准备。

（4）药物护理：治疗期间观察患者有无牙龈出血、鼻出血、皮肤紫癜、血尿、血便等情况，输液完毕，穿刺点按压15 min。

（5）疼痛护理：急性期嘱患者绝对卧床休息，抬高患肢，使之高于心脏水平20—30 cm，促进静脉血液回流，遵医嘱使用利尿剂和激素，以减轻疼痛。疼痛时禁止热敷、按摩患肢，给予心理护理，必要时给予镇痛药物。

（6）饮食护理：进食粗纤维低脂饮食，保持大便通畅，避免腹内压增高、影响下肢静脉回流。

（7）术前准备：按血管外科手术术前护理常规护理，会阴部、患肢皮肤准备，介入手术术中用药准备等。

2. 术后护理

（1）按介入术后局麻护理常规护理。

（2）体位：在溶栓、抗凝治疗期间，患者须卧床休息。患者取平卧位，患肢抬高高于心脏水平20—30 cm，患肢尽量制动，防止溶栓导管滑出。同时，限制患者下床活动，以免溶栓治疗过程中栓子松动脱落形成肺栓塞。

（3）病情观察：予心电监护，监测生命体征变化。观察伤口敷料有无出血、渗血。观察患肢远端皮肤的温度、颜色、感觉和脉搏强弱，以判断术后血管通畅程度、肿胀消退情况等。定期测量肢体周径，检查穿刺部位有无出血，如患者出现胸痛、心悸、呼吸困难及咯血等肺栓塞症状或消化系统、泌尿系统、皮肤黏膜等出血症状时，立即通知医生及时予以处理。

（4）留置导管的护理：患者返回病房后应妥善固定导管鞘及留置导管。正确连接溶栓导管、延长管及输液泵，随时观察输液泵的工作状态是否正常。操作过程中必须严格遵守无菌原则，每24 h更换延长管。

（5）用药护理：在静脉推注尿激酶、肝素溶栓的过程中，要准确调节微量泵的速度，尿激酶及肝素用量要准确，出现报警立即查找原因，排查故障，同时尿激酶不得使用酸性液体稀释，以免药性下降。且尿激酶溶解后易失活，故应现配现用。

（6）饮食指导：术后6 h进食，嘱患者进低脂粗纤维饮食，保持大便通畅。多饮水，促进代谢，降低血液黏稠度。同时由于溶栓期间患者须卧床，造成排便习惯改变，肠蠕动减慢，患者易出现便秘或尿潴留，用力排便排尿易导致腹内压升高，而影响下肢静脉回流或血栓脱落，必要时可口服导泻药或给予留置尿管。

（7）并发症的观察与预防：

① 出血：溶栓期间使用尿激酶、肝素及口服抗凝药等，使机体呈低凝状态，易引起出血，以穿刺处出血为主，因此在护理中加强观察穿刺处有无出血尤为重要。在治疗期间应尽量避免各种创伤性操作，集中采血，减少穿刺次数，穿刺后静脉局部压迫 5 min，动脉穿刺后压迫 10—15 min。治疗开始每 4 h 监测患者凝血酶（PT）、部分活化凝血酶时间（APTT）、血浆纤维蛋白（Fg）等凝血指标，根据检测的凝血指标随时遵医嘱调节药物泵入速度。密切观察患者有无血尿、咯血、皮肤黏膜及牙龈出血等现象，尤其应注意注射及插管局部有无渗血或血肿，注意有无头痛、呕吐意识障碍等颅内出血迹象，发现异常及时通知医生，以调整抗凝及溶栓药物的剂量及间隔时间。

② 血栓形成：观察患肢皮温皮色及足背动脉搏动情况；严格遵医嘱用药，定时监测患者 PT、APTT；指导患者行患肢肌肉等长收缩功能锻炼。

③ 导管滑脱：溶栓导管一般需置 3—7 天，在溶栓期间定期到造影室观察溶栓效果。术后在穿刺点用无敷贴膜固定，妥善固定导管防止滑脱。另外在无菌敷膜外再用宽胶布固定，避开关节和凹陷处。每班做好床旁交接。若导管外移，立即通知医生处理，切勿再送入血管内而造成感染。

（三）健康指导与康复

（1）行为指导：告诫患者要绝对禁烟。正确使用弹力袜，避免久站久坐，肿胀不适或卧床休息时抬高患肢高于心脏水平 20—30 cm。

（2）饮食指导：进食低脂、富含纤维的饮食，保持大便通畅，多饮水，降低血液黏稠度，防止血栓形成。

（3）用药指导：遵医嘱服用抗凝药，观察大小便颜色、皮肤黏膜情况，每周复查一次血常规及出凝血时间，观察有无出血征象，及时调整药物用量。

（4）复查：出院后 3—6 个月门诊复查，若出现下肢肿胀，平卧或抬高患肢仍无明显消退，应及时就诊。

二十八、血栓闭塞性脉管炎护理

血栓闭塞性脉管炎发生于中小动脉（同时累及静脉及神经）的慢性进行性、节段性、炎症性血管损害；病变累及血管全层，导致管腔狭窄、闭塞。又称伯格氏病。多发生于青壮年男性，多有重度嗜烟历史。典型的临床表现为间歇性跛行，静息痛及游走性、血栓性浅静脉炎。

（一）身心评估

1. 身体状况
（1）患肢皮温、皮色、动脉搏动情况。
（2）有无吸烟史。
（3）患者对肢体功能的锻炼情况。
（4）有无高血压、高脂血症等疾病。

2. 心理-社会支持系统情况
（1）了解患者对疾病的认识程度。

（2）了解是否对手术存在顾虑。

（3）了解患者亲情支持系统情况。

（二）护理措施

1. 术前护理

（1）心理护理：由于肢端疼痛和组织缺血坏死，使患者产生痛苦和抑郁心理，医护人员应安慰患者，调动其战胜疾病的主观能动性，使之积极配合治疗和护理。

（2）戒烟：在该病治疗中，戒烟是所有治疗方法的基础，因此，应向患者详细讲述吸烟的危害性，告知患者绝对戒烟。

（3）患肢护理：注意肢体保暖，避免用热水袋，取合适体位，头高脚底位，保持足部清洁干燥，每天用温水洗脚，皮肤瘙痒时勿用手抓，可涂止痒膏，溃疡部位加强创面换药。

（4）疼痛护理：运动疗法对减轻疼痛有一定疗效，剧烈时，适当使用镇痛剂，并开展心理护理以提高对疼痛的耐受力。

（5）功能锻炼：鼓励患者步行锻炼，以疼痛的出现作为活动量指标，但出现溃疡及坏死，动静脉血栓形成时不宜运动。

（6）术前准备：按血管外科术前护理常规护理。

2. 术后护理

（1）按照全麻或硬膜外麻醉术后护理常规护理。

（2）体位：术后平置患肢，静脉血管重建术后卧床制动1周，动脉血管重建术后卧床制动2周，自体血管移植者若愈合较好，卧床制动时间可适当缩短。

（3）病情观察：观察患者血压、脉搏、体温、呼吸等生命体征，观察患肢远端的皮肤温度、颜色、感觉和脉搏的强弱以判断血管通畅度。观察患者伤口情况，若发现伤口有红肿现象，应及早处理，使用抗生素预防感染。

（4）功能锻炼：卧床制动患者，应鼓励其在床上做足背伸屈活动，以利小腿深静脉血液回流。

（5）并发症的观察：血管痉挛、继发性血栓形成、静脉回流障碍、出血、感染等。

（三）健康指导与康复

（1）行为指导：绝对戒烟，保护患肢，勿赤足行走，避免外伤，穿合适鞋子、棉质袜子，避免寒冷潮湿的刺激。冬天注意保暖。

（2）用药指导：遵医嘱继续服用抗血小板药物及扩管药物。

（3）复查指导：出院后3—6个月到门诊复查，了解患肢血运和伤口愈合情况。

二十九、腹腔镜胆囊切除术护理

腹腔镜胆囊切除术是在电视腹腔镜引导下利用专用器械，通过腹壁小戳孔在腹腔内实施胆囊切除的微创手术。它具有创伤小、手术操作简单、术后疼痛较轻、恢复较快、住院时间短、瘢痕小等优点。

（一）身心评估

1. 身体状况

评估患者腹部体征,有无压痛、反跳痛及腹肌紧张;评估患者神志、黄疸情况,有无恶心、呕吐、发热等情况。

2. 心理-社会支持系统情况

评估患者生活方式、家庭状况和职业,评估患者对疾病的认知程度,评估患者有无焦虑或恐惧等心理。

（二）护理措施

1. 术前护理

（1）心理护理:术前多沟通,消除患者及家属紧张、焦虑状态。

（2）胃肠道准备:术前进低脂饮食,一般不需置胃管或灌肠。术前禁食 12 h,禁水 4—6 h。

（3）术前锻炼:术前注意保暖,预防感冒,戒烟。

（4）皮肤准备:做好术区皮肤的清洁工作,尤其应彻底清洁脐部皮肤。

2. 术后护理

（1）按全麻术后一般护理常规护理。

（2）常规给氧 6 h,2—4 L/min,以提高血氧含量,减少 CO_2 吸收,避免产生高碳酸血症。

（3）病情观察:

① 生命体征的监测:监测脉搏、呼吸、血压、SpO_2 6—8 次,每 1 h 测一次至平稳,对于脉率快、血压下降者,应注意有无腹腔内出血。

② 观察腹部体征和切口敷料情况,有无腹痛,敷料有无外渗等。

（4）体位:术后 6 h 内取去枕平卧位,头偏向一侧,保持呼吸道通畅,6 h 后改半卧位。

（5）饮食护理。术后当日禁食、禁水,术后第 1 天试饮水,若无腹痛腹胀,可逐渐过渡至半流质饮食,要求低脂,少量多餐。

（6）活动指导。提倡术后早期多活动,注意活动时安全宣教。生命体征平稳者,术后 2 h、4 h、6 h 三个时间点,指导患者在床上进行四肢的离床活动,方式不限,时限为 2 min;6 h 后取半卧位,协助床上翻身;8 h 可协助下床活动;术后 24 h,活动时间可达 2 h,之后每天活动时间大于 2 h。

（7）引流管的观察。妥善固定,防止引流管扭曲、受压、堵塞,保持有效引流。观察引流液的色、量和性状,并记录。

（8）术后并发症的观察护理:

① 腹腔内出血。观察血压情况、敷料颜色及引流液的颜色和量。

② 胆道损伤、胆漏。这是最为严重的并发症之一,术后应严密观察有无腹痛、腹胀、腹膜刺激征,观察皮肤、巩膜的颜色及引流液的性质。

③ 皮下气肿。严重者会出现面、颈、胸、腹等处明显肿胀,伴呼吸困难、血压升高、心率加快,如有上述情况,应给予低流量吸氧,取半卧位,一般 3—5 天可自行吸收。

④ 肩部酸痛。一般 3 天可自行缓解。鼓励多活动,应向患者做好解释工作,也可做适当的按摩和理疗。

⑤ 急性水肿型胰腺炎。一般发生在术后 5—7 天,术后应严密观察腹痛的性质、部位及辅助检查的结果。可给予禁食、胃肠减压、抑酸等对症治疗。

(三)健康指导与康复

(1)低脂饮食,忌油腻、油炸食品。
(2)忌烟、酒及刺激性食物。
(3)适当活动,注意保暖,避免感冒。
(4)保持大便通畅。

三十、腹腔镜联合胆道镜取石术护理

腹腔联合胆道镜取石术是治疗胆总管结石安全、有效的治疗方法,具有创伤小、痛苦轻、恢复快的优势。

(一)身心评估

1. 身体状况
评估患者腹部体征,有无腹痛、压痛及反跳痛;评估患者神志、黄疸情况,有无恶心、呕吐、发热等情况。

2. 心理-社会支持系统情况
评估患者生活方式、家庭状况和职业,评估患者对疾病的认知程度,评估患者有无焦虑或恐惧等心理。

(二)护理措施

1. 术前护理
(1)病情观察:术前患者出现寒战、高热、腹痛、黄疸等情况,应考虑发生急性胆管炎,及时报告医生,积极处理。有黄疸者,观察和记录大便颜色并监测血清胆红素变化。

(2)疼痛护理:对诊断明确且疼痛剧烈者,给予消炎利胆、解痉镇痛药物。禁用吗啡,以免引起 Oddi 括约肌痉挛。

(3)饮食护理:给予低脂、高蛋白、高碳水化合物、高维生素饮食。不能经口进食或进食不足者,给予肠外营养支持。术前 6 h 禁食固体食物,术前 2 h 禁水。非糖尿病患者术前 2 h 可进饮高碳水化合物。

(4)用药观察及护理:遵医嘱予抗炎、改善肝功能对症支持治疗。

(5)皮肤护理:有黄疸者指导修剪指甲,勿搔抓皮肤,防止破损;穿宽松纯棉质衣裤;保持皮肤清洁,用温水擦浴,勿使用碱性清洁剂,以免加重皮肤瘙痒。瘙痒剧烈者,遵医嘱使用炉甘石洗剂、抗组胺药或镇静药等。术前晚沐浴更衣,彻底清洁脐部皮肤。

(6)心理护理:术前多沟通,消除患者及家属紧张、焦虑状态。

(7)术前锻炼:术前注意保暖,预防感冒,戒烟,进行呼吸功能锻炼等。

2. 术后护理
(1)按全麻术后护理常规护理。
(2)病情观察:观察患者生命体征、腹部体征及引流情况,评估有无出血及胆汁渗漏。

术前有黄疸者,观察和记录大便颜色并监测血清胆红素变化。

（3）饮食护理:术后 6 h 无恶心、呕吐等胃肠道症状即可饮水,术后 1 天进低脂流质饮食,逐渐过渡至低脂普食。

（4）活动指导:全麻清醒后行床上四肢主动运动,鼓励术后早期下床活动,防止下肢深静脉血栓形成。

（5）疼痛护理:观察腹部切口及有无肩背部酸痛情况,采取预先、按时、多模式镇痛,协助取半卧位。

（6）T 管引流的护理:

① 妥善固定,明确标记:将 T 管妥善固定于腹壁,防止翻身、活动时牵拉造成管道脱出。

② 加强观察:观察并记录 T 管引流出胆汁的量、色和性状。正常成人每日分泌胆汁 800—1200 mL,呈黄绿色、清亮、无沉渣,且有一定黏性。术后 24 h 内引流量 300—500 mL,恢复饮食后可增至每日 600—700 mL,后逐渐减少至每日 200 mL 左右。如胆汁过多,提示胆总管下端有梗阻的可能;如胆汁混浊,应考虑结石残留或胆管炎症未完全控制。

③ 保持通畅:防止 T 管扭曲、折叠、受压。引流液中有血凝块、絮状物、泥沙样石时要定时挤捏,防止管道阻塞。

④ 预防感染:定期更换引流袋,更换时严格执行无菌操作。平卧时引流管的远端不可高于腋中线,坐位、站立或行走时不可高于引流管口平面,以防胆汁逆流引起感染。引流管围皮肤覆盖无纱布,保持局部干燥,防止胆汁浸润皮肤引起炎症反应。

⑤ 拔管护理:若 T 管引流出的胆汁色泽正常,且引流量逐渐减少,可在术后 10—14 日,试行夹管 1—2 日;夹管期间注意观察病情,若无发热、腹痛、黄疸等症状,可经 T 管作胆道造影,造影后持续引流 24 h 以上;如胆道通畅,无结石或其他病变,再次夹闭 T 管 24—48 h,患者无不适可予拔管。年老体弱、低蛋白血症、长期使用激素者可适当延长 T 管留置时间,待窦道成熟后再拔除,避免胆汁渗漏至腹腔引起胆汁性腹膜炎。护管后,残留窦道用凡士林纱布填塞,1—2 日内可自行闭合。若胆道造影发现有结石残留,则需保留 T 管 6 周以上,再做取石或其他处理。

（7）术后并发症的观察护理:

① 腹腔内出血:观察血压情况、敷料颜色及引流液的颜色和量。

② 胆道损伤、胆漏:这是最为严重的并发症之一,术后应严密观察有无腹痛、腹胀、腹膜刺激征,观察皮肤、巩膜的颜色及引流液的性质。

③ 皮下气肿:严重者会出现面、颈、胸、腹等处明显肿胀,伴呼吸困难、血压升高、心率加快,如有上述情况,应给予低流量吸氧,取半卧位,一般 3—5 天可自行吸收。

④ 肩部酸痛:一般 3 天可自行缓解。鼓励多活动,应向患者做好解释工作,也可做适当的按摩和理疗。

⑤ 急性水肿型胰腺炎:一般发生在术后 5—7 天,术后应严密观察腹痛的性质、部位及辅助查的结果。可给予禁食、胃肠减压、抑酸等对症治疗。

（三）健康指导与康复

1. 饮食指导

合理饮食:少量多餐,进食低脂、高维生素、富含膳食纤维饮食,忌辛辣刺激性食物,多食新鲜蔬菜、水果。

2. 复诊指导

非手术治疗患者定期复查,出现腹痛、黄疸、发热等症状时,及时就诊。

3. 带 T 管出院患者的指导

穿宽松柔软的衣服,以防管道受压;淋浴时,可用塑料薄膜覆盖引流管口周围皮肤,以防感染;避免提举重物或过度活动,以免牵拉 T 管导致管道脱出;出现引流异常或管道脱出时,及时就诊。

三十一、腹腔镜下脾切除术护理

脾切除术是治疗门静脉高压症、血吸虫病以及血液系统疾病的常用手术。

(一)身心评估

1. 身体状况

评估患者腹部体征,有无压痛、反跳痛及腹肌紧张;评估患者神志、血压、心率情况,有无恶心、呕吐、发热等情况。

2. 心理-社会支持系统情况

评估患者生活方式、家庭状况和职业,评估患者对疾病的认知程度,评估患者有无焦虑或恐惧等心理。

(二)护理措施

1. 术前护理

(1)心理护理:术前多沟通,消除患者及家属紧张、焦虑状态。

(2)胃肠道准备:术前禁食 6 h,禁水 2 h,脾破裂患者行急诊手术时,对胃肠道准备无特殊要求。无糖尿病者术前 2 h 口服高碳水化合物。

(3)术前锻炼:术前注意保暖,预防感冒,戒烟,进行呼吸功能锻炼。

(4)皮肤准备:做好术区皮肤的清洁工作,尤应彻底清洁脐部皮肤。

(5)根据病情需要备血。

2. 术后护理

(1)按全麻术后一般护理常规护理。

(2)常规给氧 6 h,2—4 L/min,以提高血氧含量,减少 CO_2 吸收,避免产生高碳酸血症。

(3)病情观察:

① 生命体征的监测:每 1 h 监测脉搏、呼吸、血压、SpO_2 一次至平稳,对于脉率快、血压下降者,应注意有无腹腔内出血。定期监测体温变化。

② 观察腹部体征和切口敷料情况,有无腹痛,敷料有无外渗等。

(4)体位:术后 6 h 取去枕平卧位,6 h 后,若病情允许,可采取半卧位,以利于腹腔引流。

(5)饮食护理:术后当日禁食、禁水,术后第 1 天试饮水,若无腹痛腹胀,逐渐过渡至半流质饮食,少食多餐。

(6)活动指导:生命体征平稳、麻醉清醒即可行床上四肢主动活动及翻身活动,术后早期下床活动,防止下肢深静脉血栓形成。

(7)引流管的观察:妥善固定,防止引流管扭曲、受压、堵塞,保持有效引流。观察引流液的色、量和性状,并记录。

(8)疼痛护理:采取预先、按时、多模式镇痛。指导患者正确咳嗽、咳痰。

(9)术后并发症的观察护理:

① 腹腔内出血:观察患者生命体征、腹部体征、敷料颜色及引流液的颜色和量。

② 发热:术后定时测体温,观察有无发热及发热的持续时间,及时给予物理及药物降温,定期化验血象,合理使用抗生素。

③ 血栓形成:术后鼓励患者活动双下肢,如踝关节旋转、足部屈曲、双下肢伸缩等,观察腿围变化。术后监测血小板的变化,出现腹痛、下肢肿痛或突发呼吸困难时应警惕,防止静脉血栓的发生。

④ 皮下气肿:严重者会出现面、颈、胸、腹等处明显肿胀,伴呼吸困难、血压升高、心率加快,如有上述情况,应给予低流量吸氧,取半卧位,一般3—5天可自行吸收。

⑤ 肩部酸痛:一般3天可自行缓解。鼓励多活动,应向患者做好解释工作,也可做适当的按摩和理疗。

(三)健康指导与康复

(1)定期复查血常规,了解血小板情况。遵医嘱按时服药。

(2)避免剧烈活动和重体力劳动,注意保护腹部,避免外力冲撞。

(3)避免增加腹压,保持排便通畅,避免剧烈咳嗽。

(4)脾切除术后,患者免疫力低下,注意保暖,预防感冒,避免进入拥挤的公共场所,坚持锻炼身体,提高机体免疫力。

三十二、胰十二指肠切除术护理

胰十二指肠切除术是腹外科最复杂的手术之一,胰头癌可施行胰十二指肠切除术。手术切除范围包括胰头(含钩突部)、胆囊和胆总管、远端胃、十二指肠及空肠上端,同时清除周围淋巴结,再做胰、胆和胃肠吻合,重建消化道。

(一)身心评估

1. 身体状况

(1)一般情况:评估患者饮食习惯。

(2)既往史及家族史:有无糖尿病、慢性胰腺炎等,有无胰腺肿瘤或其他肿瘤家族史。

(3)局部:腹痛部位及特点,影响疼痛的因素及药物镇痛效果;有无恶心、呕吐或腹胀。

(4)全身:有无消化道症状。

(5)辅助检查:了解检查结果,评估疾病性质及对手术的耐受力。

2. 心理-社会支持系统情况

评估患者有无焦虑、恐惧、悲观等心理反应,患者家庭经济承受能力,家属对患者的关心和支持程度。

（二）护理措施

1. 术前准备

（1）心理护理。护士应理解、同情患者，根据患者对疾病知识的掌握程度，有针对性地进行健康指导，使患者能配合治疗与护理，促进身体的康复。

（2）疼痛护理：观察患者腹痛的部位、范围、规律及持续时间，对患者进行疼痛评估，合理使用镇痛药，保证患者良好的睡眠及休息。对于中晚期胰腺癌患者，持续疼痛者可给予芬太尼透皮贴剂。

（3）营养支持：NR2002营养评分不小于3分者术前遵医嘱予营养支持治疗，指导患者进食高热量、高蛋白、高维生素、低脂食物。营养不良者，可经肠内或肠外营养途径改善患者营养状况。

（4）皮肤护理：黄疸伴皮肤瘙痒者，指导患者修剪指甲，勿搔抓皮肤，防止破损；穿宽松纯棉质衣裤；保持皮肤清洁，用温水擦浴，勿使用碱性清洁剂，以免加重皮肤瘙痒。镇静药和抗组胺药可缓解患者的瘙痒，瘙痒剧烈者可给予炉甘石洗剂外用。

（5）肠道准备：术前口服恒康正清清洁肠道，术前禁食6 h，禁水2 h，无糖尿病者术前口服高碳水化合物。

（6）完善术前准备：包括戒烟、呼吸功能锻炼、备皮、术前预防性使用抗菌药、合理控制血糖等。

2. 术后护理

（1）按全麻术后护理常规护理。

（2）病情观察：观察患者生命体征、腹部体征、疼痛、伤口及引流情况，准确记录24 h出入水量，必要时监测CVP及每小时尿量。

（3）营养支持：术后早期禁食，禁食期间予肠外营养支持，维持水、电解质平衡，必要时输注白蛋白。拔除胃管后从低脂流质、低脂半流质饮食逐渐过渡至正常饮食。

（4）活动指导：麻醉清醒后即可行床上四肢运动及翻身活动，术后1—2天根据体力恢复情况指导下床活动，卧床期间指导行踝泵运动，防止下肢深静脉血栓形成。

（5）疼痛护理：观察疼痛的性质、程度及部位，遵医嘱予预先、按时、多模式镇痛方式。

（6）气道护理：遵医嘱予雾化吸入，指导深呼吸及正确咳嗽咳痰。鼓励行吹气球锻炼、呼吸功能锻炼器锻炼等以改善术后气道不适症状。

（7）引流管护理：妥善固定，明确标记，防止引流管扭曲、受压、堵塞，保持有效引流。观察并记录引流液的色、量和性状。

（8）并发症的护理：

① 出血：胰十二指肠切除术后出血是危及患者生命最严重的并发症，出血可发生在术后早期（24 h以内）和晚期（24 h以上），晚期出现常发生在术后1周左右。根据出血部位可分为腹腔出血和消化道出血，两者亦可同时发生。

a. 原因：术后早期出血常因凝血功能障碍导致创面广泛渗血或因手术中止血不确切或吻合口出血引起；晚期出血多系腹腔严重感染、胰瘘、胆瘘使邻近血管受到腐蚀导致破裂出血，应激性溃疡或吻合口溃疡引起。

b. 表现：患者出现心慌、面色苍白、血压下降、脉搏细速等休克表现，或出现呕血、黑便或便血等消化道出血的表现，腹腔引流管和胃肠减压管流出大量鲜红色血性液体。

c. 护理:监测生命体征;观察胃肠减压及腹腔引流液的颜色、性状及量;出血量少者可予静脉补液,使用止血药、输血等治疗,出血量大者须急诊行介入或手术止血。

② 胰瘘:是胰十二指肠切除术后最常见的并发症和导致死亡的主要原因。术前黄疸持续时间长、营养状况差、术中出血量大是术后胰瘘发生的危险因素。胰瘘一经证实,应积极处理,大多数胰瘘可在 2—4 周得到控制并自行愈合。

a. 保持引流通畅,监测术后血淀粉酶。

b. 抑制胰外分泌:包括禁食,持续胃肠减压,应用抑制腺体分泌的药物。

c. 营养支持:早期可使用胃肠外营养,待肛门通气后,再行胃肠内营养。

d. 必要时使用腹腔双套管冲洗,注意观察冲洗液的色、量和性质。

e. 注意保护瘘口周围皮肤,可用氧化锌软膏涂抹。

③ 胆瘘:多发生于术后 5—7 日,表现为腹腔引流管流出大量胆汁,每日数百毫升至 1000 mL 不等。如发生胆瘘应充分引流,必要时行腹腔冲洗及持续低负压吸引。

④ 感染:以腹腔内局部细菌感染最常见,若患者免疫力低下,还可合并全身感染。术后严密观察患者有无高热、腹痛和腹胀、白细胞计数增高等。遵医嘱合理使用抗生素,加强全身支持治疗。形成腹腔脓肿者,可在超声引导下行脓肿穿刺置管引流术。

⑤ 胃排空延迟:多见于保留幽门的胰十二指肠切除术后。胃排空延迟是术后因非机械性梗阻因素引起的以胃排空障碍为主要表现的胃动力紊乱综合征,表现为患者手术 10 日以后仍不能规律进食或需胃肠减压。

a. 禁食、持续胃肠减压,每日观察并记录胃液量。

b. 合理补液,监测电解质水平,维持水、电解质平衡。

c. 使用肠外营养支持,并可安置鼻肠管输注肠内营养液。

d. 使用胃动力药物。

e. 遵医嘱合理使用抗生素,去除腹腔内感染,必要时予以针对性引流,促进胃动力恢复。

多数患者经保守治疗 3—6 周可恢复。

(三) 健康指导与康复

(1) 自我监测:年龄 40 岁以上者,短期内出现持续性上腹部疼痛、腹胀、黄疸、食欲减退、消瘦等症状时,需行胰腺疾病筛查。

(2) 合理饮食:戒烟、酒,少量多餐,均衡饮食。

(3) 复诊指导:按计划化疗,化疗期间定期复查血常规,白细胞计数低于 $4 \times 10^9 /L$ 者,暂停化疗。术后每 3—6 个月复查 1 次,若出现贫血、发热、黄疸等情况,及时就诊。

三十三、门静脉高压断流术护理

门静脉的正常压力为 1274—2352 Pa(13—24 cmH₂O),如因肝内或肝外病变使门静脉系统的血液回流受阻淤滞而压力增高,致使脾功能亢进,胃底、食管静脉曲张和腹水者称为门静脉高压症。

断流术是将胃冠状静脉和胃短静脉结扎、切断,同时切断了胃左动脉和胃短动脉,阻断血液流向奇静脉和半奇静脉。断流术中以脾切除加贲门周围血管离断术最为常见。

（一）身心评估

（1）评估一般情况：年龄、性别、有无长期大量饮酒史等。

（2）既往史：评估有无慢性肝炎、血吸虫病、黄疸、腹水、呕血、黑便、肝性脑病等；有无血液病、溃疡病、食管异物，是否服用激素及非甾体类抗炎药。

（3）发病诱因：了解发病与饮食的关系，如出血前是否进食粗硬、刺激性食物；是否有腹腔内压力骤然升高等因素，如剧烈咳嗽、呕吐等。

（4）脾功能亢进程度、呕血和黑便特点。

（5）局部情况：有无腹部膨隆、腹壁静脉曲张，肝、脾大小及有无移动性浊音等。

（6）全身情况：评估患者生命体征、意识状态、面色、肢端温色泽、尿量变化，判断有无出血性休克、肝性脑病先兆症状等，有无黄疸、肝掌、蜘蛛痣及皮下出血点，下肢有无水肿，营养状态等。

（7）辅助检查：了解血常规、肝功能的检查结果。

（8）评估患者的心理状况、家庭成员能否提供足够的心理和经济支持以及患者及家属对门静脉高压诊疗、预防再出血知识的了解。

（二）护理措施

1. 术前护理

（1）心理护理：消除或减轻患者的疑虑和担心，使其积极配合治疗和手术。

（2）休息与饮食：患者应充分休息，饮食以高热量、高蛋白、易消化饮食为基本原则，避免食用硬食，尽量食用软食，有肝性脑病先兆时应限制蛋白质的摄入。

（3）术前准备：予以护肝、补充维生素 K_1 等治疗，术前 6 h 禁食，2 h 禁水，无糖尿病者口服高碳水化合物，常规备皮，术前晚口服恒康正清清洁肠道，预防肝性脑病。

2. 术后护理

（1）按全麻术后护理常规护理。

（2）一般护理：术后应密切观察患者的神志、血压、脉搏、呼吸的变化，有条件时应监测中心静脉压。记录 24 h 出入量。观察患者有无腹胀、腹痛等症状；注意腹腔引流管是否通畅及引流液的颜色、量、性质，防止引流管堵塞。

（3）保护肝脏：术后常规给予氧气吸入；禁用或少用易引起肝功能损害的药物，术后常规给予护肝治疗，定期复查肝肾功能电解质、血氨等。

（4）饮食指导：循序渐进，少量多餐，以高蛋白、高维生素、高热量、易消化饮食为主，若考虑可能发生肝性脑病，则限制蛋白摄入、保持大便通畅。

（5）活动指导：术后 6 h 后低半卧位，尽量卧床休息 1 周，鼓励早期下床活动，卧床期间行足背运动，防止下肢深静脉血栓形成。

（6）疼痛护理：观察疼痛性质、程度及部位，遵医嘱采用预先、按时、多模式镇痛。

（7）引流管护理：要妥善固定、明确标记，观察引流液的颜色、性质、量。

（8）观察和预防并发症：

① 肝性脑病：术后患者定期复查肝功能，观察神志变化，若出现神志淡漠、嗜睡、谵妄，应立即通知医生，遵医嘱予保肝药物降低血氨水平，并限制蛋白质的摄入，减少血氨的产生。给予导泻、弱酸性溶液灌肠，减少氨的吸收。

② 断流术后易诱发深层静脉血栓形成,应避免过度使用止血药物,鼓励患者适当活动,指导有效咳嗽。

③ 上消化道出血:断流术后 12 天内多有轻度的上消化道出血,多为胃黏膜的急性应激所致。若患者胃管引流大量血性液体,出现低血压休克征象,应立即通知医生,必要时做好再次手术的准备。常规手术早期使用抑酸药物。

④ 术后发热:监测体温变化,遵医嘱及时正确使用抗生素。

(三) 健康指导与康复

(1) 术后早期下床活动,可防止下肢静脉血栓、坠积性肺炎、粘连性肠梗阻等并发症。

(2) 注意生活应有规律,避免劳累。

(3) 饮食应少食多餐,避免食用粗糙、辛辣刺激性食物,根据病情分别给予高蛋白或限制蛋白饮食。

(4) 出院后遵医嘱继续护肝、利尿等治疗,定期复查肝功能、血常规、肝胆彩超等。

三十四、门静脉高压分流术护理

分流术是将门静脉过高的压力分流至人体静脉系统,以降低门静脉压力,达到减轻门静脉高压所引起的食管下端和胃底的静脉曲张出血。

(一) 身心评估

(1) 评估一般情况:年龄、性别、有无长期大量饮酒史等。

(2) 既往史:评估有无慢性肝炎、血吸虫病、黄疸、腹水、呕血、黑便、肝性脑病等;有无血液病、溃疡病、食管异物,是否服用激素及非甾体类抗炎药。

(3) 发病诱因:了解发病与饮食的关系,如出血前是否进食粗硬、刺激性食物;是否有腹腔内压力骤然升高等因素,如剧烈咳嗽、呕吐等。

(4) 脾功能亢进程度、呕血和黑便特点。

(5) 局部情况:有无腹部膨隆、腹壁静脉曲张;肝、脾大小及有无移动性浊音等。

(6) 全身情况:评估患者生命体征、意识状态、面色、肢端温色泽、尿量变化,判断有无出血性休克、肝性脑病先兆症状等,有无黄疸、肝掌、蜘蛛痣及皮下出血点,下肢有无水肿,营养状态等。

(7) 辅助检查:了解血常规、肝功能的检查结果。

(8) 评估患者的心理状况、家庭成员能否提供足够的心理和经济支持以及患者及家属对门静脉高压诊疗、预防再出血知识的了解。

(二) 护理措施

1. 术前护理

(1) 进行心理护理。

(2) 休息:患者应注意充分休息。

(3) 营养:给予低蛋白、低脂、高热量、高维生素饮食。纠正低蛋血症,使用保肝药物,适当补充维生素 K。

（4）防止食管胃底静脉破裂出血。

（5）分流术前准备：术前晚口服恒康正清清洁肠道；术前 6 h 禁食，2 h 禁水。

2. 术后护理

（1）按全麻术后护理常规护理。

（2）观察病情变化，予心电监护，密切监测患者生命体征、腹部体位及引流情况。

（3）饮食指导：循序渐进，少量多餐，以高蛋白、高维生素、高热量、易消化饮食为主。

（4）防止分流术后血管吻合口破裂出血：48 h 内取平卧位或半卧位；翻身动作宜轻柔；一般手术后卧床 1 周；保持大、小便通畅。

（5）疼痛护理：观察疼痛性质、程度及部位。

（6）引流管护理：要妥善固定、明确标记，观察引流液的颜色、性质、量。

（7）观察和预防并发症：

① 防止脾切除术后静脉血栓形成。鼓励早期下床活动，卧床期间行踝泵运动，必要时遵医嘱予抗凝治疗。

② 分流术后易诱发肝性脑病，应限制蛋白质摄入，减少血氨产生，忌用肥皂水灌肠，减少氨的吸收，遵医嘱测定血氨浓度。若患者出现神志淡漠、嗜睡、谵妄症状，应通知医生。

（三）健康指导与康复

（1）主要目的是保护肝功能，防止食管胃底曲张静脉再次破裂出血。

（2）保持心情舒畅，保证足够休息，避免劳累和较重体力活动。

（3）做好饮食管理，忌烟、酒和进食粗糙、过热、刺激性强的食物。

（4）按医嘱使用保肝药物，定期医院复查。

三十五、肝叶部分切除术护理

原发性肝癌是指原发于肝细胞和肝内胆管细胞的癌肿，为我国常见恶性肿瘤之一，其死亡率在消化系统恶性肿瘤中名列第三位，仅次于胃癌和食管癌。我国肝癌的死亡率占全球死亡率的 45%，本病可发生于任何年龄，以 40—49 岁为多见，常见临床表现是肝区疼痛、食欲减退、乏力、消瘦、腹胀等全身和消化道系统症状及肝大。目前治疗原发性肝癌最有效的方法是手术治疗，主要包括肝叶切除术、半肝切除术、肝三叶切除术或局部肝切除术等。

（一）身心评估

（1）评估患者局部情况：有无肝大、肝区疼痛、上腹部肿块等。

（2）评估患者全身情况：有无肝病面容、贫血、黄疸、水肿等体征，有无力、食欲减退及恶液质表现；有无肝性脑病、上消化道出血及感染等。

（3）辅助检查：了解患者 AFP、血清酶谱、肝炎标志物等检查结果，证实有无肝占位；了解肝功能及其他重要脏器损害程度。

（4）评估患者的心理状况、家庭成员能否提供足够的心理和经济支持以及患者及家属对疾病的认知程度。

（二）护理措施

1. 术前护理

（1）心理护理：为患者创造整洁、舒适的环境，满足基本所需，耐心、细致地做好解释工作，消除、降低其负面情绪，使其主动配合治疗。

（2）饮食护理：宜采用高蛋白、高热量、高维生素、易消化饮食，少量多餐；合并肝硬化有肝功能损害者，应限制蛋白摄入；必要时可给予肠内外营养支持，输血浆或白蛋白等，以改善贫血、纠正低蛋白血症，提高机体抵抗力。

（3）疼痛护理：给予镇痛药物，并观察药物效果及不良反应，指导患者控制疼痛和分散注意力的方法。

（4）体位：以舒适体位为主，腹水严重影响呼吸的患者，给予半卧位；下肢水肿患者，可抬高患肢。

（5）病情观察：观察腹部症状和体征及皮肤黄疸情况，加强皮肤护理；注意生命体征的监测。

（6）术前准备：术前行呼吸功能锻炼，术前2周严格戒烟，指导患者床上练习排便、排尿。术前1日常规备皮，行腹腔镜手术者做好脐部清洁。胃肠道准备：术前晚口服恒康正清清洁肠道，术前6 h禁食，2 h禁水，无糖尿病者术前2 h口服高碳水化合物。术前预防性使用抗菌药。

2. 术后护理

（1）全麻术后护理常规：给予吸氧，肝叶切除的患者术后应间歇吸氧2—5天，以改善组织缺氧。

（2）病情观察：予心电监护，密切观察并记录患者的生命体征、神志、尿量，全身皮肤黏膜有无出血点，有无发绀及黄疸等；观察切口渗血、渗液情况；观察腹部体征，了解有无腹痛、腹胀及腹膜刺激征等；有引流管者，观察并记录引流液的颜色、性状及量。

（3）疼痛护理：观察疼痛的性质、程度及部位，采用预防性及多模式镇痛。

（4）体位及活动：病情平稳后宜取半卧位。鼓励术后早期下床活动，防止下肢深静脉血栓形成。

（5）饮食护理：鼓励患者术后4—6 h饮水，术后1天进流质或半流质饮食，逐渐过渡至正常饮食。对于存在营养风险及营养不良的患者有计划地给予营养支持治疗。

（6）引流管的护理：妥善固定，明确标记，保持引流通畅，密切观察引流液的颜色、性状、量，如腹腔引流液颜色为鲜红色，24 h超过200 mL，而且较黏稠，提示有出血可能，应及时报告医生处理。注意保持引流管口敷料清洁、干燥，每日更换引流袋，严格执行无菌操作。

（7）心理护理：术后患者常感疼痛、焦虑、睡眠差，术后应用药物解除切口疼痛，与患者交流使其了解病情，告诉其各引流管的作用，帮助患者适应。随时给予心理安慰，使患者以身心最佳状态治疗和护理。

（8）常见并发症的护理：

① 出血：出血是肝切除术后常见的并发症之一。

a. 原因：多由凝血机制障碍、腹内压力增高及手术缝合不佳引起。

b. 表现：主要是失血性休克，引流液增多，为鲜红色血性液体。

c. 护理：重在预防和控制出血。

Ⅰ．病情观察：术后 48 h 内应有专人护理，动态观察患者生命体征的变化；严密观察引流液的量、性状和颜色。一般情况下，手术后当日可从肝周引出鲜红色血性液体 100—300 mL，若血性液体增多，应警惕腹腔内出血。

Ⅱ．预防：手术后患者血压平稳，可取半卧位；术后 1—2 日应卧床休息，避免剧烈咳嗽和打喷嚏等，以防止术后肝断面出血；保持引流管引流通畅。

Ⅲ．处理：若明确为凝血机制障碍性出血，可遵医嘱给予凝血酶原复合物、纤维蛋白原，输新鲜血，纠正低蛋白血症；若短期内或持续引流较大量的血性液体，或经输血、输液，患者血压、脉搏仍不稳定时，应做好再次手术止血的准备。

② 膈下积液及脓肿：这是肝切除术后一种严重并发症，多发生在术后 1 周左右。

a. 原因：术后引流不畅或引流管拔除过早，使残肝旁积液、积血，或肝断面坏死组织及渗漏胆汁积聚造成膈下积液，如继发感染则形成膈下脓肿。

b. 表现：患者术后体温正常后再度升高，或术后体温持续不降；同时伴有上腹部或右季肋部胀痛、呃逆、脉速、白细胞计数增多，中性粒细胞比值达 90％以上等。

c. 护理：

Ⅰ．保持引流通畅，妥善固定引流管，避免受压、扭曲和折叠，观察引流液颜色、性状及量。若引流量逐日减少，一般在手术后 3—5 日拔除引流管。对经胸手术放置胸腔引流管者，应按胸腔闭式引流的护理要求进行护理。

Ⅱ．严密观察患者体温变化，高热者给予物理降温，必要时药物降温，鼓励患者多饮水。

Ⅲ．若已形成膈下脓肿，协助医生行超声定位引导下穿刺抽脓或置管引流，对于后者应加强冲洗和吸引护理；患者取半坐位，以利于呼吸和引流。

Ⅳ．加强营养支持和使用抗生素的护理。

③ 胆汁漏：

a. 原因：因肝断面小胆管渗漏或胆管结扎线脱落、胆管损伤所致。

b. 表现：患者出现腹痛、发热和腹膜刺激征，切口有胆汁渗出或腹腔引流液有胆汁。

c. 护理：如怀疑胆汁漏，应通知医生，保持引流通畅，并注意观察引流液的量与性质变化；如发生局部积液，应尽早超声定位穿刺置管引流；如发生胆汁性腹膜炎，应尽早手术。

④ 肝性脑病：

a. 原因：患者因肝解毒功能降低及手术创伤，易致肝性脑病。

b. 表现：患者出现性格行为变化，如欣快感、表情淡漠或扑翼样震颤等前驱症状，应警惕发生肝性脑病。

c. 护理：

Ⅰ．病情观察：注意观察患者有无肝性脑病的早期症状，一旦出现及时通知医生。

Ⅱ．吸氧：做半肝以上切除者，需间歇吸氧 3—4 日，以提高氧的供给，保护肝功能。

Ⅲ．避免肝性脑病的诱因，如上消化道出血、高蛋白饮食、感染、便秘、应用麻醉剂、镇静催眠药等。

Ⅳ．禁用肥皂水灌肠，可用生理盐水或弱酸性溶液（如食醋 1—2 mL 加入生理盐水 100 mL），使肠道保持酸性。

Ⅴ．口服新霉素或卡那霉素，以抑制肠道细菌繁殖，有效减少氨的产生。

Ⅵ．使用降血氨药物，如谷氨酸钾或谷氨酸钠静脉滴注。

Ⅶ．给予富含支链氨基酸的制剂或溶液，以纠正支链/芳香氨基酸的比例失调。

Ⅷ. 限制蛋白质摄入,以减少血氨的来源。

Ⅸ. 便秘者可口服乳果糖,促使肠道内氨的排出。

（三）健康指导与康复

1. 疾病指导

注意防治肝炎,不吃霉变食物。有肝炎、肝硬化病史者和肝癌高发地区应定期做 AFP 检测或超声检查,以期早期发现。

2. 心理护理

帮助患者及家属消除紧张、恐惧心理,积极配合医生主动参与治疗。给予患者精神上的支持和关怀,鼓励患者和家属共同面对疾病,让患者平静舒适有尊严地度过生命的最后历程。

3. 饮食指导

多吃高热量及富含优质蛋白质、维生素和纤维素的食物,食物以清淡、易消化为宜,若有腹水、水肿,应控制水和钠盐的摄入量。

4. 休息与活动

术后 3 个月注意卧床休息,增加肝脏血流量有利于肝脏的修复及肝功能的恢复。有规律地适当活动(如慢跑、散步等),以身体不感到疲劳为宜。

5. 保持情绪稳定

尽量避免精神紧张和情绪激动,保持心情愉快,以积极乐观的态度配合各项治疗和护理。

6. 复诊指导

定期随访,第 1 年每 1—2 个月复查 AFP、胸部 X 线和超声检查一次,以便早期发现临床复发或转移迹象。若患者出现水肿、体重减轻、出血倾向、黄疸和乏力等症状及时就诊。

三十六、先天性胆总管囊肿切除＋胆肠吻合术护理

先天性胆管扩张症可发生于肝内、肝外胆管的任何部分,因好发于胆总管,又称胆总管囊肿,是小儿较常见的胆道畸形。黄疸、腹痛、肿块为本病的三大基本症状。本病癌变率随年龄增长而增加,故本病应早期诊断、早期治疗为宜。胆总管囊肿切除,胆总管空肠 Roux-en-Y 吻合术,是治疗该病的理想术式。Roux-en-Y 胆管空肠吻合术包括 Roux-en-Y 肠袢的处理、胆管-空肠吻合和空肠-空肠吻合。

（一）身心评估

（1）评估腹痛的诱因、部位、性质及有无肩背部放射痛等。

（2）评估患者有无意识模糊、寒战、高热、脱水等症状。

（3）评估患者巩膜、皮肤黄染情况,大小便的颜色等,判断黄染的程度。

（4）评估患者及家属对疾病的认知,患者的社会支持系统情况及家庭经济状况等。

（二）护理措施

1. 术前护理

（1）按一般外科护理常规护理。

（2）心理护理：主动与患者交谈，向患者及家属解释手术治疗的必要性，鼓励患者表达自身感受和学会自我放松的方法；根据患者的个体情况进行有针对性的心理护理，以增强患者对手术治疗的信心。此外，护士还应鼓励家属和朋友给予患者关心和支持，使其能积极配合治疗和护理。

（3）适应性锻炼：练习床上大小便，术前教会患者正确的咳嗽、咳痰方法、呼吸功能锻炼方法。

（4）营养状况：NRS2002 评分不小于 3 分者予营养支持，首选口服，必要时可选肠外等静脉途径。术前进行营养支持，护士应根据患者的饮食和生活习惯，指导患者进食高维生素、高热量、低脂肪、易消化、少渣的食物。对不能进食者，应遵医嘱予静脉输液，以改善患者的营养状况，提高对手术的耐受性。

（5）预防感染：保持清洁整齐的病房环境，每日进行床单整理，如患者有皮肤瘙痒，嘱患者切勿挠抓，以防皮肤破损发生感染。遵医嘱使用抗感染药物。

（6）胃肠道准备：术前 1 日及手术当日清晨行清洁灌肠，术前 2—3 天开始口服。术前晚口服恒康正清清洁肠道。术前 6 h 禁食，2 h 禁水，无糖尿病者口服碳水化合物。

肠道制菌剂，以减少术后并发感染的机会。术前 12 h 开始禁食，术前 4 h 开始禁水，以防因麻醉或手术过程中呕吐而引起窒息或吸性肺炎。术前给予胃肠减压。

（7）术前预防性使用接触物。手术前夜保证良好的睡眠。进手术室前应排尽尿液。必要时留置导尿管。

2. 术后护理

（1）生命体征监测：术后予心电监护，密切观察患者血压、脉搏、心率、呼吸、神志和体温变化。

（2）卧位：全麻未清醒的患者应平卧，头偏向一侧，使口腔内分泌物或呕吐物易于流出，避免吸入气管。麻醉清醒后，取低半坐卧位或斜坡位，以改善呼吸，减少腹壁张力，减轻疼痛与不适。

（3）生活护理：患者术后自理能力缺陷，做好口腔护理、会阴护理等，促进患者舒适。

（4）疼痛护理：给予半卧位，减轻切口疼痛；指导患者做深呼吸等放松方法；遵医嘱给予镇痛药物。

（5）饮食护理：一般术后持续胃肠减压 3—5 天。待肠蠕动恢复后可拔除胃管，拔管后当日可试饮少量水或米汤，第 2 日从低脂流质逐步恢复到低脂半流质，注意少量多餐，饮食应清淡、低脂，每次饮食后注意观察患者有无腹部不适。

（6）引流管的护理：各引流管要明确标记，妥善固定，定时挤压，保持通畅，防止管道阻塞、扭曲等情况，观察引流物的颜色、性质、量。

（7）切口的护理：保持切口敷料清洁，给予腹带加压包扎，如有渗出应及时通知医生处理。

（8）活动：鼓励患者早期活动。协助患者定时做深呼吸、有效咳嗽和排痰，预防肺不张和坠积性肺炎等并发症。

（9）并发症的观察：密切观察有无术后出血、感染、胆肠吻合口狭窄、胆瘘及吻合口瘘等症状，及时对症处理。

（三）健康指导与康复

（1）饮食指导：指导患者选择低脂、高蛋白、高热量、高维生素、易消化饮食，忌油腻食物和饱餐，肥胖者应减肥，糖尿病者应注意进行药物和饮食治疗。

（2）养成良好的生活规律，避免劳累和精神紧张。

（3）带 T 管出院者，教会患者自我护理。

（4）定期复查，如出现黄疸、发热、腹痛等症状，应及时就诊。

三十七、髂静脉压迫综合征介入手术护理

髂静脉压迫指髂静脉受压和(或)存在腔内异常粘连结构所引起的下肢和盆腔静脉回流障碍性疾病。髂静脉压迫不仅造成静脉回流障碍和下肢静脉高压，也是下肢静脉瓣膜功能不全和浅静脉曲张的原因之一，同时是继发髂-股静脉血栓的重要潜在因素。通过介入手段，在髂静脉狭窄处进行球囊扩张，必要时植入支架。该方法操作简单、创伤小、成功率高。

（一）身心评估

1. 身体状况

（1）评估患者健康史：是否长期从事站立工作及重体力劳动，是否肥胖，有无妊娠、慢性咳嗽及习惯性便秘史，有无下肢深静脉血栓形成、下肢动静脉瘘、盆腔肿块等。

（2）合并静脉曲张者，评估下肢静脉曲张的程度及部位，有无并发症。

（3）合并下肢深静脉血栓者，评估下肢的肿胀、疼痛、皮温、皮色、血运情况。

2. 心理-社会支持系统情况

评估患者的心理和社会支持系统情况：对疾病的了解程度，家属的支持程度，是否存在焦虑等。

（二）护理措施

1. 术前护理

（1）心理护理：给予全面的心理支持，介绍疾病相关知识、手术过程及麻醉方法，同类手术成功患者现身说教，以取得患者的配合及信任。

（2）体位：尽量卧床休息，抬高患肢，高于心脏水平 20—30 cm，可于腿下垫一软枕，并行足背伸屈运动，以促进下肢静脉回流；注意患肢保暖，衣裤宽松。

（3）饮食：予清淡、易消化的高热量、高维生素、低脂饮食，多食含粗纤维食物，保持大便通畅。

（4）术前准备：按血管外科手术术前护理常规护理，会阴部皮肤准备，介入手术术中用药准备等。

2. 术后护理

（1）按照介入手术局麻护理常规护理。

（2）穿刺点护理与观察：腹股沟穿刺点用手按压 1—2 h，以弹力绷带局部压迫 24 h，禁止屈髋 24 h。观察穿刺点局部有无出血、瘀斑、血肿等。

（3）体位：术后 24—48 h 绝对卧床，患肢抬高于心脏平面 20—30 cm，膝关节微屈，卧床

期间行足背伸屈运动。

（4）病情观察：予心电监护，监测患者生命体征变化。观察穿刺点敷料有无出血、渗血。为防止造影剂吸收引起急性肾衰竭，应嘱患者多饮水，观察尿量情况，同时观察有无造影剂迟发过敏反应等。

（5）药物护理：术后给予抗凝治疗，治疗期间，避免碰撞、摔跌，用软毛刷刷牙，观察有无出血倾向。

（6）并发症观察：支架移位、支架植入综合征、出血、支架内血栓再形成等，若出现腰部剧烈疼痛、血压下降、脉搏细速等，应及时报告医生处理。

（三）健康指导与康复

（1）行为指导：告诫患者绝对戒烟，避免长距离行走及久站，肿胀不适或卧床休息时抬高患肢，高于心脏水平 20—30 cm。

（2）饮食指导：予低脂、富含纤维素的饮食，保持大便通畅，多饮水，降低血液黏稠度，防止血栓形成。

（3）用药指导：遵医嘱口服抗凝药物，观察大小便颜色、血液黏稠情况，根据需要复查血常规及出凝血时间。

（4）复查指导：出院后 3—6 个月到门诊复查，若出现下肢肿胀，平卧或抬高患肢仍无明显消退，应及时就诊。

三十八、动静脉瘘狭窄介入手术护理

动静脉瘘（arteriovenous fistula，AVF）是一种血管吻合的小手术，将前臂靠近手腕部位的动脉和邻近的静脉作一缝合，使吻合后的静脉中流动着动脉血，形成一个动静脉内瘘。动静脉内瘘的血管能为血液透析治疗提供充足的血液，为透析治疗的充分性提供保障，是血液透析患者的"生命线"。自体动静脉内瘘狭窄是最常见的并发症，也是造成内瘘闭塞，最终失去功能最主要的原因。临床上对自体动静脉内瘘狭窄的治疗和预防一直缺乏理想的方法。近年来随着腔内介入方法在临床中的应用，其已取代传统的手术方法成为治疗内瘘狭窄的首选方法。

（一）身心评估

了解患者的一般情况和动静脉瘘的情况，向患者及家属介绍疾病介入治疗的相关知识，使患者的紧张、焦虑的情绪得到缓解，增进医患关系，积极配合治疗。

（二）护理措施

1. 术前护理

（1）按血管外科介入护理常规护理。

（2）保护患肢侧血管避免动静脉穿刺。

（3）保护患侧手臂皮肤勿破损，并保持皮肤清洁，防止术后感染。

（4）指导进行患侧肢体的活动。

（5）按血管介入手术准备术中用药。

2. 术后护理

（1）按血管外科一般术后护理常规护理。

（2）术侧手臂应适当抬高，促进静脉回流，减轻肿胀。

（3）每天检查内瘘口是否通畅，触及震颤、听到血管杂音表示通畅。

（4）敷料不可过紧，衣袖要宽松，避免吻合口处受压，禁止在该侧做输液、输血和血压测量等。

（5）术后安排患者透析，清除体内造影剂。

（6）每次穿刺前应观察瘘管有无炎症、感染、狭窄及动脉瘤等并发症，并触摸吻合口有无震颤，如发现异常及时通知医生并做出相应的处理。

（7）注意观察有无并发症出现，如血流量不足、血栓形成、窃血综合征、感染、动脉瘤、高输出量心力衰竭等。如出现任何一种并发症应及早通知医生并给予处理。

（三）健康指导与康复

（1）应教会患者及家属学会自我监测瘘管吻合口有无震颤，发生瘘管疼痛、出血、感染及震颤消失应立即来院就诊。

（2）嘱患者衣袖应宽松，瘘侧手臂勿负重、受压。

（3）瘘侧肢体禁止输液、输血、测血压等治疗及护理操作。

第五节　烧伤科护理常规

一、烧伤一般护理

烧伤一般指由热力，包括热液（水、汤、油等）、蒸气、火焰、炽热液体或固体所引起的组织损害。

（一）身心评估

（1）评估患者生命体征，意识，受伤时间、原因，受伤的环境，疼痛的程度，心理状态等。

（2）评估烧伤的面积、深度及烧伤的严重程度，有无声音嘶哑、吸入性损伤等，有无合并伤。

（3）评估尿量、尿色等变化，有无口渴恶心、呕吐等。

（二）护理措施

1. 体位

根据烧伤的部位和面积采取不同的体位。颈部烧伤患者的取高肩仰卧位，充分暴露创面；肢体烧伤患者，应抬高患肢，减轻肿胀。

2. 病情观察

严密观察患者体温、脉搏、呼吸频率、呼吸深度、心率、心律变化，发现异常及时通知医生,配合抢救。

3. 其他措施

（1）预防感染：入室应戴口罩、帽子,接触患者前应洗净双手,接触大面积烧伤患者时,须严格执行无菌操作。

（2）病室要求：病室内保持清洁、舒适,布局合理,根据受伤情况,安排不同病房。室温在 28—32 ℃,湿度在 60%—70%,重症烧伤患者住单间或抢救室。床单位每日用消毒液擦拭。病室每日用空气消毒机定时清毒 2 次,每次 2 h,必要时可增加消毒时间。

（3）晨、晚间护理：对于严重烧伤的患者,做好晨间和餐后的口腔护理,头面部无烧伤的患者协助漱口、刷牙,保持皮肤清洁,衣服宜宽松、柔软。

（4）压力性损伤护理：重视压力性损伤的预防,按时翻身,骨突处避免受压,保持床单干燥、平整,潮湿应及时更换。

（5）营养护理：鼓励及协助患者进食,根据各阶段病情需要合理调节饮食。

（6）做好静脉穿刺、输液护理：注意保护静脉,并按要求做好静脉置管的护理。

（7）护理记录：正确、及时记录病情变化,包括生命体征、出入液量、神志、情绪、食欲、大小便及创面情况。

4. 心理护理

针对烧伤患者不同时期的病情特点及心理状态、思想活动,积极做好心理护理。

（三）健康指导与康复

尽早指导与协助患者进行功能锻炼,减少因瘢痕增生引起的功能障碍。

二、电击伤护理

电击伤是指人体与电源接触后电流进入人体,电在人体内转变为热能而造成大量的深部组织,如肌肉、神经血管、骨骼等坏死。在人体体表上有电流进出人体时会造成深度烧伤创面,即电击伤的进口创面和出口创面。电击伤有特殊的并发症,护理中应严密观察。

（一）身心评估

（1）患者烧伤部位、面积、深度及程度。

（2）观察患者意识。

（3）评估心率变化。

（4）确定受伤原因,有无合并伤及内脏损伤。

（二）护理措施

1. 体位

头面部烧伤患者,采取半卧位,促进静脉回流,减轻肿胀。

2. 饮食

根据电烧伤的严重程度决定患者是否进食。未发生休克,均可进食,少量多餐,逐渐增加饮食。

3. 病情观察

（1）密切观察患者的意识和生命体征。

（2）动态观察电击伤的肢体血液循环的变化。

（3）对于严重电击伤患者，休克期尿量要求每小时达到 30—50 mL，避免引起急性肾衰竭。

（4）创面护理：创面保持干燥，注意创面颜色、气味等，选用敏感抗生素，防止厌氧菌感染。

（5）并发症观察与护理：

① 创面出血：床边备止血带、消毒手套、静脉切开包。特别是在患者用力、哭叫、屏气时容易出血，夜间患者入睡后更应严密观察。

② 急性肾衰竭：维持较好的肾灌注，尿量要求每小时达到 30—50 mL，严密观察是否有肌红蛋白、血红蛋白尿，发现尿量、尿色异常，应及时通知医生处理。

③ 白内障：入口邻近眼部时，在晚期可能并发白内障。

④ 脑水肿：观察患者生命体征，观察有无头痛、恶心、呕吐等脑水肿症状。

4. 心理护理

电击伤患者都有不同程度的伤残，应做好患者的心理护理，鼓励患者增强战胜疾病的信心。

（三）健康指导与康复

（1）伤口愈合后，早期进行肢体被动和主动锻炼。

（2）在完全愈合后，尽早使用弹力套和防瘢药物，预防和减轻瘢痕的超常增生。

三、大面积烧伤护理

大面积烧伤是指患者烧伤总面积达 50% 以上或重度面积在 10%—19%；或烧伤面积不足 31% 但情况严重或有休克现象；复合伤或伴有中、重度呼吸道烧伤。如不及时进行正确的救护，患者往往死于休克、感染，甚至败血症。

（一）身心评估

患者生命体征，意识，受伤时间、原因，疼痛程度，心理精神状态等。

（二）护理措施

1. 体位

按烧伤一般护理体位要求执行，保持肢体功能位，可应用翻身床，避免长期受压发生压力性损伤及过早发生溶痂。

2. 病情观察

（1）密切观察患者病情变化，定时监测生命体征、尿量，根据病情每 0.25—2 h 测一次。

（2）严密观察患者神志及创面情况，对可能出现的病情变化做到及时发现、及时处理。

3. 症状护理

（1）休克期护理：

① 输液护理：

a. 迅速有效地补液是抗休克的必要手段。应迅速建立有效的静脉通道，保证液体的输入。

b. 按先快后慢、先晶后胶、先盐后糖交替输入的原则补液，输液时，尤其应警惕心衰、肺水肿的发生。

c. 按时、按质、按量输入所需液体。严密观察患者尿量、血压、心率的变化。

② 室温的调节：夏季维持室温在 25—28 ℃，冬季维持室温在 30—32 ℃。

（2）感染期护理：主要是做好患者各项生命体征的观察及护理。

① 体温：高热时首选物理降温，如效果不佳，遵医嘱选择有效的药物降温；警惕败血症的发生。

② 呼吸、心率：感染可引起心率、呼吸的改变，并出现各种并发症，须严加注意。

③ 神志及精神状态：神志及精神状态可反映病情发展的综合情况，须严密观察，以便及时发现败血症的早期症状。

4. 心理护理

了解患者的心理需求及需要，给予同情、安慰，鼓励患者说出痛苦，给予针对性护理。

5. 呼吸道护理

（1）在大面积烧伤中，呼吸道吸入性损伤的发生率较高，须保持呼吸道通畅。

（2）给予低流量氧气吸入，防止低氧血症的发生。

（3）定时清除呼吸道异物及分泌物，适当给氧。床旁常规备气管切开包，出现异常情况及时处理。

6. 创面护理

及时清除创面坏死组织及分泌物，及时更换潮湿敷料，保持创面干燥。

（三）健康指导与康复

（1）尽早进行功能锻炼。

（2）应用弹力绷带或压力衣减轻瘢痕增生。

（3）保护皮肤，禁止使用刺激性护肤品及洁肤用品。

四、呼吸道烧伤护理

呼吸道烧伤以吸入性损伤为主，是热力和烟雾引起的呼吸道至肺实质的损伤，发病率与死亡率都很高。临床上根据损伤部位和病程将呼吸道损伤分为轻、中、重 3 度及早期、水肿期、肺部感染期和黏膜脱落修复期 4 期。

（一）身心评估

严密观察患者呼吸情况，有无声音嘶哑、刺激性咳嗽以及是否有呼吸困难进行性加重。

（二）护理措施

1. 体位与活动

（1）密切观察患者病情变化，防止窒息。

（2）单纯的呼吸道损伤患者应取半卧位。

（3）轻度的呼吸道损伤患者应取半卧位或仰卧头高位。

（4）合并其他损伤，应根据具体情况调整体位。

（5）定时更换卧位、翻身拍背，指导患者深呼吸，自行咳痰，促进体位引流。

2. 症状护理

（1）呼吸道梗阻：这是呼吸道损伤早期的主要威胁，应床旁备气管切开包，严密患者观察呼吸情况，定时更换体位，翻身拍背，避免发生呼吸道梗阻，按要求进行呼吸道湿化、气管内灌洗。

（2）低氧血症：常规吸氧，采用持续低流量吸氧或控制性氧疗，严密监测血氧饱和度及血气分析结果，吸入性损伤后并发的低氧血症须辅助机械通气，吸痰前后给予高流量吸氧。

（3）肺水肿：早期补液时加强心、肺功能监测，并发呼吸衰竭、肺水肿严重时，可酌情给予利尿剂和少量多巴胺类药物。

（4）肺部感染：这是呼吸道损伤的常见并发症，应严格遵守无菌操作原则，及时湿化呼吸道，清除呼吸道内分泌物，促进引流等。

3. 心理护理

（1）主动与患者交流，解释病程变化及伴随的不适，告知治疗方案、目的及注意事项等。

（2）不能说话的患者鼓励患者借助手势、文字等方式沟通，及时满足患者需要等。

（三）健康指导与康复

（1）鼓励患者咳嗽，帮助翻身、拍背，预防肺部并发症。

（2）患者出院后须定期行肺功能检查，及时进行防治。

五、烧伤创面护理

（一）身心评估

（1）评估患者受伤时间、原因，烧伤面积、深度、部位，患者年龄等。

（2）评估创面情况：创面颜色、分泌物、异味、肿胀情况，有无干枯及坏死斑等。

（二）护理措施

1. 一般护理

（1）病室环境符合消毒隔离要求，避免交叉感染。

（2）根据创面情况，采用包扎疗法、暴露疗法、半暴露疗法。

（3）烧伤面积大时应卧翻身床。

2. 包扎治疗

（1）包扎治疗注意抬高患肢，以促进静脉回流，减轻肿胀，观察远端末梢血循环情况。

（2）双手及关节部位包扎，应注意固定于功能位，各指（趾）间应以敷料分隔包扎，防止粘连而形成并指畸形。

（3）患者如出现高热、血象异常，应及时打开敷料，检查创面情况，判断创面是否感染。

（4）女性患者会阴周围烧伤，可在双大腿上方内侧、肛门周围用油纱保护敷料，做好大小便护理。

3. 脱痂溶痂期创面的护理

（1）暴露疗法：纱布必须紧贴于创面，以免积脓。

（2）半暴露疗法：去除外层敷料，仅留一层油纱，以免创面愈合过程中磨破新生表皮而影响愈合，纱布待创面愈合后自行脱落。

4. 浸浴疗法

（1）初次浸浴时，应向患者做好解释工作并使其配合。

（2）应确定患者的生命体征是否稳定，患者身体条件允许才可进行浸浴治疗。浸浴中，如患者出现面色苍白、心悸、出冷汗、脉搏细弱等虚脱表现，应立即停止浸浴并予相应处理。

（3）浸浴后可行半暴露，用烤灯烤干。

（4）先清洗无痂创面，再剪除部分分离焦痂，以免在浸浴开始时即发生创面出血，在水中不易自然凝血；注意保暖，浸浴时保持室温。

5. 晚期残余创面的护理

（1）避免创面脓性分泌物浸渍使创面扩大。

（2）深度烧伤创面愈合后，即应用弹性绷带或弹力套压迫，再行功能锻炼。

（3）供皮区或深度创面在愈合过程中，常常出现痒感，嘱患者不要抓、挠，以免皮肤破溃感染。

（4）晚期残余的创面，易导致患者心理问题及功能障碍，护理人员及家属应给予更多的关心和帮助。

（三）健康指导与康复

（1）烧伤早期采取有效的预防措施，防治结合，预防为主。

（2）坚持功能锻炼，维护关节部分功能位置。

（3）从日常生活训练开始，从小范围活动开始，逐渐扩大活动范围，增加活动频率。

六、体表肿瘤护理

（一）身心评估

（1）评估肿瘤出现的时间、持续时间、伴随的症状，评估肿瘤的形态特征、活动度、颜色、质地、活动度。

（2）评估肿瘤的相关因素。

（3）询问既往史、家族史及用药史。

（4）心理评估：患者对手术期望值和家庭支持情况。

（二）护理措施

1. 术前护理

（1）心理护理：耐心解释，指导患者积极配合手术和治疗。

（2）局部皮肤护理：术前1日清洗术区，术前2h剔除特殊手术部位（头皮、腋窝、会阴）毛发（切忌刮破皮肤），对烧伤区瘢痕要仔细清洗皱褶与凹陷处，协助患者理发洗澡，术前更换清洁衣裤。

2. 术后护理

（1）饮食：术后麻醉清醒后按麻醉方式及手术部位的不同，指导合理饮食。

（2）体位：四肢肿瘤的患者应使术肢抬高，以利于血液循环，头面部、胸部肿瘤全麻的患者清醒后 6 h 取半卧位。

（3）伤口护理：保持敷料清洁干燥，观察有无活动性出血并处理。

（4）皮瓣血运观察：转移皮瓣的患者注意观察皮瓣颜色、温度，毛细血管充盈、肿胀情况。

（5）并发症观察：有无出血、皮下血肿、伤口感染等。

（三）健康指导与康复

（1）术区避免日光直射，以防色素沉着。

（2）6 个月内手术区预防瘢痕增生，坚持用抗瘢痕药。

（3）关节部位坚持功能锻炼。

七、皮肤软组织扩张器植入术护理

将皮肤软组织扩张器植入正常皮肤软组织下，通过向扩展囊内注射液体增加扩张器容量，在皮肤组织深面对表面皮产生膨胀压力，使皮肤面积被扩展，并促进皮肤等组织细胞分裂增殖，而获得"额外"皮肤，利用新增加的皮肤软组织转移进行组织修复和器官再造。

（一）身心评估

（1）评估患者病情、意识、生命体征。

（2）评估埋置扩张器术区的皮肤情况，有无疼痛、肿胀，局部有无血肿。

（二）护理措施

1. 术前护理

（1）按围手术期一般护理常规护理。

（2）皮肤准备：若头部埋置扩张器，男孩须剃光头发，女孩应剃除刀口处直径 8 cm 以内的头发，手术前晚及术晨各洗头一次，术晨将余发向健侧或向后梳理成辫子。

2. 术后护理

（1）体位：术后 3 天卧床休息。

（2）饮食：进食营养丰富、易消化食物，禁食辛辣刺激性食物。

（3）病情观察：

① 保持敷料清洁、干燥。严格观察局部敷料有无渗漏、术区皮肤血运情况及有无血肿发生。

② 引流管护理：每班更换引流袋，保持负压引流管通畅，避免扭曲、打折。观察引流量的颜色、性质、量，并做记录。

（4）并发症的护理：

① 出血：最常见是皮下血肿，密切观察局部皮肤血运、肿胀情况及引流量，发现异常及

时汇报医生,遵医嘱给予止血药物治疗。必要时停止负压吸引。

② 感染:严格按无菌技术操作。

③ 扩张器外漏:观察刀口处皮肤情况,注水后观察扩张器埋置处皮肤血运情况,发现异常及时汇报医生处理。

(三)健康指导与康复

(1)注水后要严密观察局部皮肤颜色、温度、血运的情况,如发现异常及时处理。

(2)注意保护注射壶处皮肤,穿柔软的纯棉衣物,避免衣物摩擦扩张器处皮肤,造成皮肤损伤。

(3)加强患者自我保护意识,避免局部碰撞和压迫。

(4)寒冷季节对扩张器埋置部位进行保暖,避免冻伤,夏季避免蚊虫叮咬。

(5)每次注射后详细登记注射时间、部位、注入量及患者的反应。

八、植皮供皮区护理

烧伤患者后期难以愈合的创面往往需要进行手术植皮治疗,即于人体某一部分取皮片移植到烧伤创面上,重新建立血液循环并保持其存活,由此修复烧伤创面,而供皮的部位称为候皮区。

(一)身心评估

(1)评估患者病情、取皮部位及所取皮片的类型。

(2)评估供皮区的血液循环和皮肤颜色。

(二)护理措施

1. 术前护理

(1)心理护理:术前与患者及家属沟通,使其了解供皮区的处理措施及预后,消除顾虑,取得配合。

(2)皮肤准备:术前1日做好供皮区皮肤准备,清洁供皮区,头皮取皮术前1日应剃发,术晨再次剃发,避免剃破皮肤,引起皮肤感染。

2. 术后护理

(1)体位:供皮区为下肢时,抬高下肢,促进静脉回流,观察肢端血运情况。

(2)病情观察:

① 创面护理:保持敷料清洁、干燥。供皮区实施半暴露疗法时,对于凡士林纱布应让其自然脱落,勿强行揭除。

② 供皮区出现臭味、分泌物及疼痛等异常现象时,及时汇报医生。

③ 供皮区瘙痒切忌抓,防止出血感染。

(3)心理护理:解除患者心理负担,使患者以稳定的心理配合。

九、植皮受皮区护理

烧伤患者后期难以愈合的创面往往需要进行手术植皮治疗,一般会在自身健康皮肤处取下部分皮肤,用来覆盖切除的瘢痕区域。这块切除的瘢痕区域,称为受皮区。

(一)身心评估

评估患者病情、皮肤缺损部位的情况、植皮方法等。

(二)护理措施

(1) 体位:术后抬高患肢 15°—30°,以增加血液回流,减轻肿胀,患肢制动。卧床休息 7—10 天。

(2) 创面护理:检查创面敷料有无渗血、渗液,有无异味,有无松脱或过紧情况。保持外敷料清洁、干燥;禁止在植皮区肢体输血、输液、测血压,以免产生皮下血肿。

(3) 疼痛护理:检查敷料包扎松紧度是否适宜。避免因包扎过紧导致疼痛。

(4) 观察植皮区周围是否有红肿,敷料有无渗出或异味,发现异常及时通知医生。

(5) 心理护理:解除患者心理负担,使患者以稳定的心理配合治疗。

(三)健康指导与康复

植皮区皮肤瘙痒切忌抓挠,防止感染。植皮区创面完全愈合后,应佩戴弹力套 6 个月,防止瘢痕增生。辅助物理治疗和功能锻炼。

十、负压创面治疗技术护理

负压创面治疗(NPWT)是采用专用泡沫敷料,利用透明贴膜封闭伤口,使用专用负压泵产生精准控制的负压,来促进伤口愈合的技术。

(一)身心评估

(1) 患处评估:致伤的原因、损伤的部位及程度。

(2) 全身情况:患者有无心悸、脉速、血压下降、高热等异常情况。

(二)护理措施

1. 术前护理

(1) 心理护理:了解患者的心理反应,尽力给予帮助;宣教负压创面治疗技术,提高患者治疗信心。

(2) 麻醉床边准备有效的稳定负压装置。

2. 术后护理

(1) 监测患者体温、心率、呼吸、血压、血氧饱和度变化。

(2) 抬高患肢,保持患肢末梢血运良好。

(3) 保证持续有效的负压,压力维持在 0.02—0.04 MPa;不可牵拉、压迫、折叠引流管。

（4）观察引流液的性质和敷料表面的颜色，如有大量新鲜血液被吸出，及时报告医生。

（5）注意执行无菌操作，根据引流情况更换负压引流装置。

（6）给予高蛋白、高热量、富含维生素的易消化饮食。

（三）健康指导与康复

（1）指导患者行功能锻炼。

（2）多食水果蔬菜，多饮水。

（3）修复好的创面，应加强局部保护，防止外伤、烫伤和冻伤，避免长期受压。

（4）面部等修复创面避免日光暴晒，防止色素沉着。

十一、烧伤截肢患者护理

烧伤截肢术是指通过手术切除失去生存能力、没有生理功能、危害人体生命的部分或全部肢体，以挽救患者生命。

（一）身心评估

（1）全身评估：患者的机体状况能否接受手术，患者血压、血糖控制情况，患者截肢后安装假肢的条件、功能康复及训练情况、利用假肢活动能力的大小。

（2）肢体评估：对因不同病因而截肢应进行不同评估。

（二）护理措施

1. 术前护理

（1）对于急危重患者应先抢救生命，纠正休克及水电解质、酸碱失衡，防止脏器的病理损害和功能衰竭。积极控制疾病的发展，改善机体状况，增加手术的安全度。

（2）遵医嘱合理使用抗生素。

（3）控制和消除潜在疾病。

（4）饮食指导：遵医嘱静脉补充营养，术前禁食、禁水。

（5）备皮：有伤口或感染病灶者术前应换药，防止对周围的感染。

2. 术后护理

（1）按术后护理常规护理。

（2）严密观察患者神志、生命体征和残端伤口情况，床旁备止血带、沙袋，严密观察伤口渗血情况。

（3）观察残端皮肤有无压痛发红及皮肤刺激等，了解患者疼痛情况，必要时予以镇痛。

（4）术后抬高患肢不宜超过 2 日，使患肢维持在伸展位或功能位。

（5）伤口愈合后，指导患者每日用中性肥皂清洗残肢，不能浸泡或在残肢上涂乳液油，以免软化残肢的皮肤，也不可擦酒精，酒精会使皮肤干裂。

（6）给予残端均匀压迫，使残端软组织收缩，还可对残端进行按摩或拍打，用残端蹬踩等，并逐渐负重，可强化残肢面的韧性及肌肉力量。

3. 常见并发症的预防及护理

（1）出血及血肿：

① 床旁备止血带和沙袋便于及时止血。

② 术后 24—72 h 内拔除引流物，拔引流物时可适当压迫周围组织，如有大量积血应延缓取出引流物，应加压包扎。

③ 引流物取出后发现残端血肿，在无菌条件下穿刺抽吸，并加压包扎。

④ 严重出血或血肿反复发生者，须手术探查止血。

（2）残端感染：

① 严格执行无菌操作，尽可能清除坏死组织，术后适当加压包扎，根据术中情况残端留置引流管。

② 及时做药敏实验和细菌培养，合理使用抗生素。

（3）残端窦道和溃疡：

① 早期加强残端护理，保持残端清洁，注意皮肤护理。

② 皮肤糜烂和溃疡者，应针对病因及时去除，按时换药，必要时全身应用抗生素。

③ 慢性不愈的窦道应采取手术治疗。

（4）残肢疼痛：

① 术后疼痛应及时应用镇静剂。

② 骨质增生、死骨存留者，可通过手术切除骨刺、清除死骨等。

③ 适当变动假肢套筒可避免局部的压迫与牵拉，可减轻疼痛。对神经瘤引起的顽固性疼痛，通过手术切除局部瘢痕组织和神经瘤，使神经断端回缩致正常的肌肉间隙中。

④ 患肢觉和患肢痛。手术前做好解释工作，使患者有充分的思想准备，心理治疗是预防患肢痛的有效方法。也可采用理疗等方法，顽固性疼痛者可行普鲁卡因封闭。

（5）关节挛缩：

① 患肢抬高不可过久，及时将患肢置于功能位，膝下截肢术后，不要让患肢长时间处于屈卧位。

② 术后及时应用镇痛药物，解除肌肉痉挛，病情稳定后及早开始患肢的功能锻炼，防止患肢挛缩。严重的关节屈曲挛缩需通过楔形石膏和手术治疗。

（三）健康指导与康复

（1）鼓励患者早日床上坐起或离床进行残肢运动训练，主要练习呼吸运动、健肢的运动，以及残肢近侧部分的肌肉运动；伤口拆线后行残肢肌肉的主动活动、截肢侧关节活动、按摩等。

（2）询问患者运动后感觉，如有不适应及时卧床休息，防止过度运动。

（3）如患者害怕疼痛，可在运动前 30 min 给予止痛剂。

第六节　骨科疾病护理常规

一、骨科手术一般护理

（一）术前准备

（1）按一般外科护理常规护理。

（2）皮肤准备：原则上如果不影响手术也可以不备皮，以防感染的发生。如必须备皮则在术晨将准备范围内皮肤上的汗毛或毛发去除（剪毛或用去毛膏），再清洗擦干。

（二）术后护理

（1）选用硬板床，按一般外科术后护理常规及麻醉后护理常规护理。

（2）卧位：

① 四肢手术后抬高患肢，以利于血液回流。

② 对石膏或支具外固定的肢体摆放，应以舒适、有利于静脉回流、不引起石膏断裂或压迫局部软组织为原则。

（3）严密观察患肢血液循环。

（4）骨科手术后一般 10—14 天后拆线。

（三）健康指导与康复

（1）指导患者及时进行功能锻炼，目的是恢复局部肢体功能和全身健康，防止并发症，使手术达到预期效果。

一般术后锻炼可分为 3 期：

① 初期：术后 1—2 周，在医护人员的辅助下，活动量由轻到重，幅度由小到大。

② 中期：从手术切口愈合、拆线到去除牵引或外固定用物的一段时间内，可根据病情需要，在初期锻炼的基础上及时增加运动量、强度、时间。

③ 后期：加强对症锻炼，使肢体功能尽快恢复。

（2）鼓励患者早期床上运动，手拉吊环，抬高身体，增加肺活量及促进循环，防止肺不张、肺部感染、压力性损伤、下肢深静脉血栓形成。

二、石膏固定护理

石膏固定是利用无水硫酸影响钙吸收水后的强塑性，制造骨科患者所需要的石膏模型，以达到固定骨折部位、制动肢体等治疗目的一种医疗技术。

（一）一般护理

（1）凡行石膏固定的患者应进行床头交接班，倾听患者主诉并观察肢端皮肤颜色、温度、肿胀、感觉及运动情况,如肢端苍白或发绀,皮温降低、感觉减退、无法自主活动或被动活动时疼痛等,护士应立即评估石膏松紧度,并通知医生处理。

(2)石膏未干固前需搬运患者时,须用手掌托住石膏,忌用手指捏压,预防变形与折断。寒冷季节,未干固的石膏需覆盖被毯时应用支架托起。

(3)患肢体位:下肢石膏固定的患者,可用硬枕垫在小腿以抬高患肢,使其高于心脏水平 20 cm,以利于淋巴、静脉血液回流,减轻肿胀、上肢石膏固定的患者,可用前臂吊带悬吊,将患肢抬高。

(4)石膏固定的护理:观察石膏固定是否有效,不能过紧或过松,如发生过紧或过松及时处理。寒冷季节注意石膏固定部位保暖,并保持石膏的清洁、干燥。会阴及臀部周围的石膏易受大小便污染,故除保持局部清洁外,石膏开窗大小要适宜。有污染时,及时用软毛巾擦拭干净等。

(二)预防皮肤压力性损伤

经常观察和检查露于石膏外的皮肤,石膏边缘及足跟、肘部等未包石膏的骨突处,每日按摩 2 次以促进血液循环,防止皮肤压力性损伤形成。

(三)出血观察

(1)石膏内面切口出血时,应观察石膏表面、边缘及床单有无血迹。

(2)判断石膏表面血迹是否扩大,若发现石膏表面有血迹渗出,应在血迹边缘用笔画圈标记,并注明日期和时间。如发现血迹边界不断扩大,应报告医生。

(四)功能锻炼

指导患者加强未固定部位的主动功能锻炼及固定部位的肌肉等长舒缩活动。定时翻身,患肢置功能位。病情允许时,适度下床活动。

三、牵引护理

牵引是利用适当的持续牵引力和对抗牵引力达到整复和维持复位的治疗方法,包括皮牵引和骨牵引。

(一)一般护理

(1)向患者及家属解释牵引方法、效果,建立信心。

(2)全面掌握病情。了解患者有无其他并发症,评估患者对牵引的耐受性。

(3)保持有效牵引。经常检查皮牵引装置是否过紧或过松。牵引砝码接触地面或紧靠身体。牵引绳光滑无阻。牵引绳与被牵引肢体在同一轴线上,牵引重量不可随意增加或移去,抬高患肢。

(4)观察患肢末梢血运,如皮肤的颜色、温度、感觉,肢体运动情况,足背动脉或桡动脉搏的情况,肢体肿胀程度。

(5)预防并发症:

① 预防压力性损伤:避免局部长期受压,并保持皮肤、床单位清洁、干燥。皮牵引者及

时观察有无胶布过敏现象。

②预防牵引针、弓滑落：及时观察，如发现有牵引针移位，牵引弓螺母松动现象，及时处理。

③预防牵引针眼感染：钉孔处每日滴 75％酒精 2 次，或无菌新型敷料覆盖牵引针眼处，一般 7—10 日更换一次，渗出多随时更换，防止局部感染。

④预防关节僵直：应鼓励患者进行主动和被动运动，包括肌肉等长收缩、关节活动和按摩等。

⑤预防足下垂：下肢牵引时，在膝外侧垫棉垫，防止压迫腓总神经。应用足底托板，置踝关节于功能位，加强足部的主动和被动运动。

⑥预防坠积性肺炎：定期翻身、拍背，促进排痰。

⑦预防便秘。

（三）健康指导与康复

（1）指导患者进行肌肉等长舒张收缩运动及关节活动，防止肌肉萎缩和关节僵直。

（2）保持牵引的有效性。

（3）做好出院指导。

四、小夹板固定护理

小夹板固定是利用与肢体外形相适应的特殊夹板，配以薄软的衬垫，外侧给予绷带包扎形成 2—3 处着力点，用以固定骨折部位，防止移位。

（一）一般护理

（1）按骨科疾病一般护理常规护理。

（2）做好患者心理护理，消除恐惧心理。

（3）选择适合的夹板和内衬。

（二）夹板固定后护理

（1）夹板和内衬不可随意移动或解除。

（2）布带捆扎松紧合适，一般以围绕 2 周、上下活动 1 cm 为宜。活结打在外侧或避开伤口。

（3）复位外固定后搬运肢体，应充分给予支托，保持局部固定不移位。上肢要用三角巾托起，悬吊在胸前。

（4）注意观察患肢血液循环，发现肢端皮肤苍白或青紫，温度下降，脉搏减弱或消失，剧烈疼痛或指、趾麻木，有活动障碍时，应立即放松布带，重新检查处理。

（5）复位后肢体肿胀：应每日调整放松布带。复位 4 天后肿胀开始消退，须每日调整收紧布带，及时复查 X 片。

（6）抬高患肢，以助静脉和淋巴血液回流，减轻肿胀及疼痛。

（7）注意倾听患者主诉，避免因衬垫移位或包扎过紧造成局部压迫性溃疡或坏死。

（8）鼓励患者进行固定位置以外关节和固定位置以内肌肉的活动，避免关节强直和肌肉萎缩。

（9）小夹板多在门诊应用，应在术后次日、3 天、1 周、2 周随访，直到 X 线显示骨折对位对线良好。

（三）健康指导与康复

（1）指导早期功能锻炼，即未固定部位的主动锻炼和固定部位的肌肉等长舒缩等，动作要轻柔，辅助按摩。

（2）上肢夹板固定第 1 周嘱患者握拳和进行背肌收缩；第 2 周握拳同时做腕关节及肘关节屈伸活动；第 3 周开始加做肩部的前屈、后伸活动。

（3）下肢固定者，第 1 周做踝关节、足趾伸屈活动；第 2 周开始进行膝关节伸屈；第 3 周加做膝关节活动；第 4—6 周骨折基本稳定，可下地行走，但不可负重。

（4）一般上肢固定 6—8 周，下肢固定 8—10 周，要及时复诊。

五、脂肪栓塞综合征护理

脂肪栓塞综合征是指长骨骨折或骨盆骨折后 24—72 h 骨髓脂肪入血形成脏器和组织的脂肪栓塞，出现以呼吸窘迫、意志障碍、皮肤瘀斑、进行性低氧血症为特征的综合征。

（一）身心评估

（1）严密观察患者生命体征的变化。

（2）观察患者意识状态，无脑外伤的骨折患者如突然出现昏迷、抽搐、复视、颈项强直、偏瘫或肌力下降、瞳孔大小不等、括约肌麻痹等，均提示有脂肪栓塞引起脑缺氧、脑水肿的可能。

（3）观察呼吸困难的程度，无胸、脑外伤的患者如发现呼吸困难，呼吸频率为 25 次/min 以上并伴有胸痛、胸闷、咳嗽者提示有脂肪栓塞的可能。

（4）观察患者有无发热、速脉。如患者无其他感染迹象，而体温突然升至 38 ℃以上，脉搏达 120—200 次/min，即提示脂肪栓塞的可能。

（5）注意观察动脉血氧分压。

（6）心理评估：评估患者心理状态，对疾病的认识程度及需求，家庭-社会支持系统情况。

（二）护理措施

（1）做好患者及家属的心理护理，使其配合治疗和护理。

（2）严密观察病情变化，及时测体温、脉搏、呼吸、血压并联系其他病变综合分析，在条件较好的医院及时送入 ICU 监护。

（3）注意对骨折肢体进行安全、有效的制动，正确固定、牵引伤肢。在搬运、翻身、更换床单、护理皮肤时动作轻柔。经常观察伤肢血运情况，及时处理过紧的石膏夹板及包扎物，抬高肿胀肢体。

（4）保持呼吸道通畅，按病情需要分别给予吸痰、给氧、高压氧疗、气管切开、人工呼吸器等护理，加强口腔、会阴及皮肤护理，预防吸入性肺炎、泌尿系统感染、皮肤压力性损伤等并发症。

（5）搬动患者时应注意观察病情变化。

（6）注意保护头部，可用头部降温、脱水治疗等方法以治疗脑水肿。

（7）遵医嘱保证药物的治疗。

（8）预防感染。

（9）控制输液量，避免加重脑水肿、肺水肿。

（10）给予低脂饮食，禁食脂肪餐，昏迷患者应禁食。

（三）健康指导与康复

脂肪栓塞重在预防。骨折后应进行正确的固定，操作手法应轻柔，这对预防脂肪栓塞综合征十分重要。告诫骨折患者骨折处未固定时应绝对禁止活动。

六、挤压综合征护理

挤压综合征是指机体肌肉丰富的部位（肢体、躯干），被外来重物或自身重力长时间挤压或严重闭合损伤后，由于局部缺血，造成肌肉大量坏死，出现以上肢肿胀为特点的一系列局部症状，并有高血钾、代谢性酸中毒、肌红蛋白尿、氮质血症等急性肾衰竭表现，死亡率高达60%以上。

（一）身心评估

（1）注意观察患肢的末梢血运。

（2）观察患肢的疼痛情况。

（3）严密观察患者生命体征的变化。

（4）心理评估：评估患者心理状态，对疾病的认识程度及需求，家庭-社会支持系统情况。

（二）护理措施

（1）做好心理护理，消除患者的恐惧心理，使其配合治疗。

（2）心电监护。密切监测患者生命体征及心电图的变化，注意有无高血钾征象。

（3）建立静脉通道及吸氧，纠正水、电解质及酸碱失衡。

（4）保留导尿。观察尿液的颜色、性状及量，有无红棕色、褐色或茶色等肌红蛋白尿的表现。准确记录尿量及出入量。

（5）密切观察挤压部位状况，如肢体远端发生血液循环障碍，应通知医生并积极完善术前准备，行切开减压。

（6）患肢给予制动，禁止抬高、按摩、热敷、使用止血带及加压包扎等。

（7）严密观察患肢末端血液循环情况，如颜色、温度、感觉、运动及肿胀等。

（8）对切开减压者，注意观察切口的渗液、渗血及患肢肿胀情况，严格执行无菌操作，保持敷料清洁、干燥。

（9）如放置引流管者，加强引流管护理。

（10）按急性肾衰竭护理常规护理。

（11）按高血钾症患者护理常规护理。

（三）健康指导与康复

向患者及家属介绍有关挤压综合征的知识，并告知治疗护理的方法，介绍疾病治愈的情况，使患者及家属对疾病及治疗护理有所了解，增加战胜疾病的信心。

七、骨折护理

骨的连续性完全或部分中断称骨折。

（一）一般护理

（1）心理护理：耐心倾听患者主诉，理解、同情患者感受，与患者一起分析焦虑及不适产生的原因，尽可能清除引起焦虑的因素，满足患者卧床期间的生活需要。

（2）饮食：给予骨折愈合所需的营养。

（二）护理措施

（1）密切观察患肢感觉、运动、皮温、血运等情况。

（2）如有疼痛，查明原因，及时给予处理。

（3）注意外固定处的松紧，应随时调整。

（4）抬高患肢，促进静脉回流，预防肿胀。

（5）外固定期间应注意固定肢体的肌肉和未被固定关节的活动，解除外固定后再进行整个肢体的活动。

（6）预防卧床引起的各种并发症。

（三）健康指导与康复

（1）环境应安静舒适，并为生活不能自理的患者提供方便。

（2）讲解疼痛产生的原因及解决的方法。

（3）说明外固定和抬高患肢的目的。

（4）介绍功能锻炼的意义，以取得配合，并教其正确的方法。

（5）做好饮食指导。

八、锁骨骨折护理

锁骨骨折多因间接暴力所致，好发于锁骨中外 1/3 处。成人多为短斜骨折，儿童多为青枝骨折。直接暴力可引起粉碎性骨折，但较少见。

（一）一般护理

（1）按骨科疾病一般护理常规护理。

（2）复位后保持有效固定，不可压迫太紧，尽量卧床休息。

（3）去枕平卧于硬板床上，两肩胛骨间垫一窄枕以便两肩后伸、外展。

（4）了解疼痛的性质，及时向医生汇报处理。

（5）观察有无神经损伤及压迫症状。

（6）给患者以精神安慰，减轻其焦虑心理。

（7）指导患者及家属掌握适时功能锻炼方法。

（二）护理措施

1. 术前护理

（1）按骨科术前护理常规护理。

（2）保持有效固定。

2. 术后护理

（1）按骨科术后护理常规护理。

（2）体位护理：取仰卧位，避免侧卧位，给予三角巾悬吊，防止患侧上肢下坠，保持上肢功能位。

（3）用锁骨带或"8"字带固定者，须注意保持有效固定，不能压迫太紧，尽量卧床休息。

（4）观察切口渗出情况，保持敷料清洁、干燥。

（5）观察患侧上肢血运有无感觉、运动障碍，出现异常及时汇报处理。

（6）指导患者及家属掌握适时功能锻炼的方法。

（三）健康指导与康复

（1）局部固定后应保持挺胸提肩姿势，练习手部及腕、肘关节的各种活动，并叮嘱练习肩关节外展、后伸，如做挺胸、双手叉腰动作。除了必须以卧位保持复位和固定的患者外，均可下地活动，但要忌做肩前屈、内收等动作。

（2）解除外固定后，开始全面练习肩关节活动。首先分别练习肩关节每个方向的动作，重点练习薄弱方面，如肩前屈。活动范围由小到大，次数由少到多。然后进行多个方向动作的综合练习，如肩关节做环转活动，两臂做划船动作等。

九、四肢骨折手术护理

常见的四肢骨折有肱骨干骨折，肱骨髁上骨折，尺、桡骨干骨折，桡骨下端骨折，股骨颈骨折，股骨干骨折，胫腓骨骨折，胫骨平台骨折，髌骨骨折等。

（一）身心评估

（1）全身评估：患者生命体征、骨折部位、有无合并症。

（2）局部评估：患肢血运、感觉、活动、肿胀情况及支具佩戴情况。

（二）护理措施

1. 术前护理

（1）按骨科术前护理常规护理。

（2）心理护理，向患者解释手术的目的，取得配合。

2. 术后护理

（1）按骨科术后护理常规护理。

（2）采取合适的体位，适当抬高患肢，促进静脉回流，减轻患肢肿胀和疼痛。股骨颈骨折者，应保持肢体于外展中立位，防止因髋关节内收、外旋造成髋关节脱位；股骨干骨折者保持患肢外展、抬高位；长期肢体固定及关节内骨折，应置患肢于功能位。

（3）若无禁忌证，应早期进行关节和肌肉的主动运动，促进局部血液循环，以利静脉血液和淋巴液回流。

（4）及时调整夹板、绷带或石膏的松紧度，对疑有骨筋膜室综合征者，应及时通知医生做减压处理。

（5）严密观察四肢骨折患者肢端有无剧痛、麻木、皮温降低，苍白或青紫等征象；有无肢端甲床血液充盈时间延长、脉搏减弱或消失等动脉血供受阻征象。对血液灌注不足的肢体，需防抬高患肢过高时加重缺血症状，严禁局部按摩、热敷、理疗，以免加重组织缺血损伤。

（6）观察伤口的渗血情况，保持敷料清洁、干燥。

（7）对长期卧床者，定时拍背，鼓励患者咳嗽咳痰，防止坠积性肺炎。协助患者定时翻身和按摩骨突处，保持床单整洁、干燥，防止压力性损伤发生。

（8）根据骨折愈合的过程指导患者循序渐进地进行功能锻炼，防止关节僵硬，肌肉萎缩废用综合征等的发生。

（三）健康指导与康复

（1）营养指导：调整膳食结构，保证营养的供给。

（2）功能锻炼：指导患者有计划和正确地进行功能锻炼。

① 胫腓骨干骨折：伤后早期进行髌骨的被动活动和趾间关节运动。支具固定期练习膝踝关节活动，禁止在膝关节伸直状态下旋转大腿，以免影响对骨折部位的稳定。待除去外固定后，全面进行关节活动，逐步下地行走。

② 肱骨干骨折：复位固定后即开始手指主动屈伸运动。夹板外固定或手术内固定者。2—3周后进行腕、肘关节的主动活动和肩关节的外展内收活动。4—6周进行肩关节的旋转活动。

③ 肱骨髁上骨折：伤后1周内开始练习握拳、伸指、伸腕活动。

④ 尺、桡关节双骨折，进行功能锻炼时应避免骨折段再移位。

⑤ Colles骨折：复位固定后即开始握拳，运动手指掌指、肘关节及前臂主动伸缩，并逐渐进行肩关节屈、伸、内收、外展、内旋、外旋、环转和屈伸活动。至3—4周解除固定后，两手掌相对练习腕背伸，两手背相对练习掌屈。

⑥ 股骨颈骨折：按康复进程进行功能锻炼，正确使用拐杖及其他助行器，以防跌倒。

⑦ 股骨干骨折：疼痛减轻后，即开始进行股四头肌等长收缩，以促进血液循环。

（3）定期复查，评估功能锻炼恢复状况。

十、骨盆骨折护理

骨盆骨折是指骨盆壁的一处或多处连续性中断。发病率占全身骨折的 1%—3%，其病死率在 10% 以上，是临床上较多见的骨折之一。

（一）身心评估

（1）心理评估：评估患者心理状态、对疾病的认识程度及需求，家庭-社会支持系统情况。

（2）全身情况：意识状态、生命体征、腹胀、腹痛、排尿、排便、会阴部流血情况。

（二）护理措施

1. 术前护理

（1）按骨科严重创伤护理常规护理。

（2）卧硬板床。

2. 术后护理

（1）观察有无腹胀、腹痛、肛门流血情况。

（2）观察有无泌尿系统损伤表现，必要时行导尿术。

（3）如有皮下出血和肿胀，应在皮肤上标记其范围，观察出血进展情况。

（4）如骨折不移位或移位不显著，可使髋部屈曲，以减少疼痛。

（5）骨盆悬吊牵引者，吊带应平坦，完整无褶，以防皮肤压力性损伤。吊带宽度要适宜，不应上下移动。大小便时注意保持清洁卫生。

（6）尿道损伤患者保留导尿应严格执行无菌操作。观察并记录尿液性质、量及颜色。

（7）观察下肢有无肿胀、疼痛情况，遵医嘱术后1日皮下注射抗凝药物，指导患者进行股四头肌锻炼及踝泵锻炼或使用下肢气压泵、弹力袜预防血栓。

（三）健康指导与康复

（1）保持患者大便通畅，多饮水，多食水果、蔬菜，必要时服泻剂。

（2）为防止骨折移位，勿随意搬动或更换体位。做好皮肤护理以防压力性损伤形成。

（3）行牵引的患者，按牵引护理常规护理。

（4）指导患者做股四头肌收缩和踝关节伸屈等活动。

十一、截肢手术护理

截肢是指通过手术切除失去生存能力、生理功能及危及生命的部分或全部肢体，以挽救患者的生命。适用于四肢严重毁损伤；肢体广泛挤压伤合并急性肾衰；肢体有严重特异性感染，危及生命；冻伤或烧伤而致肢体坏死；血管疾病并发肢体坏死；四肢恶性肿瘤无远处转移；慢性骨髓炎久治不愈，肢体又难以恢复功能；四肢先天性畸形不能手术矫正，严重影响功能。

（一）身心评估

（1）心理评估：评估患者心理状态，对疾病的认识程度及需求，家庭-社会支持系统情况。

（2）全身情况：意识状态、生命体征、生活自理能力、患肢状况。

（二）护理措施

1. 术前护理

（1）危重患者应先抢救生命,纠正休克,并监测生命体征变化。

（2）向患者及其家属介绍截肢的必要性,消除顾虑,配合手术。

（3）患肢制动。

（4）严密观察患肢局部皮肤色泽,伤口出血、渗出以及肢端血液循环等情况,及时为医生提供病情变化的动态信息。

2. 术后护理

（1）床旁使用护栏,防止患者坠床。

（2）病情观察:

① 观察患者生命体征变化。

② 观察残端伤口出血情况,若有大出血时应用沙袋压迫止血。立即汇报医生,遵医嘱应用止血带止血,高位截肢发生大出血,观察出血的颜色和性质。

（3）保持引流管通畅,观察引流液的量、色和性质。

（4）抬高残端,2 日后放平肢体。局部用弹力细带加压包扎固定,以防残端关节挛缩。

（5）残肢疼痛时,遵医嘱适量应用镇痛剂镇静剂。

（6）残肢反应期后,鼓励患者床上行残肢后伸锻炼,2 周后拆线可扶拐下地,并进行残肢肌肉关节主动性运动,适度撞击、拍打以增强皮肤耐受性,为安装假肢做准备。

（三）健康指导与康复

（1）术后 6 个月可装配假肢,教会患者残肢锻炼。

（2）培养患者独立生活能力。

（3）定期复查。

十二、关节脱位及损伤护理

在运动中关节面相互间的关系超出正常范围之外而不能自行复原时,即可形成关节脱位。关节脱位的种类有:肩锁关节脱位、肘关节脱位、桡骨小头脱位、髋关节脱位。髋关节脱位一般多为先天性。

（一）病情观察

（1）石膏固定者,观察末梢血液循环情况,若肢端出现肿胀、麻木、皮肤青紫、皮温降低及疼痛,说明有血液循环障碍,应报告医生及时处理。

（2）牵引患者应观察是否牵引有效,有无压迫神经的症状,保持患肢的功能性。

（二）常规护理

（1）抬高患肢,以利于静脉回流,减轻肿胀。

（2）协助医生及时复位,并向患者讲述复位后固定的重要性,防止习惯性脱位。

（3）疼痛时遵医嘱给予止痛剂,局部早期可冷敷,超过 24 h 局部热敷,以减轻肌肉痉挛引起的疼痛。

（4）指导患者进行正确的功能锻炼。

（三）健康指导与康复

为了促进关节功能的早日康复，防止关节功能障碍，避免发生再脱位，在关节复位数日后，开始进行适当的关节周围肌肉的收缩活动和其他关节的主动运动。术后并逐渐增加负荷训练，强化脱位部肌力训练，恢复各个方向关节的主动活动能力，达到正常生活行为能力。

十三、手外科一般护理

手外伤是常见的多发病，多由外力所致，占所有创伤疾病 1/3 以上，主要包括皮肤、肌腱、血管神经的损伤及手部的骨折、脱位、离断等。

（一）身心评估

（1）患处评估：致伤原因、损伤部位、损伤程度、出血情况、感觉运动受损情况及疼痛等。

（2）评估身体其他情况及有无合并伤。

（二）护理措施

1. 术前评估

（1）心理护理：手外伤患者起病急骤，没有心理准备。护理人员应根据情况及时处理和沟通，尽快安抚患者情绪，并介绍麻醉情况、手术过程、功能锻炼及术后可能出现的肢体功能异常等情况，使其做好心理准备，积极配合治疗。

（2）了解患者的个人史、家庭史、过敏史，做好药物过敏试验，并协助医生做好术前检查。

（3）评估手部损伤程度，包括手部皮肤颜色、温度、运动、出血等情况。疼痛剧烈者，给予多模式镇痛护理干预。

（4）根据出血情况，建立静脉通道及时补液，积极备血，并协助医生做好止血包扎等处理。

（5）做好术区皮肤清洁等术前相关准备工作。

2. 术后护理

（1）根据麻醉方式不同给予相应麻醉护理。

（2）保持病室安静舒适，温、湿度适宜，室温在 22—25 ℃，室内禁止吸烟。

（3）体位：取平卧位，禁止患侧卧位，患肢抬高 10°—20°，以促进血液循环，减轻肢体肿胀。显微外科手术患者须绝对卧床 10—14 天。

（4）病情观察：

① 严密观察指端皮肤颜色、温度、肿胀、感觉、运动及切口渗血情况，如有异常情况及时与医生联系。

② 观察切口渗血情况，判断有无活动性出血，保持敷料清洁、干燥，如有活动性出血、污染及时处理。

③ 按医嘱给予抗生素及扩血管药物，并观察药物反应。

④ 石膏固定患者按石膏固定护理,保持关节功能位。

（5）烤灯护理:术后可用 60—100 W 烤灯局部照射,距离 40—60 cm,以改善末稍血运循环。

（6）做好疼痛护理,正确评估疼痛因素及程序,给予多模式镇痛干预。

（三）健康指导与康复

（1）功能锻炼:

① 术后 1—2 周行关节主动、被动训练,每日 3—4 次。

② 2 周后可逐渐增加活动范围,神经功能恢复时,加强关节主动训练。

③ 训练循序渐进,但避免过度活动而引起神经、肌腱的损伤。

（2）注意卫生,保持伤口周围皮肤清洁干燥。

（3）石膏固定者,注意观察手指血运情况。

（4）定期门诊复查。

十四、断指(肢)再植术护理

断指(肢)再植是指针对完全或不完全断离的肢体在光学显微镜的"助视"下,将离断的血管重新吻合并清创,进行骨、神经、肌腱及皮肤的整复术,术后进行各方面的综合治疗。

常见的致病原因有切割伤、碾压伤、挤压伤、撕裂伤及火器伤等,根据损伤程度不同,一般可分为完全性断离、不完全性断离、多发性断离。

（一）身心评估

全身情况:注意伤员的全身情况,如有休克或其他危及生命的合并损伤,应配合医生迅速抢救。

（二）护理措施

（1）现场急救:做好现场急救处理,止血、包扎。

（2）正确保存断离肢体:

① 离断肢体应用无菌敷料或清洁布类包裹。

② 转送时间久或炎热季节,应将离断肢体保存在低温环境中。

③ 保持肢体干燥,切忌使用任何液体浸泡。

④ 迅速转送于有条件进行肢体再植的医院。

1. 术前护理

（1）遵医嘱严密观察患者体温、脉搏、呼吸、血压等。

（2）遵医嘱患肢摄 X 线片,配血及进行必要的化验检查等术前准备工作。

（3）连同离断肢体送手术室施行手术。

2. 术后护理

（1）环境:病室整洁,保持空气流通,控制探访人员,防止交叉感染。空气消毒机定时消毒房间每日 1—2 次。室温控制在 24—26 ℃,室内禁吸烟。

（2）绝对卧床休息 2—3 周。

（3）密切观察患者血压、脉搏、体温、呼吸、神志的变化。注意记录出入量。

（4）饮食早期予清淡饮食,病情好转时予高蛋白、高维生素、高热量饮食。

（5）抬高患肢至心脏水平位,观察局部血液循环,主要观察患指(肢)指端颜色、皮肤的温度变化等。

（6）密切观察伤口出血情况。注意患指(肢)保温,局部可用烤灯照射再植的指(肢)体。注意防止烫伤。

（7）高位断肢者,严密观察肾功能情况,注意尿比重、pH 及尿量变化,及早发现和预防急性肾衰竭及毒血症的发生。

（8）按医嘱使用肝素等进行抗凝治疗。用药期间注意有无血尿、血便、鼻衄、呕血以及其他脏器出血现象,并注意血压、脉搏的变化。

（9）抗凝药物给药时间和剂量应严格、准确。滴注肝素液要经常检查滴速,要求 24 h 内平均间歇交替滴注,保持肝素化,以达到抗凝治疗的目的。

（10）严禁用血管收缩剂,避免使用对静脉有刺激的药物。严禁在患指(肢)行静脉注射,注意保暖,防止血管痉挛。

（11）患指(肢)成活两周后,可协助患者下床活动,下床时注意抬高患肢,以防下垂性水肿,下肢再植者不宜早期下床,可适当进行床上活动。

（三）健康指导与康复

（1）患肢保暖。

（2）出院教育以提高患者自我护理能力为主,为患者制定详细的自我护理计划,指导患者和家属学会自我护理技巧。

（3）告知患者坚持继续戒烟,不到有吸烟的场所,注意冬季保暖。断指术后 6—7 周拔克氏针,定期门诊复查,进行分期功能锻炼。

十五、游离足趾移植再造手指术护理

（一）身心评估

（1）患处及供区情况,如再造手术时间、术式、切口愈合情况、感觉运动情况及疼痛等。

（2）伤口渗血、移植组织血循环及皮肤受压情况。

（二）护理措施

1. 术前护理

（1）按手外科术前护理常规护理。

（2）心理护理:告知患者手术名称、方法、效果及配合要点等,取得配合。

（3）按医嘱对有脚癣或炎症的患者进行处理。

（4）术前 1 周训练床上大小便,以防术后大小便困难导致血管痉挛,影响手术成功。

（5）术前遵医嘱做好各种检查,并做好配血准备。

（6）皮肤准备:修剪指(趾)甲,按骨科手术一般护理进行皮肤准备。

（7）术晨测生命体征、双手缺失患者需留置导尿,如发热、感冒、月经来潮应延期手术。

（8）遵医嘱术中带药。

2. 术后护理

（1）体位：平卧 10—14 天，患肢略高于心脏水平。

（2）病情观察：

① 遵医嘱密切观察再造手指的血循环，若发现血管危象及时通知医生。

② 观察游离移植足趾渗血情况，如有出血，加压包扎。

③ 引起血管痉挛因素是多方面的，如剧烈疼痛、尿潴留、神经紧张、呕吐、大小便困难、经常翻身、身体压于患侧、寒冷刺激等，针对上述各种原因，要及时采取相应措施。

（3）心理护理：告诫患者保持稳定情绪，并介绍成功病例，使其树立信心。

（三）健康指导与康复

（1）术后 2 周内：应限制患指活动，以免血管危象致手术失败，待再造指成活后遵循序渐进的原则，从主动轻度伸屈开始，幅度由小到大，次数由少到多，逐渐增加活动量，逐渐过渡到抗阻运动与力量训练，并配合物理治疗。

（2）再造手指术后 2—4 周，遵医嘱做再造手指主动或被动锻炼。

（3）出院 3 个月内禁止被动吸烟，保持无烟环境以防烟碱致血管痉挛。

十六、游离皮瓣移植术护理

带蒂移植的皮肤称为皮瓣。皮瓣是指包括皮肤及其附着的皮下脂肪层等所组成的组织块。皮瓣移植适用于有骨、关节、神经、大血管、肌腱等深部组织外露的创面；各种器官再造，如耳、鼻、唇、阴茎等；洞穿性皮肤缺损及压力性损伤，如慢性溃疡、放射性烧伤溃疡等的修复。

（一）身心评估

（1）心理评估：评估患者知识水平和接受程度，做好相应解释工作。

（2）皮肤评估：检查受皮区皮肤情况，供皮区皮肤有无创伤、瘢痕。

（二）护理措施

1. 术前护理

术前 1 周禁止在手术侧肢体进行注射、穿刺，以免影响术中血管吻合。

2. 术后护理

（1）取舒适体位，抬高患处，适当制动，防止皮瓣蒂部牵拉过紧、扭曲、受压。

（2）给予富有营养、多维生素、无刺激性的饮食。

（3）病情观察：

① 观察患者生命体征变化。

② 观察皮瓣色泽、温度及肿胀情况，术后 24 h 内每 30 min 观察 1 次，术后 2—3 天内每 2 h 小时观察 1 次。

③ 注意切口有无渗液、渗血情况，避免不良刺激。

④ 保持引流管通畅，观察并记录引流液量、颜色及性质。

⑤ 加强基础护理,防止并发症发生。

(三) 健康指导与康复

(1) 注意保暖,防止冻伤、烫伤和外伤。

(2) 避免日光暴晒,防止皮瓣色素沉着。

(3) 患肢避免长时间负重,足跟部免受压迫,关节部位加强功能锻炼。

十七、臂丛神经损伤手术护理

臂丛神经损伤是指由工伤、交通事故或产伤等原因引起的一种周围神经损伤。

(一) 身心评估

(1) 患肢评估:皮肤、营养的改变以及感觉和运动障碍是否和神经损伤的症状、体征相符。

(2) 评估肌肉萎缩程度及有无疼痛等。

(二) 护理措施

1. 术前护理

(1) 心理支持:和患者沟通交流,帮助患者树立信心。

(2) 疼痛护理:评估患者疼痛情况,根据医嘱采取止痛处理。

(3) 患肢皮肤保护:防止烫伤、冻伤,以健肢测水温,寒冷时注意保暖。可按摩促进血液循环。

(4) 指导患者功能锻炼:进行主动或被动运动锻炼。

2. 术后护理

(1) 疼痛护理:评估疼痛情况,根据医嘱采取止痛措施。

(2) 观察出血和渗血,避免伤口感染。

(3) 神经供区护理:观察肢体的感觉、运动情况,发现异常及时处理。

(4) 头臂外固定支架的护理:

① 测量患者臂长、胸围、头围等数据,术前试戴,不适及时调整。

② 术后立即佩戴支具,观察皮肤情况,防止皮肤发红、破溃。

③ 预防呼吸功能受限,夜间睡眠时用绷带将支具悬吊在输液架上,支具稍离开胸廓,缓解患者呼吸受限。

④ 预防肌力减退:嘱患者在佩戴支具期间,活动未固定的手部肌肉,防止肌肉萎缩。

(5) 不同术式采取相应护理措施。

(三) 健康指导与康复

(1) 患者拆线后,支具仍需佩戴6周,使用期间,保护支具使用有效性;注意保护皮肤清洁、干燥,注意保暖。

(2) 睡眠时,尽量采取平卧位,采取各种方法消除支具对胸廓的压迫。

十八、先天性髋关节脱位手术护理

先天性髋关节脱位是一种常见的先天性畸形,主要是由于髋臼和股骨头先天发育不良或异常,胎儿在宫内位置不正常以及韧带、关节囊松弛所致,以女性多见。

临床表现为会阴部增宽,患侧髋关节活动受限,肢体短缩,臀部、大腿内侧皮肤皱褶增多、加深,与健侧不对称,股骨大转子上移,牵拉患肢有弹响声或弹响感。

按骨科疾病手术一般护理常规护理。

(一)术前护理

(1)骨牵引、皮牵引者按骨牵引、皮牵引护理常规护理。

(2)皮肤准备,局部有感染灶或破损者不可手术。

(3)做好各项术前准备。

(二)术后护理

(1)按硬膜外或全麻后护理常规护理。

(2)病情观察:

① 密切观察患者生命体征变化。

② 行蛙式支架外固定或使用蛙式、人字形石膏固定者,应检查石膏的松紧度,肢体有无受压、卡压,边缘有无刺激及末梢血液循环等情况。

③ 注意石膏内有无出血、石膏表面有无渗血情况。

(3)保持引流管通畅,防止扭曲、受压、松动、脱落等,并观察引流液的量、颜色及性质。

(三)健康指导与康复

(1)保持石膏清洁、干燥,防止被大小便污染。

(2)石膏或支架固定3个月后拆除,鼓励行主动伸屈髋关节锻炼,逐渐离床活动。

(3)定期复查。

十九、化脓性关节炎手术护理

化脓性关节炎是指化脓性细菌引起的关节内感染。多见于儿童,以髋、膝关节多见。最常见的致病菌为金黄色葡萄球菌,其次为溶血性链球菌、肺炎球菌、白色葡萄球菌、淋病奈瑟菌、革兰阴性杆菌等。

临床表现为起病急、高热、寒战等急性感染全身表现,关节局部红、肿、热、痛,表浅关节有波动感,活动受限,剧痛;关节多处于屈曲畸形位,久之发生关节挛缩,并发病理性脱位、半脱位。

(一)身心评估

(1)局部情况:局部有无红、肿、热、痛、溃破、流脓情况。

(2)全身情况:患者有无高热,并评估神志状态。

（3）心理评估：患者有无焦虑、抑郁。

（二）护理措施

1. 术前护理

（1）按骨科疾病手术一般护理常规护理。

（2）卧床休息，患肢给予制动，固定于功能位，搬动时动作要轻稳，以免引起疼痛。

（3）给予高蛋白、高热量、高维生素、易消化饮食，必要时给予输血、血浆、白蛋白等。

（4）密切观察患者神志、体温、脉搏等变化，注意有无高热、惊厥及转移性脓肿征象。

（5）高热者按高热护理常规护理。

（6）必要时协助做脓液培养、血培养、药物敏感试验。

2. 术后护理

（1）根据麻醉方式不同按相应麻醉护理常规护理。

（2）密切观察患者生命体征变化。

（3）关节腔持续冲洗引流的护理：

① 保持切口引流通畅，引流袋应低于患肢 50 cm，以防止引流液返流。引流袋每日更换一次。

② 观察引流液量、颜色及性质，并记录；严格做好交接班工作，保持出入量的平衡。

③ 注意引流管内有无血凝块、脓液堵塞，管道如有受压、扭曲、松动及脱落等情况，应及时处理。

④ 及时更换冲洗液及倾倒引流液，严格按无菌技术操作，避免逆行感染。

⑤ 合理调节滴速，随着冲洗液颜色变淡逐渐减量，直至引流液澄清为止。

⑥ 如溶液澄清且体温正常 3 天可夹闭冲洗。

（4）采用皮牵引或石膏托的患者应限制患肢活动以减轻疼痛，防止病理性骨折和关节畸形。

（5）应用大剂量抗生素时观察其疗效和不良反应。

（6）功能锻炼：

① 急性炎症期卧床休息，做肌肉等长收缩、近端关节主动运动。

② 急性炎症消退后，关节和骨质未见明显破坏，体温正常 2 周后可鼓励患者逐渐进行关节伸屈功能锻炼。

③ 必要时辅以理疗。

（7）长期卧床者应防止肺部感染、泌尿系统感染及压力性损伤等并发症发生。

（三）健康指导与康复

（1）加强营养，增强抵抗力。

（2）按摩患肢，未固定的关节如无禁忌则进行主动活动。

（3）定期复查，如有红肿等感染现象，应立即就诊。

二十、骶骨肿瘤切除重建术护理

骶骨肿瘤切除重建手术是一种用于骨盆骨肿瘤的治疗的手术。

（一）术前护理

（1）按骨科术前一般护理常规护理。

（2）心理护理：评估患者情绪、心理状态，向其介绍疾病相关知识、手术过程及预后，给予个体化心理安慰，缓解其紧张、焦虑的心理状态。因手术大、时间长，术后可能造成大便失禁，患者心理压力较大，应进行良好的沟通，增强患者的信心。

（3）肠道准备：术前3天开始进食无渣流质饮食，按医嘱口服甲硝唑片，手术前1天晚和术晨进行清洁灌肠，防止术中污染。

（4）训练床上卧位大小便。

（5）肛门括约肌收缩训练，增强盆底肌肉力量，提高术后排便控制能力。

（6）症状护理：对于瘫痪患者，护理上要预防压力性损伤发生，保持大小便通畅；鼓励和指导患者最大限度地生活自理；积极帮助、指导患者开展功能锻炼，防止肌肉萎缩。

（二）术后护理

（1）按骨科全麻醉护理常规护理。

（2）患者回病房前应做好全麻术后护理的各项准备工作。

（3）严密观察患者血压、心率、呼吸、血氧饱和度变化，每0.5—1 h测量一次，直至平稳为止。根据患者生命体征变化调节输血、输液速度。

（4）观察伤口引流情况，妥善固定引流管，保持引流通畅，观察引流液性质、量、颜色并及时记录。

（5）脊髓神经功能的观察：观察、记录患者双肢感觉、运动情况。

（6）饮食：待排气后可进少量流质饮食，逐渐加量。给予高蛋白、高能量、易消化的食物，注意补充水分和维生素，以促进机体康复。

（7）体位：术后平卧6 h，生命体征平稳后，协助患者轴线翻身侧卧。

（8）皮肤护理：勤翻身防止局部长时间受压；保持局部皮肤清洁；加强支持疗法，增加受压部位的抵抗力。

（9）留置导尿管护理：每日擦洗会阴2次；观察并记录尿液的颜色、性质、量；鼓励患者多饮水，稀释尿液，起到自然冲洗的作用；避免长期开放导尿管，每3—4 h开放一次，训练膀胱功能。

（三）健康指导与康复

（1）保持大便通畅：便秘者可服果导、番泻叶等药物或使用开塞露；大便失禁者及时更换污染衣服，注意保护肛周、会阴部皮肤清洁、干燥。

（2）合理饮食：多进食高热量、高蛋白质、富含维生素的食物，限制烟、酒、浓茶、咖啡及辛辣刺激性食物。

（3）肢体运动感觉障碍者应加强功能锻炼，保持肢体功能位置，防止足下垂。必要时进行辅助治疗，如高压氧、针灸、理疗等。

（4）1个月后可以下床活动，下床活动时要有腰围保护等。

（5）遵医嘱按时按量服药，定期门诊复查，遇有病情变化，及时就诊。

二十一、肩关节疾病关节镜手术围手术期护理

肩关节镜手术是指在关节镜直视下观察肩关节内部及肩峰下的一些病变,并直接在镜下进行手术,以保持关节原有的解剖结构,这种手术创伤小,术后恢复快。

(一) 术前护理

(1) 按骨科术前一般护理常规护理。

(2) 入院评估:入院后对患者进行综合评估,根据评估情况主动协助患者,满足患者需求,并根据疼痛评分予以镇痛措施。

(3) 心理护理:向患者及家庭介绍疾病相关知识、关节镜手术的优点,使其保持积极乐观的心态,积极配合医护人员的治疗和护理。

(4) 饮食指导:鼓励患者多进高蛋白、高维生素、富含纤维素的食物。

(5) 常规指导:协助患者完善术前相关检查,加强相关知识的健康指导,以保证患者围手术期安全。

(6) 专科指导:

① 指导患者进行张手握拳、肘关节屈伸运动、耸肩、扩胸、钟摆运动、肩关节内收和外展的练习方法。

② 教会患者正确佩戴肩肘固定带或肩关节外展枕等支具。

(7) 术前准备:

① 常规准备:术前注意保暖,预防感冒。告知禁食、禁饮时间。

② 皮肤准备:术前1日指导患者沐浴,如术区皮肤毛发影响手术,需术前半小时剃除并清洁皮肤。

③ 呼吸道准备:为预防术后呼吸道并发症的发生,指导患者进行深呼吸、有效咳嗽练习。

(二) 术后护理

(1) 按骨科术后一般护理常规护理。

(2) 根据医嘱定期观察并记录生命体征变化。

(3) 患肢以肩肘固定带或肩关节外展枕固定,肘关节保持屈曲90°功能位。

(4) 使用肩肘固定带固定时,在肘与胸之间垫一枕,使肩关节轻度外展。

(5) 疼痛护理:

① 取舒适体位,准确评估疼痛,根据疼痛评估及时有效给予镇痛处理,帮助患者放松情绪。

② 术后48—72 h常规局部冷敷,15—20 min/次,2—3次/日,再结合药物等多模式镇痛。

③ 每次康复训练后,局部冷敷,保证术后在无痛或微痛状态下及早进行康复训练。

(6) 功能锻炼:手术当天麻醉恢复后,协助患者起床,被动朝各个方向活动患侧肩关节,每日2—3次,每次5 min,其目的是促进血液、淋巴循环,减轻肿胀,防止关节僵直。

(7) 术后常见并发症的护理:

① 预防感染:保持床单位清洁,切口敷料污染时及时更换;注意观察切口局部及患肢的情况,观察有无严重持续性的疼痛。

② 预防失用性肌萎缩,指导患者进行功能锻炼,向患者及家属讲解被动锻炼、主动锻炼的目的、重要性,以取得配合。

(三)健康指导与康复

(1)康复锻炼中关节肿胀会伴随整个练习过程,直至关节弯曲角度及肌力基本恢复正常时,肿胀才会逐渐消退。如果肿胀加重,应调整练习方案,减少活动量,严重时及时复诊。每次锻炼后即刻冰敷 30 min。

(2)根据患者的损伤程度及手术重建质量,术后使用肩关节支具制动 4—6 周,一般术后 10—12 周恢复正常活动,6 个月后允许进行体育锻炼,10 个月至 1 年后可参加接触性体育项目。

二十二、肘关节镜手术护理

肘关节镜手术是在关节镜下对原因不明的肘关节疼痛、肘关节内游离体、剥脱性骨软骨炎、软骨碎片摘除、滑膜部分切除、关节镜下骨折复位内固定及侧副韧带重建等所开展的治疗。

(一)术前护理

(1)按骨科术前一般护理常规护理。

(2)心理护理。

(3)功能锻炼:术前指导患者进行功能锻炼可促进术后更好地康复。

① 患侧手掌进行伸直、握拳运动。

② 腕和肩关节进行内旋、外旋等运动,每日练习 3—4 回,每回 10—20 次。

(4)术前检查:术前完成生化、影像学等检查,对有伴随疾病的患者应先治疗控制伴随疾病。

(5)皮肤准备:术前 1 日指导患者沐浴,更换病号服,修剪指甲,并清洁术区皮肤。

(二)术后护理

(1)按骨科术后一般护理常规护理。

(2)返回病房后,监测患者生命体征至平稳,如全麻则去枕平卧,禁食、禁水 4 h;如臂丛麻醉则采取自动体位,可进食进水。

(3)体位护理:患肢抬高,肘下垫枕。

(4)切口护理:保持切口敷料干燥,有渗出应及时换药,避免伤口感染。如有引流管应保持管路通畅,观察并记录引流液的颜色、性状、量。术后 1—2 天拔管。

(5)患肢血运观察:观察患侧桡动脉搏动,患肢肿胀情况,手指活动度,有无麻木感,并与健侧对比,如有异常应通知医生及时处理。

(6)饮食护理:补充营养,多进食富含高蛋白的食物,促进切口愈合。

(7)术后常见并发症的护理:

① 神经、血管损伤：因为肘关节周围有许多神经血管，关节囊紧张，关节间隙小，术中可能造成神经血管损伤，术后观察患肢感觉、末梢循环及动脉搏动情况。

② 肘关节僵直：由关节囊瘢痕形成和关节纤维化所致，预防措施为术后适当进行肘关节被动和主动活动。

（三）健康指导与康复

（1）手术当日即可进行患肢肌肉等长收缩运动，既可加强患肢肌力，也可减轻水肿，预防血栓。

（2）肩关节可进行外展、前屈、后伸运动，腕关节可进行伸屈练习。

（3）患肘早期不可负重，在术后 6—8 周可逐渐行负重练习。

（4）特殊情况：

① 关节镜下行尺骨冠突骨折复位内固定术后，3 周内避免屈肘活动，以防骨片移位。

② 关节镜下行肘关节松解术后，可行 CPM 机被动练习肘关节伸屈活动，可从 0°—30° 开始，循序渐进，每日增加 10°。

③ 关节镜下行侧副韧带重建术者，术后肘关节用石膏或支架外固定 2 周。侧副韧带重建者，肘关节及前臂固定于完全旋前位。固定期间可行手指握拳和腕关节功能锻炼，取出固定物后适度进行肘关节功能锻炼，避免关节内翻或关节内旋运动。

（5）术后 1 个月、3 个月、6 个月、1 年门诊复查，出现异常情况时（红、肿、热、痛）随时就诊。

二十三、膝关节疾病关节镜手术围手术期护理

膝关节镜手术是在关节镜直视下直接观察到膝关节内滑膜、软骨、半月板与韧带，并在非开放性手术条件下进行关节内病变组织的切除与修复，具有诊断率高、痛苦少、恢复快、减少术后并发症等优点。

（一）术前护理

（1）按骨科术前一般护理常规护理。

（2）入院评估：入院后对患者进行综合评估，根据评估情况主动协助患者，满足患者需求。

（3）心理护理：向患者解释手术的目的，取得配合。

（4）饮食指导：鼓励患者多进高蛋白、高维生素、富含纤维素等饮食。

（5）常规指导：协助患者完善术前相关检查，加强相关知识的健康教育，以保证患者围手术期安全。

（6）专科指导：

① 指导患者进行踝泵运动，股四头肌、腘绳肌等长收缩练。

② 选择性指导患者拐杖式助行器的正确使用方法，并告知使用的注意事项。

③ 术后需佩戴膝关节可调节式卡盘支具的患者，术前教会患者正确佩戴支具和佩戴时的注意事项。

（7）术前准备：

① 常规准备:术前教会患者床上使用便器。注意保暖,预防感冒。常规禁食、禁饮。

② 皮肤准备:术前 1 日指导患者沐浴,更换病号服,修剪指甲,手术前半小时对腿部毛发较多的予以剃除并清理术区皮肤。

③ 呼吸道准备:指导患者进行深呼吸和有效咳嗽方法,预防术后呼吸道并发症。

(二)术后护理

(1)按骨科术后一般护理常规护理。

(2)卧位:术后 6 h 取平卧位,头偏向一侧。

(3)根据医嘱定期观察并记录患者体温、脉搏、呼吸、血压。

(4)患肢抬高 15°—30°,膝下垫小软枕,膝关节屈曲 5°,此体位有利于各韧带、膝关节相对稳定,有利于静脉回流,以减轻肿胀并缓解疼痛。

(5)注意观察切口出血情况,切口处一般采用弹力绷带加压包扎的方法。如果切口渗血较多,应及时通知医生更换敷料,并保持床单位的清洁。

(6)观察足趾的末梢循环、温度、肤色和运动,防止因包扎过紧引起血液循环障碍。

(7)功能锻炼:术后第 1 天开始练习股四头肌等长收缩,促进血液循环,减轻肿胀,为抬腿运动做好准备。术后第 2 天开始做抬腿运动,使股四头肌肌力恢复,增加膝关节稳定性。

(8)如果关节腔内积液消退,可做膝关节伸屈练习,过早练习会加重关节腔内积液。

(9)应早期下地活动,但不可过早负重。

(三)健康指导与康复

(1)膝关节保暖,夜间抬高下肢。

(2)按照要求进行下肢的功能锻炼。

(3)定期随访。

二十四、踝关节镜手术护理

踝关节镜手术是踝关节疾病所需的治疗手段,包括踝关节软骨损伤、踝关节骨赘、关节内游离体、踝关节融合、创伤性滑膜炎等治疗。

(一)术前护理

(1)按骨科术前一般护理常规护理。

(2)心理护理。

(3)完善术前检查:

① 术前按护理禁食、水至接入手术室。

② 术日进行手术野皮肤准备。

③ 患肢做好手术部位标志。

④ 术前练习床上大小便。

(二)术后护理

(1)按骨科术后一般护理常规护理。严密观察患者生命体征:给予生命体征监护,监测血压、心率、呼吸及血氧饱和度。给予吸氧,氧流量为 2—3 L/min,血氧饱和度维持在 95%以上。

(2) 体位护理:患者返回病房后,给予去枕平卧位,患肢用软枕抬高。

(3) 饮食护理:补充大量高热量、高蛋白、富含维生素及钙类的食品,如鸡蛋、瘦肉、鱼类、豆类制品及排骨汤。

(4) 疼痛护理:术后疼痛多伴有肿胀,尤其在功能锻炼后加重,可以抬高患肢,局部冷敷,遵医嘱给予镇痛药,术后应用自控镇痛泵,能较好地解除患者的痛苦。

(5) 功能锻炼:踝关节的早期活动会导致切口渗血增多,因此在指导患者术后功能锻炼方面要遵循计划性和循序渐进的原则。

(6) 术后常见并发症的护理:

① 密切观察局部情况:若术后 5—6 h 内出现剧烈疼痛,患肢不能抬起,多为关节积血所致,应及时通知医生在无菌条件下行关节穿刺抽血。

② 观察患肢末梢血液循环、感觉和运动情况,并检查足背动脉搏动情况,防止由于绷带包扎过紧而引起血液循环障。

③ 预防关节感染:保持伤口敷料清洁、干燥,切口渗血较多时应及时更换敷料。密切观察患者体温变化,如发现伤口红、肿、热、痛等征象,及时通知医生并给予相应的处理。

(三) 健康指导与康复

(1) 肌肉和关节活动按康复训练计划在床上或站立时进行负重训练,逐渐增加训练时间和强度。完全康复后可进行适当的体育锻炼,如骑车、慢步走等。避免跑跳等剧烈运动,保持适当体重,定期随访。

(2) 日常生活指导:注意合理调节饮食,保证营养,但避免体重过度增加;进行一切活动时尽量减轻患踝负重。

(3) 术后 1 个月、3 个月、6 个月来医院复查。

二十五、全髋和人工股骨头置换术护理

全髋和人工股骨头置换是采用金属及高分子聚乙烯材料模拟人体的股骨头和髋关节,用以替代严重受损关节的一种功能重建手术,从而使患者恢复髋关节的功能。

(一) 术前护理

(1) 按骨科手术护理常规。

(2) 心理护理:向患者讲解手术目的及意义,从而减轻患者恐惧感,积极治疗。

(3) 疼痛护理:根据疼痛评估,采取相应的镇痛措施。

(4) 功能锻炼指导:指导练习股四头肌舒缩运动、踝泵运动、单腿抬臀运动、引体向上运动等。

(5) 协助患者完善各项术前检查。

(6) 给予高蛋白、高能量、多种维生素、高消化饮食,以提高机体抵抗力。

(7) 术前准备:

① 手术前 1 天根据医嘱做血型测定、备血,药物皮肤过敏试验。

② 术前教会患者床上使用便器。注意保暖,预防感冒。常规禁食、禁饮。

③ 手术野皮肤准备:术前 1 日指导患者沐浴,更换病号服,修剪指甲并清洁术区皮肤。如果足部真菌感染,用 1∶5000 的浓度高锰酸钾溶液或 1∶10 聚维酮碘的方法进行双脚浸泡两次。

④ 术晨按医嘱给予术前用药。

(二) 术后护理

(1) 按骨科术后一般护理常规护理。

(2) 密切观察患者体温、脉搏、呼吸、血压等全身情况及局部切口出血情况。

(3) 观察切口引流情况,保持引流管通畅,注意引流液的颜色、性质和量。

(4) 保持患肢外展中立位,术后 6 周内患肢避免做内收、屈曲及内旋动作,以防髋关节脱位。

(5) 功能锻炼:

① 术后 6—12 h 麻醉消失后即进行踝关节主动锻炼和股四头肌动锻炼。

② 术后 24 h 后,可将上身抬高 20°—30°,在膝关节下垫软枕,使膝关节保持微屈状态。同时可以活动踝关节,以防远端关节僵硬。

③ 6 周内忌屈曲、内收及内旋,可在两下肢中间放软枕,以防止髋关节脱位。

④ 6—8 周后可下床,适当负重。

(6) 预防并发症及感染:

① 预防肺炎、肺栓塞及血栓性静脉炎,鼓励患者利用牵引架上拉手抬高身躯,以促进呼吸及血液循环。

② 保持床铺平坦、干燥、清洁、无渣屑,预防压力性损伤。

③ 预防泌尿系统感染。

(7) 预防髋关节脱位:术后 6 周内应嘱患者勿将两腿在膝部交叉放置,3 个内勿坐小矮凳,勿下蹲,勿爬陡坡。

(三) 健康指导与康复

(1) 患者术后坐位、站立或平卧时均应避免交叉腿和膝(跷二郎腿)。平卧时双腿间放置梯形枕,保持外展中立位。侧卧时双腿间应夹枕,避免过度内旋造成脱位。

(2) 在指导患者康复训练过程中不可操之过急,要注意幅度、强度和整体协调性,防止强硬牵拉,避免引起患者的疼痛和骨折,以免影响手术治疗效果和术后康复。尤其对有骨质疏松、强直性脊柱炎和发育性髋关节脱位的患者,建议术后第 1—2 个月内使用步行器或双拐,第 3 个月使用单拐,第 3 个月后可弃拐或用手杖行走。负重的力量逐渐递增,从开始的 20—30 kg(不超过自身体重的 50%),直到可以完全负重。

(3) 上、下楼梯拐杖行走法:上楼梯时健肢先上,拐杖和患肢留在原阶;下楼梯时患肢和拐杖先下,再是健肢下,但不宜登高。

(4) 训练日常生活自理能力:指导患者独立完成各项日常生活所必需的动作,如穿裤、穿鞋、穿袜、上下床等,增强患者日常生活的自理能力。

(5) 患者术后 3 个月可逐渐恢复体育运动,但是应注意避免跑步、爬山等运动。

二十六、全髋关节翻修手术护理

全髋关节翻修手术指同一关节的第 2 次置换。

(一) 术前护理

(1) 按骨科术前一般护理常规护理。

(2) 心理护理。

(3) 特殊准备:

① 身体状况;停用非甾体药物;全身隐匿性感染病灶,如泌尿系感染、中耳炎、鼻窦炎等经专科治疗已得到控制。

② 心理状况:患者能正确面对自身疾病,自愿接受全髋关节翻修术,让患者参与手术方案的制定。

③ 功能锻炼:术前训练床上活动,如抬臀、深呼吸、有效咳嗽、床上正确使用便器,指导患者术后如何进行功能训练,包括关节活动、肌力、步态的训练及拐杖或助行器的正确使用方法。

(4) 一般准备:

① 术前做好各项检查,如血生化,大、小便,肝、肾功能,血电解质,空腹血糖,出凝血时间,心电图,胸片,骨盆正位片,髋关节正侧位片。

② 术前护理准备:皮肤准备、备血,做好抗生素皮试。

③ 围手术期用药:根据医嘱术前 30 min 使用抗生素一次。

(二) 术后护理

(1) 按骨科术后一般护理常规护理。

(2) 生命体征的观察:术后 24—48 h 内应密切观察患者意识、生命体征的变化,使用心电监护仪,0.5—1 h 监测血压、脉搏、呼吸、经皮血饱和度一次,持续吸氧 4—6 L/min。

(3) 保持患肢外展中立位,术后 6 周避免患肢做内收、屈曲及内旋动作,以防髋关节脱位。

(4) 观察切口引流情况,保持引流管通畅,注意引流液的颜色、性质和量。

患肢肢端血运的观察:密切注意观察患肢肢端感觉、活动、皮温、肤色的变化,及有无患肢肿胀等情况,一旦出现异常及时通知医生处理。

(5) 预防并发症及感染:

① 预防肺炎、肺栓塞及血栓性静脉炎,鼓励患者利用牵引架上拉手抬高身躯,以促进呼吸及血液循环。

② 保持床铺平坦、干燥、清洁,预防压力性损伤。

③ 预防泌尿系统感染。

(6) 预防髋关节脱位:术后 6 周内应嘱患者勿将两腿在膝部交叉放置,3 个月内勿坐小矮凳,勿下蹲,勿爬陡坡。

（三）健康指导与康复

1. 功能锻炼

（1）术后 6—12 h 后即进行股四头肌锻炼。

（2）术后 24 h 后可将上身抬高 20°—30°，在膝关节下垫软枕，使膝关节保持微屈状态。同时可以活动踝关节，以防远端关节僵硬。

（3）6 周内忌屈曲、内收及内旋，可在两下肢中间放软枕，以防止髋关节脱位。

（4）6—8 周后可下床，适当负重。

2. 出院指导

（1）休息：避免剧烈运动，4—6 周内不做主动下蹲动作，行走时不可急停或骤然旋转，以减少髋关节磨损，最大限度地延长髋关节的使用寿命。

（2）饮食：加强营养，多进含丰富蛋白质、维生素、钙、铁的食物，控制体重增加，减少关节的负重。

（3）复查：术后 6 个月复诊一次，1 年再复诊一次。有下列情况应及时就诊：患肢出现肿胀、疼痛，局部切口出现红、肿、热、痛。

二十七、全膝关节置换术护理

膝关节是下肢的主要关节，其结构和功能都是人体关节中最复杂的。由于骨关节炎或类风湿性关节炎等疾病原因，使膝关节疼痛、肿胀、活动受限、功能丧失。为了解除症状，将已经损坏的膝关节的致痛部分用设计好的人工关节组织取代，称为全膝关节置换术。

（一）术前护理

（1）按骨科术前一般护理常规护理。

（2）身体状况的准备：停用阿司匹林等非甾体类抗炎药物；治疗体内的慢性感染疾病、皮肤病，如鼻窦炎、手足癣等；糖尿病、心脏病、高血压经系统的内科治疗已控制。

（3）心理状况的准备：了解患者的精神状态，介绍以往手术后患者精神反应情况，向患者提供有关手术及康复训练的资料，使患者了解手术的意义，愿意接受膝关节置换。

（4）制定功能锻炼计划：讲解并示范功能锻炼的方法，包括膝关节屈伸锻炼、股四头肌肌力训练及拐杖或助行器的使用方法。

（5）训练患者深呼吸、有效咳嗽、床上大小便，预防坠积性肺炎、尿潴留、便秘等。

（6）术前准备：

① 手术前 1 天，根据医嘱做血型测定、备血、药物过敏试验。

② 术前教会患者床上使用便器，注意保暖，预防感冒，常规禁食、禁饮。

③ 手术野皮肤准备，术前 1 日指导患者沐浴，更换病号服，修剪指甲并清洁术区皮肤，如果足部真菌感染等，用 1∶5000 浓度高锰酸钾溶液或 1∶10 聚维酮碘溶液进行双脚浸泡两次。

④ 术晨遵医嘱给予术前用药。

（二）术后护理

（1）按骨科术后一般护理常规护理。

（2）给予床边心电监护仪，监测患者体温、脉搏、呼吸、血压、血氧饱和度的变化。

（3）术后体位：患肢软枕予以抬高，保持中立位，局部冰敷。

（4）切口引流管的观察：保持引流管通畅，观察引流液颜色、性质、量。24—48 h 引流量小于 50 mL/日给予拔管。

（5）患肢肢端血运的观察：密切观察患肢感觉和肢端皮温、肤色、足背动脉的搏动及足背伸等情况，出现异常及时处理。

（6）并发症的护理：全身并发症的观察和护理，包括应激性溃疡、电解质紊乱、心律不齐、坠积性肺炎等。

（7）疼痛的观察和护理：良好的疼痛处理不仅使患者感到舒适，而且有助于术后患肢功能的康复，同时减少焦虑，增加了患者的安全感。

（8）神经损伤观察和护理：全膝关节置换术并发症主要为腓总神经损伤，术后应密切观察患肢感觉和活动情况，一旦出现腓总神经损伤应及时通知医生处理。

（9）深静脉血栓为最常见的并发症，术后应密切观察肢体肿胀情况，肢端皮肤颜色、温度及有无感觉异常，有无被动牵拉足趾痛，有无胸闷、呼吸困难，发现上述情况应警惕血栓的发生。

（10）感染的观察和护理：感染是关节置换术后的严重并发症，术后应保持伤口敷料的清洁、干燥和引流管的通畅，密切观察切口有无红、肿、热、痛等局部感染症状。

（三）健康指导与康复

（1）休息：避免剧烈运动，4—6 周内不做主动下蹲动作，行走时不可急停或骤然旋转，以减少膝关节的磨损。

（2）饮食：加强营养，多食用含丰富蛋白质、维生素、钙、铁的食物，控制体重的增加，减少关节的负重。

（3）复查：术后 6 个月复诊一次。有下列情况应及时就诊：患肢出现肿胀疼痛，局部切口出现红肿热痛，要及时治疗全身性隐秘病灶，如呼吸道感染、扁桃体炎、牙疼等，防止膝关节远期感染。

二十八、上位颈椎损伤内固定术护理

上位颈椎损伤主要指寰椎和枢椎损伤及其附属结构的损伤，包括骨折、脱位、韧带损伤。多为突发的意外所致，引起脊柱和脊髓损伤的暴力和作用机制与脊柱和脊髓各平面的解剖结构特点关系非常密切。在枕颈关节，40%的活动是屈伸活动。在此平面，任何异常暴力或异常运动都能产生一个重大的损伤矢量分力，可使枕颈关节间强而有力的韧带完整性破坏。枕颈关节韧带由覆腹、寰枕后膜、尖状韧带、翼状韧带共同维持。

（一）身心评估：

（1）心理评估：评估患者心理状态、情绪，对疾病的认识及需求，手术前心理反应，家庭及亲友的配合程度。

（2）全身情况：患者意识状态和生命体征，生活自理能力，有无大小便失禁现象，有无四肢的感觉、活动、肌力、反射异常及躯干的紧束感，机体对手术的耐受性评估。

（二）护理措施

1. 术前护理

（1）按骨科护理常规护理。

（2）术前训练：

① 卧位训练：训练患者床上使用大小便器及仰卧位进食，避免术后呛咳；拟行颈椎后路手术患者，术前练习俯卧位，以适应术中长时间俯卧位并预防呼吸受阻。石膏床训练：适用于颈后路手术患者。目的：适应手术中的体位，提高肺部在俯卧位受压时的通气能力。方法：患者俯卧于石膏床上，两手平放于身体两侧，额部垫一薄枕，注意不要将口鼻捂在枕头上，以免影响呼吸。每天锻炼 2—3 次，从 30 min 开始直至 2—3 h。开始每次为 30—40 min，每日 3 次；以后逐渐增至每次 3—4 h，每日 1 次。

拟行颈椎前路及经口入路的患者，术前训练去枕平卧，颈稍后伸并制动，以适应术中的体位。准备合适的颈托。

② 呼吸功能训练：指导患者进行呼吸功能训练，以增强肺活量，改善肺功能。方法：指导患者练习深呼吸、有效咳嗽、吹气球等训练；术前 1 周戒烟。

③ 气管、食管推移训练：适用于颈椎前路手术患者，以适应术中反复牵拉气管、食管的操作，避免术后出现呼吸困难、咳嗽、反复吞咽困难等并发症。指导患者用自己的 2—4 指置于拟手术切口侧的内脏鞘与血管神经鞘间隙处，持续将气管、食管向非手术侧推移。开始时用力尽量缓和，训练中如出现局部疼痛、恶心、呕吐、头晕等不适，可休息 10—15 min 后再继续，直至患者能适应。训练时间：术前 3—5 日开始，开始为每次 10—20 min，每日 3 次；以后逐渐增至每次 30—60 min，每日 4 次。

（3）术前肢体感觉运动情况评估：包括四肢肌力、肌张力、各种反射、感觉异常平面、括约肌的功能等，以备术后对比。

（4）一般护理：配合做好各种辅助检查，术前晚保证患者的睡眠，术晨术区及取骨区备皮。患者进手术室后床边备心电监护仪、负压吸引器、氧气等，备好麻醉床。

2. 术后护理

（1）按骨科术后一般护理常规护理。

（2）生命体征监测：持续心电监测 72 h，每 30—60 min 监测血压、呼吸、心率、血氧饱和度，观察有无憋气、呼吸困难、血氧饱和度下降等。

（3）切口引流管的护理：引流管一般放置 24—48 h。严密观察切口有无红肿、渗血、渗液等，观察颈部是否增粗，引流是否通畅，认真记录引流液的量和色。术后进少量冷流质饮食，以利于局部止血。

（4）呼吸道护理：术后保持呼吸道通畅是护理的关键。吸氧，床边准备吸痰装置和气管切开包。鼓励患者有效咳嗽排痰，定时翻身叩背，遵医嘱每日 2 次或 3 次雾化吸入。

（5）体位护理：术后生命体征平稳后即可翻身，注意保持脊柱呈一直线。第一次翻身保持 30 min 即可，翻身时注意观察患者面色、呼吸、血压、血氧饱和度等。如有不适立即仰卧，防止窒息。

（6）脊髓神经功能观察：术后麻醉消退后立即检查患者四肢感觉运动、肌力情况，评价手术效果。如发现肢体麻木加重、活动障碍应及时通知医生。

（7）饮食护理：术后 4 h 试饮水，无不适，方可少量多次饮水。给予清淡易消化冷流质饮食，避免辛辣刺激食物及甜食，以减少患者呛咳和咽部分泌物。疼痛减轻后可逐步过渡到进普食。

（8）疼痛护理：评估患者疼痛的程度，为其提供舒适、安静的环境，帮助患者调整舒适体位，遵医嘱给予镇痛药物。

（三）健康指导与康复

（1）功能锻炼：术后当天做手指、腕关节、足趾及踝关节活动；第一天增加下肢肢体抬高、关节屈伸的活动，每日 3—4 次，每次 15—30 min，逐渐增加活动量。

（2）患者颈托固定 3 个月，避免颈部屈伸和旋转活动。术后 3、6、12 个月拍片复查随访。继续住院期间的功能锻炼，加强肢体和各关节的锻炼。术后 8 周在颈托保护下做项背肌的抗阻训练，每次用力 5 s，休息 5 s，每组 20—30 次，每 2 h 做一组。

二十九、颈椎病手术护理

颈椎病指因颈椎间盘退变及其继发性改变，刺激或压迫相邻脊髓、神经、血管和食管等组织，并引起相应的症状和体征。颈椎病为 50 岁以上人群的常见病，男性多见，好发部位为颈 5—6、颈 6—7。

（一）身心评估

（1）心理评估：评估患者心理。卧床时，不用戴颈托，保持良好的睡姿，取侧卧或仰卧时，头颈部、胸腰部保持生理曲度，双髋及双膝呈屈曲状，翻身要遵循轴线翻身。手术后应防止颈部外伤，尤其防止在乘车急刹车时颈部前后剧烈晃动导致的损伤。所以，在出院乘车回家时，最好应平卧于车上（可弯腿，下肢屈曲），戴好颈托。手术一年之内也应当小心，避免颈部的突然受力以及颈部外伤，以防止手术后症状再次加重。评估患者对疾病的认识及需求，家庭及亲友的配合程度。

（2）全身情况：意识状态，生命体征，生活自理能力，有无大小便失控或失禁现象，疼痛的部位、性质，诱发及加重疼痛的因素及缓解的措施及效果，有无四肢的感觉、活动、肌力、反射异常及躯干的紧束感。

（二）护理措施

1. 术前护理

按骨科护理常规护理：

① 呼吸功能训练：脊髓型颈椎病患者以老年人居多，由于颈髓受压致呼吸肌功能低下，加上有些患者长期吸烟或患有慢性阻塞性肺病等，伴有不同程度的肺功能低下。因此，术前指导患者练习深呼吸、行吹气泡或吹气球等训练，以增加肺的通气功能；术前 1 周戒烟。

② 气管、食管推移训练：适用于颈椎前路手术患者，以适应术中反复牵拉气管、食管的操作，避免术后出现呼吸困难、咳嗽、反复吞咽困难等并发症。指导患者用自己的 2—4 指置

于拟手术切口侧的内脏鞘与血管神经鞘间隙处,持续将气管、食管向非手术侧推移。开始用力尽量缓和,训练中如出现局部疼痛、恶心、呕吐、头晕等不适,可休息 10—15 min 后再继续,直至患者能适应。训练时间:术前 3—5 日开始,开始为每次 10—20 min,每日 3 次;以后逐渐增至每次 30—60 min,每日 4 次,使气管推移超过中线。

③ 俯卧位训练:适用于后路手术患者,以适应术中长时间俯卧位并预防呼吸受阻。开始每次为 30—40 min,每日 3 次;以后逐渐增至每次 3—4 h,每日 1 次。

④ 安全护理:患者存在肌力下降致四肢无力时应防烫伤和跌倒,指导患者不要自行倒水,穿平跟鞋,保持地面干燥,走廊、浴室、厕所等日常生活场所有扶手,以防步态不稳而摔倒;椎动脉型颈椎病患者避免头部过快转动或屈曲,以防猝倒。活动时要有人照看,防止意外伤害。观察颈部疼痛、压痛、僵硬及活动受限程度。观察患者有无疼痛、头晕等症状。观察患者有无行走困难,四肢瘫痪等。

2. 术后护理

(1) 按骨科术后一般护理常规护理:

① 密切监测生命体征。注意呼吸频率、深度,脉搏节律、速率,保持呼吸道通畅,低流量给氧。呼吸困难是前路手术最危急的并发症,多发生于术后 1—3 日内。常见原因有:切口内出血压迫气管;喉头水肿压迫气管;术中损伤脊髓或移植骨块松动、脱落压迫气管。一旦患者出现呼吸困难、张口状急迫呼吸、应答迟缓、口唇发绀等表现,应立即通知医生,并做好气管切开及再次手术的准备。因此,颈椎手术患者床旁应准备气管切开包。

② 体位护理。行内固定植骨融合的患者,加强颈部制动。患者取平卧位,颈部稍前屈,两侧颈肩部置沙袋以固定头部,侧卧位时枕与肩宽同高,在搬动或翻身时,保持头、颈和躯干在同一水平面上,维持颈部相对稳定。下床活动时,需行头颈胸支架固定颈部。

(2) 并发症的观察与护理:

① 术后出血:颈椎前路手术常因骨面渗血或术中止血不完善可引起伤口出血。出血量大、引流不畅时,可压迫气管导致呼吸困难甚至危及生命。颈深部血肿多见于术后当日,尤其是 12 h 内,因此术后应注意观察患者生命体征、伤口敷料及引流液。如 24 h 出血量超过 200 mL,检查是否有活动性出血;若引流量多且呈淡红色,考虑有脑脊液漏发生,及时报告医生处理。注意观察颈部情况,检查颈部软组织张力,若发现患者颈部明显肿胀,并出现呼吸困难、烦躁、发绀等表现时,报告并协助医生剪开缝线、清除血肿。若血肿清除后呼吸仍不改善应实施气管切开术。

② 脊髓神经损伤:手术牵拉和周围血肿压迫均可损伤脊髓及神经,患者出现声嘶、四肢感觉运动障碍以及大、小便功能障碍。手术牵拉所致的神经损伤为可逆的,一般在术后 1—2 日内明显好转或消失;血肿压迫所致的损伤为渐进的,术后应注意观察,以便及时发现问题并处理。

③ 植骨块脱落、移位:多发生在手术后 5—7 日内,系颈椎活动不当时椎体与植骨块间产生界面间的剪切力使骨块移动、脱出。所以,颈椎术后应重视体位护理。

(3) 功能锻炼。指导肢体能活动的患者做主动运动,以增强肢体肌肉力量;肢体不能活动者,病情许可时,协助并指导其做各关节的被动运动,以防肌肉萎缩和关节僵硬。一般术后第 1 日,开始进行各关节的主被动功能锻炼;术后 3—5 日,引流管拔除后,可戴颈托下地活动,进行坐位和站立位平稳训练及日常生活活动能力的训练。

(4) 饮食指导:术后当天根据病情进食流食、半流食。鼓励患者多饮水,进食富含粗纤维、多维生素食物,禁忌生冷、辛辣、刺激性食物。

(三) 健康指导与康复

(1) 卧床时不用戴颈托,保持良好的睡姿,取侧卧或仰卧时,头颈部、胸腰部保持生理曲度,双髋及双膝呈屈曲状,翻身要遵循轴线翻身。

(2) 合理用枕,仰卧位时枕头的高度为其本人的拳头高度,侧卧位时枕头的高度应为一侧肩膀的宽度。

(3) 手术后应防止颈部外伤,尤其防止在乘车急刹车时颈部前后剧烈晃动导致的损伤。所以,在出院乘车回家时,最好应平卧车上(可弯腿,下肢屈曲),戴好颈托。手术一年之内也应当小心,避免颈部的突然受力以及颈部外伤,以防止手术后症状再次加重。

(4) 应当积极锻炼四肢的肌肉力量及功能活动(积极进行四肢功能锻炼)。上肢的锻炼,包括肩臂腕的活动以及握拳练习,还有手的精细动作的训练,如穿针、系衣扣、拿筷子等,或者通过健身球的练习增强手的力量和灵活性。下肢的锻炼,包括股四头肌的收缩练习、抬腿、踢腿等动作的练习,患者也可在家属或陪护人员的陪同或搀扶下行走,以增强下肢力量,尽早恢复下肢(行走)功能。

(5) 在颈托的保护下,患者应当逐渐开始进行项背肌的锻炼。这样有利于改善(促进)颈项部肌肉的血液循环,改善颈部劳损等症状,同时可以防止项背肌的废用性萎缩,促进肌肉力量的恢复,尤其是颈椎后路手术患者,应当长期坚持锻炼。

(6) 保持正确的工作体位:应避免过于低头,特别是"埋头"工作的人群应隔时调整颈部姿势,并适当活动颈部。这样有助于促进血液循环,加强局部肌力,保持患椎的稳定性。

(7) 每周应定期进行全身锻炼,如打太极拳、散步等。在复诊后病情允许的情况下,可以参加游泳,同时注意防寒保暖。

三十、颈椎前路手术护理

颈椎前路手术是治疗颈椎退行性疾病、外伤、肿瘤、炎症和畸形等的一种疗效良好、相对安全的常用方法,但其手术难度大,风险高,易发生并发症。颈椎前路手术一旦发生并发症,其处理往往都比较棘手,甚至造成严重后果。其常见的并发症包括脊髓损伤、神经损伤、血管损伤、呼吸道损伤、食道损伤、脑脊液漏、硬膜外血肿形成和内植物失败等。

(一) 身心评估

(1) 心理评估:评估患者心理状态、患者对疾病的认识程度及需求、手术前心理反应、家庭及亲友的配合程度。予以心理护理,细心观察患者的反应,与患者及时沟通,缓解其心理压力。

(2) 全身情况:意识状态,生命体征,生活自理能力,有无大小便失禁现象,疼痛的部位、性质,诱发及加重疼痛的因素,缓解疼痛的措施及效果,四肢有无感觉、活动、肌力、反射异常及躯干的紧束感,机体对手术的耐受性。

（二）护理措施

1. 术前护理

（1）按骨科护理常规护理。

（2）术前训练：

① 气管、食管推移训练：适用于颈椎前路手术的患者，以适应术中反复牵拉气管、食管的操作，避免术后出现呼吸困难、咳嗽、吞咽困难等并发症。指导患者用自己的 2—4 指置于拟手术切口侧的内脏鞘与血管神经鞘间隙处，持续将气管、食管向非手术侧推移。开始用力尽量缓和，训练中如出现局部疼痛、恶心、呕吐、头晕等不适，可休息 10—15 min 后再继续，直至患者能适应。训练时间：术前 3—5 日开始，开始为每次 10—20 min，每日 3 次；以后逐渐增至每次 30—60 min，每日 4 次。

② 有效咳嗽排痰训练：患者先缓慢吸气，同时上身先前倾，咳嗽时将腹壁内收，一次吸气连续咳嗽三声，停止咳嗽将余气尽量呼出，再缓慢吸气，或平静呼吸片刻后再次咳嗽练习。时间控制在 5 min 内，避免在餐后、饮水后进行，以免引起恶心。对于年老体弱的患者和儿童，可通过吹气球的练习达到增加肺活量的目的。每次吹气球吹得尽量大，放松 5—10 s，重复以上动作，每次 5—15 min，每天 3 次。

③ 体位训练：术前练习去枕平卧或颈部稍处于过伸仰卧位，坚持 2—3 h。

（3）一般护理：配合好各种辅助检查，包括备好颈托、术中带药、影像学资料、病历、床边备吸引器、氧气装置、监护仪、气管切开包、两个沙袋等。

（4）快速康复护理：术前指导患者禁食 8 h、禁水 4 h，术前 2 h 指导其进食清淡流质食物，术前评估患者疼痛评分，根据需求予疼痛干预措施，保证患者睡眠良好。

2. 术后护理

（1）按骨科术后一般护理常规护理。

（2）体位护理：患者术毕返回病房移至病床时应正确搬运，由专人固定、保护头颈部，与躯干同一水平移动。卧床后颈部保持中立，两侧用沙袋固定制动。搬运至病床后需取下颈托。翻身时遵循轴线翻身，左右侧卧时注意枕高应为一侧肩膀的宽度或至少有患者的一拳高。

（3）严密观察患者生命体征：术后予心电监护、血氧饱和度监测，每 30—60 min 测一次并记录；平稳后每 2 h 观察一次，予吸氧，观察呼吸频率、节律和神志、面色的变化，保持呼吸道通畅。术后 6 h 及时评价四肢感觉、运动功能，如异常及时通知医生。

（4）颈部制动：局部制动减少出血和预防植骨块脱落或内固定移位。术后 24 h 内应减少颈部活动次数及幅度。

（5）观察切口情况：术后注意观察切口渗出情况，倾听患者主诉，注意有无呼吸困难、憋气等症状。如出现颈部明显增粗、进行性呼吸困难和四肢运动感觉障碍加重，应考虑颈部血肿压迫气管、颈脊髓的可能，及时通知医生处理。

（6）引流管护理：妥善固定引流管，观察引流液的颜色、量及性状，认真记录。按时挤压引流管以保持引流管通畅，如有堵塞通知医生。

（7）饮食护理：按照快速康复护理理念指导患者术后 2 h 试饮水（温凉），无不适方可少量多次饮水，术后禁食 6 h 后，禁食温凉流质饮食，以减少切口渗血。逐渐过渡为软食、普食。

（三）健康指导与康复

（1）功能锻炼：术后一天即可在颈托保护下进行主动或被动肢体各关节锻炼，应当积极锻炼四肢的肌肉力量及功能活动（积极进行四肢功能锻炼）。上肢的锻炼，包括肩、臂、腕的活动以及握拳练习，还有手的精细动作的训练，如穿针、系衣扣、拿筷子等，或者通过健身球的练习增强手的力量和灵活性。下肢的锻炼，包括股四头肌的收缩练习、抬腿、踢腿等动作的练习，患者也可在家属或陪护人员的陪同或搀扶下行走，以增强下肢力量，尽早恢复下肢（行走）功能。

（2）下床活动：术后1天可以佩戴颈托取半卧位，术后2—3天可佩戴颈托下床活动。下床前先在床上坐片刻，无头晕不适再下床，避免体位性低血压。下床活动要有专人监护，以防跌倒。卧床时：不用戴颈托，保持良好的睡姿，取侧卧或仰卧时，头颈部、胸腰部保持生理曲度，双髋及双膝呈屈曲状，翻身要遵循轴线翻身。合理用枕，仰卧位时枕头的高度为其本人的拳头高度，侧卧位时枕头的高度应为一侧肩膀的宽度。

（3）出院指导：佩戴颈托3个月，颈部活动不宜过大，动作宜缓慢，同时加强肢体肌力和手的功能锻炼。日常生活中保持正确的姿势，避免伏案时间过长；术后2—3个月内注意乘车安全，防止紧急刹车；定期复查，如有不适随时就诊。

（4）手术后应防止颈部外伤，尤其防止在乘车急刹车时颈部前后剧烈晃动导致的损伤。所以，在出院乘车回家时，最好应平卧于车上（可弯腿，下肢屈曲），戴好颈托。手术一年之内也应当小心，避免颈部的突然受力以及颈部外伤，以防止手术后症状再次加重。

（5）在颈托的保护下，应当逐渐开始进行项背肌的锻炼。这样有利于改善（促进）颈项部肌肉的血液循环，改善颈部劳损等症状，同时可以防止项背肌的废用性萎缩，促进肌肉力量的恢复，应当长期坚持锻炼。

（6）保持正确的工作体位：应避免过于低头，特别是"埋头"工作的人群应注意调整颈部姿势，并适当活动颈部。这样有助于促进血液循环，加强局部肌力，保持患椎的稳定性。

三十一、单纯性脊柱骨折手术护理

单纯性脊柱骨折是指脊柱骨的连续性中断，常表现为椎体的压缩，不伴有脊髓损伤、失血性休克等合并症。胸腰段骨折发生率最高，主要是由于外伤所致，如高处坠落、车祸、躯干部挤压伤等。

（一）身心评估

（1）心理评估：评估患者心理状态，患者对疾病的认识及需求，手术前心理反应，家庭及亲友的配合程度。予以心理护理，本病多由外伤所致，患者大都存在紧张、焦虑情绪，评估家庭及社会对患者的支持程度。细心观察患者的反应，与患者及时沟通缓解心理压力。

（2）全身情况：意识状态，生命体征，生活自理能力，四肢有无感觉、活动、肌力、反射异常，有无大小便失控或失禁现象。患者对手术的耐受性评估。

（二）护理措施

1. 保守治疗护理

（1）平卧硬板床，保持脊柱的稳定性。搬动时保持脊柱水平位，并在一直线上，切记躯干勿扭曲。

（2）给予高热量、高蛋白质、高纤维素、富含粗纤维的食物。

（3）急性症状未控制时切忌床上活动。胸、腰段脊柱骨折应鼓励患者床上行四肢主动运动。训练床上排便习惯，切忌离床排便。

（4）保持皮肤清洁，每2h翻身1次，防止压力性损伤的发生。

2. 手术治疗护理

（1）术前护理：

① 按骨科护理常规护理。

② 术前训练：

a. 卧位训练：术前练习俯卧位，以适应术中长时间俯卧位并预防呼吸受阻。石膏床训练适用于脊柱后路手术的患者。目的在于使患者适应手术中的体位，提高肺部在俯卧位受压时的通气能力。患者俯卧于石膏床上，两手平放于身体两侧，额部垫一薄枕，注意不要将口鼻捂在枕头上，以免影响呼吸。每天锻炼2—3次，从30 min开始直至2—3 h。开始每次为30—40 min，每日3次；以后逐渐增至每次3—4 h，每日1次。

b. 呼吸功能训练：指导患者进行呼吸功能训练，以增强肺活量，改善肺功能。方法：指导患者做深呼吸、有效咳嗽、吹气球等训练，术前1周戒烟。

③ 术前肢体感觉运动情况评估包括四肢肌力、肌张力、各种反射、感觉、括约肌的功能等，以备术后对比。

④ 一般护理：配合做好各种辅助检查，术前晚保证患者的睡眠，患者进手术室后床边备心电监护仪、负压吸引器、氧气等，备好麻醉床。

⑤ 快速康复护理：术前指导患者禁食8h、禁水4h，术前2h进食清流质食物。术前准确评估患者疼痛情况，根据需求予以疼痛措施干预，保证患者良好睡眠。

（2）术后护理：

① 按骨科护理常规护理。

② 体位护理：平卧硬板床6 h，6 h后协助患者轴线翻身。

③ 病情观察：观察患者神志、生命体征变化及肢体活动度。

④ 切口及引流管护理：观察切口渗血、渗液情况，妥善固定切口引流管，观察引流液的颜色、量及性状，认真记录。

⑤ 脊髓神经功能观察：观察双下肢感觉运动情况及排便情况，如有异常及时通知医生。

⑥ 根据快速康复护理理念指导患者术后2 h试饮水，无不适可少量多次饮水。

⑦ 给予心理支持，保持心理健康。

（三）健康指导与康复

（1）功能锻炼：指导患者行踝泵运动、膝关节屈伸运动、股四头肌收缩练习、直腿抬高运动等功能锻炼，术后根据病情鼓励患者行腰背肌锻炼，具体为仰卧位（挺胸背伸），功能锻炼应遵循循序渐进、量力而行、持之以恒的原则，以患者能耐受为宜。

（2）卧床期间，保持良好的睡姿，行轴线翻身。

（3）在出院乘车回家时，最好应平卧于车上（可弯腿，下肢屈曲），戴好腰围，并将患者与运输床固定牢固，运送途中开车要稳，避免急刹车。

（4）手术后一年之内也应当小心，嘱患者勿弯腰负重，逐渐增加运动量，避免胸腰部的突然受力以及胸腰部外伤，以防止手术后症状再次加重。应避免参加有身体撞击性运动如篮球、足球、橄榄球等，乘车时应系好安全带或抓好扶手，避免摔倒或车祸而导致的损伤。

（5）日常生活姿势：

① 站：站时抬头挺胸，背部打直，缩小腹。不要挺着肚子，不要穿高跟鞋，避免腰椎前突。注意工作台面的高度，应配合正常直立站姿。

② 坐：臀部靠椅背，两脚踏平地时，髋、膝、踝均应大于 90° 的弯曲。坐高椅子时，脚下可垫一个矮凳子，应善用下背圆枕垫及扶手。

③ 卧：避免趴睡太久，床不可太软，枕头不可太高过硬。

④ 搬取物品：

a. 拿东西时，请尽量向前一步，不要俯身弯腰去拿。

b. 捡东西时应正面屈膝，而不是弯腰或侧身去捡。

c. 取高处物品时用矮凳协助，不要踮脚。

d. 避免抬重物，尽量请他人协助帮忙。

e. 开车时应把座位适当地移动向方向盘，同时座椅靠背后倾角度以 100° 为宜，不要使后倾角度太大，并调整座位与方向盘之间的高度。

三十二、胸腰椎骨折前路手术护理

胸腰段脊柱为胸椎与腰椎的转折点，同时为胸椎后凸与腰椎前凸的转换点，这一特征使其成为最易发生骨折的脊柱部位。前路手术是直接重建脊柱的主要方式，更便于直视下清除碎骨片，具有椎管占位清除率高，术后椎管占位率低，术后椎体高度恢复的优势。但由于手术切口长、创伤大、手术时间长、失血多，限制了其广泛应用，其多用于胸腰椎严重爆裂型骨折等疾病治疗。

（一）术前护理

（1）按骨科术前一般护理常规护理。

（2）身心评估：

① 心理评估：患者心理状态、患者对疾病的认识程度、患者的需求、家庭及亲友的配合程度。

② 身体状况：患者营养状况、检验化验结果、各脏器功能、生活自理能力等。

③ 既往史：既往治疗史、用药史及女性患者生育史等。

（3）心理护理：告知患者保持良好心态的重要性，树立信心。

（4）皮肤准备：术前 1 天协助患者沐浴或擦洗全身皮肤，更换干净的病员服。

（5）饮食准备：术前 1 日予清淡饮食，术前禁食 8 h，禁水 4 h，术前 2 h 予以清淡流质饮食，告知患者及家属禁食、禁水的目的。

（6）手术体位准备：锻炼仰卧位卧床 2 h，练习床上使用大小便器。

（7）疼痛评估：采用数字评分法进行疼痛评估，实施超前、多模式镇痛方案，减轻患者疼痛。

（8）术前其他准备：戒烟戒酒，保证充足睡眠。指导患者进行腹式呼吸训练。

（9）术晨准备：监测生命体征；准备术中用药、X光片、CT、MRI等，与手术室护士进行交接，并签字确认。

（10）床单位准备：患者接入手术室后，护士准备麻醉床。

（二）术后护理

（1）术后按全麻患者脊柱外科术后护理常规护理。

（2）术后24 h内密切观察患者脉搏、呼吸、血压、SpO_2变化，防止大失血的发生，发现异常及时报告医生处理。

（3）术后早期鼓励患者进行深呼吸和有效咳嗽。术后24 h可于床上平卧位行双下肢屈伸抬腿运动，预防神经根粘连。

（4）术后24—72 h内密切观察双下肢感觉运动情况，注意观察脊髓和马尾神经有无受损，与术前对比，评估，判断有无改善。

（5）观察切口渗血及引流管情况，妥善固定引流管，观察并记录引流液的量、性质、颜色等。术后24 h引流量少于50 mL/日即可拔除引流管。前路手术患者观察腹部体征、呼吸状况。

（6）开胸后，置胸腔闭式引流管，按胸腔闭式引流管护理常规护理。

（7）予以快速康复护理指导，术后2 h试饮水，无不适方可少量多次饮水。予清淡流质饮食，逐步向软食、普食过渡。术后3天内忌牛奶、豆浆等产气食物，给予高营养、高蛋白、高维生素普食。

（8）去枕平卧6 h后，协助更换体位，行轴线翻身，防止腰部扭曲，同时保持皮肤清洁，防止皮肤压力性损伤。

（9）术后5—7天可佩戴胸腰支具下床活动，注意安全。

（10）术后14天拆线。

（三）健康指导与康复

（1）术后佩带塑形胸腰支具12—16周。

（2）术后3个月尽量避免弯腰、侧腰及负重等动作。

（3）加强营养，逐渐加大功能锻炼。

（4）3、6、9个月定时复查，若有不适随时复查。

三十三、胸腰椎后路手术护理

胸腰椎后路手术指经过后腰背部正中切口入路进行的胸腰椎手术。与前路相比，后路手术在直视下可以更好地对增生的骨赘进行清理，利于椎管的减压和韧带的松解。

（一）术前护理

（1）按骨科术前一般护理常规护理。

（2）身心评估：

① 心理评估：患者心理状态、睡眠情况，患者对疾病的认识程度及需求，家庭及亲友的配合程度。

② 身心状况：营养状况，检查化验结果、各脏器功能、生活自理能力等。

③ 既往史：既往治疗史、用药史及女性患者生育史等。

（3）心理护理：告知患者保持良好心态的重要性，鼓励患者树立信心。

（4）皮肤准备：术前1日协助患者沐浴或擦洗全身，更换清洁病员服。

（5）饮食准备：术前1日给予清淡饮食，术前禁食8h，禁水4h，告知患者及家属禁食、禁水的目的，术前2h可给予清淡流质饮食。

（6）术前体位训练：术前每日练习俯卧位卧床2h，以适应手术需要，练习床上使用大小便器。

（7）疼痛评估：采用数字评分法进行疼痛评估，实施超前、多模式镇痛方案，减轻患者疼痛。

（8）其他准备：术前戒烟戒酒，保证充足的睡眠。

（9）术晨准备：监测患者生命体征，准备术中用药、X光片、CT、MRI等，手术室护士进行交接，并确认并签字。

（10）床单位准备：患者接入手术室后，更换干净的床单位，准备麻醉床。

（二）术后护理

（1）按骨科术后一般护理常规护理。

（2）术后患者取去枕平卧位。

（3）严密监测生命体征（体温、脉搏、呼吸、血压、SpO_2），若血压低于90/60 mmHg。可能有血容量不足，应适当加快输液速度。若患者主诉胸痛、呼吸困难，应及时报告医生。

（4）观察切口渗血、切口引流管引流情况，24h引流量少于50 mL/日即可拔管。若引流液稀薄、透亮澄明，每日引流量在300 mL以上，有可能是硬脊膜损伤致脑脊液外漏；若患者主诉头痛，遵医嘱给予抗炎补液，必要时取头低脚高位，同时配合医生做好伤口局部处理。

（5）观察肢体活动及神经恢复情况，与术前对比，评估、判断有无改善，判断有无神经功能受损现象。

（6）术后2h试饮水，无不适方可少量多次饮水。麻醉清醒后可进食清淡、易消化流质食物，次日改软食、普食。

（7）术后早期床上行双下肢直腿抬高、屈伸训练，防止神经根粘连和下肢静脉血栓的形成。

（8）术后5—7天佩戴胸腰支具下床活动、注意安全。

（9）术后14天拆线。

（三）健康指导与康复

（1）卧硬板床，坐起、站立或下床活动时需佩带腰围保护。

（2）加强营养，注意休息，避免弯腰、负重等动作。

（3）加强腰背肌功能锻炼，应循序渐进。

（4）3、6、9个月定时复查，若有不适随时就诊。

三十四、腰椎间盘突出症手术护理

腰椎间盘突出症是指腰椎间盘发生退行性变以后,在外力作用下,纤维环部分或全部破裂,单独或连同髓核软骨终板向外突出,刺激或压迫椎神经和神经根引起的以腰腿痛为主要症状的病变。

(一) 保守疗法护理

(1) 按骨科疾病一般护理常规护理。

(2) 卧硬板床。急性期严格卧床 3 周,禁止坐起和下床活动。卧床期间宜在腰部垫小枕,根据患者耐受程度逐日增高至 10—15 cm。

(3) 给予局部热敷。

(4) 起床时使用腰围,睡倒时脱下,无症状即应除去。

(5) 加强腰背肌锻炼。

(6) 恢复期禁止提重物和弯腰。

(7) 向患者讲解发病机理,防止复发。

(8) 进行牵引治疗的患者,按牵引护理常规护理。

(二) 手术治疗护理

1. 术前护理

(1) 按骨科疾病一般护理常规护理。

(2) 身心评估:

① 心理评估:心理状态,患者对疾病的认识程度及需求、家庭及亲友的配合程度。

② 全身情况:患者步态、脊柱处有无畸形、椎间隙的棘突旁是否有压痛,受压神经根感觉是否有异常情况。

③ 既往史:既往治疗史、用药史及女性患者生育史等。

(3) 心理护理:告知患者保持良好心态的重要性,树立信心,做呼吸放松训练及肌肉放松运动等。

2. 术后护理

(1) 按骨科一般护理常规护理。

(2) 平卧 6 h 后协助患者轴线翻身。

(3) 观察伤口渗血情况,若渗出液过多,患者有恶心、呕吐、头痛等症状,须考虑脊膜破裂,如脊髓液外流,应立即处理。

(4) 保持术区引流管通畅,妥善固定,避免扭曲、受压。观察引流液的量、性质、颜色等。若引流液稀薄、透亮,300 mL/日以上,有可能是脑脊液外漏;若患者主诉头痛,必要时行头低脚高位,配合医生做好伤口部处理。

(5) 注意双下肢感觉运动情况。

(6) 术后 6 h 麻醉消失后行双下肢直腿抬高锻炼,避免术后神经根粘连。术后 1 周指导患者锻炼腰背肌,做背伸活动。

(7) 做好患者生活护理。

（三）健康指导与康复

（1）早期进行腰背肌功能锻炼。一般行开窗减压、半椎板切除术后1周，全椎板切除术后3—4周、植骨融合术后6—8周开始锻炼。

（2）腰背肌功能锻炼应遵循循序渐进、持之以恒的原则，坚持半年以上。

（3）卧硬板床，注意腰部及下肢的保暖、防寒、防潮。

（4）日常生活中注意保持正确的走、坐、站及举物、捡物姿势。避免脊柱弯曲、扭转及提重物等活动。

（5）遵医嘱定时复查，若有不适随时复查。

三十五、腰椎滑脱症手术护理

腰椎滑脱症是指由于先天或后天的原因，腰椎的一个椎体相对与邻近的腰椎向前滑移。可没有任何症状，仅是在拍片时发现，也可出现相关症状，如腰痛、下肢疼痛、麻木、无力，严重时可出现大小便异常。

（一）术前护理

（1）按骨科术前一般护理常规护理。

（2）身心评估：

① 心理评估：心理状态、患者对疾病的认识程度及需求、家庭及亲友的配合程度。

全身情况：评估患者步态、脊柱处有无畸形、椎间隙的棘突旁是否有压痛、受压神经根感觉是否有异常情况。

（3）心理护理：患者入院后责任护士应给予情感支持和心理安慰，减轻患者心理负担，消除紧张情绪，使患者安然接受手术治疗。

（4）限制活动：入院后即嘱咐患者不要进行久站、久行等活动，多卧床休息。同时训练床上排便，以适应术后卧床排便的需要。

（5）呼吸功能锻炼：入院后即指导患者进行呼吸训练，常见的方法有，向装有水的瓶子里吹气、吹气球、扩胸运动，以增加肺活量。

（6）其他准备：患者除做好骨科术前的护理准备，如戒烟戒酒、术前进食清淡流质食物直至麻醉前2 h、沐浴、更换病员服等，还应控制原有的内科疾病，如高血压、糖尿病等，将疾病控制在可耐受手术的范围内。

（7）术晨准备：监测生命体征，准备术中用药及X线片等物品，并与手术室护士交接、确认并签字。

（二）术后护理

（1）按骨科术后一般护理常规护理。

（2）生命体征的监测：术后应加强对患者生命体征的观察，持续监测血压、脉搏、血氧饱和度及心率变化。观察患者的面色及有无头晕、呕吐、恶心，同时密切观察患者的意识、尿量等情况并记录。

（3）脊髓神经功能的观察：术后密切观察双下肢的感觉及运动功能、括约肌功能，发现异常及时报告医生。有神经根刺激症状者,除遵医嘱处理外,应对患者肢体适当按摩。

(4) 切口引流管的护理:保持引流管末端的负压球呈负压状态妥善固定引流管,避免引流管滑脱。注意观察引流液的颜色、量、性状并记录。引流液的量达到负压球容积的 2/3 时及时倾倒。若引流管堵塞及时通知医生。

(5) 体位护理:术后去枕平卧 6 h,以减轻麻醉反应。6 h 后 45°→平卧位→右侧卧位 45° 的顺序,每 2 h 更换体位一次,翻身时保持脊柱呈一条直线。切口疼痛减轻后患者可在床上自主翻身,在没有保护具的情况下,禁止端坐或下床行走。

(6) 并发症的护理:

① 术后感染:术后应保持切口敷料及床单位清洁、干燥,如有污染及时更换。保持切口引流通畅,倾倒引流球时注意无菌操作。注意观察患者血象及生命体征的变化。

② 脑脊液漏:术后严密观察引流液,若发现引流液量多且颜色较淡(呈粉红色)应考虑脑脊液漏的可能,通知医生,将切口负压引流改为正压引流,并去枕平卧或头低足高卧位。观察患者有无头晕、头痛症状。

③ 神经根刺激症状:术后注意观察有无弛缓性瘫痪发生,如大小便失禁等症状及时通知医生。若有下肢酸、胀、痛等症状给予下肢轻轻拍打、按摩。

④ 下肢深静脉血栓形成:术后应指导患者早期进行双下肢踝关节、膝关节主动屈伸活动及股四头肌等长收缩,定时翻身促进深静脉回流。若发现肢体肿胀,伴有腿痛、大腿肌肉压痛等应怀疑深静脉血栓形成,及时报告医生。

⑤ 其他:术后长期卧床可发生坠积性肺炎、皮肤压力性损伤、泌尿系感染、结石等并发症。指导患者掌握正确的翻身方法,做好皮肤护理、四肢关节活动、肌肉收缩锻炼等。

(7) 术后 1 周可佩戴腰围下床活动,注意安全。术后 14 天拆线。

(三)健康指导与康复

出院后继续卧硬板床休息。一般卧床休息 2 个半月左右,之后避免过早体力劳动,一般半年后可以从事洗衣等轻体力工作,避免弯腰、扛物等重体力活动。若佩戴支具,卧床休息 2 周(年老体弱者要适当延长卧床时间,一般为 1 个月),可适当下床活动,继续坚持腰背肌功能锻炼,持之以恒。定期门诊随访。

三十六、脊柱侧凸矫形术护理

脊柱侧凸是指由于某种原因通常脊柱一个或多个节段于冠状面上出现持久性偏离中线,形成常有弧度的脊柱畸形。通常伴有脊柱的旋转畸形或矢状面上生理弯曲的变化。

(一)术前护理

(1) 按骨科术前一般护理常规护理。

(2) 心理护理:由于脊柱侧凸手术部位特殊,病变复杂,患者对手术安全性、治疗效果有不同程度的担心。护士应对患者的情绪表示理解,关心、鼓励患者,增进与患者和家属的交流,取得患者的信任和配合。

(3) 术前准备:

① 术前 2 日指导患者学会在床上卧位大小便,防止患者术后发生排便、排尿困难。

② 术前指导患者练习深呼吸,可通过吹气球训练促进肺膨胀。练习正确的咳嗽方法,达到排出分泌物的目的。

③ 肢体活动训练:术前指导患者进行床上四肢运动,教会患者按医嘱进行握拳和趾伸屈活动。

④ 手术卧姿的训练:术前训练患者逐渐延长俯卧位时间,直到能坚持 2 h 以上,护士应判断患者在俯卧中是否舒适,有无呼吸困难。

(4) 饮食指导:增加营养,进食高热量、高蛋白、高维生素的食物,增强组织修复和伤口愈合能力,以及机体防御感染的能力。

(5) 皮肤准备:术前注意保护皮肤,勿擦伤、挠破皮肤。背部若有毛囊炎应及早治疗。术前 1 日沐浴,更换病员服。

(6) 呼吸道准备:注意保暖,避免着凉。若有呼吸系统疾病,积极进行治疗。

(7) 胃肠道准备:术前进食清淡、流质食物直至麻醉前 2 h,以防麻醉或手术过程呕吐引起的窒息或吸入性肺炎。

(8) 术晨准备:术晨监测患者生命体征,准备好术中用药及 X 线片等物品,与手术室护士交接、确认并签字。

(9) 床单位准备:患者接入手术室后,护士准备麻醉床。

(二) 术后护理

(1) 按骨科术后一般护理常规护理。

(2) 术后体位:麻醉未清醒前取去枕平卧位,头偏向一侧。6 h 后每 2 h 变换一次体位,患者翻身时注意保持脊柱平直,维持正常的生理弯曲度。

(3) 生命体征的观察:术后一般每 30 min 测量脉搏、呼吸、血压一次,注意观察血氧饱和度。生命体征平稳后可改为 1 h 测量一次。

(4) 引流管的护理:妥善固定引流管,密切观察引流情况,保持引流通畅,防止引流管折叠、扭曲、松动、受压等。术后密切观察并记录引流液的颜色、性质和量。术后 24 h 引流量一般不超过 500 mL。术后引流量少于 50 mL/日即可拔除引流管。

(5) 维持呼吸功能:保持呼吸道通畅,鼓励患者自行咳嗽排痰,必要时及时吸痰,术后 48 h 内,严密观察呼吸情况并持续低流量吸氧,若发现患者烦躁不安、鼻翼翕动、呼吸困难应立即查明原因,尽快处理。

(6) 控制疼痛,增进舒适,术后当天疼痛最为剧烈,24—48 h 后逐渐减轻,可采用合适体位和药物止痛,药物止痛是术后 24 h 切口疼痛最为有效的止痛措施。

(7) 饮食护理:全麻患者待麻醉清醒后方可进食,蛛网膜下腔麻醉和硬脊膜外腔麻醉术后 6 h 可进食。术后 3 天内暂停进食易胃肠道胀气的食品,如牛奶、豆浆、甜食等,应进食高蛋白、易消化流质或半流质食物,保证足够的热量,多吃蔬菜、水果,多饮水。

(8) 功能锻炼:术后待麻醉清醒后即进行简单的上肢、下肢锻炼,24 h 后可进行直腿抬高训练。一周后可进行腰背肌锻炼,10—14 天可扶患者佩戴胸腰支具坐起,逐渐下床站立和行走。脊柱稳定的患者应鼓励其早期下床活动;脊柱不稳定的患者,术后卧床时间较长,应指导患者进行深呼吸、上下肢运动、足趾和足踝关节的伸屈活动等,减少并发症的发生。

（三）健康指导与康复

术后佩戴支具 1—3 个月，避免做躯体侧屈、扭转、弯腰、提取重物等动作。注意保持正确的走、站、坐姿势，加强对腹肌和背肌的锻炼。3 个月后复查，如有不适随时就诊。2 年内限制任何脊柱不协调的剧烈的体育运动和开展令身体极度弯曲的运动和工作。

第七节　神经外科护理常规

一、意识、瞳孔的观察

（一）意识障碍程度的观察

意识是中枢神经系统对内外环境的刺激所做出的有意义的应答能力，其构成包括意识内容和觉醒状态。

意识障碍是指机体对环境和自身的知觉发生障碍或人们赖以感知环境的精神活动发生了障碍。

当颅脑由于各种因素如颅内病变、系统性代谢障碍、感染中毒性疾病等受到损伤后，可出现意识改变，早期表现为嗜睡、朦胧、躁动、谵妄等，中晚期通常表现为昏迷状态。目前，临床上常将意识障碍分为意识内容的变化、意识清晰度下降和意识范围改变。

1. 发作性意识障碍

主要特征为意识改变，持续时间较为短暂，一般为意识障碍突发突止。

（1）晕厥：常因短暂的全脑一时性、广泛性血流灌注不足，网状功能受抑制，表现为短暂的意识丧失和全身肌张力消失而跌倒，但又很快能完全恢复的临床综合征。

（2）癫痫发作：大脑神经元异常同步放电引起的短暂神经功能紊乱。意识改变的发作类型有失神发作、阵挛性发作、强直性发作、强直-阵挛性发作和复杂部分性发作等。

（3）其他：如心因性意识模糊、睡行症、神游症、梦游症和发作性睡病等。

2. 意识内容障碍

主要特征是意识清晰度下降、刺激阈值下降、记忆力下降、定向力下降等。

（1）谵妄：表现为意识水平明显波动和精神运动兴奋状态，症状昼轻夜重。通常存在地点、人物、时间定向障碍，严重者存在自我定向障碍。行为有目的性，在恐怖的幻觉与妄想支配下可产生冲动性行为或自伤及伤人，将梦境与现实相混淆。

（2）朦胧状态：表现为意识内容的缩窄，只注意目前关心的事物，对外界事物不关注，对总体状况不能正确把握。存在幻觉、错觉，没有谵妄那样的激烈精神运动兴奋状态。常突发突止，历时数分钟至数天，甚至更长，发作后遗忘。

（3）精神错乱：特点是意识水平改变不明显，而思维混乱与定向力严重障碍，不能正确认识外界，持续兴奋骚动。

（4）酩酊状态：由于乙醇产生各种各样的意识障碍。

（5）催眠状态：由施术者诱导出来的一种意识狭隘，常见于心理治疗中。

3. 意识水平下降的障碍

分为嗜睡、昏睡和昏迷。其中昏迷可分为浅昏迷、中昏迷、深昏迷三种,常用格拉斯哥评分法观察,见表12.3、表12.4。

表12.3　格拉斯哥评分法

睁眼反应	计分	言语反应	计分	运动反应	计分
自动睁眼	4	回答正确	5	遵嘱活动	6
呼唤睁眼	3	回答错误	4	刺痛定位	5
睁眼	2	语无伦次	3	躲避刺痛	4
不能睁眼	1	只能发声	2	刺痛肢屈	3
		不能发声	1	刺痛肢伸	2
				不能活动	1

表12.4　意识障碍的程度

意识障碍	评分	患者表现
嗜睡	13—14分	唤醒后很快入睡,醒来后意识正常
昏睡	9—12分	较强烈刺激下可有短时意识清醒,但对答不切题
浅昏迷	7—8分	表现为意识丧失,对高声无反应,对强烈的痛刺激或有简单反应,角膜反射、咳嗽反射、吞咽反射存在,生命体征平稳
中昏迷	4—6分	患者对疼痛刺激无反应,四肢完全处于瘫痪状态;角膜反射、瞳孔对光反射、咳嗽反射、吞咽反射等尚存在,但明显减弱;腱反射亢进,病理反射阳性;呼吸节律紊乱
深昏迷	3分	所有深浅反射消失;患者眼球固定,瞳孔散大,角膜反射、瞳孔对光反射、咳嗽反射、吞咽反射等消失,四肢瘫痪,腱反射消失;生命体征不稳定,患者处于濒死状态

4. 特殊类型的意识障碍

(1) 醒状昏迷:又称睁眼昏迷,患者表现为双目睁开,眼睑开闭自如,眼球无目的地活动,貌似意识清醒,但其知觉、思维、情感、记忆、意识及语言活动均丧失,对自身及外界环境不能理解,对外界刺激毫无反应,不能说话,不能执行各种动作命令,肢体无自主运动,呈现无意识内容而觉醒——睡眠周期存在。包括以下几种类型:

① 去大脑皮质状态:患者可以无意识睁、闭眼,眼球能活动,瞳孔对光反射、角膜反射存在,四肢肌张力高,病理反射阳性。多见于皮质损害较广泛的缺氧性脑病、脑炎、外伤等。

② 无动性缄默:患者能无目的地注视检查者和周围的人,似觉醒状态,但缄默不语,肢体不能活动。

③ 持续植物状态:因广泛脑损害后,患者丧失认知和智能活动,但保留间脑和脑干的自主神经功能。患者保存完整的睡眠——觉醒周期和心肺功能,眼球无目的地转动,但可吞咽、咀嚼、磨牙、无语,随意运动丧失。

(2) 闭锁综合征:又称去传出状态,此综合征不属于昏迷,也不是去皮质状态或无动性缄默,其特点为患者意识清醒,但除眼球能垂直运动外,四肢不能运动,睁闭眼受限,不能言语,眼球不能水平运动等。主要是因为双侧皮质脊髓束及支配脑桥、延髓的皮质核束受损所致。因病变部位仅累及脑桥腹侧部,故患者意识清醒,可用眼球向上、下活动表达其意识活动。

(二)瞳孔变化及临床意义

1. 瞳孔大小

正常成人瞳孔直径为 2—4 mm,两眼对称,通常差异不超过 0.25 mm。

2. 瞳孔形状

(1)正常瞳孔:呈圆形,两眼等圆。

(2)瞳孔出现三角形或多边形:多见于中脑损伤。

(3)瞳孔多变:如出现交替性瞳孔散大或缩小,多见于脑干损伤。

二、肢体活动障碍的观察

(一)肌力和肌张力的检查

肌力和肌张力检查是运动系统功能检查的基本内容。

1. 肌力检查

分为六级,分别是 0 级到 5 级:

0 级　无可测知的肌肉收缩。

1 级　有轻微收缩,但不能引起关节运动。

2 级　有肌肉收缩,但不能脱离地心引力抬起。

3 级　肢体能抗地心引力做关节运动,但不能抗阻力。

4 级　能抗较大的阻力进行运动。

5 级　正常肌力。

2. 肌张力检查

临床上常用改良的 Ashworth 分级标准,见表 12.5。

表 12.5　Ashworth 分级标准

级别	标准
0	正常肌张力
1	肌张力略微增加,受累部分被动屈伸时,在关节活动范围之末时呈现最小的阻力或出现突然卡住和突然释放
1+	肌张力轻度增加,表现为被动屈伸时,在关节活动后 50% 范围内出现突然卡住,然后在此范围内均呈现最小的阻力
2	肌张力较明显增加,通过关节活动范围的大部分时,肌张力均较明显增加,但受累部分仍能较容易地被移动
3	肌张力严重增加,被动活动困难
4	强直,受累部分被动屈伸时呈现强直状态,不能活动

（二）肢体活动障碍

肢体活动障碍是指随意动作的减退或消失，按照病变的解剖部位可分为上运动神经元瘫痪和下运动神经元瘫痪，见表 12.6。

表 12.6　肢体活动障碍

指征＼类别	上运动神经元（中枢性瘫痪）	下运动神经元（周围性瘫痪）
受损部位	大脑皮质运动区或锥体束	脊髓前角细胞、脑神经运动核细胞、脊髓前根、脊周围神经和脑周围神经的运动纤维
瘫痪分布	整个肢体（单瘫、偏瘫、截瘫、四肢瘫）	肌群为主
肌张力	增高，呈痉挛性瘫痪	降低，呈迟缓性瘫痪
腱反射	增强	减弱或消失
病理反射	有	无
肌萎缩	无或轻度废用性萎缩	明显
肌束性颤动	无	可有
肌电图	神经传导正常，无失神经电位	神经传导正常，有失神经电位

临床实践中常根据瘫痪肢体的部位和范围分为单瘫、偏瘫、截瘫及四肢瘫。

1. 单瘫

表现为单个肢体出现瘫痪。中枢性单肢活动障碍病灶位于皮质或皮质下区；周围性单肢活动障碍病灶多位于脊髓前角、前根、周围神经。具体特点见表 12.7。

表 12.7　单瘫

病变部位	临床特点
周围神经丛或神经根	单瘫伴肌肉萎缩，腱反射减低或消失，肌张力低下，符合神经支配区的感觉障碍
前角病变	肌萎缩，肌张力低下，无感觉障碍
脊髓空洞症	伴分离性、节段性感觉障碍
大脑局部病变	上运动神经元性单瘫
癔症单瘫	瘫肢不稳定与情绪波动有关，伴有不符合神经支配的感觉障碍及不符合神经解剖的体征

2. 偏瘫

表现为一侧上、下肢体及面、舌瘫痪，受损部位多位于皮质运动区、内囊、脑干及脊髓，其鉴别可见表 12.8。

3. 截瘫

一般指双下肢瘫痪，受损部位多为脊髓胸段，可因外伤、感染、血管病、中毒、遗传性疾病、肿瘤等引起。

表 12.8　偏瘫

病变部位	临床特点
皮质及皮质下	偏瘫多不完全,或上肢重、或下肢重,可伴有癫痫发作及失用、失语、失认等症状
内囊	多为"三偏"症:偏瘫、偏身感觉障碍及偏盲
脑干	交叉性瘫痪,患侧病变平面脑神经周围性瘫痪,对侧平面中枢性颅神经及上、下肢瘫痪
脊髓	不伴面、舌瘫痪的上、下肢瘫痪

4. 四肢瘫

表现为四肢均瘫痪,可分为神经性和肌源性瘫痪,受损部位可为大脑或脊髓,还可见于多发性肌炎、肌营养不良症状、周围性瘫痪、重症肌无力等。具体特点见表 12.9。

表 12.9　四肢瘫

病变部位	临床特点
双侧大脑及脑干	真、假性球麻痹,精神症状,意识障碍,痴呆等
高位颈髓	可伴有延髓性麻痹症状,无痴呆、面瘫
颈膨大	双上肢迟缓性、双下肢痉挛性瘫痪
周围神经病变	四肢迟缓性瘫痪,伴疼痛、麻木以及手套、袜套样痛,温觉减退

三、生命体征的监护

(一)体温监测

(1)体温升高:多见于感染、脑室或蛛网膜下腔出血、中枢性高热。

(2)中枢性体温升高:多见于脑干损伤、肿瘤或手术所致体温内调节中枢受损,常同时伴有意识障碍、尿崩及上消化道出血等症状。此时主要以物理降温为主。

(3)周围性体温升高:多见于感染引起的炎症,可采取药物或物理降温。

(4)体温降低:多见于全麻后早期、下丘脑损伤或濒临死亡的患者,可采取保暖措施。

(二)循环功能监测

(1)予心率、心律、心电波形监护。

(2)中枢性心率改变:多见于脑干损伤、脑室出血或脑疝晚期。

(3)非中枢性心率改变:多见于失血、脱水过度、大量出汗、补液不够、缺氧等多种原因所致的心功能衰竭以及感染所致的体温升高(一般体温每升高 1 ℃,脉搏增加 15—20 次/min)。

(4)中心静脉压监测:中心静脉压能判定患者心功能和血容量状态,其正常值为 5—12 cmH$_2$O。在治疗脑水肿、颅内高压患者时,可借助中心静脉压指标的监测来判定、选择、调整静脉输液量和速度。

（三）血压的监测

维持血压的稳定,维持平均动脉压在 80 mmHg 以上,避免脑灌注不足;必要时记录每小时出入量和每日出入量,避免循环波动造成器官功能损害,保证组织灌注充足。

(1) 血压过高:多见于原发性高血压、颅内高压导致的高血压以及脑血管疾病的患者因血管痉挛所致的血压升高。

(2) 血压过低:多见于容量不足、脱水过度、感染或过敏性休克所致的循环血量不足以及心血管调节中枢受损导致的血压下降。

（四）呼吸监测

(1) 呼吸频率:

① 呼吸频率加快(大于 30 次/min):多见于缺氧或低氧血症、酸中毒、高热、中枢神经源性呼吸加快。

② 呼吸频率减慢(小于 10 次/min):多见于酸中毒、Cushing 反应。

(2) 脑的不同水平损伤可引起不同的呼吸紊乱形式,具体见表 12.10。

表 12.10　呼吸紊乱与相应的脑损伤

呼吸紊乱形式	脑损伤
潮式呼吸	多见于重症脑缺氧,双侧大脑半球病变,间脑病变
叹息样呼吸	多见于脑桥上部被盖部损害
点头样呼吸	多见于濒死状态
间停呼吸	多见于脑炎、颅内压增高、剧烈疼痛时
叹气样呼吸	多见于癔症、焦虑症

（五）肾功能,水、电解质及酸碱平衡监测

准确记录患者 24 h 出入量,定期检查患者血清肌酐、尿素氮含量、尿比重、pH、尿蛋白定量及血清钾、钠、氯等。

四、危重患者一般护理

（一）加强基础护理

(1) 病室环境干净、整洁,安静,温度、湿度适宜,定时给予通风换气。

(2) 做到患者三短九洁:即头发、胡须、指甲短;眼、口、鼻、手、足、会阴、肛门、皮肤、头发清洁。

(3) 做好口腔护理。

（二）严密观察病情变化

(1) 严密观察意识、瞳孔、肢体活动,做好生命体征监测。

（2）观察尿量。

（3）备好急救药品和物品，如发现问题，立即报告医生，遵医嘱给予及时处理。

（三）保持呼吸道通畅

（1）保持呼吸道通畅，及时清除口腔、气道分泌物或呕吐物，避免误吸，防止舌后坠。

（2）意识清醒者，应鼓励其咳嗽排痰。

（3）昏迷患者应定时吸痰，吸痰前应予高浓度氧气吸入，吸痰时操作宜轻柔，每次抽吸时间不宜超过 15 s，防止因呛咳过剧而增加颅内压力。

（4）每次吸痰更换一根吸痰管，吸痰管不可反复使用。

（5）气管切开患者切口周围皮肤每日护理消毒并更换敷料。

（四）脑室引流的观察

（1）妥善固定引流装置，保持引流通畅，勿扭曲打折。

（2）观察伤口敷料有无渗液，浸湿后应及时更换。注意无菌操作，预防颅内感染。

（3）需搬动患者时将引流管暂时关闭，防止脑室液返流入脑室造成感染。

（4）及时拔管，通常不超过 1 周，拔管前行头颅 CT 检查，并先试行夹闭引流管 24 h。

（5）严密观察引流液颜色、性状、量及引流速度：

① 正常脑脊液无色、透明、无沉淀，24 h 引流量小于 400 mL 或 0.3 mL/min。

② 正常颅脑手术后，脑室引流可呈血性，但此颜色应逐渐由深变浅，直至清亮。若引流液的血性程度突然增高，且引流速度明显加快，可能为脑室内再出血，应立即报告医生。

③ 在脑室引流的早期要特别注意控制引流速度，避免突然降压造成脑皮质塌陷。

④ 引流管口不得低于侧脑室平面，一般位于侧脑室平面以上 10—15 cm 处，注意防止脑脊液反流。

（五）做好眼睛护理

（1）眼睑闭合不全、角膜外露的患者易发生角膜感染或溃疡，应做好眼睛护理。

（2）用凡士林纱布覆盖眼睛或戴眼罩，或用无菌纱布掩盖，用胶布牵拉上、下眼睑使之闭合。

（3）定时点滴抗生素眼液，睡前外涂抗生素眼膏，对分泌物较多者应先用 0.9% 无菌氯化钠溶液清洗后再涂药。

（4）有角膜光泽消失或浅层混浊时，应通知医生请眼科医生协助处理，将上、下眼睑缝合。

（六）脑脊液耳漏和鼻漏的护理

（1）有脑脊液耳漏和鼻漏的患者，应预防感染。予头下垫消毒敷料，抬高床头 15°—30°，取患侧卧位，防止液体逆流致颅内感染，促进漏口尽早闭合。

（2）如为脑脊液鼻漏患者应保持鼻腔清洁、通畅，及时清除鼻前庭污垢，定时用 0.9% 氯化钠溶液擦洗，可在鼻前庭放置棉球以吸附液体，浸湿后更换，并记录 24 h 漏液量；禁止擤鼻、抠鼻、插胃管或经鼻吸痰；预防感冒，要尽量避免打喷嚏或咳嗽。

（3）如为脑脊液耳漏患者，应定时用 0.9% 氯化钠溶液擦洗外耳道，可在外耳道放置棉球以吸附液体,浸湿后更换,并记录 24 h 漏液量。

(4) 禁止行腰椎穿刺术。

(5) 脑脊液漏一般一周内自行停止,若超过两周仍未停止,可行脑脊液漏修补手术。

(七) 加强皮肤护理

(1) 意识不清、肢体活动障碍、大小便失禁和术后特殊体位的患者应加强皮肤护理。

(2) 根据患者皮肤情况让患者睡海绵床或气垫床。

(3) 每 2 h 翻身一次。

(4) 翻身时避免拖、拉、推患者,保持床单平整、无渣。

(5) 严格执行每班床旁皮肤交接,仔细检查并记录,发现问题及时处理。

(八) 饮食护理

(1) 保证患者足够的摄入量。

(2) 根据病情给予高热量、高蛋白、高维生素、易吸收的流质饮食。

(3) 做好胃管及鼻饲的护理。

(九) 排便护理

(1) 观察排便情况。

(2) 留置尿管的患者,每日消毒尿道口 2 次,每周更换尿袋一次,注意观察尿液的量、颜色、性状等。

(3) 便秘者使用泻剂或开塞露,观察大便的量、颜色和性状。

五、颅内压增高及脑疝护理

颅内压(intracranial pressure,ICP)是指颅腔内容物对颅腔壁所产生的压力。颅内压增高指颅内容物体积增加超过颅腔可代偿的容量(8%—10%),正常成人 ICP 为 70—200 mmH$_2$O,儿童 ICP 为 50—100 mmH$_2$O,超过此值为颅内压增高。当颅内局灶性或弥散性病变引起的脑体积增大和颅内压增高,使一部分脑组织发生移位,并通过一些解剖上的裂缝,被挤入到压力较低的部位中去,并引起相应的症状,称为脑疝。幕上的脑组织(颞叶的海马旁回、钩回)通过小脑幕切迹被挤向幕下,称为小脑幕切迹疝或颞叶钩回疝。幕下的小脑扁桃体及延髓经枕骨大孔被挤向椎管内,称为枕骨大孔疝或小脑扁桃体疝。

(一) 一般处理

(1) 卧床休息,保持病室安静,床头抬高 15°—30°。

(2) 饮食与补液:频繁呕吐者应禁食,防止吸入性肺炎。病情允许时予清淡饮食,每日摄盐少于 5 g,同时需要补充因脱水失去的水分。

(3) 保持呼吸道通畅。

(4) 协助进行生活护理。

(5) 慎用镇静、止痛、止吐、降压药,禁用哌替啶、吗啡。

（二）密切观察病情

（1）密切观察患者意识、瞳孔、血压、脉搏、呼吸及体温的变化，观察有无头痛、呕吐、视乳头水肿"三主征"以及 Cushing 反应出现。

（2）正确判断颅内高压与颅内低压，必要时随时复查。

（3）有条件者进行颅内压监护。

（三）降低颅内压，减轻脑水肿

（1）遵医嘱行脱水治疗，注意观察尿量，准确记录。

（2）遵医嘱行激素治疗，注意观察有无应激性溃疡、感染等不良反应。

（3）亚低温治疗者严格掌握适应证及禁忌证，密切监测体温及其他生命体征，降温及复温均不宜过快，应循序渐进，预防寒战、冻伤、出血、感染等并发症。

（4）遵医嘱行辅助过度通气等治疗，适当调节参数，定时做血气分析。过度通气不超过 24 h。

（5）巴比妥治疗发现颅内压有回升时即应增补剂量，可按照 2—3.5 mg/kg 计算。

（四）防止颅内压骤然升高的护理

（1）休息，保持情绪稳定，予心理护理，避免因情绪波动引起颅内压增高。

（2）保持呼吸道通畅，避免剧烈咳嗽。对昏迷的患者及咳痰困难者应考虑气管切开术。

（3）预防便秘：禁止高压灌肠，可以辅以轻泻剂来疏通大便，不可让患者用力排便。

（4）预防和控制癫痫发作。

（5）防止躁动。

（6）对抗高热：对于中枢性高热，亚低温治疗效果最佳。

（五）病因治疗

积极准备进行原发疾病的治疗。

（六）颅内压监护的护理

（1）患者平卧或者抬高床头 10°—15°，保持呼吸道通畅，防止躁动，预防管道堵塞、扭曲及脱落。

（2）有创颅内压监测应严格保持无菌，监护时间不超过 1 周。

（七）脑疝的处理

脑疝的及时发现和处理是关键。

（1）立即静脉快速输入或静脉推入脱水剂 20%甘露醇、呋塞米，置保留尿管，密切观察尿量及脱水效果。

（2）保持呼吸道通畅、吸氧，准备好气管插管、气管切开用物或呼吸机。

（3）密切观察病情变化。

（4）紧急做好术前检查、术前准备，部位性质明确者，应立即手术切除病变。

（5）积极准备脑室穿刺用具，脑积水者立即行脑室穿刺外引流术。

（八）健康指导与康复

（1）向患者讲解颅内压增高的相关知识、原因、症状以及相关促发因素。

（2）应保持呼吸道通畅，防止颅内压增高。

（3）应避免用力咳嗽和用力排便等。

（4）积极预防癫痫发作。

六、亚低温治疗及护理

亚低温治疗指使用冬眠药物和物理降温的方法，使患者体肛温降至 32—34 ℃、腋温降至 31—33 ℃为宜，使中枢神经系统，特别是大脑皮质与植物神经系统受到全面而良好的保护性阻滞，以减轻机体对外伤或其他病变所引起的不良反应，保护机体免受过多的消耗，以达到治疗的目的。

（一）适应证

适用于各种原因引起的严重脑水肿、中枢性高热患者，但儿童和老人应慎用，休克、全身衰竭或房室传导阻滞者应禁用。

（二）常用冬眠药物的配方与剂量

临床现已投入使用的冬眠合剂有 6 种配方，但临床常用的有冬眠合剂 1 号、2 号和 4 号。

（1）1 号：氯丙嗪 50 mg、异丙嗪 50 mg、哌替啶 100 mg。

（2）2 号：海德琴 0.6 mg、异丙嗪 50 mg、哌替啶 100 mg。

（3）4 号：乙酰丙嗪 20 mg、异丙嗪 50 mg、哌替啶 100 mg。

（三）环境和物品准备

将患者安置于单人病房，光线宜暗，室温宜 18—20 ℃，室内备冰袋或冰毯、冬眠药物、水温计、吸氧装置、吸痰装置、急救药物及器械和护理记录单等。

（四）实施降温

先进行药物降温。按医嘱静脉滴注冬眠药物，待自主神经被充分阻滞，患者御寒反应消失，进入昏睡状态后，方可加用物理降温措施。若未进入冬眠状态即开始降温，患者会出现寒战，使机体代谢率增高、耗氧量增加，反而增高颅内压。物理降温可使用冰帽或在体表大动脉处（如颈动脉、股动脉、腋动脉等）放置冰袋。降温速度以每小时下降 1 ℃为宜。过程中应使患者体温稳定在治疗要求的范围内，避免大起大落。亚低温冬眠疗法时间一般为 2—3 日，停止治疗时应先停物理降温，再逐渐停用冬眠药物，同时为患者加盖被毯，任其自然复温。

（五）病情观察

实施亚低温冬眠疗法前，应观察并记录患者生命体征、意识及瞳孔，以作为治疗后观察对比的基础。在冬眠降温期间要预防肺炎、冻伤及压力性损伤等并发症，并严密观察生命体征变化,若脉搏超过 100 次/min,收缩压低于 100 mmHg,呼吸慢而不规则时,应及时通知医生停药。

(六)饮食护理

冬眠期间机体代谢率降低,对能量及水分的需求减少,胃肠蠕动减弱,因此每日液体入量不宜超过 1500 mL;鼻饲液和肠内营养液温度应与当时体温相同;观察胃排空情况,防止反流和误吸。

(七)并发症护理

因冬眠药物作用,患者肌肉松弛,吞咽、咳嗽反射减弱,护理中应注意加强呼吸道管理,以防发生肺部并发症;物理降温时加强对局部皮肤的观察与护理,防止压力性损伤和冻伤发生。

七、镇痛、镇静

(一)目的与意义

神经外科重症及术后患者疼痛、躁动和兴奋可引起血压增高、心率增快和焦虑,这些都会增加再出血、颅内压增高、导管脱落和误伤等风险,因此必须进行处理。

神经外科重症患者镇痛镇静的目的在于:

(1)消除或减轻患者的疼痛及躯体不适感,减少不良刺激及交感神经系统的过度兴奋。

(2)帮助和改善患者睡眠,减少或消除患者疾病治疗期间对病痛的记忆。

(3)减轻或消除患者焦虑、躁动甚至谵妄,防止患者的无意识行为干扰治疗,保护患者的生命安全。

(4)诱导并较长时间维持一种低代谢的"休眠"状态,减少各种应激和炎性损伤,减轻器官损害,降低代谢水平,减少氧耗氧需。

(5)短效镇静有助于患者配合治疗和护理。

(二)疼痛与镇静程度评估

1. 疼痛强度评估

患者的主诉是评价疼痛程度和镇痛效果最可靠的标准评估。评估疼痛强度最常用的是数字评分法(NRS),即"十分法"疼痛量表,将疼痛分为 0—10 分,0 为完全没有疼痛,10 分为患者和医生能够想象的极端疼痛。对于有人工气道等不能交流的患者,观察与疼痛相关的行为(运动、面部表情和姿势)和生理指标(心率、血压和呼吸频率),并且监测镇痛治疗后这些参数的变化也是评估疼痛的重要方法。面部表情评分法(FPS):其由 6 种面部表情及 0—10 分构成,程度从不痛到疼痛难忍。由患者选择图像或数字来反映最接近其疼痛的程度。FPS 与 NRS 有很好的相关性和重复性。

2. 镇静和躁动程度的评估

目前临床常用的镇静评分系统有 Ramsay 评分、Riker 镇静躁动评分(SAS)等主观性镇静评分以及脑电双频指数(BIS)等客观性镇静评估方法。

（1）镇静和躁动的主观评估：

① Ramsay 评分是临床上使用最为广泛的镇静评分标准，分为 6 级。1 级：患者焦虑、躁动不安；2 级：患者配合、有定向力、安静；3 级：患者对指令有反应；4 级：嗜睡，对轻叩眉间或大声听觉刺激反应敏捷；5 级：嗜睡，对轻叩眉间或大声听觉刺激反应迟钝；6 级：嗜睡，无任何反应。

② SAS 评分根据患者 7 项不同行为对其意识和躁动程度进行评分，见表 12.11。但对有神经损害的患者，仅有主观评分是不够的。

（2）镇静的客观评估。目前的方法有 BIS、心率变异系数及食管下段收缩性等。在有条件的情况下可采用客观的评估方法。BIS 为一种简单的量化指标，以脑电活动为基础判断镇静水平和监测麻醉深度。100 分：清醒状态；0 分：完全无脑电活动状态（大脑皮层抑制）。一般认为 BIS 值 85—100 分为正常状态，65—85 分为镇静状态，0—65 分为麻醉状态，低于40 分可能呈现爆发抑制。

表 12.11　Riker 镇静和躁动评分(SAS)

分值	描述	定义
7	危险躁动	拉拽气管内插管，试图拔除各种导管，翻越床栏，攻击医护人员，在床上辗转挣扎
6	非常躁动	需要保护性束缚并需要反复语言提示、劝阻，咬气管插管
5	躁动	焦虑或身体躁动，经言语提示劝阻可安静
4	安静合作	安静，容易唤醒，服从指令
3	镇静	嗜睡，语言刺激或轻轻摇动可唤醒并能服从简单指令，但又迅速入睡
2	非常镇静	对躯体刺激有反应，不能交流及服从指令，有自主运动
1	不能唤醒	对恶性刺激无或仅有轻微反应，不能交流及服从指令

（三）镇痛与镇静实施

1. 镇痛治疗

疼痛评分法不小于 4 分的患者可选用非甾体类抗炎药物（对药物过敏、急性出血或者合并消化道溃疡时禁用）、非阿片类止痛药、阿片类止痛药物。

2. 镇静治疗

神经外科重症患者涉及判断和观察意识问题，镇静治疗要慎重，镇静治疗前要综合评估患者镇静的必要性和可行性。镇静治疗期间 Ramsay 评分或 SAS 评分可达 3—4 分，BIS 达65—85 分。应及时、系统地进行评估和记录镇静效果，并随时调整镇静药物及其剂量以达到并维持预期镇静水平。一般建议应用短效且不良反应可控镇静药物，如丙泊酚、咪达唑仑和右美托咪定。短期（不大于 3 天）镇静，丙泊酚与咪达唑仑产生的临床镇静效果相似。

丙泊酚起效快（30—60 s），作用时间短（半衰期 2.5 min），镇静深度容易控制，利于进行神经系统评估。其具有减少脑血流、降低颅内压、降低脑氧代谢率及抗惊厥作用。

咪达唑仑起效迅速，具有降低颅内压和脑代谢的作用，且能提高癫痫抽搐阈值，持续静脉注射对循环的影响轻微，但长期应用有蓄积的可能，且易感患者可致成瘾。

右美托咪定属高选择中枢 a-2 受体激动剂，同时具有镇痛和镇静作用，可减少阿片类药物的用量。其在镇静的同时维持患者意识清醒，可以保证随时进行神经系统检查和观察病情变化。右美托咪定对呼吸抑制轻，有利于神经重症患者的机械通气撤离，在神经重症领域具有一定的应用前景。

静脉镇痛镇静药应逐渐增加剂量至镇痛镇静所需的终点。需要特别注意的是，上述镇静药物使用时均存在不同程度的呼吸抑制以及导致患者血压下降。脑的低灌注是神经重症患者的禁忌，尤其是镇痛和镇静剂联合使用的情况下风险将增加。所以，要适当控制药物剂量，实时监测患者的呼吸、血压状况，充分准备并及时纠正可能发生的呼吸及循环变化。

3. 特殊情况的镇痛、镇静治疗

对于重型颅脑外伤的患者，使用镇静药可防止颅内压的升高；应用深度镇静药可以降低顽固性颅内高压。

对于插管、颅内压监测和中心导管监测的患者，尤其需要维持镇静；必要时应持续镇痛治疗。

急性蛛网膜下腔出血后头痛可引起血压增高、心率加快、烦躁和焦虑，增加动脉瘤再出血的风险，因此需要镇痛、镇静处理，推荐使用短效可逆的药物。

谵妄状态必须及时治疗。一般少用镇静药物，以免加重意识障碍。但对于躁动或有其他精神症状的患者则必须给药予以控制，防止意外发生。镇静镇痛药使用不当可能会加重谵妄症状。氟哌啶醇是治疗谵妄首选的药物，由于可引起与剂量相关的 QT 间期延长，增加室性心律失常的危险，因此氟哌啶醇应用过程中须监测心电图；劳拉西泮或咪达唑仑可用于紧张不安的谵妄患者；对某些氟哌啶醇禁忌或无法耐受的患者，建议准备抗精神病药物，如氯氮平或奥氮平。

（四）镇静、镇痛的护理要点

应查找造成患者疼痛或各种不适的原因：切口疼痛一般发生在术后24 h 内；颅内压增高引起的头痛，发生在脑水肿高潮期即术后 2—4 日，可抬高床头 15°—30°，以利于颅内静脉回流；术后血性脑脊液刺激脑膜引起的头痛可行腰椎穿刺，引流血性脑脊液；颅内低压引起的头痛，脑脊液外漏或脑脊液引流过度，可给予缝合漏口、抬高引流瓶位置、鼓励多饮水、取头低位或予注射用水 10 mL 椎管内注射。护理上应尽可能消除这些因素，减轻患者的不适。同时对患者镇痛镇静效果进行主、客观评价并记录，做好患者的口腔、皮肤等基础护理，帮助患者建立起正常的睡眠周期，并降低声、光对患者的刺激。镇静过程中，患者自我防护能力减弱至消失，应确保患者安全，保持呼吸通畅，预防压力性损伤。

八、营养治疗

神经外科重症患者的营养状况与临床预后密切相关，营养不足可使并发症增加、呼吸机撤机困难、病情恶化、ICU 住院时间延长及死亡率增加等。神经外科大部分重症患者营养治疗应遵循以下原则。

（一）营养评估

神经外科患者可能存在共存疾病、胃肠功能和呼吸风险，不建议将传统的营养指标（包括白蛋白、前白蛋白、转铁蛋白、视黄醇结合蛋白、人体测量等）或替代指标用于营养评估。

临床常用的营养风险筛查与评估可选择营养风险筛查（NRS2002 评分，NUTRIC 评分）等工具，根据营养风险程度决定营养支持策略。条件允许时，建议使用间接能量测量（IC）确定患者的能量需求。

（二）营养途径

肠内营养与肠外营养是可选择的营养治疗途径。重症患者首选肠内营养，经胃肠道的营养补充符合生理需求，是优选的途径，应尽早对患者进行吞咽功能检查，首选洼田饮水试验，对需要长时间肠内营养的患者（大于 4 周），建议使用经皮内镜下胃造瘘，长时间经胃管肠内营养的患者需要定时更换胃管。如果肠内营养不能达到能量需求目标，可由肠内营养与肠外营养联合提供。重症患者合并严重胃肠应激性溃疡、出血及不耐受肠内营养患者选择肠外营养。脑卒中、动脉瘤患者清醒后的 24 h 内，在没有对其吞咽功能进行评估的情况下，不能让患者进食，包括口服药物。在患者病情有任何变化的时候，需要重新进行吞咽功能评估，对于伴有吞咽功能受损的患者，建议接受吞咽困难康复训练等相关治疗。

（三）开始营养治疗的时间

建议早期开始营养治疗，对于创伤患者，一旦血流动力学稳定，均应在发病后 24—48 h 内开始肠内营养，争取在 48—72 h 后到达能量需求目标的 80% 以上，重型脑外伤患者 72 h 内给予足够的营养支持可以改善预后。如果入院时存在营养不良，患者不能进行肠内营养，应及早开始肠外营养。此外，如果在 7—10 日肠内营养支持还不能达到能量或蛋白需求的 60% 以上，应联合肠外营养支持。

（四）能量供给目标

重症患者应激期可采用 20—25 kal/(kg·日)作为能量供应目标，肠内营养蛋白质提供能量比例为 16%，脂肪提供的为 20%—35%，其余由碳水化合物提供，热氮比在 130∶1 左右，肠外营养糖脂比为 5∶5，热氮比为 100∶1；肠外营养时碳水化合物最低需求为 2 kg/日以维持血糖在合适的水平，静脉脂肪混乳剂需求为 1.5 kg/日，混合氨基酸需求为 1.3—1.5 kg/日。

（五）营养配方选择

肠内营养支持时应结合患者胃肠功能（胃肠功能正常、消化吸收障碍及胃肠动力紊乱等）状况、并发疾病（如糖尿病、高脂血症、低蛋白血症等）情况与营养师协商选择营养配方，可选用整蛋白均衡配方、短肽型或氨基酸型配方、糖尿病适用型配方以及高蛋白配方等，配方应兼顾必需、均衡及个体化的原则，制剂成分通常包括大分子营养素（碳水化合物、脂质及氨基酸）、电解质、小分子营养素（微量元素、维生素）及其他添加成分（如谷氨酰胺、胰岛素等）。对于创伤性脑损伤患者使用含精氨酸的免疫调节配方制剂或添加 EPA/DHA 的标准配方制剂。

（六）营养支持速度

胃肠营养时首日输注速度 20—50 mL/h，次日后可调至 80—100 mL/h，有条件的可用输液泵控制速度、根据具体情况进行调整。

（七）营养支持的监测及调整

为达到营养支持的目的,提高营养支持效率,避免并发症及不良反应,在营养支持治疗的同时应加强监测,如营养供给速度如何、营养支持是否满足患者需求、患者是否出现不良反应(如呕吐、腹泻、感染)等,决定是否需要调整营养支持方案。

（八）营养治疗的护理

（1）体位及管道的留置:为了减少吸入性肺炎的发生,床头抬高 30°—45°,注意采取措施减少躯体下滑带来的剪切力影响,避免压力性损伤的发生,留置胃管时应在测量的基础上多插入 7—10 cm。

（2）保证营养液的温度:建议采取加温措施或者使用具有加温装置的营养泵。

（3）管道的维护:在留置管道时和每次喂养前都应该检查管道位置,并定时检查是否移位,以消除营养液误入肺内的风险。为防止管道堵塞,建议每 4 h 用 30 mL 温水冲洗管道一次,每次中断输注或给药前后用 30 mL 温水冲洗管道。护理操作中应注意无菌原则,防止护理操作中的污染,喂养器具应 24 h 更换一次。

（4）口腔护理:在实施肠内营养期间,应进行口腔护理 2 次/日,建议使用氯己定。

九、神经外科围手术期护理

术前准备的目的是通过采取各种措施,使患者生理、心理状态接近正常,以更好地承受手术所造成的影响。术后护理的目的是预防各种并发症的发生,促使患者早日康复。神经外科手术分类包括:择期手术,如颅骨成形术、头皮肉芽肿、骨瘤手术等;限期手术,如颅内肿瘤手术;急诊手术,如急性颅内血肿、颅内占位病变、发生脑疝时的手术。

（一）术前护理措施

1. 身心评估

（1）健康史:

① 患者受伤后有无意识障碍,其程度及持续时间;有无逆行性遗忘受伤,当时有无口鼻、外耳道出血或脑脊液漏发生;是否出现头痛、恶心、呕吐、呼吸困难等情况;了解现场急救和转送过程。

② 既往史:了解患者既往健康状况。

（2）身体状况:

① 局部:患者头部有无破损、出血,呼吸道是否通畅。

② 全身:检查患者生命体征、意识状态、瞳孔及神经系统体征的变化,了解患者有无颅内压增高和脑疝症状。了解患者营养状况,如体重、氮平衡、血浆蛋白、血糖、血电解质等,以及时调整营养素的种类和量。

③ 辅助检查:了解 X 线、CT 及 MRI 的检查结果,以判断脑损伤的严重程度及类型。

（3）心理-社会支持系统情况:了解患者及家属的心理反应,了解家属对患者的支持能力和程度。

2. 急诊手术术前准备

（1）评估患者意识、瞳孔、生命体征、对侧肢体活动以及有无其他伴随疾病，建立观察记录。

（2）遵医嘱快速输入脱水剂、激素、止血药等。

（3）立即更衣、剃头、配血、皮试，必要时进行导尿。

（4）准备术中用药、CT 片、MRI 片。

（5）保持呼吸道通畅，吸氧，必要时吸痰。

（6）如呼吸有暂停，应立即配合医生气管插管，静推呼吸兴奋剂，用简易呼吸器辅助呼吸的同时，送往手术室。

3. 择期、限期手术术前准备

（1）术前练习：针对颅内动脉瘤拟行颈动脉结扎术或颈内动脉海绵窦漏的患者，术前进行 Matas 训练。

（2）垂体瘤经蝶窦入路者，术前 3 日开始用氯麻滴鼻液滴鼻，用漱口液漱口，术前 1 日剪鼻毛。

（3）对症治疗，提高患者手术耐受力。

4. 不符合手术条件患者的术前对症处理

（1）营养不良者：予以高热量、高蛋白饮食。

（2）肺部感染：在病情允许下，须待感染得到控制、体温正常后才可施行手术。

（3）颅内异物摘除术或脑脊液漏修补术，应首先采用抗菌治疗，待脑膜炎治愈后手术。

（4）急性脑炎期和化脓期的脑脓肿患者，待全身症状好转、脑炎局限、脓肿包膜形成后（感染后 4—8 周）再进行手术治疗。

（5）糖尿病患者术前应将血糖控制在 8.3 mmol/L 以下，才能手术。

（6）肝肾功能不全者，在病情允许下，待肝肾功能恢复后再手术，注意使用对肝肾无损害的药物。

（7）垂体瘤或三脑室附近肿瘤已有垂体或丘脑下部功能障碍者，应在术前 2—3 天应用肾上腺激素药物。

5. 一般术前护理准备

（1）心理护理：

① 解释手术的必要性、手术方式、注意事项。

② 鼓励患者表达自身感受。

③ 教会患者自我放松的方法。

④ 针对个体情况进行有针对性的心理护理。

⑤ 鼓励患者家属和朋友给予患者关心和支持。

（2）饮食护理：

① 根据病情予以高蛋白、高热量、高维生素、低脂、易消化、少渣食物。

② 不能进食者，遵医嘱静脉补充热量及其他营养。

（3）安全护理：

① 需口服镇静药、抗癫痫药者，应督促患者服药并告知服药注意事项。

② 细心观察，重视患者主诉，及时发现有价值的临床表现的先兆症状，并给予预见性的护理措施。

③ 对于有精神症状、癫痫大发作、视野缺损、幻视等表现的患者,留人陪护,并根据患者情况采取恰当的安全措施。

④ 偏瘫、感觉障碍的患者,应特别注意防止病员坠床,预防压力性损伤、烫伤等并发症。

⑤ 护理予以床档保护,必要时约束四肢,防止患者坠床。

⑥ 洗澡、如厕、外出时一定要有人陪伴。

⑦ 保持病房地面干燥、清洁、无水渍,防滑、防止摔伤。

⑧ 加强生活护理,防止意外发生。

(4) 协助完善术前相关检查:血常规、尿常规、肝肾功能、出凝血、心肺功能、CT、MRI 等。

(5) 排便训练:保持大便通畅,便秘者可给予缓泻剂,禁止大剂量灌肠。指导患者练习床上使用大小便器,避免术后便秘、尿潴留。

(6) 呼吸道准备:吸烟患者戒烟,减少对呼吸道刺激。

(7) 术前 1 日准备事项:

① 交叉配血或自体采血,以备术中用血。

② 进行抗生素皮试,以备术中、术后用药。

③ 护理备皮、剪指甲、沐浴更衣,检查头部是否有毛囊炎、头皮是否有损伤。

④ 术前 8 h 禁食、禁水,以免麻醉中误吸,术前睡眠差及心理紧张者,遵医嘱予以镇静剂。

(8) 术晨准备:

① 遵医嘱带入术中用药。

② 测生命体征,如有异常或患者发生其他情况(如女患者月经来潮),及时与医生联系。

③ 遵医嘱予术前用药。

④ 嘱患者排空大小便。

⑤ 术晨剃头,清水冲洗。

⑥ 更换清洁病员服,取下饰品、活动义齿等,嘱家属妥善保管好贵重物品。

⑦ 准备好病历、CT 片、MRI 片等以便带入手术室,与手术人员核对患者、药物后送入手术室。

⑧ 昏迷患者或行气管切开者应吸尽呼吸道分泌物。

⑨ 术前已行脑室引流者,应夹闭引流管,待进入手术室,将引流瓶悬挂在一定高度后才能打开。

(二) 术后护理措施

1. 术后体位护理

(1) 全麻未清醒者,去枕平卧,头偏向一侧。

(2) 全麻清醒后:手术当日,抬高床头 15°—30°;术后 1—3 日,以半卧位为主,适当增加床上运动;3 日后,以半卧位为主,可在搀扶下适当屋内活动。

(3) 较大肿瘤术后,瘤腔保持高位。

(4) 经蝶窦入路手术后,取半坐卧位。

(5) 脊柱手术者,头、颈和脊柱轴线保持一致。

(6) 婴幼儿脑脊膜膨出修补术后,切口应保持在高位。

（7）慢性硬脑膜下血肿，取头低脚高位。

（8）后组颅神经受损、吞咽功能障碍者，取侧卧位。

（9）开颅术后，健侧卧位，幕下开颅术后的患者翻身时应扶住头部，避免扭转脑干，影响呼吸。

2. 全麻术后护理常规护理

（1）了解麻醉和手术方式、术中情况、切口和引流情况。

（2）持续吸氧，2—3 L/min。

（3）持续心电监护。

（4）用床档保护，防坠床，必要时行四肢约束。

3. 营养和补液

（1）全麻术后 6 h 内禁食、禁水，6 h 后根据病情予以合适饮食。

（2）意识清醒，术后第 1 天无恶心、呕吐患者可以循序渐进地进温水、流质饮食；术后第 2 天进半流质饮食，逐渐过渡到软食、普食。

（3）饮食四要：饮食要有规律，应少食多餐、营养丰富、容易消化。饮食四忌：忌刺激性食物，忌坚硬食物，忌易胀气食物，忌烟、酒。

（4）术后 48 h 后有意识障碍或有吞咽困难、饮水呛咳者，应严格禁食，可采用鼻饲或静脉营养，保证机体营养供给。

（5）选用高蛋白、高热量、低脂肪、易消化的食物。

4. 病情观察

（1）颅内出血的观察：动态观察患者意识、瞳孔、生命体征、神经系统等，若在原有基础上有异常改变，应高度重视，随时 CT 复查。

（2）癫痫观察：密切观察癫痫的先兆表现。

（3）颅内高压的观察：详见颅内高压及脑疝的护理。

5. 呼吸道管理

（1）保持呼吸道通畅。

（2）有气管插管或口咽通气道的患者注意观察呼吸频率和幅度、氧饱和度，若出现不耐管或咳嗽、吞咽反射等，应及时通知医生拔管。

6. 伤口观察及护理

（1）保持伤口敷料清洁、干燥，观察伤口有无渗血、渗液并记录，根据渗出情况及时更换敷料。

（2）观察切口敷料是否妥善稳定，嘱患者及家属不要擅自揭开敷料，也不要自行往切口上涂抹药物。

（3）切口感染常在术后 3—7 天出现，表现为局部搏动性疼痛，皮肤潮红，肿胀，压痛明显，并伴有体温升高。

（4）加强营养，促进切口的愈合。

（5）遵循无菌原则更换敷料。

（6）观察切口疼痛情况。

7. 止痛与镇静

颅脑手术后患者如诉头痛，应分析头痛的原因，然后对症处理。

（1）密切观察患者意识、瞳孔、生命体征变化以及头痛的部位及性质。

（2）切口疼痛，一般发生在手术后 24 h 内。

（3）颅内压增高引起的头痛，发生在脑水肿高峰期即术后 2—4 日，可抬高床头 15°—30°，以利于颅内静脉回流。

（4）术后血性脑脊液刺激脑膜引起的头痛，需行腰椎穿刺，引流血性脑脊液。

（5）颅内低压引起的头痛，脑脊液外漏或脑脊液引流过度，可给予缝合漏口、抬高引流瓶位置、鼓励多饮水、取头低位或予注射用水 10 mL 椎管内注射。

（6）颅脑术后不论何种原因引起的头痛都不宜使用吗啡和哌替啶，可根据个体情况给予 20% 甘露醇或利尿剂，并观察用药后头痛的缓解情况。

（7）必要时行头颅 CT 检查。

8. 呕吐护理

（1）观察呕吐的性质，呕吐物的颜色及量。注意区分麻醉引起的呕吐和颅内高压引起的呕吐。

（2）遵医嘱合理给予止吐药：如甲氧氯普氨 10 mg 肌内注射。颅内高压引起的呕吐，给予脱水剂（20% 甘露醇 125 mL 或 250 mL 快速静脉滴注）或利尿剂（如呋塞米 20 mg 静脉缓推），观察用药后呕吐症状是否缓解。

（3）患者呕吐时，嘱头偏向一侧，防止呕吐物、分泌物引起误吸、窒息。必要时给予吸引、插管、气管切开，保证呼吸道的通畅。

9. 康复护理

早期行康复护理，包括语言、感知、偏瘫肢体、吞咽功能等的全面康复。

10. 基础护理

做好口腔护理、尿管护理，定时翻身、雾化、清洁等。

11. 各管道观察及护理

（1）保持输液管通畅，妥善固定留置针，注意观察穿刺部位皮肤。

（2）鼻饲管的护理，按鼻饲管护理常规护理。

（3）尿管按照尿管护理常规护理，开颅术后患者清醒后，术后 1 日可拔除尿管，拔管后注意关注患者自行排尿情况。

（4）神经外科颅脑引流管护理：

① 通畅：定时挤捏管道，使之保持通畅；勿折叠、扭曲、压迫管道；每日倾倒引流液；注意引流瓶不能高于患者插管口的平面，引流管的位置与患者床头平齐。引流不畅的常见原因：引流管过细，被血凝块、破碎脑组织堵塞；引流管放置过深，盘旋于创腔内，引流管的侧孔贴附于脑组织；脑组织水肿及颅内血肿压迫、包裹引流管；脑室引流不畅，可能由于颅内压过低；引流管固定线压迫、折叠引流管。针对以上因素，应对症处理：调节引流开关，适当放低引流瓶，增加压力梯度，促进引流，若不奏效，可挤捏引流管、旋转并适当退出引流管；若仍不通畅，应行 CT 检查，排除异常情况，应高度警惕形成颅内血肿。

② 固定：胶布应注意正确粘贴，确保牢固；引流管的长度应适宜，使患者的头部有适当的活动空间，进行翻身等护理操作时必须先将引流管安置妥当，避免意外发生；告知患者及陪护人员引流管的重要性，预防计划外拔管，若引流管不慎脱出，切勿自行安置，应立即通知主管医生。

③ 预防感染：搬动患者时，应先夹住引流管；根据病情控制引流高度和引流速度，引流液超过瓶体一半时，即应倾倒，以防因液面过高所致的逆流污染；每日定时按无菌操作原

则更换引流装置,保持引流管与伤口或黏膜接触部位洁净,以防感染;遵医嘱合理使用抗生素。

④ 观察并记录:观察引流液性状、颜色、量;正常情况下手术当天引流液为暗红色,以后逐渐变浅、变清;若术后 24 h 后仍有新鲜血液流出,应通知医生,给予止血等药物,必要时再次手术止血;感染后的脑脊液浑浊,呈毛玻璃状或有絮状物;观察安置引流管处伤口敷料情况;观察患者生命体征,有无颅内压增高或降低征象。

⑤ 拔管:一般 2—4 天即可拔管。拔管后注意观察患者意识、生命体征的变化,以及置管处有无脑脊液漏。

(5) 神经外科不同引流管的护理要点。神经外科引流瓶的高度应根据引流量灵活处理,若引流量过快、过多应适当抬高引流瓶或适当调节开关,减慢引流速度;若引流量过少,应调节开关使引流速度加快,或放低引流瓶,增加压力梯度。具体见表 12.12。

表 12.12　神经外科不同引流管护理要点

引流管	护理要点
脑室引流管	高于侧脑室 10—15 cm,术后 3—4 天拔管,在使用抗生素的情况下可适当延长至 10—14 天,引流速度不能过快,引流量小于 400 mL/日。拔管前 1 天,试行抬高引流瓶或夹闭引流管 24 h,了解有无颅内压增高的表现
创腔引流管	早期高度与头部创腔一致,术后 2—4 天拔管,48 h 后,根据引流液性质决定高度,若量较多、色浅,应当抬高引流瓶;引流物血性色深时,引流瓶低于创腔。创腔若是与脑室相连,则应适当提高 10—15 cm,以免脑脊液引流过快、过多
硬膜外引流管	引流瓶低于创腔,术后 1—2 天拔管,可适当给予负压吸引
硬膜下引流管	引流瓶低于创腔 30 cm,术后 3—5 天拔管,取头低足高位,必要时让患者吹气球,术后不使用脱水剂,也不限制水分摄入
脓腔引流管	引流瓶低于脓腔 30 cm,患者应取利于引流的体位,避免牵拉,防止脱落。待脓腔闭合时拔除,待术后 24 h、创口周围初步形成粘连后方可进行囊内冲洗,先用生理盐水缓慢注入腔内,再轻轻抽出,注意不可过分加压,冲洗后注入抗生素,然后夹闭引流管 2—4 h。引流袋在无菌条件下每日更换
腰穿持续引流	引流瓶悬吊于床下 20 cm,术后 7—10 天拔除,控制引流速度,每分钟滴速不超过 5 滴,每日引流 200—300 mL,预防感染,及时送检脑脊液

12. 并发症的护理及处理

(1) 颅内出血:

① 严密观察引流液颜色、性质及量。

② 动态观察患者的意识、瞳孔、生命体征、神经系统体征等,若在原有基础上有异常改变,应高度重视,随时 CT 复查,排除是否有颅内出血。

③ 遵医嘱予以止血类药物,必要时行血肿清除术。

④ 监测颅内压变化,颅内压增高时及时通知医生。

⑤ 重视患者主诉,结合多种症状做出正确分析,及时通知、提醒医生进行必要的检查。

(2) 术后感染:

① 切口感染,多发生在术后 3—5 天,患者感到切口再次疼痛,局部有明显红肿压痛及

脓性分泌物,头皮所属淋巴结肿大。

② 颅内感染,多发生在术后 3—4 天,患者表现为头痛、呕吐、发热、嗜睡,甚至出现谵妄、抽搐、脑膜刺激征阳性、腰穿脑脊液浑浊、白细胞增加,并可查见脓球。

③ 肺部感染,多在术后一周发生,肺部感染如不能及时控制,可因高热导致或加重脑水肿,甚至发生脑疝。

④ 术后注意监测体温变化,保持敷料清洁、干燥,保持呼吸道通畅,保持引流管无菌,避免引流液倒流引起逆行感染。

⑤ 根据药敏实验选择合适的抗生素。

⑥ 适时选择物理或药物降温。

(3) 颅内高压及脑疝,详见颅内高压及脑疝的护理。

① 密切观察头痛、呕吐、视乳头水肿三大病征。

② 严密观察生命体征的变化,注意有无 Cushing 反应。

③ 注意意识障碍有无程度加深的表现。

④ 注意瞳孔的改变。

(4) 中枢性高热:

① 严密观察患者意识、瞳孔、生命体征的变化。

② 严密观察热型及持续时间,区别中枢性高热与肺部、泌尿系统感染所致的高热。

③ 遵医嘱予以人工冬眠低温疗法。

(5) 尿崩症:

① 患者口渴,多饮,多尿(24 h 尿量可达 4000—10000 mL,比重在 1.005 以下),常见于颅咽管瘤、垂体瘤、鞍区附近手术,累及下丘脑,影响血管升压素分泌功能。

② 术后均留置导尿,按留置导尿护理常规护理,密切观察患者神志、瞳孔、生命体征。

③ 严密观察尿量、尿色、尿比重,准确记录出入量,监测每小时尿量,使用硬性容器测量,术后尿量大于 300 mL/h 或 24 h 尿量大于 5000 mL/h,尿比重小于 1.005 时应及时通知医生。

④ 严密观察有无脱水指征,并遵医嘱补液,忌摄入含糖高的食物、药物,以免血糖升高,产生渗透性利尿,使尿量增加。

⑤ 抗利尿剂的使用:皮下注射垂体后叶素或尿崩停等,并观察用药效果。

⑥ 遵医嘱抽血化验电解质,及时发现电解质紊乱并遵医嘱处理。可肌肉注射垂体后叶素、加压素或口服去氨加压素。

(6) 消化道出血:

① 严密观察患者生命体征变化。

② 禁食,待无呕血时予以温凉流质食物,出血停止后改为半流质饮食,饮食应营养丰富、易消化、无刺激性。

③ 留置胃管者,观察抽吸胃液的颜色。同时观察患者排泄物、呕吐物的色、量、性质。

④ 遵医嘱静脉使用西咪替丁、奥美拉唑、巴曲酶,同时用冰盐水加去甲肾上腺素或凝血酶口服或者管饲,可直接收缩胃黏膜起止血作用。

(7) 术后癫痫:

① 定时间、定剂量给予抗癫痫药物。

② 密切观察癫痫的先兆表现。

③ 发作时,专人守护,防止舌和颊部被咬伤,防止坠床,勿强行按压肢体。

④ 解开衣领,保持呼吸道通畅,吸氧,防止窒息。

⑤ 遵医嘱静脉缓慢推注地西泮或肌肉注射苯巴比妥,注意观察患者呼吸情况。

⑥ 减少对患者的刺激,动作要轻,保持安静,避免强光刺激。

⑦ 注意抽搐发作时的伴发症状、间歇及持续时间。

(8) 电解质紊乱:

① 禁止长期滴注含钠液体及甘露醇等脱水剂。

② 术后每 12—24 h 抽血检查电解质,根据化验结果随时调整、补充液体。

③ 密切观察电解质紊乱的临床表现。

④ 鼓励低钠患者进食含钠高的食物,高钠患者多饮白开水,利于钠离子排出。

(9) 压力性损伤:

① 耐心向患者讲明翻身在预防压力性损伤中的重要性。

② 翻身时动作轻柔,两人协同,动作一致,防止扭曲。

③ 翻身可取左右侧卧位及平卧位,每 2 h 翻身一次,翻身时注意观察骨突部的受压情况。

④ 保持床单干燥、平整及患者皮肤的清洁,酌情使用气垫床或海绵垫。

⑤ 同时鼓励患者进食,增强机体抗病及修复能力。

(10) 便秘:

① 增加饮食中纤维素的含量。

② 多食水果和蔬菜。

③ 进行腹部按摩。

④ 遵医嘱使用治疗便秘的药物。

(三) 健康指导与康复

(1) 进食高热量,高蛋白,富含纤维素、维生素,低脂肪,低胆固醇的食物,加强营养,增强体质,使病后机体早日康复;少食腌制品;限制烟、酒以及浓茶、咖啡等刺激性饮品。

(2) 保持大便通畅。

(3) 注意保持积极、乐观的心态,积极自理个人生活,鼓励参加社会活动,行动不便时注意安全。

(4) 意识障碍者,注意预防压力性损伤;保持皮肤、口腔、会阴清洁;留置胃管者,管饲流质食物 6—7 次/日;注意活动肢体大小关节 2—3 次/日,30 min/次。

(5) 合并癫痫者,不宜单独外出、登高、游泳、驾车等;随身携带疾病卡;发作时就地平卧,头偏向一侧,解开衣领及裤带,上下齿间放置手帕类物品,不强行按压肢体,不喂水和食物,坚持服用抗癫痫药 2 年以上。

(6) 垂体功能障碍者,遵医嘱坚持激素替代治疗,不可随意漏服、更改剂量及间隔时间,不可自行停药。

(7) 对家属进行肿瘤预防知识的宣教工作。

(8) 出院后随时观察全身状况,如出现原有症状加重或头痛、呕吐、抽搐等症状,应及时就诊,按时随访。

(9) 术后放化疗期间定期门诊随访,检查肝功能、血常规等。

（10）遇原有症状加重或出现头痛、恶心、呕吐、抽搐、肢体乏力、麻木、手术部位发红、积液渗液等症状时应及时就诊。

（11）眼睑闭合不全的患者，外出时需佩戴墨镜或眼罩保护，夜间睡觉时用干净的湿毛巾覆盖或涂眼膏，以免眼睛干燥。

（12）有面瘫、声音嘶哑而产生悲观心理的患者，家属及朋友应安慰、开导，鼓励其参加社会活动。

（13）合并神经功能损伤的患者，术后半年至一年将有可能部分恢复，可选择必要的辅助治疗，如针灸、理疗、中医药等。指导患者配合康复训练，使患者从被动变成主动，在身体条件许可的范围内，最大限度地恢复生活及劳动能力。

（14）听力障碍的患者尽量不要单独外出，以免发生意外，必要时配备助听器。

（15）步态不稳者应进行平衡功能训练，外出时需有人陪同，防止摔伤。

（16）遵医嘱定期复查，护理术后每 3 个月复查一次；半年后每半年复查一次，以后遵医嘱进行复诊。

十、颅内肿瘤手术护理

颅内肿瘤包括幕上肿瘤和幕下肿瘤。

（一）身心评估

详见神经外科围手术期护理。

（二）护理措施

1. 术前护理

详见神经外科围手术期护理。

2. 术后护理

详见神经外科围手术期护理。

3. 不同区域肿瘤的病情观察和护理要点

（1）脑叶肿瘤。大脑皮质是神经系统发育最完善的部分，其表面分为四个区域：额叶、颞叶、顶叶、枕叶和岛叶。其中以额叶肿瘤发生率最高，多为胶质瘤，其次为脑膜瘤。主要表现为肿瘤增大导致的颅内压增高症状，以及相应功能区受压导致相应的功能缺陷。发生在额叶的肿瘤病情观察内容：运动、语言、精神、情感、人格、智能障碍、癫痫等。发生在颞叶的肿瘤病情观察内容：运动、语言、幻觉、感觉障碍、癫痫、视野缺损等。发生在顶叶的肿瘤病情观察内容：感觉障碍、癫痫、失读、对侧同向偏盲等。发生在枕叶的肿瘤病情观察内容：视觉障碍等。

（2）丘脑肿瘤。丘脑为位于大脑深部的灰质团块，丘脑肿瘤约占颅内肿瘤的 1%，可发生于任何年龄，但以中青年为主，男性略多于女性。丘脑肿瘤多为胶质瘤，主要表现为颅内压增高症状、内分泌改变、丘脑性三偏症状等。护理上要注意观察偏瘫、偏盲、偏身感觉障碍、共济失调的情况，应特别注意防止患者跌伤、坠床，发生压力性损伤、烫伤等并发症；有精神状况的患者，护理予以床档保护，必要时约束四肢，记录每小时尿量；密切观察癫痫发作的先兆表现及有无颅内压增高及脑疝的表现。

（3）松果体区肿瘤。松果体区位于颅腔正中,主要指源于第三脑室后部和松果体的肿瘤,好发于儿童与青少年,男性多于女性。护理上应注意观察松果体区受损及邻近组织受压的临床表现,如眼球垂直运动障碍、耳鸣及听力障碍、辨距不良、共济失调、肌张力减低、眼球水平震颤、尿崩症、性早熟等。对于肌张力降低、共济失调、视力减退的患者应留陪护,防止跌伤;记录每小时尿量;密切观察癫痫发作的先兆表现及有无颅内压增高及脑疝的表现。

（4）侧脑室内肿瘤。侧脑室内肿瘤发生率低,主要表现为颅内压增高症状、临近脑损害症状、视乳头水肿、癫痫发作等。护理上应注意体位护理:取平卧位或患侧卧位,头部、身体避免过度活动,以免造成侧脑室内肿瘤移动阻塞室间孔,引起剧烈头痛,此时可指导患者改变体位以解除梗阻,缓解头痛;观察邻近脑组织损害的临床表现,如肢体偏瘫、感觉障碍、同向性偏盲、视神经乳头水肿等;密切观察癫痫发作的先兆表现,可出现大发作或一过性、强直性、痉挛性发作;观察颅内压增高及脑疝的表现;观察引流液颜色,早期为血性,24 h 后为淡血性,2—3天后逐渐清亮,引流量24 h 少于 500 mL;引流管应妥善固定于床头,高于侧脑室10—15 cm。

（5）第三脑室肿瘤。第三脑室肿瘤包括发于第三脑室内及由第三脑室外突入第三脑室生长的肿瘤两部分。主要表现为颅内压增高症状以及肿瘤侵犯邻近组织发生相应的症状,如下丘脑损害症状、视力与视野的改变、癫痫等。护理上要注意:患者取侧卧位或侧俯卧位以减轻疼痛;头部、身体避免过度活动,以免造成第三脑室内肿瘤移动,阻塞室间孔或导水管引起剧烈头痛;对视力、视野有障碍的患者,完善生活护理,防止因行动不便导致外伤;观察邻近脑组织损害的临床表现,如下丘脑损害症状(尿崩症,水、盐、体温调节失衡等)、内分泌紊乱、视力减退和视野缺损、听力减退等;密切观察癫痫发作的先兆表现为颅内压增高及脑疝的表现。

（6）颅咽管瘤。颅咽管瘤是一种良性的先天性颅内肿瘤,起源于原始口腔外胚层所形成的颅咽管残余上皮细胞。主要表现为视力、视野的改变,颅内压增高,内分泌功能障碍及邻近组织受压表现等。护理上注意观察脑组织损害的临床表现,如下丘脑损害症状(尿崩症,水、盐、体温调节失衡等)、内分泌紊乱、视力减退和视野缺损、幻嗅、幻视等;观察有无颅内压增高及脑疝的表现。

（7）经蝶窦入路垂体瘤。垂体腺瘤是颅内最常见的肿瘤之一,主要表现为垂体激素分泌异常,影响患者的生长、发育、劳动能力、生育功能等。护理上应注意:术前应加强口腔及鼻腔的护理,锻炼患者张口呼吸;术前3日开始用氯霉素或麻黄素滴鼻液滴鼻,用朵贝尔液漱口,滴药时取平卧仰头位;术前1日剪鼻毛,清洁鼻腔,预防感染;术前检查内分泌功能、视力及视野情况;经鼻蝶窦垂体瘤切除,须严密观察双鼻孔有无清水样液流出,避免术后剧烈咳嗽和用力擤鼻涕,以防脑脊液漏;鼻腔内填塞物48—72 h 后拔除;观察内分泌紊乱,视力、视野缺损,尿崩症,电解质紊乱等的临床表现;术后1个月左右需行放疗,放疗期间少去公共场所,定期查血象。半年到一年复查一次 CT、MRI。

（8）第四脑室肿瘤。这是颅内常见的肿瘤,主要以室管膜瘤多见。肿瘤位于脑室内,随着肿瘤的长大,堵塞四脑室的正中孔,造成梗阻性脑积水。主要表现有颅内压增高症状、小脑压迫症状、脑干损害症状。护理上需严密观察高颅内压的表现;脑干功能受损的表现;后组颅神经损伤的表现,如声音嘶哑、咳嗽反射减弱、进食呛咳等;小脑压迫症状,如共济失调、肌张力减低等。

（9）小脑肿瘤。小脑肿瘤,可发生于任何年龄段。主要表现有颅内压增高症状、小脑压迫症状,如共济失调、平衡不稳、肌张力减低、腱反射减弱等。护理上应注意:严密观察高颅内压的表现;观察小脑功能受损的表现,如共济失调、肌张力减低等;全麻清醒后手术当日枕下垫一软枕,保持头、枕、肩在同一水平线上,防止颈部扭曲。

（10）脑干肿瘤。脑干位于颅后窝,由中脑、脑桥、延脑三部分组成,是生命中枢所在地,主管呼吸、心跳、意识、运动、感觉等。脑干肿瘤主要临床表现有颅内压增高、交叉性瘫痪、小脑症状。护理上应注意观察有无颅内压增高表现;中脑肿瘤应注意观察瞳孔、意识变化,吞咽反射,肢体活动;脑桥肿瘤应注意观察患者的呼吸节律、肢体活动;延髓肿瘤应严密观察呼吸的变化,呼吸随时有停止的危险;同时注意观察有无后组颅神经损害,进食有无呛咳,声音有无嘶哑,必要时遵医嘱给予流质管喂食及气管切开,并给予相应的护理;高热患者给予物理降温或亚低温治疗;观察肢体活动有无障碍,加强肢体功能锻炼,防止废用综合征的发生;全麻清醒后手术当日枕下垫一软枕,保持头、枕、肩在同一水平线上,防止颈部扭曲。

（11）桥小脑角区肿瘤。位于颅后窝前外侧,集中了听神经、面神经、三叉神经及岩静脉、小脑前上动脉等,若出现肿瘤,会产生桥小脑角区综合征。桥小脑角区肿瘤多为良性,最常见的是听神经瘤,占该区肿瘤的76%。护理上注意密切观察有无颅内压增高表现;观察前庭神经耳蜗部受压的表现,如耳鸣、听力丧失或下降;中脑肿瘤应注意观察瞳孔、意识变化,吞咽反射,肢体活动;观察小脑功能受损的表现,如共济失调、肌张力减低等;观察有无后组颅神经损害,进食有无呛咳,声音有无嘶哑,必要时遵医嘱给予流质管喂食及气管切开,并给予相应的护理;观察肢体活动有无障碍,加强肢体功能锻炼,防止废用综合征的发生。

（12）岩谷斜坡区脑膜瘤。主要包括斜坡脑膜瘤和岩尖脑膜瘤,位置较深,常累及多条脑神经及血管结构。其临床表现主要有头痛、颅内压增高、神经系统损害症状,如上睑下垂、听力下降、面部麻木等。护理上应注意观察有无颅内压增高的表现;观察有无上睑下垂、听力下降、面部麻木、三叉神经痛及复视等;观察小脑功能受损的表现,如共济失调、肌张力减弱等;观察后组神经损伤的表现,如吞咽、咳嗽反射减弱等。

（三）常见并发症

（1）颅内出血。

（2）术后感染。

（3）癫痫。

（4）脑疝。

（5）尿崩症。

（6）中枢性高热。

（7）上消化道出血、电解质紊乱。

（8）低颅压。

（四）健康指导与康复

详见神经外科围手术期护理。

十一、颅内动脉瘤手术护理

颅内动脉瘤是由于局部血管异常改变产生的脑血管瘤样突起,是一种神经外科常见的脑血管疾病,多发生于脑底动脉环的动脉分支或分叉部,该处常有先天性肌层缺陷,主要见于成年人(30—60岁),青年人较少。主要临床表现为颅内出血、局灶体征、脑缺血及脑血管痉挛等。

(一) 术前护理

详见神经外科围手术期护理。

(二) 术后护理

详见神经外科围手术期护理。

(三) 病情观察

(1) 观察并记录患者血压情况。

(2) 观察患者意识、瞳孔、生命体征、尿量及肢体活动情况。

(3) 绝对卧床休息,保持病室安静,减少探视,尽量减少不良的光、声刺激。

(4) 避免各种不良刺激,如用力排便、咳嗽、情绪激动、烦躁等。

(5) 保持大便通畅,保证充足的睡眠和休息。

(6) 脑血管造影后护理:

① 严密观察股动脉伤口敷料情况。

② 拔管后按压局部伤口 4—6 h,先用手按压 2 h,再用沙袋压 4 h。

③ 密切观察双侧足背动脉搏动、体温及末梢血运情况。

④ 嘱患者穿刺侧肢体伸直,24 h 制动,不可弯曲。

(四) 并发症护理

(1) 颅内出血、颅内感染:详见神经外科围手术期护理之并发症及护理。

(2) 脑血管痉挛:使用钙离子拮抗剂,如尼莫同。运用 3H 疗法:扩容、升压、血液稀释。

(五) 健康指导与康复

详见神经外科围手术期护理。

十二、脑动静脉畸形手术护理

脑动静脉畸形也称脑血管瘤,是脑血管畸形中最为常见的一种,是先天性发育异常,其动脉和静脉之间有毛细血管网,动脉血管与静脉血管直接沟通,形成动静脉短路。临床主要表现有:出血、癫痫、头痛、进行性神经障碍、颅内杂音等。

(一) 术前护理

详见神经外科围手术期护理。

(二) 术后护理

详见神经外科围手术期护理。

（三）病情观察

（1）颅内出血的表现。

（2）癫痫的先兆表现。

（3）颅内压增高的表现。

（4）观察头痛情况。

（四）介入手术护理

1. 术前护理

（1）术前禁水、禁食 8 h。

（2）术区备皮（腹股沟及会阴部）。

（3）术前 1—2 天要让患者练习在床上大小便，防止患者因为术后不习惯在床上大小便而导致充盈性尿失禁。

（4）建立静脉通道时最好能选择左侧上肢，以免影响医生术中操作。

（5）术前应记录患者肌力和足背动脉搏动情况，作为术后观察对照，便于及早判断是否有并发症发生。

2. 术后护理

（1）术后观察：神志、瞳孔、生命体征、四肢活动度，以及穿刺点出血征象。

（2）术后患者需平卧 24 h，穿刺肢体伸直，禁止蜷曲。

（3）穿刺部位护理：术中全身肝素化会导致穿刺点和全身出血风险的增加，局部加压是防止穿刺部位出血最为简单有效的方法。注意观察局部穿刺处有无血肿、渗血、瘀斑等。

（4）注意观察穿刺肢体动脉搏动及色泽，询问患者有无下肢疼痛、麻木的现象。若术侧足背动脉搏动较对侧明显减弱或下肢疼痛明显，皮肤色泽发绀，提示有下肢栓塞的可能。穿刺点加压包扎过度，也可导致动脉血运不良，应迅速松解加压包扎绷带。

（5）加强凝血机制及血生化的监测。

（五）并发症护理

1. 脑血管痉挛

（1）术后使用尼莫地平，其为酒精溶媒，使用前首先询问患者有无过敏史，输入时应注意观察输入速度并随时观察血压，防止出现低血压，甚至休克，并应避光输入。

（2）密切警惕有无肢体瘫痪程度加重和出现新的瘫痪，注意有无头痛、呕吐、失语以及癫痫等精神症状。

（3）血压调控：血压变化可引起脑灌注流量改变，从而诱发脑血管痉挛，术后应根据患者情况调控血压于稳定、适中水平。

2. 再出血

（1）术后动态观察患者意识、瞳孔、生命体征的变化，有无新增神经功能缺损表现，或原有神经症状的恶化。

（2）应注意保护头部，避免外力作用引起再出血。

（3）头部引流管一般于术后 24—48 h 拔除，在此期间，应密切观察引流液的颜色、性质、量。

（4）遵医嘱予以镇静药物和抗癫痫药物。

（5）采用干预手段，避免引起血压和颅内压增高的因素，如用力咳嗽、排便，情绪激动等。

（六）健康指导与康复

详见神经外科围手术期护理。

（1）坚持服用抗高血压、抗癫痫、抗痉挛等药物，不可擅自停药、改药，以免病情波动。

（2）保持大便通畅。

（3）教会患者测血压，便于血压的观察与控制。

（4）饮食宜清淡、少盐、富含纤维素，保持大便通畅。

十三、寰枕部畸形手术护理

寰枕畸形又称枕骨大孔区畸形，主要是枕骨底部及第 1、2 颈椎发生发育异常，此病包括多种多样的畸形，除以骨骼为主的发育异常外，还合并有神经系统和软组织发育异常，主要表现可以有颈神经根的刺激症状、颈部脑组织受累等。

（一）术前护理

详见神经外科围手术期护理。

（1）术前适应性训练：帮助进行患者头、颈、脊柱一条线的翻身训练，使患者逐步适应术后的体位要求，并向患者说明重要性。

（2）颈托准备：根据患者颈部的长短、粗细，定做合适的颈托，以备术后使用。

（3）牵引护理：对齿状突严重脱位，延髓受压，明显有呼吸困难、吞咽呛咳的患者，为防止脱位突然加重危及患者生命安全，需行持续颅骨牵引，以减轻症状。对行颅骨牵引患者，应做好牵引装置管理：每日检查牵引轴线、牵引力、反牵引力是否适当，每日检查牵引弓的松紧度并及时调整。

（二）术后护理

详见神经外科围手术期护理。

（1）基础护理：由于患者痛觉、温觉减退或消失，应注意洗漱用水、饮食、饮水的温度，热敷或冰敷时应注意温度，外面包裹毛巾，防止烫伤、冻伤。

（2）牵引护理：

① 头部制动：用 Crutchfield 钳行颅骨牵引，或用 Glisson 枕颌带行颈托牵引或带颈围领。

② 防止受压：颈托牵引者注意患者下颌部、两耳郭、头部两侧有无受压情况。

③ 预防感染：颅骨牵引者牵引针眼处用 75% 酒精消毒，每日 2 次，观察牵引处有无红肿、皮肤发黑等皮肤受感染现象，及时发现并处理。

④ 牵引有效：注意牵引的方向必须与脊柱在同一水平位置，牵引码的重量不能随意增减，牵引绳不能脱出牵引槽。

⑤ 观察：注意倾听患者主诉，有无不适感及呼吸困难。

（3）体位与活动：

① 部分患者有后组颅神经损伤，吞咽及咳嗽反射迟钝，术后应取侧卧位，防止口咽部分泌物误吸导致窒息。

② 头部不宜过高或过低，应保持头、颈、肩在同一水平线。

③ 术后第 2 天可协助患者在床上进行四肢功能锻炼，以促进血液循环，防止静脉血栓及肌肉萎缩。

④ 术后颈椎稳定性差者，应避免头部急剧变动或突然抬高，采用颈托保护固定头颈部制动。头部活动时，应保持轴位转动，以保证颅颈区术后稳定性的建立，同时应避免患者下颌、耳郭、头部皮肤受损。

⑤ 对无寰枢椎脱位者，8—10 天拆线后给予颈托固定即可下床活动，并维持固定 3 个月。

⑥ 有寰枢椎脱位行植骨融合者，拆线后以头、颈、胸石膏或塑料固定后下床活动。

（三）病情观察

（1）观察患者意识、瞳孔、生命体征的变化，观察有无颅内高压及脑疝的征象。

（2）嘱患者避免剧烈咳嗽、打喷嚏，避免情绪激动。

（3）观察呼吸情况，及时吸痰，保持呼吸道通畅，必要时协助医生行气管插管或切开，使用呼吸机辅助呼吸。

（4）严密观察四肢感觉和运动功能，如有感觉缺失或肌力下降等神经功能障碍应立即报告医生。

（四）并发症护理

（1）硬膜外血肿：密切观察患者颈部肿胀情况、伤口渗血情况。

（2）脑脊液漏：

① 术后及时了解术中有无硬膜破裂，以便有目的地观察。

② 抬高床头 15°—30°。

③ 行腰大池外引流，引流期间防止感染。

（3）肺部感染：

① 术后减少探视。

② 及时吸痰并雾化吸入。

③ 气管切开患者有拔管指征者，早期拔管。

④ 监测患者体温变化。

⑤ 遵医嘱按时使用抗生素。

（4）压力性损伤、便秘：详见神经外科围手术期护理之并发症及护理。

（五）健康指导与康复

详见神经外科围手术期护理。

佩戴颈托者指导患者坐位或离床活动时不可取下颈托，同时应佩戴 3 个月以上，防止颈托移位造成呼吸中枢受压，颈托应定时清洁，避免对局部皮肤的压迫，引起皮肤损伤。

十四、脑脓肿手术护理

脑脓肿是指化脓性细菌感染引起的化脓性脑炎、慢性肉芽肿及脑脓肿包膜形成,少部分也可由真菌及原虫侵入脑组织而致。

主要表现为继发于原发感染灶后的急性化脓性脑膜炎、脑炎症状及定位症状,伴头痛、呕吐、视乳头水肿。

(一)术前护理

1. 心理护理

(1)解释手术的必要性、手术方式、注意事项。

(2)鼓励患者表达自身感受。

(3)教会患者自我放松的方法。

(4)针对个体情况进行有针对性的心理护理。

(5)鼓励患者家属和朋友给予患者关心和支持。

2. 饮食护理

(1)患者长期卧床、发热,能量大量消耗,应给予易消化、高纤维、高蛋白、高热量饮食。

(2)必要时给予静脉输入高营养液,以改善患者的全身营养状况,增强机体的抗病能力。

3. 病情观察及护理

(1)注意观察患者意识、瞳孔、生命体征变化。

(2)观察颅内高压的征象,如患者头痛加剧,呕吐频繁,反应迟钝,意识加深,此时应警惕脑疝的发生。

(3)监测体温变化,对高热患者积极采取降温措施。

(4)遵医嘱按时按量给予抗生素。

4. 术前常规准备

(1)术前进行抗生素皮试,术晨遵医嘱带入术中用药。

(2)协助完善相关术前检查:血常规、尿常规、肝肾功能、心肺功能、CT、MRI、出凝血实验等。

(3)术前 8 h 禁食、禁水。

(4)术晨更换清洁病员服。

(5)术晨剃头。

(6)术晨与手术室人员进行患者、药物核对后,送入手术室。

(7)麻醉后置尿管。

(二)术后护理

1. 全麻术后护理常规护理

(1)了解麻醉和手术方式、术中情况、切口和引流情况。

(2)持续低流量吸氧。

(3)持续心电监护。

（4）以床档保护防坠床，必要时行保护性约束。

（5）严密观察患者生命体征，特别注意血压变化，警惕颅内高压的发生。

2. 病情观察

严密观察患者神志、瞳孔变化，并注意观察术后肢体活动，发现异常及时通知医生，给予初步处置后急查 CT 确定病因，及时治疗，定时测量体温，积极采取降温措施。

3. 伤口观察护理

观察伤口有无渗血渗液，若有应及时更换敷料。

4. 各管道观察及护理

（1）输液管保持通畅，留置管妥善固定，注意观察穿刺部位的皮肤。

（2）尿管按尿管护理常规护理。

5. 疼痛护理

（1）评估患者疼痛情况，警惕颅内高压的发生。

（2）遵医嘱给予脱水剂或镇痛药物。

（3）提供安静、舒适的环境。

6. 饮食护理

（1）给予含丰富蛋白质及维生素、易消化的流质饮食或半流质饮食。

（2）必要时给予静脉输入营养液。

7. 基础护理

做好口腔护理、尿管护理、定时翻身、雾化、患者清洁等工作。

8. 脓腔引流管的护理

（1）保持通畅：勿折叠、扭曲、压迫管道。

（2）妥善固定：引流瓶/袋应至少低于脓腔 30 cm，患者应取利于引流的体位，避免牵拉、防止脱落。

（3）脓腔冲洗：为避免颅内感染扩散，应待术后 24 h，创口周围初步形成粘连后方可进行囊内冲洗；先用生理盐水缓慢注入腔内，再轻轻抽出，注意不可过分加压，冲洗后注入抗生素，然后夹闭引流管 2—4 h。

（4）引流袋在无菌条件下每日更换。

（5）观察并记录引流液的性状、颜色、量。

（6）拔管：引流管的位置应保留在脓腔的中心，故需根据 X 线检查结果加以调整，待脓腔闭合时拔除。

（三）并发症护理（颅内感染）

（1）观察患者生命体征，尤其是体温。

（2）观察引流管的引流情况、是否通畅，引流液性状，伤口周围有无渗液等。

（3）观察患者有无头痛、呕吐等神经症状和体征。

（4）根据医嘱使用抗生素。

（5）出现引流不畅时及时通知医生。

（四）健康指导与康复

详见神经外科疾病一般护理之健康指导与康复。

十五、椎管内肿瘤手术护理

椎管内肿瘤也称脊髓肿瘤,是指脊髓、神经根、脊膜和椎管壁组织的原发性和继发性肿瘤。肿瘤发生于胸腰段者最多,其次为颈段、腰骶部与马尾。椎管肿瘤根据发生部位可分为髓内肿瘤、髓外硬膜内肿瘤、髓外硬膜外肿瘤,主要表现有神经根痛、感觉障碍、运动障碍、自主神经功能障碍等。

(一)术前护理

1. 心理护理

(1)以亲切、和蔼的态度接待患者,主动向患者介绍病室环境、主管医生、主管护士,介绍手术成功的病例以及同病室的病友认识,介绍作息、探视制度等,以取得患者的理解和信任。

(2)以理解和宽容的态度和患者交谈,让患者面对现实,增强战胜疾病的信心。

2. 术前宣教

以通俗易懂的语言向患者及家属讲解疾病病因、征象,术前有关检查项目及注意事项、麻醉知识、术后并发症的预防等,如神经根痛、感觉障碍、运动障碍、自主神经功能障碍是此类疾病的主要特征。临床上有的患者疼痛难忍;有的感觉下肢麻木,有蚁走感;还有的感觉下肢冰冷,这些征象都是肿瘤压迫脊神经根所致。

3. 术前训练项目

(1)咳嗽训练:指导患者做深呼吸,吸气时间长于呼气时间,要自然、缓慢、闭声门,然后胸部自下而上,缓缓用力咳嗽,避免用力过猛,使术后切口振动过大引起疼痛;有效咳嗽可以增加肺通气量,预防术后坠积性肺炎发生。

(2)排尿训练:让患者放松腹部及会阴部,用温热毛巾敷下腹部,让患者听流水声,用温开水清洗会阴等,反复多次练习,直至能躺在床上自然排尿,避免术后发生尿潴留及排便困难。

(3)翻身训练:教会患者轴线翻身的方法,让患者平卧,护士站于患者所需卧位的一侧,俯身,一手放于患者颈下,另一手放于患者外侧肩部,让患者双手分别放于护士颈后和一侧腋后,另一名护士站在患者背后,双手分别托着患者的臀部及大腿,两人一起缓慢沿脊柱轴线用力,将患者缓缓放于侧卧位,再帮患者按摩受压处。

4. 术前准备

(1)术前进行抗生素皮试,术晨遵医嘱带入术中用药。

(2)协助完善相关术前检查:血常规、尿常规、肝肾功能、心肺功能、CT、MRI、出凝血实验等。

(3)术前8h禁食、禁水。

(4)术晨更换清洁病员服。

(5)术晨与手术室人员进行患者药物核对后,送入手术室。

(6)麻醉后置尿管。

(7)备皮范围:

① 高位颈段手术:枕骨粗隆至双肩水平的皮肤。

② 胸腰段脊髓手术:以病变为中心的上下 5 个椎体的皮肤。

③ 腰 X 段手术:病变腰椎以上 5 个椎体至坐骨结节处。

(8) 手术前夜予以开塞露灌肠:术前 8 h 开始禁食、禁水,哺乳期婴儿术前 4 h 禁食。

(二) 术后护理

1. 体位护理

(1) 术后 6 h 内取去枕平卧位,以利于压迫止血,搬动患者时要保持脊柱水平位,尤其是高颈段手术应颈部制动及用颈托固定,应注意颈部不能过伸过屈,以免加重脊髓损伤。硬脑膜打开修补者取俯卧位。

(2) 应每 1—2 h 翻身一次,翻身时注意保持头与身体的水平位,护士以稳妥、轻柔的动作按照术前训练的方法,协助患者翻身,因疼痛不必过多移动患者,要注意头、颈、躯干及下肢应保持在同一轴线位,不可强拉硬拖。

(3) 因术中脑脊液丢失过多,导致颅内压降低,为防止引起头痛、头晕,应将床尾垫高 8—12 cm。

2. 生命体征监测

(1) 密切观察患者生命体征,每 30 min 测量血压、脉搏、呼吸一次,平稳后改为 1—2 h/次,持续监测 24—48 h。

(2) 保持呼吸道通畅,观察呼吸频率、节律及血氧饱和度的改变,观察是否出现呼吸困难、烦躁不安等呼吸道梗阻症状。

(3) 注意血压的变化,每 2 h 活动肢体一次,及早发现椎管内出血。

3. 脊髓神经功能的观察

(1) 颈椎手术。注意呼吸情况,应特别注意观察伤口周围有无肿胀、胸闷气紧、呼吸困难,以防发生血肿压迫颈部而影响呼吸功能;麻醉清醒后严密观察四肢感觉、运动、肌力等,并与术前对比,以便及时发现并发症;术后可能会出现颈交感神经损伤症、患侧瞳孔缩小、眼睑下垂、眼球凹陷,一般不需处理。

(2) 胸椎手术。一般上肢不受影响,术后观察下肢活动情况,术后常会出现腹胀者,可加用通便润肠药物或行肛管排气。

(3) 腰骶部手术。观察下肢活动度及肛周皮肤感觉,如发现感觉障碍平面上升或四肢活动度有减退,应考虑脊髓出血或水肿,应立即通知医生采取紧急措施。

4. 伤口及引流管护理

(1) 注意观察伤口有无渗血、渗液,有无感染征象,保持伤口敷料干燥、固定,尤其是骶尾部,污染衣裤及时更换。

(2) 伤口感染常在术后 3—7 天出现,表现为局部搏动性疼痛,皮肤潮红,肿胀,压痛明显,并伴有体温升高,应及时通知医生检查伤口情况并及时处理。

(3) 引流管护理按神经外科引流管护理常规护理。

5. 饮食护理

(1) 麻醉清醒前应禁食,清醒 6 h 后可进流质饮食,出现呕吐时暂不进食,头偏向一侧。

(2) 术后第 1 天进高蛋白、高营养、易消化的食物,以增强机体的抵抗力,多食蔬菜及水果,多饮水,保持大便通畅。

6. 截瘫患者皮肤护理

截瘫患者皮肤失去感觉,神经调节功能不良,血循环差,容易发生压力性损伤。间歇解除压迫,早期翻身叩背每2h一次,保持关节功能位置。

7. 疼痛护理

评估患者疼痛的程度及是否需要药物辅助止痛。另外,可适当改变体位,让患者感到舒适,以便缓解疼痛;咳嗽、打喷嚏、便秘常常可使腹压增加,诱发或加重疼痛,因此,应注意预防感冒及便秘。寒冷常使腰部以下肌肉收缩,加重疼痛,因此,腰部及下肢应注意保暖,给予患者足浴和温水擦浴,水温保持在41—43 ℃。

8. 预防肺部感染

指导患者进行咳嗽训练。随着切口愈合,疼痛逐渐减轻或消失,鼓励患者用力咳嗽,勤翻身拍背,以利肺的膨胀和引流,必要时做雾化吸入。

（三）健康指导与康复

1. 心理支持

了解患者心理反应,给予鼓励,增强疾病恢复的信心,并说明功能的恢复会有各种可能性,如痊愈、好转、部分好转,并且也有恶化的可能,使家属在思想上有所准备。

2. 压力性损伤护理

预防压力性损伤,按时翻身,保持皮肤及床单位清洁平整,对已产生的压力性损伤应积极治疗,对症处理。

3. 神经功能障碍肢体的护理

（1）感觉麻木或感觉消失的肢体应当心烫伤。瘫痪肢体要保持功能位,预防关节畸形、足下垂等。

（2）教会患者学会使用轮椅,帮助其树立生活的信心,尽早参加社会活动。

4. 排便护理

保持大小便通畅,有导尿管应保持尿道口的清洁,做好保留导尿的护理。便秘时可用开塞露纳肛或口服轻泻剂。

5. 功能锻炼

指导患者肢体功能锻炼,做到自主运动与被动运动相结合。用健侧的肢体带动瘫痪的肢体做被动活动,或由家属帮助运动,完成关节活动,促进肢体功能恢复,并教育患者自我护理的方法。

6. 饮食指导

养成良好的生活习惯,加强营养,进高蛋白、高维生素、高热量、高纤维素、易消化饮食,多食水果、蔬菜。

（四）并发症的护理

1. 腹胀

腹胀为椎管肿瘤术后常见的并发症。

（1）指导患者进食含蛋白质和维生素较多的食物,多食咸或偏酸性食物,少进或不进甜食,还可以食入一些助消化的山楂片。

（2）可食用胃蛋白酶合剂和助胃肠排气的薄荷水。

（3）必要时肌注新斯的明，或进行胃肠减压、中药灌肠或肛管排气。

（4）如果是便秘引起的腹胀，可按摩腹部，必要时用缓泻剂及粪便软化剂。

2. 呼吸功能障碍

此为颈段椎管内肿瘤术后最严重的并发症，主要是延髓受压引起的肋间肌、膈肌麻痹，导致呼吸幅度减弱，继发缺氧及呼吸道分泌物无力咳出；也可因患者伤口疼痛不敢咳嗽和深呼吸以至排痰不畅或无力咳嗽引起。

（1）护理中应加强观察呼吸的频率、幅度、血氧饱和度的变化。

（2）痰液不易排出者，可行雾化吸入 2 次/日，以促进痰液排出，对严重呼吸困难者，可行气管切开术或给予呼吸机辅助呼吸。

3. 脑脊液漏

术后注意观察创口敷料有无渗血、渗液，引流液颜色、性质及量，患者有无头痛等症状。通过引流液颜色、性质和量来判断拔管时机，当引流液颜色呈无色透明时，可拔除引流管，缝合切口。

4. 椎管内血肿

若患者出现四肢疼痛进行性加重，感觉障碍平面上升，双下肢瘫痪加重，应考虑椎管内血肿形成压迫脊髓，应及时报告医生处理。

5. 泌尿系统感染

（1）术后 3—5 天应保留尿管，以双腔或三腔硅胶导尿为佳。

（2）保持会阴部清洁，每日行尿管护理 2 次。

（3）应鼓励患者多饮水，增加尿量，稀释尿液，借助排尿冲洗膀胱尿道，减少细菌增生，预防泌尿系统感染。

（4）定时夹放导尿管，白天 2—3 h 放一次，夜间 4—5 h 放一次，使膀胱保持节律性充盈和排空，防止膀胱痉挛和缩小，促进功能恢复。待病情好转，尽早拔除尿管。

6. 呼吸系统感染

（1）保持室内空气清新，定时开窗通风。

（2）对于高位截瘫者，按时翻身、拍背。每次拍背时用空掌从患者背部肺底部由下向上、由外向内，拍击到肺尖部，帮助患者咳嗽排痰，增强后背部血液循环，指导患者做深呼吸及扩胸运动，有利于肺复张。

7. 压力性损伤

（1）卧床患者避免软组织长期受压，按时翻身、拍背，使用气垫床。

（2）每天用温水擦浴，保持皮肤清洁。

（3）保持床单的干燥、平整。

（4）保证全身营养的摄入。

8. 关节挛缩

（1）注意卧位姿势，不得压迫患肢。

（2）下肢瘫痪者防止关节畸形。

（3）足下垂者，应穿"丁"字鞋，保持双足功能位。

9. 下肢深静脉血栓

（1）早期协助患者做被动性肢体运动，根据患者病情及耐受程度，决定锻炼的时间和频次，并保持功能位。

（2）监测凝血指标，观察双下肢是否对称，必要时遵医嘱使用抗凝药物。

10. 预防足下垂

足掌使用软枕或防旋鞋，维持下肢功能位。

十六、颅骨缺损手术护理

颅骨缺损是指由于先天性、外伤性或手术后引起的颅骨缺损，当缺损范围面积大于 3 cm×3 cm 时，造成外形或功能受影响者，应行颅骨缺损修补术。临床表现以局部可触及颅骨缺损，影响外观，可见脑组织外膨或凹陷。一般在术后 3—6 个月做颅骨修补手术。术前准备修补材料，多用钛合金材料，塑形时应注意患者形象美观。

1. 术前护理

详见神经外科围手术期护理之一般术前护理常规。

2. 术后护理

详见神经外科围手术期护理之一般术后护理常规。

3. 病情观察

（1）密切观察病情变化，注意有无癫痫发生先兆，遵医嘱服用抗癫痫药，并观察药物作用及副作用。

（2）密切观察患者神志、瞳孔及生命体征变化。

（3）注意切口渗血情况，观察局部有无肿胀、积液，以防发生排异反应。

（4）注意安全，避免碰撞缺损处，避免剧烈活动。

4. 常见并发症的护理

详见神经外科围手术期护理之并发症及护理。

十七、癫痫手术护理

癫痫是大脑神经元突发性异常放电，导致短暂的大脑功能障碍的一种慢性疾病，表现为运动、感觉、意识、自主神经、精神等不同障碍或可兼而有之。本病多在儿童期和青春期发病，因病程长、根治困难、发病不定时，给患者造成了巨大的痛苦。临床上以突然意识丧失、突然跌倒、四肢抽搐、口吐白沫或口中怪叫、醒后如常人为主要表现。

（一）术前护理

1. 心理护理

（1）向患者及家属做好解释，给予患者详细的健康宣教。

（2）着重解决患者及家属的恐惧心理，提高对该病的认识，增强康复的信心。

（3）对患有性格暴躁和攻击行为的患者，护士在生活上应给予多方照顾，避免外界一切不良刺激，从而消除他们的抵触情绪。

（4）积极请家属参与实施治疗计划，充分调动患者及家属治疗疾病的积极性，取得合作，使患者及家属有长期坚持治疗的心理准备，为患者院外治疗打下基础。

2. 病情评估

（1）患者入院后除给予护理生理、心理方面的评估外，重点对患者服药的种类、剂量、癫痫的发作次数及频率、先兆症状及对患者生活的影响程度给予评估。

（2）根据评估结果对患者日常生活中相关护理内容进行指导。

（3）配合医生进行抗癫痫治疗。

3. 脑电监测护理

（1）做脑电图监测前先了解患者发病情况，在服药期间经常发病的患者，做脑电图监测当日停服抗癫痫药，几周或几小时发病一次的患者术前1—2天停药。

（2）做脑电图监测前先洗头，不用任何护发品，使电极和皮肤接触良好。

（3）嘱患者在床上安心休息，减少活动，将患者的手放在被子外，如大发作时将被子拿掉，不要正面按压患者及遮挡患者面部，便于发作时监测录像上记录发作的整体情况和状态。

4. 术前护理准备

（1）术前进行抗生素皮试，术晨遵医嘱带入术中用药。

（2）协助完善相关术前检查：血常规、尿常规、肝肾功能、心肺功能、CT、MRI、出凝血实验等。

（3）术前8 h禁食、禁水。

（4）术晨更换清洁病员服。

（5）术晨备皮：术晨剃头。

（6）术晨与手术室人员进行患者、药物核对后，送入手术室。

（7）麻醉后置尿管。

（二）术后护理

1. 按全麻术后护理常规护理

（1）了解麻醉和手术方式、术中情况、切口和引流情况。

（2）低流量吸氧。

（3）予心电监护。

（4）用床档保护，防坠床。

（5）严密监测患者生命体征，特别注意血压变化，警惕颅内高压的发生。

2. 病情观察

严密观察患者瞳孔变化，并注意术后肢体活动，发现异常及时通知医生，给予初步处置后急查CT确定病因，及时治疗。

3. 伤口和引流观察及护理

（1）引流袋妥善固定在床边，保持引流管通畅。

（2）患者翻身时夹闭引流管，防止血液逆流，预防逆行感染。

（3）记录引流量，当发现引流管无引流液引出时，要观察敷料渗血情况，及时通知医生并协助处理。

4. 各管道观察及护理

（1）输液管保持通畅，留置管妥善固定，注意观察穿刺部位皮肤。

（2）尿管按尿管护理常规护理，一般术后第1日可拔除尿管，拔管后注意关注患者自行排尿情况。

5. 疼痛护理

（1）评估患者疼痛情况，警惕颅内高压的发生。

（2）遵医嘱给予脱水剂或镇痛药物。

（3）提供安全、舒适的环境。

6. 饮食护理

术后进半流质饮食，鼓励患者进高蛋白、高维生素、易消化食物，避免辛辣、刺激性食物。

7. 基础护理

做好口腔护理、尿管护理，定时翻身、雾化、清洁。

8. 癫痫的护理

（1）定时间、定剂量给予抗癫痫药物。

（2）密切观察癫痫的先兆表现。

（3）癫痫发作时，保持呼吸道通畅，及时使用口咽通气道，并改用面罩吸氧，如有呕吐物，给予吸痰。

（4）遵医嘱予地西泮肌肉注射或静脉注射，并注意观察呼吸情况。

（5）专人守护，妥善固定口咽通气道，并观察有无舌和颊部被咬伤，防止坠床，勿强行按压肢体。

（6）减少对患者的刺激，动作要轻，保持病房安静，避免强光刺激。

（7）注意抽搐发作时的伴发症状，间歇及持续时间，注意患者意识、瞳孔情况及抽搐部位情况。

（三）健康指导与康复

1. 服药

（1）术后 1—2 年还需遵照医生指导继续服用抗癫痫药，患者不能自行随意停药或减药。

（2）停用或减药需通过医生指导，在癫痫发作消除和脑电图好转的情况下实施。

（3）长期服药患者应定期测定抗癫痫药物的血药浓度，根据监测结果及时调整抗癫痫药物的剂量。

2. 活动与安全

（1）应避免重体力劳动或用脑过度，避免高空作业及驾驶车辆。

（2）外出活动时要避免刺激，保持情绪稳定，以免引起癫痫发作并造成受伤。

（3）癫痫发作较频繁的患者，活动时最好有家属陪伴，家属应有处理发作情况的能力，并随身携带抗癫痫药物，以保障安全。

3. 复查

由于抗癫痫药物会加重肝脏负担，易损肝细胞功能，需每 3—6 个月复查肝功能，必要时辅以保肝药物。

十八、帕金森综合征手术护理

帕金森综合征又称震颤麻痹，是一种发生于黑质-纹状体通路的变性疾病，可分为继发性和症状性帕金森综合征。临床表现除了与帕金森病相同（动作迟缓、表情呆滞、肌张力增高、震颤等)以外,多伴有原发症遗留下的表现,如癫痫、头痛、偏瘫、共济失调、眼球运动障碍、言语不清、痴呆等。

(一) 术前护理

1. 心理护理

(1) 向患者及家属解释手术的必要性、手术方式、注意事项。

(2) 鼓励患者表达自身感受。

(3) 教会患者自我放松的方法。

(4) 针对个体情况进行有针对性的心理护理。

(5) 鼓励患者家属和朋友给予患者关心和支持。

2. 对症治疗

(1) 静止性震颤:

① 防止抖动的肢体与床档发生硬性碰撞,床旁勿放置热水瓶等危险品,以防烫伤。

② 患者不可独自使用锐器,如苹果刀、指甲刀等,避免发生外伤。

③ 保持患者情绪稳定,鼓励做力所能及的事情,如用健侧手指进食、穿衣等,嘱其手中捏软球,缓解"捻丸样"动作的幅度。

(2) 肌僵直:

① 了解患者进食特点,如无法进行吞咽者,进餐时用羹匙压住舌根,将食物直接送入咽部。咀嚼困难者减慢进食速度,尽量食用流质或半流质食物,如面汤、米粥等,食物温度适宜。进食呛咳者选择坐位或半坐卧位进食。

② 此类患者形体消瘦,皮肤缺乏脂肪保护,加之肌肉僵直,需注意保护皮肤,积极采取预防压力性损伤的措施。

(3) 动作迟缓:

① 出现"慌张步态"的患者行走时宜穿摩擦力大的鞋,如橡胶鞋,以防跌倒。

② 对不能自行改变体位的患者,护士需了解其最佳舒适体位,协助改变姿势,摆放体位,在坐起或躺下时予以帮助。

3. 术前护理准备

(1) 术前进行抗生素皮试,术晨遵医嘱带入术中用药。

(2) 协助完善相关前检查:血常规、尿常规、肝肾功能、心肺功能、磁共振、CT、出凝血实验等。

(4) 术前 8 h 禁食、禁水。

(5) 术晨更换清洁病员服。

(6) 术晨备皮:术晨剃头。

(7) 术晨与手术室人员进行患者药物核对后,送入手术室。麻醉后置尿管。

(二) 术后护理

1. 按全麻术后护理常规护理

(1) 了解麻醉和手术方式、术中情况、切口和引流情况。

(2) 持续低流量吸氧。

(3) 持续心电监护。

（4）用床档保护，防坠床，必要时行四肢约束。

（5）严密观察患者生命体征，警惕颅内高压的发生。

2. 病情观察

严密观察患者的意识、瞳孔和生命体征变化，注意有无呃逆、呕吐、语言障碍、嗜睡及低热等常见症状的发生，告知患者及家属这是术后的常见反应，采取相应措施并加强观察。

3. 伤口观察及护理

观察伤口有无渗血、渗液，若有应及时更换敷料。

4. 各管道观察及护理

（1）输液管保持通畅，留置管妥善固定，注意观察穿刺部位皮肤。

（2）尿管按尿管护理常规护理。

5. 饮食护理

术后进半流质饮食，鼓励患者进高蛋白、高维生素、易消化食物。

6. 基础护理

做好口腔护理、尿管护理，定时翻身、雾化、清洁。

7. 健康宣教

（1）药物护理：

① 遵医嘱口服美多巴。

② 指导患者按时、按量服药，不可自行停药、改换药物。

③ 服用美多巴药物期间，患者早、中餐进食高营养、高维生素食物，晚餐适量进食高蛋白食物，在用餐后 30 min 服药，以免食物影响疗效。

（2）活动：数周内避免剧烈活动。

（3）复查：

① 对进行电刺激极植入术的患者要详细告知患者术后注意事项，如何时何情况下需要调节参数，刺激器能否关闭，哪些情况下需要关闭，磁场对刺激器的影响等。

② 定期门诊随访，监测神经刺激器的功能和调节参数。

③ 出现不适症状，到医院复诊，不可自行调节参数。

（三）体位与活动

（1）全麻清醒前：去枕平卧，头偏向一侧。

（2）全麻清醒后：抬高床头 15°—30°，以利于颅内静脉血回流减轻脑水肿。

（3）术后第一天：开始进行肢体被动训练，上肢按指、腕、肘、肩关节，下肢按足、踝、髋关节的顺序进行按摩及肌肉舒缩运动，3—5 次/日，15—20 min/次。

（4）术后一个月开启神经刺激后进行主动训练，包括屈膝、屈肘、抓物、转踝、肌肉舒缩等，时间、频次与被动活动相同。

（5）一个月后进行无依托行走训练，强度逐渐增加，一旦出现肌肉痉挛即停止训练，训练时需家人扶持，以防跌伤。

（四）并发症护理

（1）与手术本身有关的并发症：术后严密观察切口渗液及有无颅内压增高，如切口疼痛、头痛、频繁呕吐等。渗液过多及时换药，保持敷料清洁、干燥。

（2）与 DBS 装置有关的并发症：及早发现，协助医生进行参数调节、手术重置等处理。

（3）与刺激部位有关的并发症：密切观察，早期发现，协助医生进行参数调节等处理。

十九、伽马刀治疗护理

伽马刀治疗是应用立体定向技术，通过将经过规划的伽马射线聚焦照射颅内预定的靶区，一次性毁损靶区内的组织，从而得到类似外科手术切除效果。手术方法：① 对患者实施局麻处理，在患者的头部安装定位框架，便于手术治疗。② 采用 MRI 扫描定位的方式，精确定位患者的垂体瘤位置，应用影像信息传入伽马刀剂量规划系统，通过该系统来计算靶点的准确坐标，对患者的垂体瘤进行切除处理。

（一）术前护理

1. 心理护理

（1）解释实施伽马刀的必要性及重要性、手术方法及注意事项。

（2）鼓励患者表达自身感受。

（3）教会患者自我放松的方法，手术时自己不能随意转动头部。

（4）鼓励患者家属和朋友给予患者关心和支持。

2. 病情观察及护理

（1）观察并记录患者生命体征。

（2）监测患者意识、瞳孔及各神经系统体征。

（3）倾听患者主诉，及时做出处理。

3. 术前准备

（1）进食营养丰富的食物，提高患者手术耐受力。

（2）患者当天清晨进食。

（3）术前 1 日备皮，范围为头部。

（4）做好术前检查：血常规、尿常规、肝肾功能、心肺功能、CT、MRI、出凝血检查等。

（5）询问既往史及慢性病。

（6）术晨建立静脉通道。

（7）术晨更换病员服，准备好造影剂、术中用药，核对后进入手术室。

（二）术后护理

（1）手术完毕取下头架用无菌纱布，用绷带包扎伤口，特别是有头皮血管破损出血者，可进行加压包扎和缝合包扎。

（2）严密观察患者生命体征，抬高患者床头 15°—30°，定时观察患者生命体征、神志及瞳孔变化，注意患者治疗后有无头痛、恶心等反应。

（3）术后护理给予 20% 甘露醇 250 mL 加地塞米松 5—10 mg 快速静脉点滴。如有不适，应立即报告医生处理。

（三）并发症护理

1. 脑水肿、颅内高压

脑水肿、颅内高压是最常见的并发症，一般多发生在治疗后 1—3 个月，或更迟一些时间。一般可将其分为急性、早期迟发型和晚期迟发型。患者出现脑水肿、颅内高压时，保持头高 15°—30°取卧位，以利于颅内静脉回流。昏迷、呼吸不畅者取平卧、头偏向一侧位。保持呼吸道通畅，必要时吸氧。行脑脊液外引流术的患者，要保持引流管通畅及引流管位置适宜。

2. 癫痫

既往有癫痫病史的患者，治疗后 24 h 内常有癫痫发作，故于治疗前 3 天就应服用抗癫痫药物，并持续服用 1 年以上，不能间断。避免使用麻醉性镇静剂，防止因脑血管扩张而加重病情。须向患者及其家属交代有关安全保护措施，防止意外伤害。

3. 脑疝

治疗前已有颅内压增高的患者，特别是颞底部、侧裂区的肿瘤，极易因治疗后颅内压进一步升高而诱发脑疝。胶质细胞瘤患者治疗后 10—15 天是脑疝高发期，应格外注意加强监护，尤其是要避免患者用力排便、咳嗽，两者是诱发脑疝的危险因素。因为胸腔、腹腔的压力突然升高，可通过无瓣的静脉直接传导到颅内，使静脉血回流受阻，颅内压急骤升高。

（四）健康指导与康复

（1）饮食：忌刺激性食物，忌坚硬食物，忌胀气食物，忌烟、酒。

（2）活动：适度活动，避免剧烈活动，防止过度疲劳，忌情绪激动，注意保暖。

（3）复查：复查血常规及免疫功能，半年内每月一次，半年后每 3 个月一次，一年后定期复查 CT 及 MRI。

（4）用药：在医生指导下用药。

二十、脑血管介入治疗护理

脑血管介入治疗是指在 X 线电视系统的监控下，以影像诊断为基础，在影像学诊断设备的引导下，通过血管途径，借助引导器械（针、导管、导丝）递送特殊材料到神经系统病变区，从而达到治疗的目的。

（一）术前护理

详见神经外科围手术期护理。

手术配合教育：介绍术中配合的方法，如如何屏气、治疗中不可咳嗽等。

（二）术后护理

详见神经外科围手术期护理。

（1）体位：

① 术后 2 h 内宜平卧。

② 手术侧下肢制动 24 h。

③ 2 h 后,可根据患者需要,协助摆放舒适体位,但应注意手术侧下肢禁止蜷曲。

（2）活动：

① 严格卧床 24 h。

② 手术侧下肢严格制动 24 h。

③ 除脑出血患者之外,24 h 之后进行下床预适应,预适应后可下床活动,忌剧烈运动。

（三）病情观察及护理

（1）监测患者意识、瞳孔、生命体征及神经系统变化,及时发现,及时处理。

（2）触足背动脉,判断指端循环状况。

（3）穿刺点压迫止血：

① 沙袋压迫止血：术后 2 h 内手指强压；术后 2 h 后用 2 kg 的盐袋/沙袋压迫 6 h；压迫期间前 2 h 内,每 15 min 触足背脉一次；压迫期间每 2 h 测血压,记录生命体征；严密观察穿刺处有无渗血、渗液,观察皮肤颜色、温度；按压局部皮肤,有无包块、硬结、波动感。

② 压迫器压迫止血：术后即压迫穿刺点,2 h 后逆时针旋转 360°放松压迫器,继续压迫 6 h 后去除压迫器；压迫期间内的观察同上。

（四）常见并发症护理

（1）穿刺点处出血或血肿：

① 观察伤口渗血情况,检查压迫器或沙袋、盐袋的位置是否得当。

② 严格制动,防止出血。

③ 若出血量大,及时通知医生,及时处理。

（2）脑血管痉挛：

① 观察有无头痛、突发血压升高、烦躁不安、肢体瘫痪等表现。

② 术后使用扩血管药物,遵医嘱使用抗凝剂,施行血液稀释疗法及扩容疗法。

③ 严格卧床休息,避免情绪激动,保持大便通畅。

④ 遵医嘱使用镇静止痛药物。

（3）动脉血栓：

① 观察局部有无肿胀,皮肤颜色是否发绀,温度是否降低。

② 手术侧下肢制动。

③ 平卧,忌用力过猛翻身。

④ 不可抬高手术侧肢体。

⑤ 遵医嘱运用溶栓等进行对症治疗。

（4）脑损害：

① 观察有无癫痫、短暂失明、感觉障碍、精神症状异常等。

② 加强巡视病房,用床档保护,防止受伤。

（五）健康指导与康复

（1）活动：适度活动,防止过度疲劳,忌情绪激动,注意保暖。

（2）治疗：在医生指导下服用抗凝剂；监测血压,防止血压升高。

（3）定期复查。

二十一、数字减影血管造影术护理

数字减影血管造影(digital subtraction angiography,DSA)是一种以电子计算机辅助成像的血管造影检查方法。应用数字计算机程序将人体未做造影时的组织图像信息转变成数字信号输入计算机,然后经动脉或静脉将造影剂注入血流,所获得的第二次图像信息也转变成数字信号并输入计算机,两者"数字相减"(消除相同的信号)后(此时骨骼和软组织影响被削减)再转变产生一个新的仅充满造影剂的血管图像。目前该技术已广泛应用于动脉瘤、先天性血管畸形等脑血管疾病的诊断。

(一)造影前准备

(1)详细介绍检查的必要性与过程、造影可能发生的反应,消除患者的紧张情绪或害怕心理,征得家属和患者的同意并签字。

(2)儿童和烦躁不安者应使用镇静药或在麻醉下进行。

(3)检查凝血酶原时间及活化部分凝血活酶时间,做好碘过敏试验和普鲁卡因皮试,出血性疾病、凝血性障碍疾病及碘过敏等禁止检查。

(4)皮肤准备:穿刺部位备皮范围为5 cm×5 cm,经股动脉穿刺插入导管者按外科术前要求准备皮肤。

(5)用物准备:造影剂、麻醉剂、生理盐水、肝素、沙袋、股动脉穿刺包、无菌手套及抢救用物等,防止发生意外。

(6)术前4—6 h禁食,术前30 min排空大小便。

(二)造影后护理

(1)密切观察患者呼吸、血压变化,注意穿刺部位有无渗血、血肿。

(2)穿刺部位加压包扎,股动脉穿刺者肢体制动6—12 h,并注意观察足背动脉搏动和远端皮肤的颜色、温度等。

(3)术后2 h多饮水,以促进造影剂排泄。

(4)密切观察患者有无造影剂引起的不良反应并及时处理。

(5)协助做好生活护理。

第八节　泌尿外科疾病护理常规

一、泌尿外科疾病一般护理

(一)身心评估

包括患者一般情况、健康史、既往史、心理-社会支持系统情况、营养状况、主要症状、手术切口皮肤情况、阳性体征、辅助检查。

（二）一般护理

（1）按外科一般护理常规护理。

（2）熟悉掌握泌尿系统的解剖及其生理功能，并了解患者疾病史。

（3）收集了解患者各种辅助检查的诊疗情况。

（4）注意患者的一般身体状况及主要脏器的功能状况。

（5）正确、及时收集尿液标本，留取 24 h 尿液标本时加防腐剂。

（6）尿路有引流管或感染者，要鼓励患者多饮水，每日不少于 2000 mL，做好会阴护理。

（7）暴露外生殖器的各种操作，应在治疗室进行或用屏风遮挡。

（8）泌尿外科老年患者居多，随生理变化，胃肠蠕动功能逐渐减慢，有发生便秘的可能，指导习惯性便秘的患者多食用粗纤维、易消化的食物，以保持排便通畅。

（三）泌尿外科手术前后一般护理

1. 术前护理

（1）按外科手术前护理常规护理。

（2）术前做好心理护理，稳定患者情绪，减轻患者由于不同原因引起的心理障碍，使患者以良好的心理状态接受治疗。

（3）术前晚遵医嘱灌肠，手术涉及肠道者遵医嘱术前 3 天起做肠道准备。

（4）了解女性患者有无妇科疾病，术前注意外阴清洁。

（5）营养及呼吸功能评估：根据评估结果对患者进行有针对性的营养支持和呼吸功能的治疗、改善及锻炼。

2. 术后护理

（1）按外科术后及麻醉后护理常规护理。

（2）定时监测患者生命体征，观察尿液的色、质、量，并及时记录。

（3）了解各引流管的放置位置，并分别标记。

（4）妥善固定引流管，保持引流通畅，集尿袋置于耻骨联合以下，防止尿液逆流，同时观察引流液的颜色、量、性质。准确、及时做好记录。

（5）注意观察引流管周围有无渗血、渗液、漏尿。引流管接引流袋时要注意执行无菌操作，定时更换。

（6）膀胱冲洗者，严格执行无菌操作，注意记录冲洗液的进出量，准确记录尿量。

（7）有留置导尿者要鼓励患者多饮水。保持尿道口清洁，加强会阴部护理，发现尿液有异常时及时通知医生，遵医嘱留取尿标本。

（8）严格执行无菌操作，留置导尿管每 2—4 周更换一次，如导管滑出，应立即更换。

（9）术后出现肠麻痹、腹胀明显者应禁食，必要时胃肠减压，按胃肠减压护理常规护理。

（10）患者卧床期间加强基础护理，高龄体弱者要注意预防肺部感染、压力性损伤和下肢静脉血栓形成。

（11）做好患者围手术期疼痛的评估，并给予对症处理，缓解患者疼痛带来的不适感和对疾病的负面影响。

（12）心理有障碍者应及时做好心理护理。

二、肾脏损伤护理

肾脏损伤是由外来暴力直接或间接作用于肾区所致,分为开放性损伤、闭合性损伤、医源性损伤。临床上以休克、血尿、疼痛以及腰腹部肿块为主要症状。血尿是肾损伤最常见、最重要的症状,但血尿的严重程度与肾损伤的程度并不完全一致。

(一)身心评估

包括患者一般情况、健康史、既往史、心理-社会支持系统情况、营养状况、主要症状、手术切口皮肤情况、阳性体征、辅助检查。

(二)非手术治疗患者的护理

(1)一般护理:绝对卧床休息 2—3 周,即使血尿消失,仍需继续卧床休息至预定时间。嘱患者严格卧床必要时留置尿管,减少活动刺激、再出血及继发性肾裂的可能。

(2)病情观察:

① 动态观察血尿颜色的变化,若血尿颜色逐渐加深,说明出血加重。

② 准确测量并记录腰腹部肿块的大小,观察腹膜刺激症状的轻重,以判断渗血、渗尿情况,若肿块逐渐增大,说明有进行性出血或尿外渗。

③ 观察患者体温变化,必要时监测血象,以判断有无继发感染。

④ 病情观察:密切观察患者血压、脉搏、呼吸、体温情况,观察有无休克征象;每 30 min 至 2 h 留取尿液于试管内,观察尿色深浅变化,若颜色加深,说明有活动性出血;观察腹部肿块范围的大小变化;动态监测血红蛋白和血细胞比容变化,以判断出血情况;观察疼痛的部位及程度。估计渗血、渗液情况,判断有无进行性出血。腹膜刺激征是肾损伤后渗血、渗尿刺激腹膜后所致,因此腹膜刺激征的观察有助于对渗血、渗尿的判断。腹膜刺激严重者早期予以腹带加压包扎,进食补钾,2—3 天后予以腹膜热敷,以减轻腹胀。腰腹部肿胀程度加重与好转,可直接反映病情变化。

⑤ 密切观察患者的面色、睑结膜、口唇甲床及末梢循环,定时监测血红蛋白及红细胞压积,必要时随时检测以估计治疗效果及出血情况,决定输血量,及时输液保持足够的尿量,使用止血药物,减少及控制出血,根据病情及时补充血容量,预防休克发生。观察期间应禁食、禁水,静脉输液补充或纠正水、电解质紊乱,必须准确记录每小时尿量。

⑥ 预防及治疗感染:早期应用抗生素预防或治疗感染,防止由感染所致的继发性出血。若患者体温升高、伤口疼痛并伴有白细胞计数和中性粒细胞比值升高、尿常规提示白细胞计数增多时,提示感染。定期检测血、尿常规及行 B 超检查,必要时可重复 CT 检查。

(3)维持水、电解质及血容量的平衡,及时输液,保持足够的尿量,使用止血药物,减少及控制出血,根据病情及时补充血容量,预防休克发生。

(4)对症护理:给予高热者物理降温,腰腹部疼痛明显者,给予止痛镇静治疗,以减轻疼痛,避免因躁动而加重出血。有肿块者,准确测量并记录大小,以便比较。鼓励患者多饮水,使尿量保持在 1500 mL/日以上。

(5)给予心理护理:消除患者紧张情绪,增加其安全感。

(6)预防便秘,护理使用缓泻剂,防止腹压增加引起继发性出血。

（7）饮食护理：给予高蛋白、高维生素、易消化饮食，有利于修复。

（三）手术治疗患者的护理

1. 术前护理

（1）按泌尿外科手术前护理常规护理。

（2）病情观察：密切观察患者生命体征，每隔 1—2 h 测量血压、脉搏、呼吸，并注意患者全身症状。

（3）防治休克：保证休克患者输血、输液的通畅，补充血容量。

（4）术前准备：有手术指征者，在抗休克同时，积极进行各项术前准备。危重患者尽量减少搬动，以免加重损伤和休克。

（5）进行心理护理。

2. 术后护理

（1）按泌尿外科手术后及麻醉后护理常规护理。

（2）一般护理：麻醉作用消失后血压平稳者，为利于引流和呼吸，可取半卧位。肾损伤修补、肾周引流术后患者需卧床休息 2—4 周，待肠蠕动恢复后开始进食。

（3）预防感染：定时测量体温，了解血、尿白细胞计数变化，及时发现有无感染。严格执行无菌操作，加强损伤局部的护理，早期应用广谱抗生素，预防感染。

（4）伤口护理：保持手术切口清洁、干燥，换药时注意无菌操作。

（5）引流管的护理：妥善固定肾周引流管及集尿袋，防止牵拉和滑脱，保持引流通畅，翻身活动时避免引流管被拉出、扭曲和引流袋接口脱落。观察引流液的量、颜色、性状。

（6）体液管理和饮食护理：待肠道功能恢复后进流质或半流质饮食，逐渐过渡到普食。在患者进食不足的情况下，注意增加静脉补液量，保障患者机体的水、电解质及营养物质所需。

（四）健康指导与康复

（1）需长期卧床的患者，应适当翻身和改变体位，预防压力性损伤，并进行肌肉锻炼，防止四肢肌肉萎缩。

（2）肾挫裂伤 4—6 周后肾组织才能趋于愈合，过早活动易使血管内血凝块脱落，可发生继发性出血。

（3）伤后 2—3 个月内不宜参加重体力劳动或剧烈运动。

（4）严重损伤致肾切除后，应注意保护健侧肾，尽量不服用对肾脏有损害的药物，在医生指导下服药，以免造成健侧肾功能损害。

（5）定期复查，门诊随访。

三、单纯肾切除术护理

肾切除术包括肾脏全切术和肾部分切除术，主要适应于肾恶性肿瘤、肾结核、严重肾损伤、侧脓肾、严重肾盂积水或肾结石等。

（一）身心评估

包括患者一般情况、健康史、既往史、心理-社会支持系统情况、营养状况、主要症状、手术切口皮肤情况、阳性体征、辅助检查。

（二）护理措施

1. 术前护理

（1）按泌尿外科手术前护理常规护理。

（2）遵医嘱给予针对性药物治疗。肾结核患者术前应用抗结核药物，配合手术治疗。抗结核药按方案服药，必须坚持早期、联合、足量和规律用药的原则。

（3）预防泌尿系感染，适量饮水，保持会阴部清洁。

（4）心理护理：向患者讲解手术方式及注意事项，缓解患者紧张情绪。

2. 术后护理

（1）按泌尿外科手术后及麻醉后护理常规护理。

（2）术后 24—48 h 根据病情每 30—60 min 严密观察、记录患者生命体征，注意患者切口的渗出情况，保持各引流管通畅，观察引流管的颜色、性质和量。保持切口周围皮肤的清洁、干燥，如有渗出及时给予换药。

（3）保持引流管及导尿管引流通畅，遵医嘱准确记录 24 h 尿量，观察尿量及血尿情况，以了解健侧肾脏功能，防止发生急性肾衰竭。

（4）体位：术后取平卧位，血压平稳后可根据病情给予半卧位，卧床休息 3—7 天，但肾修补、肾部分切除患者须绝对卧床休息 1 周，避免加重出血或肾下垂。

（5）控制补液速度，以免增加健侧肾脏的负担。

（6）患者肠道功能恢复后由半流质饮食到普食逐步过渡，食用清淡、易消化食物，如有腹胀，遵医嘱给予肛管排气或药物治疗缓解。

（7）抗生素的应用：选用对肾脏无损害或毒性较轻的抗生素，以保护肾功能。

（8）预防术后并发症：卧床期间鼓励并协助患者定时向健侧翻身，给予拍背，嘱患者及时将痰液咳出，预防肺部感染，利于肠蠕动的恢复，减轻腹胀。

（9）术后病情观察：监测患者生命体征变化、切口渗血情况、静脉输液情况及患者出现的各种不适症状；体位及活动指导：术后当日血压平稳患者可取半坐位，术后第 1 天床上活动，加强双下肢的运动，术后第 2 天带管下床活动，有活动性出血及时报告医生处理，做好坠积性肺炎、尿路感染、压力性损伤、内出血、继发感染等并发症的预防及处理。

（三）健康指导与康复

（1）告知患者定期复诊。肾结核术后继续进行抗结核治疗，直至尿检查结果正常为止。肾肿瘤术后根据治疗方案进行抗癌药物治疗。

（2）女性患者术后 2 年内应避免妊娠。

四、腹腔镜下肾部分切除术护理

腹腔镜下肾部分切除术是治疗肾癌的主要手段，随着诊疗技术的不断进步，采用腹腔镜对肾肿瘤患者进行治疗,具有切口小、患者痛苦小、术后恢复快、并发症发生率低、操作简便、安全性高等优势。

(一)身心评估

包括患者一般情况、健康史、既往史、心理-社会支持系统情况、营养状况、主要症状、阳性体征、辅助检查。

(二)护理措施

1. 术前护理

(1)按泌尿外科手术前护理常规护理。

(2)确认患者所有实验室检查及辅助检查全部执行完毕,如影像学检查:B超、CT、心电图以及实验室检查等,并向患者解释术前各项检查的目的及必要性,减少患者及家属的顾虑。

(3)了解患者生活习惯,劝导患者在术前戒烟、戒酒;有针对性地进行呼吸训练,如咳嗽、深呼吸等。

(4)胃肠道准备:术前6h禁食固体食物,术前2h禁水。术前晚予以口服缓泻剂,达到肠道准备的目的。

(5)心理护理:向患者介绍术前准备的内容、目的,详细讲解该手术的方法、麻醉方式、手术流程、预期效果及优越性、安全性,消除患者顾虑,最大程度减少患者对手术的担忧和恐惧,使其以最佳心态配合手术治疗和护理。

(6)必要时遵医嘱给予术前抗感染等治疗。

(7)备好弹力袜,预防术后深静脉血栓的形成。

2. 术后护理

(1)按泌尿外科手术后和全麻后护理常规护理。

(2)予心电监护:严密监测患者生命体征24—48 h。

(3)疼痛护理:术后每4 h评估一次患者疼痛情况,评分在1—3分,可采用非药物疼痛治疗方法,如舒缓疗法缓解患者痛感,疼痛评分大于3分以上者,遵医嘱予以止痛药物应用。同时观察患者使用镇痛泵时有无出现胃肠道反应及嗜睡等不良反应。或采用超前镇痛,即在患者出现疼痛发作前予以镇痛,护士准确评估患者疼痛具体情况,医生可根据疼痛评估结果进行预防性镇痛。

(4)呼吸道护理:术后应遵医嘱常规予以抑酸护胃药物,术后指导患者低半卧位休息(床头摇高角度小于30°),当患者出现恶心、呕吐情况时,指导患者头偏向一侧,及时清理口鼻腔呕吐物,防止误吸。麻醉清醒后,指导患者深呼吸及有效咳嗽,促进痰液及时排除,预防肺部感染及坠积性肺炎的发生,必要时可进行雾化吸入,术后常规给予患者低流量氧气吸入。

(5)引流管及切口护理:准确做好管道标记,妥善固定各引流管,指导患者翻身活动时动作应缓慢,防止管道扭曲、折叠,保持引流通畅。同时密切观察引流液的颜色、性质及量,并做好记录。切口敷料保持清洁,如有渗出或脱落,应及时予以更换,预防切口感染。

(6)饮食护理:早期进食,可在患者麻醉清醒后4—6 h适当饮水,术后24 h可进食清淡流质饮食,并于3 h内过渡到半流质饮食直至恢复正常饮食。术后饮食对患者的切口愈合、组织修复及提高免疫力非常重要。指导患者多食富含高维生素和膳食纤维的食物,保证热量、营养,同时宜清淡、易消化,多食新鲜蔬果,保持大便通畅,防止腹胀和便秘。

(7) 活动指导:术后 2 h 可行轴线翻身,卧床 3—8 天后,具体根据患者的肿瘤大小、肿瘤位置、手术情况,以及引流情况在身体条件及病情允许的情况下进行适度活动,逐渐恢复身体素质,以促进患者术后更好更快康复,减少并发症的发生。

(8) 下肢深静脉血栓的护理:定时协助患者进行翻身活动,预防压力性损伤的发生,在完善患者基础护理的同时,指导患者进行下肢足趾背伸运动及踝泵运动,同时协助患者进行主动运动及被动运动,下肢穿弹力袜,防止卧床期间发生下肢深静脉血栓。

(三) 并发症护理

(1) 出血:术后出血是肾部分切除术最常见的并发症之一。应严密监测患者生命体征,引流液的颜色、性质及量,观察患者腹部体征,有无腹胀腹痛、腰痛等,并对此强调术后 3—7 天卧床的重要性。

(2) 充气相关并发症:① 高碳酸血症及皮下气肿。② 肩颈部酸痛。可根据患者实际情况遵医嘱进行酌情处理。

(3) 尿漏:多与术中损伤肾实质有关,应注意观察患者的肾周引流量,如短时间内肾周引流量增多、颜色偏淡,考虑尿漏发生的可能性,及时报告医生进行处理。

(四) 健康指导与康复

指导患者出院后适量活动,术后 1 个月避免弯腰活动,术后 3 个月避免负重及增加腹压的动作,同时避免服用影响肾功能的药物,保护健侧肾脏功能,如需进行免疫性治疗,指导患者了解相关药物注意事项。出院后定期复查血、尿常规,肾功能,B 超等,每日保证充足的休息,适当锻炼身体,加强营养,增强机体免疫力。

五、膀胱全切肠道替代术护理

膀胱癌是泌尿系统最常见的恶性肿瘤,根治性全膀胱切除术是治疗肌层浸润性膀胱癌患者的金标准,男性患者是将膀胱、前列腺和精囊一并切除,女性患者是将膀胱和尿道一并切除。根治性全膀胱切除是整块切除膀胱、前列腺、精囊、盆腔腹膜、盆腔侧壁和血管的周围组织(包括淋巴结和淋巴管),女性患者切除范围还另外包括阔韧带、子宫、子宫颈和部分阴道。膀胱全切+回肠代膀胱术适用于膀胱肿瘤的分化程度高、浸润范围广以及周围淋巴结组织转移的患者。易复发、肿瘤生长速度快、多发肿瘤以及位于膀胱三角区的肿瘤患者也可行此手术。该手术病灶切除充分,可有效控制肿瘤进展,病理分期准确,性功能可被完好保存,然而该手术创伤大、并发症多,特别在围手术期患者易发生营养不良,主要与恶性肿瘤高分解代谢引起机体消耗增加、吸收障碍有关。

(一) 身心评估

包括患者一般情况、健康史、既往史、心理-社会支持系统情况、营养状况、主要症状、阳性体征、辅助检查。

（二）护理措施

1. 术前护理

（1）按泌尿外科手术前护理常规护理。

（2）完善术前常规检查，如影像学检查：B超、CT、心电图以及实验室检查等，并向患者解释术前各项检查的目的及必要性，减少患者及家属的顾虑。改善患者情况，纠正水、电解质及酸碱失衡，积极治疗内科疾病，术前备血400—800 mL。

（3）了解患者生活习惯，劝导患者在术前两周戒烟、戒酒。

（4）呼吸道准备：因患者手术后卧床时间长，易并发肺部感染，应进行有针对性的呼吸训练，如咳嗽咳痰、深呼吸等。每日做深呼吸运动4—5次，每次10 min，以防术后发生肺部感染，术前如有肺部感染，应用抗生素控制感染。

（5）肠道准备：术前3天指导患者进食高热量无渣半流质饮食，包含绿叶蔬菜等，同时遵医嘱给予口服甲硝唑及左氧氟沙星，做好肠道菌群的调节。术前两天给予流质饮食，并予以口服"全能力"等经口进食的高营养液体，术前1日进行全肠道准备，给予静脉补液及广谱抗生素以预防感染的发生。因为手术是以回肠代替膀胱功能，故术前肠道准备尤为重要。术前1日给予口服缓泻剂。术前晚及手术清晨分别给予清洁灌肠。

（6）心理护理：向患者介绍术前准备的内容、目的，详细讲解该手术的方法、麻醉方式、手术流程、预期效果及优越性、安全性，解除患者顾虑，最大程度减少患者对手术的担忧和恐惧，使其以最佳心态配合手术治疗和护理。

（7）备好弹力袜，预防术后深静脉血栓的形成。

2. 术后护理

（1）按泌尿外科手术后及全麻后护理常规护理。

（2）予心电监护：严密观察患者神志及监测生命体征。监测患者血常规、肝肾功能等，及时补充血容量。

（3）疼痛护理：术后每4 h评估一次患者疼痛情况，评分在1—3分，可采用非药物疼痛治疗方法，如舒缓疗法缓解患者痛感，疼痛评分大于3分以上者，遵医嘱予以止痛药物应用。同时观察患者使用镇痛泵时，有无出现胃肠道反应及嗜睡等不良反应。或采用超前镇痛，即在患者疼痛发作前予以镇痛，护士应准确评估患者疼痛具体情况，医生可根据疼痛评估结果进行预防性镇痛。

（4）呼吸道护理：因手术时长较一般手术较长，术中麻醉药物及术后镇痛泵的使用，均会导致患者出现胃肠道反应，术后应遵医嘱常规予以抑酸护胃药物，当患者出现恶心、呕吐情况，指导患者头偏向一侧，及时清理口鼻腔呕吐物，防止误吸。麻醉清醒后，指导患者深呼吸及有效咳嗽，促进痰液及时排除，预防肺部感染及坠积性肺炎的发生，必要时可进行雾化吸入，术后常规给予患者低流量氧气吸入，排除体内潴留的二氧化碳。

（5）胃肠减压管的护理：胃肠减压管的留置有利于预防肠端吻合口的破裂及肠梗阻的发生，待患者恢复肠道蠕动后，可视情况予以拔除胃肠减压管。

（6）引流管及切口护理：切口敷料保持清洁，如有渗出或脱落，应及时予以更换，预防切口感染。各引流管准确做好标记，妥善固定各引流管道，指导患者翻身活动时动作应缓慢，防止管道扭曲、折叠，保持引流通畅。同时密切观察引流液的颜色、性质及量，并做好记录。回肠代膀胱术后共四根引流管：左、右输尿管支架管，回肠代膀胱引流管及腹腔引流管。

① 腹腔引流管:引流术中的渗出液。② 左右输尿管支架管的护理:输尿管支架管用于引流双侧肾盂尿液,以利于膀胱的修复及切口愈合,同时能监测和保护肾功能。拔管前需做逆行造影,证实输尿管通畅,无吻合口瘘方可拔管。③ 回肠代膀胱引流管的护理:代膀胱引流管用于引流代膀胱内的肠液及尿液,回肠膀胱因肠黏膜分泌黏液,易堵塞引流管,从而发生膀胱内压升高,可出现尿漏,故应保证每日入量,同时保持管道的有效引流,在观察引流液颜色的同时,并做好记录。

(7)腹壁造口护理:严密观察造口血运及造口周围皮肤情况,观察有无造口并发症的发生,如造口水肿、造口狭窄、造口回缩、造口坏死、造口皮炎等,做好造口护理,造口袋如有渗漏应及时进行更换,避免因尿液渗漏造成造口周围皮肤的浸渍及切口的感染。向患者讲解造口的正确护理方法,教会患者正确使用、更换造口袋等自我护理技能。

(8)饮食护理:术后饮食对患者的切口愈合、组织修复及提高免疫力非常重要。患者不能过早进食,术后待胃肠减压管后,患者肠道蠕动后,可指导患者缓慢逐渐进食,先从饮水开始,然后进食清淡、全流质食物,再逐渐过渡到半流质饮食直至恢复正常饮食。指导患者多食富含高维生素和膳食纤维的食物,保证热量、营养摄入,同时宜清淡、易消化,多食新鲜蔬果,保持大便通畅,防止腹胀和便秘。每日饮水量约 2500 mL,以到达内冲洗的目的,同时也可碱化尿液,冲洗造口周围肠黏液,保证引流管的通畅。

(9)活动指导:术后协助患者进行轴线翻身,视患者手术情况,以及引流情况在身体条件及病情允许的情况下进行适度活动,逐渐恢复身体素质,以促进患者术后更好更快康复,减少并发症的发生。

(10)下肢深静脉血栓的护理:定时协助患者进行翻身活动,预防压力性损伤的发生,在完善患者基础护理的同时,指导患者进行下肢足趾背伸运动及踝泵运动,同时协助患者进行主动运动及被动运动,下肢穿弹力袜,防止卧床期间发生下肢深静脉血栓。

(三)健康指导与康复

回肠代膀胱的膨胀感及收缩力无法与原膀胱相比,完全排除膀胱相对较难,代膀胱的收缩压主要依靠腹内压及膀胱本身收缩替代,故告知患者出院后:① 必须进行排尿功能训练,可用双手按压腹部以促进排尿。② 加强肛门括约肌的训练,训练增强外括约肌的功能。③ 学会观察造口、护理造口并自我更换造口,保证每日入水量,多食富含维生素的食物,以碱化尿液。指导患者出院后适量活动,术后尽量避免弯腰活动及负重,避免增加腹压的动作,如需进行进一步免疫性治疗,指导患者了解相关药物注意事项。出院后定期复查血、尿常规,肾功能,B超等,每日保证充足的休息及饮水量,适当锻炼身体,加强营养,增强机体免疫力。

六、良性前列腺增生围手术期护理

良性前列腺增生症(BPH),是老年男子常见疾病之一,为前列腺的一种良性病变。其发病原因与人体内雄激素与雌激素的平衡失调有关。病变起源于后尿道黏膜下的中叶或侧叶的腺组织、结缔组织及平滑肌组织,形成混合性圆球状结节。以两侧叶和中叶增生较为明显,突入膀胱或尿道内,压迫膀胱颈部或尿道,引起下尿路梗阻。前列腺增生引起梗阻时,膀胱逼尿肌增厚,黏膜出现小梁、小室和憩室。长期的排尿困难使膀胱高度扩张,膀胱壁变薄,膀胱内压增高,输尿管末端丧失其活瓣作用,产生膀胱输尿管返流。前列腺增生的手术有开放手术和腔镜手术两种,开放手术有耻骨上、耻骨后前列腺摘除术,腔镜手术为经尿道前列腺电切术、剜除术。

(一)身心评估

包括患者一般情况、健康史、既往史、心理-社会支持系统情况、营养状况、主要症状、阳性体征、辅助检查。

(二)护理措施

1. 术前护理

(1)按泌尿外科手术前护理常规护理。

(2)如有尿潴留或并发感染、肾功能不良时,一般给予留置尿管或膀胱造瘘1周左右,置管期间嘱患者保持尿道口或造瘘口清洁,指导其多饮水(每日 2500 mL 左右),达到内冲洗作用。

(3)合并有心血管、呼吸系统等疾病者术前要积极治疗,待病情稳定后再行手术。

(4)此类患者多为老年患者,应做好患者的心理指导、安全宣教及健康指导。为减轻患者的焦虑,增强治疗信心,护士应耐心地向患者解释手术原理、方法、效果及优越性,必要时请术后恢复较好的患者现身说法,使患者以积极向上的态度配合手术治疗。

(5)肛提肌功能锻炼。嘱患者做有意识的中断排尿收缩肛门括约肌的动作,次数根据患者的耐受情况而定。目的是预防及降低术后尿失禁的发生,肛提肌训练越早、次数越多,发生尿失禁的机会就越少,反之则高。

(6)术前准备:由于患者术前多有尿路感染、尿潴留、血尿等症状,嘱患者多饮水,按时使用抗生素,治疗及预防尿路感染,戒烟、酒,预防呼吸道感染,避免尿潴留发生,同时,按照护理要求做好其他术前准备。

2. 术后护理

(1)疼痛护理:术后常规行留置尿管持续膀胱冲洗,个别患者会出现膀胱痉挛及尿道牵拉痛,当患者出现疼痛时,应给予心理疏导,讲解疼痛产生的原因及可给予的应对措施。

(2)留置尿管及持续膀胱冲洗护理:导尿管保持引流通畅,密切观察引流管情况,可定时给予挤压,以防上因导尿管堵塞而引起膀胱痉挛。嘱患者早期避免幅度过大活动以免引起创面出血。引流管位置不得高于床平面,防止管腔受压引流不畅,术后第二日如冲洗颜色淡黄常规停止膀胱冲洗,鼓励患者适量多饮水冲刷尿路。

(3)术后并发症的护理:

① 血尿:停止膀胱冲洗后或患者离床活动后可因排便干燥、活动过多等因素增加腹压出现血尿,血尿较轻者可鼓励多饮水,减少活动,常可自行消失。若血尿呈鲜红色,应及时报告医生,给予止血治疗。

② 感染与发热:术后患者体温超过 38 ℃,遵医嘱使用退热药、敏感抗生素抗炎治疗。鼓励多饮水,保证留置尿管的通畅。

③ 尿道口溢尿:常由于留置尿管气囊刺激膀胱三角区产生排尿反射,产生膀胱痉挛,尿液溢出可予 M 受体阻滞剂减轻患者刺激。

(4)饮食指导:此类手术患者年龄一般偏大,抵抗力差,再加上手术消耗能量,身体较虚弱,须告知患者宜进食营养丰富的高蛋白、高维生素的食物,保持大便通畅,以避免发生便秘。

(三)健康指导与康复

(1)嘱患者多饮水,每日 2500 mL 左右,嘱患者进食易消化,富含粗纤维的食物,忌烟、酒及辛辣刺激性食物,预防便秘,避免用力排便引起出血。

(2)注意休息,术后 1—3 个月避免剧烈活动,避免骑车、提重物等增加腹压的活动,避免用力咳嗽,术后 2 个月内禁性生活。注意保暖,预防呼吸道感染。

(3)出现尿流变细、排尿困难、血尿等异常情况时及时来院复查。

七、输尿管镜钬激光碎石取石术护理

钬激光是一种脉冲式激光束,能量可以经过光纤传导,在经过汽化后产生能量击碎结石,碎石时使用的冲洗液可以吸收其释放的能量,从而降低周围组织的温度。对尿路结石特别是体外冲击波碎石失败、结石合并息肉包块及结石远端腔道狭窄的患者有很好的治疗效果。

(一)身心评估

包括患者一般情况、健康史、既往史、心理-社会支持系统情况、营养状况、主要症状、阳性体征、辅助检查。

(二)护理措施

1. 术前护理

(1)按泌尿外科手术前护理常规护理。

(2)心理护理:对患者及其家属耐心细致地讲解手术的原理、方法、疗效、优点和术后配合的注意事项,针对具体情况及时消除患者的紧张恐惧心理,将以往手术成功的案例告知患者,帮助其树立疾病治疗的信心,提高依从性。

(3)术晨拍摄定位片再次确定结石部位。进手术室将 X 片一同带入。

2. 术后护理

(1)按泌尿外科手术后及麻醉后护理常规护理。

(2)体位:术后取平卧位,病情平稳可下床适量活动,促进肠胃功能恢复,降低并发症发生率。

(3)导尿管护理:密切观察患者病情,将双腔导尿管加以合理留置、固定,保持引流管通畅,定时捏挤引流管,防止小血块堵塞引流管,进而引发结石阻塞导致腰部疼痛以及感染现象发生。增强尿道口护理力度,确保会阴部清洁。引流袋不能高于耻骨联合,防止尿液逆流,引起感染。

(4)双 J 管的护理:指导患者尽早取半卧位,多饮水,勤排尿,勿使膀胱过度充盈,引起尿液反流。告知过度弯腰、突然下蹲的危害。

(5)并发症的观察及护理:密切观察患者是否有疼痛、发热、血尿,如有发现及时处理。

（三）健康指导与康复

（1）泌尿系统结石有着较高的复发率，大量饮水能够稀释尿液中的结石成分，降低晶体沉淀率，进而避免结石复发。鼓励患者出院后多饮水，养成良好习惯。每日排尿量应当维持在 1500—2000 mL。在此同时，对患者术中取出的结石进行成分分析，据此对患者开展饮食指导：草酸盐结石，告知患者少进食高草酸食品，例如巧克力、菠菜等；尿酸盐结石，告知患者进食碱性食品，多饮用苏打水，不能进食过多家禽肉类等高嘌呤食物，不要多吃海鲜；磷酸盐结石，告知患者进食低钙以及低磷食品。

（2）对留置双 J 管患者，提醒患者出院 1 个月后来院复查，根据结石排出情况，准时来院局麻膀胱镜下拔除双 J 管。

（3）嘱患者多饮水，每日饮水 2000—3000 mL，以达到内冲洗作用。

（4）嘱患者增加营养，适当活动，保持大便通畅，防止便秘。

（5）定期门诊复查肾功能及 KUB 以了解有无结石复发。

八、腹腔镜泌尿外科手术护理

腹腔镜手术优于标准开放手术之处，在于有着更好的美容效果，通过增大放大倍数增强可视化，减少术后疼痛，缩短住院时间，并且其安全有效性与开放性手术并无差别。现利用腹腔镜广泛开展的泌尿外科手术项目有肾部分切除术、肾癌根治切除术、肾囊肿切除术、前列腺癌根治性切除术、精索静脉高位结扎术、肾上腺切除术、回肠代膀胱术等。

（一）身心评估

包括患者一般情况、健康史、既往史、心理-社会支持系统情况、营养状况、主要症状、阳性体征、辅助检查。

（二）护理措施

1. 术前护理

（1）按泌尿外科手术前护理常规护理。

（2）根据患者病情积极治疗原发病。

（3）腹腔镜下肾上腺切除术术前监测血压的变化，遵医嘱用药、扩充血容量等。

（4）心理护理。向患者及家属讲解该术式优点，支持、鼓励患者，使患者身心放松、情绪稳定，积极配合手术。

（5）进行相应的体位练习及特殊训练，指导患者深呼吸，学会有效咳嗽及床上翻身和下床活动的技巧等。

2. 术后护理

（1）按泌尿外科手术后及麻醉后护理常规护理。

（2）严密监测患者生命体征的变化。

（3）妥善固定各引流管，保持引流管通畅。观察并准确记录各引流管引流液的颜色、性质和量。

（4）鼓励患者早期活动。未完全破坏肾周组织的手术术后 1 天即可下床活动，年老及体弱的患者协助其进行床上肢体被动训练及踝泵运动。

（5）观察切口敷料是否清洁干燥，如有渗出及时换药。

（6）并发症的观察及护理：密切观察是否有出血、高碳酸血症、气胸及皮下气肿、肾上腺危象、感染等情况发生。及时发现，汇报医生给予对症处理。

（三）健康指导与康复

（1）嘱患者增加营养，适当活动，保持大便通畅，防止便秘。

（2）定期门诊复查。

九、耻骨上膀胱造瘘术护理

耻骨上膀胱穿刺造瘘术（SPC）是在耻骨联合上方 2 横指处行穿刺造瘘，放置导管引流尿液的一种方法。主要适用于各种原因引起的急性尿潴留，无法从尿道插入导尿管者；尿路有大量出血，无法从尿道排出需紧急处理者；需长期留置导尿者，以减少尿道感染机会；下尿路梗阻病变导致肾积水或肾功能减退者，以防止肾损害发展；下尿路某些经尿道手术中的操作等。局部麻醉下 SPC 具有操作简单、出血少、恢复快等特点。

（一）身心评估

包括患者一般情况、健康史、既往史、心理-社会支持系统情况、营养状况、主要症状、穿刺处皮肤情况、阳性体征、辅助检查。

（二）护理措施

1. 术前护理

（1）按泌尿外科手术前护理常规护理。

（2）心理护理：大多数手术患者顾虑较多，如担心是否能耐受手术、手术中出现疼痛或意外、手术后是否能解决问题及手术后出现并发症等。因此，要耐心做好患者的思想工作，向其详细阐明手术的目的、必要性、术后可能取得的治疗效果，消除患者对手术的恐惧和心理压力，使其积极配合手术。

（3）协助患者完善 BUS 等术前相关检查，了解有无合并膀胱占位、结石等。

（4）操作前保持膀胱充盈。如膀胱储尿量少，可由导尿管人工注入无菌生理盐水 500 mL 以充盈膀胱。

（5）皮肤准备：下腹部、腹股沟及外阴部备皮，用肥皂水及温水清洗。

2. 术后护理

（1）按泌尿外科手术后及麻醉后护理常规护理。

（2）心理指导：膀胱穿刺造瘘术改变了原来的生理性排尿途径，长期留置造瘘管的患者，易产生自卑等不适情绪，应对患者采取适宜的心理疏导，鼓励患者以积极乐观的心态面对现实。

（3）妥善固定引流管：防止引流管扭曲、受压及滑脱。若引流管不慎脱出，应重新置管。

（4）保持引流管通畅：经常挤捏引流管，引流袋放置低于膀胱位置，保持管道引流通畅。若出现堵管，予无菌生理盐水冲洗，冲洗压力不可过大，以免引起患者不适。

（5）病情观察：观察引流液颜色和性质。如果出现少量出血，可用无菌生理盐水行膀胱冲洗，防止凝血堵塞引流管；出血明显者，立即告知医生，必要时配合医生手术处理。观察患者有无明显腹痛、腹胀等腹膜刺激征。

（6）携带膀胱造瘘管患者，保证每天至少 2000 mL 饮水量，利用自身生理性冲洗的方法预防细菌和沉淀物的产生，防止泌尿系感染和结石的发生。

（7）拔除造瘘管前先夹管，尿液可通过尿道正常排出后方可拔除造瘘管。拔管后，嘱患者勿憋尿，减少膀胱压力。若造瘘口有少许漏尿可指导患者取仰卧位，此为暂时现象。

（8）注意更换膀胱造瘘管时保持无菌操作，无菌敷料每日更换，外置引流袋每周更换 1 次，引流袋放置低于膀胱，保持管道通畅。

（9）膀胱功能锻炼：指导患者白天夹闭造瘘管，2—4 h 放尿一次。晚上不必夹管，以免憋尿太多使尿液从造瘘口溢出。

（10）观察患者有无出血、膀胱内出血、尿液引流不畅或外漏等术后并发症状，如有异常及时告知医生，配合处理。

十、经皮肾镜取石术(PCNL)护理

经皮肾镜碎石取石术（percutaneous nephrolithotomy，PCNL）是指在超声或 X 光定位下建立从腰部皮肤到肾集合系统的手术通道，通过内窥镜进入肾盏、肾盂和输尿管内，应用激光、超声、气压弹道等碎石工具对肾、输尿管内的结石进行击碎并取出的一种手术方法。适用于多发性肾结石、鹿角型孤立肾结石、开放手术后残留或复发的肾结石等。具有创伤小、疗程短、取石效果好以及可重复性等优点。

（一）身心评估

包括患者一般情况健康史、既往史、心理-社会支持系统情况、营养状况、主要症状、阳性体征、辅助检查。

（二）护理措施

1. 术前护理
（1）按泌尿外科手术前护理常规护理。
（2）心理护理：向患者讲解手术方式及注意事项，缓解患者紧张情绪。
（3）术前护理检查：如肝肾功能、血常规、凝血功能、CT 等。了解患者是否服用阿司匹林等抗凝药，若有应在术前 2 周停药；对有吸烟史的老年患者做肺功能检查；高血压、糖尿病患者应将血压、血糖控制在正常范围内。
（4）手术体位指导：指导患者术前练习俯卧位，预防术中不能耐受俯卧位而出现呼吸困难致手术中止，并告知患者因手术体位需要术前将病员服上衣反穿。
（5）肠道准备：术前 12 h 禁食，6 h 禁水，术前晚服用缓泻剂或灌肠。
（6）术前戒烟、酒，并指导患者进行深呼吸、咳嗽、排痰等锻炼。
（7）术前 1 h 拍摄尿路平片后，嘱患者卧床休息，等待接入手术室。
2. 术后护理
（1）按泌尿外科手术后及麻醉后护理常规护理。

（2）生命体征监测：术后 24 h 内严密监测患者生命体征变化，密切观察患者体温变化。

（3）体位：术后依据病情卧床 3 天左右，如无继发性出血等特殊情况，可指导患者适当下床活动，从而刺激术后肠功能恢复，降低深静脉血栓形成等并发症的风险，同时减轻导尿管对尿道的刺激，降低泌尿道感染的发生率。

（4）饮食：术后患者早期进食可以刺激肠蠕动，恢复肠道功能，减少腹腔感染等并发症，有利于患者康复。可进食后嘱患者多饮水，每日饮水不少于 2000 mL，增加尿量，以促进碎石的排出，起到内冲洗的作用，减少感染的机会。术后 3 天多食新鲜且营养丰富的含粗纤维的蔬菜及水果，保持大便通畅。大便困难时勿用力，宜用缓泻剂，以免引起血尿。

（5）肾造瘘管、导尿管的护理：妥善固定引流管并标识管道名称、放置时间及深度，保持引流管通畅，密切观察并记录引流液颜色、性质及量。近年来国内外学者为减轻患者疼痛，缩短住院时间，尝试无管 PCNL（不留置肾造瘘管及双 J 管）。ERAS 理念认为减少或避免使用各种引流管，早期拔除各种引流管不仅可减少感染率，而且可缩短住院时间，提高患者满意度。

（6）肾造瘘口护理：造瘘口敷料渗液明显时，应及时更换，换药应严格遵守无菌技术操作原则，并注意保暖，防止感冒引起咳嗽导致瘘口疼痛。肾造瘘管拔除后，造瘘口用无菌凡士林纱块堵塞，患者取健侧卧位。

（7）留置双 J 管的护理：留置双 J 管者嘱患者勿憋尿，避免四肢同时伸展、弯腰及突然下蹲等剧烈活动。

（8）观察患者有无出血、尿瘘感染、结石残留、周围脏器损伤等术后并发症状，如有异常，及时告知医生，配合处理。

（三）健康指导与康复

（1）出院前根据结石成分嘱患者合理饮食：少饮浓茶、咖啡，少食巧克力、菠菜、动物内脏等，忌食辛辣刺激性饮食，多饮水，每日饮水 2500 mL。

（2）留置双 J 管患者出院后可能会出现腰痛、血尿、排尿疼痛等情况，交代患者多饮水、勿憋尿，注意休息，4 周内避免重体力劳动及剧烈运动，血尿严重者应及时就诊；嘱患者术后 1 个月来院复查尿路平片并于膀胱镜下拔除双 J 管，术后 3 个月来院门诊复查。

十一、前列腺癌根治术护理

根治性前列腺切除术（简称根治术）是治疗器官局限性及局部进展期前列腺癌的最有效的方法之一。手术包括完整切除前列腺及精囊腺，同时，也应在不影响肿瘤切除的情况下，尽量保护患者的控尿及勃起功能。主要手术形式有开放性经会阴、经耻骨后前列腺根治性切除术，腹腔镜前列腺根治术和机器人辅助腹腔镜前列腺根治术，适用于临床分期 T1-T2 或 PSA 小于 20 的患者。

（一）身心评估

包括患者一般情况、健康史、既往史、心理-社会支持系统情况、营养状况、主要症状、阳性体征、辅助检查。

（二）护理措施

1. 术前护理

（1）按泌尿外科手术前护理常规护理。

（2）做好心理护理，积极与患者沟通交流，耐心做好解释工作，给予关心鼓励和支持，使其树立信心，保持稳定心态。

（3）注意休息，适度活动。

（4）饮食护理：鼓励患者进食易消化、营养丰富、高纤维素食物，增强机体抵抗能力，保持大便通畅，防止便秘。

（5）适应术后状态的锻炼，如有效咳嗽、盆底肌锻炼等。

2. 术后护理

（1）按泌尿外科手术后及麻醉后护理常规护理。

（2）体位：血压平稳后取低半坐卧位，以利于引流。

（3）生命体征的观察：严密监测患者生命体征变化，做好记录，如有异常立即报告医生。

（4）腹部情况的观察：注意观察手术切口有无渗血，有无腹胀，若出现恶心、呕吐、腹痛加剧、便血等，警惕肠管损伤的可能。

（5）引流管的护理：患者术后留置尿管及腹腔引流管，注意保持引流管通畅，防止扭曲、折叠受压或脱出。密切观察引流液的颜色、性质，准确记录引流量。

（6）功能锻炼和自我护理：清醒后协助翻身、叩背以利排痰，保持会阴部清洁，每天坚持盆底肌锻炼。

（7）饮食指导：待肠蠕动恢复，肛门排气后，可进食清淡的流质饮食，后由半流质饮食逐渐过渡到普通饮食。注意少食多餐，以易消化、丰富营养食物为主，并附加高纤维食物，以利于排便。

（8）术后并发症的观察与护理：尿失禁、勃起功能障碍、尿道吻合口狭窄。

（三）健康指导与康复

（1）注意休息，劳逸结合，术后3个月内避免剧烈活动，如负重、骑车，以免发生继发性出血。

（2）培养健康的饮食习惯，忌食辛辣刺激性食物，戒烟、酒并保持大便通畅。多食富含维生素的食物，多食新鲜蔬菜和水果，多饮绿茶，增强机体抵抗力。

（3）尿失禁者，保持会阴部清洁干燥，指导患者掌握盆底肌锻炼的方法。

（4）注意有无腰痛、骨关节疼痛等骨转移的发生。

（5）若出现血尿、排尿困难或尿线变细等征象时须及时就诊。

（6）门诊随访前列腺特异性抗原检查。

十二、经尿道膀胱肿瘤切除术护理

经尿道防胱肿瘤切除术是治疗非肌层浸润性膀胱癌的标准治疗方式，也是重要诊断方法，因其具有合创伤小、出血少、术后恢复快的特点，是非肌层浸润性膀胱癌的首选治疗方法。

（一）身心评估

包括患者一般情况、健康史、既往史、家族史、心理-社会支持系统情况、营养状况、主要症状、阳性体征辅助检查。充分了解患者全身情况,凝血功能、重要脏器的功能状态、合并症和合并服用药物情况。

（二）护理措施

1. 术前护理

（1）按泌尿外科手术前护理常规护理。

（2）做好心理护理,积极与患者沟通交流,耐心做好解释工作,给予关心、鼓励、支持,树立其信心。

（3）适应术后状态的锻炼,如有效咳嗽练习、盆底肌训练。

2. 术后护理

（1）按泌尿外科手术后及麻醉后护理常规护理。

（2）体位:术后血压平稳后取低半坐卧位,以利于引流。

（3）膀胱肿瘤电切术后部分患者需要持续膀胱冲洗,冲洗的目的和方法同前列腺增生术后膀胱持续冲洗,保持会阴部清洁,每日予以尿道口清洁消毒 2 次,及时更换衣裤,防止感染。

（4）引流管的护理:注意保持引流管通畅,防止扭曲、折叠受压或脱出。密切观察引流液的颜色、性质,准确记录引流量。

（5）饮食指导:待肠蠕动恢复、肛门排气后,可进清淡的流质饮食,然后由半流质饮食逐渐过渡到普通饮食。

（6）术后常见并发症的观察与护理:膀胱穿孔、出血、尿道狭窄,及时发现,及时处理。

（7）深静脉血栓的预防及观察。

（三）健康指导与康复

（1）减少外源性致癌物质的接触。

（2）多饮水,每日饮水 2500 mL 左右,进清淡、易消化饮食,忌烟、酒及辛辣刺激性食物,加强营养,增强体质。

（3）术后遵医嘱行膀胱灌注治疗。

（4）定期行膀胱镜检查。

十三、肾癌根治术护理

不符合行肾部分切除术的 T_1 肾癌患者,以及临床分期 T_1b 期,T_2 期的肾癌患者,根治性癌切除术仍是首选的治疗方式。根治性肾切除术范围包括:患肾、肾周脂肪、肾周筋膜、从膈肌脚到腹主动脉分叉处、腹主动脉或下腔静脉旁淋巴结以及髂血管分支以上输漏管。肾癌根治术后,局部淋巴结清扫在肾癌根治术中的效果还存在争议。如果肿瘤位于中、下极,无需切除同侧肾上腺。手术入路取决于肿瘤分期和肿瘤部位等。近年开展了腹腔镜肾癌根治术,此方法具有创伤小、术后恢复快等优点。

（一）身心评估

包括患者一般情况、健康史、既往史、心理-社会支持系统情况、营养状况、主要症状、阳性体征、辅助检查。

（二）护理措施

1. 术前护理

（1）按泌尿外科手术前护理常规护理。

（2）心理护理：向患者讲解手术方式及注意事项，缓解患者紧张情绪。

（3）饮食：为明显改善患者的体质，增强对手术的耐受力，鼓励患者多食用高蛋白、高热量、高维生素食物，纠正贫血和低蛋白血症。

2. 术后护理

（1）按泌尿外科手术后及麻醉后护理常规护理。

（2）观察生命体征：密切监测患者 24 h 生命体征变化。

（3）引流管护理：观察引流液的颜色、性质，准确记录伤口引流量和尿量，保持引流管和导尿管通畅，勿牵拉、打折，防止引流管和尿管脱出。

（4）饮食：患者肠蠕动恢复后指导患者进富含维生素及营养丰富饮食。

（5）预防肺部感染：预防泌尿系感染及呼吸道感染，做好尿道口护理，协助翻身、叩背，指导患者进行有效的咳嗽咳痰。

（6）根治性肾切除者，协助患者早期下床活动。

（7）控制补液量及补液速度，以免增加健侧肾脏负担。

（8）术后常见并发症的观察及护理：

① 术后出血：出血可能源自肾蒂，但偶尔也可能是由于术中对邻近组织如脾、肝或肠系膜血管的无意损伤造成。术后出血应根据不同的原因及患者情况综合处理。如由创面渗血不止造成的继发性出血，可予保守治疗（输血、补液及止血药物的应用），一般都能自止；如出血量较多，通过保守治疗无法控制，出现心率加快、血压继续下降、血红蛋白减少，则需及时手术探查止血。

② 术后肺部感染：术前吸烟的患者严格戒烟两周以上；对于有呼吸道感染的择期手术患者，应在呼吸道感染治愈后再进行手术。术后鼓励患者尽早下床活动，宣教和指导患者咳嗽和排痰，对于术后痰液较多的患者应予以雾化吸入。对于术后早期有发热、咳嗽、咳痰的患者应常规进行胸片检查，留取痰液培养，并调整相应抗生素的应用。

③ 术后切口感染：良好控制患者围手术期血糖、增强患者自身抵抗力、加强患者术后营养等都是预防术后切口感染有效的方法。术后发现切口感染应及时拆除缝线，去除坏死组织和异物，彻底引流，同时全身应用抗生素，待感染控制后二期缝合。

④ 术后器官、组织间隙感染：主要是术后渗液继发感染或者残余感染扩散所致。手术时应彻底止血，避免术后创面渗血积聚。清扫淋巴结时，应在淋巴结清扫根部结扎处理，减少术后淋巴漏。有脓液污染或渗血、渗液较多时，手术结束时应彻底冲洗，同时留置合适的引流管。围手术期合理应用抗生素，避免积液。

⑤ 气腹的相关并发症：主要原因与气腹压力过大或手术时间过长有关。皮下气肿、高碳酸血症等相对常见。由于 CO_2 具有较高的溶解度，只要保持患者呼吸道通畅，及早结束

手术,基本上都能自行缓解。

(三)健康指导与康复

(1)出院后应遵医嘱按时服用药物,并注意服药后有无不良反应。如使用白介素Ⅱ治疗应监测有无药物不良反应(发热),如有不适及时门诊就诊。

(2)定期门诊复查,检查血、尿常规,肾功能,生化 CT,超声等,及早发现有无复发或转移病灶。

(3)3 个月内以适当的有氧运动为宜,预防感冒,避免重体力劳动,按时起居,生活有规律,适当锻炼,增强体质,保持乐观心情。不吸烟、酗酒。

(4)食用营养丰富、能增强机体抗癌功能的食物,如蘑菇、香菇等。

(5)不使用对肾功能有损害的药物,保护健侧功能。

十四、肾上腺疾病手术护理

目前腹腔镜手术已成为切除肾上腺肿瘤的最常用方式。其优点显而易见,一是微创,即皮肤上仅需几个直径 1 cm 的小孔即可完成肿瘤的切除,术后恢复很快,而传统开放手术的切口动辄十余厘米,导致患者术后恢复慢,影响美观;二是清晰,由于腹腔镜的放大作用,使位置很深的肾上腺近在眼前,实现了开放手术所无法达到的清晰视野,再加之配套先进切割、分离器械的使用,使手术解剖相当精细,出血极少。

(一)身心评估

包括患者一般情况、健康史、既往史、家族史、心理-社会支持系统情况、营养状况、主要症状、阳性体征、辅助检查。

(二)护理措施

1. 术前护理

(1)按泌尿外科手术前护理常规护理。

(2)密切监测血压:每 4 h 测血压、心率一次,密切观察患者有无高血压危象及血压过低等症状。

(3)心理护理:为患者提供安静、安全、舒适的住院环境,保持愉悦的心情。详细讲解与疾病有关的知识,从而消除顾虑和恐惧心理,使其以最佳的心态接受手术。

(4)用药护理:患者服用各种降压药及纠正心律失常药物前,应告知患者药物的作用、副作用,用药的重要性及注意事项,观察药物副作用。

(5)饮食护理:给予低钠、高蛋白、钾钙含量高的食物,鼓励患者多饮水。

(6)遵医嘱给予抗生素、扩容、皮质激素等治疗。

2. 术后护理

(1)按泌尿外科手术后及麻醉后护理常规护理。

(2)严密观察患者神志及生命体征变化。

(3)妥善固定各引流管,保持引流通畅,密切观察引流液的量、色、性状,准确记录 24 h 引流量。

（4）观察伤口敷料有无渗出，及时给予换药。

（5）术后鼓励患者深呼吸、有效咳嗽，定时给患者翻身拍背，协助有效排痰，保持呼吸道通畅。

（6）胃肠蠕动恢复后，给予饮食指导。

（7）严密观察术后并发症：常见的有肾上腺皮质功能不全、感染、皮下气肿等。

（三）健康指导与康复

（1）部分患者出院后仍需继续服用降压药或使用糖皮质激素替代治疗，遵医嘱服药，切勿自行增减剂量。

（2）告知患者激素类药物的疗程及不良反应，让患者了解肾上腺功能不全的征象：恶心、呕吐、疲倦、肌无力、血压下降等，如有不适及时就诊。

（3）戒烟、酒，减轻精神负担，保持心情舒畅，要保持良好的生活习惯。

（4）适当运动，多食新鲜蔬菜水果，进低盐、低糖、高蛋白及高维生素的食物。

（5）定期复查生化指标、激素水平、超声检查、CT 等，门诊随访。

十五、肾盂输尿管连接处狭窄成形术护理

肾盂输尿管连接部梗阻是一种常见的引起肾积水的尿路梗阻性疾病，是由于肾盂输尿管连接部的梗阻妨碍了肾盂尿顺利排入输尿管，促使肾盂排空发生障碍而导致肾脏的集合系统扩张。肾梗阻是小儿先天性肾积水中最最常见的原因，占 85％以上。腹腔镜肾盂成形术是目前治疗肾盂输尿管连接部梗阻的标准方式。

（一）身心评估

包括患者一般情况、健康史、既往史、手术史、心理-社会支持系统情况、营养状况、主要症状、会阴部皮肤情况、阳性体征、辅助检查。

（二）护理措施

1. 术前护理

（1）按泌尿外科手术前护理常规护理。

（2）辅助患者做好各项术前护理检查，如 B 超、CT、心电图以及血生化检查等，掌握患者实际病情。

（3）嘱咐患者戒烟、戒酒；进行有效呼吸训练，如咳嗽、深呼吸等。

（4）胃肠道准备：为减少术后肠腔胀气，术前 2 天禁食豆类、牛奶、甜食等易产气食物，术前晚灌肠。

（5）心理护理，告知患者及家属手术方式及注意事项，缓解患者紧张情绪。

（6）遵医嘱给予术前抗感染等治疗。

2. 术后护理

（1）按泌尿外科术后和麻醉后护理常规护理。

（2）严密观察患者生命体征的变化。

（3）准确记录 24 h 尿量，观察患者肾功能情况。

（4）注意切口有无渗血，观察有无腹胀，如有异常及时反馈给医生，及时处理。

（5）引流管护理：保持引流管通畅，避免扭曲、受压。如有血凝块或泌尿系统感染，用 250 mL 无菌生理盐水缓慢冲洗，防止尿管堵塞而致漏尿。密切观察引流液性状、颜色及量，定时更换引流袋，注意无菌操作。

（6）饮食的护理：术后肠功能恢复可指导患者行清淡、易消化饮食：多食水果蔬菜，保持大便通畅，防止继发性出血。

（7）并发症的观察与护理：尿路感染、膀胱刺激征、肉眼血尿、漏尿、术后再狭窄。

（三）健康指导与康复

（1）指导患者适当活动，要求患者每日饮水 2500 mL 左右，加强对尿色、尿量变化的观察，按时复诊。

（2）若出院后出现发热（高热）、持续腰痛、持续血尿等情况随时返院复诊，必要时行尿常规及泌尿系 B 超检查。

十六、复杂尿道手术护理

尿道下裂是一种常见的男性下尿路及外生殖器先天畸形，临床表现为尿道口异位、阴茎下弯、包皮异常分布。尿道狭窄是指尿道器质性病变造成尿道管腔狭小，阻力增加，发生排尿困难，绝大多数见于男性，女性少见，有排尿困难、肾功能损害、性功能障碍、男性不育、感染、结石等临床表现。

（一）身心评估

包括患者一般情况、健康史、既往史、手术史、心理-社会支持系统情况、营养状况、主要症状、会阴部皮肤情况、阳性体征、辅助检查、专科体格检查。

（二）护理措施

1. 术前护理

（1）按泌尿外科手术前护理常规护理。

（2）辅助患者做好各项术前护理检查，如胸片、心电图以及血生化检查等，掌握患者实际病情。

（3）心理护理，告知患者及家属手术方式及注意事项，缓解患者紧张情绪。

（4）遵医嘱给予术前抗感染治疗。

2. 术后护理

（1）按泌尿外科手术后及麻醉后护理常规护理。

（2）密切观察龟头血运、伤口渗血及渗液情况、阴囊有无水肿。保持会阴部清洁、干燥，避免潮湿。

（3）妥善固定引流管：防止牵拉、扭曲、脱落，保持引流通畅，如有尿液皮下外渗，要立即检查尿管是否通畅，防止尿管堵塞，形成新的尿道诱发尿瘘。

（4）饮食：患者肠蠕动恢复后嘱其进流质饮食，慢慢过渡至普食，多食新鲜蔬菜水果，保持大便通畅预防便秘，必要时给予缓泻剂应用。

（5）预防感染：由于术后留置尿管时间较长，并有可能发生尿瘘，因此预防感染至关重要。术后应用预防感染广谱抗生素至术后第 5 天。保持会阴部清洁，给予会阴部护理。

（6）并发症的观察：出血、感染、尿道瘘、尿道憩室、尿道狭窄、皮瓣坏死或裂开。

（三）健康指导与康复

（1）鼓励患者多饮水，防止尿路感染，保持会阴部清洁。

（2）避免剧烈活动，加强营养，多食高蛋白、高维生素食物。

（3）尿道下裂一次修补不成功的患者需考虑分期修复，通过两期甚至三期手术，逐步达成良好的尿道重建和更为接近正常的阴茎阴囊外观，要在 6 个月后再次修补。

（4）注意休息，尿道狭窄手术患者出院后 2—3 周注意休息，不宜久坐，以免影响会阴部血运。3 个月内避免重体力劳动及性生活。

（5）随访：定期复诊，必要时定期进行尿道扩张。若突然出现排尿困难或尿线变细，应立即到医院就诊。

十七、精索静脉曲张手术护理

精索静脉曲张（VC）是男性常见的泌尿生殖系统疾病，也是导致男性不育的主要原因。多见于青壮年，是一种血管病变，精索蔓状静脉丛的异常扩张、伸长和迂曲，可导致疼痛不适及进行性睾丸功能减退，发病率占正常男性人群的 10%—15%，在原发性男性不育症中占 19%—41%，在继发性男性不育症中占 69%—81%。以左侧发病为多，亦可双侧发病或单发于右侧。传统手术采用腹股沟切口，行精索内静脉高位结扎术，并切除阴囊内部分扩张静脉。随着显微外科及腹腔镜的发展，现可在显微镜或腹腔镜下行精索静脉高位结扎术，创伤小，疗效好。

（一）身心评估

包括患者一般情况、健康史、既往史、心理-社会支持系统情况、营养状况、主要症状、阳性体征、辅助检查、睾丸功能。

（二）护理措施

1. 术前护理

（1）按泌尿外科手术前护理常规护理。

（2）心理护理：掌握患者的心理特点，与患者及家人交谈，对他们进行疾病知识宣教，使家属理解并关心患者，减轻心理负担。

（3）有轻度坠胀感者可穿弹力裤或用阴囊托带，减轻坠胀感。

（4）嘱患者注意休息，预防感冒。

（5）给予高热量、高蛋白质、富含维生素、易消化的饮食，多饮水。

2. 术后护理

（1）按泌尿外科术后及麻醉后护理常规护理。

（2）观察伤口有无渗血渗液，如渗出过多，及时更换敷料，观察阴囊有无血肿、瘀紫。妥善固定引流管，勿牵拉、受压，保持引流通畅，观察并记录引流液颜色、量及性状，如有异常，及时汇报医生。

（3）评估患者疼痛情况，做好患者心理护理。

（4）指导患者自行排尿，观察患者排尿情况。

（5）嘱患者忌食辛辣刺激的食物，多饮水，多吃新鲜蔬菜水果和易消化的食物，保持大便通畅。

（三）健康指导与康复

（1）饮食：忌烟、酒及辛辣刺激性食物，多饮水，多吃新鲜蔬菜水果及富含纤维素的食物。

（2）活动：术后1周可恢复正常工作，术后3个月内避免重体力劳动、剧烈运动。

（3）性生活：术后1个月内禁止性生活。

（4）复查及随访：B超检查、精液分析等，如有不适情况来医院就诊。

十八、嗜铬细胞瘤手术护理

嗜铬细胞瘤来源于肾上腺髓质及交感神经系统的嗜铬组织，如腹腔神经丛、纵膈、膀胱等处。肾上腺嗜铬细胞瘤约占嗜铬细胞瘤的 85%，其中 10% 为双侧性。其可释放儿茶酚胺入血，是可以引起高血压和多器官功能及代谢紊乱的一种少见的肿瘤。

（一）身心评估

包括患者一般情况、健康史、既往史、心理-社会支持系统情况、营养状况、主要症状（高血压）、阳性体征、辅助检查。

（二）护理措施

1. 术前护理

（1）按泌尿外科护理常规护理。

（2）做好心理护理，指导患者有效咳嗽。

（3）密切观察血压及脉搏的变化，控制血压。

（4）预防腹压增高，提重物、大声咳咳嗽、用力排便等都会刺激瘤体导致血压增高。

（5）扩容治疗：术前3—6天进行输液扩容治疗，纠正低血容量。

（6）按医嘱留取 24 h 尿量，记录出入量，观察水钠代谢情况。

2. 术后护理

（1）按泌尿外科术后及全麻后护理常规护理。

（2）术后 6 h 生命体征平稳后，可鼓励患者适当翻身及活动。饮食指导：患者无腹胀、肠鸣音正常、肛门排气后即可进食。

（3）严密观察血压：切除肿瘤后，由于血浆儿茶酚胺相对不足，血管因张力减低而容积增大，血容量相对不足，易出现低血压、心动过速等休克症状。

（4）预防出血：术后 2 h 内要观察伤口处有无渗血，尤其要观察注意腹膜后引流液的颜色和量。一般 24 h 内腹膜后引流液为不超过 50 mL 的血性液体，之后逐渐减少，术后 72 h 方可拔除引流管。如引流液每小时超过 100 mL 以上且引流液颜色鲜红，同时伴有血压降低脉搏加快、面色苍白、中心静脉压降低等症状,说明有内出血的发生,应及时输血输液给止血药,并做好二次手术的准备。

（5）预防感染：包括肺部和泌尿系感染。应鼓励患者咳嗽、翻身、叩背,并及时给予雾化吸入和应用抗生素。在留置尿管期间,给予患者尿道口护理 2 次/日,保持尿道口清洁,集尿袋位置低于膀胱位置,防止尿液返流。

（6）预防肾上腺功能不全：应准时准量给予糖皮质激素,并且观察患者神志变化及有无恶心、呕吐、肌无力、大汗和心慌等症状。

（7）预防下肢静脉血栓：应观察患者双下肢有无肿胀、疼痛,并教会患者及家属双下肢被动运动和按摩的方法。

（8）由于血管扩张、血压降低,所需液体量应比正常多 800—100 mL,输液输血速度不宜过快,防止脑水肿及肺水肿的发生,监测肾功能,准确记录尿量,保持引流通畅。

（三）健康指导与康复

（1）预防感冒,预防呼吸道感染。

（2）术后 2 周复查血、尿儿茶酚胺,观察血压是否稳定,以了解有无肿瘤残留或其他异位多发灶。

（3）患者康复出院后,嘱其定期测量血压,血压高者可遵医嘱口服降压药物。患者外出活动时,须有专人陪护,防止因血压变化发生意外。定期复查,血压稳定者可正常工作和生活。

（4）多饮水,保持大便通畅,避免用力排便引起血压急剧变化。

（5）告知患者激素类药物的疗程及不良反应,让患者了解肾上腺功能不全的征象,如恶心、呕吐、疲倦肌无力、血压下降等,如有不适及时就诊。

（6）适当运动,多食新鲜蔬菜水果,进食低盐、低糖高蛋白及高维生素的食物。

（7）门诊随访,观察肿瘤有无复发或转移。

十九、睾丸鞘膜积液手术护理

睾丸鞘膜积液是围绕睾丸的鞘膜腔内液体积聚超过正常量而形成的囊肿病变,可见于各种年龄,是一种临床常见疾病。初生婴儿睾丸鞘膜积液常在 2 岁前自行消失,故不急于进行治疗,若 2 岁后未消失,则考虑手术治疗。

（一）身心评估

包括患者一般情况、健康史、既往史、心理-社会支持系统情况、营养状况、主要症状、阳性体征、辅助检查。

（二）护理措施

1. 术前护理

（1）按泌尿外科手术前护理常规护理。

（2）向患者及患儿家属反复讲解手术的必要性和治疗效果,介绍手术过程、麻醉剂术前及术后注意事项。

（3）嘱患者注意休息，预防感冒。

2. 术后护理

（1）按泌尿外科手术后及麻醉后护理常规护理。

（2）观察伤口有无渗血、渗液，观察渗液的颜色及量，如有敷料渗湿，立即通知医生及时更换，观察阴囊有无血肿。

（3）评估患者疼痛情况。

（4）指导患者自行排尿，观察患者排尿情况。

（5）一般术后 6 h 禁食、禁水，6 h 后可以进水，如无腹痛、腹胀等不适，逐渐进流质、半流质饮食到普食，不要吃辛辣刺激的食物，多饮水，多吃新鲜蔬菜水果和易消化的食物，以高热量、高蛋白、高维生素饮食为主。

（6）体位：术后卧床休息 24 h，鼓励患者早期下床活动，卧床期间可做深呼吸和下肢活动。

（三）健康指导与康复

（1）饮食：忌烟、酒及辛辣刺激性食物，多饮水，多吃新鲜蔬菜水果及富含纤维素的食物。避免大便干燥，影响切口愈合。

（2）活动：术后 1 周可恢复正常工作，术后 3 个月内避免重体力劳动、剧烈运动。

（3）性生活：术后 1 个月内禁止性生活，

（4）复查：如有不适情况及时就诊。

二十、阴茎肿瘤手术护理

阴茎肿瘤在我国是常见病，阴茎癌发病年龄多在 30 岁以上，早期表现为包皮或阴茎头的类丘疹、疣或溃疡病变，逐渐增大，一般无疼痛。病程较久的阴茎癌表现为典型菜花样，阴茎大部被癌肿破坏。患者一般无排尿困难，尿线因受肿瘤阻挡而散射，并发感染时有局部疼痛或尿痛，有恶臭味。肿瘤反复出血，可导致患者消瘦、贫血及衰竭。晚期腹股沟淋巴结转移使淋巴结增大、质硬，甚至固定或形成溃疡、易出血。广泛的淋巴结转移可引起下肢浮肿。手术切除病变是最主要、最有效的治疗方法。可根据病变的部位、大小和分期决定选择阴茎部分切除术或阴茎全切除加尿道阴部造口术。

（一）身心评估

包括患者一般情况、健康史、既往史、心理-社会支持系统情况、营养状况、主要症状、阳性体征、辅助检查。

（二）护理措施

1. 术前护理

（1）按泌尿外科手术前护理常规护理。

（2）心理护理：

① 解释手术的必要性、手术方式和注意事项。

② 鼓励患者表达自身感受。

③ 介绍相同病例,使患者恢复自信心,面对现实,积极配合治疗。

④ 加强患者家属的心理护理,鼓励患者家属以正确的态度对待患者,让患者感受到亲人的关心和照顾。

⑤ 提供隐蔽的环境,保护患者的自尊心,清除自卑心理。

⑥ 多与患者沟通交流,安慰、疏导患者,使其对护士产生信任感。

(3) 病情的观察及护理:

① 观察阴茎病变处有无溃烂、恶臭等。

② 局部护理:每天清洁会阴部,用消毒液浸泡 2 次以上,每次 5—20 min,浸泡后换清洁衣裤,如渗湿应及时更换。

③ 术前备皮:术前晚用肥皂水彻底清洁会阴、阴囊和阴茎皮肤。术晨备皮:范围上至肚脐,下至大腿上 1/3 处,左右到腋后线。

2. 术后护理

(1) 按泌尿外科手术后及麻醉后护理常规护理。

(2) 伤口观察及护理:观察伤口有无渗血、渗液,观察渗液的颜色及量,敷料渗湿后及时更换。

(3) 管道观察及护理:尿管按照尿管护理常规护理。行双侧腹股沟淋巴结清扫术后,难免有一些淋巴液、组织液和渗血淤积在皮下,术后留置术区引流管可促进积血、积液的排出,缩小死腔,使皮瓣与肌肉组织紧密贴近。一般持续引流 10 天至 2 周,此时皮瓣基本愈合且淋巴管侧支循环建立。妥善固定引流管,防止其受压、扭曲、脱落。及时记录引流液的颜色、性质和量,发现异常及时报告医生。

(4) 疼痛护理:为患者提供舒适的卧位和安静的环境。给患者翻身时动作轻柔,防止管道滑脱或扭曲,操作中尽量避免给患者增加痛苦,阴茎部分切除的患者术后 3—5 天内,口服镇痛剂和己烯雌酚,防止夜间阴茎勃起引起疼痛,也可避免术后出血和伤口崩裂。观察疼痛的部位、性质、程度以及伴随症状,必要时遵医嘱用止痛药,观察药物疗效和副作用。

(5) 尿道造口的护理:行阴茎全切者,密切观察造口的活力、形态、大小,有无出血、坏死、水肿。正常的造口颜色为鲜红或粉红色,平滑且湿润。颜色苍白可能是患者的血红蛋白低。颜色暗红或淡紫色,可能是术后早期缺血。若外观局部或全部变黑,表示发生了缺血坏死。应保持造口清洁,及时清除分泌物,做好会阴部护理,如有异常及时通知医生处理。

(6) 行双侧腹股沟淋巴结清扫术者,术后应下肢制动,尤其是髋关节制动 5 天,防止皮瓣滑动漂浮。注意观察下肢皮温、湿度和足背动脉搏动情况。为促进血液、淋巴的回流,减少切口的张力,可采用双下肢外展屈膝位,抬高下肢半卧位,以防皮瓣滑动漂浮。定时翻身,加强主、被动运动,指导患者脚趾的运动、脚腕的伸屈和旋转,促进下肢血液循环,预防下肢和阴囊水肿及静脉血栓等术后并发症。撤除加压包扎后适时下床活动。

(7) 营养支持:术后 6 h 进流质饮食,次日改半流质饮食并逐步过渡到普通饮食,选择高热量、高维生素、高蛋白、易消化的食物。多食新鲜蔬菜和水果,保证充足营养,多饮水,以利于两侧腹股沟伤口的愈合。

(8) 并发症的观察和护理:

① 切口感染:行双侧腹股沟淋巴结清扫术后,由于手术部位皮瓣血液循环障碍及静脉、淋巴回流不畅,加之手术范围大、皮下脂肪去除,切口容易发生感染。应注意观察切口敷料是否干燥,如有潮湿者应及时更换,严格执行无菌操作。观察伤口有无红肿,监测血常规、尿

常规、体温变化情况。定时做引流液的细菌培养,运用抗生素预防感染,术后保持尿管和尿道外口连接部的清洁,每天用消毒液消毒尿道口2次,避免尿道口感染。感染可能引起尿道外口狭窄。

② 皮瓣坏死:术后必须严密观察皮瓣血运和伤口愈合情况,观察皮瓣色泽、温度,正常情况下色泽红润,如果色泽暗红色,提示血运不佳,及时报告医生。

③ 淋巴漏:淋巴漏是腹股沟淋巴结清扫术后常见并发症之一,淋巴漏将导致皮下积液;另外,出现淋巴漏后水、电解质和蛋白质的丢失,将加剧低蛋白血症和营养不良,从而影响伤口愈合甚至导致伤口感染。术后早期伤口应加压包扎或沙袋压迫,采取持续负压吸引,防止死腔形成。常用0.5 kg的沙袋压迫双侧腹股沟处,避免重物压迫。

④ 淋巴水肿:由于淋巴清扫破坏了下肢正常淋巴回流,可能出现术后下肢水肿。可指导患者抬高下肢,穿弹力袜或遵医嘱给予低分子右旋糖酐或复方丹参静脉滴入促进淋巴通畅和血管扩张,改善微循环。

(三)健康指导与康复

(1)指导患者多进食高热量、高蛋白、易消化、无刺激性的食物。多食新鲜蔬菜和水果,保证充足营养,多饮水。

(2)活动:术后一个月恢复工作,3个月内避免重体力劳动及剧烈活动,可适当参加体育活动,做到劳逸结合;避免阅读、观看不健康的书籍及影视内容。

(3)每3个月或6个月到医院复查。为防止阴茎勃起造成出血(阴茎部分切除患者),应遵医嘱口服雌激素及镇痛药物。遵医嘱定期复查,确定后续治疗方案。

二十一、体外冲击波碎石术护理

体外冲击波碎石通过X线或超声检查对结石进行定位,利用高能冲击波聚焦后作用于结石,使之裂解、粉碎或缩小,随尿液排出,临床实践证明它是一种安全而有效的非侵入性治疗方法。体外冲击波碎石成为上尿路结石微创治疗的主要方法之一。

(一)身心评估

包括患者一般情况、健康史、既往史、月经史、是否妊娠、用药史、心理-社会支持系统情况、营养状况、主要症状、阳性体征、辅助检查(血常规、凝血功能、泌尿系超声检查)。

(二)护理措施

1. 术前护理

(1)按泌尿外科手术前护理常规护理。

(2)心理护理:向患者及家属讲解体外冲击波碎石的原理、方式及治疗效果,解除患者紧张情绪。嘱患者术中配合做好体位固定,不能随意改换体位,以确保碎石定位的准确性。

(3)肠道准备:术前3天进食少渣、少产气食物,以避免因肠内气体、积粪等影响术中定位。

2. 术后护理

(1)饮水指导:指导患者多饮水,每日饮水量为2500—3000 mL,使每天尿量保持在

2000 mL 以上。

（2）运动指导：适当运动可增加输尿管蠕动而促使结石排出，嘱患者根据身体情况可选择一些跳跃性运动，如跳绳、跑步、双脚立正跳或球类运动等。

（3）观察排石指导：碎石后嘱患者观察碎石排出情况，每次排尿时使用容器收集尿液，沉淀后以纱布过滤尿液，收集结石碎渣进行结石成分分析。

（4）饮食指导：维持饮食结构综合平衡，根据结石成分合理安排饮食。

① 草酸钙结石：忌食高草酸类食物，如大黄、菠菜、芒果、草莓、巧克力、茶叶及各种坚果，多食柑橘类水果。

② 磷酸钙结石：不宜饮用橙汁、可乐等碱性饮料，防止尿液碱化，限制钠盐（每日低于5 g），肥胖者注意控制体重。

③ 尿酸结石：忌饮酒，少食鱼、虾、豆制品、蘑菇、动物内脏等富含嘌呤的食品，可选择低嘌呤食品，如蛋、奶、蔬菜、柑橘类水果等，肥胖者注意控制体重，多饮水，保持每天尿量在2000 mL 以上，以提高尿液的 pH 和减少尿酸的形成和排出。

④ 磷酸铵镁结石：不宜饮用橙汁、可乐等碱性饮料，可多饮酸性饮料，如青梅汁、苹果汁、蔓越莓汁，有利于尿液酸化。平时注意个人卫生，避免肾区、膀胱区和足部受凉。

⑤ 胱氨酸结石：限食高蛋白食物，如肉、蛋、鱼、奶制品，限食钠盐（每日低于5 g），首选谷类、蔬菜、水果等，注意大量饮水，每日饮水 3500 mL 以上，以增加胱氨酸的溶解度。

（5）并发症的观察与护理：

① 石街：ESWL 术后大量碎石屑在短时间内沿输尿管腔堆积所致。其严重程度取决于结石的体积及其粉碎后粉末的粒度和数量。对于无症状或无并发症的石街，可以采取保守治疗，嘱患者多饮水，应遵医嘱按时服药，但当出现梗阻、感染或肾功能损害时应及时处理，可再次行体外冲击波碎石术及腔镜手术。

② 血尿：ESWL 术后因冲击波在击碎结石的同时也对肾脏造成损伤，导致肾血管破裂，从而使患者出现不同程度的血尿，镜下血尿可能持续至结石排净为止。对于血尿不严重者不给予特殊处理，嘱患者多饮水，每日饮水量不低于 2000 mL。对肉眼血尿患者，需卧床休息，动态观察血尿情况，并给予抗炎、止血等处理。

③ 肾绞痛：由于碎石在输尿管中下移，造成输尿管急性梗阻，引起输尿管平滑肌痉挛，进而导致术后肾绞痛，遵医嘱应用止痛药物对症处理。

④ 发热：患者术前如有尿路感染未加控制，碎石堆积尿路易发梗阻从而引起发热。碎石后应给予抗生素应用，根据细菌培养或药敏试验选择合适的抗生素。

（三）健康指导与康复

ESWL 术后 2—3 周复查 B 超、KUB 或 CT，确定结石排出情况及残石的大小及位置，以决定是否需要再次碎石。连续 2 次体外冲击波碎石应间隔 10—14 天。结石治愈后每 3—6个月行 B 超、X 线或 CT 检查，观察有无结石复发，若出现发热、腰痛、血尿等症状，及时就诊。

第九节　肛肠科疾病护理常规

一、肛肠科疾病手术护理

（一）术前护理

（1）按外科疾病手术一般护理常规护理。

（2）完善术前各项检查。

（3）针对患者存在的心理问题做好心理护理，讲解有关疾病的知识、术前的注意事项。

（4）术前晚嘱患者修剪指甲、沐浴更衣、保持充足睡眠。

（5）术晨根据麻醉方式予以饮食指导（局麻手术嘱患者进食半流质食物；连硬外麻醉手术，嘱患者禁食、水），遵医嘱给予肠道准备。

（6）术日晨排空膀胱，遵医嘱给予术前用药。

（二）术后护理

（1）按麻醉后护理常规护理，局麻术后遵医嘱予坐位压迫止血 20 min，严密监测生命体征。

（2）观察肛周有无水肿，肛门有无脱出物，创面有无渗血，发现异常报告医生，及时处理。

（3）告知患者术后 24 h 内不宜排便，局部处理从术后第 2 天初次排便开始，创面分泌物或粪便要及时除去。可遵医嘱用中药液坐浴和局部清洗，预防术后感染。

（4）术后予半流饮食，根据患者排便情况逐步过渡为普食，进食富含纤维素的食物，多饮水，忌辛辣刺激性食物，保持排便通畅。便秘者遵医嘱予润肠通便药。

（5）术后观察患者排尿情况，若出现排尿困难者，经诱导排尿无效后遵医嘱予导尿。

（6）伤口疼痛明显者遵医嘱使用止痛药物。

（7）康复期指导患者做适当的提肛运动，以促进伤口愈合及功能恢复。

二、痔手术护理

痔是肛垫病理性肥大和移位，传统认为是直肠下端黏膜或肛管皮肤下的曲张静脉团。根据发病部位的不同，分为内痔、外痔和混合痔。以便血、肛门有肿物突出、坠胀、异物感或疼痛为主要临床表现。临床上根据发生部位，分为三型：发生在齿状线以上的痔疮称为内痔；发生在齿状线以下的痔疮称为外痔；齿状线上、下静脉丛相互吻合并扩张而成的痔称为混合痔。

各类痔疮的表现：

内痔的常见症状为便血、痔块脱出、肿胀、疼痛，分为 4 度：

Ⅰ度：便时带血、滴血，便后出血可自行停止；无痔核脱出。

Ⅱ度：常有便血；排便时有痔核脱出，便后可自行还纳。

Ⅲ度：可有便血；排便或久站及咳嗽、劳累、负重时有痔核脱出，需用手还纳。

Ⅳ度：可有便血；痔持续脱出或还纳后易脱出。

外痔平时无特殊症状，发生血栓及炎症可有肿胀、疼痛。

混合痔主要表现为内痔和外痔的症状同时存在。

（一）身心评估

（1）身体状况：了解患者的生活习惯、职业特点、饮食及排便情况、大便是否带血、有无便秘史、痔疮有无嵌顿、疼痛程度、有无贫血等全身表现。

（2）心理-社会支持系统情况：患者对疾病的认知情况及心理情况，亲属对患者的关心程度，家庭的经济能力。

（二）护理措施

1. 术前护理

（1）按肛肠科术前护理常规护理。

（2）痔发作期取舒适体位。

（3）保持肛门及会阴部清洁，便后遵医嘱用中药熏洗，坐浴。

（4）排便时如痔核脱出，应及时还纳。

（5）外痔伴有感染或发生嵌顿或突发血栓外痔者应卧床休息并报告医生及时处理。

2. 术后护理

（1）按肛肠科术后护理常规护理。

（2）术后 7—14 天为痔核坏死脱落阶段，嘱患者减少活动，密切观察疼痛、出血情况及肛周有无水肿。

（3）内痔结扎术后，嘱患者不可牵拉留在肛外的线端，以免疼痛或出血。

（4）做好心理疏导，解除害羞及因惧痛而害怕排便、担心预后等心理问题，使其积极配合治疗。

（三）健康指导与康复

（1）鼓励患者多饮水，多进食蔬菜、水果及含纤维素的食物，忌烟、酒及忌食辛辣等刺激食物。

（2）保持肛门清洁，坚持便后及每晚以热水或中药坐浴。

（3）养成定时排便的习惯，避免排便时间过长。习惯性便秘患者，多食粗纤维食物，定时排便训练，保持大便通畅。发现排便困难者应及时到医院就诊。

（4）避免肛门局部刺激，便纸宜柔软，不穿紧身裤和粗糙内裤。

（5）忌久坐、久立或久蹲，最好选用软坐垫。

（6）指导患者每日进行提肛运动。

三、肛周脓肿手术护理

肛周脓肿是指肛管及直肠周围软组织内或其周围间隙内发生急性化脓性感染，并形成脓肿,称为肛管、直肠周围脓肿。肛周脓肿突出的特点是自行破溃,或者手术切开引流后常形成肛瘘,是肛管、直肠炎症病理过程的急性期。常见的致病菌有大肠杆菌、金黄色葡萄球菌、链球菌和绿脓杆菌,偶有厌氧性细菌和结核杆菌,常是多种病菌混合感染。以肛门周围皮下脓肿最常见,多由肛腺感染经外括约肌皮下部向外或直接扩散而成。以肛门周围红肿、疼痛、有波动感,伴寒战、发热为主要临床表现。

（一）身心评估

（1）身体状况:了解患者的生活习惯、职业特点、体温变化、脓肿部位、红肿范围、皮温情况、有无波动感、疼痛的程度、有无渗液、血糖情况及其他相关检查结果。

（2）心理-社会支持系统情况:患者对疾病的认知情况及心理情况,亲属对患者的关心程度,家庭的经济能力。

（二）护理措施

1. 术前护理

（1）按肛肠科术前护理常规护理。

（2）体温超过 39 ℃,按高热护理常规护理。

（3）指导患者避免局部受压加重疼痛,高热及病情较重者,应卧床休息,取舒适体位。

（4）保持肛门及会阴部清洁、干燥,便后遵医嘱予中药熏洗,坐浴。

（5）观察局部皮肤红肿范围、温度、疼痛程度、有无波动感,观察体温变化及全身情况。

2. 术后护理

（1）按肛肠科术后护理常规护理。

（2）切开排脓术后,应观察创面有无渗血、渗液及其色、质、量,观察体温变化、疼痛程度,发现异常报告医生并配合处理。

（3）遵医嘱使用抗生素,控制感染。

（4）嘱患者术后多食高蛋白、富含维生素、易消化食物,促进伤口愈合。

（5）鼓励早期下床活动,利于伤口脓液排出,促进伤口愈合。

（6）鼓励患者树立战胜疾病的信心,做好心理护理。

（三）健康指导与康复

（1）合理调配饮食。日常饮食中可多选用蔬菜、水果、豆类等含维生素和纤维素较多的食物,忌辛辣刺激性的食物,如辣椒、芥末、姜等。

（2）告知坐浴的目的及注意事项。

（3）积极锻炼身体,增强体质,促进血液循环,加强局部的抗病能力,预防感染。

（4）养成定时排便的习惯,便后保持肛门清洁,勤换内裤。指导患者每日进行提肛运动。

（5）避免久坐湿地,以免肛门部受凉受湿引起感染。

（6）防治便秘和腹泻,对预防肛周脓肿与肛瘘形成有重要意义。

（7）一旦发生肛门直肠周围脓肿,应早期医治,以防其蔓延、扩散。

（8）积极防治其他肛肠疾病,如肛窦炎、肛乳头肥大、肛裂、炎性痔、直肠炎等,及时、正确、有效的治疗可以避免和减少肛周感染、脓肿和肛瘘的发生。

四、肛瘘手术护理

肛瘘又称"肛门直肠瘘",多由肛管直肠周围脓肿破裂,经久不愈而形成的肛门周围的肉芽肿性管道。多发于20—40岁男性。肛瘘一般由内口、瘘管、外口三部分组成。内口大多位于齿状线附近,多为一个,外口位于肛门周围皮肤上,可为一个或多个。以流脓、疼痛、瘙痒为主要临床表现。

(一)身心评估

(1)身体状况:了解患者患者既往是否患有直肠肛管慢性疾病、肛周皮肤情况及其他相关检查结果。

(2)心理-社会支持系统情况:患者对疾病的认知情况及心理情况,亲属对患者的关心程度,家庭的经济能力。

(二)护理措施

1. 术前护理

(1)按肛肠科术前护理常规护理。

(2)疼痛剧烈时,卧床休息。

(3)注意肛周瘘口流出脓液的色、质、量、气味及肛门疼痛、瘙痒程度等,并做好护理记录及交接。

(4)观察肛周皮肤情况,做好皮肤护理,防止发生皮肤湿疹、糜烂等并发症。

2. 术后护理

(1)按肛肠科术后护理常规护理。

(2)施行挂线疗法患者不要牵拉留在肛管外的橡皮筋,以免引起疼痛加重、橡皮筋断裂、出血。如发现异常,应报告医生,并配合治疗。

(3)指导行瘘管切除治疗的患者术后2—3天进食少渣食物,控制大便,以免刺激伤口。

(4)嘱患者术后多食高蛋白、富含维生素、易消化的食物,促进伤口愈合。

(5)做好心理护理。

(三)健康指导与康复

(1)饮食宜清淡,富含营养,忌烟、酒、辛辣等刺激食物。

(2)保持肛门清洁,每晚及便后用热水或中药坐浴。

(3)生活有规律,按时作息,避免劳累。

(4)积极治疗肛周疾病,防止发生继发肛瘘。

五、肛裂手术护理

肛裂是指齿状线以下肛管皮肤层裂伤后形成的经久不愈的小溃疡,临床上以疼痛、便秘、出血主要临床表现。

（一）身心评估

（1）身体状况：了解患者的饮食，排便习惯，大便形态，排便时疼痛、出血情况，有无贫血等全身表现。

（2）心理-社会支持系统情况：患者对疾病的认知情况及心理情况，亲属对患者的关心程度，家庭的经济能力。

（二）护理措施

1. 术前护理

（1）按肛肠科术前护理常规护理。

（2）保持肛门及会阴部清洁，便后遵医嘱用中药熏洗，坐浴。

（3）观察肛门疼痛的性质、程度与持续时间，大便是否带血、滴血及出血量，做好护理记录。

（4）便秘时，切忌用力，可遵医嘱口服润肠通便药。

2. 术后护理

按肛肠科术后护理常规护理。

（三）健康指导与康复

（1）鼓励多饮水，多进食蔬菜、水果及含纤维素的食物，忌烟、酒及忌食辛辣刺激食物。

（2）注意个人卫生，养成定时排便的习惯，指导患者掌握预防便秘的方法，坚持肛提肌锻炼，避免排便时间过长。

（3）防止继发贫血和其他肛门疾病。

六、直肠息肉手术护理

息肉是指一类从黏膜表面突出的异常生长的组织，在没有确定病理性质前通称为息肉，息肉生长在直肠，称为直肠息肉。小息肉很少引起症状，息肉增大后常见症状为出血，多发生在排便后，色鲜红，量少，多为间歇性。

（一）身心评估

（1）身体状况：了解患者的饮食、排便习惯，大便形态，大便有无黏液、带血及性状等。

（2）心理-社会支持系统情况：患者对疾病的认知情况及心理情况，亲属对患者的关心程度，家庭的经济能力。

（二）护理措施

1. 术前护理

（1）按肛肠科术前护理常规护理。

（2）术前遵医嘱行肠道准备。

（3）心理护理。

2. 术后护理

(1) 按肛肠科术后护理常规护理。

(2) 术后应卧床休息,以减少出血并发症,注意观察有无活动性出血、便血,有无腹胀、腹痛及腹膜刺激症状,并观察血压、心率等生命体征的变化。

(3) 术后遵医嘱禁食,待肠蠕动恢复、肛门排气后逐渐进食。

(4) 饮食由流质、半流质饮食逐步过渡至易消化的少渣饮食,以减轻肠道负担,利于吻合口的愈合。1 周内忌食粗糙食物。

(5) 便后及时清洗,保持会阴部皮肤及伤口清洁、干燥、无污染。

(6) 保持术后大便通畅。

(7) 做好心理疏导。

(三) 健康指导与康复

(1) 进食富含纤维素的食物,忌辛辣刺激食物,多喝水,保持大便通畅。

(2) 养成良好排便习惯,每天定时排便。

(3) 出现便秘时,可服用润肠通便药,便后用温水清洗,并保持肛周清洁、干燥。

(4) 如有便血、大便习性异常变化应做肠镜检查。

(5) 忌久坐、久立或久蹲,最好选用软坐垫。

(6) 凡患有肛门直肠疾病应及时进行检查和治疗。

七、直肠前突手术护理

直肠前突即直肠前壁突出,亦称直肠前膨出。本病多见于中老年女性。排便困难是直肠前突的主要症状,部分患者有便血及肛管疼痛。

(一) 身心评估

(1) 身体状况:了解患者的饮食、排便情况,既往有无诱发病史及各项辅助检查结果。

(2) 心理-社会支持系统情况:患者对疾病的认知情况及心理情况,亲属对患者的关心程度,家庭的经济能力。

(二) 护理措施

1. 术前护理

(1) 肠道准备:术前 3 天予半流质饮食,术前 1 天进流食,术前 12 h 禁食,术晨清洁灌肠。

(2) 阴道准备:术前 2 天晨做阴道冲洗,冲洗后置阴道栓 1 枚,术晨用 0.1% 利凡诺冲洗阴道,有阴道滴虫、真菌感染者,给予药物先行治疗,手术应避开经前、经期,术前用脱毛膏脱去会阴部阴毛。

(3) 心理护理:向患者及家属详细交代病情,阐明手术的重要性和必要性,了解患者的思想状况,积极加以安慰、疏导。

2. 术后护理

(1) 术后会阴部护理:密切观察阴道分泌物的颜色、量及性质,保持会阴清洁干燥,每日擦洗会阴 2 次,便后及时清洗会阴,预防伤口感染。

(2)观察有无并发症的发生:直肠阴道瘘、感染、出血等。

(3)饮食指导:术后先予流质饮食,后逐渐给予半流质饮食,24 h 后可以正常饮食,多吃蔬菜、水果及富含粗纤维的食品,多饮水,每日约 2500 mL。

(4)为预防便秘,术后第 3 天开始服用润肠通便药,保持每日排便一次。

(5)术后大便习惯的养成:术后应帮助患者建立正常的排便反射,防止大便干结通过肠道吻合处刺激引起出血。

(6)嘱患者尽量减少排大便时间及次数,每次解大便 3—5 min 为宜,每日排便次数不多于 2 次。

(7)保持肛周的清洁,便后及时清洗,洗净后要及时换药,保持创面干燥。

(三)健康指导与康复

(1)术后告诫患者尽量卧床休息,减少活动。

(2)多吃蔬菜、水果,多饮水,少吃辛辣、刺激食物。

(3)养成每天定时排便习惯,切勿久站、久坐、久蹲,避免用力排便。

(4)加强肛门及盆底肌肉锻炼(提肛),即先用力收缩肛门括约肌,然后全身放松,2—3 组/日,每组不少于 50 次。

(5)出院患者保持大便通畅最重要。做到饮食、排便有规律,经常按摩腹部,并适当活动,有利于排便。

八、骶尾部藏毛窦手术护理

骶尾部藏毛窦是指发生于骶尾部臀间裂软组织内的一种慢性窦道,内藏毛发是其特征。其主要临床表现为:骶尾部肿痛流脓水,或伴有寒战、发热。

(一)身心评估

(1)身体状况:了解患者的职业特点、脓肿部位、红肿范围、皮温、有无波动感、疼痛的程度、有无渗液、体温变化及全身情况、各项辅助检查结果。

(2)心理-社会支持系统情况:患者对疾病的认知情况及心理情况,亲属对患者的关心程度,家庭的经济能力。

(二)护理措施

1. 术前护理

(1)按外科术前护理常规护理。

(2)体温超过 39 ℃,按高热护理常规护理。

(3)指导患者避免局部受压加重疼痛,高热及病情较重者,应卧床休息,取舒适体位。

(4)保持肛门及会阴部清洁、干燥。

(5)观察伤口情况,观察体温变化及全身情况。

2. 术后护理

(1)按外科术后护理常规护理。

（2）观察患者伤口恢复情况，保持肛门及会阴部清洁、干燥，防止污染手术伤口。

（3）遵医嘱予以抗生素使用控制感染。

（4）嘱患者术后进食高蛋白、富含维生素、易消化的食物，促进伤口愈合。

（5）做好心理护理。

（三）健康指导与康复

（1）合理调配饮食。日常可多选用蔬菜、水果、豆类等含维生素和纤维素较多的食物，忌辛辣刺激性的食物，如辣椒、芥末、姜等。

（2）告知患者注意控制体重。

（3）积极锻炼身体，增强体质，促进血液循环，加强局部的抗病能力，预防感染。

第十三章　介入治疗护理常规

第一节　介入放射技术

介入放射技术是指在医学影像设备(如 X 线机、B 超、DSACT、MRI 等)的监控指导下,经皮或经腔插入穿刺针或引入导丝、导管做抽吸、注射、引流、造瘘或对管腔与血管等做成型、灌注、栓塞等诊断与治疗的微创伤技术。

介入放射包括血管性和非血管性两大方面。

一、血管性介入

(1) 血管疾病:包括经皮腔内血管成形、房间隔切开、溶栓治疗、非血栓性缺血、控制出血(急慢性创伤、炎症、静脉曲张)、非手术关闭动脉导管未闭、血管畸形、动静脉瘘与血管栓塞治疗、下腔静脉的人造间隔、血管再造等。

(2) 肿瘤性疾病:包括肿瘤的栓塞与药物灌注、动脉内造影、放射性损伤的预防(肾炎、胃肠炎)、化疗、血管性药物及酒精灌注。

(3) 其他方面:包括脾功能亢进的治疗与激素失衡的治疗。

二、非血管性介入

(1) 活检术:抽吸或切割组织或腔内液体做细胞学、组织学或生化、免疫组化检查。

(2) 引流术:将脓腔、气腔排空,使组织恢复新生,避免功能损害。

(3) 造瘘术:又称造口术,指对受阻的管腔建立与体外相通的瘘口,只能做暂时性或永久性姑息手术。

(4) 成形术:使因外伤、肿瘤、放射损伤或手术瘢痕等引起的狭窄通道扩大及通畅。

(5) 支架术:指用金属丝编织成的支架管,放在狭窄的腔道处,解决通道狭窄。

(6) 取异物术:管腔内有异物时,可先在影像监督下穿刺插管,然后由内镜将异物取出。

(7) 灭能术:通过穿刺针或导管注入无菌乙醇,使肿瘤、囊肿或增生组织破坏,或使其功能消失。

(8) 再通术:针对因病变造成的管腔梗阻处通过压力(有时也配合球囊)使之再通。

(9) 减压术:通过摘除病变的椎间盘或注入溶解酶使压力消除、功能恢复。

(10) 转流术:将腹水引流入静脉。

(11) 堵塞术:将正常或病变通道堵塞。

(12) 神经阻滞术：用无水酒精封闭神经节或神经丝，用以止痛。

(13) 定位术：对微小乳癌，在影像导向下插入定位针，做术前定向用。

第二节 血管性介入治疗护理常规

一、选择性血管造影术护理

选择性血管造影是指将水溶性碘对比剂注入血管内，使所要检查的血管显影，从血管腔的充盈形态、密度及位置变化来判断有无病变、病变部位、范围、数量及性质，达到明确诊断和鉴别诊断目的的 X 线检查法。

（一）身心评估

包括患者一般情况、健康史、既往史、过敏史、心理-社会支持系统情况、营养状况、主要症状、穿刺处皮肤情况、阳性体征、辅助检查。

（二）护理措施

1. 术前护理

(1) 心理护理，向患者介绍手术目的、方式及注意事项，说明术后卧床及术侧肢体制动的重要性及必要性，消除患者对手术的恐惧和焦虑。

(2) 完善各项护理检查，如肝肾功能、血常规、出凝血时间、CT 等。

(3) 术前 1 天遵医嘱做抗生素及碘过敏试验。

(4) 手术当天应进行双侧腹股沟区和会阴部备皮。

(5) 术前禁食 4 h，术前半小时遵医嘱予注射镇静剂。

(6) 术前检查双侧足背动脉搏动情况，在搏动最明显处用记号笔以圆圈标识，以便术后对比。

(7) 备齐各种急救药品及物品。

(8) 术前适应性训练：如屏气、咳嗽、床上排便、调整体位等。

2. 术后护理

(1) 监测患者生命体征变化。

(2) 术后嘱患者卧床 24 h，穿刺处用弹力绷带加压包扎 12 h 并予沙袋压迫 2 h，术侧下肢制动禁屈 8 h，24 h 后恢复术前活动程度。

(3) 观察有无造影剂反应，鼓励患者饮水 1500 mL 以上，以利于造影剂尽快排出。

(4) 观察患者疼痛的性质、程度、时间、发作规律、伴随症状及诱发因素。遵医嘱应用镇痛剂，指导患者应用松弛疗法。

(5) 术后并发症的观察及护理：

① 局部出血和血肿：这是股动脉内插管常见的并发症，须密切观察血压变化、局部敷料包扎情况及观察穿刺部位有无渗血和血肿，发现异常情况及时处理。

② 下肢动脉栓塞:观察术侧肢体远端的血液循环状况,经常询问患者有无下肢疼痛现象,若术侧足背动脉搏动较对侧明显减弱和下肢疼痛明显,皮肤色泽发绀,应及时报告医生给予处理。

③ 假性动脉瘤:造影过程中如动脉壁被撕裂或穿破,血液自破口流出而被主动脉临近的组织包裹而形成血肿,可形成假性动脉瘤。通常表现为压痛的波动性包块,常伴发感染、出血、局部压迫及疼痛等症状。

④ 尿潴留:术后出现尿潴留的主要原因是不习惯在床上平卧位排尿或精神高度紧张所致,应向患者讲解有关知识,消除紧张心理,通过变换体位、热敷等方法诱导排尿。

(三)健康指导与康复

(1)鼓励患者多饮水,进食清淡、易消化的食物。
(2)环境安静,保持室内通风和适宜的温湿度。
(3)向患者讲解造影术后诊断结果,避免情绪激动及过度紧张。
(4)指导患者定期复诊、随访。

二、血管栓塞术护理

血管栓塞术是将能够引起血管腔暂时性或永久性阻塞的物质,通过导管释放入病变血管或病变的供血动脉内,阻断血流,以达到治疗疾病或外科手术中减少出血的介入放射学技术。具有创伤小、治疗效果可靠、快速简便、多能保留脏器并使患者免于手术的特点。

(一)身心评估

包括患者一般情况、健康史、既往史、心理-社会支持系统情况、营养状况、主要症状、穿刺处皮肤情况、阳性体征、辅助检查。

(二)护理措施

1. 术前护理
按选择性血管造影术术前护理常规护理。

2. 术后护理
(1)监测患者生命体征变化。
(2)术后嘱患者卧床 24 h,穿刺处用弹力绷带加压包扎 12 h 并予沙袋压迫 2 h,术侧下肢制动禁屈 8 h,24 h 后恢复术前活动程度。
(3)术后并发症的观察及护理:
① 局部出血和血肿:这是股动脉内插管常见的并发症,术后穿刺处须按压到位,观察局部敷料包扎情况及观察穿刺部位有无渗血和血肿,若穿刺处有出血须密切观察血压变化,发现情况及时处理。
② 下肢动脉栓塞:观察术侧肢体远端的血液循环状况,经常询问患者有无下肢疼痛现象,若术侧足背动脉搏动较对侧明显减弱和下肢疼痛明显,皮肤色泽发绀,应及时报告医生给予处理。
③ 栓塞后综合征:与肿瘤和组织坏死有关,可发生于血管栓塞术后的患者。主要表现

为发热、局部疼痛,同时伴随恶心、呕吐、腹胀、食欲下降等。处理措施包括吸氧、给予适当的镇痛剂和对症处理。对于术后低热的患者,可不给予降温处理,以利于坏死物的吸收。

④ 尿潴留:术后出现尿潴留的主要原因是不习惯在床上平卧位排尿或精神高度紧张,应向患者讲解有关知识,消除紧张心理,通过变换体位、热敷等方法诱导排尿。

(三)健康指导与康复

(1)鼓励患者多饮水,进食清淡、易消化的食物。

(2)环境安静,保持室内通风和适宜的温湿度。

(3)耐心向患者讲解血管栓塞术后的伴随症状,鼓励患者积极配合治疗,保持乐观、开朗的态度,树立战胜疾病的信心。

(4)指导患者定期复诊、随访。

三、经颈静脉肝内门体静脉支架分流术护理

经颈静脉肝内门体静脉内支架分流术(TIPSS),是指采用特殊的介入治疗器械,在 X 线透视导引下,经颈静脉入路,建立肝内的位于肝静脉及门静脉主要分支之间的人工分流通道,并以金属内支架维持其永久性通畅,达到降低门脉高压后控制和预防食管胃底静脉曲张破裂出血、促进腹水吸收的目的。

(一)身心评估

包括患者一般情况、健康史、既往史、过敏史、心理-社会支持系统情况、营养状况、主要症状、穿刺处皮肤情况、阳性体征、辅助检查。

(二)护理措施

1. 术前护理

(1)心理护理:向患者介绍手术目的、方式及注意事项,说明术后卧床及术侧肢体制动的重要性及必要性,消除患者对手术的恐惧和焦虑。

(2)饮食护理:以高热量、高维生素、适量脂肪、优质蛋白、易消化食物为主,以含有各种氨基酸且产氨相对少的牛奶、蛋、鱼等动物蛋白食物为佳,肝功能异常者或血氨偏高者需低蛋白饮食,有腹水者应限制水、钠的摄入。胃底静脉曲张的患者应避免粗糙、干硬、油炸食物,禁烟、酒,少饮咖啡及浓茶、冷饮,不食过热食物,避免损伤食管黏膜,诱发上消化道出血。

(3)注意休息,避免过度活动,避免血压升高,以免引起腹压突然升高,诱发曲张静脉破裂出血。

(4)根据医嘱及时协助完善相关检查。

(5)术前 3—5 天加强患者呼吸和床上排便的训练。

(6)术前禁食、禁水 6—8 h。

(7)术前护理准备:备皮,沐浴,更衣,备造影剂、局部麻醉药,开展药物过敏试验,备血,建立左侧肢体的静脉通道,导尿,备齐术中所用药物。

2. 术后护理

(1)监测患者生命体征变化,如有异常及时通知医生。

（2）术后体位：取平卧位，绝对卧床休息 24 h，48 h 内限制活动，穿刺侧肢体制动 12 h。

（3）穿刺部位的观察及护理：观察局部敷料包扎情况及穿刺部位有无渗血和血肿，发现情况及时处理。

（4）饮食：术后禁食 6 h，酌情给予高热量、高碳水化合物、清淡、易消化、少渣流质饮食，限制蛋白摄入，1 周内禁止高蛋白饮食。

（5）抗凝治疗：目的是预防分流通道血栓的形成，注意观察患者皮肤黏膜有无出血现象及大便颜色。

（6）保持大便通畅，遵医嘱予缓泻药物口服。

（7）做好基础护理及生活护理。

（8）并发症的观察及护理：

① 感染：术后 1—3 天可有轻度体温升高，有肺部感染及合并败血症时体温可达 38.5 ℃以上。遵医嘱给予物理或药物降温，规范应用抗生素，严格执行无菌操作。

② 腹腔内出血：观察患者有无心悸、气促、烦躁、脸色苍白等，如患者突然出现心率加快，血压先升后降；或出现腹部剧痛、压痛、反跳痛、肌紧张；或短时间内腹围增大、移动性浊音范围改变、肠鸣音增强或减弱、血红蛋白下降、持续黑稀便等要警惕腹腔内出血可能，做好应急处理。

③ 肝性脑病：这是 TIPSS 最常见的并发症，严格观察患者有无意识及精神异常表现，限制蛋白质摄入，保持大便通畅，用乳果糖导泻，清除肠内积血和含氨物质。注意患者安全，留专人陪护，禁用安眠、镇静、麻醉类药物。

④ 急性心功能、肝功能衰竭：观察心力衰竭的症状和体征；指导患者取半卧位；吸氧，减少活动，减少机体耗氧量；记录出入液量，控制补液量及速度。指导患者进低盐、易消化的饮食。予强心、利尿、扩血管药物。术后密切观察患者肝功能变化，采取一定的护肝措施。

⑤ 肺动脉、脑动脉栓塞：由于患者原先就存在血栓和癌栓，同时导管在血管内的反复操作，均有可能诱发血栓。分流后，栓子随血流上行，易导致肺栓塞，亦可发生脑栓塞。术后密切观察患者有无胸痛、呼吸困难、咳嗽、咯血及肌力下降、肢体活动障碍等症状发生，及时与医生沟通，做好抢救配合。

⑥ 气胸：术后密切观察患者呼吸是否平稳，呼吸困难者应行急诊胸部摄片以明确诊断，有少量气胸而呼吸较平稳者可待其自行恢复，肺压缩超过 30% 或呼吸困难明显者应立即穿刺抽吸，有张力性气胸者立即给予胸腔闭式引流。

（三）健康指导与康复

（1）定期到医院检查分流通道通畅情况，如出现呕血、黑便、腹胀等情况及时就诊。

（2）摄入低蛋白饮食，勿暴饮暴食，避免进食坚硬、辛辣食物，戒烟、酒。

（3）生活有规律，劳逸结合，避免精神紧张，保证充足的睡眠和休息。

（4）坚持按时服药，定期复查肝功能、血氨、肝脏彩超、胃镜等，一般术后 1 个月、半年、1 年各检查一次。

四、布-加综合征介入治疗护理

布-加综合征（BCS）是由于肝静脉或下腹静脉病变导致血液回流障碍而产生的门脉高

压,或下肢静脉高压的一系列临床症状表现。介入治疗 BCS 具有创伤小、恢复快、并发症少的优点,成为治疗该病的首选方法。

(一)身心评估

包括患者一般情况、健康史、既往史、心理-社会支持系统情况、营养状况、主要症状、穿刺处皮肤情况、阳性体征、辅助检查。

(二)护理措施

1. 术前护理

(1)体位:卧床休息,可使患者减少能量消耗,以减轻肝脏代谢的负担。

(2)病情观察:每日准确记录出入液量、测腹围和体重,以观察腹腔积液情况。

(3)药物护理:术前 1—2 日开始服用氯吡格雷 75 mg(1 次/日),阿司匹林 100 mg(1 次/日),以减少血液黏滞度。

(4)饮食护理:给予患者合理营养,维持生理需要量,能进食患者给予高热量、高维生素、低脂、易消化的饮食。忌食刺激、粗糙的食物。进食困难的患者遵医嘱给予静脉营养,大量腹腔积液患者每日或隔日给予白蛋白 50 mL 或 100 mL 静脉滴注。大量腹腔积液者,应限制水、钠盐的摄入,一般钠盐不超过 2 g/日为宜,进水量限制在每日 1000 mL 左右。

(5)术前准备:行经颈静脉肝内门体静脉支撑架分流术(TIPSS)者,术前备血 4—6 个单位。纠正贫血,必要时可考虑输新鲜血,并按腔内血管介入治疗术前护理常规护理。

(6)下肢水肿的护理:可将下肢抬高 20°,以利于静脉回流,减轻水肿症状,下肢皮肤色素沉着甚至溃疡者,保持皮肤清洁干燥,按时换药,勿抓挠。

2. 术后护理

(1)按腔内血管介入治疗术后护理常规护理。

(2)病情观察:腔内血管治疗是高难度操作,可能会出现各种严重并发症,故术后要密切观察患者生命体征的变化,进行心电监护,重视患者的主诉,每 15—30 min 巡视病房一次。

(3)药物护理:遵医嘱正确使用抗凝剂,术前、术中、术后均需使用抗凝药物,以避免血栓再次形成。严格掌握肝素剂量,熟悉配制方法。每周复查凝血时间及凝血酶原时间,以了解抗凝情况。凝血酶原时间应控制在正常标准的 1.5 倍以内。在抗凝过程中,需密切观察有无皮肤、黏膜、牙龈、内脏及颅内出血,观察大小便的颜色。嘱患者用软毛刷刷牙,勿用指甲抓破皮肤黏膜。注意自身防护。

(4)并发症的观察及护理:

① 发热:每日测体温 4 次,术后一般遵医嘱静脉使用抗生素 3 天,预防穿刺部位感染,若体温在 37.5 ℃左右,可能是造影剂在体内引起的免疫反应,属于正常反应;若高于 38.5 ℃,可能是继发感染,应遵医嘱行抗感染治疗。

② 出血:术中因静脉狭窄段穿刺时可能损伤血管及周围组织,并发腹腔出血及穿刺部位出血。如有腹痛、血压下降、面色苍白、皮肤湿冷等异常现象,应及时报告医生进行对症处理。

③ 心力衰竭:扩张成功后大量淤滞的静脉血液回流心脏,使心脏负荷增加,可导致心功能不全。术后患者若出现心悸、气短、喘气等症状,立即通知医生,及时给予强心、利尿、给氧

治疗。

④ 肺栓塞：由于阻塞处以下易形成血栓，扩张后血栓随血流上行，可导致肺栓塞。术后应吸氧 2 h，观察有无胸痛、咯血、呼吸困难等症状。

⑤ 再狭窄、血管膜性增生、回缩、血栓形成或扩张不够等将引起再狭窄，可行重复球囊扩张治疗及支架植入术。

⑥ 肝性脑病：这是颈静脉肝内门体静脉支撑架分流术后常见的并发症，发生率在 20% 左右。观察患者神志，注意患者安全，留专人守护；限制蛋白的摄入，用乳果糖或稀醋酸溶液灌肠导泻，清除肠内积血和含氨的物质；遵医嘱用支链氨基酸每日 250—500 mL 静脉滴注，以补充能量，降血氨；禁用安眠、镇静、镇痛、麻醉类药物；做好基础护理，预防压力性损伤的发生。

⑦ 支撑架移位及脱落：支架向上移位脱入右心房，向下移位腔静脉肝外段。术后 24 h 可下床轻微活动，7—10 天避免剧烈运动；3 个月内避免重体力劳动。

（三）健康指导与康复

（1）行为指导：注意休息，逐渐增加活动量，避免过度劳累。

（2）饮食指导：加强营养，可进食低脂肪、低蛋白、低盐、高维生素、高热量饮食，忌食粗糙、生硬、过热和辛辣的食物，禁烟、酒；肝功能不正常者术后为预防肝性脑病应进食低蛋白饮食，以高糖、高维生素饮食为主；可进食蜂蜜、葡萄糖、果汁、面条、稀饭等；腹腔积液和水肿患者给予低盐饮食；食管静脉曲张患者可进食易消化、少渣的流质、半流质食物；避免进食辛辣、煎炸、过烫的食物。

（3）用药指导：遵医嘱按时服用抗凝药物。术后抗凝治疗对预防急性和亚急性支架内血栓形成有重要的意义，护理阿司匹林、氯吡格雷同时服用 2—3 个月，以后继续服用阿司匹林 3—6 个月，不能随意漏服或停服。服药期间，注意有无出血倾向。由于口服抗凝药物对胃肠道有刺激性，应嘱患者饭后服用。

（4）复查指导：术后 2—4 周进行超声检查、MR 血管造影和（或）下腔静脉造影检查，了解支撑架的位置、腔静脉血流通畅情况，观察腔内血管介入治疗效果。若情况好转，6—10 个月复查一次，监测肝、肾功能及症状、体征改善的情况。如有腹胀、水肿继续加重，应随时复诊。

五、碘 125 粒子植入治疗护理

恶性肿瘤是当今人类致死的主要疾病之一，单一的治疗手段疗效不满意，多种治疗手段的综合应用才能取得良好的疗效。碘 125 粒子植入治疗其实也是一种放射治疗肿瘤的方法，通过 CT 或 B 超引导下准确定位，经皮穿刺，将放射性粒子直接植入到瘤体内部，通过粒子释放杀死肿瘤细胞，达到根治肿瘤或姑息治疗的目的。

（一）身心评估

包括患者一般情况、健康史、既往史、心理-社会支持系统情况、营养状况、主要症状、穿刺处皮肤情况、阳性体征、辅助检查。

（二）护理措施

1. 术前护理

（1）完善护理检查，如胸片、心电图、CT、血常规、凝血功能等。

（2）饮食：给予高热量、高蛋白饮食，许多患者由于肿瘤的消耗，加上放疗、化疗、药物治疗等导致食欲下降，营养不良，应鼓励患者多进食，必要时给予静脉输注营养液提高患者抵抗力，有利于术后的康复。

（3）心理护理：多与患者沟通，许多患者对新技术有不信任感，可介绍成功病例，解释放射性碘粒子对其他器官无害，手术创伤小。

（4）如进行肺部碘粒子植入术，术前嘱患者勿进食过饱，术前半小时给予面罩吸氧，以保证供氧量，保持术中血氧饱和度正常。

2. 术后护理

（1）一般护理：定时监测患者生命体征、血氧饱和度，吸氧 3—5 h，卧床 6 h，减少活动，以免引起出血。

（2）术后并发症的观察：

① 肺癌粒植入术的气胸：一般发生在术后 48 h 内。术后嘱患者勿大笑，避免剧烈咳嗽，观察有无胸闷、气促的发生，如有气胸发生应紧急处理，立即给予吸氧，并协助医生进行排气等处理。

② 肺栓塞：一般肺癌患者术后 1—2 天粒子可能会脱落，脱落的粒子会随血流进入血管引起肺栓塞，这是植入后最严重的并发症。当患者出现呼吸困难、发绀、胸痛、血压下降时，嘱患者卧床休息，如出现咳嗽、咯血伴心率增快等，立即通知医生紧急处理。

③ 出血：加强巡视，观察患者穿刺点是否渗血。

④ 感染：保持伤口敷料清洁、干燥，遵医嘱使用抗生素。

⑤ 粒子脱落及游离：粒子脱落常发生在术后 1—2 天内，因此在植入粒子后一周内应对患者的排泄物进行检查，以免粒子丢失污染环境。嘱患者术后避免剧烈活动，定期复查。

⑥ 疼痛：术后大多数患者穿刺处有轻微的疼痛，但可以忍受，应尽量分散注意力，教患者学会放松，如听音乐、聊天等，必要时遵医嘱使用止痛药。

3. 放射防护

虽然碘粒子释放的能力比较低，衰退速度小于 60 天，对周围人群损伤很小，且放射线消耗在肿瘤组织中，但为了保护周围相关人员，应尽量避免与患者接触。

（1）病房防护：尽量住单间或集中在同一病房管理，嘱患者不要随便到其他房间走动，缩小活动范围，尽量减少对其他患者的辐射。

（2）医务人员与患者的防护：各种治疗和护理工作应相对集中，动作轻、稳、快，尽量缩短受照射的时间，并注意与患者保持一定的距离。

（3）家属与患者的防护：由于是术中植入放射性粒子，患者对周围环境的影响相对较小，但仍要嘱患者家属尽量在距患者 1 m 以外的地方看护，防止长时间受辐射影响。孕妇及儿童不宜接触患者。

（三）健康指导与康复

嘱患者进食高热量、高蛋白质、高维生素饮食，根据身体状况适当加强锻炼，以提高机体免疫力,劳逸结合。同时指导家属做好自身防护。定期复查血常规、肝功能,通过胸片、CT等检查,观察瘤体是否缩小,粒子是否移位,术后随访2年,3个月一次,2年后每半年随访,终身随诊。

六、肺癌介入治疗护理

肺癌血管内介入治疗主要包含支气管动脉灌注化疗药物和栓塞肿瘤血管术,该方法可使药物直接作用于肿瘤局部,使肿瘤缺血坏死,从而控制肿瘤生长,可缓解患者症状、提高患者的生活质量、延长生存期,是为无手术指征的晚期肺癌患者提供的一种治疗方法。

(一)身心评估

包括患者一般情况、健康史、既往史、过敏史、心理-社会支持系统情况、营养状况、主要症状、穿刺处皮肤情况、阳性体征、辅助检查。

(二)护理措施

1. 术前护理

(1) 心理护理:向患者及家属介绍介入治疗的必要性、重要性和疗效,手术方式及注意事项,缓解患者紧张焦虑情绪。

(2) 完善各项护理检查,如肝肾功能、血常规、出凝血时间、心电图等。

(3) 测量患者生命体征,观察穿刺侧肢体远端动脉情况,术前30 min排空膀胱。

(4) 遵医嘱做碘过敏试验,双侧腹股沟及会阴部备皮,术前4 h禁食、水。

2. 术后护理

(1) 予心电监护24 h,注意观察患者有无胸闷、胸痛、咳嗽等反应,必要时给予氧气吸入。

(2) 嘱患者卧床24 h,穿刺处用弹力绷带加压包扎12 h,用沙袋压迫止血2 h,术侧下肢禁屈8 h。

(3) 严密观察穿刺部位有无血肿,观察足背动脉搏动、皮肤温度及末梢血运情况。

(4) 观察有无造影剂使用的不良反应:恶心、呕吐、面色苍白、胸闷、心慌气短等。

(5) 卧床期间做好患者的基础护理。

(6) 并发症的观察与处理:

① 胃肠道反应:恶心、呕吐、食欲不振。呕吐时头偏向一侧,以免引起呛咳或窒息,观察呕吐的颜色、性质、量并记录,反应严重者可遵医嘱应用止吐药物,可暂禁食,静脉补充营养,注意保持水、电解质平衡。指导患者多进食高蛋白、高热量、高维生素、易消化的食物,保持口腔清洁。

② 疼痛:患者疼痛时嘱其卧床休息,密切观察疼痛的部位、性质,必要时遵医嘱给予止痛药应用。

③ 发热:嘱患者多饮水,必要时给予物理降温,注意观察患者有无虚脱,及时补充足够的水分。注意保持床单位清洁、干燥。遵医嘱应用抗生素预防感染发生。

④ 大咯血、咳痰:给予镇静治疗,积极预防和及时抢救,防止窒息,保持呼吸道通畅,预防休克发生,保证休息,做好心理护理,备好吸引器等急救设备和药物。

⑤ 观察患者有无穿刺局部出血或血肿、脊髓损伤等并发症出现,及时通知医生给予处理。

（三）健康指导与康复

（1）观察患者有无疼痛主诉，必要时遵医嘱用药，做好疼痛护理。

（2）告知患者禁烟，指导其加强营养，给予高热量、高蛋白、高维生素饮食。

（3）预防感冒，若有呼吸道感染的早期征象，及时就医。

（4）合理安排休息，保持乐观情绪。避免劳累，适当活动，加强锻炼，增强机体抵抗力。

（5）定期复查，出现异常情况及时就诊。

七、腹主动脉瘤介入治疗护理

腹主动脉瘤（AAA）是因为动脉中层结构破坏，动脉壁不能承受血流冲击的压力而形成的局部或者广泛性的永久性扩张或膨出，是严重威胁生命的最常见的动脉瘤。腹主动脉瘤的发生主要与动脉硬化有关，常伴有高血压和心脏病，其他少见原因是主动脉先天发育不良、梅毒、创伤、感染、大动脉炎等。近年来随着介入放射学的飞速发展，经股动脉植入血管内支架术逐渐得到应用及时推广，为动脉瘤的治疗提供了一种安全可靠、有效而痛苦较小的治疗方法。

（一）身心评估

包括患者一般情况、健康史、既往史、心理-社会支持系统情况、营养状况、主要症状、穿刺处皮肤情况、阳性体征、辅助检查。

1. 术前护理

（1）心理护理：患者起病隐匿、病情重，对疾病的了解不够，存在紧张和恐惧心理，应向患者介绍经股动脉植入血管内支架术所具有的微创、高效、恢复快的优点。

（2）密切监测患者生命体征：保持血压稳定，避免因血压波动过大造成腹主动脉瘤破裂。

① 遵医嘱按时给药，术前血压控制在 120—135 mmHg/60—80 mmHg，血压稳定是预防动脉瘤破裂的关键。

② 卧床休息，应限制患者活动，尤其是剧烈活动，告知患者不要突然起身、坐下或转身等，平卧应取自动体位，避免任何碰撞、外伤，并协同患者进行术前检查。

③ 减少引起腹压增高的因素，预防感冒，防止咳嗽，保持排便通畅，避免用力过猛、屏气等，戒烟，防止烟雾刺激呼吸道产生呛咳，引起腹压增高而诱发动脉瘤破裂。

④ 若出现明显的剧烈腹痛则预示动脉瘤可能趋于破裂，应详细观察患者腹痛情况、血压的改变及有无面色苍白、大汗淋漓、皮肤湿冷等休克的表现，及时通知医生调整方案，做好抢救准备。

（3）疼痛的观察和护理：疼痛的部位及程度的改变均与病情变化息息相关，应密切观察疼痛的性质、部位、持续时间等，给予心理护理，必要时可遵医嘱予以镇痛剂。

（4）饮食指导：进食高蛋白、高维生素、中等热量、易消化的食物，合理配餐。多食蔬菜水果，少食动物内脏、猪油等含脂肪和胆固醇高的食物。肾功能不全者给予低蛋白饮食，蛋白限制在 40 g/日。

（5）观察下肢循环：因腹主动脉瘤患者多伴有下肢动脉硬化、闭塞及动脉瘤附壁血栓脱落所致的不同程度的下肢缺血,故应观察双下肢足背动脉、腘动脉及胫后动脉搏动情况,指导患者在床上进行下肢屈伸活动,预防下肢静脉血栓形成。禁止在下肢动静脉进行有创操作,如禁止在下肢进行动脉穿刺抽血检查;尽量避免进行下肢静脉输液治疗等。

2. 术后护理

(1)按血管介入治疗术后护理常规护理。

(2)全麻术后未清醒的患者给予平卧位,头偏向一侧,清醒后,给予半坐卧位,双下肢平伸制动 8 h,穿刺处用沙袋压迫 2 h,用弹力绷带加压包扎 6 h。24 h 后拔出导尿管,术后 48 h 可适当下床活动。术后 3 周内避免剧烈活动,有利于血管内、外膜的生长。

(3)予心电监护 24—48 h,严密监测患者生命体征,给予低流量吸氧,特别注意血压的波动情况。

① 血压过高可增加心脑血管意外的危险性,可遵医嘱静脉滴注硝酸甘油控制血压在 90—120 mmHg/60—80 mmHg,24 h 后常规口服降压药维持血压稳定。

② 血压过低将使肾血流量减少从而影响肾功能,要尽快找出血压过低的原因,观察是否有内出血、补液量不足或降压药滴速过快等情况,并给予及时处理。

(4)预防感染:术后护理给予抗生素预防感染,对患者实施保护性隔离,限制家属探视,卧床期间鼓励患者做深呼吸运动,翻身拍背,给予雾化吸入,预防肺部感染;下肢被动进行全关节活动及小腿肌肉收缩运动,预防下肢静脉血栓形成。

(5)抗凝药的使用:覆膜支架植入患者体内后属于异物,为预防血栓形成,术中及术后均应使用抗凝药物。输注抗凝药物时应使用输液泵,以确保药物匀速、安全、准确地输入到体内,持续 2—3 日,之后改为阿司匹林 100 mg 口服,持续 3—6 个月。注意有无出血倾向,定时复查出、凝血时间。

(6)观察腹部体征:手术成功后,动脉瘤搏动应减弱乃至消失,腹部包块变小。每日做 1—2 次腹部检查,观察动脉瘤的体积变化及搏动情况。若发现仍有搏动,腹部包块无变化甚至增大,可能为修复不全或内漏;若出现疼痛突然加剧,面色苍白、血压下降,则提示有动脉瘤破裂的可能。应立即报告医生,积极组织抢救。

(7)饮食指导:局麻术后可进食,全麻患者当日禁食,第 2 日可进流质,以后视情况逐渐过渡至半流质饮食、普食。术后因发热时间较长可影响食欲,应给予清淡、营养丰富、易消化的食物,保证每日所需热量的供给。

(8)并发症的观察与护理:

① 支架植入综合征:发热,体温一般不超过 38.5 ℃,持续 4—10 天,无感染证据;白细胞计数升高;C-反应蛋白升高。向患者解释原因,减轻患者的担忧和焦虑心理。

② 内漏:指植入内支架后仍有血液流入动脉瘤腔内,为最常见的并发症。根据发生原因将内漏分为三型:

Ⅰ型内漏为覆膜支架附着部位内漏。因覆膜支架的近端或远端与瘤颈之间未完全封闭,导致血流持续性流入动脉瘤腔内。

Ⅱ型内漏为返流性内漏,是因为腰动脉、肠系膜下动脉和其他侧支动脉中的血流持续返流造成的。

Ⅲ型内漏是覆膜支架结构破坏引起的内漏,包括连接部漏、骨架脱节、覆膜破裂。

③ 血栓形成、狭窄:可发生于内支架或髂动脉、远端肢体等部位。经使用抗凝药一般可以避免。

④ 支架移位：术后应严密观察血压、尿量、尿色，记录出入量，如患者出现少尿、无尿、血尿、剧烈腹痛、血便等应立即通知医生处理。

⑤ 血栓脱落：腹主动脉瘤常合并动脉粥样硬化及附壁血栓，特别是动脉壁钙化严重者，术中很容易出现栓子脱落，最常见的是肢体栓塞，导致下肢急、慢性缺血。术后每 2 h 观察一次双侧足背动脉搏动，记录双下肢皮温、感觉、色泽的变化。若肢体温度降低，皮肤苍白，末梢循环不良，应与术前进行对比，及时处理下肢急性动脉栓塞，防止肢体坏死。发现异常及时报告医生，明确诊断后给予抗凝、扩血管及手术取栓治疗。

⑥ 股动脉切开处血肿：观察伤口渗血情况，如大量渗血，予加压包扎，无效者应进行外科手术治疗。

⑦ 血液成分改变：以血红蛋白和血小板明显减少为主，少数患者出现血胆红素升高现象。注意观察有无因血红蛋白、血小板减少而造成的供氧不足或出血等情况。

⑧ 截瘫：截瘫是主动脉腔内隔绝术罕见的严重并发症。可能因为脊髓根大动脉被移植血管覆盖，也可能因为脊髓根大动脉发生了栓塞或急性血栓。故移植物应选用能起到完全隔绝效果的最短长度。

（三）健康指导与康复

（1）出院后控制血压，使血压维持在 130—150 mmHg/80—90 mmHg，教会患者血压监测方法，患者自备血压计，以便随时监测，注意休息，保持情绪稳定；活动应循序渐进，劳逸结合，避免剧烈活动，防止腹部受外力撞击。

（2）讲解吸烟与动脉硬化的相关性，劝患者戒烟、忌酒，以减少呼吸道分泌物。

（3）饮食指导：

① 可进食高蛋白、高维生素、中等热量营养均衡的食品，注意食物搭配，可进食豆制品、鱼肉等低胆固醇、低动物脂肪性食物，多食蔬菜、水果、杂粮，保持排便通畅；少食动物脂肪及胆固醇含量较多的食物，如动物内脏、猪油、蛋黄、鱼子等。

② 高血压患者应给予低盐饮食，盐量控制在 2 g/日左右；肾功能不全者应给予低蛋白饮食，蛋白质含量限制在 40 g/日左右。

③ 伴有糖尿病或高脂血症的患者，宜给予低胆固醇、低脂肪及低糖饮食。

④ 宜少量多餐，忌大量饮水、喝刺激性饮料，以免增加心脏负荷。

（4）坚持按时服药，向患者讲解用药的目的及重要性，指导患者正确服用降压药、降血糖和抗凝血药物等。服用抗凝血药物者应定期复查凝血酶原时间，调整药物用量。定期门诊随访。

（5）复诊：指导患者学会自我检查腹部的方法，每 6 个月进行一次 B 超检查，每年做一次 CT 检查，以了解动脉瘤情况和支架是否移位或脱位。

八、肝癌介入治疗护理

肝癌的血管性介入治疗包括肝动脉化疗栓塞（TACE）、经肝动脉栓塞剂治疗（TAE）、肝动脉灌注大剂量化疗药物治疗（TAI）、经门静脉化疗或化疗栓塞。

（一）身心评估

包括患者一般情况、健康史、既往史、心理-社会支持系统情况、营养状况、主要症状、穿刺处皮肤情况、阳性体征、辅助检查。

（二）护理措施

1. 术前护理

（1）心理护理，向患者介绍手术方式及注意事项，缓解患者紧张焦虑情绪。

（2）完善各项护理检查，如肝肾功能、血常规、出凝血时间、CT 等。

（3）遵医嘱做碘过敏试验。

（4）指导患者进行屏气练习，即深吸一口气后，停止呼吸 10—15 s，然后缓慢呼出，以备术中数字减影造影时，使血管图像更清晰准确。指导患者咳嗽动作、床上大小便，入手术室前排空膀胱。

（5）术前 24 h 进清淡、易消化饮食，术前 6 h 可进少量流质或半流质饮食。

（6）根据医嘱备齐术中用药及影像资料。

2. 术后护理

（1）术后 4—6 h 密切观察患者生命体征变化。

（2）嘱患者卧床休息 24 h，穿刺处用弹力绷带加压包扎 12 h，用沙袋压迫穿刺点 2 h，术侧下肢禁屈 8 h。

（3）严密观察穿刺部位有无血肿，足背动脉搏动、皮肤温度感觉及末梢血运情况。

（4）饮食以高蛋白、清淡、高维生素饮食为主，保证营养供给。

（5）卧床期间，做好患者的基础护理。

（6）化疗药物所致毒性反应的护理：

① 胃肠道反应：恶心、呕吐、食欲不振。指导患者进食高蛋白、高热量、高维生素、易消化的食物，保持口腔清洁。反应严重者可遵医嘱给予止吐药物的应用，可暂时禁食，静脉补充营养，注意保持水、电解质平衡。

② 发热：嘱患者多饮水，必要时给予物理降温，注意观察患者有无虚脱，及时补充足够的水分。注意保持床单位清洁、干燥。遵医嘱应用抗生素预防感染发生。

③ 腹部疼痛：严密观察疼痛的部位、性质、程度，注意与其他疼痛相区分。给予患者心理安慰，分散其注意力以缓解或减轻疼痛。遵医嘱给予止痛药物。

（7）观察患者穿刺处有无出血或血肿、尿潴留、上消化道出血、股动脉栓塞等并发症出现，及时通知医生给予处理。

（三）健康指导与康复

（1）指导患者遵医嘱按时按量服药。

（2）饮食指导：进食清淡、低脂肪、低胆固醇、高糖类、富含维生素的食物，避免辛辣刺激性食物。鼓励患者多饮水，排解毒素。戒烟、酒，减轻对肝脏的损害，注意饮食和饮水卫生。

（3）注意劳逸结合，避免重体力劳动，适当活动，预防感冒，注意保暖，恢复期少到公共场所，保持心情愉快。保持生活规律，防止情绪波动和劳累，以减少肝糖原分解，减少乳酸和血氨的产生。

（4）定期复查：向患者解释肝癌治疗过程较长，部分患者需行多次介入治疗，嘱患者出院后要定期复查，如有不适，随时就诊。

九、股骨头无菌性坏死介入治疗护理

股骨头无菌性坏死，是指某些致病因素导致股骨头血供减少，骨组织营养中断、骨细胞死亡，骨小梁破坏，造成骨坏死。介入是采用经外周动脉穿刺插管的方法，经血管造影明确供血血管的位置，经导管向其内灌注溶栓药和扩张血管的药物，达到改善股骨头供血状况的目的。

（一）身心评估

包括患者一般情况、健康史、既往史、心理-社会支持系统情况、营养状况、主要症状、穿刺处皮肤情况、阳性体征、辅助检查。

（二）护理措施

1. 术前护理

（1）按选择性血管造影术术前护理常规护理。

（2）卧床休息，减少下肢负重，出行可借助拐杖、轮椅、平车。

（3）患者因活动受限，术前应锻炼其床上使用便器，增强生活自理能力。

（4）心理护理：患者因多方治疗效果欠佳，疼痛及功能障碍逐渐加重，出现焦虑等情绪反应。护士应主动关心患者，介绍治疗方法，消除紧张情绪，使患者积极配合治疗，促进康复。

2. 术后护理

（1）病情观察：

① 定时监测患者生命体征变化。

② 观察穿刺部位有无出血、血肿，如有异常及时通知医生。

③ 观察患者疼痛情况，必要时遵医嘱使用止痛剂。

④ 观察术肢的感觉、运动、动脉搏动情况。

（2）活动指导：

① 术后平卧 24 h，穿刺点用弹力绷带加压包扎 12 h，用沙袋压迫止血 2 h，减少穿刺侧肢体活动。

② 24 h 后逐渐增加活动量，可进行床上功能训练：患肢伸、屈、内旋、外旋、内收、外展，每节各种动作重复 10—15 次，每日做 3—5 节。

（3）术后静脉滴注抗生素 3—5 天，防止感染及内出血发生。

（4）应以高蛋白、清淡、高维生素饮食为主，多食蔬菜、豆制品、瘦肉等，保证营养供给，介入术后 3 天内以半流质或软食为宜，禁辛辣刺激性食物。

（5）预防并发症：

① 出血和血肿。介入治疗完毕后，用沙袋压迫穿刺处 2 h。术后患肢外展、外旋、伸直，制动，垫高 15°，以利静脉回流。绝对卧床 24 h，协助患者大、小便，避免穿刺点处血凝块脱落引起出血。经常检查穿刺处有无出血、渗血和血肿形成，如有发生立即给予加压包扎并报告

医生,及时处理。对伴有高血压、凝血机制障碍者尤应警惕。

② 穿刺肢体远端血液循环障碍。股动脉穿刺处用绷带加压包扎,压力过大可引起远端血液循环障碍,故应注意观察远端血运、肢体感觉。24 h 内每隔 1—2 h 观察患肢足背动脉搏动情况,同时观察手指或足趾的活动情况,左右两侧进行对比;若穿刺侧肢体出现动脉搏动减弱或消失、皮温变凉、感觉迟钝或功能障碍等,说明肢体远端静脉回流受阻;有血栓形成,应立即报告医生采取溶栓治疗,溶栓无效者须手术清除血栓,应经常听取患者主诉,肢体疼痛、肢端麻木是早期缺血症状,应及时发现并报告医生处理。

③ 下肢深静脉血栓栓塞。患者因穿刺和置管,特别是反复穿刺和强行置管可引起血管内膜损伤及血栓形成,同时患者存在髋部疼痛,活动受限,导致长期卧床,这也是血栓形成的一个危险因素。因此,必须采取有效措施预防下肢深静脉栓塞。患者卧床期间,鼓励行双下肢主、被动活动,膝、踝、趾关节伸屈活动,肌肉收缩活动,以促进血液回流,同时多饮水。观察有无血栓形成指征,如下肢有无肿胀,肤色有无变暗,压迫小腿腓肠肌时有无疼痛表现等。

(三) 健康指导与康复

(1) 采用蹬空屈伸法、抱膝法、屈髋分合法、患肢摆动法,充分活动髋关节,嘱患者持续使用拐杖 6 个月以上,不可负重。保护髋关节,以利股骨头修复及再建。

(2) 饮食指导:术后避免进食辛辣刺激性食物,忌酒并注意钙质的补充。

(3) 环境安静舒适,保持室内通风和适宜的温湿度。

(4) 向患者详细讲解术后情况,帮助其克服术后长期不能正常行走的自卑心理,鼓励患者积极配合治疗,保持乐观、开朗的态度,树立战胜疾病的信心。

十、经皮穿刺血管成形术护理

经皮穿刺血管成形术(PTA)是指采用球囊扩张技术使狭窄或闭塞的血管再通的治疗方法。

(一) 身心评估

包括患者一般情况、健康史、既往史、心理-社会支持系统情况、营养状况、主要症状、穿刺处皮肤情况、阳性体征、辅助检查。

(二) 护理措施

1. 术前护理

(1) 心理护理:向患者介绍 PTA 的目的、治疗方法及注意事项,消除患者的焦虑和恐惧心理。

(2) 术前准备:双侧腹股沟备皮,保持皮肤清洁。行碘过敏试验,排空大小便。术前30 min 肌注安定 10 mg,送患者入导管室。

(3) 术前准备执行腔内血管外科术前护理常规。

2. 术后护理

(1) 按腔内血管外科术后护理常规护理。

(2) 术后患者入监护室卧床休息,给予持续中流量吸氧、心电监护。

（3）病情观察：PTA 术后 24 h 内须严密观察生命体征变化。

（4）嘱患者平卧 24 h，术侧肢体伸直制动 8 h，密切观察穿刺点有无出血和穿刺侧肢体颜色、温度、足背动脉搏动情况。

（5）指导患者饮水 500—1000 mL。向患者解释术后排尿的重要性，注意观察尿液颜色、质、量。

（6）药物护理：PTA 术后可给予广谱抗生素预防感染，使用抗凝药物预防栓子脱落引起远端血管的栓塞。出院后仍需继续服用抗凝药物，如阿司匹林、华法林等。

（7）对患者进行心理护理，消除患者紧张情绪，使患者能够积极配合治疗护理。

（8）并发症的观察及护理：

① 护理血管介入并发症：导丝、导管断裂、血管穿孔、内膜撕裂多由于操作不当而引起。为此，提高术者的操作水平及经验、使用更安全的器材等可减少这类并发症的发生。一旦发现血管穿孔，可用球囊导管扩张压迫穿孔部位以止血，必要时行外科手术治疗。

② 远端栓塞：髂动脉 PTA 及支架术后偶尔可以见到远端动脉的栓塞。如果小腿有 1—2 支血管通畅，血栓沉积在小腿部的血管可以不必处理。但是如栓塞造成小腿部缺血，就必须采取抗凝及取栓等治疗措施。较大动脉的栓塞，例如股动脉或股深动脉的栓塞，有时需要外科治疗。可以试用溶栓治疗，但栓子一般不易溶解。

③ 球囊破裂：使用前应了解该球囊导管的破裂压力，充盈球囊时应缓慢，切忌用猛力突然加压。尽量使用新球囊导管，若发现球囊呈偏心性、葫芦状变形，应及时更换新球囊导管。

④ 血肿：由于术中使用较大量的肝素，穿刺部位血肿发生率较高。压迫止血应较其他介入时间要长，也可采用次日拔除导管鞘及有效的局部加压预防其发生。对于巨大血肿可采用局部穿刺抽吸和局部理疗的方法促进其吸收消散，如出现局部血管、神经压迫症状时可考虑手术清除血肿。

（三）健康指导与康复

（1）保持良好的心情，改变生活方式，注意生活细节，促进身心健康。

（2）合理选择饮食，坚持低盐、低脂、低胆固醇、易消化饮食，禁油炸食物，禁咖啡、浓茶等刺激性饮料，少吃虾、蛋黄、蟹黄等，多吃蔬菜、水果。以少食多餐为原则。

（3）避免易发因素，戒烟、酒，避免寒冷、情绪激动、饱餐、过度劳累等。

（4）养成定时排便的习惯，保持大便通畅。

（5）适当的早期活动能改善外周代谢，增加运动耐量，改善患者生活质量。

（6）定期复查，患者出院前及出院后 2 个月，进行无创伤性血管检查，以了解 PTA 疗效。如病情反复可考虑重复 PTA 或置放支架。

十一、脾动脉栓塞术护理

脾动脉栓塞是指经外周动脉穿刺，插管并造影，明确诊断后向脾动脉内注入栓塞剂，达到阻止出血、减轻脾功能亢进和治疗某些血液病的目的。脾动脉栓塞术适用于门脉高压所致的脾功能亢进，食管、胃底静脉曲张、破裂出血；脾破裂出血；脾肿瘤；某些血液病，如难治性特发性血小板减少性紫癜。

（一）身心评估

包括患者一般情况、健康史、既往史、心理-社会支持系统情况、营养状况、主要症状、穿刺处皮肤情况、阳性体征、辅助检查。

（二）护理措施

1. 术前护理

（1）病情观察：

① 观察患者生命体征及神志变化，每 4 h 测量一次体温至正常后每日测一次。

② 注意下肢皮肤的颜色、温度、足背动脉搏动情况及末梢循环变化。

③ 观察腹痛的性质、程度，若出现弥漫性腹痛伴休克时应立即协助医生抢救。

④ 随时监测血小板计数，血小板计数低于 20×10^9/L 时应绝对卧床休息。

⑤ 密切观察病情变化，注意皮肤黏膜有无淤斑、淤点及全身其他部位出血情况。

（2）饮食护理：给予清淡、易消化的温凉饮食，术前 4 h 禁食、水。

（3）心理护理：安慰、关心患者，消除紧张情绪，增强信心，使其主动配合手术。

（4）行脾栓塞术前 1 日应清洁皮肤、备皮、做碘过敏试验。

2. 术后护理

（1）卧床休息，限制肢体活动，减少局部渗血。

（2）给予高蛋白、高维生素、易消化的饮食。

（3）切口处加压沙袋 2 h，术侧下肢伸直，禁屈髋 8 h，制动 24 h，避免咳嗽、打喷嚏等增加腹部及腹股沟压力的活动，防止穿刺点渗血、渗液、皮肤瘀斑。观察局部有无红、肿、热、痛等。

（4）心理护理：增强患者治疗信心，配合治疗及护理。

（5）并发症的观察及护理：

① 疼痛：由于脾动脉部分栓塞，引起局部组织缺血、坏死，加之栓塞剂注入，会引起腹痛，应严密观察患者疼痛情况，必要时给予止疼处理。

② 发热：术后第 2 天会出现不同程度的发热，原因是栓塞后器官缺血、坏死、水肿所致，向患者解释发热的原因，密切观察患者体温变化。体温小于 38.5 ℃时可不予特殊处理，当超过 38.5 ℃时遵医嘱给予物理或药物降温，嘱患者多饮水，出汗多时防止虚脱，及时擦干汗液，更换清洁床单；进食含丰富维生素、易消化的细软食物，忌食油煎和辛辣等食物。

③ 胃肠道反应：恶心、呕吐是脾动脉栓塞术后常有反应，可给予温开水漱口，及时清洁呕吐物，更换清洁床单，呕吐严重者遵医嘱肌注胃复安 10 mg，观察患者皮肤黏膜弹性，注意有无脱水情况。

（三）健康指导与康复

（1）术后注意休息，一个月内避免脾区受到外来暴力的撞击，以防发生脾破裂。

（2）术后可出现发热、疼痛、栓塞后综合征等常见并发症，耐心解释原因，消除患者紧张、焦虑情绪。

（3）指导患者术后正确服用止痛药。

十二、食管支架植入术护理

各种良、恶性病变均可引起食管狭窄,其中以食管癌引起的狭窄或阻塞最常见。食管内支架成形术的主要目的是恢复患者的吞咽功能,以提高生活质量。当食管腔直径小于12 mm,患者进食困难,造成患者营养不良,甚至危及生命。

(一)身心评估

包括患者一般情况、健康史、既往史、心理-社会支持系统情况、营养状况、主要症状、阳性体征、辅助检查。

(二)护理措施

1. 术前护理

(1)心理护理:了解各患者的不同思想情况,针对所表现的问题做细致的工作。对惧怕手术、疼痛,担心手术能否成功,担心发生并发症的患者,详细介绍手术原理、方法,手术的可靠性,各种安全措施及术中需要患者如何配合,向患者介绍术者的精湛技术和成功病例。此外,还要教会患者运用分散注意力的方法及松弛疗法,以消除患者因恐惧手术导致的不良心理反应。对于家庭经济困难的患者鼓励其述说烦恼和忧虑,耐心倾听并做好安慰、解释工作,一方面帮助患者降低一些费用,另一方面向患者讲解身体健康的重要性,鼓励患者树立治疗信心。

(2)术前检查:抽血查凝血酶原时间、血小板、肝肾功能等,根据医嘱做好碘过敏实验。

(3)术前准备:术前 4—6 h 禁食、水,以免术中呕吐物误入呼吸道,在植入支架术前0.5 h 肌内注射山莨菪碱 10 mg 或阿托品 0.5 mg,以减少口腔及气管内分泌物,便于操作和防止分泌物返流而呛入气管内,同时给予地西泮 10 mg 肌肉注射,必要时肌肉注射哌替啶 50 mg。

2. 术后护理

(1)病情观察:

① 密切观察患者意识、面色、体温、脉搏、呼吸、血压等。

② 观察有无呛咳、窒息、呼吸困难,注意进食时吞咽状况,以便了解有无支架脱落。

③ 观察有无呕血、便血等,以便了解食管内有无出血。

(2)体位及活动指导:支架植入后,患者取平卧位,将头抬高 10°,进食和餐后取半坐卧位有利于食物进入胃内。可以进行一些有氧运动,以自己能承受为准,避免大幅度旋转身体、弯腰等动作。

(3)饮食护理:原则上术后 2 h 就可以进流质饮食,特殊患者按医嘱以免过早进食而引起支架移位。经透视支架展开完全、固定,酌情进半流质饮食,要以软食为主,告诉患者和家属注意营养和饮食的调理,禁食冷饮、冷食,因其易导致支架收缩而发生滑脱,避免进食刺激性强的食物,如辣椒、姜、蒜、酒等。避免暴饮暴食,防止食物返流。少食多餐,细嚼慢咽,勿一次性进食较多食物。勿食高纤维素性食物。

(4)支架的护理:置入支架后,每餐进食前均应口服数口温开水冲洗支架(有瘘管者除外),冲洗留置支架的食物残渣,防止食物积累堵塞支架内腔。平时也应注意经常饮水使支架保持清洁和湿润。食用高黏性食物、剧烈活动、狼吞虎咽、暴饮暴食或剧烈呕吐等均可以引起支架移位,应特别注意。

（5）补充营养:禁食期间给予胃肠外营养,补充足够营养,水、电解质,维生素等,防止水、电解质紊乱及营养不足。

（6）抗感染处理:按医嘱使用抗生素预防感染。

（7）术后并发症的观察和护理:

① 食管出血:多表现为呕血或口腔分泌物带血,护士要密切观察患者生命体征尤其是血压、脉搏变化,观察出血量、颜色变化;并给予凝血酶口服,必要时给予止血药物静脉滴注。

② 胸痛和异物感:可采取头高脚低位或半卧位,以减少胃内容物返流,必要时给予抑酸药或抗炎镇痛药,在用药前首先要排除心绞痛、气胸、食管穿孔等并发症。

③ 穿孔:穿孔时患者有剧烈的疼痛或喝水呛咳,一般穿孔可用带膜支架重新植入即可,严重穿孔则要请外科会诊协助处理。

④ 支架移位和脱落:护士要向患者做好饮食指导,术后饮食忌过冷过热,因支架大多使用记忆合金制成,遇冷遇热易引起变形,术后饮食忌过急或暴饮暴食,一般应在一周以后进普食,一旦发生移位或脱落应在钡餐检查后调整支架位置或取出。

⑤ 支架阻塞:短期支架阻塞多因食物淤积引起,护士应嘱患者进食无渣食物,细嚼慢咽,餐间餐后及时饮汤或饮水冲洗,能有效阻止食物阻塞。一旦出现食物阻塞支架,可在内镜直视下用活检钳加以疏通。远期支架阻塞可以重新放置带膜支架。

（三）健康指导与康复

（1）纠正不良的饮食习惯,不进食过硬、过冷、过热的食物。戒烟、不酗酒。及时治疗食管及口腔疾病。

（2）指导患者若出现进食困难、梗阻、呕吐、黑便、胸骨后疼痛,应及时就医,查明原因。

（3）因食管癌置入支架只是解决进食问题,要告知患者在支架置入的同时,还要进行病因治疗,如化疗或放疗。

（4）出院后定期随访。

十三、胃癌介入治疗护理

胃癌源自黏膜上皮细胞,是最常见的消化道肿瘤,是人体常见的恶性肿瘤之一。目前外科手术切除是治疗胃癌的主要手段,但中、晚期胃癌在诊断时有 1/3 已不能切除,部分患者术后复发和转移,随着介入放射学发展,用动脉内化疗栓塞治疗、免疫治疗等介入放射学方法治疗胃癌,为提高患者生存期和生存质量提供了一条新的治疗途径。

（一）身心评估

包括患者一般情况、健康史、既往史、心理-社会支持系统情况、营养状况、主要症状、穿刺处皮肤情况、阳性体征、辅助检查。

（二）护理措施

1. 术前护理

（1）心理护理,向患者及家属介绍介入治疗的必要性、重要性和疗效,介绍手术方式及注意事项,缓解患者紧张焦虑情绪。

(2) 完善各项检查,如肝肾功能、血常规、出凝血时间、胃镜等。

(3) 测量生命体征,术前 30 min 排空大小便。

(4) 遵医嘱做碘过敏试验,双侧腹股沟及会阴部备皮。

(5) 指导患者进行屏气练习,即深吸一口气后,停止呼吸 10—15 s,然后缓慢呼出,以备术中数字减影造影时,使血管图像更清晰准确。

(6) 术前 24 h 进易消化饮食,术前 6 h 可进少量流质或半流质饮食。

2. 术后护理

(1) 密切监测患者生命体征。

(2) 饮食护理:术后禁食 6 h 后少食多餐,先进清淡、易消化的流质饮食,逐渐过渡到普食。

(3) 嘱患者卧床 24 h,穿刺处用弹力绷带加压包扎,用沙袋压迫止血 2 h,术侧下肢禁屈 8 h。

(4) 严密观察穿刺部位有无血肿,观察术侧肢体足背动脉搏动、皮肤温度及末梢血运情况。

(5) 不良反应的观察和护理:

① 胃肠道反应:恶心、呕吐、食欲不振,可遵医嘱在治疗前后给予镇吐药,有助于减轻症状。

② 发热:症状较轻,多为低热,无需特殊处理。少数高热者可给予物理降温,必要时遵医嘱给予药物治疗。

③ 出血、穿孔:观察穿刺处敷料有无渗血,局部有无出血及血肿,严密观察患者有无腹痛、呕血、黑便,监测患者血压、脉搏变化,如有异常立即报告医生,配合处理。

④ 上腹疼痛:疼痛时卧床休息,密切观察疼痛部位、性质,必要时遵医嘱给予止痛药应用。

(三)健康指导与康复

(1) 饮食有规律,避免暴饮暴食,进食不宜过快、过烫、过硬。饮食以含糖类食物为主,脂肪和蛋白质的含量适宜,食用易消化的蛋白质,戒烟、酒。

(2) 注意休息,保证充足睡眠,注意自我防护,避免外伤和剧烈运动。

(3) 保持大便通畅,观察有无黑便、血便。

(4) 如有腹痛、反酸、嗳气、恶心、呕吐应及时检查、及早治疗。

(5) 注意保暖和皮肤卫生,防止感冒。

(6) 定期复查,出现异常情况及时就诊。

十四、下肢动脉狭窄或闭塞介入护理

肢体动脉闭塞症是世界上致残率最高的疾病,严重影响人们的健康和生活质量,介入治疗下肢动脉闭塞症是目前最理想、最有效的方法之一,对管腔较大的大腿以上动脉狭窄或者闭塞的患者,可行球囊扩张及支架植入术,该手术可恢复动脉血流,挽救缺血坏死的下肢。因其有创伤小、疗效高、见效快、减轻患者疼痛、患者恢复快、住院费用少、安全性高的优点,所以被人们广泛接受。

（一）身心评估

包括患者一般情况、健康史、既往史、心理-社会支持系统情况、营养状况、主要症状、穿刺处皮肤情况、阳性体征、辅助检查。

（二）护理措施

1. 术前护理

（1）心理护理,讲解介入治疗的目的、意义和操作过程,向家属交代可能出现的并发症和意外,让其积极配合,并告知预后情况,消除患者紧张情绪。

（2）做好患者术前常规检查及详细了解患者的病情,监测患者生命体征,心、肺、肝、肾功能,血常规,出凝血时间。

（3）控制饮食,禁烟、酒,给予清淡、易消化、低脂饮食。术前训练床上大小便。

（4）术前予插管部位备皮,一般为双侧腹股沟及会阴部,注意观察穿刺部位远端动脉搏动情况,患肢皮温、颜色、感觉情况以及肢体的粗细,并做好记录,便于术后对比。

（5）遵医嘱合理使用抗生素。

（6）术前1天保证患者夜间良好睡眠,必要时给予镇静剂。

2. 术后护理

（1）做好患者的心理护理,耐心解释术后的注意事项,消除顾虑,做好健康教育,饮食指导。

（2）术后密切监测患者生命体征变化4—6 h。

（3）返回病房后,穿刺处用弹力绷带加压包扎,用沙袋压迫止血2 h,术侧下肢禁屈8 h,卧床休息24 h。严密观察穿刺处是否继续出血,局部周围是否有瘀血、皮下血肿。

（4）患肢血运观察:术后要密切观察患肢皮温、颜色、感觉、肌力、疼痛及动脉搏动情况,1次/h,并做好详细记录。若发现异常,立即通知医生,及时处理。

（5）遵医嘱合理用药,定期检查凝血功能及血常规情况。

（6）术后并发症的预防及护理:

① 急性动脉血栓形成:表现为患者下肢动脉搏动再次减弱、皮温降低、皮肤苍白、疼痛加重。处理方法:须急诊行血管造影,在血栓部位留置导管以30万—50万尿激酶进行溶栓治疗。对患者下肢动脉进行密切观察,未留置导管溶栓的患者,应协助并督促患者按医嘱要求离床活动,促进下肢血液循环。

② 组织器官出血:术后患者有出现血肿的可能,原因可能是由术中穿刺、血管受伤、患者凝血机制差等原因造成,拔管后压迫20—30 min,用弹力绷带加压包扎,并用沙袋压迫2 h,拔管后2 h内要每30 min检查穿刺处一次。绝对卧床24 h,嘱患者咳嗽或排便时用手压住沙袋。已发生血肿者,局部超短波理疗1周,症状可明显缓解。

③ 假性动脉瘤:对此并发症的预防应多加观察,出现病症及时通知医生。护理时应要求患者减少活动,按时准确给予抗凝药,同时关注患者的心理变化,说明病因,消除患者紧张情绪。

④ 下肢过度灌注综合征:患肢较术前更为疼痛,需要应用止痛剂。下肢(小腿部肌肉及足趾)已明显坏死者,如果开通闭塞段血管,因坏死物质的吸收可导致患者在短时间内死亡。

护理应严密观察开通动脉的肢体血运情况,出现过度灌注综合征时,应立即通知医生。观察小腿或足部有无坏死征象,及时给予硫酸镁进行每日 3 次湿敷,或者遵医嘱给予止痛剂。

(三)健康指导与康复

(1)指导患者坚持抗凝治疗,嘱患者出院后一定要遵医嘱继续服用抗凝药物,不能随意停用或漏服。术后前 2 周每周定期复查凝血功能,以调整药物的剂量。连续使用 6 个月,6 个月后复查彩色 B 超,了解动脉血流情况。

(2)嘱患者坚持进低脂、清淡饮食,禁烟,加强身体锻炼,加速周围循环的血液流动,减少血栓的形成。

(3)指导患者增强自我防护意识,防止碰伤、摔伤,刷牙时用软毛刷,动作轻柔。不要抠鼻,减少黏膜受损。若有牙齿出血、鼻血、便血、女患者月经出血量过多等情况,应及时来院复诊。

十五、子宫肌瘤介入治疗护理

子宫良性肿瘤最常见的是子宫肌瘤,多见于 30—50 岁妇女,约占女性急性肿瘤的 1.87%。子宫肌瘤一般均由双侧子宫动脉供血,经数字减影血管造影(DSA)明确子宫肌瘤的血供情况后,选择插管栓塞子宫动脉,栓塞后可使子宫肌瘤缺血而逐渐萎缩,改善临床症状。子宫肌瘤介入治疗具有操作简便、不开腹、创伤小、手术安全、疗效显著、能完整保留子宫及其功能的优点。尤其适用于希望保留子宫及保全生育能力的中青年妇女。

(一)身心评估

包括患者一般情况、健康史、既往史、心理-社会支持系统情况、营养状况、主要症状、穿刺处皮肤情况、阳性体征、辅助检查。

(二)护理措施

1. 术前护理

(1)按选择性血管造影术术前护理常规护理。

(2)营养支持:加强营养,纠正贫血,增强机体免疫力,可给予高热量、高维生素、高蛋白、清淡、易消化饮食,必要时可补充铁剂。

(3)皮肤准备:术前 1 日沐浴、更衣,必要时行备皮准备。

(4)患者准备:术前 1 日给予清淡、易消化饮食,便秘者术前晚酌情给予导泻药或灌肠,避免术中肠道内容物造成伪影。护理留置导尿管,避免术中膀胱充盈影响手术操作。手术时间宜选在非月经期,如患者阴道有出血情况,应在医生指导下给予患者止血治疗。

(5)阴道准备:为预防感染,术前 3 天行阴道冲洗,术前 0.5 h 给予镇静剂或止疼药物。

(6)体位训练:向患者讲述卧位的重要性,造影时需保持平卧位不动,否则影响成像的清晰度。

2. 术后护理

(1)密切监测患者生命体征,如有异常及时汇报医生。

(2)肢体护理:术后患者取平卧位,穿刺肢体制动,穿刺部位用弹力绷带加压包扎 12 h。

观察穿刺点有无出血、血肿,穿刺肢体皮肤颜色、温度、知觉是否正常及足背动脉搏动情况。

(3) 卧位护理:嘱患者卧床 24 h,穿刺处用弹力绷带加压包扎,并用沙袋压迫穿刺点 2 h,术侧下肢禁屈 8 h,术后 24 h 拔出导尿管。

(4) 预防感染:向患者讲解术后感染的危险因素及预防措施,观察阴道有无出血,注意个人卫生,保持会阴部清洁、干燥。

(5) 术后并发症的观察护理:

① 发热:密切观察患者体温变化,嘱患者多饮水,及时更换汗湿衣物,避免着凉,必要时给予物理降温,完善基础护理,保持床单位清洁、干燥。告知患者术后发热的原因,减轻患者的思想顾虑。

② 疼痛:术后患者有不同程度的下腹部胀痛或持续剧烈的绞痛,持续时间不等,一般 24 h 内疼痛较剧烈,3 天后逐渐缓解。向患者做好解释工作,指导其分散注意力,必要时遵医嘱使用镇痛药。

③ 阴道出血:肌瘤栓塞后阴道可有少量血性排出物,由子宫内膜缺血坏死脱落导致,一般不超过月经量,持续 3—5 天,长则 2 周,无需特殊处理。指导患者注意排出物的色、性状、气味,防止脱落坏死组织阻塞阴道,注意个人卫生,保持外阴清洁,禁止盆浴。

④ 恶心、呕吐:予清淡饮食,遵医嘱给予药物对症处理。

⑤ 泌尿生殖系统感染:一般发生于术前盆腔感染没有及时治疗或控制者,一旦发生应遵医嘱给予抗生素治疗等,并指导患者多饮水,利于炎症消退。

(三) 健康指导与康复

(1) 注意个人卫生,保持外阴清洁,术后 3 个月禁止性生活及盆浴,预防泌尿生殖系感染,有生育要求的妇女 1 年内应避孕。

(2) 注意休息,劳逸结合。保持心情舒畅,劳逸结合,避免腹部碰撞和剧烈运动。避免重体力活动,适当锻炼,以增强体力。

(3) 加强营养,可食高热量、优质蛋白、低脂富含铁等补血食品,多食水果蔬菜,保持大便通畅。

(4) 栓塞治疗后,一般 1—3 个月后月经量、月经周期恢复正常,3 个月后月经仍不正常者返院就诊。如出现下腹坠痛、阴道出血或异常分泌物、尿频或突发性血尿及大便伴脓血、发热等症状及时就诊。

(5) 定期复查,栓塞后第 1 及第 3 个月行护理妇科检查,第 6 及第 12 个月复查 B 超,以观察瘤体缩小和排出情况。

十六、肝囊肿介入治疗护理

肝囊肿是指肝内单发或多发的囊性病变,为临床常见病和多发病,CT 引导下肝囊肿介入治疗具有微创、安全、高效、术后恢复快等优点,可避免开腹手术所致的较大创伤。

(一) 身心评估

包括患者一般情况、健康史、既往史、过敏史、心理-社会支持系统情况、营养状况、主要症状、穿刺处皮肤情况、阳性体征、辅助检查。

（二）护理措施

1. 术前护理

（1）术前准备：详细了解病史，尤其是患者饮酒量，协助做好血常规、出凝血时间、肝肾功能、甲胎蛋白等实验室检查，术前必须行 CT、B 超或 MRI 影像检查，明确诊断，评估 CT 引导下穿刺的体位及难易程度。

（2）一般不需禁食，若囊肿位于左肝叶者，术前禁食 4 h，以防饱食后胃体膨胀，影响进针角度及防止术中误刺伤胃。术前 1 h 给镇静剂，腹胀明显者进行清洁灌肠，对精神过度紧张者可肌注地西泮 10 mg，训练患者屏气，取得其密切配合。

（3）心理护理：主动关心体贴患者，耐心解释手术的目的和必要性，介绍成功病例，增强患者的信心。

（4）呼吸训练：指导患者在穿刺时屏气不动，避免剧烈咳嗽和深呼吸，以免穿刺针划破囊肿黏膜壁造成出血。

2. 术后护理

（1）一般护理：密切监测患者生命体征 6 h，卧床 12 h，禁止剧烈运动 3—5 天，观察伤口有无肿胀、疼痛、渗血等，多变动体位，让囊内的乙醇与囊壁充分接触。

（2）饮食：4 h 后多饮水，合理调整饮食，鼓励患者进高热量、高蛋白、富含维生素、清淡、易消化的食物。

（3）并发症的护理：

① 腹痛：腹痛是无水乙醇自针道漏入腹腔或肝脏包膜所致，护理人员应及时做好解释工作，消除患者顾虑，遵医嘱予以止痛药物应用。

② 乙醇中毒：由注入乙醇过量引起，轻度患者表现为面部潮红、头晕、脉速、全身烧灼感，予密切观察，卧床休息后多可缓解。重度患者表现为昏睡不醒或烦躁不安，应加强安全防护，必要时加用约束带，并做好紧急抢救准备。

③ 发热：应了解发热的原因，判断是感染还是囊壁组织坏死，以便采取相应措施。

④ 出血：如心慌、血压下降、腹部穿刺抽出血性液体等，应及时通知医生，必要时予以输血。

⑤ 其他：如肝包膜损伤、胆汁外溢等，采用规定规格的细针穿刺，掌握操作要领，一般极少发生此类并发症。

（三）健康指导与康复

指导患者适当休息，多饮水，1 个月内避免剧烈运动。鼓励患者多吃富含营养的食物及新鲜水果，提高机体抵抗力。术后半个月内禁止重体力劳动。保持穿刺点清洁、干燥。术后 3—6 个月复查 B 超，观察囊肿是否复发。

十七、肾囊肿介入治疗护理

B 超或 CT 引导经皮穿刺肾囊肿硬化治疗是集影像诊断与微创治疗为一体的特殊技术，它减少了开腹手术给患者带来的痛苦，具有微创性、可重复性、定位准确、疗效高、见效快、并发症发生率低、简便易行等特点。

（一）身心评估

包括患者一般情况、健康史、既往史、心理-社会支持系统情况、营养状况、主要症状、穿刺处皮肤情况、阳性体征、辅助检查。

（二）护理措施

1. 术前护理

（1）一般护理：了解患者的一般情况，详细询问患者病史，完善相关辅助检查，如血常规、凝血功能等，做好术前准备。

（2）心理护理：给予患者恰当的心理护理可以缓解患者紧张、焦虑的情绪，增强信心，使其积极主动地配合治疗。

（3）卧位及呼吸指导：穿刺治疗中，患者的体位和同一状态下的呼吸很重要，术前应根据囊肿的位置认真指导患者取卧位，耐心训练患者正确呼吸、屏气，并告知患者术中不可随意活动身体，以免穿刺失败及误伤其他器官，发生意外。

2. 术后护理

（1）术后卧床休息，密切观察患者生命体征变化，尤其是血压变化。

（2）密切观察穿刺点有无渗血、渗液、血肿，保持穿刺点干燥，防止感染。询问患者有无局部肿胀及胀痛程度，轻度肿胀属正常反应，中重度肿胀排除其他诱因后，视病情给予止痛剂，安慰患者，嘱其勿紧张。

（3）如患者出现血尿，及时报告医生处理。

（4）颜面潮红者，多为酒精被囊壁吸收所致，勿紧张，情况严重者遵医嘱给予10％葡萄糖静滴。

（5）术后多饮水，予清淡、易消化饮食。

（三）健康指导与康复

（1）给予高蛋白、高热量、高维生素饮食，多吃蔬菜、水果，保持大便通畅，避免便秘，戒烟、酒。多饮水，不憋尿，观察尿液颜色，如尿色深红，立即就诊。

（2）出院一周内注意休息，一个月内不能从事重体力劳动，不做剧烈运动（跑步、打球等），勿做用力前弯后仰的动作。

（3）3个月内复查肾脏B超或CT，定期复查，如有异常及时就诊。

十八、下肢静脉血栓滤器植入术护理

下肢静脉血栓（DVT）形成多见于术后长时间卧床、昏迷、严重创伤等患者，如不及时有效治疗，可发生危及生命的肺栓塞。下腔静脉内植入滤器可预防致死性肺栓塞，此项技术以其创伤小、安全、并发症少、疗效显著在临床得到广泛应用。

（一）身心评估

包括患者一般情况、健康史、既往史、心理-社会支持系统情况、营养状况，主要症状、穿刺处皮肤情况、阳性体征、辅助检查。

（二）护理措施

1. 术前护理

（1）卧床休息：急性期患者应绝对卧床休息 10—14 天，使血栓紧黏附于静脉内膜，避免用力咳嗽、翻身幅度过大过快、打喷嚏、用力排便等，因为这些行为可使下肢静脉血栓脱落，增加肺动脉栓塞的机会。患肢抬高，高于心脏 20—30 cm，促进静脉回流，防止静脉淤血，降低下肢静脉压，从而减轻肿胀与疼痛；严禁挤压、按摩患肢，患肢采取保温措施，但不能热敷，防止血管扩张，加重肢体肿胀。

（2）病情观察：观察患肢肿胀程度、颜色、皮肤温度，观察有无水泡发生，观察患肢足背动脉搏动是否触及，是否有压迫动脉的情况发生。每日测量患肢与健肢周径并记录，观察静脉回流情况，评估治疗效果。肢体周径测量方法：髌骨上缘 15 cm 和髌骨下缘 10 cm 各做一长久标记，绕肢体一周测量。

（3）饮食指导：给予患者高热量、高蛋白、低脂肪、高纤维素、易消化饮食，鼓励患者多食新鲜蔬菜水果，禁止食用肥肉、蛋黄、动物脑等，每日摄入脂肪含量不超过 40 g，以避免血液黏稠度升高，血液瘀滞，加重血栓形成。忌食辛辣食物，选择含纤维素多的食物，如韭菜、芹菜、水果、豆类、粗粮等。

（4）禁烟：向患者讲解吸烟对下肢静脉血栓形成的危害，烟中尼古丁有收缩血管的作用，对疾病不利。

（5）术前准备：了解患者的心、脑、肾、肝等重要器官功能，协助完善相关检查，重点了解凝血功能。充分清洁双侧腹股沟及会阴部皮肤，皮肤准备时间应接近手术开始时间，必要时备皮，备皮过程中应小心，防止人为损伤皮肤，增加感染的机会。

2. 术后护理

（1）饮食指导：患者术后回病房即可进食、水。给予患者高蛋白、低脂、高纤维素、易消化的饮食。多饮水，饮水量不少于 1500 mL。进食时头偏向一侧，避免误吸。

（2）穿刺部位的观察和护理：检查穿刺部位有无出血、渗血及皮下血肿形成，如敷料有渗出应及时更换，防止感染。

（3）疼痛的护理：术后常见的疼痛分为三种：

① 穿刺处皮肤扩张性疼痛，疼痛一般较轻，因导管鞘扩张皮肤所致，疼痛时间短，待患者机体适应后疼痛即可消失，持续时间小于 1 天。偶有疼痛剧烈者，可遵医嘱应用止痛药。

② 腰背部疼痛，多数原因是下腔静脉植入滤器所致，疼痛可持续 1—2 天，多数患者可以忍受，无需特殊处理。但应警惕有无肾脏出血的可能，应观察患者有无排尿异常，若有异常及时通知医生。

③ 腹部疼痛，应警惕是否出现腹腔脏器出血，观察患者腹部体征，有无压痛、反跳痛及肌紧张，出现异常及时通知医生行腹部 CT。

（4）经导管抗凝溶栓的护理：导管应妥善固定，避免打折、受压、扭曲甚至堵塞。使用导管溶栓的过程中，严格执行无菌操作，避免使用移动式输液架，导致导管滑脱。抗凝溶栓期间，出血是治疗过程中严重的并发症，注意观察有无出血倾向，定期监测凝血功能，了解患者出凝血时间。

（5）经足背静脉溶栓治疗及护理：如果采取足背溶栓的方法，根据静脉栓塞的部位扎止血带，通常在血栓上 10 cm 扎止血带，目的是阻断浅静脉，让药物充分进入溶栓处静脉进行溶栓治疗,以达到溶栓的最佳效果。止血带间歇放松,观察扎止血带处皮肤,每次应交替部位,以免损伤皮肤。

(6) 并发症的观察及护理:

① 肺动脉栓塞:这是最严重的并发症,一旦发生致死率很高,一般表现为呼吸困难、胸痛、面色口唇发绀、血压下降。出现上述情况应立即通知医生,给予心电监护、高流量吸氧,准备抢救车,配合抢救。

② 出血:应用抗凝剂、溶栓药物期间,血液处于稀释状态,患者易发生慢性出血的情况。注意观察患者出血情况:

a. 皮肤黏膜的观察:如有无口腔牙龈、鼻腔的自发出血,皮肤有无出血点等;

b. 消化道、泌尿道的观察:有无血尿、血便等;

c. 呼吸道的观察:有无咯血、痰中带血等症状;

d. 脏器的观察:观察有无腹部及腰背部的疼痛;

e. 脑出血的观察:患者有无头痛、恶心、呕吐等症状,有无意识改变、四肢麻木等,警惕脑出血的发生。若出血量小,经医生判断后,可遵医嘱减少抗凝溶栓药的剂量。若有脏器出血和脑出血的症状发生,应立即通知医生,为患者测量生命体征,注意血压的变化。协助医生做好相应的辅助检查,明确出血部位后,积极给予止血,防止失血性休克的发生,同时停止抗凝溶栓药物的应用。

③ 滤器移位:多因滤器直径大小与下腔静脉直径大小不匹配所致。如果滤器移至肾静脉开口处,会导致肾静脉淤血,如果移至右心房,则会导致心律失常。

④ 下腔静脉滤器局部血栓形成:由于滤器捕捉到的来自下肢的血栓栓子,或是下腔静脉局部血流导致的局部血栓形成。阻断了下腔静脉的血液回流,从而导致一侧或双侧的下肢肿胀。

(三) 健康指导与康复

(1) 禁烟、限酒。

(2) 指导患者控制体重,进低脂肪、富含纤维素的饮食,多食绿色蔬菜、水果、黑木耳等降低血液黏稠度的食物,保持大便通畅。

(3) 告知患者不可长时间保持同一姿势,如长时间站立、双腿交叉等。避免穿紧身裤。休息时患肢尽量抬高,教会患者测量腿围,以观察病情变化。

(4) 告知患者注意患肢保暖但不可过热,冬季室内保持一定温度,以免在缺血状态下增加耗氧量。

(5) 指导患者手术后或产后尽量早下床活动,促进血液流动。

(6) 指导患者进行适当的体育锻炼,如散步、打太极拳等。

(7) 指导患者出院后仍穿弹力袜 3—6 个月,做好弹力袜的保养。

(8) 告知患者及家属坚持服用抗凝药物的重要意义,以及不坚持服药可导致疾病复发的可能,过量服药有增加皮下出血及脑出血的危险,叮嘱患者严格按医嘱服药,定期监测凝血酶原时间。指导患者在服用华法林期间,不能进菠菜、动物肝脏等食物,以免降低药效。

(9) 遵医嘱定期复查。

十九、经皮椎体成形术护理

经皮椎体成形术是指经皮通过椎弓根或椎弓根外向椎体内注入骨水泥以达到增加椎体强度和稳定性,防止塌陷,缓解疼痛,甚至部分恢复椎体高度的一种微创脊椎外科技术。

(一)身心评估

包括患者一般情况、健康史、既往史、心理-社会支持系统情况、营养状况、主要症状、腹股沟穿刺处皮肤情况、阳性体征、辅助检查。

(二)护理措施

1. 术前护理

(1)按介入科手术前护理常规护理。

(2)心理护理:经皮椎体成形术是新兴的微创手术,患者及家属不了解,对手术预后持怀疑态度,应介绍手术治疗的优点,解除患者紧张、恐惧心理,使其以良好心态配合手术,保证手术顺利进行。

指导患者正确面对疾病,介绍介入手术治疗的优点。

(3)术前完善相关检查:血常规、凝血功能及腰椎平片等。

(4)指导患者学会床上排便。术前2天训练患者肘卧位以便耐受手术体位,减少风险。

2. 术后护理

(1)按介入科手术后护理常规护理。

(2)术后平卧,腰部垫一薄枕,有效压迫止血6 h。6 h后可翻身。

(3)术后绝对卧床72 h,在急性期患者应绝对卧硬板床休息2—3周,避免久坐。

(4)饮食清淡,多喝水,多食蔬菜和水果,防止便秘。

(5)注意腰部保暖,避免受凉。

(6)术后并发症的观察护理:

① 骨水泥外漏:重点观察双下肢感觉、运动、血运循环及足背动脉搏动情况,出现异常及时告知医生处理。

② 肺栓塞:术后严密观察患者生命体征变化,尤其是呼吸情况,若患者突发胸闷、咳嗽、皮肤青紫、呼吸困难等症状,及时告知医生处理。

(7)术后2 h可在床上练习直腿抬高、抗阻伸膝,以锻炼股四头肌力量,然后在护工协助下进行翻身、坐立、床边站立,下床时动作缓慢,以防体位性低血压,防止跌倒。

(三)健康指导与康复

(1)减少腰部负荷,避免过度劳累,尽量避免弯腰提重物。捡地上的东西时,可将双腿下蹲腰部挺直,动作应缓慢。

(2)术后加强腰背部的活动量,每次活动时,腰部一定要佩戴腰带,避免腰部突然受力。

(3)患者起床时宜先朝向床的一侧,抬高床头,将腿放于床边,用胳膊支撑自己起来,并站于床边,用相反的顺序回到床上。

(4)一般术后1个月可恢复轻体力劳动,3个月后可恢复原工作,但宜避免重体力劳动。

二十、颅外颈动脉硬化闭塞性疾病介入治疗护理

颅外颈动脉硬化闭塞性疾病可引起脑卒中和短暂性脑缺血发作的颈总动脉和颈内动脉狭窄和闭塞,颈动脉狭窄可以导致严重的脑缺血症状,甚至脑卒中。

(一) 身心评估

1. 身体状况

(1) 一般情况:患者的年龄、性别、营养状况等。

(2) 既往史:有无高血压、糖尿病、脑卒中、恶性肿瘤,有无器质性病变等高危因素。

(3) 全身情况:了解有无耳鸣、眩晕、黑矇、视物模糊、头昏、头痛、失眠、记忆力减退、嗜睡、多梦等症状。眼部缺血表现为视力下降、偏盲、复视等。

(4) 是否为阳性体征。

(5) 了解辅助检查结果。

2. 心理-社会支持系统情况

(1) 患者的亲情支持系统。

(2) 是否对手术存在顾虑。

(3) 对疾病的相关知识的掌握情况。

(二) 护理措施

1. 术前护理

(1) 心理护理:由于颈动脉狭窄支架成形术(AS)是一种预防性治疗方法,护理人员应针对患者的心理状况耐心地讲解,并充分解释手术的意义及效果,使之充分地理解和配合,并在良好的状态下接受手术。

(2) 饮食护理:宜进清淡、高蛋白、易消化食物,避免高脂肪,多食用新鲜的水果、蔬菜,保持大便通畅。

(3) 病情观察:对于无症状的患者应及时发现病情变化,高度重视患者的主诉,如出现眼前黑矇或一过性视物不清,突然出现口眼歪斜、口角流涎、说话不清、一侧肢体乏力或活动不灵活等,要考虑脑部缺血的存在,及时报告医生。对于频繁发作的短暂性脑缺血(TIA)患者,应由专人守护,密切观察病情变化。监测血液黏稠度、出凝血时间,预防术后脑部血栓的形成及防止术后脑血管出血。

(4) 药物护理:严密监测血压,应用血管活性药物、抗心律失常等药物时,特别注意观察和防止突发的致命性心律失常。调整好患者的血压、血脂、血糖指标,控制可能存在的危险因素,如高血压、糖尿病等,以利手术顺利及术后平稳。

(5) 术前准备:按腔内血管介入治疗术前护理常规护理。

2. 术后护理

(1) 按腔内血管介入治疗术后护理常规护理。

(2) 体位:患者取平卧位,术后卧床24 h,避免头颈部剧烈活动,翻身时动作要轻柔,穿刺点加压包扎,穿刺部位压沙袋6 h,穿刺侧下肢制动12 h,防止髋关节屈曲而致出血或血肿。

(3) 病情观察:

① 严密观察患者意识、瞳孔、血压、心率变化,予以心电监护,每 30 min 测量一次,术后使用 20％甘露醇 125—250 mL 快速滴入,每日 1—2 次。防止过度灌注脑损伤引起脑出血,防止血栓形成等。若出现头痛、头晕、偏盲、失语、肢体乏力等症状及时通知医生处理。

② 股动脉穿刺局部的护理:术中使用肝素较多。严密观察局部穿刺点有无出血或血肿,每 30 min 测足背动脉搏动一次,同时观察下肢皮肤色泽和温度,若出现足背动脉搏动细弱、皮肤温度低、穿刺点出血等应立即通知医生及时处理。

(4) 药物护理:给予抗血小板聚集药物、抗凝药物,防止支架内血栓形成,同时监测出凝血时间。

(5) 术后麻醉清醒后进温凉流质饮食,多饮水,促进造影剂的排出。

(6) 并发症的观察及护理:严密监测患者的意识、瞳孔、心率、血压等生命体征的变化,以及下肢血运情况。

① 神经系统并发症:与预动脉内膜切除术(CEA)有所不同,CAS 极少会造成周围神经损伤。造成神经系统并发症的主要原因是脑血管痉挛、脑动脉栓塞和脑动脉血栓形成。神经系统并发症常在操作中发生,其发病急骤突然,轻则为一过性黑矇、失语、意识丧失,重则表现为持续的视野损伤、失明、烦躁、语言障碍、肢体感觉缺失、运动障碍、偏瘫、昏迷等大面积脑梗死症状,严重的可能死亡。因此,术中应使用脑保护装置,术后密切观察患者的意识、瞳孔变化及肢体活动情况。及时发现异常报告医生处理。

② 循环系统并发症:颈动脉窦压力感受器是调节血压、心率的重要感受器,高涨的压力可以产生明显的减压反射,并使心率减慢,严重的可能出现心脏骤停。颈动脉狭窄多位于颈内动脉起始部,正是颈动脉窦压力感受器的位置所在,支架的释放,特别是球囊的扩张使这些反射经常出现。反射激烈时就可出现所谓的"循环系统并发症"。术后应给予患者心电监护,严密监测血压及心率的变化,必要时遵医嘱给予阿托品改善心率,给予升压药麻黄素或多巴胺升高血压。

③ 过度灌注脑损伤:这是一种很少见的并发症,仅见于双侧颈动脉狭窄闭塞的患者,这类患者已经耐受了长期脑的低灌注量,突然开放的脑的高压灌注可能引起脑血流显著增加导致脑水肿,甚至脑出血。典型的过度灌注脑损伤表现为患者持续的高血压不能缓解、头痛或剧烈头痛、癫痫发作、抽搐、昏迷及严重脑缺血。有效地控制血压是预防过度灌注脑损伤的主要手段。术后应严密监测血压变化,将血压控制在患者平时或比平时稍低的水平。

(三) 健康指导与康复

(1) 心理指导:做好心理指导,保持心情舒畅,避免情绪激动,以防增加大脑耗氧量。

(2) 饮食指导:禁食酸辣刺激性食物,多食蔬菜、水果、高纤维素及豆类食品。

(3) 用药指导:遵医嘱服用抗凝药物,抗凝药物应遵医嘱按时按量服用,不可自行减量和停药。应会自我观察有无出血倾向。根据身体状况适当参加户外活动,避免外伤。

(4) 复查指导:术后 3 个月门诊复查,行彩色多普勒检查观察支架血管通畅情况,以后每隔 6—12 个月随访检查一次。

第十四章　整形美容外科护理常规

一、整形美容外科围手术期护理

（一）入院护理

床单元的准备：护士应将备用床改为暂空床，并备齐用物。

（二）健康评估

（1）测量患者生命体征，进行护理评估及整形专科评估。

（2）观察患者全身健康状况，如有无呼吸道感染或其他不适，对患儿还应了解近期是否接触或患过急性传染病，如水痘、麻疹、腮腺炎等。

（3）了解患者伤病或畸形发病的原因、部位、性质、时间及伤病部位的现状（如有无瘢痕挛缩或有无创面、湿疹、脓疮）等。

（4）了解患者的生活习惯，如饮食、睡眠及兴趣爱好，是否吸烟，生活自理程度等，以便按具体情况给予恰当护理。

（5）评估患者精神、心理状态，整形科手术有些会涉及功能和形态的改变，患者顾虑多，并抱有较高期望，要加强心理护理，做好告知与解释工作。

（三）入院宣教

向患者介绍医院环境、主管医生及责任护士、住院制度。

（四）术前护理

（1）完成各项检查：协助医生做好手术护理检查，留取医学影像资料，必要时还要为患者做蜡或石膏模型，作为立体形象记录，以便手术前后做对比。

（2）心理准备：评估患者的身心状况，向患者说明麻醉、术中及术后可能遇到的问题（如饮食、体位固定等）及如何对待，让患者有充分的思想准备，减轻手术前的害怕、紧张、焦虑、恐惧等心理问题。

（3）皮肤准备：手术前1日，彻底清洁皮肤、剪指甲、沐浴（护士遵医嘱按备皮范围剪去术区毛发，防止切口感染）。

（4）胃肠道准备：全麻术前1日服用泻药或灌肠，以排除粪便。术前12 h禁食，4—6 h禁水，防止麻醉手术过程中呕吐物误入气管引起窒息或吸入性肺炎。

（5）配血及药物过敏试验：根据手术大小，按医嘱提前备血，做好药物过敏试验。

（6）保证休息：术前应保证良好的睡眠。

（7）病情观察：注意观察患者病情变化，测量患者的体温、脉搏、呼吸、血压及体重并记录,询问女性患者是否有月经来潮。

（8）术晨准备：术晨护士应再次检查术区皮肤准备的范围是否正确及完善,有无破溃或疖肿。根据不同手术的需要按医嘱插胃管及导尿管,并固定。

（9）手术后用物准备。

（五）术后护理

（1）妥善搬运患者：动作要轻巧,不可用力拖、拉或者震动患者,以免因体位的改变引起血压的波动,或影响肢体、敷料的固定及输液、引流管管道的固定。

（2）保持正确的体位：按医嘱要求给予患者恰当舒适的卧位,保持呼吸道通畅,防止误吸。

（3）全身麻醉术后患者,去枕平卧,头偏向一侧；腰麻术后平卧 6 h；颈椎胸腹部手术患者,麻醉清醒后可改为半卧位,抬高床头 30°—40°；头部手术患者,麻醉清醒后可改半卧位,抬高床头 15°—30°；四肢手术后患者,应抬高患肢并制动。

（4）麻醉平稳后给予患者保持正确的卧位,如胸、腹部手术给予平卧,双膝下垫软枕使双膝屈曲,以利于放松腹部肌肉；头面部手术一般应给予半卧位；四肢手术应抬高患肢,可利于静脉回流,减轻手术部位的肿胀；颈部植皮术后多采用仰卧、肩部下置软枕使头后仰,以减少颈部植皮术后皮片的挛缩；无卧位限制者,可随意卧位,以舒适为原则。

（六）病情观察

（1）监测患者生命体征：根据病情及时监测血压、脉搏、呼吸至生命体征平稳。

（2）注意患者一般情况的观察,包括患者的意识、精神状态、面色、疼痛、睡眠、饮食及出入量等。

（3）观察伤口渗血、渗液情况。

（4）各种管道的护理：妥善固定输液通道及各种引流管、尿管,防止脱落、扭曲,保证其通畅。注意观察引流液、尿液的颜色、性质和量,按要求准确记录出入量。

（5）营养支持：禁食期间应及时给予患者营养支持,保证水、电解质平衡。

（6）疼痛护理：做好心理护理,保证正确、舒适的体位,保持室内环境安静、整洁、舒适,必要时遵医嘱适当给予镇痛剂,并观察结果。

（七）术后常见并发症的预防及观察

（1）出血、血肿、血清肿、积液或出血引起的青紫（会消退）、感染、栓塞等。观察局部皮肤或末梢部位皮肤颜色、温度及患者主诉,及时处理。

（2）感染：局部或全身性的感染。监测体温,观察局部切口情况,有无红肿、热痛。

（3）瘢痕增生、加长：瘢痕多数会逐渐消退、淡化,因体质不同而情况各异。有条件或有瘢痕倾向者手术后可用抗瘢痕药物进行预防或治疗。

（4）术后外形不理想、不满意、不对称,可能达不到预想的效果或无原因的不喜欢。手术做不到绝对的对称,医生将根据情况尽可能满足要求,术前、术后做好详细解释说明。

（5）皮肤坏死：一般不会发生,少数皮下剥离、游离皮瓣、植皮术中张力过大时罕见,也可见于感染后。

（6）极少情况下,某些手术可能会造成神经肌肉损伤,如眼部上睑提肌、神经损伤、面部面神经损伤、感觉神经损伤等。造成可能后果有:上睑睁不开,额部抬不起来,面部不能活动,感觉异常如麻木、疼痛等。乳房手术可能有感觉异常。好在绝大多数神经肌肉损伤是可以恢复的。

(7)罕见并发症和意外,如眼部、面部手术出现失明,面部手术出现面神经、腮腺导管损伤。脂肪抽吸出现脂肪栓塞(有生命危险),脂肪或其他物质注射后出现失明、生命危险等。缺血或其他原因的皮肤、器官坏死。麻药或其他药物过敏反应等。治疗过程中或前后出现不明原因心、脑、肺、肾、血管意外(有生命危险)。

(8)肿块、囊肿、痣、疣、睑黄瘤、色素、瘢痕、腋臭、脱毛、红血丝、嵌甲、足拇外翻等疾病手术后有复发或不能根除可能。

(9)植入物。整形美容手术有时有植入物,如隆鼻、隆下巴、隆太阳穴、隆乳,各种凹陷、皱纹充填。非自体的植入物有可能出现排异反应及其他未知问题,可表现为红肿、渗液、破溃、感染或其他反应,可能造成皮肤坏死、瘢痕、外形改变、不对称等。可能需多次处理或取出。即使为自体组织移植如脂肪、皮肤、神经、骨、软骨等也可能发生坏死排出、继发感染、畸形等。

(10)疼痛:手术或治疗因手术类别、部位及个人的耐受力而异。适当冷敷可减轻局部疼痛,术后制动,安置舒适体位,必要时遵医嘱应用止痛药剂。

(八)健康指导与康复

(1)自我护理:教会患者对伤口进行自我护理,自我进行功能锻炼及出院后的用药方法。

(2)健康指导:指导患者坚持合理的营养饮食,保持良好的心态,进行适当的锻炼,并保证良好的休养环境。

(3)其他:提醒患者来院就诊,告之复查时间及联系方式等。

二、整形外科心理护理

(一)入院护理

患者入院时,护士要热情地迎接,介绍环境和规章制度。与患者建立良好的护患关系,注意保护患者的隐私。营造温馨、和谐的医疗环境。外形缺陷功能障碍给患者的生活自理能力、工作及社交等方面带来显著的影响,是持续性刺激,整形外科常需要多次手术,患者的情绪不稳定,须对住院患者的心理状态进行动态监测。通过访谈法和观察法判断患者的心理状态,必要时应用量表法进行进一步的筛查。对于存在严重心理障碍的患者,护士应配合医生及时给予心理干预,遵医嘱给予药物治疗。对于存在轻度心理问题的患者,护士应以真诚的态度取得患者的信任,仔细倾听患者的诉说,给予针对性心理护理,缓解患者的不良情绪和行为,使其更好地配合医疗和护理。对于处在心理应激状态的患者,护士必要时给予更多的关注,耐心地开导患者,矫正其错误认知,做好心理危机的干预,避免不切实际的手术预期。

(二)术前护理

术前耐心地向患者及家属讲解有关手术的方法,恢复过程中可能出现的不适及术后效果。护士应加强与患者的心理沟通,鼓励和引导患者及家属倾诉其真实的感觉,做好解释工作,达到医患之间相互理解和相互信任,使患者更加配合治疗,还能有效地防止医疗纠纷的发生。术前访视有助于减轻患者紧张情绪,提高患者的遵医行为。

(三)术中护理

护士亲切地接待患者进入手术室,通过讲解相关事项消除患者的恐惧心理。在手术过程中,注意观察患者的生命体征,配合医生缓解患者的紧张情绪。局麻时不谈论与手术无关的事情。

(四)术后护理

术后患者因为包扎紧密,术区肿胀、疼痛,麻醉后恶心、呕吐等生理性不适导致患者产生抑郁、过分忧虑、情绪紧张、过度敏感等不良情绪。护士要关心患者,加强基础护理,做好术后疼痛护理,树立患者信心,加强早期功能锻炼,给予患者安全感。在康复阶段,做好心理护理,使患者在情绪上由焦虑转为平静,意识上由懦弱转为坚强,使患者更好地配合治疗,提高生活质量。

(五)健康指导与康复

患者出院时应详细讲解有关注意事项,消除患者的疑虑,给予患者心理安慰。增强患者对手术恢复的信心,提高患者对医疗机构的满意度。做好术后随访,对患者负责。

三、重睑成形手术护理

上眼睑眉弓下缘到睑缘间皮肤平滑,当睁眼时,无皱襞形成称为单睑,俗称单眼皮。重睑则是指上睑皮肤在睑缘上方有一浅沟,当睁眼时此沟以下的皮肤上移,而此沟上方皮肤则松弛在重睑沟处悬垂向下折。重睑术是一种整容手术,即使眼睑皮肤与提上睑肌腱膜建立起联系,使睁眼时上睑皮肤能凹陷形成重睑沟。

(一)手术方法

1. 重睑埋线法
适用于年龄比较小,眼睑皮肤不是特别松弛,上睑皮下组织较薄,脂肪不突出的人。埋线法将线结埋于真皮与睑板之间,永久保存,粘连比较牢固,但必须掌握正确解剖层次。一周左右就可恢复。其缺点是,埋线线结容易松懈,重睑易消失,但可以再次埋线,形成牢固粘连。

2. 重睑切开法
重睑切开法是将上睑皮肤切开,此法适用于任何人,重睑不会消失。对于年纪稍大,皮肤松弛、皱纹多或眼睑脂肪膨出的人还可切除少量皮肤和一部分眼睑部分的脂肪,以减轻.上睑松弛、臃肿的症状。缺点是术后肿胀明显,恢复起来会比较慢,消肿、恢复至自然通常需要三四周的时间,切口完全消失则需要 3 个月以上的时间。早期遗留一条细微的切口瘢痕。

3. 重睑韩式三点
在上眼睑皮肤的合适位置,做三个小切口,去掉部分脂肪和多余皮肤,并将真皮层与睑板进行三点缝合。手术效果自然美观,不但几乎看不到瘢痕,在闭眼时更为自然漂亮。特别适合眼睑皮肤无松弛的年轻女性。具有创伤小、效果好的特点。

(二)术前护理

(1)此手术一般在门诊做即可,不需要住院。

(2)心理护理:美容受术者多有不同程度的心理顾虑或恐惧,护理人员应认真听取受术者的陈述,端正其要求的美丽动机。对期望值过高者,认真分析原因,纠正受术者不切实际的幻想。如果不能纠正,切不可勉强手术。对于对重睑手术缺乏了解而恐惧的患者,宜通过术前谈话做好心理疏导工作,消除顾虑和一些不良心理。

(3)如有结膜炎、睑缘炎、严重砂眼者必须治愈后才能手术。眼周有炎症者暂缓手术。

(4)有出血倾向病史的受术者要检查血小板和出、凝血时间。

(5)中老年受术者必要时测血压和行心电图检查,如有轻度异常,在术前要对症用药。

(6)避开月经期施行手术。

(7)妊娠前期(3个月)或妊娠后期(3个月)暂缓手术。

(8)术前7—10天停服类固醇激素和阿司匹林等抗凝药物。

(9)了解全身情况,确保无感冒、腹泻、发热等。

(10)面部、眼睑周围、躯干部有较大的脓肿者不宜手术。

(三)术后护理

(1)局部涂抹抗生素眼药膏,口服抗生素3天。

(2)保证手术部位清洁,术后7天之内尽量避免手术部位沾水,手术后1—2天可摘掉眼睛上包扎的敷料,如果伤口上有血痂或分泌物,可用无菌盐水擦拭。

(3)为防止伤口出血、淤血或血肿,可在手术当日冰敷,两天后改成热敷,这样有利于眼部消肿,但压力不宜过大以免损伤眼睛。术后一旦发生出血不止和严重血肿应及时到医院复诊。

(4)饮食上要多增加蛋白质的摄取量,同时多吃水果和新鲜蔬菜,避免进食辛辣刺激性食物及海鲜等。

(5)严格遵守医嘱服药及复诊。

(6)做重睑切开术后的患者,术后5—7天拆线。

(7)术后第2天建议做正常睁、闭眼动作。有利于术后重睑线弧度的建立。

(8)如是埋线法手术,注意不要揉眼睛,以免线结脱落而无法形成重睑线。

(四)健康指导与康复

(1)术后3日内避免视疲劳,减少看电视及使用电脑的时间,避免低头。

(2)有时拆线后伤口内会留有极小的线头,随着时间的推移,线头会慢慢地顶出来或自行吸收。如有线头脱出,不可用手牵拉,应及时联系医生处理。

(3)术后夜间休息建议枕头垫得高一点,对眼部血液和淋巴回流有好处。

(4)伤口愈合是一个渐进过程,切口发红会持续一段时间,3—6个月后切口不明显,可完美呈现手术效果。

四、上睑下垂矫正手术护理

上睑下垂系指提上睑肌和 Muller 平滑肌的功能不全或丧失,以致上睑呈现部分或全部下垂,轻者遮盖部分瞳孔,严重者瞳孔全部被遮盖,先天性者还可造成弱视。为了克服视力障碍,双侧下垂者,因需仰首视物,形成一种仰头皱额的特殊姿态。

(一)临床表现

(1)上睑下垂表现分为单侧或双侧。

(2)根据下垂程度可分为完全下垂、不完全下垂及假性下垂,自然睁眼平视时,轻度患者的上睑缘遮盖角膜上缘超过 3mm,中等程度的下垂遮盖角膜 1/2,而重度的下垂遮盖角膜超过 1/2 或遮盖全部角膜。

(3)有碍美观和影响视力,先天性者还可造成重度弱视。为了克服视力障碍,患者常紧缩额肌,借以提高上睑缘的位置,结果额纹加深,眉毛高耸。

(二)手术方法

(1)上睑提肌缩短术。

(2)额肌筋膜悬吊法。

(3)额肌瓣法。

(三)上睑下垂的最佳矫正时机

(1)成年人治疗上睑下垂,在身体状况良好的情况下,随时可以进行矫正手术。

(2)儿童先天性上睑下垂的最佳矫正时机:

① 先天性重度或完全性上睑下垂(指上睑遮盖瞳孔 2/3 或以上者),如单侧完全性上睑下垂患者,建议在患者儿 1—2 岁手术;如双侧完全性上睑下垂,建议在患儿 3 岁至学龄前手术。

② 先天性中度上睑下垂(上睑遮盖瞳孔 1/2 左右),手术时机依赖散瞳验光屈光状态判定。

③ 先天性轻度上睑下垂(上睑遮盖瞳孔 1/3 或以内),建议 12 岁以后尽量局麻手术。

(四)身心评估

(1)心理评估:患者对手术的认知及期望值。

(2)局部皮肤评估:手术部位无皮肤炎症病灶。

(3)肌力测试:选择最佳的手术方式。

(4)精神状态评估:无精神疾患、心理障碍、要求过高或不符合实际的情况。

(五)术前护理

(1)手术前均应检查视力与屈光度,测定提上睑肌功能,详细评定上睑下垂的程度。

(2)手术前 2 周内勿服用含有阿司匹林的药物。

(3)患有高血压和糖尿病的患者应该在初诊时详实地向医生告知病情,以便医生确认手术方案。

（4）手术前确定身体健康，无传染性疾病或其他身体炎症。

（5）术前不要化妆。

（6）女性要避开月经期。

（六）术后护理

（1）上睑下垂整形后保证手术部位清洁、干燥，避免手术部位沾水。

（2）避免进食刺激性食物，禁饮酒。

（3）手术后初期眼睑不能完全闭合，日间滴眼药水 2—3 次，夜间睡前涂金霉素眼膏，防止角膜干燥。

（4）严格遵守医生嘱咐服药及复诊。

（七）健康指导与康复

（1）拆线后次日可面部清洗，勿牵拉切口边缘，避免切口裂开。

（2）3 个月内尽量减少看电视及使用电脑的时间，防止光源刺激。

（3）眼睑闭合不全约持续 1 个月，眼睑完全闭合前，睡前用抗生素眼膏封闭结膜，防止干燥。

（4）眼睑闭合前，外出注意防风沙。

（5）嘱患者定期来医院复诊。

五、隆鼻手术护理

隆鼻手术指通过在鼻部填充自体、异体组织或组织代用品以垫高外鼻，达到改善鼻部容貌的手术，是一种将鼻子的外观进行调整或重建的行为。隆鼻术切口靠近鼻小柱一侧，因切口隐蔽、外表看不到痕迹而被普遍采用。

（一）隆鼻的方法

（1）注射隆鼻。现在用得最多的就是玻尿酸、自体胶原蛋白以及自体脂肪等。注射隆鼻见效快，微创。

（2）膨体隆鼻。近几年用得较多是膨体隆鼻，膨体材料是目前最为理想的组织代用品，毛细血管可穿透此材料，与人体组织相容性好。膨体材料无毒，不致癌，不致敏，终身不需要更换。

（3）硅胶假体隆鼻。硅胶假体隆鼻是最常见的手术方法，硅胶是安全性较高、效果较好的植入材料，经过实验室和临床实验，证明其与人体组织相容性好，无毒无害，可塑性强，不致癌，如有问题，可完整地取出进行修整、更换。取出后也可使鼻形恢复原样，不会引起鼻背部皮肤松弛。

（二）隆鼻适应证

（1）低鼻、鞍鼻、直鼻、波浪鼻、鼻孔横卧鼻、朝天鼻、大鼻子头鼻。

（三）术前护理

（1）使患者做好心理准备。

（2）使患者了解影响隆鼻价格的因素，根据其经济能力选择最好的方案。

（3）使患者充分了解隆鼻术常识。

（4）手术前局部不能有细菌病灶。

（5）术前洗澡，避开月经期。

（6）手术前2周内勿服用阿司匹林药物，以免使血小板凝固功能下降。

（四）术后护理

（1）术后用冰袋局部冷敷，减轻肿胀。

（2）术后一周内假体还没有被纤维包绕，处于不稳定阶段，防触摸、挤压、碰撞局部。

（3）阿司匹林致血小板的凝固功能下降，2—3周内最好不要服此类药物，以免导致术后出血。

（4）隆鼻术后2—4周左右，禁止戴眼镜，并坚持面部冷敷，5天左右做抬头姿势，即使躺着也要垫高头部，有利于消肿。

（五）预防感染

（1）遵医嘱给予抗生素治疗。

（2）保持鼻部清洁，用双氧水或盐水擦洗鼻腔内血痂，保持鼻部通气良好，

（3）保持鼻部敷料清洁、干燥，避免鼻部与硬物碰撞。若为鼻部再造者不得自行揭去，以免移植软骨支架移位或皮肤受损致感染。

（4）饮食：予半流质饮食。

（5）拆线：7—10天拆线。

（六）健康指导与康复

（1）再造鼻应拆线后继续使用硬质鼻管6—12个月，防止挛缩。

（2）嘱患者勿撞碰鼻背或用手摇动植入体。

（3）术后加强营养，预防感染。

（4）在手术前后各1周内严禁吸烟和饮酒，以利于伤口愈合。

六、面部除皱手术护理

面部除皱术在国外多被称为面部"提紧术"，是将面颈部皮肤及其深面的组织、结构分离后，向后上方提紧固定，借以展平或消除表面的皱纹，使某些部位的老化性松垂得以改变。

（一）身体评估

（1）是否存在由于皮肤浅层的老化形成的细小皱纹，如额部鱼尾纹、眉下垂、眼角下垂、眉间纹不重，鼻唇沟较深，颈部皮肤松弛。

（2）有无血液病及家族史。

（二）面部适应证

鱼尾纹、眉下垂、眼角下垂、眉间纹不重，鼻唇沟较深，颈部皮肤松弛。

（三）面部除皱术的分类

（1）额颞部除皱术：适用于额部横纹、眉间竖纹、鱼尾纹、鼻背横纹、眉下垂、上睑皮肤松弛下垂。

（2）颞部除皱术：适用于眼角鱼尾纹、外眼角下垂。

（3）面下 2/3 除皱术：适用于面颊部皮肤松弛、鼻唇沟较深、鱼尾纹、眉下垂、外眼角下垂。

（4）全面部除皱术：适用于全面部皮肤松弛、皱纹明显。

（四）面部除皱的方法

（1）内窥镜除皱术：内窥镜的应用现已比较广泛，在内窥镜的直视下，以特制的工具做深面的准确分离和肌肉的切断或切除，此术视野清晰，操作准确，可避免伤及神经及血管。手术切口小、出血少、损伤轻，安全有保障。

（2）小切口除皱术：主要适合于前额眉间纹比较轻、皮肤松弛的患者。

（3）胶原蛋白除皱术：将胶原蛋白注射于真皮内，以消除较深的皱纹皱褶，主要针对如鼻唇沟、鱼尾纹、额横纹、眉间纵纹等。效果好而持久，无吸收、过敏反应问题。

（4）激光除皱术：激光除皱可治疗其他传统术式作用不到的部位，如口唇周围、下眼睑皮肤上的细密皱纹。

（五）术前护理

（1）心理护理：充分了解患者的精神及有无心理障碍。

（2）一般护理：按术前护理常规护理。重点是检查血液有无凝血障碍。

（3）术前清洁面部，清洗头发，去除头部所有发卡、头饰和首饰。术区头发梳理扎辫。

（六）术后护理

（1）按麻醉方式进行护理，全身麻醉清醒后尽量取半坐卧位，可适当抬高头部，以减轻头面部水肿。

（2）局部观察敷料固定是否良好，有无渗血及脱落，负压引流管保持通畅，防止引流管扭曲、打折、脱出，并记录引流量及性状。观察面部及眼部是否肿胀，必要时用 0.25% 氯霉素药水滴眼或 0.9% 生理盐水注射液棉球擦拭双眼，观察术后疼痛程度及性质，避免血肿形成。

（3）饮食方面，术后一周内进食易消化食物，避免面部肌肉活动过度，减缓愈合时间。10 日内严禁大笑或做大的表情动作。

（4）护理术后补液治疗。术后 24—48 h 拔除引流管，5—7 天起可间断拆除术区缝线，术后 1—2 周缝线全部拆除。

（七）健康指导与康复

（1）嘱患者未拆线时及拆线，2 周内不得自行洗头，如患者有不适感觉、头皮瘙痒等不适症状时,可协助患者药物洗头(1‰—2‰碘伏),流水洗净,擦干头发,用碘伏消毒术区。

（2）拆线后指导患者局部涂抹预防瘢痕增生药物及应用弹力敷料 3—6 个月抑制瘢痕增生。

（3）嘱患者勿强行揭掉伤口痂皮,局部可涂抗生素软膏帮助痂皮软化,促进其自然脱落,避免伤口感染、裂开。术后 3—6 个月避免染发、皮肤护理(按摩、熏蒸、热敷)及使用电风扇吹风,避免因面部皮肤感觉迟钝或麻木引起过敏、烫伤。

（4）指导患者保持心情愉快,有规律地生活,充足睡眠,合理饮食,以延缓皮肤衰老。

七、面部注射整形美容护理

注射物质于人体局部,以达到修正皮肤缺陷的美容方法,称注射美容。注射美容是非手术整形美容的一种,是利用注射的方法将生物材料或人工合成生物兼容性材料注射于人真皮层或皮下,通过不同的作用机理达到减少皮肤皱褶或塑型的整形手术的方法。

（一）身心评估

（1）评估患者精神心理状态,能正确认知注射美容的用途及改善效果。

（2）评估需注射物质的部位的情况,告知配合措施。注射可达到面部填充、抑制皱纹、软化瘢痕及硬化血管瘤等功效,根据功效选择药物。

（3）询问有无药物过敏史。

（二）术前护理

（1）注射前应避免使用维生素 E 及非甾体类药物。

（2）面部皮肤应避免暴露在极端的温度或阳光射线下,避免饮酒。

（3）注射前清洁面部。

（三）术后护理

（1）面部填充剂(如玻尿酸等)注射术后护理:

① 注射后 24 h 形状固定,期间避免接触注射区域。

② 不要在注射部位冰敷、热敷。

③ 注射部位避免暴晒或暴露于寒冷环境下,2 周内不可接受皮肤护理。

④ 术后不要洗桑拿,避免接触蒸汽,直到复诊后。

⑤ 减少面部活动,避免大笑和哭泣等面部肌肉频繁运动,以保持注射部位填充物的均匀分布。

⑥ 注射后 24 h 内不使用化妆品,针眼处不要沾水。

（2）神经阻断制剂(A 型肉毒素)注射后护理:

① 注射后观察 30 min,并备用 1∶1000 肾上腺素 1 mg,以防发生变态反应。

② 注射后 4 h 内,不要做局部按摩。

③ 注射后 4 h 内,不要剧烈运动,保持身体直立位,不要躺卧或弯腰。

④ 注射后 1 h 内,减少面部活动。应用肉毒素治疗咬肌肥大时,避免啃食或撕咬硬物。

⑤ 注射 A 型肉毒素后禁止使用氨基糖苷类药物,如庆大霉素等。

（3）A 型肉毒素注射后注意事项：

① 注射后效果不明显者，应告知不能急于再次注射。

② 术后可能发生的不良反应：表情不自然，局部出现肿胀、瘀斑，注射部位有麻木感，头痛，额部有紧绷感，邻近部位皱纹加深，眉形改变，眉下垂等，上述症状可在 3—5 天内发生，一般 2—4 周后逐渐减退。

③ 部分患者可出现闭眼困难、上睑下垂、视物模糊、流泪等，无需处理，一般 2—8 周可自行消退。

④ 药效维持期为 3—6 个月，加强注射一般为半年一次。

（四）健康指导与康复

（1）术后短时间之内不要做剧烈运动。

（2）如果服用阿司匹林或其他类似药物，会增加青肿及流血。

（3）注射后一周内禁止饮酒。

（4）注射 4 周后方可进行激光治疗等，避免引起注射部位的炎症反应。

（5）对于注射美容来说，玻尿酸除皱在注射后局部会有轻微肿胀，注射后的即刻效果不是最终的术后外观效果。

八、脂肪抽吸术护理

脂肪抽吸术指利用肿胀麻醉技术，用负压吸引器或注射器将患者脂肪较丰厚部位的脂肪抽出，达到瘦身、雕塑体型的目的。

（一）适于抽脂的部位

（1）颈部、面部、上臂、腹、腰、大腿、臀等脂肪容易堆积的部位。

（2）腹、腰、大腿、臀、手臂及小腿（身材的雕塑）。

（3）男性乳腺增生。

（4）部分乳腺缩小术患者。

（二）身心评估

（1）精神心理状态正常，无严重器官疾病，无出凝血疾病，无糖尿病及免疫性疾病及神经运动功能障碍。

（2）评估局部脂肪堆积情况，设计手术方法。

（三）术前护理

（1）按医嘱完善各项检查：血常规、出凝血酶原时间、肝肾功能及心电图检查。

（2）检查术区皮肤，手术部位无局部感染病灶，标记手术部位。

（3）术前沐浴更衣，避免着凉。女性患者避开月经期进行手术。

（4）询问药物过敏史、既往史。

（5）术前备弹力衣两套。

（6）术前半月禁服抗凝血药物、血管扩张药及激素类药物，以防止出血。

（7）按麻醉要求禁食、禁水。

（四）术后护理

（1）按麻醉后护理常规护理。

（2）术后即刻穿上弹性紧身衣或用弹力绷带加压包扎,可减少术后的血肿。

（3）初期会有肿胀及酸痛现象,患部会有淤血、瘀伤等现象,无需特殊处理,可自行消除。

（4）手术切口很小,一般术后第 1 天消毒切口,1 周后拆线。手术当天包扎的敷料渗液会很多,术后第 1 天更换,3—5 天后可去除敷料,穿上弹力紧身衣。

（5）术后皮肤感觉较迟钝,3—6 个月会逐渐恢复。

（6）术后适当活动,不建议绝对卧床休息,给予高热量、高蛋白、低脂肪饮食。

（7）术后切口和针眼处避免沾水,1 周后针孔愈合可沐浴。

（五）健康指导与康复

（1）术后建议穿弹力服 3—6 个月。

（2）吸脂区皮肤短期内会有变硬、麻木、色素加深、局部不平、发绀等情况,3 个月后可逐渐恢复。

（3）2 个部位吸脂间隔时间为 1 周以上。

（4）1 个月内避免剧烈活动。

九、隆乳手术护理

隆乳手术是一种通过植入医用材料或移植自身脂肪组织,使乳房体积扩大、形态丰满匀称,改善女性体型,恢复女性特有的曲线美的手术。乳房发育欠佳的女性虽然乳房过小或扁平,但因乳房组织结构完整,皮肤完好并有弹性,可以扩展,行隆胸术易于取得良好的效果。

（一）常用的隆乳手术方式

（1）经腋窝切口内镜辅助下双平面法硅凝胶假体植入隆乳术。

（2）经腋窝乳晕切口胸大肌后硅凝胶假体植入隆乳术。

（3）经乳晕切口双平面法硅凝胶假体植入隆乳术。

（4）经腋窝乳晕切口乳腺后硅凝胶假体植入隆乳术。

（二）术前护理

（1）做好患者术前的心理护理,解除其顾虑,使其以良好心理状态接受手术。

（2）完善术前检查:血常规、尿常规、心电图、胸片、出凝血时间、乳腺 B 超、胸部 CT 等。

（3）术区皮肤准备:剪除双腋窝、胸部术区的毛发。保持术区皮肤清洁、干燥,备皮前检查术区皮肤是否完整,有无皮疹、破溃、感染等,备皮时动作轻柔,避免刮伤皮肤。

（4）根据患者要求和自身条件,协助医生选择合适规格的假体,配合医生标记乳房假体放置位置及剥离范围。

（5）术前拍照,患者术前留取胸部正位、左右侧位、左右斜位（45°）的五个不同角度照片资料。对手术部位进行照相存档，便于术前、术后做对比。

（三）术后护理

（1）全麻术后，患者去枕平卧 4—6 h，待完全清醒后，取自主体位。

（2）密切观察局部肿痛及皮肤瘀血、青紫情况，是否有局部皮肤张力过高，发现异常应及时通知医生处理。

（3）明确引流管放置位置及作用，妥善固定，防止脱落，保持引流通畅。

（4）手术后首月应依医生指示穿着合身柔软胸围或定位胸带，保持胸带松紧适宜。保持一定的压力，维持双侧乳房的固定位置。乳房初期会感觉肿胀不柔软，待一至两个月后，乳房质感形状会比较自然。手术后 6 个月内不能穿有钢圈胸围，以防胸部变形及引致包膜挛缩的发生。

（5）鼓励患者尽早下床活动，以利于引流和恢复。

（6）术后限制患者上臂活动 10—14 天，以防假体移位、破裂。

（7）手术后两星期内应避免性行为，以免碰伤乳房。

（8）乳房按摩在手术后一星期开始进行，方法是将乳房尽量向上、内、外三个方向推挤，保持位置 10 s，左、右乳房各做 5 min。第一个月早晚两次，第二个月每晚一次，维持一年，一年后改为不定时按摩。乳房按摩可将假体周围的包膜纤维组织拉松，有效减少包膜挛缩发生。

（四）健康指导与康复

（1）按医嘱用药，口服及外用抗瘢痕药物 6 个月。

（2）术后 7—10 天拆线，拆线后继续使用弹力网套，防止压迫、碰撞胸部，以保护假体。

（3）术后 1 个月内禁止做剧烈运动，尤其是两臂上举、持重物、扩胸等运动。2 个月以后可逐步恢复上肢受限的活动，之后 1 个月内逐渐过渡至正常活动。

（4）如准备怀孕，最好在手术 6 个月后，待乳房形状稳定下来才开始。隆胸手术一般不会影响哺乳。

（5）隆胸手术后每天服用 800 单位维生素 E（早晚各 400 单位），连续 6 个月，有效防止胸部包膜组织挛缩硬化。

十、巨乳缩小整形手术护理

乳房肥大是指女性乳房过度发育，含腺体及脂肪结缔组织过度增生，体积超常，与躯体明显失调，可发生胸部压迫感、慢性乳腺炎、疼痛、肩部酸痛沉重及乳房下皱襞皮肤糜烂等。巨乳缩小手术主要是通过手术缩小乳房体积，切除过多的皮肤、脂肪组织和乳腺，用所保留的组织蒂带、乳头、乳晕重塑乳房的轮廓和形态，调整乳房的位置，以减轻乳房过大造成的身体负担。

（一）乳房肥大分类

（1）乳腺过度性乳房肥大：表现为乳腺组织过度增生，肥大的乳房坚实，乳腺小叶增生明显，常有压痛，在月经周期期间，常常有自发性疼痛，并伴有乳房下垂，较多发生于已婚育的妇女。

（2）肥胖型乳房肥大：表现为整个乳房匀称、肥大，在组织结构上，是以乳房中的脂肪匀称增生、脂肪细胞肥大为主。这类乳房肥大的患者常伴有全身性肥胖。

（3）青春型乳房肥大：这是一种在青春期发生的乳房渐进性增大，并过度发育，导致乳腺组织增生、肥大。乳房表现为匀称、肥大，乳房下垂不明显，这类患者有时有家族史。

（二）乳房肥大手术方法

（1）垂直双蒂法乳房缩小术。
（2）"L"形乳房缩小整形手术。
（3）水平双蒂法乳房缩小整形手术。
（4）双环形切口乳房缩小整形手术。

（三）术前护理

（1）按整形外科手术前护理常规护理，完善血、尿实验室检查，X线胸片，心电图，肝、肾功能等检查。

（2）评估患者健康状况，了解服药史，术前至少10天停用维生素E、避孕药及阿司匹林等药物。避开月经期手术。

（3）无传染性疾病或其他身体炎症以及乳腺癌的家族史。

（4）心理护理：乳房肥大患者经历了躯体的痛苦和精神的压抑，对手术寄予很大希望，但又对手术充满了焦虑和恐惧。护士应耐心解答患者的疑问，尊重患者的隐私权，建立良好的护患关系，使患者产生安全感，减轻焦虑，消除恐惧心理，树立自信心，主动积极配合治疗。

（5）准确测量有关数据：正常乳头应位于乳房锥体的顶端，在锁骨中线的稍外侧，相当于第5肋水平，并指向外上方，新乳头的地方及乳头的尺寸需要依据身高、体形、胸廓的宽度等因素决定，并拍摄术前照片及设计画线照片，以做术后对照。

（6）备皮范围：上至锁骨上及双肩，下至脐水平线，两旁过腋后线。去除腋毛，尤其注意脐部清洁，对乳房下皱襞处有湿疹、感染等现象应先诊治或控制感染后方可手术，以免导致术后感染。

（四）术后护理

（1）体位：按麻醉后护理常规护理，麻醉清醒后取半卧位，有利于乳房塑形及引流，减轻切口张力。

（2）负压引流护理：注意观察引流液的颜色、量、性状。一般术后24—48 h可拔除引流管，如引流量大于50 mL/h，应警惕有出血的可能性。

（3）给予高热量、高维生素、高营养、易消化吸收的饮食，利于切口的愈合，忌食辛辣刺激性食物。

（4）密切观察术区敷料包扎情况及有无渗血，并耐心倾听患者的主诉。

（5）密切观察乳头、乳晕血运及感觉，应特别仔细观察毛细血管充盈反应、皮温及皮肤弹性。

（6）术后遵医嘱给予抗感染止血治疗。

（7）加强巡视，主动与患者沟通交流，有针对性地实施心理护理。

（五）健康指导与康复

（1）术后 7—10 天拆线,拆线后指导患者做轻度扩胸运动,常进行乳房按摩,佩戴弹性无钢圈胸罩,以维持乳房的形状。

（2）术后 1 个月限制上肢剧烈活动,胸带解除后即佩戴形态合适的胸罩继续固定。

（3）遵医嘱用药,口服及外用抗瘢痕药 6 个月,以防瘢痕增生或变宽。

（4）定期复诊。

十一、乳房下垂矫正手术护理

乳房下垂是指乳房体积正常,但乳房及乳头、乳晕位置下移,明显低于正常位置。乳房下垂是由乳房皮肤及腺体内的支持结构松弛,弹性降低,乳房在重力作用下向下垂坠,失去正常向前突起的乳房形态。

（一）乳房下垂程度分类

（1）轻度:乳头位置低于正常,但高于或恰好达乳房下褶线水平。

（2）中度:乳头低于下褶线水平 3 cm 内。

（3）重度:乳头低于下褶线水平超过 3 cm。

（二）手术方式

手术方式因人而异,主要有:

（1）采用硅凝胶假体植入隆乳术。

（2）自体颗粒脂肪注射移植术。

（3）乳房上提固定术。

（三）术前护理

（1）评估患者健康状况,遵医嘱协助患者完成术前检查。

（2）心理护理:评估患者身心状况,讲述手术前准备的必要性,取得理解、合作,使患者能够积极、正确地面对手术,保持乐观的心理状态。

（3）皮肤准备:手术前 1 日沐浴,剪指甲,洗去指甲油,遵医嘱备皮双腋窝。

（4）胃肠道准备:手术前 1 天晚进食易消化、不易胀气的食物。根据麻醉方法,全身麻醉患者术前 8 h 禁食,6 h 禁水。

（5）手术早晨准备:清洁面部后(勿用化妆品),根据医嘱,术前 0.5 h 给予麻醉前用药。

（四）术后护理

（1）妥善搬运患者。

（2）保持正确体位:全身手术后未清醒患者应取去枕平卧位,防止呕吐物误入气管引起窒息和吸入性肺炎。患者清醒后 6 h 内禁食、水。鼓励患者自行咳嗽排痰,注意保护伤口。

（3）观察病情:监测患者生命体征,观察术区胸带包扎是否妥善固定,有无伤口渗血、渗液情况,妥善固定引流管,防止脱落扭曲,保持引流管通畅,准确记录引流液的颜色、性质和量,准确记录出入液量。

（4）遵医嘱给予抗炎止血治疗,注意观察有无药物不良反应。

（5）饮食指导:进食高蛋白、高维生素、高热量食物,加强营养,促进伤口愈合。

（6）根据引流情况,术后 24 h 引流液小于 10 mL,拔除引流管。术后 10—14 天拆线,同时应尽量保持胸带舒展,2 个月内禁止做剧烈运动,如持重物或游泳等。

十二、乳房人工材料取出手术护理

乳房人工材料即医用聚丙烯酰胺水凝胶,商品名为奥美定或英捷尔法勒。聚丙烯酰胺为胶质状物质,无色透明,此化合物能在人体内分解成剧毒单体分子,毒害神经系统、循环系统,损伤肾脏等。世界卫生组织已将该物质列为可疑致癌物之一。

明确并发症为乳房疼痛、肿块或硬结、血肿、感染、散在性结节,胸部不适或疼痛,与心理相关的并发症有失眠、注意力不集中、抑郁、恐惧、癔症。

（一）术前护理

（1）心理护理:患者的心理感受和反应直接影响到手术治疗及预后,护士要运用心理学知识主动与患者交谈,做好术前健康宣教,交代术后注意事项,从而使患者保持稳定的心理状态,接受手术治疗。

（2）术前评估是整形美容手术必不可少的。要通过照相评估患者胸部的外形,以便手术后对照。

（3）手术前检查:

① 行核磁共振扫描,可清楚显示注入物所形成的假体的位置及其完整性,MRI(磁共振成像)的冠状位、矢状位和水平位的截面图能准确定位注射物的分布和层次,可清楚显示注射物的分布情况、分布范围及其与胸壁的主体结构关系等,能够给临床医生以直观、可靠的印象。

② 检查血常规、凝血功能、心电图,了解患者身体状况。

③ 手术前两周内,请勿服含有阿司匹林的药物。

（4）术区备皮:范围包括胸部、双腋,动作应轻柔,并检查术区皮肤是否完整。

（5）手术前禁食 10 h,禁水 4—6 h。

（二）术后护理

（1）术后去枕平卧 4—6 h,待麻醉清醒,取自主体位。

（2）病情观察护理:密切观察患者生命体征变化,观察术区敷料包扎情况,用胸带加压包扎,用弹力胸衣加以固定。

（3）引流管护理:妥善固定,保障引流通畅,防止脱落,观察引流液的颜色、性质、量及皮肤温度。24 h 一侧引流量不超过 10 mL,颜色澄清,便可拔出引流管。

（4）术后遵医嘱给予抗炎止血治疗,严格遵守无菌技术。

（5）奥美定取出后避免食辛辣刺激食物。

（三）健康指导与康复

（1）限制上臂过度活动。手术腔空隙大，限制活动可使组织贴合紧密，防止无效腔，促进愈合。

（2）胸部剥离抽吸部位加压包扎 15 天，穿弹力胸衣固定 1 个月。

（3）奥美定可游走全身且并不会吸收，可引发纤维增生，出现多个硬结，引起不同程度持续性隐痛。行抽吸术时，因注射物分散不固定，故不能彻底抽吸干净，术后需定期复诊和随访。

（4）奥美定注入人体后降解物质可能致癌，应尽早通过手术取出注射物，清除病变组织，定期体检早期发现及时治疗。

十三、下颌角肥大截骨整形术、颧弓降低术护理

下颌角肥大是一种先天或后天发育上面部轮廓的美学缺陷，表现为颜面的方形或向下突出的外观，甚至使面部轮廓显示上小下大的形态。

下颌角截骨术手术方式：截骨术、磨削术。

颧弓复合体由颧骨体和颧弓组成。颧弓位于面中 1/3 关键解剖部位，决定着面部轮廓的三维立体结构。颧弓复合体肥大可出现颧突过高和颧弓宽大，造成面中部过宽。

颧骨复合体肥大分为三型：真性肥大、假性肥大、混合性肥大。

（一）护理评估

（1）精神及心理状况：患者精神心理正常，对手术有正确认知。

（2）充分沟通，检查突出的程度，确定手术方法。

（3）身体健康，无重要脏器的器质性病变。

（4）三维头颅 CT 拍摄，头颅正、侧位片。个别病例应取面模测量颧骨需要削除的骨量。

（二）术前护理

（1）心理护理：患者对手术期望过高，有不同程度的幻想，又有惧怕手术的心理，护士应主动沟通，说明手术的安全性、有效性、可行性，使患者对手术有正确认识，以良好的心态接受手术。

（2）完善术前检查，术前行头颅 CT 检查及血常规、出凝血时间、肝肾功能、生化、尿常规、胸片、心电图等检查。

（3）下颌整形术前检查下颌角肥大的程度，与手术医生进行详细沟通，确定下颌角或下颌缘截除的量。

（4）术前清洁口鼻腔，沐浴更衣，避免着凉。女性患者要避开月经期。

（5）询问药物过敏史、既往史，有无基础性疾病。术前两周内勿服用含阿司匹林药物，以防血小板凝固功能降低。

（6）术前 1 日和术晨，用漱口液漱口，保持口腔清洁。

（7）按全麻术前准备。

（三）术后护理

（1）卧位：术后 6—8 h 禁食、禁水，去枕平卧，头偏向一侧。麻醉清醒后 6 h 可改为半卧位，以减轻头部水肿。

（2）保持呼吸道通畅：术后患者大都有不同程度的咽喉疼痛及痰多黏稠等症状，遵医嘱给予雾化吸入。术后 6 h 可喝少量的水，无不适时，可进食牛奶等流质食物。

（3）心理护理：术后患者脸部肿胀明显，对患者进行安慰，给予适当解释，使其了解术后肿胀为正常现象，解除其焦虑不安的情绪。

（4）口内伤口护理：术后遵医嘱每日给予口腔护理 2 次，保持口内清洁和避免感染。嘱患者进食后用漱口液漱口，保持伤口清洁。

（5）治疗：遵医嘱用抗生素、止血药及维生素 C 等，预防感染，促进伤口愈合。

（6）饮食护理：术后 1 周内进流质饮食，如牛奶、果汁、豆浆、蛋白粉、各种汤类。1 周半后进半流质饮食，如蛋羹、面条、粥等。2 周后进软食。

（7）引流管护理：保持引流管处于负压状态，注意引流管勿折、脱出。引流量多时，及时更换注射器，并做好记录。如引流液为新鲜血，且量较多，应及时通知医生；如引流管压迫口角，应及时更换位置，重新固定引流装置。口周涂抗生素软膏，保护口角。

（8）头部敷料在术后 3—5 天拆除，换弹力头套，以减轻术区肿胀和面部松弛。

（9）下颌角手术一般一周即可拆线。

（四）健康指导与康复

（1）嘱患者出院后坚持用漱口液漱口，每日 4—6 次，至拆线后 1 周。3 周后可用软毛牙刷刷牙，动作要轻，避免戳碰伤口部位，2 个月后可用普通牙刷。

（2）手术后术区肿胀、麻木、流涎都是正常现象，会逐渐消失。如症状加重，及时与医生联系。

（3）出院后保持伤口清洁，避免挤压、碰撞。

（4）2 周后可进软食，4 周后进普食，3 个月内禁食过硬食物。

（5）佩戴弹力头套持续 3 个月以上，可防止面部皮肤松弛，并保持良好的术后效果。

（6）保持良好的精神状态，3 个月后来院复查。

（7）手术完全消肿大概需 1 个月，3—6 个月内咬肌由于附着点位置的改变及肌张力的变化，咬肌本身会发生自身重建性萎缩，术后 6 个月左右会恢复到最佳效果。

十四、小耳畸形再造术护理

小耳畸形是一种严重的先天性耳郭发育畸形，常伴有外耳道闭锁、中耳畸形和颌面部畸形。男性多见，且以右侧为多。也有耳郭完全未发育，局部无任何痕迹，称无耳畸形，极为罕见。

（一）病因分类

（1）Ⅰ度：耳郭的大小、形态发生变化，但耳郭重要的表面标志结构存在，外耳道狭窄，严重时外耳道出现闭锁。

（2）Ⅱ度：最为典型，只存在呈垂直方位的耳轮，呈腊肠状，外耳道闭锁。

（3）Ⅲ度：只存留皮肤、软骨构成的团块，严重者出现无耳。

（二）治疗方法

一种是外耳郭再造，另一种是听功能重建。一般先行外耳郭再造，再行听功能重建。听力重建手术常常会破坏耳后皮肤，因此要在耳郭再造后施行。

（三）术前护理

（1）身心状况：了解患者心理状况，是否存在自卑、敏感、过度自尊等心理障碍。了解患者的身体发育情况，如体质、肋软骨发育情况等，耳郭局部状况，是否存在感染、破溃，局部是否存在瘢痕等，评估是否适合手术。

（2）心理护理：术前充分地与患者及家属沟通，告知小耳畸形的发病原因及耳部异常结构。告知手术采用的方案，需要进行多期手术及术后出现的异常反应及并发症。使其理解手术可以使耳部畸形得到一定程度的纠正，但仅限于耳部外形的改善。

（3）一般护理：护士应协助患者做好术前的各项检查工作。

（4）备皮：术前 2—3 天，每天清洁外耳道及耳郭，去除耳垢。男性患者最好剃除头发，女性患者则剃除发际以上 10 cm 内的头发。检查乳突区皮肤有无破损，胸壁皮肤备皮。

（5）术前需进行耳部正、侧位照相，以便与术后对比，并及时存档。

（四）术后护理

密切观察敷料包扎压力，随时观察皮瓣与筋膜下的负压是否恒定、持续，引流是否通畅，避免有积血。避免用手搔抓、移动敷料或触碰耳支架。

（1）按全麻术后护理常规护理，观察患者生命体征，测量体温、脉搏、呼吸、血压，4 次/日。每 30 min 给予心电、血氧饱和度监测并记录。保持呼吸道通畅，取平卧位或半坐卧位，及时吸出口腔内呕吐物及气管内分泌物，防止误吸并发感染，防止各种管道脱出，并注意保暖。

（2）体位护理：术后取半卧位，有利于负压引流。头部制动，Ⅰ期防止压迫耳支架，防止过度受压影响皮瓣存活。

（3）伤口的观察护理：

① 耳郭局部护理：加压包扎既保证了皮瓣血运良好，又保证了植皮存活。手术后注意观察伤口有无渗血、渗液，是否干燥，观察包埋耳软骨皮肤颜色、温度等；Ⅰ期手术重点观察耳支架后植皮皮瓣血运情况，防止皮瓣坏死。

② 取肋软骨区护理：观察引流量、颜色、性质等，及时拔除引流管；注意观察有无并发症发生；敷料包扎是否完整，如伤口有渗血或渗液，要及时更换敷料并加压包扎，以防止并发感染。

（4）预防气胸。因取肋软骨雕刻耳支架，有发生气胸并发症的可能。术后观察呼吸情况，6 次/日。当出现呼吸困难或急促时，首先排除是否有气胸发生。其次，检查是否因胸部加压包扎过紧致呼吸受限，可适当调整胸带的松紧度，以缓解症状。另外由于怕疼痛及对包扎不适应也可引起呼吸困难。护士应教会患者捂住胸部术区深呼吸。

（5）预防感染：遵医嘱及时、合理应用抗生素。各项治疗护理动作轻柔，保持病室环境洁净,严禁吸烟,每日定时通风2次;严格执行无菌操作,及时换药,保持切口清洁、干燥。

(6)负压引流的观察与处理:无论Ⅰ、Ⅱ期手术,负压引流是关键,它可以使术区渗血得到充分引流。更重要的是Ⅱ期手术保持负压,可使耳支架与皮瓣之间有一定的吸附作用,对耳郭软骨支架可显、外形逼真十分重要,因此要保证负压引流密闭、通畅。要密切观察引流装置负压情况及引流液的颜色、量及性质。如引流液持续鲜红、量多、疼痛剧烈,要及时通知医生检查并处理。术后当日更换引流瓶,Ⅰ期手术后负压引流保留3天左右,Ⅱ期手术后保留5天左右。

(五)健康指导与康复

(1)出院前反复向患者家长及患者交代预防再造耳损伤的注意事项及其重要性。

(2)必须带护耳睡觉,以避免在睡梦中不恰当的姿势影响耳朵恢复,一般持续4—6周。

(3)Ⅱ期手术后10天耳部拆除缝线,嘱患者要注意术区局部卫生,定时清洁,防止感染,在切口处特别是有痂尚未脱落处保持干燥,创面完全愈合后才能洗澡。

(4)胸部取肋软骨处,用弹性敷料包扎并应用药物治疗,以防止瘢痕的产生。

(5)再造耳痛觉、感知觉开始较差,故要防止对再造耳的碰撞、挤压、冻伤、曝晒;耳郭长出的细小头发要小心拔除防止感染。1年以后复诊,再做耳道局部整形术。

(6)再造耳如有任何异常,如耳支架外露、再造耳破损,应及时与医生联系。

十五、副乳/腋臭切除手术护理

腋臭又称狐臭、臭汗症等,是由患者腋窝、外阴、口角等部位大汗腺排泄的汗液中的脂肪酸比普通人高,呈黄色、较浓稠。脂肪酸达到一定浓度,经皮肤表面的细菌,主要是葡萄球菌的分解,产生不饱和脂肪酸而发出臭味。常见于多汗、汗液不易蒸发和大汗腺所在的部位,如腋窝、腹股沟、足部、肛周、外阴、脐窝及女性乳房下方等,以足部和腋窝臭汗症最为常见。

副乳指正常乳腺外的其他部位形成乳腺组织者,即多余的乳房,副乳的体积有大有小,这种畸形最常见于腋窝部,多为双侧。于月经期、妊娠期或哺乳期,副乳可有肿胀疼痛,甚至有泌乳现象。

(一)腋臭的症状及病因

(1)腋下多汗,且汗液发黄、发黏,经常染黄衣服。出汗后发出难闻的气味。

(2)天气越热,气味越重。

(3)腋臭症状比较严重,伴有油耳朵。

(4)患者过度焦虑、紧张,时间长了这种负面精神情绪,就会造成内分泌失调和大脑中枢神经紊乱、失眠、多梦等精神疾病。

(5)内分泌因素、细菌因素、遗传因素。

(二)术前准备

(1)耐心解答,缓解患者紧张心理。

(2)术前检查,无明显活动性疾病,心、肺、肝、肾功能正常,无出血性疾病。局部皮肤无炎症。

（3）女性患者避开月经期。

（4）术前清洁备皮。

（5）术前一个月停用止汗剂、除臭剂。

（三）术后护理

（1）遵医嘱口服 3—5 天抗生素预防感染,禁食辛辣刺激性食物 1 周。

（2）术后切口用棉垫内衬优力舒固定,外用弹性绷带加压包扎,以防出血、血肿等情况发生。如发现上肢皮肤颜色发紫、肿胀、变凉或绷带松脱、移动应及时处理。

（3）术后 24—48 h 可拔除引流条,并根据伤口渗出情况指导患者定期换药复诊。换药时观察局部皮瓣颜色、温度等,以防皮瓣坏死。

（4）术后限制上肢活动 10—14 天,避免剧烈活动,防止出汗,保持伤口清洁、干燥、通风,1—3 个月内双臂避免做过度扩张、上举动作,提重物等。

（5）术后 7 天可拆包,10 天拆除切口缝线。

（6）手术当天会有切口疼痛,遵医嘱口服镇痛药物。若有持续性胀痛等应及时联系医生处理,以防血肿形成致皮瓣坏死。

（四）健康指导与康复

（1）术后穿宽松开衫,穿脱衣服时避免上臂上举和外展。

（2）洗脸、梳头、进食等活动时双肩关节应限制活动,可活动肘、腕关节。

（3）应保持上臂内收、后伸,避免上举、外展和前后摆动。

（4）避免剧烈活动,夏季手术者,尽量待在空调房间,减少外出。

（5）不能淋浴,以免浸湿伤口敷料,防止伤口感染。拆线后视切口情况方可沐浴。

十六、皮片移植术护理

皮片是指一块单纯皮肤,或不含皮下脂肪组织的皮肤。由身体某一部位取皮片移植于另一部位,称为皮片移植术。供皮的部位称为供皮区,受皮的部位称为受皮区。

（一）皮片的种类

按皮片的厚度分类:

（1）表层皮片（也称刃厚皮片）是皮片中最薄的一种,仅含皮肤的表皮和真皮乳头层的一部分,厚度为 0.2—0.5 mm。易存活,可多次切取,不遗留瘢痕,但弹性差,不耐磨压,易破损。

（2）中厚皮片（也称断层皮片）介于刃厚度和全厚度之间的中等厚度层皮,厚度为 0.3—0.75 mm,是整形外科应用较广的一种皮片,克服了刃厚皮片的缺点,但在供皮区常有增厚的瘢痕遗留。

（3）全厚皮片:包含皮肤表皮和真皮的全层的皮片。成活后皮肤质地柔韧,有弹性,活动度好,色泽变化少,挛缩度小,耐磨压功能和外观均较满意。

（4）带真皮下血管网皮片（也称血管网皮片）:真皮下有一层血管网,移植时保留此层血管网及少许脂肪组织,移植后通过此层血管网皮肤组织可以存活,或者较易存活。存活后色泽较好,质地柔软,皮肤韧性强,不起皱,不臃肿,收缩不明显,感觉功能恢复较早。

(二)供皮区的选择原则

(1)选择皮面宽阔、平坦的区域。如大腿内侧、后外侧,腹壁及胸壁等处,可以大量取皮,也容易切取。

(2)供皮区应不影响日后局部的功能。如关节部位禁忌取厚皮片。

(3)供皮区的包扎应不影响受皮区的血运。如肢体远端植皮时,供皮区尽量不选在同侧的近端,以免绷带压迫,造成远端充血,影响皮片成活。

(4)供皮区应选在不易受污染的部位。如幼儿不宜自臀部取皮。

(5)供皮区的选择,应注意受皮区的特点。如面部或体表相通的腔穴管道植皮时,应选择在毛发稀少的区域取;颜面植皮还应注意选择色泽相近的皮片,需要皮片小者可取自耳后部或锁骨上窝,需要皮片大者可取自上臂内侧或侧胸壁部。

(6)供皮区应尽量选择在隐蔽的区域。

(三)术前准备

(1)改善全身情况,如患者有贫血、血浆蛋白过低、脱水等情况,须先行治疗。

(2)肉芽创面需经过一段时间的准备,包括通畅引流,勤于更换敷料及盐水湿敷(一般湿敷2—3日),适当加压包扎,抬高患肢,待肉芽色泽新鲜红润、质地坚实无水肿、分泌物少、周围创缘无炎症现象,方能进行植皮,如肉芽组织高者可行削除。

(3)新鲜创面应按清创步骤进行处理,使创面无活动性出血和坏死组织,边缘修剪整齐。

(4)供皮区以清洗为主,每日一次,不必强调剃毛。

(四)术后护理

(1)应用抗菌药物和镇静止痛剂,补充营养,其他与一般手术相同。

(2)植皮区应抬高,保持回血通畅,防止水肿。

(3)无菌创面植皮后,一般于8—10日首次更换敷料,观察皮片生长情况。成活者色红润,如有血肿、水泡等,应拆除缝线予以引流,再持续加压包扎至10—14日。

(4)植皮后如有体温升高、白细胞计数增高、伤口剧痛、局部腐臭,淋巴结肿大等感染征象时,应立即松解绷带检查。确有感染时应立即引流,间断更换敷料,继续固定,并用抗生素控制感染,严密观察皮片生长情况。

(5)腔穴内植皮多属污染手术,应提前在术后5—7日更换敷料,并注意放入支撑物保持腔穴稳定,继续支持固定皮片。

(6)肉芽创面植皮,应于术后3日更换敷料。如脓液不多,可不动接触创面的一层纱布,使皮片不致移动或脱落。待1周后皮片生长稳定,方可除去底层纱布。如有脓液,应在泡湿底层纱布后仔细去除,重新更换。

(7)供皮区一般可在2周后更换敷料,观察愈合情况。切取表层皮片者,在7—10日后(切取中厚皮片者在2周后)可见上皮重新覆盖创面。如无感染征象,不宜过早更换敷料。

十七、皮肤软组织扩张术护理

皮肤扩张术是通过在皮肤深面埋植扩张器并逐步扩张的方法,扩大其被覆皮肤面积的一种技术。皮肤扩张后能提供"额外"的"多余"皮肤,用以修复和替代邻近的瘢痕或其他皮肤缺损及畸形。

(一)身心评估

(1)评估瘢痕的部位、面积以及可扩张的正常皮肤。

(2)无全身性感染或手术部位急性感染病灶者。

(3)凝血功能差或有出血倾向者禁忌手术。

(4)拟扩张区无放射治疗史。

(5)精神、心理状态正常,无精神障碍或不能合作者。

(二)术前护理

(1)心理护理:瘢痕的暴露性对患者造成心理上的负担,使其产生悲观心理,甚至产生轻生念头,有的产生恐惧、疑虑等,迫切希望手术恢复原有外貌,向患者解释,使其了解手术方法、手术效果、术后注意事项等问题,使其对医生产生信任感,积极配合治疗。

(2)积极完善术前检查。

(3)术前设计扩张器放置位置、大小、形状、容量等。

(4)术前保持手术部位清洁,皮肤完整无炎症等,防止术后感染。

(5)如为全麻手术,按全麻要求准备。

(三)术后护理

1. Ⅰ期手术后护理

(1)术后一般护理,如为全麻手术,按全麻后护理,保持呼吸道通畅。

(2)体位:按放置的扩张器部位取舒适体位,制动,防止出血及血肿形成。

(3)饮食:加强营养,进食高营养、高蛋白、高热量、高维生素类食物。

(4)负压引流管的观察与护理:放置负压引流管,防止血肿形成,观察负压引流管是否通畅,随时检查有无脱出、漏气、阻塞等,观察引流液的性质、颜色及量,无特殊情况 24—48 h 拔除引流管。

(5)遵医嘱使用抗生素药物,注意体温等变化,预防感染。

(6)注意观察术后并发症发生,如血肿、切口不愈合、感染、扩张器不扩张和扩张器外露等。

(7)观察局部包扎情况,避免包扎过紧或过松,观察局部血液循环。

2. Ⅱ期手术后护理

(1)密切观察皮瓣的颜色、血运、肿胀程度。术后局部会有轻度肿胀,3 天后自行消退,若加重,及时报告医生处理。

(2)术中放置引流管,防止出血及形成血肿,密切观察引流管是否通畅、负压大小、引流物颜色等。术后限制患者活动,以防过度牵拉造成创口裂开、皮瓣坏死。

（3）加强营养，提高抵抗力，进食高营养、高蛋白、维生素丰富的食物。

（四）扩张囊注水的护理

（1）扩张Ⅰ期术后 7—10 天切口拆线，间隔 3—7 天注水一次。首次注水剂量一般为扩张器容量的 10%—15%。

（2）注水的过程：扪及注射阀门穿刺部位，常规碘伏消毒穿刺部位及操作者左手食指、拇指，注射用 20 mL 注射器抽吸 0.9%氯化钠注射液 20 mL，选四号半针头垂直进针至金属片回抽，缓缓推注。

（3）推注时注意阻力大小及局部皮肤血运情况，如皮肤张力较大，可适当回抽。

（4）埋置 2 个以上扩张器时，要注意患者有无血压下降或呼吸压迫等，每次注水不宜太多，或采取单侧交替注射。注水后观察 30 min，以防发生意外。

（5）注意勿穿过紧衣物，以免摩擦引起扩张皮瓣的损伤。

（6）注水完成后，根据扩张皮瓣的多少，院外需扩张 2—6 个月定期随访，发生皮瓣发红或扩张器变软，随时来院检查。

（五）健康指导与康复

（1）在手术各期，注意对术区的保护，避免损伤扩张器或皮瓣。

（2）穿着衣物应宽松柔软，以纯棉织物为宜，避免摩擦扩张皮瓣。

（3）尽量不使用化妆品，皮肤干燥时可在扩张皮瓣表面涂凡士林或婴儿油。

（4）注意不要烫伤、晒伤皮瓣，防止蚊虫叮咬。

（5）切口愈合后可沐浴，但不宜用力搓洗扩张皮瓣表面，避免抓挠局部。

（6）不宜进行剧烈运动。任何剧烈运动都有可能导致扩张皮瓣的损伤，应严格限制。

（7）特殊情况：注水壶外置的患者应定期换药，保持注水壶周围的干燥和清洁，发现红肿和渗出时应及时告知医生。

儿童患者须家长细心照顾。

感染和扩张器外漏等情况的处理应严格遵医嘱执行。

（8）严格执行医嘱，定期随诊。

十八、体表肿瘤切除术护理

肿瘤是细胞异常分化所形成的新生物，不受机体控制合理调节。

体表肿瘤则是生长在人体上的肿物，是指来源于皮肤、皮下附件、皮下组织等浅表软组织的肿瘤。

（一）体表肿瘤分类

（1）体表良性肿瘤：良性肿瘤生长缓慢、不扩散。

（2）体表恶性肿瘤：恶性肿瘤生长迅速，可浸润和破坏邻近组织，可转移。

（二）术前护理

（1）与患者沟通，了解患者生活习惯，有无糖尿病、血液病或其他慢性疾病。女性避开月经期。

（2）做好手术前检查。包括超声、X线、CT、核磁共振、放射性核素等。遵医嘱进行相应检查供术中参考。

（3）了解患者疾患部位性质、状况，向患者讲解病理学检查的必要性。

（4）向患者讲述手术方法，术前、术后注意事项，取得患者理解，使其减轻思想顾虑，积极配合术前准备工作。

（5）遵医嘱准备术区皮肤。术前1日沐浴，更衣，剪指（趾）甲。

（6）术前1日晚，根据手术部位、麻醉方式进行肠道准备，如为局部麻醉，术前1日晚可进食易消化、少食胀气食物；如为全身麻醉或局部麻醉加镇静的患者，术前禁食10—12 h，禁水4—6 h。

（7）确认术区皮肤及胃肠道准备情况。

（三）术后护理

（1）术后麻醉恢复期护理：密切观察患者生命体征变化，随时做好记录。

（2）伤口与创面的护理：严密观察敷料渗液情况，定期换药，遵医嘱拆线。

（3）疼痛的护理：观察疼痛的性质、持续时间，按医嘱准确进行疼痛处理，并进行心理护理，减轻疼痛。

（4）防止并发症的发生及促进伤口愈合：加强营养，给予高热量、高维生素、高营养、易消化、无刺激的食物。

（5）遵医嘱给予抗生素，预防感染。

（四）健康指导与康复

（1）进食营养丰富、易消化食物。

（2）伤口拆线24 h后方可洗浴，保持皮肤清洁卫生，植皮后皮肤相当长时间内易干燥，应经常涂护肤霜，并轻轻按摩15—30 min，避免阳光直射，防止移植皮片颜色变深。

（3）坚持穿戴弹力敷料3—6个月，拆线后伤口可涂抹软化瘢痕的药物，防止瘢痕增生。

（4）注意加强患肢功能锻炼，使患者出院后尽快、尽早适应社会及身体器官和外观的改变，提高生活质量。

（5）嘱患者按时回院换药、拆线，如有情况及时复诊。

十九、激光整形美容护理

激光是受激辐射而产生的放大的光，即某物质原子中的电子受到外界能量的激励达到一个高能量的状态，当电子从高能量状态回到常态的时候会释放光子，这种光子组成的光就叫做激光。

激光可用于去除色素沉着，如：太田痣、鲜红斑痣、雀斑、老年斑、毛细血管扩张等，以及去纹身、洗眼线、洗眉、治疗瘢痕等。

（一）护理措施

1. 术前心理护理

首先应使患者知晓激光整形的整个流程，术后所能达到的效果及可能出现的不良反应和处理措施，使其做到心中有数，不建议盲目治疗；激光治疗也是需要一定过程的，不是一蹴而就的，有的治疗过程会有临时的反复；由于治疗层次较深或者肤色较深等不良因素，治疗后可能引起炎症后色素沉着，要有心理准备，否则容易引起焦虑或非理性情绪与行为，影响治疗效果。

2. 术中护理

（1）洗净脸：使用较强清洁力的洗面奶确保清洁干净，否则遗留的化妆品将可能被激光作为靶基引起爆破，造成意外损伤。治疗区有毛发部位应剃除毛发。治疗区在治疗前15 min 保持干燥。

（2）麻醉：一般来说激光美容是不需要麻醉的。但由于每个人的个体差异以及身体不同部位的敏感程度不同，医生需要判定是否需要麻醉以及麻醉的方式。不耐受疼痛者，大多可采用浅表性麻醉。涂抹范围约大于病变边缘 0.5 cm，涂抹后，使用防水敷贴覆盖，覆盖范围大于乳膏涂抹边缘 0.5 cm。40—60 min 后去除覆贴（眼周为 20 min），用无菌纱布擦去乳膏。

（3）戴眼罩：医生和患者都需要戴上特别防护眼罩，避免高能量激光对视网膜可能造成的伤害。

（4）涂冷凝胶：并不是所有的激光美容都需要涂冷凝胶，但如激光脱毛类高能量激光治疗时，则需要涂 1—3 mm 厚度的冷凝胶保护皮肤。

（5）瞄准、发射：激光的光束是一点一点打下去的，有一点疼痛和灼热感。根据需要治疗的皮肤面积，治疗时间由几分钟到半个小时不等。不同的症状治疗次数不同，有的一次便能治疗好，如雀斑、红血丝，但有的需要几次甚至几十次，如脱毛、去胎记等。

3. 术后皮肤护理

（1）术后即刻：局部皮肤会有轻、中度的局部红肿及疼痛等不适，可采取冰袋、冰盐水纱布（冰袋应该加上双层无菌纱布与创面隔开，以免冰袋外面的空气液化成水打湿创面引起感染）局部冷敷 20—30 min，最大限度地减少热损伤所引起的皮肤坏死。

（2）冷敷完毕，可外喷碱性成纤维细胞生长因子溶液；然后面部创面涂抹一层较薄的表皮生长因子凝胶、金霉素眼膏、红霉素眼膏或者其他抗感染药膏。

（3）一般恢复过程：24 h 内轻度潮红、干燥瘙痒；3—4 天轻微疼痛及不适；5—7 天细小黑痂掉落。创面一般一周不能接触水，保持局部清洁。痂皮 7—10 天脱落，炎症后色素沉着3—6 月消退。禁止搔抓，要静待痂皮自动脱落，切忌人工撕脱，以防感染和瘢痕形成。

（4）饮食禁忌：饮食对皮肤的修复作用是不可忽略的。如 B 族维生素、叶酸可使色素增加，维生素 C、维生素 A 可使色素减退。某些微量元素和感光菜，如铜和芹菜可促使黑色素生成。因此，激光术后应避免进食含铜、B 族维生素以及感光类的食物，少吃辛辣食物，而应多进食富含维生素 C、维生素 A 的食物。如多吃水果、蔬菜，以及含铁、锌等微量元素较多的食品，如瘦肉、鱼、豆类、大白菜、萝卜等，并注意多饮水，以促进皮肤的修复。激光术后应忌吸烟、饮酒，不服用抗凝药（比如阿司匹林）及活血药，避免剧烈运动及大量出汗。

（5）炎症后色素沉着：脱痂后局部皮肤呈淡红色斑，以后逐渐恢复到正常肤色，首先应做好防晒工作,若有必要,应使用安全性高且防晒效果佳的防晒产品,建议使用 UVB 防晒指数 SPF 30 以上、UVA 防护指数 PA＋＋以上的物理性防晒剂。当然,最好是首先选择硬防晒措施,外出应戴太阳帽,穿棉质长袖上衣及长裤,撑遮阳伞。最好选用防紫外线伞。避免在每天日光照射最强烈的时间(10:00—16:00)长时间暴露于日光下。

(二) 健康指导与康复

(1) 无创类激光治疗:注意保湿、防晒,一周内每晚敷修复面膜一次,一周后每周敷膜 2—3 次,防晒霜要求防晒指数达到 SPF 30。

(2) 有创类激光治疗:保持创面清洁、干燥,创面喷修复因子,局部勿抠挖,待创面自然脱痂,加强保湿、防晒。

(3) 避免使用含有乙醇的化妆品,保护治疗部位免受挤、压、碰、摩擦。

(4) 局部有结痂或渗血,应防水 3—5 天,5 天后用清水清洗。

(5) 局部如有异常疼痛、肿胀或起水泡,需及时复诊。

第十五章 眼耳鼻喉疾病护理常规

第一节 眼科疾病手术护理常规

一、内眼手术护理

（一）术前评估及护理

1. 术前评估

（1）全身评估。术前评估患者一般资料、既往病史、过敏史、家族史等。术前发现患者发热、高血压、高血糖、心功能不全、腹泻、感冒、月经来潮、颜面及全身感染灶等，应报告医生暂时推迟手术，以免术后并发症的发生。必要时协助医生邀请相关专科会诊，在认为不致影响手术安全时，方可手术。

（2）眼局部评估：

① 评估眼病史，视力，眼压，结膜有无充血、分泌物。

② 泪道是否通畅，有无慢性泪囊炎。

③ 眼睑及周围皮肤有无感染灶。

2. 术前护理

（1）做好解释工作，说明手术的必要性、预后及注意事项，解除思想顾虑及紧张心理，使其配合治疗。

（2）注意休息，根据病情给予平卧或半卧位，视力障碍者，加强巡视，做好安全教育，根据患者的自理能力，及时给予必要的帮助。

（3）给高热量、易消化的半流或软食，多食蔬菜水果，保持大便通畅。

（4）指导各项术前检查和专科检查。

（5）予抗生素眼液滴眼，睡前涂抗生素眼膏，连用数日。必要时做结膜囊细菌培养，预防术后感染。

（6）按医嘱应用散、缩瞳剂。白内障、视网膜脱离者应充分散瞳；角膜移植者，一般应缩瞳，便于检查和手术。

（7）指导患者学会预防咳嗽和打喷嚏的方法(舌尖顶压上腭或用手指压人中)。

（8）每日测体温、脉搏、呼吸 2 次。必要时测血压，如有异常，应给予处理。

（9）术前 1 日洗头、理发、更衣、沐浴，术前早晚各 1 次行泪道冲洗和结膜囊冲洗。

（10）全麻者按全麻术前护理。

(11) 按医嘱术前用药。

（二）术后评估及护理

1. 术后评估

(1) 评估患者意识、生命体征情况。

(2) 评估术眼有无渗血、渗液,敷料有无松脱、移位。

(3) 评估有无眼痛、头痛、恶心、呕吐等。

(4) 合并高血压糖尿病者应观察血压、血糖情况,并注意其精神状态、饮食、睡眠情况等。

2. 术后护理

(1) 全麻者按全麻术后护理。

(2) 根据手术要求给予平卧、俯卧或半卧位。

(3) 伤口剧痛患者,应检查绷带是否包扎过紧,有无眼压增高现象,酌情应用镇静剂或止痛剂。

(4) 嘱患者卧床休息,勿大声说话,避免用力咳嗽和打喷嚏,以防伤口裂开。

(5) 按医嘱给半流或易消化、营养丰富的软食。

(6) 双眼包扎或需卧床休息者,应协助做好生活护理。

(7) 注意保暖,预防感冒。术后患者应与绿脓杆菌等特殊感染者隔离。

(8) 保持大便通畅,避免用力排便而致伤口裂开和前房积血,影响伤口愈合。必要时服用缓泻剂。

(9) 定时测量体温、脉搏、呼吸。对有高血压、心脏病的患者应每日测血压,注意观察有无其他伴随症状,以便及时配合医生处理。

(10) 出院前,教会患者点眼药水及涂眼膏方法。指导患者出院后数日内不可剧烈运动或从事重体力劳动。定期复查。

二、外眼手术护理

（一）术前评估及护理

1. 术前评估

(1) 全身评估:

① 重点评估患者有无糖尿病、高血压、心脏病、呼吸系统疾病,了解出凝血时间等。

② 评估患者有无感冒、咳嗽、发热、月经来潮及眼局部炎症等情况。

(2) 眼局部评估:

① 评估眼病史,视力,眼压,结膜有无充血、分泌物。

② 泪道是否通畅,有无慢性泪囊炎。

③ 眼睑及周围皮肤有无感染灶。

2. 术前护理

(1) 做好解释工作,说明手术的必要性、预后及注意事项,解除思想顾虑及紧张心理,使其配合治疗。

（2）指导各项术前检查和专科检查。

（3）术前遵医嘱用抗生素眼液点眼。

（4）每日测体温、脉搏、呼吸 2 次。必要时测血压，如有异常，应给予处理。

（5）术前 1 日做好全身清洁，洗头，洗澡，剪指甲。

（6）按医嘱给予术前用药。

（二）术后评估及护理

1. 术后评估

（1）评估患者意识、生命体征情况。

（2）评估术眼有无渗血、渗液，敷料有无松脱、移位。

（3）评估有无眼痛、头痛、恶心、呕吐等。

（4）合并高血压糖尿病者应观察血压、血糖情况，并注意其精神状态、饮食、睡眠情况等。

2. 术后护理

（1）嘱患者避免头部用力，避免碰撞术眼，多休息。

（2）观察术眼有无疼痛，注意术眼卫生，伤口按时换药，按时点眼，预防感染。

（3）鼓励患者多食新鲜蔬菜和水果，保持大便通畅，避免感冒咳嗽，促进伤口愈合。

（4）出院指导，出院前教会患者点眼药水及涂眼药膏方法，指导定期复查。

三、白内障摘除与人工晶体植入手术护理

晶状体混浊影响视力者称为白内障。世界卫生组织防盲规定：晶状体混浊而矫正视力在 0.5 以下者，才归入白内障诊断范围。白内障是主要致盲性眼病。按病因分为年龄相关性、外伤性、并发性、代谢性、中毒性、辐射性、发育性和后发性白内障。

（一）术前评估及护理

1. 术前评估

（1）全身评估：

① 评估患者既往病史、家族史、药物过敏史。

② 全身各个系统有无疾病，高血压、糖尿病患者血压、血糖控制情况，用药依从性。

③ 患者感知觉和运动情况、记忆力、思维能力、应答能力。

④ 全身麻醉患者有无全身麻醉禁忌证。

（2）眼局部评估：

① 眼病史，眼压，视力，结膜有无充血、分泌物。

② 泪道是否通畅，有无慢性泪囊炎。

③ 眼睑及周围皮肤有无感染灶。

（3）心理-社会支持系统情况：评估患者的心理状态、家庭-社会支持系统情况。

2. 术前护理

（1）按内眼术前护理常规护理。

（2）了解白内障类型，协助医生做好视力、光定位、色觉、眼压等项目检查。人工晶体植

入者加查角膜曲率、A 超、屈光度等。

（3）视力障碍者,加强巡视,做好安全教育;根据患者的自理能力及时给予必要的帮助。

（4）术前晚及术晨护理冲洗泪道及结膜囊。术晨按医嘱滴用散瞳药物。

（5）注意有无眼压变化,如眼压增高,按医嘱服用降眼压药。

（6）注意观察患者生命体征及全身情况,如有异常及时处理。情绪紧张者术晨口服镇静剂。

（7）糖尿病性白内障患者,应指导其糖尿病饮食,加强糖尿病知识宣教,遵医嘱按时监测血糖,血糖控制后方可手术。

（8）心理护理:介绍主管医生和护士,说明手术的重要性,术前、术中、术后配合知识,指导患者训练双眼固视,耐心解答患者提问,消除不良心理,增强信心。

（二）术后评估及护理

1. 术后评估

（1）评估患者意识、生命体征情况。

（2）评估术眼有无渗血渗液,敷料是否干燥、在位。

（3）评估术眼有无异物感、畏光流泪、疼痛等。如术眼疼痛应注意疼痛时间、性质、规律和伴随症状,区分手术引起的切口疼痛(异物感)、角膜上皮缺损引起的疼痛(灼烧感)、高眼压引起的疼痛(头眼胀痛伴同侧头痛)、感染性眼内炎引起的疼痛(术眼剧烈疼痛)等。

2. 术后护理

（1）按内眼术后护理常规护理。

（2）取平卧位,保持头部固定,避免头部剧烈运动,禁止揉眼。

（3）做好安全教育,嘱患者注意防坠床、防跌倒。

（4）给半流质或易消化软食,3 天内避免用力咀嚼。糖尿病者予糖尿病饮食。

（5）术后 2 周勿用水洗脸或淋浴,避免将污水流入眼内。

（6）密切观察伤口出血情况。对有前房积血者,应立即取半卧位或高枕卧位,防止血液进入玻璃体内。

（7）嘱患者避免突然低头弯腰动作,避免重体力劳动和剧烈活动。

（8）注意眼疼痛情况,如出现持续性眼痛、发热、分泌物增多,应考虑有眼压增高及感染的可能,需及时处理。

（9）老年性白内障应避免术后复明而情绪激动,诱发心、脑血管意外。

（10）术后第 1 天去除手术眼敷料,遵医嘱点抗生素眼药水,嘱患者勿揉眼或做猛烈瞬目动作。

（11）点眼药水注意执行无菌操作,动作轻柔,防止压迫眼球而致眼内出血。

（三）健康指导与康复

交代患者按时服药,点眼药水,定期复查,3 个月以后验光配镜,以提高视力。

四、青光眼手术护理

青光眼是一组以特征性视神经萎缩和视野缺损为共同特征的疾病。病理性眼压升高是其主要的复诊因素。青光眼是主要的不可逆致盲眼病之一,如能早期诊治,大多数患者可避免失明。

(一)术前评估及护理

1. 术前评估

(1)全身评估:

① 评估患者既往病史、家族史、药物过敏史,有无头痛、恶心、呕吐等症状。

② 全身各个系统有无疾病,高血压、糖尿病患者血压、血糖控制情况,用药依从性。

③ 全身麻醉患者有无全身麻醉禁忌证。

(2)眼局部评估:

① 眼病史,眼压,视力,患者有无眼痛、畏光、流泪、虹视、雾视等症状,结膜有无充血、分泌物。

② 泪道是否通畅,有无慢性泪囊炎。

③ 眼睑及周围皮肤有无感染灶。

(3)心理-社会支持系统情况:

(1)评估患者的心理状态、家庭-社会支持系统情况。

(2)患者对疾病的了解程度。

2. 术前护理

(1)心理护理,使患者在住院期间精神愉快,与家属积极配合,共同避免疾病诱发因素。

(2)患者出现头痛、眼胀、虹视、雾视等高眼压先兆,及时与医生联系处理。

(3)遵医嘱给予降眼压药,有高血压者应注意控制血压。

(4)保证环境安全,预防跌倒,加强巡视,及时给予必要帮助。

(5)睡眠时宜抬高枕头,以防因头部充血使上巩膜静脉压增高而导致眼压升高。避免长时间在暗处活动,以免诱发此病。

(6)饮食要易消化,多食蔬菜,禁止吸烟、饮酒、饮浓茶和咖啡以及进食辛辣等刺激性食物,一次饮水量不超过 300 mL。

(7)做各种诱发试验时,应向患者解释清楚,使患者积极合作。眼压高时不能服用止痛片,以免掩盖病情。按医嘱给降眼压药物时要注意药物作用及反应。

(8)术前不能用阿托品、癫茄类药物,以免引起眼压升高。

(9)术前须按医嘱检查视野,测量眼压。

(10)全麻者按全麻手术护理常规护理。

(11)按内眼手术护理常规护理。冲洗泪道和结膜囊。

(12)心理护理:建立良好护患关系;说明手术的重要性,术前、术后配合知识;耐心解答患者提问,消除顾虑,增强信心。

(二)术后评估及护理

1. 术后评估

(1)评估患者意识、生命体征情况。

(2)评估术眼敷料清洁在位情况,有无渗液。

(3)评估术眼疼痛:注意疼痛时间、性质、规律和伴随症状,区分高眼压的疼痛和手术引起的切口疼痛。

(4) 评估术眼视力、眼压。

(5) 注意对滤过泡的观察。

(6) 糖尿病患者检测血糖。

2. 术后护理

(1) 按内眼手术后护理常规护理。

(2) 无需绝对卧床休息,尽量闭眼静卧,减少头部活动,双眼包扎者协助生活护理。

(3) 次日去除包扎敷料,并按医嘱点抗生素眼药水。

(4) 原发性青光眼手术后,必须注意非手术眼有无青光眼发作,如有症状,立即通知医生处理。

(5) 急性闭角型青光眼手术后,常因反应性虹膜炎而滴用散瞳剂,以防发生虹膜后粘连。而非手术眼仍滴用缩瞳剂,防止诱发青光眼,故滴药前必须严格查对,防止差错发生。

(6) 防止受凉、咳嗽,保持大便通畅。

(7) 行抗青光眼滤过手术者,术后宜早期做眼球按摩,以促进手术滤过口通畅,房水排出增加,降低眼压,维持疗效。

(三) 健康指导与康复

让患者了解避免引起眼压增高的诱发因素,包括用药、情绪、睡眠、饮食、活动、大小便等方面内容,提高患者的自我管理能力,做到生活规律,定期复查。

五、细菌性角膜炎及角膜溃疡护理

细菌性角膜炎是由细菌感染所致的角膜、上皮缺损及缺损区下角膜基质坏死的化脓性炎症。病情多较严重,并展迅速,感染如未及时控制,可发生角膜溃疡、穿孔,甚至眼内感染,最终导致眼球萎缩。

(一) 护理评估

1. 健康史

(1) 了解有无角膜外伤史、角膜异物剔除史、角膜接触镜佩戴史,有无慢性泪囊炎、眼睑异常、倒睫病史等。

(2) 有无营养不良、糖尿病病史;有无长期使用激素或免疫抑制剂,以及发病以来的用药情况、治疗效果等。

2. 眼局部症状

(1) 发病时间及有无眼痛、畏光、流泪、异物感、视力障碍、眼睑痉挛等症状。

(2) 有无眼睑肿胀痉挛、结膜睫状充血、球结膜水肿及脓性分泌物。

(3) 评估疼痛的严重程度。

3. 心理-社会支持系统情况

评估患者视力对自理能力的影响,了解该疾病对患者工作的影响,评估患者及家属对疾病的认知程度。

（二）护理措施

（1）根据医嘱选用细菌敏感滴眼液滴眼或抗生素球结膜下注射及全身应用，尽快控制感染。

（2）保持结膜囊内清洁，及时清除分泌物。避免强光刺激，必要时戴有色眼镜。

（3）遵医嘱患眼滴 1%阿托品眼液，充分散瞳，防止虹膜后粘连，以利眼部休息，减轻炎症反应。

（4）局部湿热敷，促进血液循环，加速炎症吸收。

（5）有穿孔危险者，服用降眼压药，限制活动，保持大便通畅。

（6）滴眼液时，动作要轻柔，切勿按压眼球，以防角膜穿孔。

（7）嘱患者勿用力闭眼，禁止揉眼和使用不洁物擦眼睛。防止受凉，避免咳嗽或打喷嚏。

（8）告知患者床边隔离和手卫生相关知识，绿脓杆菌感染者有条件可安置单人房间。要严格遵守操作规程，所用药物及物品固定专用，用后消毒。污染敷料、棉签等应集中焚烧，防止院内感染。

（9）视力下降者做好安全教育和风险防范。

（10）及时解释，避免情绪波动，加强营养，适当进行锻炼，以提高机体抵抗力。

六、视网膜脱离手术护理

视网膜脱离是指视网膜的神经上皮层与色素上皮层之间的分离，可分为孔源性与非孔源性视网膜脱离，非孔源性视网膜脱离按其按病因分为牵拉性及渗出性视网膜脱离。

（一）术前评估及护理

1. 术前评估

（1）全身评估：

① 评估患者既往病史、家族史、药物过敏史。

② 全身各个系统有无疾病，高血压、糖尿病患者血压、血糖控制情况，用药依从性。

③ 视网膜脱离患者是否存在高度近视、白内障摘除术后的无晶体眼和眼外伤史。

④ 全身麻醉患者有无全身麻醉禁忌证。

（2）眼局部评估：

① 眼病史，眼压，视力，结膜有无充血、分泌物，有无"飞蚊症"、眼前闪光感、眼前黑影飘动及视力减退视野缺损。

② 泪道是否通畅，有无慢性泪囊炎。

③ 眼睑及周围皮肤有无感染灶。

（3）心理-社会支持系统情况：

① 评估患者的心理状态、家庭-社会支持系统情况。

② 患者对疾病的了解程度。

2. 术前护理

（1）按内眼术前护理常规护理。

（2）卧床休息,限制头部活动。必要时遮盖双眼,以减少眼球转动,使视网膜平伏,便于查找裂孔。

（3）协助患者做好生活护理,注意保暖,预防感冒。

（4）术前应充分散瞳,瞳孔散大不明显时,可于结膜下注射散瞳合剂,以便眼底检查,确定裂孔位置。

（5）术晨少食,必要时应用镇吐药物,防止术中过多牵拉眼肌,引起呕吐。

（6）心理护理:建立良好护患关系,说明手术的重要性,术前、术中配合知识,训练眼球转动的方法,根据手术方式行体位指导和训练。耐心解答患者提问,鼓励患者,增强其信心。

（二）术后评估及护理

1. 术后评估

（1）评估患者意识、生命体征情况。

（2）评估术眼有无渗血、渗液,敷料清洁、在位情况。

（3）术眼疼痛时应注意疼痛时间、性质、规律和伴随症状,区分高眼压引起的疼痛和手术引起的切口疼痛。如出现恶心、呕吐,应观察呕吐物的颜色、量、性质、频率,区分术中牵拉眼肌引起的呕吐和高眼压引起的呕吐。

（4）监测术眼视力、眼压。

（5）糖尿病患者监测血糖。

2. 术后护理

（1）按内眼术后护理常规护理。

（2）按手术要求选择卧位,向患者讲解术后体位对手术效果与疾病预后的重要性,头部相对固定,避免过多活动,提高手术疗效。

（3）给予易消化半流饮食。严重呕吐者暂禁食,并给予镇吐药物及输液。

（4）指导患者手术当日卧床休息,避免头部剧烈震荡、用力挤眼等动作;手术次日可进行适当活动,但每日必须保持头低位至少16 h以上,且避免提重物、意外撞击等。

（5）保持大便通畅,注意防止受凉咳嗽及打喷嚏,以免突然用力使视网膜重新脱离。

（6）术后双眼包扎2—3天,遵医嘱应用抗生素及扩瞳眼液,动作轻柔,注意无菌操作。

（7）患者因卧床时间较长,离床活动时,动作应慢,防止发生晕厥。

（8）嘱患者尽量避免剧烈活动,协助做好生活护理。

（三）健康指导与康复

（1）患者出院时,应嘱其避免乘坐飞机、摩托车、拖拉机等较颠簸的交通工具。半年内避免参加重体力劳动,防止剧烈震动,禁止高空作业。

（2）重建良好生活习惯,注意用眼卫生,避免熬夜或过度用眼。戒烟戒酒,合理运动。

七、眼球穿通伤护理

眼球穿通伤是指眼球被锐利器刺破或异物过穿所致,按其损伤部位可分为角膜穿通伤、角巩膜穿通伤和巩膜穿通伤三类。预后取决于伤口部位范围,损伤程度,是否感染以及治疗措施是否妥当。

（一）护理评估

1. 全身状况

（1）评估患者意识、生命体征及其他部位合并外伤情况。

（2）评估患者是否有明确的外伤史及详细的致伤过程（受伤时间、经过、受伤环境、致伤物质、磁性或非磁性、是否有昏迷及伤后处理诊治过程等）。

2. 眼局部症状

（1）有无眼痛、畏光流泪、眼睑有无肿胀、痉挛。

（2）视力、眼压。

（3）有无异物存留，有无虹膜嵌顿、前房变浅或消失、前房积血、玻璃体晶状体损伤等情况。

3. 心理-社会支持系统情况

（1）评估患者的心理状态、家庭-社会支持系统情况。

（2）患者对疾病的了解程度及情绪状况。

（二）护理措施

（1）按医嘱及时用药，观察用药后效果。

（2）检查伤眼时，动作要轻，如有虹膜玻璃体嵌顿创口处或创口裂开者，更应注意防止挤压伤眼，使眼内容物流出。

（3）有前房和玻璃体大量积血者给予半卧位，注意眼压变化和每日积血吸收情况。

（4）注意体温、脉搏、呼吸、血压变化，注意有无合并颅脑、颌面部等其他部位损伤，如发现异常，还应观察意识、瞳孔等变化，及时配合医生处理。

（5）眼球穿孔伤者禁忌冲洗，可用无菌棉签清除污物，局部滴抗生素眼液或球结膜下注射抗生素。

（6）做好心理护理，安慰患者。需手术者，应向其说明手术的必要性、预后及注意事项，尤其是眼球摘除者，应加强心理疏导。

（三）健康指导与康复

告知患者交感性眼炎发生的原因、临床表现及预后，一旦未受伤眼发生不明原因的充血疼痛及视力下降，要及时就诊处理。

八、眼钝挫伤护理

眼钝挫伤是指由机械的钝力直接伤及眼部，造成的眼组织的器质性病变及功能障碍。

（一）护理评估

1. 健康史

询问患者是否有既往史、过敏史及家族史，受伤时间、环境，致伤物性质及伤后处置情况。

2. 眼局部症状

（1）损伤具体部位（眼睑挫伤、结膜挫伤、角膜挫伤、虹膜挫伤、晶状体挫伤、眼后段挫伤、眼眶挫伤）。

（2）眼痛、畏光、流泪、眼睑痕迹等症状。

（3）瞳孔大小、形状及光反射情况。

（4）视力、眼压。

（5）有无虹膜嵌顿、前房积血等情况。

3. 心理-社会支持系统情况

（1）评估患者的年龄、性别、职业、工作环境、受教育程度、对眼外伤的认识及情绪状况。

（2）评估患者的角色适应行为、压力应对方式、劳保与社会保险状况。

（二）护理措施

1. 心理护理

（1）稳定患者及家属情绪，迅速安排急诊及抢救，耐心细致解释病情、治疗方法及预后，使患者能够面对现实，积极配合治疗与护理。

（2）给予心理支持，做好疾病相关知识教育，增强自我生活能力和战胜疾病的信心。

（3）加强护患之间沟通，提供良好的休养环境。

2. 治疗与用药护理

（1）给予必要的生活协助，视力下降者给予安全教育、防止跌倒。

（2）遵医嘱及时、正确用药，观察用药后效果。

（3）对前房出血的患者应密切注意眼压变化，协助患者采取半卧位，嘱其卧床休息，减少活动。

（4）需手术治疗的患者，及时为患者做好术前准备，保证手术顺利进行。

（5）眼外伤可伴有多部位的损伤，甚至危及生命，故应严密观察患者的伤情变化及生命体征变化。

（6）讲解疾病的发展及治疗的特点、给予心理支持，使患者积极配合治疗。

（三）健康指导与康复

（1）加强劳动保护的宣传教育，严格执行安全操作规范，做好安全防护，避免眼外伤发生。

（2）向患者讲解潜在并发症的早期症状，如眼部突然疼痛、视力下降、眼前闪光感、视野突然缺损、充血等，帮助患者能早期识别并发症的发生，及时前往医院就诊，寻求治疗。

九、斜视手术护理

斜视指任何一眼视轴偏离的临床现象。表现为眼位不正，多为眼外肌或支配眼外肌的神经功能异常所致。根据病因分为共同性斜视和麻痹性斜视两大类。

（一）术前评估及护理

1. 术前评估

（1）全身评估：

① 评估患者既往病史、外伤史、家族史、药物过敏史，询问斜视发生时间。

② 评估患者是否存在近视远视、散光、弱视等合并症。

③ 儿童患者评估有无全身麻醉禁忌证。

④ 女性患者应观察有无月经来潮。

⑤ 全身麻醉患者评估有无上呼吸道感染等全身麻醉禁忌证。

（2）眼局部评估：

① 评估眼病史、眼压、视力、有无复视结膜、有无充血及分泌物。

③ 评估泪道是否通畅，有无慢性泪囊炎。

③ 评估眼睑及周围皮肤有无感染灶。

（3）心理-社会支持系统情况：

① 评估患者的心理状态、家庭-社会支持系统情况。

② 评估患者对疾病的了解程度。

2. 术前护理

（1）按外眼手术术前护理常规护理。

（2）心理护理：做好耐心细致的解释工作，向患者说明发病机理及手术方法等。消除紧张情绪，增强信心。

（3）全麻患者按全麻术前护理常规护理。

（二）术后评估及护理

1. 术后评估

（1）评估患者意识、生命体征。

（2）评估术眼敷料清洁在位情况。

（3）评估眼部有无畏光流泪、眼睑和结膜水肿。

（4）评估有无过矫和复视现象。

2. 术后护理

（1）全麻患者按全麻术后护理常护理。

（2）按外眼手术术后护理常规护理。

（3）观察术眼敷料有无渗血、松脱，注意患者日常活动安全，保持病房环境整洁，病区地面清洁干燥，以防意外发生。

（4）嘱患者闭目养神，尽量少转动眼球，以免影响愈合。告知患儿家长术后注意事项，不能自行松开眼垫，避免患儿揉眼。

（5）术后给予半流饮食，一天后改为普通饮食。

（6）手术后 24 h 打开术眼敷料，每天用生理盐水棉签清洗眼部分泌物与痂块，滴抗生素眼药水，涂抗生素眼药膏，继续包扎。

（7）因手术牵拉肌肉和麻醉反应，有些患者会出现恶心、呕吐，应耐心解释。

（8）遵医嘱根据双眼视功能情况给予双眼视功能训练，以提高和巩固视功能。

（三）健康指导与康复

向患者交代注意事项,如用药、饮食及活动等,注意眼部卫生,定期复查。

十、虹膜睫状体炎的护理

虹膜睫状体炎又叫前葡萄膜炎,是一种发病率较高的眼部疾病。此病具有发病率高、起病急骤及易反复发作等特点。此病患者的临床表现主要是眼痛、视物模糊、畏光、流泪、偏头痛及视下降等,若治疗不及时可发生眼球萎缩及不可逆性视力下降。多数急性虹睫炎患者为单眼发病,双眼同时发病的患者较少。

（一）护理评估

1. 健康史
询问起病时间、发病诱因、主要症状、发作次数、治疗经过及用药情况。

2. 眼局部症状
（1）眼部疼痛情况。
（2）有无睫状充血或混合充血、角膜后沉着物、房水闪辉、虹膜改变、瞳孔改变、晶状体改变、玻璃体及眼后段改变。

3. 心理-社会支持系统情况
评估患者及家属对疾病的认知程度,了解患者是否有焦虑、忧郁心理。

（二）护理措施

（1）注意观察瞳孔大小,对光反应是否正常以及虹膜纹理、颜色,有无新生血管、结节形成。

（2）医嘱予以散瞳药应用,充分散瞳的次数和剂量依病情而定,防止虹膜后粘连。观察用药反应,尤其是对儿童和老人要谨慎使用。

（3）瞳孔难以散大或已发生虹膜后粘连者,可用1%阿托品液和匹罗卡品眼液交替滴眼。必要时结膜下注射散瞳合剂。

（4）及时有效地应用皮质激素和抗生素。如局部滴药、结膜下或球后注射,同时全身应用,以控制炎症发展。

（5）患眼每日行湿热敷或超短波理疗,促进局部血液循环,加速炎症吸收及止痛。室内光线宜柔和,避免强光刺激、必要时戴有色眼镜,以减轻眼部刺激。

（6）密切观察病情变化,注意有无其他全身症状,若经药物治疗,局部刺激症状改善不明显,甚至加剧并伴有头痛、呕吐、视力下降,提示继发青光眼可能,应配合医生及时处理。

（7）协助医生寻找病因,针对病因进行治疗,以防复发。

（三）健康指导与康复

（1）保持良好的作息时间。
（2）保持稳定的情绪。
（3）注意饮食及生活习惯。

（4）严格遵医嘱使用药物。

十一、视网膜动脉阻塞护理

视网膜动脉阻塞是指视网膜动脉内血流的急性梗阻。根据动脉阻塞的部位,可分为视网膜中央动脉阻塞、视网膜分支动脉阻塞、睫状视网膜动脉阻塞和视网膜毛细血管前动脉阻塞等。

（一）护理评估

1. 健康史

评估患者的年龄以及有无高血压、糖尿病、心脏病、颈动脉粥样硬化、青光眼等病史。评估失明发生的时间,有无明显诱因,之前有无视力一过性丧失,并自行恢复的病史,是否采取治疗措施。

2. 眼局部症状

有无患眼瞳孔散大、直接对光反射消失、间接对光反射正常。眼底所见:患眼视网膜弥漫性浑浊水肿,呈苍白色或乳白色,后极部尤为明显,黄斑中心凹呈樱桃红斑。视网膜动静脉变细,严重阻塞者,视网膜动静脉均可见阶段性血柱。

3. 心理-社会支持系统情况

评估患者的情绪和心理状态,评估患者的年龄、性别、性格特征、受教育程度及对疾病的认知程度。

（二）护理措施

（1）急救护理:视网膜缺血超过 90 min 光感受器的死亡将不可逆转,所以应配合医生紧急抢救,按医嘱迅速用药、吸氧、治疗,同时注意安抚患者,稳定情绪,解释发病的原因以及治疗方法,取得患者的主动配合,观察并记录患者视恢复情况。

（2）眼球按摩:协助或指导患者正确压迫、按摩眼球,即闭眼后用手掌大鱼际在上眼睑压迫眼球 5—10 s。放松数秒,重复 5—10 次。

（3）观察用药反应:按医嘱正确使用血管扩张剂,用药过程中要严密监测血压的情况,特别是全身使用扩血管药物的患者,应嘱咐患者卧床休息,避免低头、突然站起等动作,以防发生体位性低血压。

（4）吸氧:95％氧气和 5％二氧化碳混合气体白天每 1 h 一次,晚上每 4 h 一次,每次 10 min。

（三）健康指导与康复

（1）积极向患者讲解疾病知识,特别是有心血管疾病的患者,应做系统检查,对因治疗,预防另一只眼发病。

（2）如出现一过性或阵发性黑矇,应在 4 h 内积极就医,以免失去最佳治疗时机。

（3）指导患者合理饮食,劳逸结合,避免各种不良刺激。

十二、视网膜静脉阻塞护理

视网膜静脉阻塞是指视网膜静脉内血流的急性梗阻。根据血管阻塞的部位,该病主要分为视网膜中央静脉阻塞(RVO)和视网膜分支静脉阻塞(BRVO)。

(一)护理评估

1. 健康史

询问患者既往史、过敏史及家族史。

2. 眼局部症状

视网膜静脉阻塞部位。

3. 心理-社会支持系统情况

注意评估患者的情绪和心理状态,评估患者的年龄、文化程度、对疾病的认知程度和饮食习惯等。

(二)护理措施

(1)耐心倾听患者的主诉,回答患者对疾病防治方面的疑问,帮助患者树立战胜疾病的信心,保持身心愉快,能够主动配合医护人员的治疗。

(2)保持病室环境安静、整齐,通风良好。

(3)病重者需要卧床休息,病轻者可以适当活动,但注意少低头,减少头部活动。

(4)按医嘱指导患者正确用药,观察药物的疗效以及不良反应。

(5)观察患者有无高眼压的表现,如头痛、眼痛、畏光流泪等。如有异常及时通知医生进行处理。

(三)健康指导与康复

嘱患者定期随访,指导患者保证充足的睡眠,积极治疗内科疾病,高血压患者不可使用利尿剂作为降压药,指导患者养成良好的饮食习惯,以清淡易消化饮食为主。

十三、眶内肿瘤摘除术护理

眼眶肿瘤是一种原发于眼眶的眼部病变,发病率较低,以无痛隐匿性眼球突出和视力下降为主要临床表现,可伴有眼斜、眼眶包块、眼眶疼痛等,是一种较为严重的致残、致盲性疾病。眼眶内肿瘤包括血管瘤、眶脑膜瘤、神经纤维瘤、神经胶质瘤、泪腺混合瘤等。其中眼眶海绵状血管瘤是成人最常见的眶内良性肿瘤。

(一)术前评估与护理

1. 术前评估

(1)全身评估:

① 评估患者既往病史、家族史、药物过敏史。

② 评估患者血压、血糖及用药依从性。

③ 全身麻醉患者评估有无上呼吸道感染等全身麻醉禁忌证。

（2）眼局部评估：

① 评估眼球突出度、复视、眼球运动、视力、眼压、眶压等情况。

② 评估泪道是否通畅，有无慢性泪囊炎。

③ 评估眼睑及周围皮肤有无感染灶。

（3）心理-社会支持系统情况：

① 评估患者的心理状态、家庭及社会支持系统情况。

② 评估患者对疾病的了解程度。

2. 术前护理

（1）按内眼手术前护理常规护理。

（2）心理护理。根据患者的年龄、职业、不同文化程度与背景的具体情况，恰当地向患者及家属解释手术的性质及术后可能出现的结果，使患者对手术效果能采取切合实际的态度积极配合治疗。对患者进行安慰和鼓励，减少患者的焦虑、恐惧情绪。

（3）适当补充营养，给予高蛋白、高热量、高维生素、易消化食物，特别是需要放疗和化疗的患者。

（4）手术中需要输血者，术前 1 天做好交叉配血试验和配血申请。

（5）皮肤准备：术前 1 天患眼颞侧至额头发际的皮肤按植皮术护理（外侧壁开眶和开眶减压术应做皮肤准备 3 天）。需全麻者按全麻手术护理常规护理。

（6）术晨遵医嘱给予止血药物应用，以防术中出血。

（二）术后评估及护理

1. 术后评估

（1）监测患者意识、生命体征情况。

（2）密切观察术眼包扎情况，敷料是否清洁、干燥、在位。

（3）全身麻醉患者术后苏醒时间。

（4）评估术眼疼痛时应注意疼痛时间、性质、规律和伴随症状。

（5）监测术眼视力、眼压。

（6）拆除绷带后监测视力、眼压、眶压、复视等恢复情况。

2. 术后护理

（1）按内眼手术后护理常规护理。全身麻醉者按全麻手术护理常规护理。

（2）手术当日卧床休息，次日可下床活动，协助患者生活护理。

（3）病情观察：

① 观察敷料和引流条有无渗血渗液。眼眶肿瘤摘除后需缠绷带加压包扎。注意观察绷带有无松脱、移位，是否过紧或不适。如敷料污染、松脱应及时更换。伤口 5—7 天拆线，如有引流条应在术后 48 h 取出。

② 观察患者有无出现呕吐，呕吐频繁者应暂时禁食，并遵医嘱使用止吐药物，必要时经脉补充营养及水分。

③ 观察患者术眼的疼痛情况，根据疼痛情况适当使用止痛药物。

④ 观察患者意识情况、有无头痛、术眼有无上睑下垂、眼球运动、视力及眼压的变化，发现异常及时报告医生处理。

（4）饮食护理。术后予半流质饮食 1 天，不宜进食硬质食物，避免用力咀嚼而影响手术切口愈合。多进食高蛋白、高热量、高维生素、营养丰富易消化食物。

（5）根据手术情况遵医嘱给予抗生素、止血剂、糖皮质激素及脱水剂使用。

（6）对行放疗或化疗恶性肿瘤患者，应加强对化疗副作用如静脉炎、口腔炎、骨髓抑制、胃肠道反应等观察及护理。

（7）心理护理：护士应耐心倾听患者的主诉，讲解相关知识，使其正确对待疾病，保持心情舒畅，增加战胜疾病的信心，以促进康复。

（三）健康指导与康复

（1）休息与运动：卧床休息，劳逸结合，6 个月内避免剧烈运动。

（2）饮食指导：合理饮食，避免辛辣等刺激饮食，戒烟、酒。

（3）用药指导：遵医嘱按时用药，预防感染，术后常给予营养神经药物。

（4）心理指导：保持心情舒畅，正确对待术后情况，以利疾病康复。

（5）康复指导：注意用眼卫生，坚持做眼球运动训练，避免过度日晒及用眼疲劳，预防切口感染。

（6）定诊须知：定期复诊，如出现不适及时随诊，积极配合化疗计划的进行。

十四、慢性泪囊炎手术护理

慢性泪囊炎多因鼻泪管（泪液从眼排入鼻腔的通道）发生阻塞或狭窄，泪囊内有分泌物滞留而引发。泪囊内滞留的分泌物中的肺炎球菌、链球菌、葡萄球菌等在此滋生，刺激泪囊内壁黏膜，引起泪囊黏膜慢性炎症，产生黏液性或黏脓性分泌物。慢性泪囊炎手术包括：泪囊鼻腔吻合术、泪囊摘除术。泪囊鼻腔吻合术是在泪囊内侧与相邻的中鼻道间建立一个新的通道，代替已闭塞的鼻泪管。泪囊摘除术指摘除泪囊。

（一）术前评估及护理

1. 术前评估

（1）全身评估：

① 评估患者既往病史、家族史、药物过敏史。

② 评估患者血压、血糖及用药依从性。

（2）眼局部评估：评估患者有无溢泪、内眦有无分泌物及泪囊局部肿胀史。

（3）心理-社会支持系统情况：

① 评估患者的心理状态、家庭及社会支持系统情况。

② 评估患者对疾病的了解程度。

2. 术前护理

（1）按外眼术前护理常规护理，协助做好血压、出血与凝血时间、血小板、心电图等检查。

（2）术前冲洗泪道，了解泪点、泪小管、泪总管是否通畅，有无分泌物；分泌物为脓性，可用抗生素溶液冲洗泪道后再手术。

（3）协助检查鼻部是否正常。如无异常，术前 1—3 天给予麻黄素滴鼻。

（二）术后评估及护理

1. 术后评估

（1）评估患者意识及生命体征情况。

（2）评估患者术眼加压包扎敷料清洁、干燥、在位情况,有无渗血渗液等。

（3）评估患者有无眼痛、畏光流泪等角膜刺激症状。

2. 术后护理

（1）术后眼垫包眼,应观察术后敷料渗血、渗液情况。

（2）如有引流管术后 3—4 天拆除,并进行泪道冲洗,记录冲洗情况,以防积血造成堵塞,以后每隔 1—2 天冲洗 1 次,共冲洗 3—4 次,术后 5—7 天拆除皮肤缝线。严禁擤鼻,以免造成出血和管道脱落。

（3）观察术后出血情况,少量渗血一般不做处理,给予半卧位休息。渗血多者及时报告医生,可用 0.1% 肾上腺素棉球填塞术侧鼻腔。向患者介绍术后鼻腔引流渗血的原因,安慰患者,避免紧张。

（4）手术当日勿进食过热饮食,出血量多时,可进行颊部冰敷及喝冰冷饮料以减少出血量。嘱患者勿扯拉鼻腔填塞物及用力擤鼻。术后第二天可用生理盐水湿润后缓缓抽出纱布。

十五、眼睑恶性肿瘤手术护理

眼睑恶性肿瘤包括基底细胞癌、鳞状细胞癌、皮脂腺癌、恶性黑色素瘤等。眼睑恶性肿瘤以手术治疗为主,大多采用肿瘤切除联合眼睑重建术。

（一）术前评估及护理

1. 术前评估

（1）全身评估:

① 评估患者既往病史、家族史、药物过敏史。

② 评估患者血压、血糖及用药依从性。

（2）眼局部评估:

① 评估眼睑肿物发生时间、生长速度,是否为复发。

② 评估肿物的形状,有无溃疡、出血等病变。

③ 评估患者有无耳前及下颌淋巴结肿大。

（3）心理-社会支持系统情况:

① 评估患者的心理状态、家庭及社会支持系统情况。

② 患者对疾病的了解程度。

2. 术前护理

（1）心理护理:关心患者,告知患者和家属手术的必要性和注意事项,减轻患者顾虑,帮助患者树立信心。保护性医疗患者严格执行保护性医疗措施。

（2）协助患者完成各项术前检查。

（3）注意保暖并做好个人卫生。需做皮肤移植的患者做好供皮区的皮肤准备。

（4）嘱患者多休息，进食清淡易消化饮食，加强营养，增强免疫力。

（二）术后评估及护理

1. 术后评估

（1）评估患者意识及生命体征情况。

（2）评估患者术眼敷料清洁干燥、在位情况，有无渗血、渗液等。

（3）评估患者供皮区皮肤伤口敷料清洁、干燥、在位情况。

（4）评估有无出血、面瘫。

（5）评估患者心理情况。

2. 术后护理

（1）根据不同术式做好相应的护理：

① 采用移植瓣重建眼睑的患者术后在移植处应轻度加压包扎 5 天至拆线，根据重建部位的不同嘱患者必须在术后保证足够时间的术眼闭合，以保证移植物的边缘有足够的血供并可提供眼睑一定的张力来对抗术后早期眼睑自然收缩。移植瓣重建下睑者，术后保持闭眼 4—8 周；重建上睑者，术后需要遮盖术眼 6—12 周。

② 采用翻转颊部皮瓣重建眼睑的患者注意观察有无面瘫症状，发现异常及时汇报医生处理。

③ 内眦重建术后须在移植部位加压棉团，应注意避免碰触移植部位棉团，5—7 天可拆除棉团和缝线。

（2）遵医嘱按时滴用眼药水，滴眼时勿牵拉或翻转移植部位的眼睑。

（3）保持供皮区伤口清洁、干燥，预防感染。腹部供皮区患者术后采取半卧位，咳嗽及打喷嚏时用双手压住腹部保护伤口。

（4）注意患者全身情况，认真倾听主诉，如有异常及时和医生联系。

（5）嘱患者进食高蛋白、高维生素食物。

（6）心理护理：向患者介绍手术的先进及优点，调节患者情绪，使其尽快恢复战胜疾病的信心。

（三）健康指导与康复

（1）保持切口处清洁干燥，遮盖和保护术眼，遮盖时间根据术式而定。

（2）避免挤眼、揉眼，保持大便通畅。

（3）告知患者日光的致病作用，避免阳光直射，外出前使用防晒霜。

（4）按医嘱定期随访，术后 2—3 周第一次复查，以后每 2—4 周复查一次，半年后每 6—12 个月随访一次，有异常随时来院就诊。

十六、角膜移植术护理

角膜移植手术是用透明的角膜片置换混浊或有病变部分的角膜，以达到增视、治疗某些角膜病和改善外观的目的。角膜移植术是异体移植效果最好的一种手术。角膜移植手术分为全层（穿透性）角膜移植术和板层角膜移植术两种。

（一）术前评估及护理

1. 术前评估

（1）全身评估：

① 评估患者既往病史、家族史、药物过敏史。

② 评估患者血压、血糖、及用药依从性。

③ 全身麻醉患者有无上呼吸道感染等全身麻醉禁忌证。

（2）眼局部评估：

① 视力,眼压,眼睑有无肿胀、痉挛。

② 结膜有无充血。

③ 角膜溃疡者角膜浸润灶及分泌物情况,有无畏光、流泪、眼痛。

④ 眼睑及周围皮肤有无感染病灶。

（3）心理-社会支持系统情况：

① 评估患者的心理状态、家庭及社会支持系统情况。

② 患者对疾病的了解程度。

2. 术前护理

（1）按内眼手术前护理常规护理。

（2）心理护理：术前向患者及家属介绍病情、手术目的、治疗效果、手术配合知识,解除其思想顾虑,使其积极配合治疗。

（3）指导患者练习床上活动,呼吸调整,教会患者如何防止咳嗽、打喷嚏,按要求向各个方向转动眼球,便于患者更好地配合术中、术后的治疗与护理。

（4）眼部准备：

① 术前 1 h 用 0.5%—1% 毛果芸香碱充分缩瞳。

② 为使术中眼压稳定,术前要降低眼压,术前 30 min 遵医嘱静脉滴注 20% 甘露醇或口服山梨醇,并观察药物副作用。

③ 按眼内手术护理常规准备,冲洗泪道及膜囊。

④ 全麻患者按全麻术前护理常规护理。

（二）术后评估及护理

1. 术后评估

（1）评估患者意识、生命体征变化。

（2）评估绷带有无松脱或过紧,敷料有无渗血、渗液。

（3）评估角膜移植片是否透明,植片与植床的对合情况,植片及缝线是否在位。

（4）评估视力、眼压。

2. 术后护理

（1）按内眼手术后护理常规护理。

（2）术后 3 天多闭眼静卧休息,减少眼球运动,避免碰撞术眼及打喷嚏、咳嗽、弯腰低头动作,协助生活护理。

（3）术后予半流质饮食 1 天,后改高维生素、高纤维素普食,避免进食辛辣刺激及硬质食物,保持大便通畅。

（4）病情观察：

① 观察术眼绷带有无松脱或过紧，敷料有无渗血。

② 观察患者有无眼胀痛、头痛、恶心、呕吐，监测眼压变化。

③ 观察角膜移植片是否透明，切口对合情况，植片及缝线是否在位，发现异常及时报告医生。

（5）根据病情遵医嘱给予静脉使用或眼部滴注抗生素及糖皮质激素以预防感染及控制术后炎症。眼部用药时注意动作轻柔，严格执行无菌操作。

（三）健康指导与康复

（1）定期复查。

（2）角膜缝线拆除时间由医生决定。如果缝线存在时患者视力良好，并且角膜地形图表现规则者，可考虑长时期保留缝线，因为缝线的拆除可能会改变角膜的曲率，从而造成明显的散光，导致拆线后视力明显下降。

（3）注意排斥反应的发生。排斥反应常发生于术后 6 个月内，但有些患者术后几年也有发生。因此如果患者感觉眼红、痛，突然视力下降，角膜移植片变混浊，要立即到医院就诊，有条件者最好能回手术医院复诊。

（4）安全有效滴眼药。注意滴管头不要碰到角膜移植片；若滴两种以上的眼药水，要交替使用，每次间隔几分钟，以保证药物在眼内的浓度。

（5）合理饮食。适当补充营养，增强机体抵抗力；多吃水果、蔬菜，以保持大便通畅；少吃辛辣、油腻食物。

（6）注意活动与休息。注意眼部卫生，不要揉眼；外出要戴防护眼镜，避免碰伤术眼。一年内移植片神经知觉尚未建立，因此无感觉，容易受伤，故要注意避免摩擦。如属于单纯疱疹病毒炎患者，术后要注意预防感冒、上呼吸道炎和过劳，不要吸烟，防止角膜炎复发。

十七、翼状胬肉手术护理

翼状胬肉是睑裂球部结膜及结膜下组织增殖而侵袭到角膜上，呈三角形，形似翼状故称翼状胬肉。按发展可分为进行性翼状胬肉、静止性胬肉。

（一）护理评估

1. 病史评估

（1）一般信息：如姓名、年龄、文化程度、职业等，是否长期受阳光、风沙、烟尘高度刺激，有无翼状胬肉复发情况。

（2）患者有无慢性结膜炎病史。

2. 症状评估

（1）翼状胬肉的外观表现，是否遮挡瞳孔、影响视力，有无散光及眼球运动受限。

（2）评估翼状胬肉的发展程度。

3. 诊断检查评估

（1）眼压检查、视野检查及房角镜检查。

（2）眼部 B 超检查。

（3）如需手术治疗,要评估心电图检查结果,胸透检查结果,尿常规、血常规、凝血功能、肝肾功能、血糖等功能。

4. 心理-社会支持系统情况

（1）评估患者的心理及情绪。

（2）评估家属的关心程度及家庭经济情况。

（3）评估患者对疾病的认知程度。

（二）护理措施

（1）一般护理:测量生命体征,根据患者的自理能力提供生活协助,指导避免各种安全风险,预防意外损伤。

（2）专科护理:

① 讲解疾病相关知识,根据翼状胬肉的大小决定治疗方案,胬肉较大影响视力则需手术治疗,了解患者的心理状态,鼓励其接受手术,促进视力的恢复。

② 手术护理:按眼科手术护理常规护理。术后第一天开始换药,注意询问患者有无眼痛,观察术眼切口、视力等情况。嘱患者闭眼休息,减少眼球转动以减轻因缝线刺激引起眼痛不适,术后 7 天拆除结膜缝线。

（3）嘱患者注意眼部卫生,定期复查。

（4）告知患者避免接触有关致病因素,避免风尘、阳光刺激、积极防治慢性结膜炎。

（5）心理护理:对于患者出现的各种症状予以指导,避免过于焦虑。

（三）健康指导与康复

（1）饮食指导:建议清淡、易消化、高营养饮食。

（2）环境:提供清洁、安静、舒适休养环境,避免刺激因素。

（3）心理指导:正确进行心理疏导,使患者树立战胜疾病的信心,消除焦虑情绪。

（4）日常生活指导:加强个人卫生,改善工作、居住环境;避免风尘、阳光刺激,做好疾病的预防,如野外工作时,戴防护眼镜。

（5）讲解手术可能出现的合并症,如术后复发率可达 30%—40% 及注意事项,取得患者配合。

（6）做好出院指导,定期复查。

十八、糖尿病视网膜病变手术护理

糖尿病视网膜病(DR)是指由糖尿病导致的视网膜微血管损害所引起的一系列典型病变,是一种影响视力甚至可以致盲的慢性进行性疾病。由于血糖升高,导致视网膜微血管壁病变、渗漏、闭塞,从而引起视网膜出现微血管瘤、出血、硬性渗出、棉絮斑、视网膜内微血管异常、静脉串珠样改变、新生血管形成、玻璃体积血、纤维组织增生、牵拉性视网膜脱离,还可引起黄斑水肿、视神经病变、青光眼等,最终失明。该病是成年人视力损害的重要原因,也是我国致盲的主要眼病之一。

糖尿病主要损害视网膜微血管,使其内皮细胞受损,失去屏障功能,发生渗漏,微血管闭塞产生微动脉瘤,视网膜缺血缺氧,最终形成视网膜新生血管。

（一）护理评估

1. 临床表现

糖尿病视网膜病变分为非增殖型和增殖型。

（1）症状：早期无自觉症状，病变发展到黄斑后有不同程度的视力下降、视物变形、眼前黑影飘动和视野缺损；治疗不及时可最终导致失明，有的还会造成眼球萎缩；当患者治疗不及时时，可继发新生血管性青光眼，此时患者眼痛明显，视力急剧下降，同时还伴有眼胀、头痛、恶心、呕吐等。

（2）体征：非增生性糖尿病视网膜病的眼底特征是视网膜微血管瘤、视网膜出血、硬性渗出或棉絮斑，或至少2个象限已有明确的静脉串珠样改变。增生性糖尿病视网膜病变的眼底特征是新生血管形成，造成视网膜前出血、玻璃体积血和牵拉性视网膜脱离。糖尿病黄斑水肿可出现在任一阶段。

2. 糖尿病视网膜病的诊断

（1）既往史：血糖控制情况，糖尿病持续时间，是否用药，是否有肥胖、高血压、高血脂，是否有神经疾病及妊娠病史，是否有眼病病史（如创伤，其他眼疾，眼部注射、手术等，包括视网膜激光治疗及屈光手术）。

（2）体格检查：包括视力、裂隙灯、眼压、房角镜、周边视网膜及玻璃体等检查。

（3）辅助检查：眼底照相、OCT检查、FFA检查、超声检查。

（二）治疗原则

早期用饮食及药物控制血糖水平、每年定期进行眼底检查或眼底荧光血管造影。对增殖型糖尿病视网膜病，早期应采用激光凝固术治疗病变区，或采用广泛视网膜光凝术，以防止或抑制新生血管形成。以玻璃体内抗新生血管生成药物和糖皮质激素治疗黄斑水肿目前临床证据显示有效，但必须反复多次地玻璃体腔注射。对玻璃体出血引起混浊和机化，可行玻璃体切除术。

（三）护理措施

1. 一般护理

（1）按眼科一般护理常规护理。

（2）了解患者病情及全身情况，监测其血糖、血压变化，发现异常及时联系医生，使血糖、血压值控制在正常水平，以减少其继续对视网膜微血管的损坏。

（3）患者一旦出现视网膜出血时，禁止激烈运动，减少头部活动，适当卧床休息。

（4）饮食是治疗糖尿病的基础，糖尿病患者要制定合适饮食计划，据体力和脑力强度计算每餐食物中的碳水化合物、脂肪、蛋白质的分配比例，尤其是超重者和肥胖者应减轻体重，积极控制高血糖、脂质代谢紊乱和高血压。

2. 心理护理

（1）糖尿病视网膜病变的病程长，患者长期患病，易产生悲观、焦虑情绪。护理人员要主动与患者沟通，使用得体的语言，取得患者的信任。

（2）由于患者缺乏防病知识，可对疾病的治疗和预后失去信心。护理人员要做好入院健康教育，举办糖尿病知识系列讲座，将科学的糖尿病知识自我保健技能传授患者，增强患者治疗的信心,消除抵触情绪和依赖思想,提高患者的自我护理能力和生活质量。

3. 治疗及药物护理

（1）要据患者的病情、经济情况、药物的适应证及毒副作用等为患者选择成本低廉、效果好、副作用小的治疗方案,并向患者仔细讲解药物名称、剂量、注意事项、可能出现的副作用及处理方法,使患者坚持合理用药。

（2）频繁发生的低血糖反应也可使糖尿病眼病加重,所以护士要指导患者熟悉低血糖的常见表现、预防方法及处理措施,备好饼干等食物。

（3）阿司匹林能降低血液黏稠度,减少视网膜血管渗漏。但长期使用会引起胃部不适、出血等副作用,护士应注意观察和询问患者。

（4）玻璃体切除术患者按玻璃体切除术护理常规护理。

（5）应用降糖药:注射胰岛素要注意在餐前准时、按剂量注射,定期评估注射部位,以防局部皮肤感染。

（6）监测血糖:遵医嘱,准时检测血糖,及时做好记录,密切观察 24 h 血糖变化,发现异常及时报告主治医生。

（7）激光凝固法对严重的前增殖性、增殖性视网膜病变或黄斑部水肿的早期治疗效果很好。行激光光凝术前,应向患者解释全视网膜激光光凝术治疗可以减少视网膜水肿及玻璃体出血,保持中心视力,是降低失明概率的一种方法。术后休息 1—2 天,少做头部向下运动。

（四）健康指导与康复

（1）糖尿病性视网膜病变的发生与血糖控制不好、合并高血压有密切相关,积极控制血糖、血压可以延缓糖尿病性视网膜病变的发生与发展。大幅度波动的血糖甚至比一定程度的血糖增高对视网膜的损害更大。因此让患者了解糖尿病及糖尿病性视网膜病变发病的危险因素、掌握自我保健方法有重要意义。

（2）1 型糖尿病 12 岁之后发病,发病五年内或眼睛有任何症状时必须看眼科,以后每年追踪一次。12 岁之前发病,在 12 岁之后每年筛查;2 型糖尿病确诊时应当进行眼科检查;妊娠糖尿病在妊娠或第一次产检时进行眼科检查,妊娠初 3 个月及产后 1 年时进行眼科检查。

（3）注意用眼卫生,避免熬夜及长时间的近距离用眼。

（4）积极戒烟。吸烟会导致体内 CO 增加造成体内相对缺氧及血小板凝集,加速糖尿病性视网膜病变发生。

十九、前房积血手术护理

前房积血是指眼球损伤后虹膜血管渗透性增加或由于血管破裂出血,血液积聚在前房,又称外伤性前房积血。

（一）护理评估

1. 病史评估

（1）一般信息:如姓名、年龄、文化程度、职业等。

（2）患者自理能力。

（3）患者的致伤的过程，为何物损伤，损伤部位、时间和当时环境等。

2. 症状评估

（1）评估患者视力情况。

（2）评估患者眼部疼痛、畏光、流泪情况。

（3）评估前房积血的程度、分级。

3. 诊断检查评估

（1）X线或CT检查明确眶壁有无骨折和异物，以及异物的位置。

（2）超声检查眼球壁有无破裂，有无眼内容物脱出，玻璃体积血等。

4. 心理-社会支持系统情况

（1）评估患者是否有焦虑、悲伤和紧张心理及情绪。

（2）评估家属的关心程度及家庭经济情况。

（3）评估患者对疾病的认识、了解情况及心理承受力。

（二）护理措施

（1）一般护理：测量生命体征，根据患者的自理能力提供生活协助，进行避免各种安全风险的指导，预防意外损伤。

（2）专科护理：

① 向患者讲解紧张、情绪不稳定与眼压升高的相关机制，鼓励其保持情绪稳定。

② 向患者简要介绍本病的治疗方法及预后，使其减轻或消除顾虑，从而积极配合治疗。

③ 营造安静、合适的环境，避免感官刺激，以利于患者休息。

④ 告诉患者避免长时间低头、弯腰，衣领不宜过紧，勿一次性大量饮水，勿用力排便等。

⑤ 遵医嘱及时应用降压剂降低眼压，防止继发性青光眼。

⑥ 嘱患者绝对卧床，取半卧位休息，防止血液沉积于瞳孔区，导致瞳孔粘连。

⑦ 每日观察积血吸收情况。积血多，吸收慢，伴眼压升高，经药物治疗眼压仍不能控制，应做前房冲洗术，有较大多凝块，可切除，避免角膜血染。

（3）心理护理：眼外伤多为意外损伤，直接影响视功能和眼部外形，患者一时很难接受，多有焦虑和悲观心理，应给予心理疏导，使患者情绪稳定，配合治疗。

（三）健康指导与康复

（1）摄入富含营养和易消化的食物，食物温度不宜过热。

（2）忌烟、酒、浓茶及辛辣刺激性食物，忌食坚硬食物，避免咀嚼过度，以免震动传至眼球。

（3）鼓励多吃水果和富含粗纤维食品，防止大便干结，保持大便通畅，避免因排便用力屏气时使眼压升高发生血管破裂再度出血。

（4）做好生活护理，防止并发症的发生，嘱患者安静休息，避免动作过猛，如剧烈咳嗽、打喷嚏。

（5）出院后要注意眼部卫生，勿用手揉眼，避免剧烈运动，防止碰撞双眼，定期门诊复诊。

二十、睑内翻倒睫手术护理

睑内翻是指睑缘向眼球方向内卷,部分或全部睫毛倒向眼球的一种眼睑位置异常。倒睫是睑缘位置正常,睫毛倒向眼球,刺激角膜和球结膜而引起一系列角膜、结膜继发改变的结膜位置异常。睑内翻常与倒睫并存。

(一)护理评估

1. 病史评估
(1)一般信息:如姓名、年龄、文化程度、职业等。
(2)评估患者自理能力。
(3)评估患者的病史发展、治疗经过和治疗效果等。

2. 症状评估
(1)评估患者视力情况。
(2)评估患者有无眼异物感、畏光、流泪、眼睑痉挛。

3. 诊断检查评估
(1)裂隙灯检查结膜是否充血,角膜有无混浊,角膜新生血管形成及角膜瘢痕情况。
(2)如需手术治疗要评估心电图检查结果,胸透检查结果,尿常规、血常规、凝血功能、肝肾功能、血糖等检查结果。

4. 心理-社会支持系统情况
(1)评估患者的心理及情绪。
(2)评估家属的关心程度及家庭经济情况。
(3)评估患者对疾病的认识、了解情况。

(二)护理措施

(1)一般护理:根据患者的自理能力提供生活协助,进行避免各种安全风险的指导,预防意外损伤。
(2)专科护理:
① 监测患者生命体征,指导正确滴眼液,如仅有 1—2 根倒睫,可用镊子拔除,或采用睫毛电解法。
② 如睑内翻症状明显,可用胶布法或缝线法在眼睑皮肤面牵引,使睑缘向外复位。
③ 手术护理:做好手术矫正的护理。
(3)心理护理:对于患者出现的各种症状予以指导,避免过于焦虑。

(三)健康指导与康复

(1)养成良好卫生习惯,注意用眼卫生,不用脏手揉眼。
(2)教会患者正确擦拭泪液的方法和滴眼液的方法。
(3)嘱患者积极配合治疗,遵医嘱按时点眼药、按时复诊。

二十一、上睑下垂手术护理

上睑下垂是指由于提上睑肌和 Muller 平滑肌的功能不全或丧失,导致上睑部分或全部下垂,即在向前方向注视时上睑缘遮盖超过角膜上部的 1/5。

(一)护理评估

1. 病史评估

(1)一般信息:如姓名、年龄、文化程度、职业等。

(2)患者自理能力。

(3)身体状况:有无眼睑外伤史和其他眼睑发育异常,如内眦赘皮、眼球震颤等。

2. 症状评估

(1)患者视力下降、睁眼困难、两眼大小不对称等情况。

(2)评估患者上睑下垂的特点:单侧或双侧,是否有抬头仰视、皱额、耸肩,是否伴有动眼神经麻痹及其他眼外肌麻痹。

3. 诊断检查评估

(1)心电图检查的结果。

(2)胸透检查结果。

(3)尿常规、血常规、凝血功能、肝肾功能、血糖等检查结果。

4. 心理-社会支持系统情况

(1)评估患者的心理及情绪。

(2)评估家属的关心程度。

(3)评估患者对疾病的认识、了解情况。

(二)护理措施

(1)一般护理:根据患者的自理能力提供生活协助,进行避免各种安全风险的指导,预防意外损伤。

(2)专科护理:

① 测量生命体征,给患者或家属讲解有关疾病的知识。

② 进行术前指导:注意眼部卫生,按时滴抗生素滴眼液预防感染。

③ 术后特别注意有无缝线和睫毛刺激角膜,了解眼睑闭合状态、角膜暴露程度及穹窿部结膜脱垂情况等。

④ 保持局部创口干燥,一般术后加压包扎 24 h,术后 7 天拆线。

(3)心理护理:对于患者出现的各种症状予以指导,避免过于焦虑和紧张。

(三)健康指导与康复

(1)教会患者正确滴眼液、涂眼膏的方法。

(2)教会患者保护角膜的方法。

(3)告知家属进行弱视训练的重要性、目的、方法。

(4)教会家属观察患者夜间睡眠时眼睑闭合情况,发现异常及时就诊。

第二节 耳鼻喉科疾病护理常规

一、耳鼻喉科一般护理

（1）热情接待患者，做好入院介绍，并立即通知医生，对重危者接待后积极抢救处理。

（2）24 h 内完成护理入院记录，填写护理计划单、护理评估单、健康教育单，完成首次入院生命体征监测。测体温、脉搏、呼吸 2 次/日，待体温正常后连测 3 天。病危患者按医嘱及病情需要测体温、脉搏、呼吸、血压。

（3）新患者入院时测体重 1 次，以后每周测 1 次。不能测体重时，用"卧床"表示。

（4）新患者入院后按医嘱留送大小便标本及进行其他化验检查，每日记录大便次数，观察色、量、性状。3 天以上无大便者，应做通便处理；大便异常者，应及时留取标本送检，按病情正确记录尿量或出入量。

（5）密切观察病情，有变化者应及时与医生联系。

（6）做好晨、晚间护理，做好患者头发、皮肤护理。新患者入院时做好患者的清洁卫生处置。

（7）了解患者饮食习惯，进餐时护士巡视病房，了解患者饮食及进食情况，尤其是治疗饮食及试验饮食落实情况，并做好饮食指异。自理困难者协助进食。

（8）了解患者的心理、生理、社会文化及精神的需求，向患者介绍有关疾病知识，做好心理疏导，避免一切医源性刺激。

（9）所有患者出院前做好出院指导。

二、鼓室成形术护理

（一）术前准备

（1）按耳鼻喉术前护理常规护理

（2）心理护理：向患者详细介绍手术疗效、步骤及注意事项，消除不良心理。

（3）协助完成各项检查：骨 CT、电音测听、声导抗。

（4）术前 1 日洗头，淋浴，剔除患侧耳郭半径 5—6 cm 区域头发。

（5）术前指导患者练习床上排便及正确擤鼻方法。

（6）按医嘱术前用药。

（7）全麻按全麻术前护理常规护理。

（二）术后护理

（1）按耳鼻喉科术后护理常规护理。

（2）全麻按全麻术后护理常规护理。

（3）平卧或向健侧卧位，如无发热、头痛、头晕等症状，次日可下床活动。

（4）予半流质饮食 1—2 天，后视情况可改为软食。

（5）观察敷料的渗透情况及是否松脱，如渗血较多，及时通知医生，可更换外层敷料重新加压包扎。

（6）注意观察有无面瘫、恶心、呕吐、眩晕、平衡失调等并发症以及患者有无头痛、发热、神志、瞳孔变化等情况发生。

（7）防止感冒。勿用力擤涕，以免影响移植片的愈合。

（8）术后 6—7 天拆线，10—12 天后逐渐抽除手术腔内纱条，外耳道口塞以消毒棉球，保持耳内清洁，注意勿使污水进入耳道。

（三）健康指导与康复

（1）防止感冒，保持鼻腔通畅，必要时可用呋麻液滴鼻。

（2）保持耳道清洁，用棉球堵塞耳道口，以防污污水、灰尘进入耳道。

（3）切勿用棉签擦拭耳道。

（4）教会患者掌握正确擤鼻方法，勿用力擤涕。

（5）术后 2 个月内禁用任何滴耳液，半年内不宜游泳。

（6）定期门诊随访。慢性化脓性中耳炎术后复发率为 10%—20%，最初半年内定期复查尤为重要，术后半年内每月复查一次，1 年之内每 3 个月复查一次，1 年之后应半年复查一次。

三、耳源性颅内并发症护理

急性和慢性化脓性中耳炎，特别是慢性骨疡炎和胆脂瘤型中耳炎，可并发多种颅内外并发症，简称耳源性并发症。耳源性并发症特别是颅内并发症，如果诊断不及时或处理不当，常可危及患者生命。由于抗生素的广泛使用和诊断水平的提高，耳源性并发症的发生率已下降，已由过去的 2% 下降至 0.2%，但也使并发症的表现变得不典型，易引起误诊。颅内并发症的死亡率仍达到 10%，应引起重视。

（一）身心评估

（1）一般情况：观察患者生命体征有无正常，尤意观察体温、意识和瞳孔的变化；询问患者的既往史、过敏史、家族史，有无发热、消瘦、贫血等；评估患者对疾病的认知程度、态度、学习愿望及能力。

（2）专科情况：

① 有化脓性中耳炎病史及中耳流脓史，脓液突然增多或减少，伴耳痛、眩晕、听力下降、寒战、发热和头痛，并出现嗜睡、恶心、呕吐以及对于刺激的敏感性增强。

② 外耳道脓液味臭，鼓膜穿孔多在松弛部位或为边缘性。鼓室可见肉芽、息肉、胆脂瘤样物质或见脓液搏动。

③ 神智变化，可能出现脑神经的定位体征，如吞咽困难、面瘫、眼球突出固定；出现颈项强直、角弓反张及病理性反射；出现偏瘫、失语、共济失调等。

④ 有颅内高血压者，血压升高，呼吸、脉搏变慢，视神经盘水肿，喷射性呕吐。

⑤ 瞳孔散大，不等大、不等圆，对光反射迟钝或消失，出现偏盲、眼球震颤。

（二）护理措施

（1）密切观察患者的意识、瞳孔、体温、脉搏、呼吸、血压的变化，注意有无面瘫、偏瘫、头痛、恶心、呕吐和眼球震颤的发生。发现变化，立即通知医生给予处理。

（2）绝对卧床休息，保持病室环境安静，光线宜暗。备好急救药品，如呼吸兴奋剂、强心剂、脱水剂及气管插管等。

（3）遵医嘱使用足量、有效的抗生素或其他相关药物。适当控制输液速度，使患者处于轻微失水状态，防止加重脑水肿。保证输液液路通畅，以备急用。

（4）疑有耳源性并发症者，忌用镇静剂，禁用阿托品类药物，以免掩盖症状，延误治疗。

（5）欲行中耳乳突手术时，按常规耳部术前准备，同时耐心、细致地向家属告知手术事宜，以缓解焦虑情绪，取得患者的配合。若疑有脑脓肿者，需剃尽头发，备紧急钻颅术。

（6）给予清淡、易消化、高蛋白、高热量及富含维生素的流质或半流质饮食。保持大便通畅，避免用力排便，必要时给予缓泻剂。

（7）昏迷患者按昏迷护理常规护理，特别注意及时翻身、叩背，协助有效排痰，防止肺炎、压力性损伤发生。对于躁动患者注意安全护理，避免坠床、撞摔伤。

（8）多与患者沟通，即时了解其心理活动，给予引导，树立战胜疾病的信息。

（三）应急措施

（1）严密观察患者生命体征的变化，尤其注意观察体温、意识、瞳孔变化。

（2）严密观察颅内高压症及脑疝前驱症状的发生，即出现持续剧烈疼痛、喷射性呕吐、视神经盘水肿、血压急剧上升、脉搏变慢、意识障碍加深、一侧瞳孔扩大等。

（3）一旦发生颅内压症及脑疝应采取下列措施：

① 尽量减少不必要的搬动，头部置一软枕，抬高 15°—30°，头偏向一侧，及时吸出口鼻的分泌物。

② 遵医嘱立即快速静脉滴注 20％的甘露醇 250 mL。

③ 保持呼吸道通畅，给予吸氧，必要时给予气管插管辅助呼吸。

④ 配合医生行脑室引流或开颅脓肿引流术。

（四）健康指导与康复

（1）对家属进行疾病知识的宣教，宣传中耳炎的知识。

（2）发生中耳炎要及时治疗，以防严重并发症的发生。

（3）预防上呼吸道感染，有急性感染时，不要用力擤鼻，以防鼻咽部的分泌物经咽鼓管进入中耳。

（4）清除临近病灶。

（5）告诉家属患者头痛、恶心、呕吐和意识障碍程度加重时，及时与医护人员联系。

四、鼻窦炎护理

鼻窦炎系鼻窦黏膜一般性炎症改变，临床以上颌窦炎最为多见，其次是筛窦炎、额窦炎和蝶窦炎，分为急性和慢性两种。

（一）身心评估

（1）一般情况：了解患者的健康状况、既往史、心理-社会支持系统情况、饮食、睡眠、生活习惯；了解有无慢性中毒症状（如精神不振、头昏易倦、记忆力减退、注意力不集中等）、特应性体质及全身性疾病（贫血、糖尿病、急性传染病）等诱发因素；评估患者对疾病的认知程度等。

（2）专科情况：

① 急性上颌窦炎：前额部痛，晨起轻，午后重。

② 急性筛窦炎：头痛轻，局限于内眦或鼻根部。

③ 急性额窦炎：前额痛，晨起加重，午后减轻，晚间消失。

④ 急性蝶窦炎：眼球深部钝痛。

（3）实验室及其他检查：X线摄片及CT有助于明确诊断，了解血常规、出凝血时间、肝功能、肾功能等有无异常。

（二）护理措施

（1）锻炼身体，增强体质，预防鼻部疾病，多饮水，增加营养。

（2）控制感染，预防急性炎症转为慢性，用抗生素或磺胺类药物。清理鼻腔后用滴鼻剂，以预防感染，改善鼻腔通气。

（3）患者经口呼吸，应保持口腔卫生。

（4）术后取半卧位，局部冷敷，减少出血。告知患者鼻腔纱条抽出后疼痛会有好转。

（三）健康指导与康复

（1）术后应尽量勿打喷嚏，预防出血。

（2）出院后继续鼻腔点药1周。

（3）遵医嘱定期复查。

（4）加强锻炼，预防感冒，增强身体抵抗力。

五、鼻中隔偏曲护理

鼻中隔偏离中线偏向一侧或两侧，或局部形成突起而影响鼻腔生理功能，引起临床症状者称鼻中隔偏曲。

（一）身心评估

（1）一般情况：了解患者有无外伤及鼻出血史、健康状况、既往史、心理-社会支持系统情况、饮食、睡眠、生活习惯；评估患者对疾病的认知程度等。

（2）专科情况：

① 评估单侧或双侧鼻塞情况，鼻塞减轻情况。

② 评估偏曲的类型，下鼻甲有无代偿性肥大。

③ 有无继发鼻窦炎及上呼吸道感染。

④ 评估疼痛与不适的程度，有无好转。

（3）实验室及其他检查：鼻窦行 X 线摄片了解有无鼻窦炎存在；查血常规、出凝血时间、肝功能、心电图、胸部透视等，了解有无异常。

（二）护理措施

1. 术前护理

（1）做好心理护理，减轻患者顾虑，使其积极配合治疗。

（2）术前 1 日剪鼻毛，男患者应剃须。

（3）术前 30 min 遵医嘱肌注安定、阿托品等。

2. 术后护理

（1）术后取半卧位利于患者呼吸。

（2）术后可给予温凉流食、半流食。

（3）给予局部冷敷，减少出血和疼痛。

（4）保持口腔清洁，餐后漱口。

（5）预防出血，嘱患者勿用力打喷嚏，打喷嚏时用手捏住鼻翼，勿使纱条脱出。

（三）健康指导与康复

（1）改正不良卫生习惯，勿用手挖鼻。

（2）加强身体锻炼，防止感冒。

（3）48—72 h 鼻腔填塞的纱条逐步抽出后按时滴药 1 周，勿用力擤鼻。

六、鼻骨骨折护理

由于鼻部突出于面部中央，当外力向面部撞击时易受损，使鼻骨发生骨折。

（一）身心评估

（1）一般情况：询问受伤情况，观察局部有无肿胀、皮下出血及范围；了解患者的健康状况、既往史、心理-社会支持系统情况、饮食、睡眠、生活习惯等。

（2）专科情况：

① 局部有无疼痛、肿胀。

② 鼻及鼻骨周围有无畸形。

③ 鼻中隔有无偏曲、脱位，眼睑或颌部有无皮下气肿。

（3）实验室及其他检查：X 线摄片及 CT 有助于明确诊断，了解血常规、出凝血时间、肝功能、肾功能等有无异常。

（二）护理措施

（1）取半卧位，给予温凉流食、半流食。

（2）观察伤口有无渗血以及出血量，眼睑或颌部有无皮下气肿。

（3）监测生命体征。

（4）做好心理护理，及时复位。

（5）鼻腔填塞纱条 24—48 h 后取出，纱条取出后勿用力擤鼻、打喷嚏。

（三）健康指导与康复

（1）注意安全,避免外伤。

（2）如鼻中隔发生偏曲,应早期纠正。

（3）保持口腔清洁,餐后应漱口。

（4）嘱患者鼻腔填塞纱条取出后勿用力擤鼻、打喷嚏。

七、扁桃体炎护理

扁桃体炎是腭扁桃体炎的非特异性炎症,临床上可分为急性和慢性两种。

（一）身心评估

（1）一般情况:了解患者的健康状况、既往史、心理-社会支持系统情况、饮食、睡眠、生活习惯;询问患者的工作和生活环境,有无理化因素的长期刺激,有无上呼吸道的慢性炎症病史,有无风湿性关节炎、风湿热、风湿性心脏病、肾炎、低热等并发症。

（2）专科情况:

① 有无咽痛、发热、吞咽困难、耳痛等。

② 有无高热、畏寒、食欲下降、关节酸痛等全身症状。

③ 血象是否偏高,有无下颌角淋巴结肿大。

（3）实验室及其他检查:了解血常规、心电图、血沉、抗链球菌溶血素"O"、肝功能、肾功能等有无异常。

（二）护理措施

1. 术前护理

（1）注意休息,病重者应卧床,多喝水,进流食及软食,保持大便通畅。

（2）控制体温:对高热患者给予冰袋冷敷、酒精擦浴等物理降温或遵医嘱给予消炎药。

（3）保持口腔清洁,可用氯己定等溶液漱口。

（4）做好血常规、尿常规、出凝血时间、心电图、胸透等检查。

（5）嘱患者 6 h 前禁食、水。

（6）遵医嘱术前半小时应用阿托品、苯巴比妥等药物。

2. 术后护理

（1）局麻患者术后取半卧位,全麻者半清醒前应采用半俯卧位或平卧头偏向一侧,保持呼吸道通畅。

（2）嘱患者勿将口内分泌物咽下。唾液中混有少许血丝属正常现象,如持续口吐鲜血,则提示创面有活动性出血,应报告医生,采取适当的止血措施。全麻儿童若不断做吞咽动作,可能提示将血液咽下,应检查伤口,予以处理。

（3）饮食:术后 4 h 进清凉流质饮食,如纯牛奶、雪糕、冰块,术后第二天如创面白膜均匀完整,可进半流质饮食,然后逐渐过渡为软食,两周后普食。

（4）术后当天,嘱其不说话,卧床休息,颌下冰块冷敷,以减少出血。

（5）术后第二天开始应用漱口液漱口,保持口腔及咽部清洁。

（6）术后 6 h 白膜开始形成,24 h 后扁桃体窝已全被白膜覆盖,此时应鼓励患者多说话,多进饮食。白膜于术后 10 日内逐渐脱落。

（7）如为病灶性扁桃体炎患者,术后应使用抗生素。

（三）健康指导与康复

（1）禁食辛辣、刺激性食物,多饮水。

（2）术后当天不要讲话,卧床休息,颌下冰块冷敷,以减少出血。

（3）保持口腔及咽喉清洁,术后第 2 天开始应用漱口液漱口。

（4）术后 24 h 鼓励患者多说话,多进饮食。

八、腺样体肥大护理

腺样体又称咽扁桃体,位于鼻咽顶后壁中线处,为咽淋巴环内环的组成部分。正常生理情况下,6—7 岁时发育至最大,青春期后逐渐萎缩,到成人则基本消失。若腺样体增生肥大且引起相应症状者称腺样体肥大。本病多发在 3—5 岁儿童,常与慢性扁桃体炎合并存在,成年人罕见。

（一）身心评估

（1）一般情况:了解患者的健康状况、既往史、心理-社会支持系统情况、饮食、睡眠、生活习惯,有无慢性扁桃体炎反复发作史、营养不良、反应迟钝、夜惊、磨牙、遗尿,评估患者对疾病的认知程度等。

（2）专科情况:评估有无听力减退、耳鸣、鼻塞、流涕、闭塞性鼻音,睡眠有无鼾声以及有无"腺样体面容"(上颌骨变长、颚骨高拱、牙列不齐、上切牙突出、唇厚、缺乏表情)等。

（3）实验室及其他检查:鼻咽部 X 线摄片以及 CT 有助于了解病变范围;鼻腔检查可见鼻咽部红色块状隆起,触诊为柔软的组织团块,不易出血;术前查血常规、出凝血时间、肝功能、肾功能等有无异常。

（二）护理措施

（1）非手术治疗:应注意营养,预防感冒,提高机体免疫力;可用 1%麻黄碱滴鼻,减轻鼻塞症状。

（2）手术治疗:即施行腺样体刮除术。

① 术前护理:

a. 详细询问病史和体格检查,注意有无出血倾向,做心肺透视、血常规、尿常规、出凝血时间、肝功能、肾功能、心电图等检查。

b. 保持口腔清洁,术前用复方硼砂液漱口。

c. 术前晚间遵医嘱给予镇静剂,因需全身麻醉,术前 8 h 禁饮食,手术前给予适当镇静剂,使患者安睡。

d. 术前半小时给予适量阿托品及苯巴比妥肌注。

② 术后护理:

a. 全麻术后取去枕右侧俯卧位,头部稍低。

b. 嘱患者将口内分泌物吐出,不要咽下。

c. 密切观察有无活动性出血,全麻后如有频繁吞咽动作,应立即通知医生并进行止血。

d. 术后第1—2天可有反应性体温上升,不需特殊处理,如超过38.5℃,则给予物理降温。

e. 术后当日进冷流质饮食,次日可进热半流质饮食。

f. 术后第2天开始用复方硼砂液漱口,以保持局部清洁。

g. 术后应使用抗生素治疗,若患者进食少,则给予支持治疗。

(三) 健康指导与康复

(1) 加强营养,预防感冒,提高机体抵抗力。

(2) 鼻塞时可用1%麻黄碱滴鼻减轻鼻塞症状。

(3) 保持口腔清洁。

九、阻塞性睡眠呼吸暂停综合征的护理

阻塞性睡眠呼吸暂停综合征为一种睡眠障碍性疾病。一般指成人在夜间7h的睡眠中,经鼻或经口的呼吸气流发生周期性中断30次以上,每次气流中断的时间为成人10s以上,儿童20s以上,或呼吸暂停指数大于5,并伴有血氧饱和度下降等一系列病理生理改变。

(一) 护理评估

(1) 一般情况:了解患者的健康状况、既往史、心理-社会支持系统情况、饮食、睡眠、生活习惯、运动情况以及家庭中有无肥胖和鼾症患者,评估患者对疾病的认知程度等。

(2) 专科情况:有无晨起头痛、倦怠、过度嗜睡(与他人交谈时不自觉入睡)、记忆力差、工作效率低、行为怪异等,晚间是否不能安静入睡、睡眠中打鼾、呼吸暂停等症状,患者有无心律失常、高血压、右心衰竭、肥胖等。

(3) 实验室及其他检查:血常规检查,部分患者血红蛋白增高,肝功能、肾功能、血脂等可有阳性发现。CT扫描及纤维内镜检查,可以了解阻塞平面和范围。

(二) 护理措施

1. 术前护理

(1) 尽量安排患者住单人病房,以免鼾声影响其他患者睡眠及休息。

(2) 观察患者入睡后憋气、呼吸暂停的程度、频率、次数,为患者进行多导睡眠监测。

(3) 忌饮酒,酒精可使肌肉松弛和肌张力降低,从而使睡眠呼吸暂停加重。切忌随意应用中枢神经抑制剂,以免加重病情。

(4) 指导患者尽量采取侧卧位或半坐卧位,可防止舌根后坠,减轻呼吸暂停症状,必要时使用舌保护器。

(5) 床旁备好抢救用物,如吸引器、简易呼吸器、气管切开及气管插管等。

(6) 加强监测:定期测量血压,密切观察呼吸暂停情况,尤其于凌晨4—6时时要加强巡视。如患者憋气时间长,应将其推醒。

(7) 科普教育:对患者进行有关阻塞性睡眠呼吸暂停综合征的医疗常识教育,并对其进

行心理护理,使其消除对手术治疗的紧张和恐惧心理。对于使用呼吸机和口器治疗的患者,应向其讲解应用呼吸机和口器的重要性,切不可盲目停用。

2. 术后护理

(1)严密观察患者面色、呼吸频率,给予心电监护,监测血压、心率及血氧饱和度的变化。给予持续低流量吸氧,观察术区有无活动性出血,有无频繁吞咽动作。告知患者将口中分泌物轻轻吐出,勿咽下,必要时为其吸出。备好急救物品,做好急救准备。

(2)给予颈部及颌下冷敷,术后4h可口含冰块,适量饮水,减轻疼痛。

(3)保持口腔卫生,给予口腔护理2—3次/日,经常用生理盐水或含漱液漱口。

(4)少数患者术后数日内有暂时性软腭功能障碍,进食过程中易发生食物自鼻腔呛出,此时应嘱患者取坐位或半坐位进食,并消除进食时的紧张情绪。术后第1—3天进流质、半流质饮食,逐步过渡到普食,待创面愈合或白膜完全脱落后可进普食。

(5)对一些重症阻塞性睡眠呼吸暂停综合征患者,某些心肺功能不良、血氧饱和度过低的患者悬雍垂腭咽成形术无效时,气管切开术是有效的治疗方法。按气管切开术后护理常规护理。

(三)健康指导与康复

(1)对患者进行有关阻塞性睡眠呼吸暂停综合征的医疗常识教育;如阻塞性睡眠呼吸暂停综合征可引起高血压、心动过缓、心脏停搏等,缺氧引起的脑损害可导致智力减退、记忆力低下、性格改变或行为异常等。

(2)适当增加体力活动和减少摄入量:肥胖者要进行饮食控制,特别注意减少糖类、脂肪类食物的摄入。

(3)忌饮酒:酒精可使肌肉松弛和肌张力降低,从而使睡眠呼吸暂停加重。

(4)切忌随意应用中枢神经抑制剂,以免加重病情。

(5)建议患者尽量采取侧卧位或半坐卧位,减轻呼吸暂停症状。

十、急性会厌炎的护理

急性会厌炎是一种以声门上区会厌为主的急性炎症,又称急性声门上喉炎。成人及儿童均可发病,成人更好发,且男性多于女性,具有起病急、进展快、易致喉阻塞等临床特点。

(一)身心评估

(1)一般情况:了解患者有无呼吸道感染,有无邻近器官感染,生命体征有无异常,有无外伤史或较长时间接触有毒气体、放射线等,是否为易感体质或近期患某种传染病;患者对疾病的认知程度。

(2)专科情况:评估患者呼吸困难程度、喉痛情况,有无声音嘶哑、吞咽困难。

(3)实验室及其他检查:血常规可见白细胞升高,喉部侧位片可见肿胀的会厌,界限清楚,对小儿急性会厌炎有一定的诊断价值。咽拭子细菌培养及药敏试验有助于治疗。

(二)护理措施

(1)嘱患者安静休息,多饮水,进易消化的食物,如米粥、软饭、汤等。

（2）保持口腔清洁，可用 Dobell 液或生理盐水漱口。

（3）注意观察体温变化，体温过高者应及时采用物理降温如酒精浴、温水浴等。

（4）静脉给予大剂量抗生素和激素是治疗本病的主要措施，应按医嘱及时给药，严格"三查七对"。

（5）严密观察患者呼吸形态，必要时吸氧。对于严重病例应做好气管切开的准备，以防窒息。

（6）已行气管切开术者，按气管切开术后护理。

（7）采用雾化吸入，以减轻症状。

（8）应急措施：患者出现呼吸困难时，应取坐位或半卧位，一度呼吸困难给予低流量吸氧（1—2 L/min），二度呼吸困难给予中流量吸氧（2—4 L/min），遵医嘱给予激素治疗（地塞米松 5—10 mg 肌肉注射或静脉注射）。出现三至四度呼吸困难时，应做好气管切开术准备，备好抢救药物。

（三）健康指导与康复

（1）提高患者对本病的认识，了解其严重性。

（2）本病易复发，应避免感冒，一旦复发要及时就医。

（3）积极治疗，防止会厌周围邻近器官的感染。

（4）积极锻炼身体，增强抵抗力。

十一、特发性突聋护理

特发性突聋时指突发性、原因不明的感音神经性听力损失。一般患者均能确切告知发生的时间、地点及情形。多为单侧发病，多见于中年人，男女发病率无明显差异。病因尚不明了，现多认为可能与内耳血供障碍或病毒感染有关，窗膜或前庭膜破裂也可能为原因之一，另外也可能与自身免疫、代谢障碍有关。

（一）身心评估

（1）一般情况：了解患者的健康状况、既往史、心理-社会支持系统情况，是否有过度劳累、精神紧张、情绪波动、悲伤、感冒及烟、酒过度等，评估患者对疾病的认知程度。

（2）专科情况：

① 听力下降的时间、听力损伤的程度及性质。

② 耳鸣出现的时间、音调高低。

③ 有无眩晕的出现，是否伴有恶心、呕吐。

④ 是否伴有患耳的不适症状。

（3）实验室及其他检查：

① 血常规、尿常规及血液流变学检查。

② 耳镜检查：外耳道鼓膜无明显病变。

③ 纯音听阈测定：纯音听力曲线显示感音神经性聋，大多为中度或重度聋。

④ 声导抗测听：鼓室导抗图正常，镫骨肌反射阈降低，无病理性衰减。

⑤ 听性脑干诱发电位计耳蜗电图：显示耳蜗损伤。

⑥ 重振试验:阳性,表现为听觉过敏,不能耐受时响的声音。

⑦ 前庭功能试验:一般在眩晕缓解后进行,前庭功能正常或明显降低。

⑧ 颅脑 CT 或 MRI 检查显示内听道及颅脑无病变。

(二)护理措施

(1)主动安慰患者,尊重、同情患者,使患者了解本病的表现及治疗方法,并说明本病有不愈的可能性。即使耳聋无法完全恢复,可佩戴助听器加以矫正。尽最大可能减轻患者的思想顾虑,消除其焦虑情绪,使其充分休息,主动配合治疗和护理。

(2)遵医嘱妥善安排患者的各项药物治疗,并观察用药反应。酌情安排患者进行高压氧治疗。

(3)观察有无高血压以及心、肺、肝、肾等脏器病变,监测听力恢复情况。嘱患者尽可能卧床休息 7—10 日,禁用各种耳毒性药物,禁烟、酒、浓茶、咖啡及刺激性食物,保持良好的心态,以利于早日康复。

(三)健康指导与康复

(1)讲解突聋的发病原因,发病前常有生气、忧郁、悲伤等刺激,以及疲劳、饮酒、妊娠和环境、气压、温度改变等诱因,学会自我调节,放松紧张情绪。

(2)讲解需避免使用的耳毒性药物的种类。

(3)讲解半年内定期随诊对病情治疗与转归的重要性。

十二、气管切开手术护理

(一)身心评估

患者留置气管套管期间,应动态评估病情、呼吸、气管套管固定情况、气道通畅性、有无脱管及并发症。

(二)护理措施

1. 气囊压力管理

带气囊的气管套管气囊压力应维持在 25—30 cmH$_2$O,每 4—6 h 监测气囊压力,每 4—6 h 放气 1 次,每次放气 30 min 左右。对带有声门下吸引装置的套管,每次放气前应进行声门下分泌物吸引。

2. 气道吸引

患者出现气管造瘘口可见痰液或闻及痰鸣音、血氧饱和度下降至 95% 以下、双肺听诊出现大量湿啰音,怀疑是气道分泌物增多所致,怀疑胃内容物反流误吸或上气道分泌物误吸、咳嗽排痰无力等情况应立即行气道吸引。及时评估吸引后的效果,观察气道吸引后的不良反应,并应记录吸引的时间,痰液的颜色、性状和量。

3. 气道湿化

根据病情、活动度、呼吸道功能、痰液的颜色、性状和量等因素选择气道湿化方式。一般术后早期卧床期间可采取持续气道湿化,能下床时可采取间歇气道湿化。有明显血性痰液、痰液黏稠且痰液多的患者不应使用湿热交换器。气道湿化液可选用0.45%或0.9%氯化钠溶液;使用加温湿化系统时应选用灭菌注射用水。发生感染、痰液黏稠时,应遵医嘱使用黏液稀释剂、黏液促排剂等药物进行湿化。

4. 气管造瘘口的维护

使用无菌纱布或医用气切泡沫敷料作为气管套管垫。无菌纱布气管套管垫应每日更换,如有潮湿、污染应及时更换;泡沫敷料根据产品说明书使用。定时检查敷料及气管造瘘口周围皮肤,确保清洁干燥。每日用生理盐水清洁气管造瘘口,并采用含碘类或乙醇类皮肤消毒剂消毒造瘘口皮肤。

5. 气管内套管清洗与消毒

管内套管宜清洗消毒至少每日2次。清洗宜在流动水下进行,清洗后套管壁上应无肉眼可见的附着物,对光检查确认通畅,消毒灭菌应符合 WS/T 367 规定。

6. 气管套管更换的护理

确认需要更换气管套管的型号及规格,备好换管所需物品,润滑新的气管套管备用。协助患者取适当体位,经气管套管和口腔充分气道吸引,配合医生更换气管套管时,应同时观察患者呼吸、面色及病情变化。气管套管更换后,应检查套管固定是否正确及患者呼吸情况等,并做好记录。

7. 气管套管拔除的护理

(1)拔管前准备:评估患者的意识状况,自主呼吸,咳嗽反射,吞咽反射,清理呼吸道的能力,痰液颜色、性状和量,有无肺部感染等。指导患者掌握拔管时的配合要点和拔管后的注意事项。

(2)堵管护理:拔管前连续堵管24—48 h,观察并记录堵管期间患者活动、睡眠、进食时的呼吸情况。

(3)拔除后的观察与处理:伤口处以蝶形胶布拉紧皮肤或使用张力性敷料,观察气管造口胶布或张力性敷料是否固定牢固,伤口是否吻合以及患者呼吸、咳痰情况、吞咽反射及进食等情况。指导患者功能康复。备好床旁紧急气管切开用物。

8. 并发症的护理

(1)气管造瘘口感染。气管造口周围敷料应保持清洁、干燥,潮湿、污染时应及时更换。观察感染的气管造瘘口,记录造口红肿、肉芽组织、渗出物、气味及不适主诉,及时告知医生处理。遵医嘱做好气管造瘘口清创和换药。

(2)气管套管堵塞。当内套管堵塞时,应取出内套管,吸氧,清洗消毒内套管并重新置入。当外套管堵塞时,应继续气道湿化与吸引、吸氧,同时立即通知医生,并做好换管或重新置管等用物准备。

(3)脱管。立即通知医生,并协助重新置管。使用面罩高流量吸氧,同时做好重新置管的用物准备和急护理。

(三)健康指导与康复

告知患者长期带管的原因和必要性,使其配合和接受。指导患者气道湿化、换药、内套管消毒、叩击排痰、固定套管方法等及其他相关护理技术以及套管阻塞、套管脱出、气道黏膜溃疡、肺部感染的预防和应急处理知识。嘱患者定期复查随访。

十三、支撑喉镜下声带息肉切除术护理

声带息肉是指发生在一侧声带的前中部边缘的半透明的白色或粉红色的、表面光滑的肿物,多为单例,是常见的引起的声音嘶哑的疾病之一。

(一)身心评估

(1)一般生命体征。

(2)专科检查:声带息肉部位、形态、运动情况,患者发声情况。

(3)辅助检查:喉镜检查、血常规、尿常规、心电图、咽拭子等。

(4)患者心理状况及家属支持程度。

(二)护理措施

1. 术前护理

(1)按耳鼻喉科术前护理常规护理。

(2)及时为患者做好术前准备。

(3)心理护理:评估患者及家属的焦虑、恐惧程度,给予适当的安慰,讲解手术方法、预后情况等,使其积极配合诊疗活动。

(4)禁烟、酒及一切刺激性食物。

(5)术前3天用漱口液漱口,每日3次。

(6)检查牙齿有无松动,女患者月经来潮暂停手术。

(7)术前8h禁食、禁水,防术中恶心、呕吐,造成误吸。

(8)全麻患者按全麻术前护理常规护理。

2. 术后护理

(1)全麻术者按全麻术后护理常规护理。

(2)手术当日卧床休息。

(3)注意患者呼吸情况,观察患者有无鼻翼扇动、唇绀及声嘶等情况,观察有无感染征象,如发热、咳嗽等,发现异常及时通知医生。

(4)遵医嘱使用抗生素和激素,必要时给予雾化吸入,以控制感染,防止发生喉头水肿。

(5)全麻患者术后6h,可开始进温凉流质饮食,次日进食半流质。

(6)禁声期护理:术后一周禁声,鼓励患者用手语进行简单交流。

(三)健康指导与康复

(1)预防感冒,日常饮食避免刺激性食物,禁烟、酒等。

(2)经过禁声期后,逐渐练习发声,应循序渐进,术后2周方恢复正常讲话水平。

(3)音乐、播音等行业人员,应注意练声。

(4)定期复查。

十四、声嘶护理

（1）用嗓不当或用嗓过度较易引起声嘶，休息较为重要。

（2）注意说话的声调不要太大声，在嘈杂的环境中尽量少说话。

（3）睡眠要绝对充足，保证声带的相对休息。

（4）戒烟、酒和避免食用刺激性食物。

（5）心理护理：多数患者存在不同程度的心理障碍。当喉部发声不适时，不能正确面对而产生焦虑、烦躁，影响植物神经功能，造成咽喉部肌肉、血管功能失调而引起声带水肿，声带之间的摩擦力增加，导致局部炎症渗出、纤维组织增生而形成声带息肉、声带肥厚等。应通过解释，帮助患者解除心理上的各种障碍，从而使患者能够最大限度地配合治疗，达到满意的疗效。

十五、梅尼埃病护理

梅尼埃病是以膜迷路积水为主要病例特征的内耳非炎症性疾病。多见于 50 岁以下的中青年人，耳痛亦可发病。两性发病无明显差异。多为单耳发病。病因未明，可能与内耳微循环障碍、病毒感染、病态反应、自主神经功能紊乱、内分泌失调、膜迷路机械性阻塞及内淋巴吸收障碍有关。

（一）身心评估

（1）一般情况：评估患者的健康状况，了解其既往史、过敏史、家族史，询问其患病前是否有反复发作的眩晕、耳鸣及听力障碍等病史，并了解其对疾病的认知情况等。

（2）专科情况：

① 评估患者眩晕的程度、性质。

② 眩晕发作时是否伴有耳鸣、耳聋及耳内闷胀感。

③ 评估患者是否有强度不一的眼球震颤。

（3）实验室及其他检查：

① 纯音听阈测定：早期为低频下降型感音神经性耳聋，听力曲线呈轻度上升，无气-骨导差。多次发作后，由于高频区听力亦下降，故曲线呈马鞍形或平坦形。

② 声导抗测听：以 226 Hz 频率声作为探测音所引出的鼓室导抗图正常；Metz 试验示重振阴性，声反射衰减试验阴性。

③ 双耳交替响度平衡实验：有重振现象，言语识别率降低。

④ 耳蜗电图：SP - AP 复合波波形增宽，—SP/AP 比值异常增加（＞0.4），AP 振幅-声强度函数曲线异常陡峭。

⑤ 甘油试验：阳性标准为服用甘油后患耳，平均听阈下降高于 15 dB；或单一频率听阈下降高于 15 dB；相邻两个频率听力下降高于 10 dB；3 个或 3 个以上频率听阈下降高于 10 dB。

⑥ 前庭功能试验：冷热试验早期患侧前庭功能正常或轻度异常；多次发作后可出现向健侧的优势偏向；晚期出现半规管轻瘫或功能丧失；Hennebert 征出现阳性。

⑦ 眼震电图:发作高潮期可见自发性眼震,呈水平型或水平-旋转型。

⑧ 颞骨 CT 扫描注意乳突气化情况及前庭水管宽窄。

⑨ 内耳 RI 钆造影:可明确膜迷路水肿。

(二)护理诊断

(1)舒适状态改变:与膜迷路积水有关。

(2)有受伤的危险:与突发眩晕时平衡障碍有关。

(3)恐惧:与眩晕、耳鸣、听力下降有关。

(三)护理措施

(1)患者要尽量卧床休息,环境要安静舒适,光线宜稍暗。向患者解释本病的发生、发展及预后的情况,消除其紧张、恐惧心理,使之有良好的心态来配合护理与治疗。

(2)禁烟、酒,禁用耳毒性药物,给予低盐饮食,适当限制水分摄入。适当使用镇静剂如异丙嗪、安定,血管扩张剂如丹参及谷维素等药物,以利于改善内耳微循环及自主神经功能。

(3)遵医嘱给予利尿剂,如 20％甘露醇快速静滴、50％葡萄糖静脉推注等,以便能迅速消除或减轻内耳膜迷路积水,缓解眩晕等一系列症状。

(4)给予低分子右旋糖酐加丹参注射液或山莨菪碱口服,以达到改善内耳微循环或解除内耳微血管痉挛的目的。

(5)妥善安排患者在发作间歇期做一些必要的检查,如听性脑干反应测听、颅脑 CT 扫描或 MRI,以排除听神经瘤。

(四)健康指导与康复

(1)向患者讲解本病的有关知识,消除其紧张、恐惧心理,使之心情愉快,精神放松。

(2)发作期尽量卧床休息,给予暗室环境。

(3)治疗过程中禁用耳毒性药物,禁烟、酒,给予低盐饮食,适当限制水分摄入。出院后仍要低盐饮食,心情愉悦,精神放松,合理安排工作休息,做到有张有弛,避免复发。

十六、喉癌护理

喉癌为发生于喉腔黏膜的恶性肿瘤,以鳞状上皮细胞癌多见。好发年龄为 50—70 岁,发病率男性高于女性。其病因迄今尚难确定,可能与烟、酒刺激,空气污染,慢性炎症,病毒感染和遗传等因素有关。根据癌肿的发生部位,喉癌大致分为三种类型:声门上型、声门型和声门下型。

(一)身心评估

(1)一般情况:评估患者生命体征有无异常,询问其患病前的健康状况、既往史、过敏史、家族史,有无不良生活习惯和环境因素,如有无长期吸烟史、饮酒史或长期生活工作在污染的环境中,患者的营养状况是否能耐受手术,有无消瘦、贫血等,患者对疾病的认知程度。

(2)专科情况:

① 评估患者的颈部、喉体大小是否正常,颈部有无肿大淋巴结。

② 评估有无呼吸困难和喉哮鸣音,痰液的颜色、气味,是否痰中带血。

③ 是否有吞咽困难、喉部不适或异物感及放射性耳痛。

④ 评估患者是否有声嘶,早期声嘶可时轻时重,以后可逐渐加重。

⑤ 有无近期影像学检查及活组织检查结果,是否治疗。

（3）实验室及其他检查:

① 在喉部断层片及侧位平片上可见受侵犯部位有边缘不规则的软组织块影,突出于透明的气道中,使气道呈现不规则的狭窄,或呈浸润状,致喉壁增厚。造影片中可见癌的存在区有充盈缺损,边缘毛糙,不如正常的光滑平整。

② 活组织检查多数在喉镜下取标本活检,有呼吸困难者先行气管切开后再行活检。间接喉镜检查、直接喉镜检查或纤维喉镜检查常见声带肿物或喉室内肿物,多呈菜花状,有时伴有声带固定、喉活动差或固定。

（二）护理措施

手术、放疗和化疗是治疗喉癌的三大基本手段。根据患者肿瘤部位、范围、分化程度和全身情况,上述方法可单独使用,也可联合应用综合治疗。治疗手段不同,护理措施也有所不同。

1. 未做特殊治疗前的护理

（1）心理护理:根据患者的心理承受能力,将喉癌诊断委婉地告诉患者或暂时保密,以消除其恐癌心理,如需行全喉切除术,介绍摘除喉的必要性及术后语言沟通的代替方法,消除其对术后沟通和表达障碍的疑虑。

（2）呼吸困难护理:加强巡视,嘱卧床休息,必要时吸氧或施行气管切开术。

（3）口腔护理:保持口腔清洁,注意刷牙漱口,对龋齿做相应处理。

（4）预防误吸:声门上型癌或合并喉返神经麻痹易发生误吸,因此,患者进食时取坐位或半坐位,以软食为好。

（5）术前给予抗生素,预防术后发生咽瘘。

（6）忌烟、酒。

（7）全身支持疗法:术前应加强营养,给予高蛋白及高热量饮食,如肉、鱼、蛋、奶、巧克力等。进食困难者按医嘱给予静脉高营养。

2. 放疗患者护理

（1）心理护理:向患者及家属介绍放疗可以保留喉功能,早期喉癌经放疗可治愈,使其充满信心,克服放疗反应,坚持完成疗程。

（2）注意呼吸困难:放疗使喉黏膜肿胀,加重喉梗塞。因此,有呼吸困难的患者先行气管切开后再行放疗;已做气管切开患者,放疗前需更换非金属性套管。

（3）皮肤护理:颈部皮肤有红肿、糜烂等放疗反应,应清洁后涂抗生素油膏保护。

3. 全喉切除术护理

（1）手术前准备:

① 遵医嘱常规备皮。

② 患者术后将暂时或永久失去发声能力。因此,术前需交代术后表达需求的交流方式,如备好纸、笔、写字板或练习打手势。

③ 术前注意口、鼻腔清洁,有炎症者积极控制感染。

④ 术前 8 h 禁食、水。

⑤ 术前 1 h 置鼻饲管,全麻后置尿管。

(2) 手术后护理:

① 术后 24 h 内专人护理。

② 体位:床头抬高 30°—45°,同时保持头颈轻度前倾。

③ 注意观察重要生命体征:术后 24 h 内伤口有发生出血的可能,应密切观察。注意血压、脉搏、呼吸和体温的变化,如有异常及时报告医生处理。

④ 饮食:术后第 1 天可经鼻饲给予混合流质饮食,观察鼻饲后反应。如伤口愈合良好,术后 10 天可拔鼻饲管,恢复经口进食;若发生咽瘘,鼻饲管应保留至咽瘘愈合。若为胃代食管术者,鼻饲管用于胃肠减压,待肠蠕动恢复后方可行鼻饲饮食。

⑤ 口腔护理:嘱患者术后 10 天内勿做吞咽动作,将口中血性分泌物吸出或吐出,口腔护理每日 3 次。

⑥ 负压引流的护理:保持负压引流管通畅,记录每日引流量及颜色,检查有无血凝块、褶皱等,术后第 2—3 天根据引流情况拔除。

⑦ 气管套管护理:气管套管的带子应打死结,以防套管脱落,松紧度以容纳一手指为宜。套管口覆盖双层无菌湿纱布,及时吸出套管内分泌物,定时清洗消毒内套管,定期向套管内滴入抗生素,每日做雾化吸入,以稀释痰液,防止形成痰痂。每日更换喉垫,保持伤口清洁干燥。室温保持在 22 ℃,相对湿度保持在 80%—90%。

⑧ 失语护理:对患者不能做语言交流造成的痛苦表示同情和理解,耐心领会患者用书写或手势表达的心情和要求。

4. 部分喉切除术护理

基本同全喉切除术护理,尚需注意以下几点:

(1) 气管切开护理:各种类型部分喉切除术患者均需同时施行气管切开术。因此,只有在确认无喉狭窄和吞咽、呼吸功能障碍后才考虑拔管。

(2) 吞咽训练:患者多需经一定时间的吞咽训练不发生呛咳才能正常进食。训练方法:嘱患者取半卧位或坐位,深吸气后屏住,然后进一小口食物,吞咽 3 次,最后做咳嗽清喉动作,将停留在声门处的食物咳出。如此反复练习,直至进食时不发生误吸。患者首次练习经口进食时,应有医护人员守护。

5. 颈廓清手术护理

此手术可引起出血、感染、乳糜瘘、咽瘘、颅内压增高等并发症。因此,应密切观察患者上述各个方面,观察并记录每日引流液的颜色及量。如遇到颈动脉突然破裂大出血,应立即采取手指或纱条压迫止血,并迅速请医生处理。

应急措施:出现急性喉梗阻征象时,如极度吸气性呼吸困难伴有喉喘鸣,吸气时软组织凹陷甚至窒息时,应立即取半卧位或坐位,给予氧气持续吸入,地塞米松 5 mg 肌内注射,不缓解时可重复使用 1 次,必要时行气管切开以解除呼吸道阻塞,同时建立静脉通道。

(三)健康指导与康复

(1) 告诫患者戒烟、酒,少食辛辣及刺激性食物。

(2) 避免有害气体的刺激,及时治疗喉部慢性炎症。

(3) 对于带管出院患者应教会患者及家属对气管瘘口的自我护理。

（4）出院后禁止游泳，沐浴时防止水吸入气管引起窒息。

（5）气管套管口带喉罩，防止灰尘及异物进入气管。

（6）气管造瘘口出现红肿、溢脓，颈部出现包块，不明原因的痰中带血，呼吸困难，清洗内管后不缓解者应及时来院就诊。

十七、电子耳蜗植入护理

电子耳蜗是一个电子装置，它能将声信号转换为电信号，经电极输送至耳蜗，刺激内耳螺旋神经细胞，产生听觉。电子耳蜗植入是目前恢复极重度感音性聋患者听觉最有效的手段。电子耳蜗装置由两部分组成：植入体内的部分——刺激、接收器和一束伸入耳蜗骨阶内的电极串；体外部分——言语处理和拾音器。目前世界上已有数万聋人进行了耳蜗植入。

（一）身心评估

（1）一般情况：了解患者的健康状况、既往史、过敏史、家族史、心理-社会支持系统情况、饮食、睡眠及生活习惯。

（2）评估患者对疾病的认知程度、态度、期望值、学习愿望及能力。

（3）专科情况：

① 病史询问：何时丧失听力，听力丧失时的言语能力，何原因导致耳聋。

② 有无耳毒性药物使用史，有无化脓性脑膜炎病史，有无耳流脓史及耳聋家族史。

③ 近期有无上呼吸道感染史。

④ 儿童患者应询问患儿与他人交流的方式。

⑤ 有无助听器使用史，效果如何。

⑥ 外耳道有无炎症，鼓膜是否穿孔，鼓室有无积液，咽喉、鼻腔有无急性感染，检查咽鼓管功能。

⑦ 术后并发症评估：有无术后感染、外淋巴漏或脑脊液漏等并发症的发生。

（二）护理措施

1. 术前准备

患者准备：除对患者进行常规的耳部手术准备外，利用各种方式（简单的手语、口型、书面文字等）与患者沟通。同时对家属讲解成功的手术是一方面，术后重建语言环境，进行听力、语言康复训练同样重要，应做好长期治疗训练的准备。特别是语前聋的患儿，护士经常接触患儿，取得患儿的信任。对于术前佩戴助听器的患者，护士要做好助听器的调节和保养。即使是手术的前一刻，护士只要发现他们对手术有疑惑和犹豫，都要高度重视并及时通知耳蜗植入小组。

护理人员准备：对全科护理人员进行专题培训，对人工耳蜗的构造、基本工作原理、耳蜗植入的标准、植入程序、手术过程、术后康复训练及耳蜗其他知识进行全面、系统的学习。

成立耳蜗植入小组：除按常规的全麻下耳部手术术前准备外，成立耳蜗植入小组（医生、护士组成），专人负责，充分了解每一位患者的病情及需要解决的问题，探讨手术可能出现的并发症，对患者做到心中有数。植入小组的护士参观手术，了解手术的全过程，对术后患者可能出现的并发症的处理更有针对性。

2. 术后护理

按全麻术后护理常规护理,注意观察生命体征。

防止电极脱落:术后要求患者卧床休息 3—5 天,避免剧烈头部活动,防止植入的内置部件移位,采取平卧或健侧卧位(非手术侧),保持病室安静,同时以清淡、易消化、含有丰富蛋白质的流食、半流食为宜,减轻下颌骨活动而牵动手术部位。

观察切口皮肤情况:皮肤损伤是植入术后最常见的并发症,手术切口时,既要保证乳突部能够充分暴露,还要保证耳后的血液循环,手术所导致的或机体对高仿生、高密度异物的排异,是引起感染的主要原因。因此,术后要监测体温的变化和足量应用抗生素来预防感染。密切观察切口有无红肿及渗血量,如有皮下血肿应及时通知医生,以免引起感染。若感染累及埋置部件时,需取出埋置部件方可治愈感染。

观察有无面瘫发生:手术经乳突进路至面神经隐窝,触及面神经可能会造成面瘫,术后应仔细观察患者是否有面部抽搐、眼睑闭合有隙、进食时味觉减退或消失等问题的出现。

对症处理迷路受刺激症状:手术植入的电极可刺激迷路,造成眩晕、恶心、呕吐,常在术后早期出现,一般在数日逐渐恢复。要及时监测电解质,保持水、电解质、酸碱平衡,静脉滴入能量合剂,以使症状完全消失。

成人术后 7 天拆线,儿童 7—10 天拆线。

(三)健康指导与康复

帮助患者及家属确立适当的期望值:电子耳蜗植入患者及家属对手术要求非常急迫及手术期望值过高,需要通过对人工耳蜗知识的全面了解和学习,帮助患者及家属确立适当的期望值。期望值确立在适当程度,有助于保持患者正常的学习心态,以获得最佳的学习效果。

系统地进行关于耳蜗植入围手术期的宣教:根据患儿及家长的不同需求,对其父母集中用多媒体进行术前宣教,使患儿和家长明白术后有一个康复阶段,以起到最佳使用人工耳窝的目的。宣教内容包括:

(1)手术过程的简单介绍。

(2)术后要求患者平卧位或健侧卧位(非手术侧)3—5 天,避免剧烈头部运动,防止植入的内置部件移位的重要性。

(3)手术植入的电极刺激迷路,造成眩晕、恶心、呕吐等症状,需数日才能逐渐恢复。

(4)术后疼痛的护理及治疗、伤口包扎、住院时间的长短、伤口的家庭护理、感染的症状和体征以及术后的绝对禁忌等。

讲解术后听力语言康复的训练的重要性:人工耳蜗植入的目的不仅仅是使患者重新听到声音,更重要的是能听懂语言,会恢复语言交流,因此必须重视术后听力语言康复。

(1)对于成人语后聋患者,由于耳聋前听觉语言系统已经建立,术后康复过程相对容易一些,可以较快地适应和掌握人工耳蜗植入所提供的声音信息,恢复言语交流。

(2)对于语前聋患者,听觉语言系统发育不完善或完全没有发育,他们的听力年龄从开机开始算起,就像刚出生的婴儿一样,需要从觉察声音、分辨声音、理解语言、发展说话等逐步发育,建立起自己的听觉语言系统声音,术后听力语言康复功能是一个艰苦而长期的过程,需要专业人员和家人的配合实施。

患者或家人要保护手术区皮肤,防止对局部的剧烈冲撞和挤压,洗头时不要用力抓挠手术区域,防止感染。如遇伤口红肿或体温38.5℃以上,请与医生联系,以免耽误病情。

自手术之日算起4周后为开机日期,开机后人工耳蜗患者"听"到的多为失真或有些畸变的声音,语后聋者要将这些声音和他们大脑中原有的知识相联系,以适应这种改变的听觉环境。语前聋或先天性聋者则是一个重新学习语言的过程,听觉言语康复训练可以改善人工耳蜗患者的听觉能力并增进其言语能力。

患者要避免接触磁场,因磁力可以作用于人工耳蜗的磁性部件,切记患者不能做MRI检查,必须要进行检查时要采取措施或取下磁铁,避免相互干扰。

如需要做其他手术,应先向医生声明已行人工耳蜗植入手术,因为单级电凝可导致密码紊乱,手术要用双极电凝。

虽然作为一种先进的微电子设备,人工耳蜗设计制作具备防潮、防静电和抗冲撞等性能,使用者仍需注意外置部件要保持清洁,避免潮湿和雨淋,电池一般使用1—3天,应注意及时更换。

十八、鼻出血护理

鼻出血也称鼻衄。出血可能发生在鼻腔的任何部位,但以鼻中隔前下方的利特尔区多见。

(一)身心评估

(1)一般情况:了解患者的健康状况、既往史,心理-社会支持系统情况、饮食、睡眠、生活习惯等;询问有无引起鼻出血的有关局部、全身疾病史或家族史(如高血压、出血性疾病等),有无接触风沙或气候干燥的生活史;评估患者对疾病的认知程度等。

(2)专科情况:

① 评估出血量以及血压下降、面色苍白、出冷汗、血红蛋白降低的程度。

② 出血部位:鼻腔前端出血一般填塞可止血;后鼻孔出血经鼻孔填塞止血后仍经口腔吐出。

③ 引起鼻出血的原因:

a. 局部病因:包括外伤、鼻腔和鼻窦炎症、鼻中隔病变肿瘤等。

b. 全身病因:凡可引起动脉压或静脉压增高、凝血功能障碍或血管张力改变的全身性疾病均可发生鼻出血。

(3)实验室及其他检查:了解血常规、出凝血时间等有无异常。鼻内窥镜检查有助于明确出血部位。

(二)护理措施

(1)首先安慰患者,使之镇静,必要时给予镇静剂。

(2)监测血压、脉搏等。

(3)一般取半坐位,将血液吐入容器内,疑有休克时取侧卧位及时补液、输血。

(4)鼻部和头部给以冷敷,建立静脉通路,遵医嘱及时应用止血药。

(5)对初诊患者,可采取初步简易止血措施:

① 指压法:鼻中隔前部少量出血,可用手指将鼻翼压向鼻中隔或竖捏鼻翼数分钟。

② 棉片止血法：以 1‰麻黄素、0.1‰肾上腺素（高血压、心脏病患者忌用）或 3‰过氧化氢液棉片填塞鼻腔。

（6）做好鼻腔填塞和鼻后孔填塞的准备工作，协助医生施以各种止血措施。常用器材有：1‰麻黄碱棉片、1‰丁卡因棉片、凡士林纱条、浸有液状石蜡的纱布或碘仿纱条、鼻后孔栓子、消毒细导尿管、粗丝线、血管钳和剪刀等。

（7）鼻出血患者给以温凉的半流食、软食为宜。

（8）保持大便通畅。

（9）要防止患者低头、打喷嚏、用力咳嗽或擤鼻，禁食烫热饮食，防止再次出血。

（10）做好口腔护理。

（11）应急措施：若出血过多有休克征象时采取以下措施。

① 立即使患者平卧，头偏向一侧，使口内分泌物易于流出，保持呼吸道通畅。

② 立即测血压、脉搏，建立静脉通路，遵医嘱给予止血药物、交叉配血、吸氧。

③ 备齐抢救器械、药物，以及止血用物，协助医生做止血处理。

④ 做好心理护理，使患者及家属保持镇静，积极配合治疗。

（三）健康指导与康复

（1）出院后要注意房间温度不宜过高，湿度要保持在 70%—75%。

（2）多吃富含营养、纤维素含量高的软食。

（3）避免剧烈运动，改变不良的生活习惯，如挖鼻等。

（4）每日测血压，将血压控制在正常范围，保持良好的心理状态，积极治疗原发病。

十九、急性化脓性中耳炎护理

急性化脓性中耳炎是中耳黏膜的急性化脓性炎症。该病多见于儿童，病变主要位于鼓室，但中耳其他结构亦常受累。主要致病菌为肺炎链球菌、流感嗜血杆菌、血溶性链球菌、葡萄球菌等。细菌进入中耳的途径有 3 条：咽鼓管途径、鼓膜途径、血源性途径。早期中耳黏膜充血，鼓室内炎性渗出物积聚，逐渐变为脓性。随着脓液增多，鼓室内压力增高，压迫鼓膜，终致局部坏死，出现鼓膜穿孔，脓液经外耳道流出。

（一）身心评估

（1）一般情况：观察生命体征有无异常，尤其是体温变化；询问患者有无急慢性鼻炎及咽部炎性疾病反复发作史；评估患者对疾病的认知程度、学习愿望及能力。

（2）专科情况：

① 评估耳痛的性质、严重程度、部位及伴随症状。

② 评估耳鸣及听力下降情况。

③ 评估分泌物的性状及量。

④ 评估疾病病程及既往治疗史。

⑤ 详细观察鼓膜情况。

（3）实验室及其他检查：

① 血常规：白细胞总数与中性粒细胞增多。

② 鼓膜穿孔后,取脓液培养加药物敏感试验。

③ 听力检查表现为传导性聋。

④ 乳突平面可见乳突气房模糊,呈云雾状,但无骨质破坏。

(二)护理措施

(1) 注意体温休息,多沟通,协助患者保持良好心态,保证足够的营养。

(2) 体温过高者遵医嘱给予物理降温或药物降温,做好高热护理。

(3) 遵医嘱尽早给予足量的抗生素,在炎症消退、流脓停止后仍需继续用药 3—5 日,以免复发或转为慢性。

(4) 鼓膜穿孔前,外耳道滴用 2‰苯酚甘油,以利于消炎镇痛。鼓膜穿孔后应取脓液培养加药物敏感试验。可先用 3‰过氧化氢液清洗外耳道,拭净后再用敏感的滴耳剂滴耳,每日 2 次。炎症消退后,鼓膜穿孔多能自行愈合。

(5) 指导患者鼻腔内滴 1‰麻黄碱液,以减轻咽鼓管咽口肿胀,有利于引流。

(6) 注意休息,保持大便通畅。

二十、慢性化脓性中耳炎护理

慢性化脓性中耳炎的是指中耳黏膜,甚至鼓膜或深达骨质的慢性化脓性炎症。本病多因急性化脓性中耳炎未及时治疗或治疗不当迁延而来,为儿科常见病、多发病。其致病菌多为变形杆菌、金黄色葡萄球菌、铜绿假单胞菌等,其中以格兰阴性杆菌较多。按照病理变化及临床表现的差异,将慢性化脓性中耳炎分为 3 型:单纯性、骨疡型、胆脂瘤型。临床上以耳内长期间歇性或持续性流脓、鼓膜穿孔和听力下降为特点,处理不当可引起严重的颅内外并发症而危及生命。

(一)身心评估

(1) 一般情况:观察生命体征有无异常,询问患者的过敏史、家族史、既往史,有无发热、消瘦、贫血等,评估患者对疾病的认知程度、学习愿望及能力。

(2) 专科情况:

① 耳漏特征:间歇性或持续性,病程长短。

② 分泌物性质:黏液性、黏液脓性或脓性,是否带有血丝或"豆渣样物",有无异味。

③ 听力状况:轻度下降或严重下降。

④ 临床表现:近期临床表现有无特别变化。

⑤ 既往治疗史:用药情况或手术治疗情况。

⑥ 外耳道评估:仔细评估外耳道和中耳腔分泌物的性质及分泌物引流情况。

⑦ 鼓膜穿孔的评估:包括穿孔的大小和部位。

⑧ 中耳腔病变的评估:重点评估鼓室内是否存在肉芽组织、胆脂瘤或钙化灶以及听骨链形态。

（二）护理措施

1. 术前护理

（1）指导患者正确清洗外耳道内的脓液，保持外耳道清洁和引流的通畅。

（2）取外耳道脓液做细菌培养和药敏试验，遵医嘱指导患者正确使用滴耳液滴耳。

（3）慢性单纯性中耳炎患者，告知其在炎症得到基本控制（即耳不流脓1—3个月）、咽鼓管通畅、确属传音性耳聋时，可考虑行鼓膜修补术或鼓室成形术提高听力或恢复中耳结构的完整性。

（4）骨疡型即胆脂瘤型中耳炎患者，应明确告知手术治疗的重要性和目的，尽早接受乳突根治术即开放式或关闭式鼓室成形术，以彻底清除病灶，保持良好引流，防止颅内并发症的发生，改善或保留原有听力。

（5）加强健康教育，广泛宣传慢性化脓性中耳炎对人体的危害，使慢性化脓性中耳炎患者得到早期的积极治疗，以避免出现耳源性颅内外并发症。

2. 术后护理

（1）全麻者按全麻术后常规护理。

（2）听骨链重建者，术后患耳向上侧卧7—10天。

（3）中耳乳突术后，注意观察有无耳鸣、眩晕、面瘫、呕吐、剧烈头痛即平衡失调等。一旦出现，及时报告医生处理。

（4）注意观察体温变化，观察局部渗出情况即耳郭有无红肿。

（5）鼓励鼓室成形术后患者多做吞咽动作，但应避免用力擤鼻。

（6）术后7天拆线，7—14天抽出耳道内填塞纱条，每日换药，观察术腔引流情况即上皮生长情况。

（三）健康指导与康复

（1）注意休息，保证睡眠时间，积极防治感冒。

（2）注意室内空气流通，保持鼻腔通畅。

（3）积极治疗鼻腔疾病，擤鼻涕不能用力和同时压闭两侧鼻孔，应交叉单侧擤鼻涕。

（4）慢性中耳炎患者术后一年内不宜游泳。

（5）术后3个月内不宜乘坐飞机。

第十六章　口腔外科护理常规

一、颌面外科疾病手术护理

（一）术前护理

（1）按外科手术一般护理常规护理。

（2）做好解释工作，取得患者的配合。

（3）口腔或面部如有慢性感染病灶的按医嘱适当处理。术前 2—3 天，应洁牙或用漱口液漱口 3—4 次/日。

（4）备血，做药物过敏实验。

（5）皮肤准备：

① 头面部手术需剃去头发，下颌、腮腺、颈部手术时需剃去耳周半径 6 cm 以内的头发。男性患者剃须，鼻唇部手术应剪鼻毛。

② 植骨术前 2 天开始准备皮肤，全身沐浴。取自体肋骨者应剃腋毛；取髂骨者应剃去阴毛，清洁脐孔周围皮肤。

③ 腹部及大腿内侧取筋膜或体皮时应剃阴毛。

④ 做前臂游离皮瓣患者，术前 3 天开始用肥皂水清洗取皮部位，修剪指甲，清除甲垢。

（二）术后护理

（1）检查包扎敷料松紧及渗出情况，如创口渗血较多时，及时报告医生并协助处理。

（2）根据病情需要，做好口腔护理，保持口腔卫生。

（三）饮食护理

（1）颌骨骨折或颌肿瘤切除后，口腔内有游离皮瓣及腭裂患者，需较长时间进流质饮食。调配时，需计算食物中的热量和钾、钠，以及各种维生素的含量。

（2）手术后张口受限、口腔内有创面的患者以及腭裂术后的患者第 3 周进半流质饮食。

（3）口腔术后恢复阶段、腭裂手术后的患者第 4 周开始进软食。

二、口腔颌面部外伤急救护理

口腔颌面部外伤是指由工伤、交通事故、火器伤、爆炸等原因引起的口腔颌面部多器官损伤。口腔颌面部伤员可能出现一些危及生命的并发症，如窒息、出血、休克及昏迷等，应及时抢救。

（一）防止窒息

窒息的分类：阻塞性窒息和吸入性窒息。

窒息的临床表现：伤员表现为烦躁不安、出汗、面色苍白、口唇发绀、鼻翼扇动和呼吸困难。严重者呼吸时出现"三凹区"（锁骨上窝、胸骨上窝及肋间隙明显凹陷），如抢救不及时，随之发生脉搏减弱，脉速，血压下降及瞳孔散大等危象以至死亡。

防止窒息的关键在于及早发现和及时处理。在窒息发生之前仔细观察并做出正确判断，如患者已出现呼吸困难，更应争分夺秒地紧急抢救。

1. 阻塞性窒息的急救

（1）立即清除口、鼻腔及咽部分泌物。

（2）解开衣领，使患者头偏向一侧。

（3）将后坠的舌牵出口外。

（4）吊起下坠的上颌骨。

（5）插入通气导管，必要时行环甲膜切开术。

2. 吸入性窒息的急救

必须立即行气管切开术，通过气管导管，充分吸出进入下呼吸道的血液、分泌物或呕吐物及各种异物，必要时借助于支气管镜取出异物，解除窒息。要特别注意预防吸入性肺炎及其他肺部并发症。

（二）止血

颌面部血运丰富，出血多是颌面创伤的重要特点，大量出血可导致休克，危及生命。出血的急救，主要根据损伤的部位、出血的来源（动脉、静脉或毛细血管）和程度以及现场条件，采用相应的止血方法。

1. 压迫止血法

（1）指压法：较多用于暂时性止血。如颞部、头顶、前额部出血，可压迫耳屏前、下颌髁突上方凹陷处的颞浅动脉；颜面出血，可压迫下颌角前切迹的颌外动脉；头部大量出血，可压迫颈总动脉，在胸锁乳突肌中部前缘，以手指触到搏动后，向后压迫于第 6 颈椎横突上，压迫时间不超过 3 s。注意压迫易导致心律失常，甚至心搏骤停。

（2）包扎止血法：用于毛细血管、小静脉及小动脉的出血。先将软组织复位，然后在损伤部位覆盖多层纱布辅料，再用绷带行加压包扎。注意包扎的压力要适中，勿加重骨折块移位和影响呼吸道通畅。颌面部常用的包扎方法有：四尾带包扎法和"十字"绷带包扎法。

（3）填塞止血法：用于开放性和贯穿性伤口。将纱布块填塞于伤口内，再用绷带行加压包扎。在颈部或口底伤口填塞纱布时，应注意保持呼吸道通畅，防止发生窒息。

2. 结扎止血法

结扎止血法是常用的可靠的止血方法。紧急情况下，可先以止血钳夹住血管断端，连同止血钳一起妥善包扎并护送伤员。如条件许可，对于伤口内活跃出血的血管断端应以止血钳夹住做结扎或缝扎止血。颌面部较严重的出血不能妥善止血时，可考虑结扎颈外动脉。

3. 药物止血法

适用于组织渗血及小静脉、小动脉出血。在创面上局部应用各种中药止血粉、止血纱布、止血海绵等，将药物直接置于出血处，然后外加干纱布加压包扎，可减少局部出血、渗血。

全身使用止血药物可作为辅助用药,提高凝血功能。

(三)抗休克治疗

休克多伴发有身体其他部位严重损伤,主要为创伤性休克和失血性休克两种。抗休克治疗的目的在于恢复组织灌流量。

(1)创伤性休克:镇静、镇痛、止血和补液,可用药物协助恢复和维持血压。

(2)失血性休克:以补充血容量为根本措施,可快速输液、输血,有条件行加压输液、输血。

(四)伴发颅脑损伤的救护

(1)首先卧床休息,严密观察患者神志、脉搏、呼吸、血压及瞳孔的变化,减少搬动,暂停不需要的检查或手术。

(2)如鼻腔或外耳道有脑脊液漏出,禁止做外耳道或鼻腔内填塞与冲洗,以免引起颅内感染。

(3)对于昏迷的伤员,要特别注意呼吸道畅通,防止误吸和窒息的发生,必要时做气管切开术,随时清除呼吸道的分泌物。昏迷的伤员,颌面部伤可做简单包扎,但禁止行颌面结扎固定。

(4)对烦躁不安的伤员,可给予适量镇静剂,但禁用吗啡,以免抑制呼吸,影响对瞳孔变化的观察及引起呕吐,使颅内压增高等。

(5)有脑水肿、颅内压增高症状(剧烈头痛、喷射状呕吐等)伤员,应控制入水量,给予脱水治疗。常用 20%甘露醇静脉快速滴注,以减轻脑水肿,降低颅内压。

(6)如伤员昏迷后一度意识清醒或好转,随后又转入嗜睡、昏迷,患侧瞳孔散大,对光反射消失,呼吸、脉搏变慢,血压升高时,则是硬脑膜外血肿的典型表现,应立即请神经外科医生会诊,确诊后行开颅减压。

(五)防治感染

口腔颌面部损伤创口常被细菌、泥土、沙石等污染,甚至异物嵌入组织内,易导致感染而增加损伤的复杂性和严重性。因此,有效而及时地防治感染至关重要。

(1)有条件情况下应尽早进行清创缝合术。无条件时应将伤口包扎,以隔绝感染源。

(2)伤后及时使用广谱抗生素,预防感染。对有颅脑损伤的伤员,特别是有脑脊液漏出现时,可采用易透过血脑屏障、在脑组织中能达到有效浓度的药物。对伤口污染泥土的伤员,应及时注射破伤风抗毒素,预防破伤风。

(六)包扎和转运

(1)包扎。常用包扎方法有四头带包扎法和十字绷带包扎法,包扎时注意松紧度,以免影响呼吸。

(2)运送。一般伤员可采用俯卧位或头侧位,避免血凝块及分泌物堆积在口咽部。运送途中观察伤情变化,防止窒息及休克发生。

（七）健康指导与康复

1. 饮食指导

（1）给予富含高蛋白、高维生素、高热量的流质饮食。

（2）为了防止口内疾患及手术患者伤口裂开，小儿术前禁用母乳及奶嘴喂养，可用汤勺喂养，术后按照无渣流质饮食—半流质饮食—软食—普食顺序进食。

（3）行颌间结扎及钢丝固定的患者可经口用吸管经磨牙后区导入咽部灌喂。

（4）血管、皮瓣游离移植手术的患者术后7天内经胃管鼻饲饮食。

（5）对颌面部涎腺类疾病，禁食酸、辣等刺激腺体分泌的食物，防止过多的分泌物刺激术区，延误伤口愈合。

2. 口腔护理

指导进食前后常规漱口，必要时用相应溶液冲洗、擦洗口腔。

3. 心理护理

让患者尽快适应环境，安心接受治疗。运用宣泄疏导疗法，护士要注意对其不良情绪给予充分的容忍和理解，允许他们适当发泄内心的愤懑，做好家属的思想工作，避免与其争吵，协助护士稳定患者情绪。

三、上下颌骨骨折手术护理

颌面部骨折多因工伤、交通事故或暴力打击等意外情况所致。因其位置突出，易受创伤。上颌骨骨折常累及邻近的鼻骨、颧骨等同时骨折以及并发颅脑损伤。下颌骨骨折因其解剖结构的特殊性，除了可能在外力打击部位骨折外，对侧薄弱处亦可发生间接骨折。由于附着肌肉作用不同，骨折线方向不同可以出现不同移位。

（一）身心评估

1. 一般情况

评估受伤原因、部位，外伤的大小、作用方向及张口度、咬合等功能；伤后意识状态，有无头痛、昏迷、喷射状呕吐史；全身复合伤情况等。

2. 专科检查

评估伤员的神志、呼吸情况；骨折块移位程度；咬合关系是否错乱；是否有脑脊液漏；有无神经损伤表现；有无复视、张口受限等。

3. 辅助检查

（1）血常规检查：失血过多时，可有红细胞、血红蛋白、红细胞比容下降。

（2）影像学检查：X线、CT片尤其是三维成像，可清晰地显示骨折线及移位情况。

（3）术前完成的常规检查包括血、尿、便、输血前常规，肝肾功能及胸透、心电图检查等。

（二）护理措施

1. 术前护理

（1）急诊入院时观察患者神志、瞳孔、生命体征的变化。

（2）保持患者呼吸道通畅，及时吸出口腔内分泌物。

（3）严重外伤、牙颌错位影响呼吸时，应做紧急气管切开的准备。

（4）全身状况稳定后，协助医生行局部清创，并做清洁全身皮肤准备，理发，剃须，行手术复位。

（5）有软组织损伤者，24 h 内须注射破伤风抗毒素。

2. 术后护理

（1）按颌面外科术后护理常规护理。

（2）全麻患者按全麻术后护理常规护理。密切观察患者体温、脉搏、呼吸、血压变化，保持呼吸道通畅，及时吸出口鼻腔分泌物。

（3）体位：术后取半卧位，以减轻局部肿胀。

（4）保持口腔清洁，可使用口腔冲洗法、擦拭法、含漱法。

（5）术后局部伤口肿胀明显者，24 h 内可冷敷控制肿胀与血肿，24 h 后可热敷，促进肿胀和淤血的消退。

（6）检查咬合关系是否正常，发现异常及时通知医生进行调整。

（7）心理护理，积极心理调适，加强与患者及家人的情感沟通，根据不同的心理问题加以疏导。鼓励其表达感受，指导患者学会放松的方法，详细告知治疗过程，调动患者配合治疗的主动性。

（三）健康指导与康复

（1）保持口腔清洁，进食后清洁口腔，颌间固定患者可用儿童牙刷清洁口腔。

（2）出院后一月复查，如发现结扎丝脱落、松解、断裂，咀嚼时颌骨疼痛，牙齿疼痛应及时就诊。

（3）在颌骨骨折固定期（术后 2—4 周），骨折部位制动，禁忌用力咀嚼，出院后复诊时调整牵引及固定。

（4）拆除固定装置后，按照循序渐进的原则指导患者练习张口。

（5）根据病情需要，医生决定是否拆除术中固定用钛板。若需要则术后半年手术去除。

（6）3 个月内避免剧烈活动、挤压碰撞患处。

（7）颌骨骨折患者张口训练方法：

① 在颌骨骨折复位固定的治疗过程中，要注意静和动的关系。

② 颌间牵引的患者术后第 3 周起，进食时可逐渐去除牵引的橡皮圈，允许适当活动，以锻炼咀嚼功能；餐后挂上橡皮圈，以维持牵引状态。

③ 术后第 4 周可完全去除牵引的橡皮圈，缓慢进行张口练习，张口度由小逐渐增大。

④ 术后第 5 周至第 6 周可拆除固定的牙弓夹板，张口练习逐渐至正常张口度。

四、唇裂修复术护理

唇腭裂是口腔颌面最常见的先天畸形，常与腭裂伴发，是胚胎发育过程中出现障碍的结果，发病原因与母亲怀孕前 3 个月是否服用某些药物、是否缺叶酸和相关维生素、是否受到病毒感染以及是否患有某些疾病等多种因素有关，遗传是最主要的因素。

（一）身心评估

（1）一般情况：观察病儿的营养发育状况，询问吸吮、吞咽能力，饮食及喂养方式。

（2）专科情况：根据唇裂畸形特征，评估患儿的唇裂程度。

（3）辅助检查：入院后应进行血常规、尿常规、便常规及凝血功能检查，做心电图和胸部透视或拍 X 线平片。

（二）护理措施

1. 术前准备

（1）按颌面外科术前护理常规护理。

（2）术前要与患者家长充分沟通，交代围手术期及术后 24 h 可能出现的情况。

（3）保暖，预防呼吸道感染。

（4）术前 3 天应指导患儿父母改变喂养方式，停止使用奶瓶和吸吮母乳，改用汤匙或唇腭裂专用奶瓶喂养，以便术后患儿适应这种进食方式。

（5）皮肤的准备：术前 3 天生理盐水滴鼻、口腔擦洗，术前 1 天清洁上下唇、口周及鼻部，碘伏擦洗唇裂处口腔内黏膜。

（6）手部运动的束缚：需准备限制手运动的束缚带或夹板，以免术后患儿的手抓伤口。

（7）术前 4 h 母乳喂养或奶粉喂养，术前 3 h 喂养葡萄糖 10—100 mL。

（8）遵医嘱术前半小时应用抗生素。

2. 术后护理

（1）按颌面外科术后护理常规护理。

（2）按全麻护理常规护理。患儿在全麻未清醒前，应取去枕平卧位，头偏向一侧，以利于口内分泌物流出，防止误吸。密切观察患者体温、脉搏、呼吸，保持呼吸道通畅。

（3）观察伤口状况：注意术区肿胀情况，如严重肿胀，呈青紫色，提示有明显渗血，观察患儿有无明显吞咽动作（若患儿频繁吞咽，可能口内伤口有出血）。

（4）需约束患儿双手，以免损伤伤口。

（5）术后 24 h 可将外敷料去除，可用 3% 过氧化氢擦拭切口血痂，再用碘伏擦拭消毒，一天 2—3 次，最后涂抹金霉素眼膏，预防切口感染。为减少创缘张力，防止外物触撞，可用唇弓保护伤口。

（6）患儿完全清醒 4—6 h 后，可给予少量清水，若无呛咳、呕吐，可开始喂流食，指导患儿家属用汤匙或唇腭裂专用奶瓶喂养。

（7）如有鼻膜应密切观察鼻膜在位情况，定期指导患儿家属清洗更换鼻膜。

（8）注意保暖，防止术后上呼吸道感染、流涕，导致唇部伤口糜烂、破溃甚至裂开。

（9）伤口愈合良好，可在术后 5—7 天拆线。婴幼儿由于不配合，多在全麻下拆线，拆线后应严密观察患儿生命体征，如无异常，清醒 4 h 后即可进流食。

（10）遵医嘱给予适当的抗生素，以预防感染。

（三）健康指导与康复

（1）教会患儿父母清洁唇部伤口的方法。

（2）教会患儿父母正确佩戴鼻膜，佩戴时间一般为一年，每日 2—3 次清水清洗，擦干后用酒精消毒,如若破损,立即更换,如若感冒,应立即停止佩戴。

(3) 防止患儿跌倒及碰撞伤口,以免伤口裂开。

(4) 遵医嘱复诊,不适时随时就诊。

(5) 如唇部及鼻部修复仍有缺陷,适当时候可行二期修复。

(6) 术后两周内需进流食,仍用汤匙或唇腭裂专用奶瓶喂养。术后 1 个月即可用普通奶瓶。

(7) 指导患儿家长正确的按摩手法,可有效减轻术后瘢痕,一定程度上恢复上唇及鼻翼的轮廓外形。出院后 15 天开始按摩,20 min/日,持续 90 天,指导患儿家长提拉患侧鼻翼150—200 次/日,提拉动作应轻柔,以免牵拉伤口。

五、腭裂修复术护理及术后语音训练

腭裂可单独发生,也可与唇裂同时发生,腭裂不仅有软组织畸形,大部分腭裂患者可伴有不同程度的骨组织缺陷和畸形,他们在吸吮进食及语言等生理功能障碍方面远比唇裂患者严重,特别是语言功能障碍和牙颌错乱给患者的日常生活、学习、工作带来不利影响,也容易造成患者的心理障碍。

(一) 身心评估

(1) 一般情况:观察患儿的营养发育状况,吸吮、吞咽能力,饮食及喂养方式。

(2) 专科情况:

① 根据临床体征,评估患儿的腭裂程度。

② 因长期经口腔呼吸,检查是否有下鼻甲、扁桃体肿大及咽后壁增殖腺增生。

(3) 辅助检查:

① 入院后进行血常规、尿常规、便常规及凝血功能检查,做心电图和胸部透视或拍 X 线平片。

② 有条件时应做语音和腭咽闭合功能检查,包括鼻炎纤维镜检查、X 线鼻咽腔侧位造影、语音评定等。

(二) 护理措施

1. 术前护理

(1) 按颌面外科术前护理常规护理。

(2) 腭裂患者由于语言障碍,不愿与人沟通,护士应做好有针对性的心理指导鼓励他们积极参与社会活动和人际交往。

(3) 指导患儿父母采取正确的喂养方式,用汤匙或唇腭裂专用奶瓶喂养,以适应术后进食方法。

(4) 做好口鼻腔清洁工作。术前 1 日用 25%氯霉素滴鼻,每日 4 次。4 岁以上可以配合的患儿,术前 1 日晚和术晨刷牙后用漱口液漱口,保持口腔清洁。成人应剪鼻毛,男性剃须。

(5) 对患有口腔、耳、鼻、咽部感染者,需控制感染,以防再行手术。

2. 术后护理

(1) 按颌面外科术后护理常规护理。

（2）全麻未醒者,按全麻术后护理常规护理。麻醉完全清醒后可采取头高卧位,以减轻局部水肿。拔出气管插管后,仍应严密观察患儿的生命体征,体位宜平卧、头偏侧位或低位,以利于口内血液、唾液流出,并防止呕吐物逆行性吸入。

（3）保持呼吸道通畅,及时吸出口腔内分泌物。注意吸引管不能直接吸引伤口部位。

（4）密切观察患者有无声音嘶哑、喉头水肿现象,如有异常及时通知医生。

（5）术后 24 h 内,严密观察伤口及鼻腔有无渗血,患者有无明显吞咽动作,如有出血,采用无菌技术压迫止血或药物止血。必要时配合医生做伤口探查结扎止血。

（6）全麻清醒后 6 h 至 2 周内,给予温凉流质饮食,第 3 周后逐步改为半流质或软食。

（7）认真做好口腔护理。餐后用温开水漱口,并用漱口液含漱,保持口腔清洁。

（8）术后 7—9 天可抽除两侧松弛切口内堵填塞的碘仿油纱条。

（9）术后 2 周内患者保持安静,严禁大声哭叫。

（10）成人在术后 2 周拆线。幼儿不必拆线,任其自行脱落。术后 1 月开始进行语音训练。

（11）尽量避免患儿术后剧烈哭叫及张口大笑或将手指、玩具、汤匙等放入口中,以防切口复裂。

（三）健康指导与康复

（1）术后 2—3 周内流食,逐渐过渡到半流食,4 周后可进普食。

（2）遵医嘱复诊,不适随时就诊。

（3）腭裂修复后,还要为恢复功能创造条件,因此需向患者及其家属说明,尚需进行语音训练,使患者的发音得到逐步完善。

（4）术后 3 月建议患儿吹口琴、吹气球等加强腭咽闭合功能。

（5）术后 1 月门诊复查腭部创口,无创口、复裂且伤口恢复良好可练习吹水泡。

（6）腭咽闭合功能训练:

① 按摩软腭软化瘢痕。用自己的拇指由硬腭后缘向悬雍垂方向轻轻地按摩。

② 增加软腭运动。练习方法可用传统的吹气、吸吮、含漱及吞咽动作。

③ 屏气、鼓气。屏气:先深吸气,双唇闭紧,口内充满气体,然后屏气,使软腭上升关闭腭咽腔,积聚口内压力,使气流达到一定程度并保持口内压力。

④ 吹气:在屏气的基础上,利用吹气时屏气,使软腭上抬,增强口腔内压力,再慢慢由口吹出,以提高腭咽闭合功能。可用吹水泡、吹口琴、吹气球、吹蜡烛等方式来训练。其中吹水泡最常见。

⑤ 训练元音 i 的发音:腭咽闭合功能与软腭关系最为密切,使软腭上抬越高,闭合越好,选择练习元音 i 的发音。

（7）治疗条件:

① 腭咽闭合良好。

② 一般要求无严重智力和听力障碍。IQ 值大于 70,能主动配合治疗者。

③ 年龄:一般 4 周岁以上。

（8）治疗程序:

录音—评估—诊断—训练—评价。

（9）语音治疗:

① 元音训练：六个单元音，a、o、e、i、u、ü。

② 辅音训练：音素—音节—词组—短句—自然流利对话。

（10）治疗方式：

① 个体训练：采用一对一训练，针对不同发音特点、不同年龄、不同解剖条件，进行有针对性的训练。

② 训练周期：每周 1—2 次，10—15 次左右。此外患者必须每天在家自行训练 2 h 以上。治疗周期结束后还要自行训练 3 个月进行巩固。

六、牙槽突裂行髂骨移植术护理

牙槽突裂与腭裂相同，它的发生是在胚胎发育期由于球状突与上颌突融合障碍所致，故牙槽突裂亦可称前腭裂。临床上可与唇裂伴发，而更多的是与完全性唇裂相伴发。

（一）身心评估

（1）一般生命体征检查。

（2）评估社会状况、心理状况、家属关心及配合程度。

（3）专科检查：上唇皮肤及上腭术后瘢痕情况、鼻翼塌陷程度、发音情况、牙槽裂隙程度、尖牙萌出情况等。

（4）实验室及影像学检查，门诊牙片检查。

（二）护理措施

1. 术前护理

（1）皮肤的准备，术前 1 日髂骨取骨区、会阴部、口周备皮，双侧鼻孔剪鼻毛。

（2）用物准备，准备相应的盐袋、合适的腹带、柔软的毛巾等。

（3）结合临床检查 X 线片决定相关牙齿的去留。对于需行牙拔除术者至少应在 2 周以前进行，当距手术时间不足 2 周时，拔牙术可同植骨术同时进行。

（4）术前一周漱口液或生理盐水含漱、牙周洁治，术前 3 天开始停用义齿、义齿托或活动矫治器，为手术提供良好的黏膜组织床，预防术后感染。

（5）切牙过度腭倾使植骨区手术视野较小而影响手术者，需要术前正畸，矫正切牙及前颌骨位置，为手术视野创造条件。

（6）心理护理：由于患儿多数已有手术史，家长和患儿也了解了疾病的相关知识。但对于此年龄段患者护士要多关心照顾，多和家长沟通，协助医生尽快完成手术。

2. 术后护理

（1）全麻未清醒者，按全麻术后护理常规护理。

（2）保持呼吸道通畅，严密观察呼吸情况。

（3）完全清醒 6 小时后，可给予少量清水，观察半小时，若无呕吐，可进流质饮食。

（4）上唇加压，禁翻上唇。术后取骨区下肢制动，以腹带、盐袋加压，防止出血，术后 3 天内取半卧位。

（5）预防感染，遵医嘱给予抗生素 5—7 天，观察用药反应。

（6）保持口腔清洁，口内植骨区用生理盐水口腔冲洗 2 次/日，持续 5 天，冲洗时注意严禁用吸引器吸引,指导患者将生理盐水自行吐入弯盘。每次进食后用漱口液漱口,保持口腔清洁。

(7) 饮食护理:禁用吸管进食(减少口腔内的负压),术后 1 周内进流质饮食(使用汤匙),1 周后进半流质饮食,4 周后可进普食。

(8) 保持皮肤完整:卧床期间定时轴线翻身,平卧与健侧卧位交替,防止骶尾部压力性损伤。使用腹带加压期间,注意对侧髂骨区垫软毛巾,防止髂骨区压红。

(9) 康复训练:由于髂骨区取骨,活动受限,应指导和鼓励患者早期(术后第 1 天可)下床适当活动,以利于恢复。

(10) 拆线时间:髂骨取骨区术后 7 天拆线,牙槽嵴手术区 12—14 天拆线。如应用吸收线则不需拆线。

(三) 健康指导与康复

(1) 注意伤口清洁,口内进食后要多饮温水。
(2) 由于髂骨取骨,应避免剧烈活动 1 个月。
(3) 出院后一个月内不得进食油炸食物或质硬食物。
(4) 定期门诊复诊。

七、腮腺肿瘤手术护理

腮腺肿瘤可发生于任何年龄,良性肿瘤以多型性腺瘤最多见,恶性肿瘤以腺泡细胞癌、黏液表皮样癌、腺样囊性癌常见。

(一) 身心评估

(1) 一般生命体征检查。
(2) 社会支持系统情况及心理状况评估。
(3) 专科检查:腮腺区有无疼痛、肿大和压痛;腮腺导管口有无红肿,挤压有无脓性或黏稠分泌物溢出。
(4) 实验室及影像学检查。

(二) 护理措施

按颌面外科护理常规护理。

1. 术前护理
(1) 向患者解释手术目的、方式以及术后并发症的发生,如合并口角歪斜、眼睑闭合不全,应及时治疗。
(2) 以美兰于术前腮腺区皮肤标记。
(3) 备皮范围:患侧耳上、耳后半径 5 cm 内,长发者应将患侧头发梳向对侧,结成小辫。男性患者术晨剃须。

2. 术后护理
(1) 麻醉清醒后取半卧位。
(2) 给予半流质饮食,忌食酸、辣等刺激腮腺分泌的食物。抑制腺体分泌的药物应饭前

30 min 服用。

（3）保持引流通畅，观察引流液的性质及量。注意切口有无渗出、肿胀，若渗液较多，及时协助处理。当负压引流管内引出大量清亮液体时，提示有涎瘘发生。

（4）切口局部加压包扎，松紧度适宜，过紧影响呼吸，过松会有渗血、渗液、涎瘘，导致感染，影响切口愈合。

（5）观察有无口角歪斜、闭眼不全等并发症。

（6）心理护理：对术后出现的并发症、后遗症等问题进行合理解释，列举成功病例，增强患者自信心，使患者消除紧张、焦虑情绪。

（7）腮腺手术同时行颈淋巴清扫术的同颈部淋巴结清扫术护理。

（三）健康指导与康复

（1）拆线后仍需加压包扎 1 周，保持局部清洁，防止感染。

（2）教会患者开展表情肌功能锻炼，服用营养神经药物，进行针灸、推拿、热敷等促进面神经功能恢复。

（3）术后 1 个月、3 个月、半年来院复查，如有不适门诊随诊。

八、牙龈癌手术护理

牙龈癌在口腔癌中仅次于舌癌和颊癌，居第 3 位，占口腔癌的 22% 左右。男性多于女性。多见于 40—60 岁。多为分化程度较高的鳞状细胞癌，生长缓慢，早期多无明显症状。以溃疡型多见。牙龈癌可发生于唇颊侧牙龈黏膜，亦可发生于舌、腭侧牙龈黏膜。上下唇颊侧牙龈黏膜与颊黏膜毗邻，以唇颊沟为其分界线。

临床表现为压痛、牙齿松动及牙龈部肿块，肿瘤侵及口底及颊部引起张口困难，淋巴转移多见于患侧下颌及颏下淋巴结。

（一）身心评估

（1）一般情况：了解患者对疾病的认知程度，评估患者全身营养状况、生命体征，询问其有无不良嗜好、家族史、既往史、过敏史等。

（2）专科情况：了解癌肿的部位、大小、浸润程度以及有无淋巴结转移、淋巴结转移的程度等。

（3）实验室检查及其他检查：曲面断层 X 线片，主要检查骨质破坏情况。颈部 CT 可确定病变部位、大小及有无淋巴结转移等。

（4）术前营养评估：口腔癌患者由于口腔被肿瘤占据伴张口受限，肿瘤疼痛、舌活动度下降等导致患者吞咽进食困难，加上部分恶性肿瘤患者身体长期严重消耗，患者普遍体重较轻，存在不同程度的营养不良。

（二）护理措施

1. 术前护理

（1）向患者解释手术目的、方式及注意事项，以便配合。

（2）心理护理：因肿瘤侵袭颌骨，手术破坏性大，手术范围广泛，术后将出现语言不清、流涎、进食困难、感觉麻木等问题,必然会给患者带来精神和肉体上的极大痛苦,因此对患者应具有高度的同情心和责任心,鼓励患者勇敢面对现实;同时也向患者讲述颌骨切除后的义颌修复,可使患者的面形、咀嚼和发音功能得到一定程度的恢复,从而使患者以积极的心理接受手术。

(3) 备皮范围:上至下眼睑、下至颌骨下 2—6 cm,理发,取胸大肌皮瓣应剃去腋毛。

(4) 下颌骨切除需植骨者,术前 1 日用抗生素。

(5) 口腔护理:保持口腔卫生。入院后给漱口液或生理盐水漱口,每天 2—4 次,做好牙周清洁。

(6) 常规准备:常规配血、备皮,除面颊皮肤外,需口内植皮者,做好供皮区皮肤准备,术日禁食、水,必要时置胃管、尿管保留。

(7) 修复体准备:一侧下颌骨截除者,须准备好健侧的斜面导板,并试戴合适;上颌骨截除者必要时备腭护板。

2. 术后护理

(1) 全麻患者取去枕平卧头侧位,清醒后,取平卧位,抬高头部 15°—30°。

(2) 观察患者生命体征变化。

(3) 保持呼吸道通畅:全麻未清醒前,应及时吸出口内分泌物,为防治舌后坠应将穿过舌体的牵拉线拉紧,使舌前伸,并行固定,气管切开者按气管切开护理常规护理。

(4) 注意切口有无渗液、渗血,以及皮瓣颜色、温度、弹性等情况。取皮区应加压包扎,渗血较多者用沙袋加压。

(5) 保持引流通畅,记录引流液量、颜色及性质。术后 24 h 内引流量超过 200 mL 或短期内有大量出血,应及时处理。若引流液呈淘米水样浑浊,提示有乳糜漏,应立即拔管,局部加压。

(6) 给予患者高热量、高蛋白、高维生素的流质饮食,不能进食者进行鼻饲,必要时静脉补充营养,保证机体需要。

(7) 保持口腔清洁,给予口腔冲洗 2 次/日,方法同舌癌的冲洗方法,进食后及时用漱口剂漱口,每日 3—4 次,每次 3—5 min。

(8) 体位:手术次日改半卧位,鼓励患者咳嗽排痰,行雾化吸入 2 次/日,防止呼吸道感染。

(9) 上颌骨截除口内植皮者:应注意包扎的敷料或填塞的碘纺纱布的固定情况,防止松动脱落,一般于手术后 1 周拆线,10—14 日除去口内固定的敷料。

(三)健康指导与康复

(1) 注意休息,不宜参加体力劳动。

(2) 加强营养,从流质饮食逐渐过渡到正常饮食;下颌骨切除植骨者,应避免短期内进坚硬食物。保持口腔卫生。

(3) 下颌骨的截除后的患者,使用斜面导板应维持半年以上;上颌骨截除者创口出现不愈合尽早进行张口训练,及时进行颌面部义颌修复。

(4) 行颈淋巴结清扫者,注意同侧上肢功能锻炼。

(5) 定期复查,及时发现复发灶及淋巴结转移等。

(6) 切缘阳性或淋巴结转移者,术后 5 周内需行放疗、化疗或生物治疗。

九、颌面部间隙感染

颌面部间隙感染是颜面、颌周及口咽区软组织化脓性炎症的总称。常见表现为急性炎症过程,一般表现:感染的局部出现红、肿、热、痛,且边界不清。病情展迅速,体温高达 40 ℃,并伴有食欲不振、便秘、全身不适症状。

(1) 眶下间隙感染:感染多来自上颌尖牙,第一前磨牙和上颌切牙的根尖化脓性炎症和牙槽脓肿。表现为眶下区红肿、剧痛、睑裂变窄、鼻唇沟消失。

(2) 咬肌间隙感染:感染为下颌智齿冠周炎及下颌磨牙的根尖周炎等所致。典型症状为以下颌支及下颌角为中心的咬肌区肿胀、变硬、压痛并伴有明显张口受限。脓肿形成难以自行破溃,也不易扪到波动感。

(3) 翼颌间隙感染:感染主要为下颌智齿冠周炎及下颌磨牙根尖周炎症扩散所致。患者先有牙痛史,继而出现牙关紧闭、张口受限,咀嚼或吞咽食物时疼痛加剧,翼下颌皱襞触诊时有明显压痛点。

(4) 下颌下间隙感染:感染来源主要为下颌智齿冠周炎,下颌后牙根尖周炎、牙槽脓肿等牙源性感染或下颌下淋巴结炎的扩散。小儿多继发于下颌下淋巴结炎。临床表现为颌下三角区肿胀,下颌骨下缘轮廓消失,皮肤紧张、压痛,按压有凹陷性水肿,常伴有轻度张口受限和吞咽时疼痛。小儿由于组织疏松,肿胀易迅速波及舌根而影响呼吸甚至出现窒息而危及生命。

(5) 口底蜂窝组织炎:曾被认为是颌面部最严重且治疗最困难的感染之一,近年来此病已极为少见。感染可来源于下颌牙的根尖周炎、牙周脓肿、骨膜下脓肿、冠周炎等炎症的扩散。化脓性病原菌引起的口底蜂窝织炎肿胀多在一侧下颌下间隙或舌下间隙,继续扩散可致整个口底间隙,则双侧下颌下、舌下口底及颏部均有弥漫性肿胀;腐败坏死性病原菌引起的口底蜂窝织炎,表现为软组织的广泛性水肿,如肿胀向舌根发展,则出现呼吸困难,严重者出现"三凹征"。

(一) 身心评估

(1) 一般生命体征检查。

(2) 社会支持系统情况及心理状况评估。

(3) 专科检查:颜面部是否对称、肿胀的位置、疼痛的程度、是否有张口受限及受限程度、有无咀嚼及吞咽困难、双侧睑裂及鼻唇沟是否对称、口内是否有牙周炎症及脓肿。

(4) 实验室及影像学检查。

(二) 护理措施

(1) 心理护理:向患者耐心解释病情发展情况、治疗计划,减轻患者的思想负担,引导患者正确应对疾病的发生、结果,消除顾虑感,积极配合治疗。

(2) 注意休息:为患者提供安静舒适的环境。感染较轻者应适当休息,严重感染的患者急性期应卧床休息,注意静养,尽量减少说话,减少局部活动,避免不良刺激,为患者提供充分休息的环境空间。

(3) 病情观察:严密观察患者生命体征的变化,炎症是否向邻近组织扩散,有无呼吸困难和并发症发生。高热、休克患者给予对症护理。若肿胀严重引起呼吸困难,必要时进行气管切开术。

(4)切开引流:脓肿形成后协助医生切开引流,准备冲洗液和引流条。如为厌氧菌感染,用3%过氧化氢溶液或1:5000高锰酸钾溶液反复冲洗脓腔以控制厌氧菌的生长。铜绿假单胞菌感染可用1%醋酸、0.1%—0.5%多黏菌素或0.2%—0.5%庆大霉素溶液冲洗。观察引情况,及时记录引流液的性质、颜色及量,取半卧位,以减轻伤口张力,利于引流。

(5)治疗护理:给予抗生素治疗原发病灶,注意观察用药反应,并详细记录。对于病情严重者给予全身支持疗法,输血输液,维持电解质平衡。

(6)疼痛护理:由于感染灶的多发性和炎症急性期反应,局部疼痛剧烈,急性期感染卧床休息,全面动态评估患者疼痛情况,运用疼痛评估工具正确评估和记录,必要时遵医嘱应用镇痛药。

(7)口腔护理:病情轻者嘱患者用温盐水或漱口液漱口;病情严重者用3%过氧化氢行口腔冲洗,每日3次,保持口腔清洁。

(8)饮食护理:给予营养丰富、易消化的流食或半流食,补充必要的营养、水分、电解质和各种维生素,保证电解质平衡。张口受限者可采用吸管吮吸方式进食。

(9)功能锻炼:患者恢复期间,适当下地活动,鼓励张口练习或嚼口香糖15 min,避免吸肌萎缩,影响正常进食。

(三)健康指导与康复

(1)感染控制后,嘱患者及时治疗病灶牙,对不能保留的患牙及早拔除。

(2)告知患者早期治疗重要性,指导患者到正规的医院进行牙科治疗,平时加强锻炼,注意口腔卫生,早晚刷牙,保持口腔清洁,出院时嘱患者定期复查,出院后1周和3个月复查血常规,行B超检查了解脓肿是否复发,出现不适及时就诊。

十、舌癌根治术护理

舌癌是口腔颌面部常见的恶性肿瘤,多见鳞癌。男性多于女性,但近年来有女性增多及发病年龄年轻化的趋势。目前发病原因不明,多由于长期刺激,如残冠、残根、慢性炎症、不良修复体、白斑或乳头状瘤引起。过度吸烟及饮酒也是好发原因,病变部位多在舌前2/3部分,呈溃疡型或浸润型生长。舌癌多发于舌缘,其次为舌尖、舌背及舌根处,生长快,浸润性强,常波及舌肌致舌运动受限;有时进食、说话、吞咽发生困难,晚期可波及口底及颌骨,使舌固定;如有继发感染,可出现剧烈疼痛,放射致耳颞部及整个同侧颈面部。另外,舌癌早期即可发生淋巴转移,以颈深上淋巴结、下颌下淋巴结转移最多见。

(一)身心评估

(1)一般情况:询问患者既往健康状况,药物过敏史,家族史,有无不良饮食习惯、吸烟史和饮酒史;评估患者的营养状况能否耐受手术,生命体征有无异常以及对本病的认知程度,同时了解家人对本病的认知程度以及家庭经济状况。

(2)专科情况:了解肿瘤发生的部位、大小,是否有舌运动受限,是否疼痛,是否有淋巴结转移等。

（3）心理评估：评估患者对疾病、手术方式、麻醉方式的认知程度，对术前准备、手术和麻醉知识的了解程度。

（二）护理措施

1. 术前护理

（1）心理护理：针对患者对疾病本身及手术的恐惧心理。鼓励患者树立战胜疾病的信心和勇气，也可介绍其同类病友现身说教，取得患者的配合，同时对术后可能出现张口、进食、语言困难等问题，均应事先告知患者，使其有足够的心理准备。对于疼痛患者多做解释工作，必要时适当止痛。

（2）术前化疗者：嘱其饮食宜清淡，少油腻。给予高蛋白、高热量、高维生素饮食，如肉汤、营养餐等。

（3）口腔护理：保持口腔清洁，嘱患者刷牙要彻底，给予含漱剂漱口，每日 3—4 次，每次 3—5 min，术前常规全口洁治。

（4）常规准备：术前 1 日配血、备皮，如病灶过大，须做邻近组织瓣转移或游离组织瓣修复者，做好供皮区皮肤准备，如做舌颌颈联合根治术，术侧皮肤准备区入发际 2—5 cm，术日置胃管、尿管。指导练习有效咳嗽和床上排便。利用图片和文字等制定沟通方式的表达方法。

2. 术后护理

（1）体位：全麻手术去枕平卧 6 h 后，可采取半卧位，以利于呼吸及减轻颌面部水肿。游离组织瓣修复患者，5—7 天内采取平卧位，头偏向患侧。

（2）病情观察：严密观察患者意识、瞳孔、体温、脉搏、呼吸、血压，引流液颜色及性质，组织瓣颜色、质地、温度等变化，记录出入量等。若有异常及时通知医生处理，做好记录。

（3）保持呼吸道通畅：及时吸出口腔内分泌物，气管切开者按气管切开常规护理。如带气管插管（经鼻或经口）者，气囊放开前，应先洗净口鼻腔分泌物。为防止分泌物干燥、结痂，常规气管插管内泵入生理盐水或气管内滴药，以 6—10 mL/h 泵入。

（4）注意伤口渗血情况：保持负压引流通畅，观察引流量及颜色，如引流液鲜红色，量大于 250 mL/日，或呈乳白牛奶状，均属异常，应及时报告医生处理。24 h 引流液为 20—30 mL 时即可拔管。

（5）拆线时间：口内伤口 10—14 天拆线，口外伤口 7—10 天拆线，有张力的伤口如腓骨瓣术后 14 天拆线。

（6）饮食：给予高蛋白、高热量、高维生素、易消化饮食，不能进食者给予鼻饲。

（7）保持口腔清洁：舌癌术后因张口受限、咀嚼困难，有时伤口渗血，不便漱口，为预防伤口感染必须进行口腔冲洗，每日 2 次。方法是用 20 mL 注射器吸取 1%—1.5%过氧化氢冲洗口腔，使局部分泌物及残渣产生泡沫而脱落，再用生理盐水冲净，动作要轻，防止碰到创面，同时用吸引器不断抽吸口腔内的污垢和冲洗液，吸引负压为 0.04—0.06 MPa。

（8）术后 48 h 内严密观察口内皮瓣颜色，注意有无肿胀，发现异常及时报告医生处理。为了促进皮瓣成活，可局部热疗，也可输注促进微循环的药物。

（9）心理护理：心理护理与术后护理紧密结合在一起。颜面破坏和功能障碍是患者必须面对的残酷事实。护士应多关注患者，多与患者及家属沟通，了解患者心理活动，制定心理调节方案，并取得家属支持，唤起患者的社会认同感。对于情绪持续低落者，需要心理医

（10）颈淋巴结清扫术的护理：

① 保持负压引流通畅，观察引流液的颜色、性质和量，24 h 内引流液少于 20 mL 即可拔除引流管。

② 观察缝线边缘皮肤颜色及肿胀情况，如有皮肤肿胀，充血及异常分泌物及时通知医生。

③ 术后 1 个月禁食酸辣刺激性食物。

④ 乳糜漏的护理：

a. 乳糜漏主要发生于左颈部，大多在术后 2—3 天后出现。乳糜液量逐日增加，24 h 量可超过 500 mL，外观为乳白色、均匀、无臭，无絮状块。

b. 发现乳糜漏后，立即停止负压引流，局部加压包扎，观察 1—2 日，若流量有所减少则继续加压，一般一周后多可自行愈合。如无效则须打开创口找到破口处给予缝合，或充填纱布压迫。观察有无乳糜胸症状的发生，如果乳糜液进入两侧胸腔并发乳糜胸时，可出现胸前压迫感、呼吸不畅、气促、脉速、面部发绀，严重时可出现休克，应及时协助医生给予相应的对症处理。

c. 全身支持疗法，如给予高热量、高维生素、高蛋白、低脂肪饮食，必要时输血或血浆。嘱患者禁食乳类、脂类含量高的食物。

（三）健康指导与康复

（1）向患者讲解当前医学知识发展情况，对本病的治疗已取得良好的疗效，同时做好家属工作，使患者及家属保持乐观的态度，密切配合治疗。

（2）讲解放疗、化疗期间可能出现的一些不良反应，如胃肠道反应、脱发等，嘱患者不要过度紧张，同时可给予一些对抗反应的药物，减轻不良反应的症状。

（3）讲解术后鼻饲饮食的重要性：保证质和量以供机体需要，促进伤口愈合。

（4）讲解保持口腔卫生的重要性。

（5）术后恢复期进行发音练习，口内拆除缝线后可做张口练习及舌运动功能练习，舌癌根治同期行下颌骨植骨术者，应在骨质愈合后，练习张口和咀嚼运动，须坚持 3—6 个月。

（6）定期复查，每 3 个月 1 次，及早发现复发病灶或淋巴结转移等。

十一、游离组织瓣修复护理

游离皮片移植是将人体一处的皮肤切下一部分厚度或全层厚度，完全与本体分离，移植到另一处重新建立血液循环，并继续保持其活动，以达到修复的目的。

（一）身心评估

（1）一般情况：了解患者基本资料、主诉、既往及目前健康状况、家庭状况、心理状况。

（2）专科情况：了解肿瘤大小、侵犯范围，取皮瓣皮肤有无破损、瘢痕、硬结。

（3）心理评估：了解患者对疾病的认知程度，心理所想，对手术的期望值，主动与患者沟通，增强护患信任感。

（二）护理措施

1. 术前护理

（1）按颌面外科术前护理常规护理。

（2）供区应禁止各种穿刺注射，术前1日供、受区备皮，注意勿损伤皮肤。

（3）术前1—2天练习床上排尿排便，以预防术后发生尿潴留、便秘。

（4）术前1—2天练习去枕平卧位，以适应术后卧床需要。

（5）教会患者深呼吸和有效咳痰方法，防止术后发生坠积性肺炎。

（6）皮肤准备：手术野及转瓣区皮肤均应准备。

（7）心理护理：由于颌面位于头部较为显著部位，大多数患者担心临床手术影响自身美观、手术效果是否见效等，致使出现紧张、焦虑等负性情绪，不利于疾病治疗。因此护理人员须多和患者交流，充分了解患者心理特征，以制定个性化方案进行疏导，帮助患者树立战胜病魔信心，提高疾病治疗依从性。同时护理人员还需耐心细致地向患者介绍相关疾病知识、手术方法，以消除紧张情绪，使其配合治疗。

（8）沟通表达方式：术后气管切开或创口影响发音，不能讲话，术前教会患者一些固定手势表达基本生理需要，或用书面的形式表达和交流。

2. 术后护理

（1）按颌面外科术后护理常规护理。

（2）温度：口腔颌面部皮瓣移植后，组织瓣的血液循环对外界环境的反应非常敏感，特别是寒冷的刺激可使移植体的血管发生痉挛，导致栓塞和移植体坏死，故术后需保持病房适宜的温湿度：温度维持在25 ℃左右，湿度维持在60%—70%，术后早期应严格遵守探视陪伴制度，以免增加感染的概率。

（3）体位：术后根据手术的方式按医嘱予头部制动，术后24 h内取平卧位，垫软枕，头颈部制动。一般取头部正中位或稍偏健侧制动，以利于皮瓣血液回流。避免头部后伸和转动，以防皮瓣血管扭曲、牵拉和张力过大，影响皮瓣的血液循环和成活。教会患者正确使用沙袋固定头部位置。供皮区患肢抬高15°—30°，注意观察末梢血运情况。

（4）保持呼吸道通畅，气管切开者按气管切开护理常规护理。

（5）组织瓣观察：

① 颜色：一般术后1—2天内皮瓣颜色苍白，以后逐渐恢复正常。如发现皮瓣颜色发紫、发暗，为静脉回流障碍所致；如皮瓣表面起水泡或为灰白色，为动脉血流受阻。

② 温度：移植皮瓣温度较周围皮肤一般不应低3 ℃，可以对皮瓣加以保温处理，可于表面覆盖棉垫，并以白炽灯距30 cm以外进行照射加温。温度过低、颜色出现变化则应汇报医生探查处理。

③ 皮纹：皮瓣表面正常的皮肤褶皱。如发生血管危象则皮纹消失、肿胀。

④ 质地：皮瓣移植后仅有轻度的肿胀，如皮瓣明显肿胀，质地变硬，可能出现血管危象，应予以处理。

⑤ 皮瓣毛细血管充盈反应：可用无菌棉签轻压皮瓣，压后5 s内颜色恢复至正常者为良好。

（6）预防伤口感染：观察伤口愈合情况，保持敷料清洁、干燥，包扎松紧度合适，供区植皮伤口敷料7—10天内严禁打开，密切观察患者体温变化。

（7）口腔护理：常规给予口腔冲洗7—10天，每天2次，不能行口腔冲洗患者予口腔擦拭清洁。

（8）负压引流护理：保持负压引流通畅，注意观察引流量、颜色、性质并记录。如24 h内负压引流量大于200 mL，或短时间内引流出大量的鲜红色血性液，应考虑为切口活动性出血倾向，如出现颈部切口肿胀，患者烦躁不安，但引流管内无明显分泌物引出，应观察引流管有无堵塞、受压情况，必要时行切口探查，警惕切口血肿的发生。

（9）饮食护理：给予高蛋白、高热量、高维生素鼻饲饮食，术后1周可经口腔进食少量清水，如无吞咽时呛咳，术后7—10天可拔除胃管。

（10）疼痛护理：评估患者疼痛程度遵医嘱及时给予止痛药物。

（11）无论何种组织瓣移植后，组织瓣皮肤的痛觉和温度觉在短期内都是缺失的，在此阶段要注意防止创伤，特别是防止烫伤与冻伤。

（三）健康指导与康复

（1）因组织瓣感觉尚未完全恢复，进食时注意食物温度以防烫伤。

（2）保持口腔清洁。

（3）进行患肢功能锻炼。

（4）腓骨瓣术后避免负重活动及劳动。

（5）术后2周、4周、3个月、半年复查，发现问题及时就诊。

十二、腭部良、恶性肿瘤手术护理

口腔颌面部良性肿瘤和瘤样病变根据病变的组织来源，大体分为一般软组织肿瘤及瘤样病变、牙源性肿瘤、脉管畸形、神经源性肿瘤、嗜酸粒细胞增生性淋巴肉芽肿、骨源性肿瘤及瘤样病变等。

（一）身心评估

（1）一般情况：了解患者性别、年龄、饮食习惯，有无吸烟、喝酒及喜食辛辣刺激、烫食等不良嗜好。

（2）专科情况：了解肿瘤的大小、生长史、颜色、质地、有无压痛、活动度，与周围组织有无粘连。

（3）心理评估：评估患者和家属对所患疾病的认知程度，有无过度焦虑、恐惧等影响康复的心理反应；了解患者和家属能否接受治疗护理方案，对治疗及未来的生活是否充满信心，对术后可能存在的面容的改变是否恐慌、焦虑，有无足够的心理接受能力。

（二）护理措施

1. 术前护理

（1）向患者说明手术目的、方法以及可能出现的问题，以消除紧张情绪，使其配合治疗。

（2）备皮：手术野及转瓣区皮肤均应准备。

（3）对于恶性肿瘤患者术前必要时备血。

（4）清洁口腔：使用漱口液漱口，必要时可牙周洁治。

（5）术前置胃管、尿管。

（6）术前健康指导：

① 教会患者有效排痰的方法。

② 术前练习床上排便。

③ 沟通表达方式的训练：部分患者由于术后气管切开或创口影响发音，不能讲话，在术前可以教会患者一些固定的手势表达基本的生理需要或用书面的形式进行交流，也可以制作图片让其选择想表达的含义。

2. 术后护理

（1）体位：全麻手术去枕平卧 6 h 后，可采取半卧位，以利于呼吸及减轻颌面部水肿。

（2）严密观察患者意识、瞳孔、体温、脉搏、呼吸、血压等变化，记录出入量等。若有异常及时通知医生处理，做好记录。

（3）观察口内纱包在位情况，及时清除口内分泌物，保持呼吸道通畅，行气管切开者按气管切开护理常规。

（4）观察伤口的愈合情况，注意有无渗血、肿胀、裂开等异常反应，尤其是负压引流拔除后观察伤口肿胀情况。

（5）口腔护理：常规给予口腔冲洗 7—10 天，每天 2 次，不能行口腔冲洗患者给予口腔擦拭清洁。

（6）负压引流护理：保持负压引流通畅，注意观察引流液的量、颜色、性质并记录。

（7）饮食护理：给予高蛋白、高热量、高维生素鼻饲饮食，术后 1 周可从口腔进少量清水，如无吞咽时呛咳，术后 7—10 天可拔除胃管。指导患者进食半流质或使用修复体恢复口鼻分隔，防止发生必鼻返流。

（8）对有上颌骨切除者，应观察咬合关系。

（9）行颈淋巴结清扫者按颈淋巴结清扫术护理。游离组织移植者，按游离组织瓣修复术护理常规护理。

（10）拆线时间：口内缝线 10—14 天拆除，可吸收线除外；口外伤口 7—10 天拆线。

（三）健康指导与康复

（1）遵医嘱 3 个月、半年复诊，不适随时就诊，预防复发。

（2）放、化疗后预防感冒，减少去公众场合，避免交叉感染。

（3）坚持功能锻炼及发声训练。

（4）注意口腔卫生，保持口腔清洁。

（5）及时处理癌前病变，加强防癌宣传，开展防癌普查。

十三、口腔颌面部囊肿手术护理

口腔颌面部囊肿是一种非脓肿性的病理性囊肿，内含流体或半流体物质，由纤维结缔组织囊壁包绕，绝大多数囊肿有上皮衬里。根据其发生部位可分为软组织囊肿和颌骨囊肿两大类。其起源有牙源性（如根端囊肿、含牙囊肿）、滞留性（如黏液囊肿、舌下囊肿）及胚胎发育性（如面裂囊肿、甲状舌管囊肿、皮样囊肿等）。其中以根端囊肿、黏液囊肿、舌下囊肿较多见。

（一）身心评估

（1）一般情况：评估患者全身情况，如体重、营养、心肺功能、肝肾功能等；询问有无损伤史、炎症史、药物过敏史、家族史及手术史等。

（2）专科情况：了解囊肿大小、部位、质地、有无波动感，与周围组织有无粘连，有无压痛。

（3）心理评估：了解患者对疾病的认知程度，情绪反应，有无恐惧、紧张、焦虑和自我形象紊乱及因此而影响正常生活及社会交往。根据病种向患者及家属讲解有关疾病治疗、预后相关知识，帮助其正确认识疾病，鼓励其积极治疗，获得患者及家属的理解和配合，缓解紧张情绪。

（二）护理措施

1. 术前护理

（1）协助完成各项检查，发现异常及时通知医生。

（2）创造舒适安静的住院环境，确保患者良好的休息及睡眠。

（3）术前并发感染患者给予口腔护理指导，口腔卫生条件差的患者协助口腔清洁。

（4）因病变致吞咽困难影响进食者，指导患者进食软食或半流质食物，必要时将食物制成糊剂以利于患者使用吸管吸食。少量多餐，观察患者进餐量及质量，及时给予相应饮食调整。

（5）皮脂腺囊肿如继发感染，遵医嘱协助患者做局部湿敷。

（6）疼痛患者必要时遵医嘱给予止痛药物并观察用药后疼痛缓解情况。

2. 术后护理

（1）体位：麻醉期过后给予头高脚低半卧位，利于头颈部伤口引流，减轻头部水肿。

（2）饮食护理：给予患者相应的饮食指导，口内手术患者术后一周内进流质饮食，一周后进半流质饮食，术后忌刺激性、过热食物，2—3 周后恢复正常饮食。口外手术患者术后进半流质饮食，3—4 天后改为普食。

（3）口腔护理：指导口内手术患者使用漱口液漱口，创伤较大不易清洁者协助口腔护理，每日 2 次。

（4）对口底皮样囊肿摘除术患者，注意观察口底肿胀情况。

（5）舌下腺囊肿术后伤口常规放置引流条 2—3 天，注意观察伤口引流、肿胀情况。

（6）行游离组织瓣修术的护理。

（三）健康指导与康复

（1）注意口腔卫生，保持口腔清洁。

（2）保持皮肤清洁，勤洗澡、更衣、剪指甲。发生囊肿时不可挤压，以免引起炎症。

（3）病变范围较大的颌骨囊肿刮治术后，注意勿咬食硬物以防发生病变性骨折。

（4）遵医嘱 3 个月、半年复诊，不适时应及时就诊。

十四、颌面部肿瘤手术护理

口腔颌面部良性肿瘤和瘤样病变根据病变的组织来源,大体分为一般软组织肿瘤及瘤样病变、牙源性肿瘤、脉管畸形、神经源性肿瘤、嗜酸粒细胞增生性淋巴肉芽肿、骨源性肿瘤及瘤样病变等。

(一)身心评估

(1)一般情况:评估患者年龄、性别,有无全身性疾病,能否接受手术治疗,询问有无药物过敏史、手术史。

(2)专科情况:囊肿有无破溃、出血和感染的情况,脉管疾病是否存在慢性刺激和瘤体出血,牙齿有无松动移位。

(3)心理评估:评估患者对疾病的了解,有无对疾病造成颜面畸形的过度担心、紧张、焦虑。评估疾病对患者正常生活及社会交往的影响。

(二)护理措施

1. 术前护理

(1)按颌面部外科护理常规护理。

(2)术前皮肤准备。

(3)心理护理:评估患者及家属的心理需求,及时掌握心理变化,并对患者的言行给予充分理解,对语言不清的患者,要耐心倾听其倾诉,建立有效的沟通方式。鼓励患者表达自我感受,帮助患者做好充分的思想准备。

2. 术后护理

(1)麻醉期过后给予抬高床头 30°或半卧位,利于头颈部伤口引流,减轻头部水肿。

(2)饮食护理:口内手术患者后一周内进流质饮食,一周后进半流质饮食,术后忌刺激性、过热食物,2—3 周后恢复正常饮食。口外手术患者术后进半流质饮食,3—4 天后改为普食。

(3)口腔护理:指导口内手术患者使用漱口液漱口,创面较大不易清洁及行颌间结扎患者给予口腔护理。

(4)密切观察患者的生命体征变化,注意观察患者伤口出血、水肿情况,保持敷料干燥。

(5)患者的疼痛性质,向患者说明疼痛的预期发展情况,加强患者对疼痛的应对,必要时遵医嘱给予药物镇痛,并观察用药后疼痛缓解情况。

(6)对放置引流管的患者,保持引流管通畅,观察引流液的性质、量、颜色,发现异常及时通知医生。

(7)保持呼吸道通畅,及时清除口内分泌物,注意观察舌、口底水肿情况。

(8)术后 3—5 天限制患者讲话,减少活动。

(三)健康指导与康复

(1)术后一周进半流质饮食 4—5 天,逐渐过渡到普食。

(2)每日口腔护理 2 次,给予漱口水含漱。

（3）脉管疾病患者出院注意不要磕碰伤口，结痂未脱落者不要抠、撕，避免出血。

（4）出院后积极治疗坏牙，去除口腔内局部刺激因素，如不良义齿、残根、残冠。

（5）戒烟戒酒，保持心情愉快，建立良好的生活方式。

（6）放、化疗后预防感冒，少去公共场合，循序渐进地锻炼。

（7）遵医嘱 3 个月、半年复诊，不适及时就诊。

十五、下颌下腺炎手术护理

下颌下腺炎是由于涎石、异物或损伤等引起下颌下腺导管的炎症、狭窄或阻塞，而导致的腺体逆行性感染。表现为进食时下颌下腺肿大和酸胀感，有反复发作的病史，导管口有红肿及脓性分泌物，口底可扪及硬物或伴有压痛症状，下颌下腺肿大、压痛，长期反复发作者腺体纤维化，呈硬结性肿块。

（一）身心评估

（1）一般情况：了解患者饮食、睡眠、有无发热史，询问既往史、药物过敏史、家族史。

（2）专科情况：了解下颌下腺有无肿大、压痛，导管口有无脓性分泌物溢出，评估下颌下腺增大的大小、质地、与周围组织界限是否清楚。评估舌活动情况，有无呼吸困难。

（3）心理评估：评估患者及家属对疾病认知程度，对疾病进展的心理应对能力，是否出现焦虑、恐惧、易激惹情绪。同时由于疾病造成的疼痛、高热、明显肿胀等严重影响患者进食及睡眠，可进一步加重患者焦虑。

（二）护理措施

1. 术前护理

（1）按颌面外科术前护理常规护理。

（2）术前皮肤准备：口周、患侧下颌下直径 15—20 cm 区域备皮。

（3）饮食指导：患者手术当日麻醉期后可进流食。

（4）口腔清洁：使用含漱液漱口，预防术后伤口感染。

（5）心理护理：做好相关疾病知识的解释工作，消除患者紧张、焦虑情绪。

2. 术后护理

（1）体位：麻醉期后取半卧位或头高足低位，利于伤口引流，减轻面部肿胀，减轻疼痛。

（2）饮食：术后第 1 日起进半流质饮食，第 4 日后可进食普通饮食。

（3）观察加压包扎松紧是否适宜，加压包扎通常于术后 1 周拆除。

（4）伤口引流护理：术后伤口留置橡皮引流条或负压引流管 24—48 h，保持引流通畅，观察引流液的颜色、性状、引流量。

（5）观察颌下区肿胀及伤口出血情况：颌下区及口底肿胀明显时，注意有无血肿发生，伤口及引流管有无新鲜渗血，发现异常及时通知医生并协助处理。

（6）观察呼吸情况：注意观察口底肿胀情况及呼吸频率、幅度、口唇颜色变化，及早发现呼吸困难并给予对症处理。

（7）疼痛护理：术后反应性肿胀可引起吞咽疼痛，向患者讲解疼痛在术后 2—3 天即可缓解，鼓励患者进食。患者不能耐受疼痛时，遵医嘱给予止痛药物，并观察用药后患者疼痛缓解情况及用药反应。

（8）观察有无面神经损伤的表现：患侧下唇运动减弱及下唇偏斜。发生时遵医嘱肌内注射维生素 B_1 及维生素 B_{12}，并配合理疗，指导患者进行面肌功能训练。

（9）心理护理：因术中牵拉面神经下颌缘支导致的面神经损伤，经神经营养药物治疗、理疗及面肌功能训练，3 个月可恢复正常，做好相关疾病知识的解释工作，消除患者紧张、焦虑情绪。

（三）健康指导与康复

（1）每天早晚刷牙，饭后漱口，定期行牙周洁治术，保持口腔清洁。

（2）对因体质虚弱、长期卧床、高热或进食而发生脱水的患者，应加强口腔护理，嘱日常多饮水，保持体液平衡，加强营养。

（3）鼓励患者增加咀嚼运动，例如嚼口香糖，进食酸性饮料或食物等以刺激唾液的分泌，增强口腔冲洗自洁作用。

第十七章 妇科疾病护理常规

第一节 妇科疾病护理常规

一、妇科疾病一般护理

（1）入院接待：入院时接诊护士热情接待患者，准备好床单位，及时通知医生，向患者介绍入院环境、相关制度及主管医护人员，佩戴腕带，建立病历及一览卡。

（2）病情观察：测量体温、脉搏、呼吸、疼痛、血压及体重。新患者、发热（≥37.5 ℃）及术后患者每天测量体温、脉搏、呼吸 3 次，体温正常 3 天后改为每天测量一次；高热者（≥38.5 ℃）每 4 h 测量一次（夜间 23:00 和 3:00 可不测量）。严密观察病情变化，发现异常及时通知医生处理。

（3）饮食护理：给予高蛋白、高维生素、易消化清淡饮食。

（4）护理检查：按医嘱准确留取标本，落实各项护理检查，为诊断和治疗提供依据。

（5）心理护理：关心、安慰患者，增强患者信心，使其积极配合治疗和护理。

（6）健康指导：根据病情做好疾病相关知识宣教。

二、妇科腹部手术护理

（一）术前护理

（1）心理护理：耐心讲解女性生殖系统的解剖生理知识，使患者了解手术情况与术后月经、性生活、生育的关系。介绍手术、麻醉情况及手术前后注意事项，以消除紧张、恐惧心理。

（2）护理准备：术前 1 日抽血做血型交叉配合试验，配血备用，遵医嘱送检各项检查标本，行心电图检查。术前晚及术晨测量生命体征，注意观察有无月经来潮、发热、上呼吸道及皮肤感染等，如有异常应及时报告医生，必要时暂停手术。

（3）药敏试验：术前 1 日下午遵医嘱做药物过敏试验，并做好相关记录。

（4）皮肤准备：术晨进行皮肤准备，皮肤准备范围上至剑突、肋弓下缘，两侧至腋中线，下至大腿内侧上 1/3 处，包括会阴部及肛周皮肤，注意清洁脐部，脐部污垢用液状石蜡棉签擦洗干净（腹腔镜手术者脐部清洁后用碘伏消毒）。

（5）肠道准备：术前 1 日遵医嘱口服肠道清洁药物导泻并给予一般灌肠，必要时术前 1 日晚和术晨行清洁灌肠。术前 8 h 禁食，4 h 禁水。预估术中可能损伤肠道者、有多次手术史者、存在盆腔粘连者、有妇科肿瘤者须同时进行饮食控制：术前 3 日进无渣半流质饮食，术前

1日进流质饮食。

（6）阴道准备：术前用 0.5％碘伏棉球擦洗阴道，每天 1—2 次，共 3 天，并于术晨行阴道擦洗。

（7）药物应用：术晨遵医嘱进行术前用药。

（8）留置管道：术前留置尿管，并连接引流袋，更换清洁病员服。

（9）术前核对：患者进手术室前，护士应核对患者腕带的信息，如姓名、床号、住院号，术中用药及病历随患者一起带入手术室。如有活动义齿应取下，贵重物品妥善保管或交其家属（由病房护士、家属及手术室护士三方确认）。

（10）物品准备：准备好麻醉床、腹带、沙袋、引流固定物、输液挂钩、心电监护仪、氧气等。

（二）术后护理

（1）床旁交接：患者回病房时，病房护士与手术室护士一起进入病房，将患者轻稳移至床上，注意保暖，核对患者腕带，并向麻醉师及手术室护士了解术中情况，交接及观察患者意识恢复和麻醉苏醒情况，观察患者的生命体征是否平稳，静脉输液是否通畅，保持各种引流装置完好及通畅，并妥善固定引流袋，观察皮肤完整性等，并做好记录和交接签字。

（2）体位护理：根据手术及麻醉方式采取不同的卧位，全身麻醉患者在尚未清醒前应去枕平卧，头偏向一侧，以免呕吐物、分泌物误入气管引起窒息，清醒后可以垫枕；硬膜外麻醉者，去枕平卧 6—8 h；蛛网膜下腔隙麻醉者，去枕平卧 12 h，以防头痛。除外病情允许可取自主卧位，如患者病情稳定，术后次日可取半卧位。

（3）饮食护理：根据病情禁食 6—8 h 后可进不易产气的流质饮食，忌食甜食、豆浆及牛奶，肛门排气后可进半流质饮食，排便后进普食，鼓励进高蛋白、高维生素、富含纤维素、清淡易消化的食物。

（4）病情观察：

① 生命体征：严密观察患者生命体征变化，每 30 min 测血压一次，共 6—8 次，至平稳改4 h 一次。术后每天测体温、脉搏、呼吸 3 次直至体温正常后 3 天改为每天一次，并做好记录。如有内出血和休克症状，立即通知医生进行处理。

② 切口护理：观察切口有无渗血、渗液情况，保持伤口敷料清洁、干燥，如敷料浸湿，应及时更换，必要时汇报医生。术后腹部放置沙袋 6 h，并包扎腹带。

③ 引流管护理：

a. 腹腔引流护理：如放置腹腔引流管，妥善固定，保持引流管通畅，若为负压吸引管使其保持负压状态，观察、记录引流液的量及性质，班班交接，测量引流管外露长度并在引流管上标识及记录，每天更换引流袋一次。

b. 尿管护理：保持尿管通畅，观察尿液颜色和量，根据手术方式一般于 24—72 h 后拔除尿管。保留尿管期间，用碘伏棉球进行会阴擦洗，每天 2 次，保持局部清洁，预防泌尿系统感染（导尿期间若病情允许嘱患者多饮水）。

④ 腹胀：术后鼓励患者多活动，密切观察肠蠕动情况，一般术后 48 h 内可自行排气，如腹胀明显，术后 24 h 可肌肉注射新斯的明 0.5—1 mg，或给予温盐水低压灌肠。严重胀气者，酌情给予胃肠减压，3 天未排大便者可给缓泻药。

⑤ 疼痛护理：术后按护理文件书写要求进行疼痛评分和记录，并给予相应的镇痛措施。

术后一般使用镇痛泵,如患者出现疼痛,检查镇痛泵的通畅情况,如疼痛较剧,与麻醉师联系处理,未使用镇痛泵者,按医嘱处理,保证术后患者无明显疼痛。

(5)心理护理:及时向患者反馈术后有益信息,鼓励患者有效配合,提高依从性,促进康复。

(6)健康指导:按照术后的不同阶段分步进行饮食、活动、心理及切口卫生指导,促进康复。

三、妊娠剧吐护理

孕妇呕吐频繁,不能进食,体重明显下降,严重时可引起水、电解质紊乱和酸中毒,甚至危及母儿生命,称为妊娠剧吐。

(一)身心评估

(1)了解孕妇对妊娠的心理适应程度,鼓励孕妇抒发内心感受和想法。

(2)告知孕妇的情绪变化可以通过神经和内分泌调节的改变对胎儿产生影响。

(二)护理措施

(1)做好心理护理,使患者对妊娠有正确的认识。

(2)及时、准确采集检验标本,各项检查结果及时告知患者及家属。

(3)注意观察呕吐物的性质及量,记录尿量,必要时记录出入量并按医嘱抽血监测电解质。

(4)关心、体贴孕妇,及时清除呕吐物,保持环境整洁、舒适、无刺激。

(5)注意口腔卫生,嘱孕妇尽可能吃喜爱的食物,一般可进易消化、清淡饮食,少量多餐。重症者禁食。

(6)遵医嘱补液治疗以纠正脱水、酸中毒,低钾血症等。

(7)密切观察病情,谨防发生脱水、酸中毒等。

(8)评估皮肤弹性及脱水程度,做好皮肤护理,避免继发感染。

(9)取自主卧位,注意活动安全,防止体位性低血压。

(三)健康指导与康复

(1)保持口腔清洁,呕吐后用淡盐水漱口,及时清除呕吐物并观察呕吐物的色、质、量等。

(2)饮食宜清淡富有营养,易于消化,随喜好选择食物,少量多餐。避免食油腻、生冷及其他有刺激气味的食物。

(3)注意保暖,避免受寒。

(4)保持心情舒畅,劳逸有度,多听优美音乐。

(5)指导其产前检查及建立孕期保健手册。

四、流产护理

凡妊娠不足 28 周,胎儿体重不足 1000 g 而终止妊娠者,称为流产。流产发生于妊娠 12 周以前者称早期流产,发生在妊娠 12 周之后不足 28 周者称晚期流产。

(一)身心评估

(1)应全面评估孕妇的各项体征,判断流产类型。

(2)流产孕妇的心理状况常以焦虑和恐惧为特征,胎儿的健康也直接影响孕妇的情绪反应,孕妇可能会伤心、郁闷、烦躁不安等。

(二)护理措施

流产又分为自然流产和人工流产,自然流产的发生率占全部妊娠的 15% 左右,多数为早期流产,以下为先兆流产护理常规。

(1)绝对卧床休息,取自主平卧位,保胎治疗期间尽量不做阴道检查。

(2)有阴道流血者臀下置消毒会阴垫,保持会阴部清洁,避免感染。

(3)观察腹痛和阴道流血量及颜色,如有阴道排出物,需留取,必要时送病理检查。若阴道流血量多于月经量,及时汇报医生。

(4)嘱进食富含维生素及粗纤维食物,多饮水,保持大便通畅,禁止灌肠。

(5)保持会阴部清洁,勤换会阴垫,注意衣服宽松透气,经常更换。

(6)做好优生优育的健康教育工作,对既往曾有流产病史者给予精神支持,解除思想顾虑。

(三)健康指导与康复

(1)患者如失去胎儿,往往会出现伤心、悲哀等情绪反应,应给予同情和理解,帮助患者及家属接受现实,顺利度过悲伤期。

(2)与孕妇及家属共同讨论此次流产的原因,向他们讲解流产发生的相关知识,帮助他们为再次妊娠做好准备。

(3)如妊娠继续,则指导孕妇进行孕期保健手册的建立和孕期保健。

五、异位妊娠护理(保守治疗)

受精卵在子宫体腔以外的部位着床发育时,称为异位妊娠。按其发生的部位不同,可分为输卵管妊娠、卵巢妊娠、腹腔妊娠、宫颈妊娠及子宫残角妊娠等,其中输卵管妊娠最为常见,占异位妊娠的 95% 左右。

(一)身心评估

(1)评估患者停经时间,阴道流血、腹痛情况,B 超及血 β-HCG 检查结果。

(2)评估患者的情绪反应。

(3)评估患者对疾病治疗的了解程度。

（二）护理措施

（1）给予心理安慰和必要的解释、宣教，使患者积极配合。

（2）密切观察血压、脉搏、呼吸、面色、腹痛及阴道流血情况等，发现异常情况报告医生。做好阴道后穹隆穿刺和腹腔检查准备。

（3）保持会阴清洁，必要时保留会阴垫，注意有无"蜕膜管型"排出，以协助诊断。

（4）在观察过程中禁用止痛剂及灌肠。

（5）合理饮食，卧床休息，尽量取半卧位。尽量减少突然改变体位或增加腹压的动作，以免诱发腹腔内出血，加重病情。

（6）协助医生采血，进行血 β-HCG 检查。

（7）如出现腹腔内出血，需手术者按腹部手术护理常规护理。

（8）休克患者取休克位，立即配血、输液、给氧、保暖，监测生命体征，观察意识变化及尿量，快速完成术前准备。

（9）使用甲氨蝶呤等药物进行保守治疗期间，注意口腔卫生，防止交叉感染，观察腹痛及阴道充血情况并给予饮食指导。

（三）健康指导与康复

（1）保守治疗期间注意卧床休息，勿按压下腹部，并尽量减少改变体位和增加腹压的动作。

（2）保持外阴清洁，防止感染。

（3）每周复查血 β-HCG 值直至正常。

（4）宣教避孕相关知识。

（5）门诊随诊。

第二节　女性生殖系统疾病护理常规

一、外阴尖锐湿疣护理

由人乳头瘤病毒感染引起鳞状上皮疣状增生病变，其发病率仅次于淋病，位居第二位。

外阴尖锐湿疣（condyloma acuminate，CA）是由人乳头瘤病毒（human papilloma virus，HPV）接触感染生殖器官及附近表皮引起的外阴皮肤的鳞状上皮疣状增生性病变的性传播疾病。表现为外阴瘙痒、烧灼痛或性交后疼痛。典型体征是初起为微小的呈粉色或白色的小乳头状疣，大的可呈鸡冠状、菜花状，顶端可有角化或感染溃烂。

（一）身心评估

结合病史，通过询问和观察，评估患者的症状和出现症状后相应的心理反应。

（1）健康史：有无高性激素水平、免疫力低下、吸烟、早年性交、有多个性伴侣等高发因素。

（2）询问有无外阴皮肤瘙痒、烧灼痛等主观感觉，及其与性交、活动、排便、排尿的关系。

（3）是否妊娠。

（二）护理措施

（1）保护患者隐私，多与患者沟通，了解并解除患者顾虑，使患者积极配合治疗护理。鼓励家属与患者多交流沟通，共同消除病因，达到身心健康的目的。

（2）急性期卧床休息，协助上药或服药。

（3）需电灼及其他手术治疗的患者，做好术前准备工作。

（4）术后每日清洁外阴2次至伤口愈合。

（5）暴露电灼和清创伤口，保持局部干燥。

（6）污染的衣裤及生活用品要及时消毒。

（7）孕妇在分娩前不宜做病灶处理，分娩后病灶有可能消退。阴道分娩有感染新生儿的可能，应尽量选择剖宫产。

（8）新生儿出生后需洗澡，如无窒息，则不用吸痰管清理呼吸道，以免损伤喉黏膜，导致日后婴幼儿喉乳头瘤的发生。

（三）健康指导与康复

（1）保持外阴清洁卫生，避免不洁性生活，以预防为主。

（2）告知患者定期复查，按时用药，坚持治疗，治愈的标准是疣体消失，但仍有复发可能，需遵医嘱随访接受指导。

（3）告知患者，尖锐湿疣具有传染性，性伴侣应同时进行尖锐湿疣的相关检查。推荐使用避孕套阻断传播途径，强调配偶或性伴侣同时治疗。

（4）宣教性卫生知识，经期避免性生活。

二、淋病护理

淋病（gonorrhea）是由革兰氏染色阴性的淋病双球菌（简称淋菌）引起的以泌尿、生殖系统化脓性感染为主要表现的性传播疾病。

（一）身心评估

（1）结合病史，通过询问和观察，评估患者的症状和出现症状后相应的心理反应。

（2）监测患者生命体征变化，观察有无腹痛，并观察阴道分泌物性状。

（3）有无尿频、尿急、尿痛、排尿困难，外阴有无压痛、红肿、烧灼痛。

（二）护理措施

（1）心理护理：保护患者隐私，耐心倾听患者诉说，理解并解除患者治疗的顾虑，关心、安慰患者，强调急性期及时、彻底治疗的重要性和必要性，以防疾病转为慢性，使其树立治愈的信心。

（2）与患者及家属共同制定防治措施，夫妻共同治疗，患病期间严禁性生活、盆浴。

（3）急性期应卧床休息，严格执行消毒隔离制度，防止交叉感染。

（4）在淋病高发地区，孕妇应于产前护理筛查淋菌，以便及早确诊并得到彻底治疗。

（5）物理治疗者，应告知患者选择适当的治疗时间，术前准备及术中配合，术后常出现的表现及应注意的问题。淋病产妇娩出的新生儿，均用1‰硝酸银滴眼，防止淋菌性眼炎。

（6）穿透气的衣服，注意防止交叉感染。

（三）健康指导与康复

（1）保持外阴清洁，坚持用药，勿搔抓或使用刺激性的药物清洗外阴，勤换、勤洗内衣裤。

（2）采取消毒隔离措施，患者所使用的物品均应先消毒后使用。

（3）治疗结束后2周内，无性接触史情况下符合下列标准为治愈：① 临床症状和体征全部消失；② 治疗结束后4—7日取宫颈管分泌物做涂片及细菌培养，培养结果连续3次为阴性，方可诊断治愈。

（4）保持乐观情绪，注意休息及营养。

（5）教会患者自我消毒隔离方法，注意个人卫生，治愈前用物均需消毒后使用，防止交叉感染。

（6）指导患者及家属相互关怀，家属要理解、照顾患者，患病期间严禁性生活、盆浴及过多的妇科检查。

（7）告知患者淋病具有传染性，性伴侣应同时进行淋病的相关检查，推荐使用避孕套阻断传播途径，强调同时治疗的重要性。

三、梅毒护理

梅毒（syphilis）是由苍白密螺旋体感染引起的慢性全身性的性传播传染性疾病。早期主要表现为皮肤黏膜损害，晚期能侵犯心血管、中枢神经系统等重要脏器。

（一）身心评估

（1）结合病史，通过询问和观察，评估患者的症状和出现症状后的相应的心理反应。

（2）观察皮肤黏膜情况及阴道分泌物性状。

（3）观察全身皮肤黏膜有无充血、肿胀，有无皮肤溃疡出血。

（4）注意全身症状。

（二）护理措施

（1）心理护理：正确对待患者，尊重患者，指导患者接受心理咨询与治疗。帮助其建立治愈的信心和生活的勇气。

（2）孕妇在初次产科检查时做梅毒血清学检查，必要时在妊娠期末或分娩期重复检查，以明确诊断、及时治疗，为用药孕妇提供相应的护理措施。

（3）已确诊为先天梅毒的新生儿均需按医嘱接受治疗，并做好消毒隔离措施。

（4）指导患者需要与性伴侣共同治疗，注意消毒隔离和隐私保护。

（三）健康指导与康复

（1）治疗期间禁止性生活，性伴侣应同时治疗，治疗后接受随访，治疗标准为临床治愈及血清学治愈。

（2）治疗后应随访 2—3 年，第一年每 3 个月复查一次，以后每半年复查一次，包括临床表现及非梅毒螺旋体抗原血清试验。治疗后至少 2 年内避免妊娠。

（3）指导病患家属相互理解和关心，患病期间严禁性生活或共浴。

（4）告知梅毒相关传播途径，性伴侣需同时接受相关检查及治疗。

四、非特异性外阴炎护理

非特异性外阴炎（non-specific vulvitis）主要指由物理、化学因素而非病原体所致的外阴部的皮肤或黏膜的炎症。临床表现为外阴皮肤瘙痒、疼痛、烧灼感，于活动、性交、排尿、排便时加重。外阴局部充血、肿胀、糜烂，严重者形成溃疡或湿疹。

（一）身心评估

（1）结合病史，通过询问和观察，评估患者的症状和出现症状后相应的心理反应。

（2）有无尿瘘、粪瘘、糖尿病等其他疾病。

（3）是否穿着紧身化纤内裤，外阴局部是否经常潮湿。

（4）阴道分泌物的性质、量，有无其他伴随症状。寻找外阴不适的可能诱因。

（5）外阴局部有无充血、肿胀、抓痕、湿疹、皮肤溃疡、渗血。

（6）外阴部有无尿液、粪便的长期浸渍等。

（二）护理措施

（1）每日清洗外阴 1—2 次，保持局部干燥、清洁。

（2）急性期注意休息，禁止性生活。每日用 1∶5000 高锰酸钾溶液（40 ℃）坐浴 2 次，每次 15—30 min。

（3）有感染破溃者，在用药同时指导患者正确使用柔软无菌会阴垫，以减少摩擦和混合感染。

（4）穿透气性强的棉质内衣，勤更换。

（三）健康指导与康复

（1）注意个人卫生，勤洗勤换内裤，不穿化纤类及过紧内裤，保持外阴清洁、干燥，避免搔抓。

（2）定期门诊复查，寻找致病原因，进行病因治疗，如糖尿病、阴道炎、尿瘘、粪瘘等。

（3）高锰酸钾溶液配置浓度为 1∶5000，肉眼观为淡玫瑰红色，避免高浓度溶液灼伤皮肤。月经期间禁止坐浴。

（4）做好月经期、孕期、分娩期、产褥期卫生保健，减少外阴炎的发生。

五、前庭大腺肿护理

前庭大腺脓肿(abscess of bartholin gland)是指由于前庭大腺急性化脓性炎症时,腺管开口因肿胀或被渗出物凝聚阻塞,脓液不能外流,积存而形成脓肿。

(一)身心评估

(1) 结合病史,通过询问和观察,评估患者的症状和出现症状后的相应的心理反应。
(2) 严密观察体温、血常规的变化。
(3) 观察局部肿胀程度、疼痛程度,有无破溃。
(4) 观察局部引流情况。

(二)护理措施

(1) 急性期卧床休息。疼痛剧烈时,可按医嘱给予止痛剂。
(2) 注意个人卫生,保持局部清洁,勤换内裤,穿宽松全棉内裤,减少局部刺激及摩擦。
(3) 脓肿切开术前,指导外阴用药,如1:5000高锰酸钾溶液坐浴。
(4) 术后观察局部引流条填塞情况。观察引流物的量及性状,每日伤口换药一次,直至术后拆线。伤口拆线后每日坐浴2次。

(三)健康指导与康复

(1) 注意个人卫生,保持局部清洁,每日清洗外阴,更换内裤,尽量穿全棉宽松内裤。
(2) 有炎症或外阴不适要及时就诊,在医生指导下使用药物,局部清洗。
(3) 脓肿治愈后可恢复性生活,但应注意性生活卫生,月经期禁止坐浴。
(4) 告知患者前庭大腺为双侧,注意预防复发。

六、慢性宫颈炎护理

慢性宫颈炎(cervicitis)是妇科最常见的下生殖道炎症之一,包括宫颈阴道部炎症及宫颈管黏膜炎症,临床上多见的是宫颈管黏膜炎。多由急性宫颈炎转变而来,常因急性宫颈炎治疗不彻底、病原体隐藏于宫颈黏膜内形成慢性炎症。表现为阴道分泌物增多,分泌物的颜色、量、性质及气味异常。

(一)身心评估

(1) 注意阴道分泌物的颜色、量、性质及气味。
(2) 观察有无其他伴随症状及阴道出血。
(3) 注意由慢性疾病引发的心理反应。

(二)护理措施

(1) 保持外阴部清洁、干燥,减少摩擦。
(2) 宫颈脱落细胞学检查、白带检查无异常方可治疗。

（3）物理治疗应在月经结束后 3—7 天内进行，避免性生活。

（4）术后嘱患者保持外阴清洁。创面未愈合前禁止进行阴道冲洗、性生活和盆浴。观察阴道流血的量、颜色。

（5）采用物理治疗后患者应每日清洗外阴 2 次。

（三）健康指导与康复

（1）注意个人卫生，勤换内裤，保持外阴清洁卫生、干燥。

（2）注意有无阴道流血，若有大量阴道流血及时复诊。

（3）术后 4—6 周禁止性生活、盆浴和阴道冲洗。

（4）物理治疗后两个月月经干净后 3—7 天复查，了解创面愈合情况，注意有无宫颈管狭窄。

（5）定期复查宫颈情况。

七、盆腔炎性疾病护理

盆腔炎性疾病（pelvic inflammatory disease，PID）是指女性上生殖道的一组感染性疾病。主要有子宫内膜炎、输卵管炎、输卵管卵巢脓肿、盆腔腹腔膜炎。引起盆腔炎的病原体有来自寄居于阴道内的菌群和来自外界的病原体。

（一）身心评估

结合病史，通过询问和观察，评估患者的症状和出现症状后的相应的心理反应。

（1）了解患者既往病史，有无下生殖道感染、宫腔内手术、盆腔炎性疾病再次急性发作等。

（2）了解患者有无不良性行为及经期卫生不良等情况。

（3）注意下腹疼痛程度、性质及部位。

（4）密切观察生命体征及血常规情况，加强高热及腹痛患者的监测。

（5）观察直肠、膀胱刺激症状。

（6）加强巡视，观察患者用药后反应。

（二）护理措施

（1）做好心理护理，消除患者紧张焦虑情绪，取得配合。

（2）卧床休息，给予半卧位，促使感染局限，减轻中毒反应。

（3）进食富有营养的高蛋白、高热量、易消化的食物，以增强机体抵抗力。

（4）及时、正确、合理、足量使用抗生素，纠正电解质紊乱和酸碱失衡。

（5）发热时按发热护理常规护理。

（6）手术治疗者按手术患者护理常规护理。

（7）勤换衣服，保持皮肤、外阴清洁、干燥。

（8）对症治疗，做好高热、腹痛者疾病护理措施。

（三）健康指导与康复

（1）提倡安全性行为，减少性传播疾病的发生。

（2）做好经期、孕期及产褥期的卫生保健指导。

（3）定期复诊，如再次出现腹痛、阴道异常流血等不适症状，需及时就诊。

（4）加强体育锻炼，劳逸结合，以增强全身抵抗力。

（5）及时彻底治疗急性盆腔炎性疾病，防止慢性盆腔炎发生。

第三节　月经失调护理常规

月经失调是妇科的常见病，临床主要表现为月经周期或经期不规则，流血量的异常或伴发某些异常的症状，可由器质性病变或内分泌调节机制失常引起。

一、闭经护理

闭经（amenorrhea）是妇科常见症状，表现为无月经或月经停止。根据既往有无月经来潮将闭经分为原发性和继发性两类。原发闭经是指年龄超过 16 岁（有地域性差异），第二性征已发育，月经尚未来潮，或年龄超过 14 岁，尚无女性第二性征发育者；继发性闭经是指以往曾建立过正常的月经周期，后因某种病理性原因月经停止 6 个月以上，或按自身原来月经周期计算停经 3 个周期以上者。

（一）身心评估

（1）患者既往健康史：有无先天性缺陷或其他疾病，闭经期限及伴随症状，有无精神因素、环境改变、体重增减、剧烈运动、各种疾病及用药影响。已婚妇女询问生育史及产后并发症史。

（2）观察患者精神状态、营养、发育以及第二性征发育情况。

（3）患者对疾病的认识及情绪状况。

（二）护理措施

（1）检查性激素水平。

（2）严格按医嘱，准时、合理用药。

（3）保持心情愉快。

（三）健康指导与康复

（1）加强心理护理：建立良好护患关系，鼓励患者表达自己的感情，向患者提供诊疗信息，帮助澄清一些观念，解除患者心理压力。

（2）促进患者参与力所能及的社会活动，保持心情舒畅，正确对待疾病。

（3）指导患者合理用药，说明性激素的作用、不良反应、剂量、具体用药方法，告知患者用药期间不得擅自停药、漏服,不得随意更改药量,并监测用药效果。

(4) 鼓励患者加强锻炼,供给足够的营养,保持标准体重,增强体质。

二、功能失调性子宫出血护理

功能失调性子宫出血(dysfunctional uterine bleeding,DUB)为妇科常见病,主要是由于生殖内分泌轴功能紊乱造成异常子宫出血,而全身及内外生殖器官无明显器质性病变。分为有排卵型和无排卵型两大类。临床表现为不规律月经,经量、经期、周期、频率、规律性均可异常。有时会引起大出血和重度贫血。

(一) 身心评估

(1) 健康史:年龄、月经史、婚育史、避孕措施、既往有无慢性疾病及其他诱发因素(精神紧张、情绪不佳、过度劳累及环境改变等)。

(2) 患者精神和营养状态。

(3) 患者心理状态,有无恐惧、焦虑不安等。

(二) 护理措施

(1) 观察阴道流血量、颜色,必要时记录出血量。

(2) 耐心解释病情,减轻患者不安心理,积极配合治疗。

(3) 卧床休息,加强安全防护,保证充足睡眠。

(4) 鼓励患者多食高蛋白及含铁丰富的食物,以保证营养,纠正贫血。

(5) 预防感染,观察患者生命体征变化,保持外阴清洁。

(6) 性激素治疗时应按时按量给药,注意观察不良反应,患者不得自行调整剂量及给药时间,不得随意停服和漏服。

(7) 若有大出血时,除做好一般大出血患者的护理外,还应做好手术止血准备。

(三) 健康指导与康复

(1) 注意休息,加强营养,保持轻松愉快的心情。

(2) 经期注意卫生,防止逆行感染。

(3) 出院带药时应遵医嘱服药,不能随意停止或增减,防止出血。

(4) 出血量多时,及时就诊。

三、绝经综合征护理

绝经综合征护理(menopausal syndrome,MPS)指妇女绝经前后出现性激素波动或减少所致的一系列躯体及精神心理症状。

(一) 身心评估

(1) 结合病史,通过询问和观察,评估患者的症状和出现症状后的相应的心理反应。

(2) 卵巢功能减退及雌激素不足引起的相关症状。

（3）由于家庭因素和社会环境因素的变化诱发的一系列症状。

（4）个性特点与精神因素引起的症状。

（二）一般护理措施

（1）心理护理：建立相互信赖的护患关系，认真倾听，使患者能表达自己的困惑和忧虑，同时给予患者有针对性的指导，使患者了解围绝经期是妇女生命自然进程中的一个正常的生理阶段，消除患者顾虑。

（2）向患者家属讲解有关围绝经期的保健知识，理解患者的不适，谅解患者出现急躁、焦虑、忧郁、发怒等消极情绪，避免发生冲突，并提供精神心理支持及生活照顾，协助渡过此期。

（3）让患者了解用药目的、服药剂量、方法及可能出现的副作用，严格按医嘱准时、按量用药。

（4）督促长期使用激素治疗者一定要定期复查，以便患者接受指导，调整用药，尽量减少不良反应。

（三）健康指导与康复

（1）指导患者科学安排时间，积极参与力所能及的体力和脑力劳动，培养乐观、开朗的性格，帮助患者克服"老年无用"心理，用宽容、豁达的态度对待不称心的人和事，保持和谐的人际关系。

（2）坚持每年体检一次。

（3）坚持户外活动，积极参加文体锻炼，补充营养，粗细粮结合，多食富含钙的食物，必要时补钙。

（4）解除患者不必要的顾虑，教会患者及家属保持正常性生活的方法，通过相互调节达到新的平衡。

第四节　妇科手术护理常规

一、输卵管癌护理

输卵管癌（carcinoma of fallopian tube）是临床较为少见的妇科恶性肿瘤，占所有妇科恶性肿瘤的 0.14%—1.8%，好发于老年女性，尤其是绝经后的老年女性。临床上常表现为阴道排液、腹痛、盆腔包块，即所谓的输卵管癌"三联症"。

（一）身心评估

（1）健康史：了解患者的一般情况，包括月经史、生育史和性生活史。

（2）了解疾病症状，有无下腹坠胀、阴道流血、流液等。

（2）心理-社会支持系统情况。

（二）护理措施

1. 术前护理

（1）做好心理护理，鼓励患者正确认识疾病，向患者介绍疾病治疗的相关知识。

（2）了解患者家庭及社会支持的情况，鼓励家属给予患者关怀和支持。

（3）按医嘱协助完成各项护理检查，指导进食富有营养饮食，增加机体抵抗力。

（4）皮肤准备范围：上自剑突，两侧至腋中线，下达大腿内侧上 1/3 处及外阴部皮肤，特别注意对脐窝的清洁。协助患者沐浴更衣，注意保暖，预防感冒。

（5）肠道准备：术前 3 天给予无渣半流饮食，术前 1 天流质饮食；术前晚、术晨清洁灌肠。

（6）阴道准备：术前 3 天给予清洁阴道，每天 2 次，术晨再次清洁阴道。

（7）术前药物准备：术前晚餐后禁食、水，给予安定 5 mg 口服，术前下午行抗菌素试验。

（8）了解术晨有无月经来潮、体温升高等情况。

（9）术前核对患者：进手术室前，护士应核对患者腕带的信息，如姓名、床号、住院号、术前用药及病历，并将以上信息随患者一起带入手术室。如有活动义齿应取下，贵重物品妥善保管或交其家属（由病房护士、家属及手术室护士三方确认）。

2. 术后护理

（1）全麻术者未清醒前去枕平卧，头偏向一侧，连续硬膜外麻醉者去枕平卧 6 h 后协助翻身，术后次日晨取半卧位。

（2）监测血压、脉搏 30 min/次（至少 6 次）至平稳。

（3）观察伤口有无渗血、疼痛，必要时用沙袋加压 6—8 h。

（4）保持各引流管通畅，观察引流液的量及性状。

（5）保留导尿期间保持通畅，每日擦洗会阴 2 次，记录 24 h 尿量，72 h 拔除尿管，观察小便自解情况。

（6）饮食指导，术后 3 天禁食、水，静脉营养，禁食期间做好口腔护理，后按流质食物、半流质食物、软食、普食循序渐进。保持大便通畅。

（7）并发症的预防及护理，预防下肢深静脉血栓、肺部感染。

（三）健康指导与康复

（1）康复指导：盆底功能锻炼。

（2）做好术后的随访工作。

二、子宫内膜癌手术护理

子宫内膜癌（endometrial carcinoma）是发生于子宫内膜层的一组上皮性恶性肿瘤，以来源于子宫内膜腺体的腺癌最为常见，占女性生殖道恶性肿瘤的 20%—30%，占女性全身恶性肿瘤的 7%，是女性生殖系统常见的三大恶性肿瘤之一。

（一）身心评估

（1）健康史：了解患者一般情况，包括月经史、家族史、婚育史及性生活史，询问并记录发病经过，有关检查治疗及出现症状后机体反应等情况。

（2）了解疾病症状：有无阴道流血、流液等。

（3）帮助患者树立自信心，耐心讲解疾病有关知识、治疗护理方案及术前、术后注意事项。

（4）向患者介绍住院环境，为患者提供安静、舒适的睡眠环境。

（二）护理措施

1. 术前护理

（1）心理护理：了解患者对疾病和手术的认识，给予安慰和解释，消除顾虑和恐惧。

（2）按医嘱协助完成各项护理检查，指导患者摄入高蛋白、高维生素、高热量、低脂肪饮食，纠正贫血。

（3）皮肤准备范围：上自剑突，两侧至腋中线，下达大腿内侧上 1/3 处及外阴部皮肤，特别注意对脐窝的清洁。协助患者沐浴更衣，注意保暖，预防感冒。

（4）肠道清洁：术前 1 天进食无渣饮食，术前 1 日下午给予导泻药物，保证排便次数多于 3 次，术前晚及术晨给予灌肠各一次，必要时行清洁灌肠。

（5）阴道准备：术前 3 天给予清洁阴道，每天 2 次，术晨再次清洁阴道。

（6）术前药物准备：术前晚餐后禁食、禁水，给予安定 5 mg 口服，术前下午抗菌素试验。

（7）了解术晨有无月经来潮，体温升高等情况。

（8）术前核对：患者进手术室前，护士应核对患者腕带的信息，如姓名、床号、住院号，术中用药及病历随患者一起带入手术室。如有活动义齿应取下，贵重物品妥善保管或交其家属（由病房护士、家属及手术室护士三方确认）。

2. 术后护理

（1）全麻术者未清醒前去枕平卧，头偏向一侧，连续硬膜外麻醉者去枕平卧 6 h 后协助翻身，此后取自主卧位。

（2）监测血压、脉搏 30 min/次（至少 6 次）至平稳。

（3）观察伤口有无渗血、疼痛，伤口用沙袋加压 6—8 h 后取下。

（4）保留导尿期间，保持通畅，观察尿液性状，记录尿量，按时更换尿袋，每日会阴擦洗 2 次。

（5）全麻及连续硬膜外麻醉者禁食 6 h 后，根据医嘱指导进食，肠蠕动恢复前禁食易产气食物。

（6）做好预防术后并发症护理，减轻患者疼痛和不适。

（7）术后 3 天鼓励患者下床活动，观察有无阴道流血。

（8）术后需避免咳嗽及便秘等增加腹压的因素。

（三）健康指导与康复

（1）解除恐惧心理，增强战胜疾病的信心。

（2）遵医嘱按时随访，必要时按时治疗。

（3）若出现阴道流血等及时复诊。

三、宫颈癌手术护理

宫颈癌(cervical cancer)是最常见的妇科恶性肿瘤,高发年龄为 50—55 岁,近年来发病呈年轻化趋势。

(一)身心评估

(1)健康史:了解患者的一般情况,包括月经史、婚育史和性生活史以及与高危男子有性接触的病史。

(2)了解疾病症状:阴道流血、排液、疼痛等。

(3)了解患者的心理-社会支持系统情况。

(二)术前护理

(1)心理护理:了解患者对疾病和手术的认识,给予安慰和解释,消除顾虑和恐惧。

(2)按医嘱协助完成各项护理检查,鼓励患者摄入足够的营养,同时纠正贫血。

(3)皮肤准备范围:上自剑突、两侧至腋中线、下达大腿内侧上 1/3 处及外阴部皮肤,特别注意对脐窝的清洁。协助患者沐浴更衣,注意保暖,预防感冒。

(4)肠道清洁:术前 3 天进食无渣食物,术前 1 日下午给予导泻药物使用,保证排便次数多于 3 次,术前晚及术晨给予灌肠各一次,必要时行清洁灌肠。

(5)阴道准备:术前 3 天给予清洁阴道,每天 2 次,术晨再次清洁阴道。

(6)术前药物准备:术前晚餐后禁食、水,给予安定 5 mg 口服,术前下午进行抗菌素试验。

(7)了解术晨有无月经来潮、体温升高等情况。

(8)术前核对:患者进手术室前,护士应核对患者腕带的信息,如姓名、床号、住院号,术中用药及病历随患者一起带入手术室。如有活动义齿应取下,贵重物品妥善保管或交其家属(由病房护士、家属及手术室护士三方确认)。

2. 术后护理

(1)全麻术者未清醒前取去枕平卧,头偏向一侧,连续硬膜外麻醉者去枕平卧 6 h 后协助翻身,术后次晨取半卧位。

(2)监测血压、脉搏 30 min/次(至少 6 次)至平稳。

(3)观察伤口有无渗血、疼痛,必要时用沙袋加压 6—8 h。

(4)保持各引流管通畅,观察引流液的量及性状,48—72 h 取出引流管。

(5)保留导尿 7—14 天,保持通畅,观察尿液性状,记录尿量,每日擦洗会阴 2 次。尿管长期开放,并按时更换引流袋。拔尿管前 5—7 天进行会阴部功能锻炼,拔管后 4—6 h 测残余尿,如残余尿在 100 mL 以内可继续观察,100 mL 以上需继续留置导尿管。

(6)全麻及连续硬膜外麻醉者禁食 6 h 后,根据医嘱指导进食,肠蠕动恢复前禁食易产气食物。

(7)做好预防术后并发症护理,减轻患者疼痛和不适。

(8)术后严密观察患者生命体征及阴道出血情况。

（三）健康指导与康复

（1）加强宣传教育，普及宫颈癌知识，使适龄妇女积极进行防宫颈癌普查，做到早期发现、早期诊断、早期治疗，30 岁以上妇女应每 1—2 年进行宫颈细胞学检查。

（2）解除患者的恐惧心理，树立战胜疾病的信心。

（3）针对有关发病因素，进行健康知识教育，采取预防措施，以减少宫颈癌的发生。

（4）术后 2 年内应每 3—4 个月复查一次，3—5 年每 6 个月复查一次，第 6 年开始，每年复查一次。随访内容包括盆腔检查、阴道脱落细胞学检查、高危病型 HPV 检测、胸部 X 线摄片、血常规及 SCCA(子宫颈鳞状上皮癌抗原)等。

四、卵巢肿瘤手术护理

卵巢肿瘤(ovarian tumor)是常见的妇科肿瘤，可发生于任何年龄。20％—25％卵巢恶性肿瘤患者有家族史，卵巢癌的发病还可能与高胆固醇饮食、内分泌因素有关，此为卵巢肿瘤发病的高危因素。死亡率高、居妇科恶性肿瘤首位，已成为严重威胁妇女生命和健康的主要肿瘤。

（一）身心评估

（1）健康史：了解患者身体、月经、生育及激素使用情况等，有无家族史。

（2）了解有无卵巢肿瘤症状、胃肠道症状。

（3）心理-社会支持系统情况，有无焦虑、恐惧等。

（二）护理措施

1. 术前护理

（1）心理护理：了解患者对疾病和手术的知识，给予安慰和解释，消除顾虑和恐惧。

（2）按医嘱协助完成各项护理检查，指导患者进食高蛋白、高维生素、高热量、低脂肪食物，纠正贫血。协助医生完成各种诊断性检查，如为放腹水者备好腹腔穿刺用物，协助医生完成穿刺过程。在放腹水过程中，严密观察、记录患者的生命体征变化、腹水性质及出现的不良反应；发现不良反应及时报告医生。

（3）皮肤准备范围：上自剑突、两侧至中线、下达大腿内侧上 1/3 处及外阴部皮肤，特别注意对脐窝的清洁。协助患者沐浴更衣，注意保暖，预防感冒。

（4）肠道清洁：术前 3 天进食无渣食物，术前 1 日下午给予导泻药物使用，保证排便次数多于 3 次，术前晚及术晨给予灌肠各一次，必要时行清洁灌肠。

（5）阴道准备：术前 3 天给予清洁阴道，每天 2 次，术晨再次清洁阴道。

（6）术前药物准备：术前晚餐后禁食、水，给予安定 5 mg 口服，术前下午进行抗菌素试验。

（7）了解术晨有无月经来潮、体温升高等情况。

（8）术前核对：患者进手术室前，护士应核对患者腕带的信息，如姓名、床号、住院号，术中用药及病历随患者一起带入手术室。如有活动义齿应取下，贵重物品妥善保管或交其家属(由病房护士、家属及手术室护士三方确认)。

2. 术后护理

（1）全麻术者未清醒前去枕平卧，头偏向一侧，连续硬膜外麻者去枕平卧 6 h 后协助翻身，术后次晨取半卧位。

（2）监测血压、脉搏每 30 min/次（至少 6 次）至平稳。

（3）观察伤口有无渗血、疼痛，必要时用沙袋加压 6—8 h。

（4）保留导尿期间，保持通畅，观察尿液性状，记录尿量，按时更换尿袋，每日擦洗会阴 2 次。

（5）全麻及连续硬膜外麻醉者禁食 6 h（未涉及肠道者）后，开始协助饮水，根据医嘱指导进食，肠蠕动恢复前禁食易产气食物。

（6）做好预防术后并发症护理，减轻患者疼痛和不适。

（7）术后鼓励患者早期下床活动，观察有无阴道流血。

（三）健康指导与康复

（1）加强预防保健意识，大力宣传导致卵巢癌的高危因素，积极开展普查工作，30 岁以上妇女，每年进行一次妇科检查，高危人群不论年龄大小最好每半年进行一次检查。

（2）做好随访工作：手术良好者术后 1 个月常规复查，恶性肿瘤患者常需辅以化疗。早期患者常采用静脉化疗 3—6 个疗程，疗程间隔 4 周。晚期患者可采用腹腔膜脱联合化疗或静脉化疗 6—8 个疗程，疗程间隔 3 周。恶性肿瘤术后 1 年内，每月检查 1 次；术后第 2 年每 3 个月检查一次，第 3—5 年每 4—6 月检查一次，5 年以上每年检查 1 次。复查内容包括症状、体征、全身及盆腔检查以及 B 超、乳腺 B 超、血 CA125、AFP、HCG，必要时做 CT 或 MRI 检查等。

（3）出院后性生活指导及康复：卵巢良性肿瘤术后 1 个月复查，如未做全子宫切除，1 个月后可恢复性生活；恶性肿瘤全子宫切除术后 3 个月，阴道残端愈合后，可恢复性生活。

（4）注意阴道流血情况，恶性肿瘤术后短期内可能有少许咖啡色液体流出，若有新鲜阴道流血及时复诊。保持会阴部清洁。

（5）恶性肿瘤术后或去势后注意围绝经期症状。

五、子宫肌瘤手术护理

子宫肌瘤（myoma of uterus）是女性生殖器最常见的良性肿瘤，多见于育龄妇女，由增生的子宫平滑肌组织和少量结缔组织构成。多见于 30—45 岁妇女。主要表现为月经量增多及经期延长、下腹包块、白带增多、继发性贫血等。

（一）身心评估

（1）健康状况：询问患者月经史、生育史，是否有因子宫肌瘤所致不孕或自然流产史和有无长期服用激素等药物。

（2）有无月经改变，阴道分泌物增多，下腹坠胀、尿频、便秘等。

（3）心理-社会支持系统情况：家庭在治疗过程中支持和对治疗后的担忧程度，有无焦虑、失眠等。

（二）护理措施

1. 术前护理

（1）心理护理：了解患者对疾病和手术的认识，给予安慰和解释，消除顾虑和恐惧。

（2）按医嘱协助完成各项护理检查，观察并记录生命体征，评估出血量，按医嘱给予止血药和子宫收缩剂，必要时输血，纠正贫血状态。

（3）皮肤准备范围：上自剑突、两侧至腋中线、下达大腿内侧上 1/3 处及外阴部皮肤，特别注意对脐窝的清洁。协助患者沐浴更衣，注意保暖，预防感冒。

（4）肠道清洁：术前 1 天进食无渣食物，术前 1 日下午给予导泻药物使用，保证排便次数多于 3 次，术前晚及术晨给予灌肠各一次，必要时行清洁灌肠。

（5）阴道准备：术前 3 天给予清洁阴道，每天 2 次，术晨再次清洁阴道。

（6）术前药物准备：术前晚餐后禁食、水，给予安定 5 mg 口服，术前下午做抗菌素试验。

（7）术前核对：患者进手术室前，护士应核对患者腕带的信息，如姓名、床号、住院号，术中用药及病历随患者一起带入手术室。如有活动义齿应取下，贵重物品妥善保管或交其家属（由病房护士、家属及手术室护士三方确认）。

2. 术后护理

（1）全麻术者未清醒前去枕平卧，头偏向一侧，连续硬膜外麻醉者去枕平卧 6 h 后协助翻身，术后次晨取半卧位。

（2）监测血压、脉搏 30 min/次（至少 6 次）至平稳。

（3）观察伤口有无渗血、疼痛，必要时用沙袋加压 6 h。

（4）保留导尿期间，保持通畅，观察尿液性状，记录尿量，按时更换尿袋，每日擦洗会阴 2 次。

（5）全麻及连续硬膜外麻醉者禁食 6 h 后，根据医嘱指导进食，肠蠕动恢复前禁食易产气食物。

（6）做好预防术后并发症护理，减轻患者疼痛和不适。

（7）术后鼓励患者早期下床活动，观察有无阴道流血。

（三）健康指导与康复

（1）全子宫切除注意营养合理搭配，保持大便通畅。

（2）全子宫切除术后 2 月复查，3 个月内禁止性生活，半年内避免体力劳动。

（3）肌瘤摘除术后避孕 2 年，定期随访。

六、子宫内膜异位症手术护理

子宫内膜异位症（endometriosis，EMT）简称内异癌，为子宫内膜腺体和间质出现在子宫体以外的部位。近年来，子宫内膜异位症的发病率呈上升趋势，已成为妇科常见病，一般发生于育龄期妇女，以 25—45 岁多见，发病率为 10%—15%。

（一）身心评估

（1）健康史：询问家族史、月经史、孕产史，有无宫颈检查史、治疗史等。

（2）身体状况：月经期状况，有无疼痛、肛门坠胀感。

（3）心理-社会支持系统情况：患者情绪、经期症状、心理反应、家庭支持情况等。

（二）护理措施

1. 术前护理

（1）心理准备：了解患者对疾病和手术的认识，给予安慰和解释，消除顾虑和恐惧。

（2）按医嘱协助完成各项护理检查，指导患者清淡、易消化饮食。

（3）皮肤准备范围：上自剑突、两侧至腋中线、下达大腿内侧上 1/3 处及外阴部皮肤，特别注意对脐窝的清洁。协助患者沐浴更衣，注意保暖，预防感冒。

（4）肠道清洁：术前晚餐后禁食、水，给予安定 5 mg 口服。术前晚及次日晨给予清洁灌肠各一次。

（5）阴道准备：术前 3 天给予清洁阴道，每天 2 次，术晨再次清洁阴道。

（6）术前给予保留导尿。

（7）了解术晨有无月经来潮、体温升高等情况。

（8）术前核对：患者进手术室前，护士应核对患者腕带的信息，如姓名、床号、住院号，术中用药及病历随患者一起带入手术室。如有活动义齿应取下，贵重物品妥善保管或交其家属（由病房护士、家属及手术室护士三方确认）。

2. 术后护理

（1）全麻未清醒前去枕平卧，头偏向一侧，连续硬膜外麻醉者去枕平卧 6 h 后协助翻身，术后次晨取半卧位。

（2）监测血压、脉搏每 30 min/次（至少 6 次）至平稳。

（3）观察伤口有无渗血、疼痛，必要时用沙袋加压 6 h。

（4）保留导尿期间，保持通畅，观察尿液性状，记录尿量，按时更换尿袋，每日会阴擦洗 2 次。

（5）全麻术后患者禁食 12 h，连续硬膜外麻醉者禁食 6 h，开始协助饮水，根据医指导进食，肠动恢复前禁食易产气食物。

（6）做好术后并发症护理，减轻患者疼痛和不适。

（7）术后鼓励患者早期下床活动，观察有无阴道流血。

（三）健康指导与康复

（1）保持月经通畅。发现有生殖道异常（如阴道横隔、处女膜闭锁、宫颈粘连等）应及早诊治，防止经血倒流。在经期，避免性生活、妇科检查及盆腔手术。

（2）鼓励产妇产后多运动，防止子宫后倾。做好避孕工作，正确使用避孕工具，减少人工流产手术机会。

（3）家属要密切配合、关心体贴患者，协助患者坚持按医嘱服药，使患者树立信心，保持精神愉快。

（4）按手术分期给予术后补充治疗。

七、腹腔镜手术护理

腹腔镜(laparoscope)手术是指在密闭的盆、腹腔内进行检查或治疗的内镜手术操作。通过注入 CO_2 气体使盆、腹腔形成操作空间,经脐部切开置入穿刺器,将按有冷光源照明的腹腔镜置入腹腔并连接摄像系统,将盆、腹腔内腔器显示于治疗屏幕上,通过视频观察病变的形态、部位及周围脏器的关系,必要时取组织做病理检查或进行手术。适用于内生殖器官发育异常、肿瘤、炎症、异位妊娠、子宫内膜异位症、子宫穿孔、下腹疼痛等原因不明的诊断及治疗。

按妇科疾病手术一般护理常规护理。

(一)术前准备

(1)术前沐浴,进行腹部及外阴部护理皮肤准备。脐孔清洁、消毒。

(2)术前 1 日擦洗阴道一次。

(3)术前 1 日下午口服肠道清洁药物即导泻药物,术前晚和术晨行清洁灌肠。

(4)术前晚进无渣半流质饮食,术前 6 h 禁食、水。

(5)了解术晨有无月经来潮、体温升高等情况。

(6)入手术室前排空膀胱。

(7)术前核对:患者进手术室前,护士应核对患者腕带的信息,如姓名、床号、住院号,术中用药及病历随患者一起带入手术室。如有活动义齿应取下,贵重物品妥善保管或交其家属(由病房护士、家属及手术室护士三方确认)。

(二)术后护理

(1)床旁交接:患者回病房时,病房护士与手术室护士一起进入病房,将患者轻稳移至床上,注意保暖,核对患者腕带,并向麻醉师了解术中情况,交接及观察患者意识恢复和麻醉苏醒情况,患者的生命体征,静脉输液是否通畅,皮肤是否完好,各种引流装置是否完好、通畅,应妥善固定引流袋,做好记录并签字。

(2)卧床休息 4—6 h,应尽早下床活动,以防肠粘连。

(3)全麻术后患者禁食 12 h,连续硬膜外麻醉者禁食 6 h,之后开始协助饮水,根据医嘱指导进食,术后 1 天可进食半流质饮食,术后 2 天进食普食。肠蠕动恢复前禁食易产气食物。

(4)术后 12 h 内应严密观察患者血压、脉搏、呼吸变化。

(5)观察患者生命体征、切口有无渗出引流液。

(6)腹痛者遵医嘱使用止痛剂。

(7)术后 4—6 h 拔出尿管,督促患者尽早排尿。子宫切除者可适当延长拔尿管时间,并做好会阴部护理。

(8)注意与气膜相关的并发症,如皮下水肿、上腹不适及疼痛等。

(9)行全子宫切除者,术后 3 个月内禁止性生活,术后 6 周复查。

(10)行单纯卵巢或附件切除者,术后 1 个月内禁止性生活,术后 4 周复查。

第五节　妊娠滋养细胞疾病护理常规

一、葡萄胎护理

葡萄胎是因妊娠后胎盘绒毛滋养细胞增生,间质水肿变性,而形成大小不一的水泡,水泡间通过细蒂相连成串,形如葡萄而得名,也称水泡状胎块。这是一种滋养细胞的良性病变,可分为完全性和部分性葡萄胎。完全性葡萄胎的相关性因素包括地域差异、年龄、营养状况、社会经济因素等多种因素,还包括既往葡萄胎史、流产和不孕等因素。

(一) 身心评估

(1) 健康史:年龄、月经史、生育史、是否有过葡萄胎及家庭史。

(2) 评估阴道流血量、性质、排出物,有无恶心、呕吐等。

(3) 评估心理-社会支持系统情况,患者和家属对手术及手术后的担心程度。

(二) 护理措施

(1) 讲解疾病知识和治疗过程,消除患者顾虑、恐惧心理。

(2) 严密观察腹痛及阴道流血,保持会阴清洁,必要时保留会阴垫以观察排出物。

(3) 清宫前备血,建立静脉通路,准备好缩宫素和抢救药品。手术中严密监测生命体征变化及有无羊水栓塞表现。第一次吸宫后一般1周后再行第2次清宫。每次刮宫的刮出物均送病理检查。每次刮宫术后禁止性生活及盆浴1个月,以防感染。

(4) 清宫后按医嘱给抗生素预防感染,纠正贫血。

(5) 进食高蛋白、高维生素、富含维生素A、含铁丰富易消化的食物。

(6) 根据医嘱做好尿及血HCG检查的标本采集。

(三) 健康指导与康复

(1) 清宫术后每周查血HCG,直至连续3次正常,以后每月查一次共查6个月,然后再2个月查一次共查6个月,自第一次阴性后共计查1年。嘱患者坚持避孕,2年中宜采用避孕套或口服避孕药避孕。一般不选用宫内节育器。

(2) 注意有无阴道异常流血,有无咳嗽、咯血及其他转移症状,定期做妇检和盆腔B超、胸部X线摄片或CT检查。

二、侵蚀性葡萄胎及绒毛膜癌护理

当葡萄胎组织侵入子宫肌层或转移至子宫以外,即为侵蚀性葡萄胎,全部继发于葡萄胎。绒毛膜癌是一种高度恶性肿瘤,绝大多数绒毛膜癌继发于葡萄胎、流产和足月分娩后,少数发生于异位妊娠之后。大多数发生于生育年龄妇女,少数发生于绝经以后。

（一）身心评估

（1）评估阴道出血量,有无滋养叶细胞疾病史,用药及治疗情况。

（2）评估身体状况,有无转移症状、腹痛、腹腔内出血等情况。

（3）心理-社会支持系统情况:患者是否有恐惧、焦虑心理及化疗反应。

（二）护理措施

（1）心理护理:向患者及家属提供医疗及护理信息,减轻患者恐惧心理,帮助他们树立治愈的信心。

（2）严密观察患者腹痛及阴道流血情况,记录出血量。配合医生做好抢救工作,必要时做好手术准备。动态观察并记录血 HCG 的变化情况,识别转移灶症状,发现异常立即通知医生并配合处理。

（3）有转移灶者,开展对症护理。

（4）做好治疗配合:化疗者按化疗护理常规护理,手术治疗者按腹部手术前后护理常规护理。

（5）给予高蛋白、高维生素、易消化饮食,鼓励患者进食,以增强机体的抵抗力。

（6）注意休息避免过度劳累,有阴道转移者须卧床休息。

（三）健康指导与康复

（1）给予高蛋白、高维生素、易消化饮食,鼓励患者进食,以增强机体的抵抗力。

（2）注意保持外阴清洁以防感染,节制性生活,落实避孕措施。

（3）出院后严密随访:监测血、尿 HCG 值。治疗结束后应严密随访,第一次出院后 3 个月内每月随访一次,然后 6 个月随访一次至 3 年,此后每年随访一次至 5 年,以后每 2 年随访一次。随访期间应严格避孕,应于化疗停止 12 个月后方可妊娠。

第六节　外阴、阴道手术护理常规

一、外阴、阴道创伤护理

分娩是导致外阴、阴道创伤的主要原因,也可因外伤所致,如由于不慎跌倒或碰撞、遭到强暴、受到性虐待等意外事件导致的外阴、阴道外伤。创伤可伤及外阴、阴道或穿过阴道损伤尿道、膀胱或直肠,严重可引起大量阴道流血,导致失血性贫血或休克。

（一）身心评估

（1）评估外阴或阴道裂伤的部位、程度,观察血肿的大小、部位,局部组织有无红肿及脓性分泌物,评估疼痛的程度、性质及出血量。

（2）评估患者及家属对损伤的反应,是否因意外而表现得惊慌、焦虑,并识别其异常的心理反应。

（二）护理措施

1. 术前护理

（1）心理护理：了解患者对疾病和手术的认识，给予安慰和解释，消除顾虑和恐惧，使其积极配合治疗，同时做好家属的心理护理。

（2）病情观察：严密观察患者生命体征及局部伤口情况，对于外出血量多或较大血肿伴面色苍白者立即使患者平卧、吸氧，开通静脉通道，予心电监护。如出血多、疼痛剧烈、出现休克时，积极配合医生抢救。

（3）症状护理：遵医嘱使用止痛、止血及抗感染药物使用，如出现休克等症状按抗休克护理常规护理。

（4）按医嘱协助患者完成各项术前护理检查，做好配血输血准备，嘱患者暂时禁食。

（5）皮肤准备范围：包括外阴部、肛门周围、臀部及大腿内侧上 1/3 处。注意保暖，预防感冒。

（6）与手术室护士做好核对、交接工作。

2. 术后护理

（1）全麻术者未清醒前去枕平卧，头偏向一侧，连续硬膜外麻醉者去枕平卧 6 h 后协助翻身，此后取自主卧位。

（2）注意观察患者生命体征，监测血压、脉搏 30 min/次（至少 6 次）至平稳。

（3）保持会阴部清洁、干燥，勤换内衣裤，必要时留置导尿管，每日擦洗会阴 2 次。

（4）清创、止血等处理后，伤口覆盖无菌纱布，用丁字带固定，注意观察伤口缝合处有无渗血、出血，有异常及时处理。

（5）外阴、阴道创伤手术后阴道内常堵塞纱布，外阴加压包扎，如患者疼痛明显，应积极止痛，阴道纱布取出或外阴包扎松解后，应密切观察阴道及外阴伤口有无出血，患者有无进行性疼痛加剧及阴道、肛门坠胀等再次血肿的症状。

（6）遵医嘱使用抗生素预防感染。

（7）做好预防术后并发症护理，减轻患者疼痛和不适。

（三）健康指导与康复

（1）加强安全防范意识，在工作及生活中遇事应冷静，考虑周到，注意安全，尽量避免意外事故的发生。

（2）向患者及家属宣传性知识，指导阅读有关材料，尽量避免不当和粗暴性生活，要相互体贴，使双方消除顾虑，排除焦虑恐惧情绪，达到性和谐。伤口愈合期及愈后 1 个月内禁止性生活。

（3）对治疗要充满信心，感觉异常时要及时表达，家属要充分理解患者，鼓励帮助患者配合治疗，以促进早日康复。

二、子宫脱垂手术护理

子宫从正常位置沿阴道下降，宫颈外口达坐骨棘水平以下，甚至子宫全部脱出于阴道口外,常伴有阴道前后壁膨出,称为子宫脱垂(uterine prolapse)。

(一)身心评估

(1)健康史:询问生育史、分娩方式、产褥期体征,同时评估患者有无长期腹压增高情况,如慢性咳嗽、便秘等情况。

(2)身体状况:了解患者自觉症状及疾病发展,注意评估脱垂子宫的程度及局部情况。

(3)心理-社会支持系统情况:长期症状对患者心理影响程度。

(二)护理措施

1. 术前护理

(1)心理护理:了解患者对疾病和手术的认识,给予安慰和解释,消除顾虑和恐惧。

(2)消除增加腹压的因素:保持大便通畅,治疗慢性咳嗽,教会患者盆底肌肉锻炼方法。

(3)症状护理:

① 如脱出物经休息后不能自行还纳,应教会患者用手还纳,指导患者选择合适大小的子宫托并学会使用方法。

② Ⅰ度子宫脱垂患者每日用1∶5000 高锰酸钾液坐浴两次,20 min/次,浴液温度宜在39—41 ℃,避免烫伤。Ⅱ、Ⅲ度子宫脱垂患者,特别是有溃疡者,行阴道冲洗后局部涂含抗生素的软膏,并勤换内裤。

③ 向患者提供限制性生活的特殊指导。

(4)按医嘱协助完成各项术前护理检查,指导患者进食清淡易消化的食物。

(5)皮肤准备范围:上自剑突下,下至两大腿内侧 1/3 处,包括外阴部、肛门周围、臀部,两侧至腋中线。协助患者沐浴更衣,注意保暖,预防感冒。

(6)肠道准备:手术前 3 天予少渣半流质饮食,术前 1 天进食流质饮食,术前 1 天口服导泻药,当晚和次日晨各行清洁灌肠一次。采取低压灌肠,灌肠时注意观察患者的面色,询问患者的自觉症状,根据患者情况调整灌肠液的用量和速度。术前晚餐后禁食、水,给予安定 5 mg 口服。

(7)阴道准备:术前 3 天清洁阴道,每天 2 次,术晨再次清洁阴道。

(8)了解术晨有无月经来潮、体温升高等情况。

(9)与手术室护士做好核对、交接工作。

2. 术后护理

(1)体位:按麻醉方式给予相应体位。

(2)注意观察患者生命体征,监测生命体征 30 min/次(至少 6 次)至平稳。

(3)注意观察伤口有无渗血、红肿、热痛等病状,观察阴道分泌物的量、性质、颜色以及有无异味等。

(4)保留导尿 5 天,保持导尿管通畅,观察尿液性状、改色,记录尿量,按时更换尿袋,拔管前进行会阴部功能锻炼。拔除导管后,严密观察患者自解小便情况;保持会阴部清洁,每天擦洗会阴 2 次,预防感染。

(5)饮食护理:全麻及连续硬膜外麻醉者禁食 6 h 后开始协助饮水,根据医嘱指导进食,肠蠕动恢复前禁食易产气食物。

(6)保持大便通畅,避免增加腹压的动作,术后用缓泻剂预防便秘。

（7）运动护理：做好预防术后并发症护理，术后 6 h 可协助患者活动双下肢、床上翻身；术后 12 h 可抬高患者床头 20°—30°；术后 48—72 h 鼓励患者下床进行适当的活动，防止下肢静脉血栓形成，促进胃肠功能恢复，防止发生术后肠粘连。

（三）健康指导与康复

（1）加强营养，增强体质。注意合理搭配营养，保持大便通畅。

（2）指导有关预防子宫脱垂的知识。

（3）保守治疗患者教会患者自放、自取及如何清洁子宫托。

（4）普及卫生知识，积极治疗慢性病。

（5）手术患者术后 2 个月复查，3 个月内禁止盆浴及性生活，半年内避免重体力劳动。

三、外阴癌手术护理

外阴癌（carinoma of vulva）以鳞状细胞癌最多见，占外阴恶性肿瘤的 80％—90％，表现为不易治愈的外阴瘙痒、外阴结节或肿物。合并感染或较晚期癌可出现疼痛、渗液和出血。

（一）身心评估

（1）健康史：有无外阴局部损伤、潮湿、阴道排液、瘙痒，有无其他疾病。

（2）身体状况：皮肤异常面积、症状、发生时间。注意评估外阴局部有无丘疹、硬结、溃疡、赘出物或不规则肿块，并观察其形态、涉及的范围，伴随的症状。

（3）心理-社会支持系统情况：疾病对患者家庭产生的影响。

（二）护理措施

1. 术前护理

（1）心理护理：提供心理支持，了解患者对疾病和手术的认识，给予安慰和解释，消除顾虑和恐惧。

（2）指导患者练习深呼吸、咳嗽、自己翻身等，向患者讲解预防术后便秘的方法。

（3）术前 3 日用 1∶5000 高锰酸钾溶液坐浴，每日 2 次。

（4）按医嘱协助完成各项术前护理检查。

（5）皮肤准备范围：同子宫脱垂手术皮肤准备范围。

（6）阴道、肠道准备：同子宫脱垂阴道肠道准备。

（7）术前特别注意护理：注意保持外阴部清洁卫生。植皮或皮瓣转移术者做皮肤准备，根据手术选择供皮区皮肤，在术前下午或术晨，清洁皮肤、清除毛发后用 75％酒精脱脂，再用消毒治疗巾包裹保护。

2. 术后护理

（1）按外阴、阴道手术术后护理常规护理。

（2）术后床上垫气垫床，患者双下肢外展屈膝位、膝下垫软枕，抬高下肢，便于静脉和淋巴回流通畅，同时减少切口张力，以利切口愈合。行皮瓣转移者，3 天内禁大幅度翻身，以防皮瓣移位。

（3）伤口绷带不宜过紧，以免影响血循环造成局部供血不足，引起局部坏死。保持局部敷料干燥,及时更换浸湿敷料。

(4) 双侧腹股沟切口处置血浆引流管,持续负压吸引,负压为 0.02—0.04 MPa,保持引流通畅,防止渗液集聚引起感染,并观察、记录引流物颜色、性状及量。观察伤口有无红肿、热痛等感染征象。

(5) 按医嘱给予抗生素、止痛剂。

(6) 术后 24 h 后,抬高床头,指导患者活动四肢,每日定时指导患者做深呼吸、咳嗽运动,预防肺部并发症。加强皮肤护理,预防压力性损伤。

(7) 术后禁食 1—2 天,术后 3—4 天可由流质饮食逐步过渡到营养丰富、易消化的无渣饮食。术后第 5 天开始口服缓泻剂,如每日服 20 mL 液状石蜡一次,连服 3 天预防便秘,避免用力排便,以防伤口裂开。

(8) 外阴切口暴露后用无菌纱布、消毒巾覆盖,并用 1:10 碘伏擦洗外阴,每日 2—3 次,大便后亦应擦洗消毒。

(9) 外阴切口、腹股沟切口酌情选择拆线日期,一般为间断拆线。如有感染,可用双氧水冲洗,每日 1—2 次,并根据情况提前间断拆线。

(10) 一般留置尿管 7 天,按尿管护理常规护理。

(三) 健康指导与康复

(1) 注意保持外阴部清洁卫生。

(2) 告知患者及家属 3 个月后复诊。

(3) 全面评估恢复情况,商讨随访计划。

四、先天性无阴道手术护理

先天性无阴道(congenital absence of vagina)是指由于双侧副中肾管发育不全而造成的阴道发育异常,几乎均合并先天性无子宫或只有始基子宫,但卵巢一般都正常。

(一) 身心评估

(1) 健康史:询问有无家族异常史、有无周期性腹痛、肛门坠胀感,检查第二性征发育情况。

(2) 社会-心理支持系统情况:询问日常人际交往情况,评估有无自卑、焦虑心理及患者的社会支持情况。

(二) 护理措施

1. 术前护理

(1) 心理护理:了解患者对疾病和手术的认识,给予安慰和解释,消除顾虑和恐惧,减少绝望心理。

(2) 按医嘱协助完成各项护理检查。

(3) 术前特殊准备:根据患者的年龄,选择合适型号的阴道模型,并为患者准备两个以上的阴道模型及丁字带,消毒后备用。对治疗皮瓣阴道成形术者,应准备一侧大腿中部皮肤,皮肤进行剃毛及消毒后,用无菌治疗巾包裹,以备术中使用。

(4) 皮肤准备:术前 1 天进行皮肤准备,范围上至耻骨联合上 10 cm 处,下至会阴肛门周围,两大腿内侧 1/2 处,两侧至腋中线。协助患者沐浴更衣,注意保暖,预防感冒。

(5) 肠道准备:同子宫脱垂肠道准备。

(6) 与手术室护士做好核对、交接工作。

2. 术后护理

(1) 按外阴、阴道手术术后护理常规护理。

(2) 术后特别护理:

① 一般留置尿管 7—10 天,按尿管护理常规护理。

② 了解手术方式,手术当日及术后第 1 天禁食,术后第 2 天开始进高热量流食,术后第 5 天进无渣半流食,术后 1 周进普食。特殊情况者需根据医嘱进食。

③ 阴道模具更换:术后更换阴道模具,注意更换的方式方法,并设法分散患者注意力,减少疼痛。阴道模具每日消毒更换,7—10 天后改为隔日更换。未婚者需数月、已婚者经复查伤口完全愈合后即可进行性生活。

④ 做好预防术后并发症护理,减轻患者疼痛和不适。

(三) 健康指导与康复

(1) 定期复查:教会患者及家属更换阴道模具的正确操作方法。更换前消毒并清洁阴道、外阴,防止感染。更换时动作要轻柔,以免损伤阴道壁,经期停止使用模具。

(2) 已婚者经复查伤口完全愈合后,可以开始性生活。

(3) 告诫家属及患者坚持治疗的重要性,手术成功与否与出院后的模具更换有直接关系。同时家属一定要理解和帮助患者,使患者树立信心,达到身心健康的目的。

五、尿瘘手术护理

尿瘘(urinary fistula)指泌尿生殖瘘,是生殖道与泌尿道之间形成的异常通道。表现为不能控制排尿,尿液自阴道流出。临床上以膀胱阴道症最为常见。

(一) 身心评估

(1) 健康史:询问尿瘘发生的时间及经过,有无难产史、阴道手术史、分娩史、盆腔手术史、放疗、膀胱结核、生殖泌尿道肿痛。

(2) 评估患者尿瘘的症状及有无并发症、妇科检查结果。

(3) 心理-社会支持系统情况:评估因尿液不断漏出导致的不适及异味对患者心理产生的影响。

(二) 护理措施

1. 术前护理

(1) 心理护理:了解患者对疾病和手术的认识,给予安慰和解释,消除顾虑和恐惧。

(2) 对症护理:

① 强调饮水的重要性,每日饮水量不少于 3000 mL,可稀释尿液,减少酸性尿液对皮肤的刺激,减轻患者的疼痛。

② 保持外阴部清洁、干燥。每日用 1∶5000 高锰酸钾溶液坐浴 2 次。

（3）定时查尿常规,开展尿培养,按医嘱使用抗生素控制感染。

（4）按医嘱协助完成各项护理检查,术前 3 天给少渣饮食,鼓励患者多饮水以增加尿量冲洗膀胱。

（5）皮肤准备范围包括外阴部、肛门周围、臀部及大腿内侧上 1/3 处。协助患者沐浴更衣,注意保暖,预防感冒。

（6）术前 1 周内用 1∶5000 高锰酸钾溶液坐浴,每天 2 次。每次 20—30 min,向患者交代坐浴的方法及注意事项。皮肤有溃疡者,遵医嘱用药,保持局部皮肤干燥,使患处皮肤尽快恢复正常,为手术创造条件。

（7）肠道准备:术前 3 天给予无渣饮食,术前晚餐后禁食、水,给予安定 5 mg 口服。术前晚低位清洁灌肠,手术当日晨灌肠一次。

（8）阴道准备:术前 3 天给予清洁阴道,每天 2 次,术晨再次清洁阴道,必要时进行膀胱冲洗。

（9）了解术晨有无月经来潮、体温升高等情况,并与手术室护士做好核对交接工作。

2. 术后护理

（1）按外阴、阴道手术术后护理常规护理。

（2）阴道护理:注意观察患者阴道内的碘伏纱布有无脱出,48 h 后予以更换,72 h 后可去除,同时观察阴道内有无液体漏出。予 0.5％碘伏会阴护理,每天 2 次,排便后增加 1 次,特别注意擦洗尿道口周围、阴道口、小阴唇及会阴部,以防逆行感染。

（3）饮食及排便的护理:全麻及连续硬膜外麻醉者禁食 6 h 后,开始协助饮水,术后 3 天进流质或少渣半流质饮食,3 日后用液状石蜡 30 mL 顿服软化大便,减轻腹压。大便后应及时清洗外阴,防止污染。

（4）引流管护理:护理保持尿管通畅留置 10—14 天,按时更换尿袋,清洁尿道口并局部用药两次,记录尿量。每日清洗外阴 2 次,鼓励患者多饮水,每日饮水量在 3000 mL 左右,增加尿量以达到膀胱冲洗自净作用。拔管前 1—2 天,白天尿管定时开放,每隔 1—2 h 开放一次,观察有无漏尿现象,晚上长期开放。拔尿管后督促患者定时小便,防止憋尿。

（5）做好预防术后并发症护理,减轻患者疼痛和不适。

（6）积极预防咳嗽、便秘,并尽量避免下蹲等增加腹压的动作。

（三）健康指导与康复

（1）术后 3 个月内禁止性生活及重体力劳动,禁止妇科检查,特别是禁用阴道窥阴器检查。行会阴盆底肌肉收缩锻炼 2 次/日;保持天天有软便,如有便秘应服缓泻剂。

（2）避孕 1 年以上,妊娠后要定期进行产前检查,提前住院及时剖宫产分娩。

（3）避免阴道给药。

六、粪瘘手术护理

粪瘘(rectovaginal fistula)是指直肠前壁与阴道后壁之间形成的病理性通道,表现为粪便积于阴道内,经阴道排出。以直肠阴道瘘居多。

（一）身心评估

（1）健康史：询问粪瘘发生的时间及经过，有无难产史、阴道手术史、分娩史、盆腔手术史、放疗史。

（2）评估患者粪瘘的症状及有无并发症、妇科检查结果。

（3）心理-社会支持系统情况：评估因粪便不断漏出导致不适及异味对患者心理产生的影响。

（二）护理措施

1. 术前护理

（1）心理护理：了解患者对疾病和手术的认识，给予安慰和解释，消除顾虑和恐惧。

（2）按医嘱协助患者完成各项术前护理检查。

（3）皮肤准备范围：包括外阴部、肛门周围、臀部及大腿内侧上 1/3 处。注意保暖，预防感冒。

（4）加强外阴护理。术前 1 周用 1∶5000 高锰酸钾溶液坐浴，每天 2 次，每次 20—30 min，保持外阴及肛周清洁干燥。外阴及肛周有皮炎时，可局部用药治疗。

（5）阴道准备：术前 7 天每日应用新苯扎氯铵行阴道冲洗，阴道内给予复方氧氟沙星乳膏。手术当日，阴道冲洗后方可进入手术室进行手术。

（6）肠道准备：术前 3 天口服肠道抗生素。进无渣半流食 3 天，进高热量流质饮食 1 天，术前禁食 1 天并行静脉补液。术前 1 日口服缓泻剂，晚灌肠一次，术晨清洁灌肠。

（7）了解术晨有无月经来潮、体温升高等情况，并与手术室护士做好核对、交接工作。

2. 术后护理

（1）按外阴、阴道手术术后护理常规护理。

（2）体位及活动：取舒适卧位，避免双腿分开，增加局部张力，影响愈合。严格观察创口渗血渗液情况，术后 24 h 取出阴道内敷料。鼓励患者早期床上活动，也可根据病情适当下床活动。术后第 3 天，指导患者坚持进行提肛训练。以锻炼肛门括约肌的功能恢复。指导患者勿用腹压，避免下蹲、上提重物、剧烈咳嗽等。

（3）饮食指导：手术后嘱患者禁食 5—7 天后，进无渣流质饮食 3—5 天，1 周后恢复正常饮食，宜少食多餐，多食水果、蔬菜及营养丰富的食物，忌辛辣刺激性食物。

（4）保持外阴及肛周清洁干燥，术后控制排便 1 周为宜，前 3 天给予盐酸洛哌丁胺胶囊口服，减少排便量和次数。排便大于 3 次/日，遵医嘱给予肠道抑菌药物，排便后做好会阴及肛门的清洁消毒。术后 1—2 个月内保持大便通畅，预防便秘。

（5）给予广谱抗生素预防和控制感染。

（三）健康指导与康复

（1）保持外阴清洁，便后随时清洗会阴。嘱患者加强营养，少食多餐，多食高纤维、高热量食物，避免食用辛辣刺激食物，保持大便通畅。

（2）术后休息 1 个月，3 个月内禁止性生活及重体力劳动，避免增加腹压。

（3）1—2 年内避免经阴道分娩。出院后 1 个月、3 个月、6 个月及 1 年门诊复查，如发现阴道分泌物异常等及时就诊。

第七节　终止妊娠护理常规

一、早孕药物流产护理

药物流产是用药物而非手术终止早孕的一种避孕失败的补救措施。

(一)身心评估

(1)评估确诊为正常宫内妊娠。

(2)停经天数小于 49 天(从上次月经第一天算起)。

(3)手术人流高危对象:生殖道畸形、严重骨盆畸形、宫颈发育不全、瘢痕子宫、产后哺乳期、多次人流或刮宫史。

(4)对手术流产有恐惧心理者。

(5)无药物流产禁忌证。

(二)护理措施

1. 用药前护理

(1)了解病史,详细讲解药物的使用剂量、次数,用药方法,不良反应或失败的可能性,使患者有充分的思想准备,消除紧张心理。告知患者遵医嘱服药,切记不可出现漏服、少服或者多服现象,不可提前或推迟服药。

(2)备齐各项检验报告,如血、尿常规,尿 HCG,B 超和阴道分泌物检查。

(3)核对患者的姓名,测量体温、脉搏、血压,填写服药和随访日期。

2. 服药方法

米非司酮 25 mg,每 12 h 服一次,共服 6 次,总量 150 mg。于第 3 天上午服末次米非司酮后,再服米索前列醇 0.6 mg 后,留院观察。

3. 注意事项

(1)服用以上两种药物前后均需空腹 2 h,用温水(30 ℃)吞服。不能同时服用吲哚美辛(消炎痛)或退热镇痛药,药物忌入冰箱保存。

(2)注意用药不良反应,如胃肠道反应、阴道出血多,及时就诊。

(3)注意阴道排出物,大小便应排入痰盂内,如见组织物,即送医院检查。

(4)给每位患者发放有关药物流产服药方法及用药注意事项的书面指导材料。

4. 留院观察护理

(1)核对留观床号、姓名,询问末次服米非司酮的时间,在末次服用后 2 h,即给服米索前列醇 0.6 mg。

(2)在使用米索前列醇过程中,必须留院观察 6 h,注意药物反应,观察阴道出血量和胚囊的排出时间。检查阴道排出物是否完整,如出血量过多,或排出物未见胚囊时,应留存备检,报告医生。并注意测生命体征。

（3）密切观察阴道流血、腹痛情况。备齐缩宫素、止血药、静脉输液和输血等急救用品。

（4）服米索前列醇后 6 h 仍未见胚囊排出，可根据患者情况加服药物。

（三）健康指导与康复

（1）保持外阴部清洁卫生，1 月内禁盆浴、禁性生活。

（2）7—10 天仍有阴道流血，及时复诊。

（3）指导避孕方法。

（4）凡未见胚囊排出者，应复查 B 超。

（5）提供系统、规范的"流产后关爱"服务项目。

二、羊膜腔注射利凡诺引产护理

将利凡诺注入羊膜腔，刺激子宫平滑肌兴奋，使内源性前列腺素升高，诱导宫缩，从而终止妊娠。

一般适用于 12—24 周要求终止妊娠者，尤以 16—20 周疗效更佳。

（一）身心评估

（1）评估胎儿大小，有无禁忌证。

（2）评估患者因失子产生的焦虑和悲哀程度及家庭支持情况。

（二）护理措施

1. 用药前准备

（1）了解病史，向患者讲解利凡诺引产特点、效果和用药后可能出现的发热反应，解除患者的思想顾虑。

（2）备齐各项检验报告，如血常规，血小板计数，出凝血时间，肝、肾功能，胸片，心电图和阴道分泌物检验报告。

（3）核对受术者的床号、姓名，测量体温、脉搏、血压，术前 2 次体温不高于 37.5 ℃者方可引产。

（4）配备羊膜腔穿刺包和药物，内有 7—9 号腰穿针、30 mL 注射器、长钳、洞巾、手套、方纱布若干、利凡诺针剂 100 mg、注射用水 20 mL、胶布等。

（5）患者排尿后，送妇检室接受引产手术。

2. 用药后护理

（1）做好分级护理和引产的标记。

（2）卧床休息，鼓励饮水。

（3）注意患者主诉，观察患者的全身情况，如皮肤黄染、尿少或尿闭等，应及时报告医生。

（4）严密观察宫缩和宫口扩张情况，如宫口扩张无进展而穹隆饱满，应及时报告医生，预防后穹隆穿孔造成子宫破裂。

（5）注意阴道出血起始时间和出血量。如有阴道排出物应留存备查。

（6）备齐宫缩剂、解痉药、止血药、静脉输血和补液等急救物品。

3. 分娩时护理

（1）外阴消毒范围同一般足月分娩。消毒后垫上无菌巾和消毒盘，做好接生前的准备。

（2）胎儿娩出后，按护理肌注缩宫素。胎盘娩出后检查胎盘胎膜是否完整、软产道有无损伤，如有损伤，应协助医生给予缝合。

（3）胎儿娩出半小时后，胎盘尚未娩出者、胎盘胎膜不完整者，观察阴道流血情况，及时报告医生，并密切观察患者生命体征。

4. 分娩后护理

（1）嘱患者保持外阴清洁，指导卫生巾的使用方法。

（2）注意恶露量、色泽和气味。

（三）健康指导与康复

（1）保持外阴部清洁卫生，勤换内裤和卫生巾。1个月内禁盆浴、性生活。

（2）1个月后门诊复查。

（3）指导避孕方法。

（4）如有腹痛或出血量超过月经量，应随时就诊。

三、水囊引产护理

将消毒水囊置于子宫壁与胎膜之间，水囊内注入适量的无菌生理盐水，借膨胀的水囊增加子宫内压力，机械性刺激宫颈管，诱发子宫收缩，促使胎儿及附属物娩出。

（一）身心评估

（1）妊娠13—24周要求终止妊娠者；因某种疾患不宜继续妊娠者；晚期妊娠因各种原因需终止妊娠者。

（2）无阴道炎症，3天内无性交史。

（3）体温不超过37.5 ℃。

（二）护理措施

1. 水囊使用前准备

（1）同腹部羊膜腔利凡诺引产护理。

（2）阴道准备：手术前清洁阴道。同时做好术前生命体征记录。

2. 用药后护理

（1）同腹部羊膜腔利凡诺引产护理。

（2）放入水囊后应严密观察体温，每4 h测量一次体温。如体温超过38 ℃，应取出水囊，并加用抗生素。水囊放置12 h，最长不超过24 h，未临产者应护理取出，如无临产者，遵医嘱行下一步引产处理。

（3）分娩时及分娩后护理同腹部羊膜腔利凡诺引产护理。

（三）健康指导与康复

同腹部羊膜腔利凡诺引产护理。

四、瘢痕妊娠终止妊娠护理

对患者进行超声检查,确认胎盘在子宫瘢痕处,通过以下方法终止妊娠:药物保守治疗、子宫动脉栓塞术治疗、手术治疗。

(一)身心评估

(1)询问末次月经时间、生育史、剖宫产史。
(2)询问有无腹痛及阴道流血。
(3)评估患者对失子后的担心、焦虑程度。

(二)护理措施

1. 药物保守治疗的护理

常规使用化疗药物 MTX 或米非司酮,MTX 用药护理同化疗药物护理常规,米非司酮药物使用需注意用药前后 2 h 空腹,水温低于 30 ℃。

2. 子宫动脉栓塞术的护理

(1)术前护理。完善各项检查,术前 1 天皮肤准备范围以手术双侧腹股沟为中心,包括会阴部。术前禁食 4 h,禁水 2 h,对双足背部动脉搏动做标记便于手术中后观察,留置导尿管,备齐用物。

(2)术后护理重点:患者平卧,保持穿刺肢体伸直位,严格制动 8 h,局部加压 2 h,有利于血管穿刺点的闭合,防止血栓形成。术后 24 h 拔出尿管后可轻微活动,72 h 内避免剧烈运动。

3. 手术治疗的护理

(1)超声引导下清宫术的护理。术前护理:心理护理、备血、监测生命体征,随时做好大出血抢救的准备。术后护理:观察阴道出血量、腹痛等情况。

(2)宫腔镜术的护理。术前护理:术前 1 天、术晨用碘伏清洁阴道,减少感染。术前晚给予米索前列醇阴道上药或纳肛,术前晚进流食,术晨禁食、禁水。术后护理:术后去枕平卧 6 h,根据术中情况给予心电监护、吸氧,密切观察患者的生命体征,注意保持输液管路的通畅,遵医嘱用药。保持引流管的通畅,注意观察引流液的颜色、量及性质,术后禁食 6 h。

(3)开腹或腹腔镜治疗的护理:按妇科腹部手术护理常规护理。

(三)健康指导与康复

(1)告知患者出院后 1 月内禁盆浴、性生活。
(2)保守治疗者每周复查 1 次血 HCG 水平直至正常,每 1—2 周行 B 超检查,了解子宫瘢痕部包块变化和吸收情况。
(3)指导患者建立健康的生活方式,注意休息,保持有规律地生活,严格避孕 1 年。
(4)合理饮食,如有不适随时就诊。

第八节　妇产科内镜诊疗技术护理常规

内镜检查(endoscopy)是利用连接于摄像系统和冷光源的内镜窥察人体体腔及脏器的一种诊疗技术。妇产科常用的内镜检查有阴道镜、宫腔镜和腹腔镜。

一、阴道镜检查护理

阴道镜(colposcope)是一种双自立体放大镜式的光学窥镜,将局部放大 10—40 倍,以便于观察外阴、阴道和宫颈上皮结构及血管形态,从而发现肉眼观察不到的微小病变进行可疑病变部位的活组织检查,以明确诊断。

(一)身心评估

(1)评估患者心理状况,了解有无阴道镜检查禁忌证,鼓励患者,缓解紧张、恐惧情绪。

(2)评估患者对阴道镜的了解程度,与患者沟通,告知检查目的、方法及注意事项,取得配合。

(3)评估并询问病史、月经史等,确定合适的检查时间。

(二)护理措施

(1)告知患者检查前 24 h 内避免性交及阴道、宫腔操作,术前 48 h 内禁止阴道、宫腔用药,宜在月经干净后 3—4 日进行。

(2)急性阴道、宫颈炎症患者治疗后再行检查。

(3)将活检组织用相应溶液固定、标记并及时送检。

(三)健康指导与康复

(1)观察生命体征及阴道出血情况,有异常及时通知医生。

(2)活检后阴道有纱布填塞者,指导患者 24 h 后自行取出。

(3)术后两周内禁止性生活、盆浴,保持外阴清洁,预防感染。

(4)1 个月后复查,效果评估。

二、宫腔镜诊疗护理

宫腔镜诊疗技术是应用膨宫介质扩张宫腔,通过插入宫腔的光导玻璃纤维窥镜直视观察宫颈管、宫颈内口、子宫内膜及输卵管开口的生理与病理变化,并通过摄像系统将所见图像显示在监视屏幕上放大观看,对病变组织直观准确取材并送病理检查;同时也可在宫腔镜下直接手术治疗。

（一）身心评估

（1）评估患者心理状况，鼓励患者，缓解紧张、恐惧情绪，积极配合手术。

（2）评估患者对宫腔镜的了解程度，告知操作目的、方法及注意事项。

（3）全面评估患者的健康状况，了解有无禁忌证，有无异常检查检验结果。

（二）护理措施

（1）术前准备，肠道准备同妇科腹部手术，遵医嘱术前使用软化宫颈药物。

（2）术后评估患者心理状况，做好心理护理。

（3）术后评估患者生命体征、阴道流血情况，如有异常及时通知医生。

（4）评估患者有无与腹痛、过度水化综合征等相关的并发症。

（三）健康指导与康复

（1）术后两周内禁止性交及盆浴。

（2）遵医嘱定期复查。

附录一　宫颈癌筛查组合健康教育

宫颈癌筛查组合包括人乳头瘤病毒核酸检测（分型）和液基薄层细胞制片术。

（1）月经干净后3—7天进行检查，检查前72 h内禁止性生活、阴道冲洗，禁阴道内用药。生殖器官急性炎症期治疗后再行检查。

（2）取样前先用棉签擦去宫颈分泌物，宫颈不进行醋酸及碘液涂抹。将专用的采集刷放置于宫颈管内，逆时针或顺时针旋转5—6周，将细胞采集刷放入专用的小瓶中保存送检。

（3）嘱患者适当休息，避免剧烈活动，保持外阴清洁，术后2周内禁止性生活和坐浴。

附录二　自凝刀治疗护理

自凝刀也称为射频微创自凝刀，是把一根细长如毛衣线的射频介入自凝刀，在B超的连续动态观察和引导下，经阴道、宫颈准确定位宫颈病变部位，使病变部位细胞脱水凝固，而后被机体自然吸收、排出，使宫颈和子宫恢复正常功能。尤其适合宫颈息肉、宫颈肥大、宫颈湿疣的患者。

（1）月经干净后3—7天进行治疗，治疗前48 h内禁止性生活、阴道冲洗、阴道内用药。

（2）保持外阴清洁，两个月内禁止同房及坐浴；宫颈糜烂术后两个月内还需避免骑车及剧烈活动等。

（3）半年内禁止放置节育环，一年内禁止怀孕。

（4）术后7—10天内可能有阴道少量出血、轻度腰腹痛、低热等情况，3—6周内有阴道排液均属正常现象，如有高热、腹部剧痛、超月经量出血、阴道排脓等情况需及时就诊。

附录三　LEEP 刀手术护理

LEEP 刀亦称超高频电波刀,其技术是采用一系列的环型钨丝电极治疗各种宫颈病变,是目前先进的治疗宫颈疾病手段。

LEEP 的手术指征。在细胞学和阴道镜下:① 怀疑 CINⅡ、CINⅢ;② 怀疑宫颈早期浸润性癌或原位癌;③ 持续 CINⅠ或 CINⅠ患者,随访不方便;④ 怀疑宫颈 ASCUS 或有症状的宫颈外翻。

LEEP 手术的护理同自凝刀治疗护理常规护理。

第十八章　产科护理常规

第一节　分娩期护理常规

一、产前检查

产前检查的目的是明确孕妇及胎儿的健康状况,及早发现并治疗妊娠合并症和并发症(如妊娠期高血压疾病、妊娠合并心脏病等),及时纠正胎位异常,及早发现胎儿发育异常。

(一)护理评估

1. 健康史

(1)一般资料:

① 年龄:年龄过小容易发生难产;年龄过大,尤其是 35 岁以上的高龄初产妇,容易并发妊娠期高血压疾病、产力异常和产道异常,应予重视。

② 职业:放射线能诱发基因突变,造成染色体异常。因此,妊娠早期接触放射线者,可造成流产、胎儿畸形。如铅、汞、苯及有机磷农药,一氧化碳中毒等,均可引起胎儿畸形。

③ 其他:孕妇受教育的程度、宗教信仰、婚姻状况、经济状况、住址及电话等资料。

(2)既往史:重点了解有无高血压、心脏病、糖尿病、肝肾疾病、血液病、传染病等,注意其发病时间及治疗情况,有无手术史及手术名称。

(3)家族史:询问家族中有无高血压、糖尿病、双胎、结核病等病史。

(4)月经、婚育史:询问月经初潮的年龄、月经周期、月经持续时间。了解月经周期有助于准确推算预产期。

(5)丈夫的健康状况:了解孕妇丈夫有无吸烟、喝酒嗜好及遗传性疾病等。

2. 孕产史

(1)既往孕产史:了解既往有无孕产史及其分娩方式,有无流产、早产、难产、死胎、死产、产后出血史。

(2)本次妊娠经过:了解本次妊娠早孕反应出现的时间、严重程度,有无病毒感染史及用药情况,胎动开始时间,妊娠过程中有无阴道流血、头疼、心悸、气短、下肢浮肿等症状。

3. 预产期的推算

(1)最后一次月经计算法:将最后一次月经来潮的第一日月份减掉 3(不足者加上 9),日数加上 7,即为预产期。例如:最后一次月经为 3 月 5 日开始,预产期则为当年 12 月 12 日。

(2)以受精日计算:若知道受精日,从这天开始经过 38 周(266 天)即为预产期。使用基础体温者知道排卵日,则可计算出受精日。这比从最后一次月经开始日计算预产期的方法更精确。

(3)由子宫大小推定:根据子宫底的高度测定怀孕周数。

(4)超声波(B超)检测法:对于最后一次月经开始日不确定的人而言,这是较准确的方法。由于可计算出胎囊大小与胎儿头至臀部的长度,以及胎头两侧顶骨间径数值,据此值即可推算出怀孕周数与预产期。

其中以最后一次月经开始日计算预产期的方法最为常用。

(二)护理措施

1. 孕妇预约登记及随访

(1)妊娠(6—13)周+6天的孕妇,可开始产前登记及检查。

(2)告知孕期做好各种医疗保险的登记。

(3)认真填写保健手册,项目完整,字迹清楚。

2. 初诊检查常规

(1)了解病史:详细填写病史,力求完整准确,包括其既往史、月经史、婚育史和家庭史,以及本次妊娠情况及有无急慢性疾病等。

(2)体格检查:注意一般情况,如孕妇体态、发育营养状况、皮肤有无黄疸,测量身高、体重及血压。

(3)产科检查:

① 骨盆外测量:无需常规测量。

② 腹部检查:按四部触诊法检查子宫高度、胎产式、胎先露、胎方位以及先露入盆情况,用软尺测量耻骨联合上缘至子宫底的长度,监测胎心并记录。

③ 外阴部有无肿胀、炎症、静脉曲张、分泌物等。

(4)血常规、血型、尿常规、肝肾功能及血糖监测,乙型肝炎病毒表面抗原监测,梅毒螺旋体和 HIV 筛查,唐氏筛查及排畸检查。

(5)预约:经初诊检查后鉴别正常妊娠和高危妊娠,并分别预约复诊日期。若系高危妊娠应做高危妊娠评分记录,并在高危门诊就诊。

3. 复查检查常规

(1)复诊随访预约原则上正常孕妇产前检查次数为 9—11 次。

① 一般随访预约:首次检查时间应在(6—13)周+6天为宜,第二次检查(14—19)周+6天,妊娠 20—36 周每 4 周检查一次,妊娠 36 周以后每周检查一次。高危孕妇应酌情增加产前检查次数。

② 无异常情况者按预约复诊,如腹胀、腹痛、见红或阴道流血、尿常规异常及出现各种并发症,应随时检查。

③ 按预约日期,2 周内没来院产检者,应督促其按时检查。

(2)每次检查要测体重、血压、尿常规、宫底高度、腹围、胎心率。

(3)产科检查:

① 查看病史,询问主诉,了解前次血压、体重等情况。

② 测量宫底高度,检查胎位、胎先露及先露衔接情况,测胎心率,估计胎儿大小,注意有无胎儿生长受限(IUGR),检查下肢有无浮肿,如胎心、胎位异常,应复查,必要时做 B 超。

③ 孕 28 周始指导孕妇自我监护,自测胎动,必要时转高危门诊。

④ 预约复诊日期,并记录在孕产妇保健手册上。

⑤ 门诊结束后,完善孕产妇保健手册。

(三) 健康指导与康复

开设孕妇学校,讲解妊娠期的生理、心理变化,指导孕期营养与保健及异常症状的判断,告知母乳喂养的好处、平产的好处、剖腹产的利弊,告知临产先兆。同时采用集体授课及个性化指导结合进行产时、产后的健康教育。进行新生儿沐浴、抚触、智护、分娩期拉梅兹减痛呼吸法、导乐球等操作示范。督促定期产检,帮助其顺利度过孕期,做好入院准备。

二、孕妇入院护理

(一) 护理评估

(1) 采集病史:仔细询问孕妇的年龄、职业、既往史、月经婚育史、既往孕产史、过敏史等。

(2) 一般体格检查。

(3) 产科检查。

(4) 心理-社会支持系统情况。

(二) 护理措施

(1) 热情接待,阅读门诊病历和孕产妇保健手册,根据病情安排床位,通知床位医生。

(2) 查看相关证件。详细了解此次妊娠过程,根据入院护理病历内容逐项评估,客观记录。

(3) 介绍住院须知和环境,介绍各项规章制度,说明呼叫器的使用方法,并进行安全教育,告知新生儿医学证明办理流程。

(4) 根据医嘱及时安排孕妇饮食,并关心进食情况。

(5) 了解孕妇的心理状况及社会支持系统情况,做好护患沟通。

(6) 做好产科相关知识教育,嘱左侧卧位,指导自数胎动的方法,如出现宫缩、阴道流血流液及胎动异常或其他异常情况及时通知医护人员,发放相关的书面资料。

(三) 健康指导与康复

指导孕产妇做好自我监护,正确指导胎动自测的注意点和关键点,正确数胎动。同时,做好产前的心理护理。对孕妇进行持续性的心理安慰、感情支持、生理帮助,指导孕妇产程中配合的注意事项,鼓励其自然分娩。

三、产程观察护理

总产程及分期:总产程即分娩全过程,指从临产开始至胎儿胎盘娩出的全过程。分为 3 个产程:第一产程又称宫颈扩张期,指临产开始直至宫口完全扩张为止。第二产程又称胎儿娩出期,从宫口开全到胎儿娩出。第三产程又称胎盘娩出期,从胎儿娩出后到胎盘胎膜娩出。

（一）护理评估

（1）健康史。了解产前检查的情况,如年龄、身高、体重、预产期、本次妊娠经过、孕产史、既往史和手术史。询问规律宫缩开始的时间、强度和频率;有无阴道流水及时间、颜色、气味和量;有无阴道流血及时间和量;有无合并症或并发症;妊娠期有关辅助检查的结果。

（2）生理状况。生命体征、体重指数、皮肤黏膜情况、外阴情况;宫缩的频率、持续时间及规律性;胎产式、胎方位、胎先露、胎儿数、胎心和胎动、胎儿大小;宫颈管、宫口扩张、先露高低、胎膜;胎儿宫内情况(胎心监护仪监测);骨产道、软产道情况等。

（3）心理-社会支持系统情况:

① 评估孕妇接受分娩准备的影响因素,如受教育程度、既往孕产史、文化及宗教因素等。

② 评估孕妇对分娩相关知识的掌握程度及实际准备情况。

③ 评估其丈夫和主要家庭成员的支持程度等。

④ 评估孕妇的心理状态,产程中有无不良情绪、焦虑、恐惧心理,对疼痛的耐受程度,对正常分娩有无信心。尤其是新生儿出生后,应关注产妇的情绪状态,对新生儿的性别、健康及外形是否满意,能否接受新生儿,是否进入母亲角色。

（二）护理措施

1. 第一产程

（1）接待孕妇,安排床位,通知医生,核对手腕带。询问末次月经时间,核对预产期,确定孕周。了解临产开始的时间,有无阴道出血和胎膜破裂,结合产前检查记录,采集病史,完成病历书写。

（2）生命体征:每隔 4 h 观察生命体征一次。如有异常,应酌情增加测量次数,并汇报医生及时处理。

（3）观察胎心:于宫缩间歇期听胎心。潜伏期 1—2 h 听胎心一次,活跃期宫缩频繁时每 30 min 听胎心一次,每次听诊 1 min 并记录。如胎心率超过 160 次/min 或低于 110 次/min 或不规律,立即吸氧,变换体位,监护胎儿,并通知医生。

（4）观察宫缩:通过触诊法或胎心监护仪监测。观察宫缩的规律性:持续时间、间隙时间及强度,确定是否临产。注意子宫的形态、有无压痛,及时发现异常征兆。

（5）观察宫颈扩张和胎头下降:潜伏期每 4 h,活跃期每 2 h 检查一次;根据母胎状态可适当增减检查次数,及时了解宫口扩张和胎头下降情况,在母儿安全的前提下,密切观察产程进展。如产程进展延缓或阻滞时应及时汇报医生,注意头盆不称或胎头位置异常。以宫口扩张 5 cm 作为活跃期的标志。

（6）胎膜破裂及羊水观察:胎膜破裂应立即听胎心,观察羊水颜色、性状及量,同时记录破膜时间,注意宫缩变化,防止脐带脱垂。

（7）促进舒适:提供良好的环境;保持床单位清洁、整齐,及时为孕妇擦汗、更衣及保持外阴部清洁;督促及时排尿;指导选择适宜体位,协助孕妇走动或站立,宫缩间歇期放松、休息;给予饮食指导,进易消化、清淡的食物,摄入适量的液体,维持产妇的体力。

（8）及时告知并反馈产程进展情况和出现的问题，给予解释和指导。

（9）根据孕妇的需求，提供各种人性化服务及非药物镇痛措施。

（10）初产妇宫口开全，经产妇宫口开 4 cm 且宫缩规律，按照第二产程处理。

2. 第二产程

（1）专人护理，持续陪伴、安慰、鼓励孕妇，提供产程进展信息，同时协助适量摄入流质和半流质食物或液体；指导孕妇及时排空膀胱，必要时导尿；不限制体位，可提供支持工具，提高舒适度。

（2）必要时监测生命体征，观察产程进展，每隔 1 h 或有异常情况时行阴道检查，严密观察宫缩，勤听胎心，每 5—10 min 听一次，若出现胎心异常、羊水污染、胎先露下降延缓或停滞时应分析原因，汇报医生，积极处理。

（3）指导孕妇屏气：帮助产妇选择合适体位，鼓励孕妇宫缩时自发性用力，正确运用腹压，宫缩间歇期调整呼吸，放松并休息。

（4）进行会阴冲洗、消毒，进行环境、物品、药品、人员及新生儿复苏等接产准备。

（5）按接产操作规程接产。

（6）见胎头拨露使会阴后联合紧张时，开始适时适度保护会阴；控制胎头娩出速度；胎头娩出后不急于娩肩，等待下次宫缩时自然娩出；避免外力腹部加压。

（7）准确评估母儿情况及母亲有无会阴撕裂的高危因素，做出正确判断，必要时行会阴切开术。

（8）胎儿娩出后产妇臀下垫积血盘，准确计算出血量。

3. 第三产程

（1）新生儿处理：

① 新生儿娩出后应立即清除口鼻腔黏液和羊水。

② 判断新生儿有无活力，给予必要抢救措施。

③ 新生儿无窒息应快速擦干后放于母亲胸腹部进行皮肤接触、早吸吮，注意保暖；如新生儿需要复苏，立即断脐，置于辐射台上按新生儿复苏流程进行复苏。

④ 处理脐带，注意脐带断面有无渗血。

⑤ 进行 Apgar 评分，仔细体格检查，查看有无畸形，称体重、量身长，系新生儿腕带、胸牌，按新生儿足印和母亲手印。并与产妇共同确认新生儿性别及是否存在外观畸形和相关信息。

⑥ 完善新生儿相关记录。

（2）母亲处理：

① 胎儿出生后立即使用缩宫素。

② 监测母亲生命体征、子宫收缩、阴道流血情况及情绪。

③ 观察胎盘剥离征象，协助胎盘胎膜娩出。

④ 若胎儿娩出后 30 min 胎盘未娩出，出血不多，先排空膀胱，再轻轻压子宫及静脉注射缩宫素后仍不能娩出时，或胎盘未完全剥离而出血多时，可行手取胎盘术。

⑤ 检查胎盘胎膜是否完整，若有不完整，汇报医生在无菌操作下行宫腔探查术。

⑥ 检查软产道有无裂伤，如有裂伤，常规修复；如出现严重会阴裂伤，在麻醉下由上级医生修复。

⑦ 阴道检查及肛查，防止纱布遗留。

⑧ 收集、评估全产程过程中的出血量。

4. 产后 2 h

（1）产后 2 小时观察子宫收缩情况、宫底高度、阴道流血量、膀胱是否充盈、会阴及阴道有无血肿；重视产妇主诉。每 30 min 观察一次产妇血压、呼吸、脉搏，同时观察新生儿面色、呼吸、皮肤颜色（血氧饱和度）、肢体是否温暖、脐带有无渗血等异常情况。

（2）帮助产妇擦净身体，穿上干净衣服，臀下铺干净会阴垫。提供清淡、易消化的流质饮食。

（3）给予皮肤接触、早吸吮。

（4）完善母婴所有病历及相关登记。

（5）产后 2 h 母婴监护无异常再次仔细核对所有信息及病历，无误后送回母婴同室休息，严格交接班。

5. 心理护理

（1）向产妇及家属讲解分娩过程，并反馈产程进展情况，提供相应的优质服务。

（2）鼓励家属参与全程陪产，提供情感支持或导乐陪伴，适时鼓励、表扬产妇，增加产妇信心。

（3）遇胎儿宫内窘迫或产程异常等需要产钳助娩或剖宫产结束分娩时，加强安慰，取得产妇及家属配合。

（4）新生儿娩出后协助产妇及家属进行早接触、早吸吮，建立情感。对不如意者或结局不良者，提供人文关怀。

（三）健康指导与康复

（1）第一产程。向孕妇和陪产的家属介绍环境及陪产注意事项。鼓励孕妇正常进食进水，少食多餐，进食易消化有营养的食物；指导孕妇及时排尿，注意保持会阴部的清洁卫生；临产后若未破膜可鼓励产妇自由活动，卧位时可选择舒适体位；整个产程中注意保持精力和体力充沛，及时告知家属产程进展，指导采取减痛措施，正确呼吸、放松；根据孕妇情况，指导其使用分娩球，告知孕妇若出现阴道流水、腹痛加剧、心慌、气急等情况需立即告知助产士。

（2）第二产程。鼓励孕妇，表扬进展，给予心理支持。指导孕妇选取舒适体位，在宫缩期自发性用力，宫缩间歇期全身放松；胎头娩出时，指导孕妇用"哈气"等呼吸运动来控制分娩速度，与接产人员密切配合。

（3）第三产程。安抚情绪，指导孕妇放松休息，耐心等待胎盘剥离。协助进行皮肤接触、早吸吮，并告知目的及意义。

（4）产后 2 h。继续完成持续皮肤接触、早吸吮。告知母乳喂养好处，指导产后休息、饮食、活动、膀胱和会阴护理、清洁卫生等相关知识。

（5）每次检查、用药、操作、治疗护理前，应及时告知，并解释其目的、意义和方法，取得孕妇和家属的配合。

四、产褥期护理

产褥期是产妇全身器官除乳腺外，从胎盘娩出至恢复或接近正常未孕状态的一段时期，一般为六周。在产褥期产妇的全身各系统，尤其是生殖系统发生了较大的生理变化，同时伴随着新生儿的出生,产妇及家庭经历了心理和社会的适应过程,这一段时期是产妇身体和心理恢复的一个关键时期。

（一）护理评估

（1）评估产妇的分娩时间及分娩经过。

（2）评估产妇子宫收缩及恶露情况,会阴有无切口。

（3）评估产妇膀胱充盈情况。

（4）评估产妇母乳喂养相关情况。

（二）护理措施

（1）产妇回母婴同室后,须做好交接班工作,了解分娩情况及特殊医疗情况,进一步检查新生儿,核对手圈等。

（2）进一步正确指导母乳喂养及婴儿含接姿势,宣教有关知识,按需哺乳。

（3）饮食方面忌食生冷刺激性食物,食物中应有足够的蛋白质和维生素,易于消化,少食多餐,多食水果、蔬菜,防止便秘。

（4）严格执行母婴同室探视制度。

（5）室内保持空气清新,冬夏均应每日通风换气,但需注意避免对流风,防止产妇及新生儿受凉。

（6）测体温、脉搏,2次/日;体温 37.5 ℃以上,每天测体温 3 次,38.5 ℃以上 24 h 监测体温。

（7）产后 24 h 内勤观察子宫收缩及出血量,监测产妇生命体征,观察子宫复旧、恶露、会阴切口、膀胱充盈情况并记录,有异常时及时通知医生。

（8）督促产妇在产后 4 h 内小便,不能自解者,应予协助,必要时导尿或留置导尿管。

（9）保持会阴部清洁和干燥,每日 2 次定时擦洗外阴,如有大便的话加洗一次,如见有组织块排出或恶露多而臭时,报告医生。

（10）会阴部红肿时,可湿热敷或产后 24 h 后进行理疗。

（11）会阴部伤口有外缝线于产后 3—5 天拆除。

（12）会阴护理前要洗手,产妇所用会阴垫要消毒,勤换。

（13）产妇衣服、床上中单及臀垫用后及时更换,出院后应将用过的隔水垫单清洗消毒。

（14）督促产妇授乳前洗手并擦净乳头,乳房胀时用热敷、按摩、抽吸、牵出凹陷乳头等方法,帮助排空乳房。乳头皲裂轻者可继续哺乳,哺乳后挤少许乳汁涂在乳头和乳晕上短暂暴露和干燥。皲裂重者暂停哺乳。

（15）如无禁忌,应鼓励产妇多翻身,尽早适当下床活动,一般在产后第 2 日可开始循序渐进做产后健身操。

（三）健康指导与康复

（1）保持良好心态和充足睡眠,以利于乳汁的分泌。坚持纯母乳喂养至少 6 个月。

（2）饮食宜多样化,予高蛋白、高维生素饮食,保证营养丰富,保持大便通畅。

（3）产后注意避孕。

（4）产后 42 天后进行母婴体检。

（5）保持外阴清洁，注意分泌物的性质、量、气味，如有异常，随时就诊。

五、导乐陪产护理

导乐陪伴分娩是指一位有助产经验或生育经历的助产士，在产前、产时和产后给孕产妇以持续的生理上的支持、帮助及精神上的安慰、鼓励，使其顺利完成分娩过程。

（一）身心评估

（1）健康史：既往史、孕产史、分娩史、月经周期及预产期、本次妊娠经过、产前检查的情况。

（2）生理状况：是否临产、产程阶段及进展情况、头盆关系、产妇一般情况、胎儿宫内状况、辅助检查情况。

（3）心理-社会支持系统情况：

① 评估孕妇接受分娩准备的影响因素，如受教育程度、既往孕产史、文化及宗教因素等。

② 评估孕妇对分娩相关知识的掌握程度及实际准备情况。

③ 评估其丈夫和主要家庭成员的支持程度。

④ 评估孕妇的心理状态，产程中有无不良情绪、焦虑、恐惧心理，对疼痛的耐受程度，对自然分娩有无信心。

（二）护理措施

（1）孕妇提出申请，自宫口扩张 2—3 cm 始，通知导乐师。由导乐师与孕妇或家属签订导乐陪伴分娩协议书，同时向家属做自我介绍。

（2）在导乐陪伴过程中，向家属及孕妇提供相关的信息，开展交流和沟通。

（3）为孕妇提供温馨、舒适、清洁、安全的分娩环境。

（4）导乐师始终陪伴在孕妇身边，提供生理、心理、体力、精神全方位的支持，缓解其紧张和恐惧心理，鼓励孕妇建立自然分娩信心，使其以积极的心态度过分娩期。

（5）在不同的产程阶段，提供有效的方法和措施缓解疼痛。

（6）协助孕妇做好进食、饮水、擦汗、排尿等护理。

（7）关注产程进展和胎儿监测，掌握母儿情况，发现异常及时通知医生。

（8）平产由导乐者负责接生。

（9）产后 2 h 内观察产妇和新生儿情况，做好早吸吮，正确指导母乳喂养，进行产妇及新生儿护理的健康教育，与夫妇共同回忆分娩经过及分享分娩感受。

（10）护送母婴回母婴同室，并严格交接。

（11）若病情需要，需剖宫产手术，导乐师陪伴整个手术过程，直至护送回病房。

（12）产后 24 h 后，去母婴同室进行产后访视。

（三）心理护理

（1）了解孕产妇分娩时的特殊心理变化，给予适度的关注。

（2）通过沟通，了解孕产妇的文化背景、分娩观念和行为习惯，尽量满足其合理需求。

（3）掌握一定的心理干预技术,包括倾听技术、提问技术、鼓励技术、内容反应技术、情感反应技术、解释技术、非语言沟通技巧等,适时应用。

（4）关注分娩体验,保持正向鼓励。

（四）健康指导与康复

（1）向孕产妇及家属说明陪伴分娩的意义,在孕产妇分娩的全过程中有导乐陪伴,不仅是产时服务的一项适宜技术,亦是一种以产妇为中心的全新服务模式,可以降低手术率,减少对分娩的干预,有利促进正常分娩。

（2）若家属陪伴,应让陪伴的家属了解分娩的基本过程和陪产过程中帮助孕产妇的相关技术,如按摩、搀扶、擦汗、进食饮水、如厕等生活照顾方法及鼓励、赞扬、感谢、亲密行为等情感支持方法。

（3）向孕妇和陪产的家属介绍环境及陪产注意事项;鼓励孕妇按照自己的意愿吃喝,产程晚期进食有营养的流质食物;指导孕妇及时排尿,保持会阴部的清洁卫生;鼓励孕妇选择舒适自由体位,根据孕妇情况,指导其使用分娩球;整个产程中注意保持精力和体力的充沛,教会孕妇在各产程中应对分娩不适的技巧。

六、催产素引产护理

催产素引产是指在自然临产之前通过静滴催产素使产程发动,达到分娩的目的,是产科处理高危妊娠常用的手段之一。引产是否成功主要取决于子宫颈成熟程度。但如果应用不得当,将危害母儿健康,因此,应严格掌握引产的指征、规范操作,以减少并发症的发生。

（一）身心评估

（1）健康史:既往病史、孕产史、本次妊娠经过、产前检查记录、孕周。

（2）身心状况:评估母儿头盆关系、胎儿体重、宫颈成熟度、是否临产、生命体征;行胎心监护,了解胎儿宫内状况;行超声检查,了解胎盘功能及胎儿成熟度。

（3）评估孕妇心理状况。

（二）护理措施

（1）引产前须了解催产素引产目的。测量孕妇的血压,听胎心,行胎心监护,医生行阴道检查,做好宫颈评分并记录。

（2）开放静脉通道。先用生理盐水 500 mL(不加催产素),行静脉穿刺,按 8 滴/min 调节滴速。

（3）遵医嘱,配置催产素。方法:将 2.5 U 缩宫素加入 500 mL 生理盐水中,充分摇匀,配成 0.5% 浓度的缩宫素溶液。速度从 8 滴/min 开始。

（4）根据宫缩、胎心情况调整滴速,一般每隔 15—30 min 调整一次。应用等差法,即从 8 滴/min 调整至 16 滴/min,再增至 24 滴/min;为安全起见也可从 8 滴/min 开始,每次增加 4 滴,直至出现有效宫缩(10 min 内出现 3 次宫缩,每次宫缩持续 30—60 s)。最大滴速不得超过 40 滴/min,如达到最大滴速仍不出现有效宫缩,可增加催产素的浓度。增加浓度的方法是以生理盐水 500 mL 中加 5U 缩宫素配成 1% 缩宫素浓度,先将滴速减半,再根据宫缩情况进行调整,增加浓度后,最大增至 40 滴/min,原则上不再增加滴数和缩宫素浓度。

（5）专人守护,密切监护宫缩情况、产程进展及胎心率变化,引产期间每 15—30 min 观察宫缩的强度、频率、持续时间和胎心情况并及时记录。有条件者建议使用胎儿电子监护仪连续监护。破膜后要观察羊水性状并立即听胎心。

（6）催产素引产一般在白天进行,一次引产用液以不超过 1000 mL 为宜,不成功时第二天可重复。

（7）危急状况处理:若出现宫缩过强/过频(连续两个 10 min 内都有 5 次或以上宫缩,或者宫缩持续时间超过 60 s)、胎心率变化(大于 160 次/min 或小于 110 次/min,宫缩过后不恢复)、子宫病理性缩复环、孕产妇呼吸困难等,应立即报告医生,停止使用催产素,改变体位,呈左侧或右侧卧位,面罩吸氧(10 L/min),静脉输液(不含缩宫素),遵医嘱静脉给予子宫松弛剂,如 25% 硫酸镁等,如果胎心率不能恢复正常,进行剖宫产的准备。

（8）心理护理:营造安全舒适的环境,缓解紧张情绪,降低恐惧程度;向孕妇及家人讲解催产引产相关知识,做到知情选择;专人守护,增加信任度和安全感,降低发生风险的可能;允许家人陪伴,可降低孕产妇焦虑水平。

（三）健康指导与康复

（1）向孕妇及家人讲解催产引产的目的、药物和方法,做到充分知情选择。

（2）讲解催产素引产的注意事项,强调不得自行调整催产素滴注速度,若擅自加快速度可造成过强宫缩、胎儿窘迫甚至子宫破裂等严重后果。

（3）随时告知临产、产程及母儿状况的信息,增强孕妇引产成功的信心。

（4）指导孕妇利用呼吸的方法来放松及减轻宫缩痛。

七、硫酸镁用药护理

硫酸镁是中枢神经系统抑制剂和钙拮抗剂。产科常用于治疗妊娠期高血压疾病、前置胎盘、先兆早产、子宫强直等。硫酸镁过量会使呼吸及心肌收缩受到抑制,危及生命。孕妇治疗中有效血清镁离子浓度为 1.8—3 mmol/L,若高于 3.5 mmol/L 即可发生中毒症状。因此静滴硫酸镁时应加强用药护理。

（一）身心评估

（1）病史:详细询问患者存在的高危因素;孕前及妊娠 20 周有无高血压、蛋白尿、水肿、抽搐等征象,既往病史中有无原发性高血压、慢性肾炎和糖尿病等;有无家族史,此次妊娠经过,出现异常现象的时间及治疗经过,有无用药禁忌证。

（2）身体状况:重点评估患者血压、蛋白尿、水肿、自觉症状及抽搐、昏迷情况。

（3）孕妇及家属对疾病的认识。

（4）辅助检查:尿常规、血液检查、肝肾功能检查、眼底检查、胎盘功能、心电图等。

（二）硫酸镁的用药护理

（1）必须严格控制硫酸镁的用药总量及输液速度。

（2）用药监测:硫酸镁的治疗浓度和中毒浓度相近,因此在进行硫酸镁治疗时应严密观察其毒性反应(毒性反应首先表现为膝反射减弱或消失,继之出现全身肌张力减退、呼吸困难、复视、语言不清,严重者可出现呼吸肌麻痹,甚至呼吸停止、心脏停搏,危及生命),并及时进行相关检查:

① 护士在用药前及用药过程中均应检测以下指标:定时检查膝反射是否减弱或消失;呼吸每分钟不少于 16 次;尿量每小时不少于 17 mL 或每 24 h 不少于 400 mL。

② 监测血压、心电图。

③ 有条件时监测血镁浓度。

(3)解毒方案:

① 硫酸镁治疗时需备钙剂,一旦出现中毒反应立即停药,并静脉注射 10% 葡萄糖酸钙 10 mL(钙离子可与镁离子争夺神经细胞上的同一受体,阻止镁离子的继续结合,1 g 葡萄糖酸钙静脉推注可以逆转轻至中度呼吸抑制)。

② 10% 葡萄糖酸钙 10 mL 在静脉推注时宜在 5—10 min 推完,必要时可每小时重复一次,直至呼吸、排尿和神经恢复正常,但 24 h 内不超过 8 次。

(三)健康指导与康复

(1)自我观察用药后的效果与机体反应,将其及时反馈给医护人员,以便调整用量,从而达到最佳药物疗效。

(2)产科患者静滴硫酸镁数天,用药时自觉反应重,常有全身不适、头痛、乏力等不适反应,常不愿继续接受治疗,需耐心做好患者思想工作,并告知应用硫酸镁治疗对宫缩及胎儿均无不良影响,为了治病克服暂时的不适应。

第二节　异常分娩护理常规

异常分娩又称难产,其影响因素包括产力、产道、胎儿及社会-心理因素,这些因素既相互影响又互为因果关系,任何一个或一个以上的因素发生异常及四个因素间相互不能适应,使分娩进程受到阻碍,称异常分娩。

一、产力异常护理

产力异常是指在分娩的过程中,子宫收缩力的节律性、对称性及极性不正常或收缩力的强度、频率有改变。子宫收缩力异常分为子宫收缩乏力和子宫收缩过强两类,每类又分为协调性子宫收缩和不协调性子宫收缩。

(一)子宫收缩乏力护理

1. 身心评估

(1)健康史及相关检查:评估孕妇的身体发育状况、身高与骨盆状况、胎儿大小与头盆关系等,同时还要注意既往史,尤其是过去的妊娠和分娩史;评估孕妇临产后的精神状态、休息、进食及排泄情况,重点评估宫缩的节律性、对称性、极性、强度与频率以及宫口开大及先露下降情况,了解产程进展;分辨产力异常的类型。

（2）身心状况:评估孕妇年龄、婚姻状况、社会经济状况、文化程度和产前教育情况;评估孕妇的支持系统以及孕妇及家人对分娩的认识和渴望程度;评估孕妇的心理状态及其影响因素;评估孕妇及家属是否有焦虑、恐惧情绪及是否担心母儿安危,是否对阴道分娩失去信心等。

2. 护理措施

（1）协调性子宫收缩乏力:

① 为孕妇提供舒适、安静的待产环境,如无禁忌,鼓励孕妇采取自由体位。

② 疲乏者,遵医嘱给予镇静剂休息。

③ 督促孕妇每 2—4 h 排尿一次,必要时导尿,以免膀胱充盈影响宫缩。

④ 指导孕妇进食高热量、易消化饮食,补充充足水分,对不能进食者予以静脉补液。

⑤ 指导孕妇减轻宫缩痛的方法,耐心细致地向孕妇解释疼痛的原因。

⑥ 严密观察宫缩、产程进展和胎心变化。

⑦ 宫口开大 3 cm 或以上,无头盆不称,胎头已衔接者而产程延缓者,可行人工破膜加速产程进展,注意观察羊水的性状及羊水量,破膜后立即听胎心,做好记录。

⑧ 遵医嘱静脉注射地西泮 10 mg,以软化宫颈,促进宫颈扩张,静脉注射地西泮时应注意速度要慢,一般 3—5 min 完成。

⑨ 遵医嘱静脉滴注缩宫素,应注意严格掌握适应证。

（2）不协调性子宫收缩乏力:

① 遵医嘱给予地西泮或哌替啶肌内注射,让孕妇充分休息。

② 指导孕妇采用各种方法减轻疼痛,增加舒适感。

③ 如果宫缩仍不协调或伴胎儿窘迫、头盆不称等情况及时通知医生,做好剖宫产手术和抢救新生儿的准备工作。

④ 如果宫缩已恢复协调性但强度仍较弱,按协调性宫缩乏力处理。

⑤ 做好解释工作,提供心理支持,减轻孕妇焦虑、恐惧心理。

3. 心理护理

分娩过程中由助产士和家属陪伴,提供心理支持;向孕妇及家属介绍产程进展,解释难产发生的原因及处理的方法,协助减轻焦虑,减少不良分娩事件的发生;对孕妇保持亲切、关怀及理解的态度,鼓励孕妇及家属表达对分娩的任何感觉,对孕妇及家属的努力及时予以表扬以增加分娩信心。

4. 健康指导与康复

对孕妇进行产前教育,使其对分娩有一定的认识,解除孕妇思想顾虑和恐惧心理,增加自然分娩的信心。产后观察子宫复旧及恶露情况,发现阴道流血量多及时到医院就诊;指导产妇注意产褥期卫生,禁止盆浴、性生活;产后 42 天复查。

（二）子宫收缩过强护理

1. 身心评估

（1）健康史及相关检查:认真阅读产前检查记录,经产妇了解有无急产史,重点评估临产时间、宫缩频率、强度、胎心及胎动情况,产程中有无不适当使用缩宫素及粗暴实施阴道内操作史。评估孕妇一般情况,如体温、脉搏、呼吸、血压等;观察子宫下段有无压痛和病理缩复环,是否有血尿、膀胱充盈等先兆子宫破裂征象;评估子宫收缩过强的类型。

（2）身心状况:孕妇临产后突感腹部宫缩阵痛难忍,子宫收缩过频、过强,无喘息之机,产程进展很快,孕妇毫无思想准备,易出现恐惧和极度无助感;腹壁因疼痛而拒按,精神高度紧张,烦躁不安,饮食不进。

2. 护理措施

（1）协调性子宫收缩过强:

① 有急产史者嘱咐其勿离开病房独自外出,以防院外分娩造成意外;加强巡视,一旦出现产兆应立即转入产房,并嘱其侧卧位休息;如有解大便感,需先查宫口开大及胎先露下降情况,以防造成意外。

② 密切观察产程进展,若发现异常及时通知医生。

③ 提早做好接生及抢救新生儿的准备,分娩时尽可能行会阴侧切,以防会阴扩张不充分而发生撕裂,胎儿胎盘娩出后应仔细检查宫颈、阴道、会阴,及时发现撕裂并予以缝合。

④ 对未消毒即分娩的产妇,产后常规给予抗生素预防感染,新生儿应尽早肌内注射破伤风抗毒素。

（2）不协调子宫收缩过强:

① 立即停止滴注缩宫素或停止阴道检查等。

② 遵医嘱给予宫缩抑制剂或镇静剂,必要时行剖宫产。

③ 缓解病痛,减轻焦虑,做好健康教育。

3. 心理护理

急产者由于情况突然常有恐惧感和极度无助感,担心胎儿及自身安危,加上由于疼痛难忍常常大声喊叫,家属则显得焦急万分、束手无策,催促医护人员马上为孕妇提供有效措施减轻痛苦。针对这些心理特点,助产士应多陪伴孕妇,安抚其情绪,提供减轻疼痛的支持措施,及时说明产程进展和胎儿情况以减轻其紧张和焦虑。新生儿如出现意外,需帮助产妇及其家属顺利度过哀伤期。

4. 健康指导与康复

指导急产者再次妊娠时应注意做好防范;指导孕妇宫缩时做深呼吸,不向下屏气,以减慢分娩过程;产后继续观察子宫复旧及阴道流血量,指导产妇注意产褥期卫生,禁止盆浴、性生活,产后 42 天复诊。

二、产道异常护理

产道包括骨产道(骨盆腔)及软产道(子宫下段、宫颈、阴道、外阴),是胎儿经阴道娩出的通道。产道异常包括骨产道异常及软产道异常,临床上以骨产道异常多见,产道异常可使胎儿娩出受阻。

（一）身心评估

（1）健康史及相关检查。了解产前检查资料,重点了解既往分娩史、内外科疾病史,如佝偻病、脊柱和髋关节结核及骨外伤史等;观察孕妇体型、步态,有无脊柱及髋关节畸形,有无悬垂腹等体征;测量宫高、腹围,结合 B 超检查估计胎儿大小;了解骨盆大小及头盆是否相称;评估软产道有无异常情况。

（2）身心状况。评估本次妊娠经过及身体反应，了解孕妇情绪、心理状态及社会支持系统情况等。

（二）护理措施

（1）有明显头盆不称者，胎儿不能经阴道分娩者，应尽早做好剖宫产准备。

（2）有轻度头盆不称者在严密监护下可以试产，试产过程中不用镇静、镇痛药。试产充分，胎头仍未入盆、宫口扩张缓慢或伴有胎儿窘迫者，应及时行剖宫产术结束分娩。为试产者提供以下护理：

① 专人守护，保证良好的产力。关心孕妇饮食、营养、休息情况。必要时遵医嘱补液。破膜后立即听胎心，并观察胎心、羊水的变化情况。

② 注意产程进展情况，监测宫缩强弱，勤听胎心，检查胎先露下降及宫口扩张程度。观察有无先兆子宫破裂情况，发现异常，立即停止试产，及时通知医生处理，预防子宫破裂。

③ 中骨盆狭窄主要影响胎头俯屈，使内旋转受阻，易发生持续性枕横位或枕后位。

在分娩过程中，胎儿在中骨盆平面完成俯屈及内旋转动作。若中骨盆面狭窄，则胎头俯屈及内旋转受阻，易发生持续性枕横位或枕后位。若宫口开全、胎头双顶径达坐骨棘水平或更低，可经阴道徒手旋转胎头为枕前位，待其自然分娩或行产钳或胎头吸引术助产。若胎头双顶径未达坐骨棘水平，或出现胎儿窘迫征象，应行剖宫产术结束分娩。

④ 骨盆出口狭窄者，应于临产前对胎儿大小、头盆关系做充分估计，及早决定分娩方式，出口平面狭窄者不宜试产。若发现骨盆出口横径狭窄、耻骨弓角度变锐者，应充分运用后三角间隙娩出。若骨盆出口横径与后矢状径之和不大于 15 cm、足月胎儿不易经阴道分娩者，应行剖宫产术结束分娩。

（3）预防产后出血及感染，胎儿娩出后，遵医嘱使用宫缩剂、抗生素，保持外阴部清洁。

（4）新生儿护理：分娩前做好抢救新生儿准备工作，严密观察有无颅内出血或其他损伤的征象。

（5）心理护理：向孕妇及家属讲清楚阴道分娩的可能性及优点，增强其自信心；认真解答孕妇和家属提出的疑问，使其了解目前产程进展状况；向孕妇和家属讲明产道异常对母子的影响，使孕妇和家属解除对未知的焦虑，以取得良好的合作。提供最佳的服务，使他们建立对医护人员的信任感，缓解恐惧，安全度过分娩期。

（三）健康指导与康复

产后继续观察子宫复旧及阴道流血量，指导产妇注意产褥期卫生，禁止盆浴、性生活，产后 42 天复查。

三、会阴切开缝合术护理

会阴切开缝合术是产科最常用的手术。其目的是避免因自然分娩和阴道手术产造成的严重会阴裂伤，或避免因会阴过紧造成分娩受阻。切开的方式有侧切及正中切，临床上多采用侧切。

（一）护理评估

评估孕妇的血压、脉搏、呼吸、宫缩、产程情况、配合程度、骨盆条件、会阴条件、胎儿大小、胎心及羊水情况，有无并发症和合并症，有无会阴切开指征。

（二）护理措施

（1）术前向孕妇讲清会阴切开术的目的及术中注意事项。

（2）密切观察产程进展，掌握会阴切开的时机。

（3）在左侧或右侧会阴部可用阴部神经阻滞麻醉或局部皮下浸润麻醉，于45°或60°处剪4—5 cm长切口。

（4）指导孕妇正确运用腹压，顺利完成胎儿经阴道分娩。

（5）胎儿、胎盘娩出后，仔细检查会阴切口情况，从里向外分层缝合切口。

（6）术后嘱产妇切口对侧卧位，及时更换会阴垫，保持局部清洁、干燥。每日用消毒液擦洗会阴2次，从上到下、由内向外，排便后及时清洗会阴。如局部有水肿，24 h后可用红外线照射或用50%的硫酸镁湿热敷会阴。

（7）注意观察会阴切口有无渗血、红肿、硬结及脓性分泌物，若有异常及时通知医生处理。

（8）产后多食富含纤维素的食物，保持大便通畅。

（9）心理护理。针对初产妇对分娩没有经验、紧张、恐惧、怕痛、怕出血等情况，医护人员应关心、体贴产妇，给予安慰、鼓励，认真听取产妇意见，耐心解释，让其对手术有大致的了解，认识到行会阴切开是为了保护产妇和胎儿免受更严重的损伤。消除其紧张心理，增强自信，降低对疼痛的敏感性，提高耐受性，增加对手术者的信赖。

（三）健康指导与康复

（1）告知术中积极配合是手术顺利的基础，术后以积极的心态与医护人员沟通合作，有利于切口的愈合。

（2）尽量减轻或消除孕妇的疼痛不适，帮助孕妇做好自我调适。

（3）采用切口对侧卧位，以减轻局部伤口水肿，利于血液循环。

（4）培养良好的卫生习惯，勤换内衣裤及会阴垫。

四、产钳助产术护理

产钳术是用产钳牵拉胎头以娩出胎儿的手术。

（一）护理评估

评估孕妇的生命体征、宫缩、产程进展、胎方位、胎先露、胎膜、胎心、胎儿大小、配合程度、骨盆条件、会阴条件；有无并发症和合并症。是否具备产钳术必备条件：无明显头盆不称、胎头已入盆、宫口已开全、已破膜及胎儿存活者。

（二）护理措施

（1）术前检查产钳是否完好。向孕妇及家属说明行产钳术的目的，指导产妇正确运用腹压，减轻其紧张情绪，鼓励安慰产妇，与医生密切配合。

（2）术时取膀胱截石位，置放钳叶前导尿排空膀胱，行双侧会阴神经阻滞麻醉，为避免会阴撕裂伤，行会阴切开术。

（3）放置及取出产钳时，指导孕妇全身放松，张口呼气。产钳扣合时，立即听胎心，及时发现有无脐带受压。术中注意观察孕妇宫缩及胎心变化，为下肢麻木和肌痉挛的孕妇做好局部按摩。

（4）术后仔细检查软产道，有撕裂伤应立即缝合。

（5）留孕妇在产房观察 2 h，监测孕妇生命体征、宫缩及阴道流血情况等。

（6）新生儿护理：

① 观察新生儿头皮产瘤大小、位置，有无头皮血肿及头皮损伤，以便及时处理。

② 注意观察新生儿面色、呼吸反应、肌张力等，警惕发生颅内血肿，做好新生儿抢救准备。

③ 新生儿静卧。

④ 给予新生儿维生素 K_1 1 mg 肌肉注射，预防出血。

⑤ 产后注意保持会阴部清洁、干燥，避免切口感染；对会阴水肿明显者给予硫酸镁湿热敷。

（7）仔细观察恶露的量、色、味，尽早发现产褥感染，以及时治疗。

（8）心理护理。孕妇得知不能自然分娩，而且胎心音发生改变时，孕妇的心理、情绪会发生很大变化，会产生紧张、恐惧、抑郁等，对自己没有信心。医护人员应及时给予心理疏导，关心、体贴、安慰、鼓励孕妇，认真听取孕妇意见，耐心解释，让其对产钳术有大致的了解，使其配合手术过程，消除其紧张心理，增强信心，尽快结束分娩。

（三）健康指导与康复

（1）术前与孕妇及家属充分沟通，告知实施产钳术的原因及可能导致的母胎并发症。

（2）告知术中积极配合是手术顺利的基础，术后以积极的心态与医护人员沟通合作，有利于切口的愈合。

（3）尽量减轻或消除孕妇的疼痛不适，帮助孕妇做好自我调适。

（4）采用切口对侧卧位，以减轻局部伤口水肿，利于血液循环。

（5）培养良好的卫生习惯，勤换内衣裤及会阴垫。

五、剖宫产术护理

剖宫产是经腹壁切开子宫取出已达成活胎儿及其附属物的手术。

（一）护理评估

评估既往史、婚育史及药物过敏史，是否有妊娠合并症；了解孕妇及胎儿的一般状况，评估病理妊娠的临床症状及体征；了解实验室检查，如血常规、凝血功能、B超、胎心监护等检查结果;评估产妇心理状况及对相关知识的掌握程度。

（二）护理措施

1. 术前护理

（1）向孕妇解释手术目的,消除紧张心理。

（2）按硬膜外术前护理常规护理。禁食、禁水 4—6 h。

（3）遵医嘱术前做好抗生素皮试,以便术中用药。

（4）备齐各项常规检查报告,如血、尿常规,出凝血时间,血型等。备血,备好输血申请单,做好输血前的各项准备工作。

（5）做好手术野的皮肤准备。

（6）术前留置导尿管,以保持术中膀胱的空虚状态,防止术后尿潴留。

（7）术前取下义齿、手表、首饰等,贵重物品交家属保管。

（8）备好婴儿用物,写好婴儿手圈带及姓名牌,带入手术室。

（9）孕妇入手术室后,准备好手术床、婴儿床及术后监测、治疗用物。

2. 术后护理

（1）按硬膜外麻醉术后护理常规护理。

（2）保持环境舒适、安静。术后去枕平卧 6 h,6 h 后可翻身。

（3）硬膜外麻产妇术后 6 h 内禁食、禁水,6 h 后给予流质饮食,禁食糖及牛奶等产气食物,肛门排气后给予半流质饮食,逐渐过渡到普食。术后宜给予高蛋白、高热量、丰富维生素、易消化吸收的饮食。

（4）了解手术过程,监测血压、脉搏、呼吸,严密观察阴道流血及子宫收缩情况,并做好记录。

（5）注意腹部伤口是否渗血,保持伤口敷料干燥,防止伤口感染。

（6）保持导尿管通畅,注意尿的颜色和量,一般 24 h 后拔管,拔除尿管后督促排尿。

（7）鼓励产妇勤翻身,并尽早下床活动,有利于各器官的功能恢复。

（8）观察体温和恶露性质,保持外阴清洁,每日消毒外阴两次。若体温超过 38 ℃或恶露有臭味,即提示有感染可能,应通知医生及时治疗。

（9）做好新生儿皮肤接触、早吸吮护理。

（10）心理护理。术前应讲解剖宫产术的必要性及过程,使其对手术有正确的认识,让孕妇产生安全感,消除孕妇恐惧与悲观等不良心理,使其积极配合手术;术后及时告知产妇及家属手术已顺利完成;产妇麻醉清醒后会感到疼痛和不适,向产妇及家属解释疼痛的原因,指导产妇应用自我放松训练或转移注意力等措施来减轻疼痛,必要时根据医嘱使用镇痛剂,以稳定产妇的情绪,有利于术后恢复和避免术后并发症;同时要根据产妇的不同情况有针对性地进行心理疏导。

（三）健康指导与康复

（1）术前简单介绍手术经过、麻醉方式及术前、术中配合事项;做好术前心理疏导,减少紧张、恐惧情绪,以便配合手术。

（2）术后 6 h 鼓励产妇勤翻身并尽早下床活动;根据肠道功能恢复状况,指导产妇进食。

（3）保持腹部伤口干燥及外阴清洁,防止感染。

（4）教会产妇及家属新生儿护理及喂养的知识。注意休息，保持良好心态，积极应对及适应母亲角色。

（5）指导产妇出院后落实避孕措施，至少应避孕 2 年；坚持母乳喂养；做好产后保健操，促进骨盆肌及腹肌张力恢复；若发现发热、腹痛或阴道流血过多等，及时就医；产后 42 天复查。

第三节 分娩期并发症护理常规

一、子宫破裂护理

子宫破裂是指子宫体部或子宫下段于妊娠晚期或分娩期发生的破裂，是孕妇严重的并发症之一，威胁母儿生命，多发生于经产妇。

（一）身心评估

（1）评估产程及宫缩强度、间隔时间、腹部疼痛的程度和性质。

（2）评估孕妇的生命体征及精神状态，有无烦躁不安、疼痛难忍及有无腹部异常轮廓。

（3）评估有无出现病理性缩复环。

（4）评估有无排尿困难及血尿。

（5）评估胎心变化及胎动。

（二）护理措施

（1）体位：取平卧位。

（2）病情观察：

① 加强产程和宫缩的观察，防止子宫收缩过强。

② 严密监测孕妇的生命体征，有无烦躁不安及呼吸、心率加快，下腹部有无压痛。

③ 注意有无出现病理性缩复环及腹部轮廓。

④ 注意有无排尿困难及血尿。

⑤ 严密监测胎心变化及胎动。

（3）症状护理：

① 密切观察产程进展，及时发现导致难产的诱因，注意胎心变化。

② 严密观察宫缩情况，出现宫缩异常、过强及子宫下段压痛，或腹部出现病理性缩复环及异常轮廓，立即报告医生，停止一切操作；同时测量孕妇的生命体征，遵医嘱给予抑制宫缩的药物，减轻疼痛，吸氧，做好术前准备。

③ 迅速输液、输血，短时间内补足血容量，做好术前准备。

④ 术中保暖、吸氧，术后应用大剂量抗生素预防感染。

⑤ 根据医嘱补充电解质及碱性药物，纠正酸中毒。

⑥ 严密观察并记录生命体征、出入量，评估失血量。

（4）心理护理：

① 向产妇和家属解释子宫破裂的治疗计划以及对再次妊娠的影响。

② 对产妇及家属所表现的悲伤、怨恨等情绪,倾听产妇诉说内心感受。

③ 帮助他们尽快从悲伤中解脱出来,稳定情绪,做好产褥期的指导及制定休养计划。

（三）健康指导与康复

（1）建立健全三级保健网,宣传保健知识,加强产前检查。

（2）有子宫手术史的孕妇应提前住院待产。

（3）正确使用缩宫素。

（4）严格掌握剖宫产指征,正确掌握产科手术助产指征和操作常规。

（5）做好围生期保健工作,避免多产、多次刮宫。对于子宫修补术后需再次妊娠者,指导避孕 2 年后再孕。

二、产后出血护理

产后出血是指胎儿娩出后 24 h 内失血量超过 500 mL,剖宫产时超过 1000 mL,可因胎盘滞留或残留、子宫收缩乏力、软产道撕裂、凝血功能障碍引起,约 80% 发生在产后 2 h 内,是分娩期严重并发症,是我国目前孕产妇死亡的首要原因。

（一）身心评估

（1）评估病史,是否有多次人工流产及产后出血史,有无出血性疾病、重症肝炎、子宫肌瘤及其他妊娠合并症。

（2）评估产后出血量、出血原因及产后出血导致症状体征的严重程度。

（3）评估产妇生命体征及全身情况。

（4）评估分娩期精神状态,有无过多使用镇静药等,有无过度紧张。

（二）护理措施

（1）体位：首先取平卧位,必要时可取头低足高位,以利于下肢静脉回流。

（2）病情观察：

① 严密观察产妇生命体征及尿量等情况。

② 注意产妇阴道流血量及子宫收缩情况,明确出血的原因。

（3）症状护理：

① 子宫收缩乏力者,立即按摩子宫,按摩必须待子宫收缩好转、出血控制后才能停止,及时建立静脉通道,静脉滴注或推注缩宫素。

② 若子宫收缩良好仍有出血,应进一步检查软产道是否损伤,及时寻找出血原因,对症处理。

③ 准备配血、输血及急救物品,正确测量出血量。

④ 产妇平卧、吸氧,注意保暖,保持环境安静。

⑤ 严密观察心率、呼吸、血压及阴道流血等,及时补充血容量。

⑥ 如发现脉搏细弱、血压下降、呼吸急促、面色苍白等现象,立即报告医生,根据医嘱及

时给药。

⑦ 消除紧张、恐惧心理,适当解释病情及各种护理措施。

⑧ 止血后应在产房观察 2 h,随时观察宫缩、阴道流血及全身情况,送母婴同室床边交接班,继续观察 24 h 出血量。

⑨ 产后增加营养,酌情纠正贫血,给予抗感染治疗。

(4) 心理护理:

① 医护人员应保持镇静的态度,工作要紧张有序,并给予同情和安慰,以增加安全感,适当地向患者及家属解释有关病情和实施处理的目的。

② 针对产妇的具体情况,指导加强营养,增加活力,逐渐地促进康复。

(三)健康指导与康复

(1) 指导产妇放松技巧,鼓励产妇说出内心感受。

(2) 指导产妇有关加强营养和适量活动的自我保健技巧。

(3) 明确产后复查的时间,了解产妇恢复情况。

(4) 提供避孕指导,帮助产妇制定产褥期康复计划。

三、羊水栓塞护理

羊水栓塞是指在分娩过程中羊水进入母体血液循环引起急性肺栓塞、过敏性休克、弥散性血管内凝血、肾衰竭等一系列病理改变的严重的分娩并发症,也可发生在足月分娩和妊娠 10—14 周钳刮术时,孕产妇死亡率高达 70%—80%。

(一)身心评估

(1) 破膜后,评估孕妇的生命体征以及是否突然出现烦躁不安、寒战、恶心、呕吐、气急等先兆症状。

(2) 有无呛咳、紫绀、呼吸困难、抽搐、昏迷、血压下降等症状。

(3) 评估产妇的阴道流血情况、切口情况,全身皮肤黏膜有无渗血和出血,有无血尿及消化道出血。

(4) 评估尿量变化。

(二)护理措施

(1) 体位:取半卧位或抬高头肩部卧位。

(2) 病情观察:

① 破膜后,严密监测孕妇的生命体征以及是否突然出现烦躁不安、寒战、恶心、呕吐等先兆。

② 有无呛咳、紫绀、呼吸困难、抽搐、昏迷、血压下降等症状。

③ 严密观察产妇的阴道流血情况、切口情况,全身皮肤黏膜有无渗血和出血,有无血尿及消化道出血。

④ 准确记录尿量。

(3) 症状护理:

① 加压给氧,减轻肺水肿,改善脑缺血。必要时配合医生进行气管插管或气管切开。

② 遵医嘱准确及时给予解痉及抗过敏药物,保持静脉通畅。

③ 防止肾衰竭,并用广谱抗生素预防感染。

④ 严密监护孕产妇的生命体征,监测出血量,观察凝血情况及尿量。

⑤ 严密观察产程,尊重孕产妇的主诉,并能迅速辨认羊水栓塞的表现及症状,立即报告医生的同时采取抢救措施。

⑥ 重视预防,注意诱发因素,加强产前检查,及时发现前置胎盘,胎盘早剥等并发症并及时处理;正确掌握使用催产素的指征,防止宫缩过强;严密观察产程进展,防止子宫破裂;严格掌握手术指征及人工破膜指征、时间及方法。

⑦ 提供心理支持,病情稳定后,针对具体情况提供出院指导,鼓励产妇及家属参与制定出院后的健康计划。

(4) 心理护理。患者对突然发生的病情变化毫无心理准备,会产生紧张、恐惧心理。护士在患者神志恢复清醒后应亲切耐心安慰患者,解释发病的原因、已经采取的措施、可能出现的并发症与防治措施,争取取得患者的信任与合作,积极配合治疗和护理。

(三)健康指导与康复

(1) 孕妇应做好产前检查,注意诱发因素,如胎儿宫内窘迫、过期妊娠。

(2) 做好孕产妇的健康宣教,了解疾病的症状,及时告知医生。

(3) 做好出院指导,指导孕妇加强营养,产后 42 天及时检查。

(4) 做好计划生育指导,避孕 1 年后可再次妊娠。

四、妊娠期高血压疾病护理

妊娠期高血压疾病是妊娠期特有的疾病,我国发病率为 9.4%—10.4%,国外为 7%—12%。本病的命名强调生育年龄妇女发生高血压、蛋白尿、水肿等症状与妊娠之间的因果关系。多数病例在妊娠期出现一过性高血压、水肿、蛋白尿等症状,在妊娠后即消失,该病严重影响母婴健康,是孕产妇和围生儿死亡的主要原因之一。

(一)身心评估

(1) 评估孕妇的血压、尿蛋白、水肿、自觉症状以及抽搐、昏迷等情况。

(2) 评估有无头痛、视力改变、上腹不适等症状。

(3) 评估孕妇既往史、家族史、此次妊娠经过,出现异常现象的时间及治疗经过。

(4) 评估孕妇心理状况。

(二)护理措施

(1) 体位:取左侧卧位。

(2) 病情观察:

① 观察生命体征:体温、脉搏、呼吸、血压。

② 观察有无头痛、眼花、恶心、呕吐等先兆子痫的表现。

(3) 症状护理:

① 妊娠期高血压：

a. 轻度妊娠期高血压可住院或在家治疗,增加产前检查次数,密切观察病情变化,防止向重症发展。

b. 保证充足睡眠,每日休息不少于 10 h,采用左侧卧位。

c. 摄入足够蛋白质、维生素及含钙、铁食物。全身水肿的孕妇应限制食盐摄入量。

d. 密切监护母儿状态,每日测体重及血压,定期监测血压、胎儿发育状况和胎盘功能。

② 子痫前期应住院治疗,防止子痫及并发症的发生：

a. 定时测患者血压、呼吸、脉搏,严密监测胎心。间隔吸氧,增加血氧含量。

b. 遵医嘱使用解痉、降压、利尿药物,常用解痉药物为硫酸镁。使用硫酸镁要防止硫酸镁中毒。

c. 密切观察病情变化,重视患者是否有自觉症状,详细记录生命体征。

d. 保持病室安静,记录液体出入量。

③ 子痫护理：

a. 协助医生控制抽搐,硫酸镁为首选药物,必要时加用强有力的镇静药物。

b. 绝对卧床休息,安置单间,保持室内空气流通,避免声光刺激,应有专人护理,备好急救物品。

c. 禁食、补液、吸氧、保持呼吸道通畅,必要时用吸引器吸出分泌物或呕吐物,以防窒息。

d. 准备好舌钳、压舌板、开口器,防止抽搐时咬伤舌头。

e. 严密监测患者体温、脉搏、呼吸、血压,遵医嘱迅速给予解痉、降压、镇静药物。

f. 留置尿管,记出入量。

g. 做好口腔护理,注意皮肤护理,防止压力性损伤发生。

h. 产后密切观察病情,防止产后子痫发生,尤其在产后 24 h 内。

i. 注意子宫收缩情况,必要时给予按摩子宫或用缩宫素预防产后出血。

j. 加强会阴护理,防止感染。

（4）心理护理。指导孕妇保持心情愉快,有助于抑制疾病的发生。告知孕妇治疗的重要性,解除其思想顾虑,增强信心,积极配合治疗。

（三）健康指导与康复

（1）进行孕期健康教育,切实展开产前检查,孕期宣教,使孕妇及家属了解妊娠高血压疾病对母儿的危害,定期产检。

（2）指导孕妇取左侧卧位,自数胎动,进行饮食指导。

（3）对重度妊娠期高血压患者,应使患者掌握识别不适症状及用药后的不适反应。

（4）做好产后随访,定期来院复查血压、尿蛋白。

（5）严格避孕。

五、母儿血型不合护理

主要为孕妇和胎儿之间血型不合而产生的同类血型免疫疾病,胎儿从父方遗传下来的显性抗原恰为母亲所缺少,通过妊娠、分娩,此抗原侵入母亲刺激母体产生免疫抗体,当此抗体又通过胎盘进入胎儿血循环时,可使胎儿血细胞凝集破坏,引起胎儿或新生儿的免疫性溶血症。这种情况对孕妇无影响,但病儿可因严重贫血、心力衰竭而死亡,也可因大量胆红素渗入脑细胞引起核黄疸。

(一) 身心评估

(1) 评估病史,以往有无流产、死胎病史。

(2) 评估孕妇及丈夫血型。

(3) 评估孕妇心理状况。

(二) 护理措施

(1) 体位:取左侧卧位。

(2) 病情观察:

① 出生后应严密观察新生儿黄疸出现时间、程度。

② 观察新生儿有无嗜睡、肌张力下降、吸吮反射、脑性尖叫、抽搐、角弓反张及发热等。

(3) 症状护理:

① 定期遵医嘱检测孕妇血清抗体效价,配合医生做好治疗。

② 定时吸氧。

③ 监测胎心,嘱孕妇自数胎动,有异常及时通知医生。

④ 分娩时做好新生儿抢救准备。

⑤ 胎儿出生后立即断脐,并留取定量脐血以备化验,检查胎儿及胎盘。

(4) 心理护理。护理人员做好心理护理,详细讲解此病有关知识。理解孕妇及家属的痛苦,耐心进行疏导,解释孕妇提出的问题,建立良好的护患关系,缓解患者焦虑、紧张的心理。

(三) 健康指导与康复

(1) 孕妇为 RH 阴性、丈夫为 RH 阳性者应避免多次妊娠刮宫。

(2) 孕妇为 O 型血,丈夫为 A、B 或 AB 型血者或孕妇为 RH 阴性,丈夫为 RH 阳性者,应定期检测血清血型抗体。

(3) 抗体效价升高者应积极治疗。

(4) 定期进行 B 超检查,尤其 RH 不合可疑者应提前住院。

六、妊娠肝内胆汁淤积症护理

妊娠期肝内胆汁淤积症是一种在妊娠期出现以皮肤瘙痒及黄疸为特点的重要的妊娠并发症,主要危及胎儿。

(一) 身心评估

(1) 评估孕妇发生皮肤瘙痒及黄疸开始的时间、持续时间、部位以及伴随症状。

(2) 评估孕妇的家庭史、用药史。

(3) 评估孕妇皮肤是否受损、黄疸程度以及有无急慢性肝病的体征。

(4) 评估胎儿宫内发育情况及胎心、胎动是否正常。

（二）护理措施

（1）体位：取左侧卧位。

（2）病情观察：

① 观察瘙痒发生的时间、程度。

② 观察黄疸的程度、肝功能的情况。

③ 胎儿宫内发育情况，胎心、胎动是否正常。

（3）症状护理：

① 做好基础护理，向孕妇讲解有关知识，定时吸氧。

② 饮食护理：予高蛋白、高维生素、低脂、易消化食物，多进食水果蔬菜，避免辛辣食物。

③ 教会孕妇自我监测胎儿状况、计胎动次数、判断有无宫缩，有异常及时通知医生。产时严密监测胎心，注意观察羊水性状。

④ 定期留血、尿标本以进行各项有关化验。

⑤ 遵医嘱定时准确给药，指导患者减轻和消除皮肤瘙痒的方法。

⑥ 定期给予胎心监护以了解胎儿状况，予胎盘功能及胎儿成熟度检查。

⑦ 随时做好剖宫产术、新生儿抢救及母亲产后出血准备。

（4）心理护理。根据病情和孕妇文化程度及心理状态，有针对性地进行疾病知识宣教和心理疏导，以积极、热情的态度对待孕妇及家属提出的问题，赢得他们的信任和合作，消除其焦虑和恐惧，使其生理、心理均处于最佳状态。

（三）健康指导与康复

（1）向孕妇特别强调对有关危险征象进行自我保护的意识，出现胎动异常，宫缩或阴道流血、流液，皮肤发黄，尿量减少及时汇报。

（2）加强产前检查，监测胆酸的水平。

（3）产后按时随访，监测肝功能。

（4）产褥期观察皮肤、巩膜黄染消退及皮肤瘙痒消失情况，产后 24 h 内严密观察出血情况。

七、过期妊娠护理

凡平时月经周期规则，妊娠达到或超过 42 周尚未分娩，称为过期妊娠。

（一）身心评估

（1）评估胎儿发育、羊水、胎动及胎盘情况。

（2）评估孕妇的生命体征、饮食、体重与营养状况，重点评估有无临产先兆。

（二）护理措施：

（1）体位：取左侧卧位。

（2）病情观察：

① 加强对胎儿的监护，勤听胎心，自我监测胎动。

② 临产后注意胎心变化及羊水情况。

（3）症状护理：

① 立即住院，孕妇入院时详细询问月经周期，核对妊娠时间，了解胎儿情况。

② 吸氧。每日 2 次，每次 30 min。

③ 监测胎盘功能，确定分娩方式，做好抢救新生儿准备工作。

④ 临产后严密监护胎儿宫内情况，注意宫缩强弱及频率，注意催产素用量及滴速，有羊水及胎心变化时尽快结束分娩。

⑤ 有剖宫产指征者，做好术前准备。

（4）心理护理。孕妇过期妊娠时，可能会产生紧张和焦虑心理。因此，应向孕妇讲解过期妊娠的分娩经过和产程中的注意事项，同时指导合理饮食和休息，消除心理紧张情绪，使其积极配合医护人员顺利完成分娩过程。

（三）健康指导与康复

（1）加强产科有关知识的宣传教育。

（2）妊娠已达足月者应住院行计划分娩。

第四节　胎儿附属物异常护理常规

一、前置胎盘护理

正常胎盘附着于子宫体的后壁、前壁或侧壁，妊娠 28 周后若胎盘附着于子宫下段，甚至胎盘下缘达到或覆盖于宫颈口处，其位置低于先露部，称为前置胎盘。

根据胎盘与宫颈口关系，分为三类：① 完全性前置胎盘；② 部分性前置胎盘；③ 边缘性前置胎盘。

（一）身心评估

（1）评估孕妇有无前置胎盘的高危因素、产前检查记录。

（2）评估阴道流血的时间、流血量、间隔时间、流血次数。

（3）评估孕妇生命体征，有无面色苍白、脉搏微弱、血压下降等休克先兆。

（4）评估子宫大小、压痛、胎心音、胎位等。

（二）护理措施

（1）体位：取左侧卧位。

（2）病情观察：

① 观察阴道流血的时间、出血量、出血间隔时间及次数。

② 观察生命体征，观察有无面色苍白、脉搏微弱、血压下降等休克先兆。

③ 观察胎心、胎位、胎动等。

（3）症状护理：

① 期待疗法：

a. 绝对卧床休息，每日吸氧 2 次。

b. 禁做阴道检查和肛查，进行腹部检查时动作要轻柔。

c. 定时测量体温、脉搏、血压、呼吸，听胎心，观察宫缩及阴道出血情况并记录。

d. 指导孕妇饮食，多摄入高蛋白、高热量、高维生素、富含铁的食物，纠正贫血，增强机体抵抗力，注意饮食卫生，不吃过冷食物，以免腹泻，诱发宫缩。

e. 遵医嘱予抗生素预防感染。

f. 遵医嘱给予糖皮质激素促胎肺成熟。

② 终止妊娠：

a. 配血，备皮，做好手术准备。

b. 分娩后应准确记录阴道流血量，每 30 min 按摩子宫一次，预防产后出血。

c. 新生儿按高危儿护理。

（4）每日会阴擦洗 2 次，指导孕妇大小便后保持会阴部清洁、干燥。

（5）心理护理。护理人员积极向孕妇及家属进行疾病相关知识教育，鼓励孕妇表达不适感，保持情绪稳定。用安慰性语言、保护性语言进行鼓励和疏导，使患者减轻或摆脱恐惧心理。

（三）健康指导与康复

（1）未分娩的孕妇应避免从事剧烈活动，多休息，定期产前检查，若出现阴道流血或胎儿异常应及时就诊。

（2）做好产后随访，定期来院检查。

（3）严格避孕，预防人工流产。

二、胎盘早剥护理

妊娠 20 周后或分娩期，正常位置的胎盘在胎儿娩出前部分或全部从子宫壁剥离，称为胎盘早剥，胎盘早剥是妊娠中晚期出血最常见的原因之一，严重者迅速出现弥散性血管内凝血，急性肾衰竭等危及母儿生命，是妊娠期的一种严重并发症。

（一）身心评估

（1）评估孕妇既往史与产前检查记录。

（2）评估孕妇的血压、脉搏、呼吸、心率、尿量。

（3）评估阴道出血量、颜色、性状，有无血凝块，出血量与失血程度是否相符。

（4）评估孕妇心理状况。

（二）护理措施

（1）体位：绝对卧床，取左侧卧位。

（2）病情观察：

① 定时测量孕妇的血压、脉搏、呼吸、心率、尿量。

② 观察阴道出血量、颜色、性状、全身出血倾向、出血量与失血程度是否相符。

③ 观察子宫的高度与妊娠月份是否相符,有无腹痛,判断宫缩强度。

④ 观察胎方位是否清楚、胎心是否正常、有无胎儿窘迫的表现。

(3)症状护理:

① 严密监测血压、脉搏、呼吸,观察、记录阴道出血、颜色并记录。监测胎心,做好抢救新生儿和急诊刮宫产的准备。

② 备血,吸氧,保暖。

③ 迅速开放静脉通道,遵医嘱积极补充血容量,改善血液循环。

④ 遵医嘱应用抗生素,预防感染。胎儿娩出后,遵医嘱给予宫缩剂,预防产生出血。

⑤ 术后密切观察生命体征、宫缩、恶露、伤口愈合等情况,保持外阴部清洁干燥,预防产褥感染。

(4)心理护理。由于胎盘早剥起病急、发展快,对母婴危害比较大,抢救时应沉着冷静,随时与家属做好沟通,缓解孕妇与家属的焦虑、恐惧情绪。

(三)健康指导与康复

(1)加强产前检查,积极预防和治疗妊娠高血压疾病。

(2)妊娠晚期避免长时间仰卧位及腹部外伤。

(3)指导避孕措施,门诊复查。

(4)若母婴分离,指导产妇在产后 6 h 后进行挤奶,保持泌乳通畅。

三、羊水过多护理

妊娠期间,羊水量超过 2000 mL 者,称为羊水过多。

(一)身心评估

(1)评估健康史,了解孕妇年龄、有无妊娠合并症、有无先天畸形家族史及生育史。

(2)评估羊水量及胎儿发育情况。

(3)评估胎心变化、子宫收缩、胎位情况。

(4)评估孕妇有无因羊水过多引发的症状。

(二)护理措施

(1)体位:取左侧卧位。

(2)病情观察:

① 孕期动态监测宫高、腹围、体重,进行 B 超检查,监测羊水量及胎儿发育情况。

② 分娩期严密观察胎心变化、羊水性状、子宫收缩、胎位及产程进展情况。

③ 产后观察血压、脉搏、宫缩、阴道流血及膀胱充盈情况。

(3)症状护理:

① 症状较轻者,注意休息,活动以不出现不良反应为宜,子宫膨大过度者可取半卧位,呼吸困难者给予吸氧。

② 症状严重需放羊水时,在无菌操作下以每小时 500 mL 速度放羊水,一次放水量少于

1500 mL。

③ 定期测量宫高、腹围，了解羊水量变化。遵医嘱使用利尿剂时，每日测腹围，并记录24 h 出入量。

④ 低钠饮食，多食蔬菜和水果，防止便秘。减少增加腹压的活动以防止胎膜早破。

⑤ 产后给予缩宫素，按摩子宫防止产后出血。

⑥ 妊娠足月行高位破膜引产术者，固定胎儿为纵产式，严密观察宫缩，防止胎盘早剥与脐带脱垂的发生。

（4）心理护理。护理人员向孕妇及家属讲解有关羊水过多的知识，耐心听取孕妇提问，减轻患者焦虑，解除恐惧心理。指导孕妇放松心情，保持情绪安宁，积极配合治疗护理。

（三）健康指导与康复

（1）寻找羊水过多的原因，积极治疗原发疾病。

（2）合并胎儿畸形者，应查明致畸因素。避孕半年以上再妊娠，妊娠前严格检查并遵医生指导，以防再次发生畸形。

四、羊水过少护理

妊娠晚期羊水量少于 300 mL 者，称为羊水过少。

（一）身心评估

（1）评估孕妇月经与生育史、用药史，有无妊娠合并症，有无先天畸形家族史等。询问孕妇感觉到的胎动情况。

（2）评估宫高、腹围和体重，判断病情进展。

（3）评估羊水情况及胎心。

（二）护理措施

（1）体位：取左侧卧位。

（2）病情观察：

① 定期测量宫高、腹围和体重，判断病情进展。

② 协助行 B 超检查，监测羊水情况。

③ 观察胎心、胎动情况。教会自数胎动的方法。

（3）症状护理：

① 多饮水。

② 吸氧，每日 2 次，每次 20 min。

③ 严密观察胎动、胎心的变化。

④ 每周测宫高、腹围或行 B 超检查以了解羊水变化。

（4）心理护理。护理人员向孕妇及家属讲解有关羊水过少的知识，耐心听取孕妇提问，减轻患者焦虑，解除恐惧心理。指导孕妇放松心情，保持情绪安宁，积极配合治疗护理。

（三）健康指导与康复

（1）加强产前检查，及时发现羊水过少。

（2）合并畸形者应寻找原因，为下次妊娠做准备，预防再次发生畸胎。

（3）胎儿出生后应认真、全面评估，识别畸形。

五、脐带脱垂护理

胎膜未破，脐带位于先露部前方或一侧时为脐带先露，也称隐性脐带脱垂。胎膜已破，脐带进一步脱出于胎先露部的下方，经宫颈进入阴道内，甚至经阴道显露于外阴部，称脐带脱垂。

（一）身心评估

评估有无骨盆狭窄、头盆不称造成胎头浮动或胎位不正（横位、臀位、足先露）及羊水过多，有无脐带过长、脐带附着接近宫颈口等病史，有无胎心改变或胎心完全消失；孕妇及家属心理。

（二）护理措施

（1）脐带脱垂后，因脐带受压、血循环受阻，会导致胎儿窘迫及威胁胎儿生命，要及时诊断、及时处理，抢救胎儿生命。

（2）一旦发现脐带脱垂后，立即吸氧，只要胎儿有存活希望，应在数分钟尽快娩出胎儿。

（3）当宫缩良好、宫口开全，可配合医生行脐带还纳及阴道助产。若宫口未开全，胎先露高浮，应做好剖宫产及抢救新生儿的准备。

（4）隐性脐带脱垂者，胎心音存在、头先露，可取头低臀高位或取脐带脱垂的对侧卧位，避免脐带受压，若产程进展好、胎心正常，可经阴道分娩。若产程进展慢，胎心有变化急行剖宫产。

（5）臀位或横位时均应尽快剖宫产。

（6）脐带脱垂、胎心消失超过 10 min，脐带搏动停止、确定胎死宫内者，等待自然分娩，为避免会阴裂伤，可行穿颅术。

（7）心理护理。讲解脐带脱垂对胎儿威胁的严重性，以取得孕妇及家属的理解和配合。给予心理支持，向孕妇及家属说明病情及治疗方案，让他们做好心理准备，减少不必要的恐惧，能够面对现实。

（三）健康指导与康复

（1）做好孕期保健预防，嘱孕妇定期检查，发现异常及时就诊，早期发现脐带脱垂及时采取措施。

（2）对临近预产期胎头仍高浮未入盆时，应避免胎膜早破，一旦胎膜破裂，应立即平卧垫高臀部，急送产房，及时处理，防止脐带脱垂。

（3）对临产后胎先露部未入盆者，少做肛查或阴道检查。破膜后立即监测胎心，以防脐带随羊水脱出。

六、胎膜早破护理

临产前胎膜自然破裂称为胎膜早破,是常见的分娩期并发症。妊娠满 37 周后的发生率为 10％,妊娠不满 37 周的胎膜早破发生率为 2％—3.5％,可引起早产、脐带脱垂和母婴感染,导致早产及围产儿死亡率增加。

(一)身心评估

(1) 评估病史,了解诱发膜早破的原因,确定破膜时间、妊娠周数,是否有宫缩及感染征象。

(2) 评估阴道流出液体性状、量、气味、颜色及胎心情况。

(3) 评估孕妇心理状况。

(二)护理措施

(1) 体位:取头低足高位,胎先露未衔接孕妇应绝对卧床。

(2) 病情观察:

① 注意羊水性状、量、气味及颜色等。

② 注意胎心、胎动、有无宫缩及宫缩的进展情况。

(3) 症状护理:

① 立即住院待产。

② 监护胎心,记录破膜时间。定时观察羊水情况,并进行描述。

③ 注意观察胎心、胎动及宫缩情况,有脐带脱垂可疑者做阴道检查。

④ 严密观察孕妇生命体征,观察白细胞计数及分类的变化,每 4 h 测体温,注意有无体温升高、羊水浑浊及胎心变化。

⑤ 会阴清洁每日 2 次,保持清洁、干燥。

⑥ 胎先露部未衔接者,绝对卧床休息;胎位不正及胎头高浮者,遵医嘱取左侧卧位或头低足高位。

⑦ 破膜 12 h 未临产者遵医嘱应用抗生素预防感染。

(4) 产后密切观察有无产褥感染,遵医嘱应用抗生素预防感染。

(5) 心理护理。护理人员要重视孕妇的心理状态,要耐心地解释,主动热情地安慰孕妇及家属,给予心理支持,减轻其顾虑,稳定情绪,解释病情,尽量避免一切不良心理因素及环境刺激,以取得孕妇和家属积极配合。

(三)健康指导与康复

(1) 加强妊娠期卫生宣教与指导,妊娠后期禁止性生活,避免负重及腹压突然增加。

(2) 积极预防与治疗下生殖道感染及牙周炎,补充足量的维生素、钙、锌、铜等营养素。指导加强营养。

(3) 宫颈内口松弛者,应卧床休息,遵医嘱于妊娠 14—16 周行宫颈环扎术。

第五节　异常产褥期护理常规

一、产褥感染护理

产褥感染是指分娩时及产褥期因生殖系统受病原体的侵袭而感染,引起全身和局部的炎症变化。

(一)身心评估

(1) 评估恶露量、颜色、性状、气味。

(2) 评估伤口愈合情况,宫底的高度、硬度,有无压痛及其疼痛的程度等子宫复旧情况。

(3) 评估产妇的全身情况,有无发热、寒战、恶心、呕吐、全身乏力、腹痛等症状。

(4) 了解产妇心理-社会支持系统情况。

(二)护理措施

(1) 体位:卧床休息,盆腔感染者取半卧位或抬高床头。会阴侧切口感染者取健侧卧位。

(2) 病情观察:

① 注意恶露量、颜色、性状、气味。

② 观察伤口愈合情况,宫底的高度、硬度,有无压痛及其疼痛程度等子宫复旧情况。

③ 观察产妇的全身情况,有无发热、寒战、恶心、呕吐、全身乏力、腹胀、腹痛等症状。

(3) 症状护理:

① 加强孕期宣教,保持个人良好卫生习惯。

② 高热者行物理降温,药物降温时应防止虚脱。

③ 保持病室安静、清洁,空气新鲜,每日通风两次,并注意保暖。

④ 遵医嘱给予抗生素,记录体温、脉搏、呼吸、血压变化,观察局部伤口及引流物情况。

⑤ 加强无菌操作,严格消毒隔离,防止院内感染。

⑥ 鼓励患者进高蛋白、高热量、高维生素、易消化食物,多饮水,必要时按医嘱补液。

⑦ 协助产妇洗漱,做好乳房、皮肤护理。停止哺乳期间,应协助并教会产妇挤奶及人工喂养。

(4) 心理护理。评估产妇的语言、行为,判断有无焦虑、恐惧等心理问题,做好解释及应答。

(三)健康指导与康复

(1) 加强孕期卫生宣教,保持全身清洁,加强营养,增强体质,临产前2个月期避免盆浴与性生活。

(2) 产后注意休息,加强营养,适当活动。

（3）教会产妇自我观察，识别产褥感染复发征象，如有恶露异常、腹痛、发热等，应及时就诊。

（4）积极治疗外阴、阴道及宫颈炎症以及贫血、营养不良等慢性病。

（5）注意产后卫生，会阴部要保持干净，勤换会阴垫，用物要清洁和消毒。

（6）提供产妇休息、饮食、活动、服药、产后检查的指导。

二、晚期产后出血护理

分娩 24 h 后，在产褥期内发生的子宫大量出血，称晚期产后出血，多发生在产后 1—2 周，亦有迟至产后 2 月余发病者。

（一）身心评估

（1）评估阴道流血量、颜色及持续时间，有无腹痛，腹痛的部位、性质及程度。

（2）评估产妇全身情况，密切观察生命体征、神志变化。

（3）评估产妇精神状态、皮肤、嘴唇、指甲颜色、四肢温度及尿量，及早发现休克先兆。

（二）护理措施

（1）体位：卧床休息，取半卧位。

（2）病情观察：

① 观察阴道流血量、颜色及持续时间，有无腹痛，腹痛的部位、性质及程度。

② 观察产妇全身情况，密切观察生命体征、神志变化。

③ 观察皮肤、嘴唇、指甲颜色、四肢温度及尿量，及早发现休克先兆。

（3）症状护理：

① 产后仔细检查胎盘、胎膜，如有残留，及时取出残留组织。

② 密切观察阴道出血情况，有阴道排除物应保留并送病理检查。

③ 协助医生采取止血措施，如按摩子宫、使用宫缩剂、缝合产道损伤处等。

④ 提供安静的环境，给予吸氧，保暖。

⑤ 建立良好的静脉通路，做好输血前准备工作，遵医嘱给予止血药或宫缩药。

⑥ 保持外阴清洁，遵医嘱应用抗生素预防感染。

（4）心理护理。护理人员充分利用语言、肢体、目光接触与患者多沟通、多交谈，以掌握各种心理信息，及时发现和纠正患者的一些不正确认识，帮助患者保持良好的心理状态，减少因不良心理因素造成的并发症。

（三）健康指导与康复

（1）血色素恢复正常后，鼓励患者下床活动，逐渐增加活动量以加速身体恢复。

（2）进行产褥期康复宣教，指导产妇进行子宫按摩，评估子宫收缩情况，指导会阴伤口的自我护理，告知发生产后出血应立即就医。

（3）禁止盆浴、性生活，并注意个人卫生。

（4）饮食应易消化，多吃高蛋白、高维生素、富含铁剂的食物，可少量多餐，多饮水。

三、产褥中暑护理

产褥中暑是指产妇在高温闷热环境中,体内余热不能及时散发所引起的中枢性体温调节功能障碍,也称产褥期热射病,常发生于产褥早期。

(一)身心评估

(1)评估体温变化。

(2)评估血压变化。

(3)评估有无脑水肿征象,如惊厥、呼吸变慢、瞳孔放大、昏迷加深等;评估有无肺水肿征象,如呼吸困难、紫绀、咳嗽等。

(二)护理措施

(1)体位:无特别体位。

(2)病情观察:

① 观察体温变化。

② 观察血压变化。

③ 观察有无脑水肿征象,如惊厥、呼吸变慢、瞳孔放大、昏迷加深等;有无肺水肿征象,如呼吸困难、发热、咳嗽等。

(3)症状护理:

① 降温:迅速置于低温、通风环境中,行物理或药物降温,体温降至 38 ℃即可暂停。

② 解开衣服,多饮淡盐水或服十滴水、仁丹等。

③ 出现高热、昏迷、抽搐,应让产妇头偏向一侧,保证呼吸道通畅。

④ 保持室内空气新鲜,定时开窗通风。给予高热量、半流质饮食。

⑤ 停乳期间教会家属人工喂养,情况平稳后恢复母乳喂养。

⑥ 产后经常用温水擦浴,勤换衣服,可避免产后中暑。

(4)心理护理。护理人员应向产妇及家属解释疾病知识,消除其紧张、恐惧心理,积极配合护理人员做好疾病的预防和护理。

(三)健康指导与康复

(1)卧床休息,给高热量、半流质饮食。

(2)保持室内空气新鲜,定时开窗通风。

(3)停乳期间教会家属人工喂养,情况平稳后恢复母乳喂养。

(4)产后经常用温水擦浴,勤换衣服,穿着适宜,避免产后中暑。

(5)注意产妇心理变化,及时疏导,保持心情愉快。

第六节　妊娠合并症护理常规

一、妊娠合并心脏病护理

妊娠合并心脏病（包括妊娠前已患有的心脏病、妊娠后发现或发生的心脏病）是妇女在围生期患有的一种严重的妊娠合并症。妊娠 32—34 周，分娩期及产褥期的最初 3 日，心脏及血流动力学的改变，可加重心脏病等而诱发心力衰竭，是孕产妇死亡的重要原因之一。其中，先天性心脏病位居第一位，其次是风湿性心脏病、妊娠期高血压疾病性心脏病、围生期心脏病、贫血性心脏病及心肌炎等。

（一）身心评估

（1）评估病史和既往病史，包括有无不良孕产史、心脏病诊治史。

（2）评估孕产妇生命体征的变化，确定孕产妇的心功能。

（3）评估有无呼吸困难、胸痛以及心悸、气短等。

（4）评估心理-社会支持系统情况。

（二）护理措施

（1）体位：卧床休息，必要时取半卧位。

（2）病情观察：

① 严密监测生命体征的变化，记录 24 h 出入量。

② 有无呼吸困难、胸痛以及心悸、气短等早期心衰症状。

③ 加强胎心监护及产程进度的观察。

（3）症状护理：

① 严密监测体温、脉搏、呼吸、血压，记录出入量。

② 监测胎心，严密观察产程进展，缩短第二产程。

③ 胎儿娩出后腹部立即放沙袋 24 h。

④ 尽量安置单间，卧床休息，注意保暖，备氧气，防止过度兴奋及疲劳。

⑤ 注意早期心衰症状，及早预防。

⑥ 观察子宫收缩情况，防止产后出血。

⑦ 严格执行无菌操作，预防感染。

⑧ 心功能三级或四级以上者不宜哺乳，教会其正确人工喂养；心功能一级、二级，教会并指导其母乳喂养。

（4）心理护理。积极引导孕妇消除焦虑情绪，减轻恐惧感，增加孕妇安全感；合理运用沟通技巧，向心脏病孕妇介绍治疗成功的病例，给予精神安慰，同时耐心解答患者和家属的各种疑问，以消除不良心理因素，减轻心理负担。

（三）健康指导与康复

（1）对心脏病变较重、心功能四级或四级以上者，先心病明显发绀型或伴肺动脉高压者应劝其不要妊娠，如已妊娠应于妊娠早期行人工流产术。

（2）心脏病妇女于妊娠前应检查心脏及分期。

（3）加强产前检查，妊娠 20 周前每 2 周行产前检一次，妊娠 20 周后每周检查一次，保证充足休息，减少体力劳动，保持情绪稳定。

（4）合理安排孕妇的工作和生活，保持生活规律，每日睡眠时间应保持在 10 h。

（5）予高蛋白、高维生素、低盐、低脂饮食，防止便秘，多食水果及蔬菜。

（6）制定详细出院计划，确保产妇和新生儿得到良好的照顾，指导产妇和家人与心内科医生定期交流。

（7）严格避孕。

二、妊娠合并糖尿病护理

妊娠合并糖尿病属高危妊娠，包括两种类型：① 糖尿病合并妊娠为原有糖尿病的基础上合并妊娠，也称为孕前糖尿病，临床该类患者不足 10%。② 妊娠期糖尿病为妊娠前代谢正常，妊娠期才出现的糖尿病。

（一）身心评估

（1）评估病史和家族史，有无阴道假丝酵母菌感染，有无不良孕产史以及妊娠经过，病情管理及目前用药情况。

（2）评估孕产妇生命体征的变化，有无肾脏、心血管系统及视网膜病变等合并症的症状及体征。

（3）评估胎儿宫内发育情况。

（4）评估心理-社会支持系统情况。

（二）护理措施

（1）体位：取左侧卧位。

（2）病情观察：

① 注意胎儿的发育状况及羊水量的变化。

② 观察皮肤黏膜情况，有无水肿瘙痒等。

③ 观察孕妇是否出现视力模糊。

④ 监测孕妇生命体征，动态监测血糖值，观察有无产科并发症发生。

（3）症状护理：

① 定期做产前检查，注意尿糖、尿酮体、血糖值，发现畸胎及早处理。每周测量体重、宫高、腹围，每天测血压。

② 指导患者饮食，制定个性化饮食方案，帮助其正确控制血糖，使空腹血糖控制在 3.3—5.3 mmol/L，防止低血糖发生。

③ 指导孕妇结合自身身体条件适度运动。

④ 加强孕期卫生宣教，积极控制感染。

⑤ 妊娠期严密进行胎心监护。

⑥ 严密观察产程进展及胎儿情况，避免产程过长。

⑦ 需剖宫产的孕妇应做好术前准备。

⑧ 新生儿按高危儿护理，注意保暖，行血糖监测，防止发生低血糖。注意预防低血钙、高胆红素血症及新生儿呼吸窘迫综合征等发生。

⑨ 产后遵医嘱使用胰岛素。

⑩ 注意观察体温变化，观察切口愈合情况以及子宫复旧及恶露的量与性状，保持外阴清洁。预防产褥感染，鼓励母乳喂养。

（4）心理护理。大多数孕妇有消极情绪，如担心、焦虑、抑郁，应加强心理疏导，给予更多的安慰和鼓励，做孕妇的倾听者，取得患者的信任和配合，同时做好家属的健康教育，关心、帮助孕妇，调动患者治疗的积极性和配合程度。

（三）健康指导与康复

（1）患糖尿病妇女妊娠前应全面评估，以决定能否妊娠。妊娠前对于不宜妊娠者应劝其避孕。已妊娠者应及早引产。血糖控制良好者，可在积极治疗监护下继续妊娠。

（2）通过多种方式进行妊娠期糖尿病相关知识宣教。

（3）分娩后鼓励糖尿病产妇实施母乳喂养，做到尽早吸吮和按需哺乳。

（4）做好个人卫生和环境卫生，勤换内衣裤，注意口腔卫生，减少感染发生率。

（5）指导产妇定期接受产科、内科复查。

（6）提供避孕指导。

三、妊娠合并肝炎护理

病毒性肝炎是由肝炎病毒引起的，以肝细胞变性坏死为主要病变的传染性疾病。根据病毒类型分为甲型、乙型、丙型、丁型、戊型等，其中以乙型最为常见，乙型病毒性肝炎在妊娠期更容易进展为重型肝炎，是我国孕妇死亡的主要原因之一。

（一）身心评估

（1）评估病史：密切接触史、家族史及当地流行病史。

（2）评估全身症状，有无乏力、畏寒、发热等。

（3）评估消化道症状、孕妇的神志及生命体征。

（4）评估心理-社会支持系统情况。

（二）护理措施

（1）体位：取左侧卧位。

（2）病情观察：

① 严密观察全身症状，有无乏力、畏寒、发热等。

② 观察消化道症状、神志及生命体征。

③ 加强对胎心监护及产程的观察。

④ 密切观察产妇有无口鼻、皮肤黏膜出血倾向,监测出血、凝血时间及凝血酶原等。

⑤ 注意产后阴道流血情况。

（3）症状护理：

① 将孕妇安置在有隔离设施的环境里,严格执行消毒隔离制度。

② 严密观察出血情况,有出血倾向的给予口服或肌注维生素 K_1 制剂,并配好新鲜血。分娩后及时给予宫缩剂,减少出血。

③ 密切观察产程进展,尽量缩短第二产程,减少孕妇体力消耗。正确处理产程,防止母婴传播及产后出血。

④ 密切观察产妇体温、脉搏、呼吸、血压、尿量,预防肝、肾衰竭。严格限制入液量,记录出入量。

⑤ 加强基础护理,预防各种感染以免加重肝损害。

⑥ 指导正确母乳喂养。

⑦ 出生 24 h 内接种乙肝免疫球蛋白,出生后 24 h 内、1 个月及 6 个月各肌肉注射乙肝疫苗 30 mg,用于增强阻断母婴传播的效果。

（4）心理护理。积极与产妇及家属沟通,消除自卑心理。

（三）健康指导与康复

（1）继续开展保肝治疗,保证孕妇休息、营养,以防发展为慢性肝炎。

（2）加强卫生宣教,普及防病知识,重视高危人群、婴幼儿免疫接种,采取以切断传播途径为重点的综合性预防措施。

（3）适当休息,补充足够营养及维生素,避免高脂肪食物,严格限制蛋白质的摄入量,增加碳水化合物,保持大便通畅。

（4）已患肝炎妇女应避孕,待肝炎痊愈后一年再妊娠,乙、丙肝炎患者应在 HBV‐DNA 或 HCV‐RNA 转阴后妊娠。

四、妊娠合并贫血护理

世界卫生组织的标准为:孕妇外周血血红蛋白值小于 110 g/L,及红细胞比容小于 0.33 为妊娠期贫血,其诊断标准低于妊娠生理性贫血,其中以缺铁性贫血为主,其次为巨幼红细胞贫血、再生障碍性贫血。妊娠合并贫血可导致胎儿生长受限、早产、死胎、死产和流产。

孕妇合并严重贫血可导致贫血性心脏病、妊娠期高血压疾病性心脏病、产后出血、失血性休克、产褥感染等并发症,危及产妇生命。

（一）身心评估

（1）评估病史。

（2）评估全身症状,有无乏力、畏寒、发热等。

（3）评估孕妇的神志及生命体征。

（4）评估产后阴道流血情况。

（二）护理措施

（1）体位：取左侧卧位。

（2）病情观察：

① 严密观察孕妇全身症状，有无乏力、头晕、胸闷、气短。注意观察心率、呼吸、血压及体重等，警惕贫血性心脏病所致急性心力衰竭。

② 孕妇有无消化道症状，如食欲不振、恶心、呕吐等。

③ 监测胎儿的发育状况。

（3）症状护理：

① 定时产前检查，检查胎儿生长情况，加强母儿监护。

② 严重贫血孕妇应及时入院，吸氧，输血，并对胎儿进行监护，防止发生感染和受伤出血。

③ 妊娠末期可给维生素 K、维生素 C 药物，预防产后出血。

④ 严密观察产程，缩短第二产程。

⑤ 胎肩娩出即给予催产素或麦角新碱以防产后出血。产后 24 h 内密切观察子宫收缩及阴道流血情况。

⑥ 再生障碍性贫血临产后立即静脉输液，应用 9 号针头以备输血，减少躁动，防止出血。

⑦ 做好口腔护理及会阴护理，继续应用抗生素，防止感染。

⑧ 指导母乳喂养，对于不能哺乳者，应尽早退奶。

⑨ 提供家庭支持，增加营养，避免疲劳，给予避孕指导。

（4）心理护理。讲解妊娠合并贫血的相关知识，消除孕妇恐惧心理，积极配合治疗。

（三）健康指导与康复

（1）孕前妇女积极治疗引起贫血的疾病，妊娠期积极治疗慢性先天性疾病，改变长期偏食等不良饮食习惯，适度增加营养，必要时补充铁剂，以增加铁的储备。

（2）妊娠中期应常规加服铁剂、叶酸、维生素 C、维生素 B_2 等，预防发生缺铁性和巨幼红细胞性贫血。铁剂对胃黏膜有刺激，应在饭后服用，服药后大便为黑色。再生障碍性贫血用激素治疗时防止感染发生，应注意个人卫生，指导正确服用铁剂。

（3）适当减轻工作量，血红蛋白低于 70 g/dL 时绝对休息，防止因头晕、乏力发生意外。

（4）多食富含铁质食物，不偏食。

（5）再生障碍性贫血妇女应严格避孕，若已妊娠，在妊娠早期行人工流产术。

（6）教会妇女掌握自我保健措施。

五、妊娠合并肺结核护理

肺结核是由于人型结核杆菌引起的一种慢性呼吸道传染病。妊娠合并肺结核有两种类型，非活动性和活动性肺结核。非活动性肺结核，结核病变范围不大、健康的肺组织可以代偿、肺功能无改变者，对母儿无明显影响。病变范围较广的活动性肺结核，可导致流产、早产及胎儿宫内生长迟缓发生率增加。

（一）身心评估

（1）评估病史。

（2）评估肺结核的临床表现，有无消瘦乏力、盗汗、咳嗽、白痰。

（3）评估胎心并检测胎儿生长情况。

（二）护理措施

（1）体位：取左侧卧位。

（2）病情观察：

① 严密观察肺结核的临床表现，有无消瘦、乏力、盗汗、咳嗽、痰。

② 加强胎心监护，监测胎儿生长情况。

（3）症状护理：

① 适当休息，供给高蛋白、多维生素和富含矿物质的食物，并治疗妊娠呕吐。临产后鼓励孕妇保持良好心态。

② 鼓励进食，必要时通过静脉补充葡萄糖以增加能量。

③ 保持室内阳光充足，空气新鲜，孕妇勿随地吐痰，注意呼吸道隔离，吸氧。

④ 注意保暖，避免感冒、发热，以免降低机体抵抗力。

⑤ 缩短第二产程，防止产后出血。

⑥ 新生儿在出生后 24 h 应接种卡介苗。

⑦ 分娩后立即回奶，严禁哺乳；减少母体消耗，与新生儿隔离，防止新生儿感染。

（4）心理护理。患者病情复杂，易造成其复杂心理反应，产生忧虑、恐惧心理。应及时给予适当的心理护理，使其保持豁达、愉快的心情，逐步树立战胜疾病的信心。

（三）健康指导与康复

（1）加强宣教，肺结核处于活动期应避免妊娠，若已妊娠应在 8 周内行人工流产术，待病灶稳定 2—3 年再考虑妊娠。

（2）已有子女的经产妇或病情严重者，应考虑行绝育手术。

（3）选择合适的抗结核药物，防止药物对胎儿的影响，首选异烟肼和乙胺丁醇，链霉素、利福平均怀疑有致畸作用。肺结核应早期治疗，以加强疗效、降低细菌的抗药性。

（4）应在产后 6 周及 3 个月行肺部 X 线，复查了解肺部病变。

（5）临床症状明显者，测量体温，记录咳痰情况，并定时产前检查。加强产前检查次数，及时发现病情变化和并发症。

（6）应多去户外散步，多晒太阳，以利钙的吸收，指导孕妇饮食，保证生活有规律。

（7）对婴儿进行及时体检和卡介苗接种，介绍结核病的防治措施。

六、妊娠合并甲状腺功能亢进护理

甲亢是一种自身免疫性疾病，好发于育龄妇女，妊娠能使甲亢患者心血管系统症状加重，甚至出现心衰和甲亢危象，轻症者对妊娠影响不大，重症则可引起流产、早产、死胎、妊娠期高血压疾病，产时子宫收缩乏力，产后感染发生率也相应增高。孕妇服用的硫脲类药物可引起胎儿甲低、甲状腺肿及畸形或胎儿一过性甲亢。

（一）身心评估

（1）评估病史。
（2）评估孕妇的生命体征及胎儿发育情况。
（3）评估孕期用药情况。

（二）护理措施

（1）体位：取左侧卧位。
（2）病情观察：
① 严密观察孕妇的生命体征。
② 加强孕期胎心监护。
（3）症状护理：
① 孕妇保持心情舒畅，避免情绪波动、精神紧张，注意心率和血压的变化。
② 适当卧床休息，补充足够热量，以高蛋白质、低脂肪、高维生素饮食为主。
③ 分娩方式宜阴道分娩，并缩短第二产程，给予吸氧和精神安慰。
④ 防止产后出血，严密观察子宫收缩和阴道出血情况。
⑤ 密切观察患者，及早发现甲亢危象并做好抢救准备。
（4）心理护理。护理人员有针对性地讲解疾病知识及药物作用，督促孕妇做好孕期检查，减轻其心理负担，同时教育、指导家属理解、关心患者，使其保持平静、乐观的心态。

（三）健康指导与康复

（1）甲亢妇女应待病情稳定1—3年后再怀孕为宜，用药期间不应妊娠。
（2）已妊娠妇女疑有甲亢应积极配合治疗。
（3）定期行产前检查，以防药物对胎儿产生影响。
（4）遵医嘱严格掌握药物用量，抗甲状腺药物用量宜小，谨防过量，轻症时不需用药，以防造成胎儿甲状腺功能减低。
（5）对甲状腺肿大有压迫症状考虑手术治疗时，术前服用硫黄类药物及碘剂，术时采用麻醉或镇静剂，以防手术诱发甲亢危象，术后补充左甲状腺素，防止甲状腺机能减退。
（6）产后需要继续服用药物时应停止哺乳。

七、妊娠合并慢性肾炎护理

慢性肾炎是多种原因引起的原发于肾小球的一组疾病。临床特征是蛋白尿、水肿、高血压，后期出现贫血及肾功能障碍。妊娠使大多数肾小球病变加重，可发生肾衰竭，轻者对母儿影响小，重者则妊娠期高血压疾病发生率高，可有胎儿宫内生长迟缓、流产及死胎发生率高。

（一）身心评估

（1）评估孕妇的生命体征、血压以及尿量的变化。

（2）评估胎心以及胎儿生长发育情况。

（二）护理措施

（1）体位：取左侧卧位。

（2）病情观察：

① 严密观察孕妇的生命体征、血压以及尿量的变化。

② 加强胎心监护，监测胎儿生长发育情况。

（3）症状护理：

① 加强孕期监护，定期监测血压、肾功能情况，增加产前检查次数，及时发现胎儿异常情况。

② 分娩期避免产程延长及感染，做好抢救新生儿窒息准备。

③ 严密观察体温、脉搏、呼吸、血压、尿量，并记录出入量，观察有无腹痛、阴道出血，防止胎盘早剥。

④ 血压升高，孕妇有自觉症状者，严防子痫发生，并做好抢救准备。

（4）心理护理。护理人员详细了解患者的思想顾虑，实施心理疏导，认真讲解疾病的有关知识，保证患者了解疾病知识。

（三）健康指导与康复

（1）适当休息，增加营养，宜进低蛋白、低盐饮食，给予富含必需氨基酸的优质蛋白，补充维生素。

（2）病情重、病程长者不宜妊娠或及早人工流产。

（3）不宜妊娠者应行绝育术。

（4）加强产前检查，做好围生期监护。

（5）生活节制，注意休息，劳逸结合，保持乐观、积极向上的生活态度。

八、妊娠合并急性肾盂肾炎护理

急性肾盂肾炎是妊娠期最常见的泌尿系统合并症，多数发生于妊娠晚期或产褥早期，是一种细菌感染性疾患，多由大肠杆菌引起血源性和上行性感染。妊娠合并肾盂肾炎分两类：无症状性菌尿症，仅表现为有腰痛；另一类症状性肾盂肾炎表现为高热、菌尿、腰痛，高热可引起流产、早产及死胎，少数可引起败血症、中毒性休克。

（一）身心评估

（1）评估病史。

（2）评估孕妇的体温、脉搏，有无发热、寒战、腰背疼痛、全身酸痛、恶心、呕吐、尿频、夜尿增多等症状。

（3）评估孕妇有无膀胱刺激征。

（4）评估孕妇胎心及宫缩情况。

（二）护理措施

（1）体位：取左侧卧位。

（2）病情观察：

① 严密观察孕妇的体温、脉搏，有无全身酸痛、恶心、呕吐等症状。

② 观察孕妇有无膀胱刺激征。

③ 加强胎心观察。

（3）症状护理：

① 急性期应卧床休息，向健侧卧，减少妊娠子宫对输尿管的压迫，使尿液引流通畅。

② 定时测体温、脉搏，体温过高应行物理或药物降温。

③ 根据尿培养选用合适的抗生素。

④ 多饮水，保证入量，使尿量保持在 2000 mL/日以上，高热者应静脉输液，以稀释尿液，减少刺激症状。

⑤ 定时观察胎心及有无子宫收缩和阴道出血等情况，防止流产、早产、胎盘早剥、胎死宫内等。

⑥ 定期监测胎盘功能、胎儿生长情况。

（4）心理护理。护理人员详细了解患者的思想顾虑，实施心理疏导，认真讲解疾病的有关知识，保证患者了解疾病知识。

（三）健康指导与康复

（1）加强营养，防止贫血，增强机体抵抗力。

（2）积极治疗感染性疾病，注意个人卫生。

（3）确诊后孕妇须入院治疗。

（4）仔细解释此病治疗原则，不可随意停药。

九、妊娠合并性病护理

性传播疾病是指通过性接触传播的所有疾病总称，包括淋病、梅毒、尖锐湿疣、生殖器疱疹、生殖道沙眼、衣原体感染、支原体感染、获得性免疫缺陷综合征。

（一）身心评估

（1）评估病史。

（2）评估阴道分泌物的性状。

（3）评估外阴皮肤及黏膜的情况。

（二）护理措施

（1）体位：取左侧卧位。

（2）病情观察：

① 观察阴道分泌物的性状。

② 注意外阴皮肤及黏膜的情况。

③ 监测胎儿生长情况。

（3）症状护理：

① 加强健康教育，以预防为主，注意外阴清洁卫生，避免性生活混乱。

② 确诊性病者应及早到医院接受正规治疗。

③ 定期产前检查，根据病情选择合适的分娩方式。

④ AIDS 孕妇应做好保护性隔离，用物均严格消毒。勿着凉，预防感冒。

⑤ 做好母乳喂养的正确指导及新生儿的隔离。

（4）心理护理。向孕妇和家属解释性病的基本知识，做好健康宣教工作，使其配合治疗和护理。

（三）健康指导与康复

（1）注意个人卫生，避免不洁性生活。

（2）确诊为性病应及早彻底、正规治疗。

十、妊娠合并阑尾炎护理

妊娠合并阑尾炎是妊娠期最常见的外科急腹症，发病率占妊娠总数的 1/2000—1/1000。妊娠各期均可发生，但常见于妊娠期前 6 个月。

（一）身心评估

（1）评估病史。

（2）评估腹痛情况。

（3）评估胎心、宫缩情况。

（二）护理措施

（1）体位：给予半卧位，以减轻疼痛。

（2）病情观察：

① 注意观察有无转移性右下腹痛及消化道症状，包括恶心、呕吐、食欲不振、便秘和腹泻。

② 有无右下腹麦氏点、压痛、反跳痛和肌紧张，注意观察有无体温升高及白细胞变化。

③ 注意胎心变化及有无临产先兆。

（3）症状护理：

① 禁食，以减少对阑尾的刺激。

② 遵医嘱予静脉补液，注意配伍禁忌。

③ 做好心理护理，积极配合治疗。

④ 注意观察有无产兆，防止发生早产。

⑤ 给予吸氧，2 次/日。

⑥ 加强胎心监测，注意宫缩情况，做好宫缩抑制剂使用时的观察和护理。

⑦ 做好术后并发症的护理。

（4）心理护理。通过耐心、和善的态度与患者交流，缓解其紧张程度，告知治疗成功的案例,对患者进行精神鼓励,提高患者的治疗信心。

(三)健康指导与康复

(1)妊娠前积极防治慢性阑尾炎。

(2)孕期禁食不洁食物。

(3)定期做产前检查。

第七节　胎儿异常与多胎妊娠护理常规

一、胎位及胎儿发育异常护理

胎儿的胎位异常或发育异常均可导致不同程度的异常分娩,造成难产。胎位异常包括胎头位置异常、臀先露及肩先露。胎儿发育异常如巨大儿及畸形胎儿。

(一)护理评估

(1)健康史及相关检查。了解产前检查的资料,如宫高、骨盆各径线数值、胎方位,估计胎儿大小、羊水量、有无前置胎盘及盆腔肿瘤等。询问既往分娩史,了解有无分娩巨大儿、畸形儿等家族史;通过腹部、肛门、阴道检查,结合 B 超检查和实验室检查了解胎位是否正常;评估胎位异常的类型;评估骨盆形态、大小、胎儿大小及头盆关系;评估胎先露的位置、宫缩强度及产程进展。

(2)身心状况评估。由于胎位及胎儿发育异常均可导致产程延长,继发宫缩乏力,以及孕妇过早屏气用力致体力消耗较大,极度疲乏失去信心而产生急躁情绪,同时也十分担心自身和胎儿的安危,均应密切观察孕妇是否出现以上症状。

(二)护理措施

(1)加强孕期保健,通过产前检查及时发现并处理异常情况。

(2)加强分娩期的监测与护理,减少母儿并发症,有明显头盆不称、胎位异常或巨大胎儿的孕妇,按医嘱做好剖宫产术前准备。

(3)选择阴道分娩的孕妇应做好如下护理:

① 鼓励孕妇进食,保持待产妇良好的营养状况,按医嘱给予补液,维持水和电解质平衡;指导孕妇合理用力,避免体力消耗;枕后位者,嘱其不要过早屏气用力,以防宫颈水肿及疲乏。

② 防止胎膜早破,少活动,少做肛查,一旦破膜,应立即听胎心,若胎心有改变,及时通知医生行阴道检查,及早发现脐带脱垂情况。

③ 协助医生做好阴道助产及新生儿抢救的准备,新生儿出生后应仔细检查有无产伤。第三产程应仔细检查胎盘、胎膜的完整性及产道的损伤情况。

④ 按医嘱及时应用宫缩剂与抗生素,预防产后出血与感染。

（三）心理护理

加强医患之间的沟通交流，针对孕妇及家属的疑问、恐惧与焦虑，及时给予心理指导和支持，消除孕妇及家属的精神紧张。为孕妇提供分娩过程中增加舒适感的措施，多用鼓励性语言，以增强孕妇分娩的信心，安全度过分娩。

（四）健康指导与康复

继续观察子宫复旧及恶露情况，指导产妇注意产褥期卫生，禁止盆浴、性生活。产后 42 天复查，以了解产妇的恢复情况，及时发现问题，调整产后指导方案，使产妇尽快恢复健康，并做好计划生育指导。

二、胎儿窘迫护理

胎儿窘迫是指胎儿在宫内有缺氧征象，危及胎儿健康和生命者。胎儿窘迫是一种综合症状，急性胎儿窘迫常发生在分娩期；慢性胎儿窘迫常发生在妊娠晚期，但临床后常表现为急性胎儿窘迫。

（一）身心评估

（1）健康史及相关检查。了解孕妇的年龄、生育史、内科疾病史，如高血压、慢性肾炎、心脏病等；本次妊娠经过，如有无妊娠期高血压疾病、胎膜早破、子宫过度膨胀；分娩经过，如有无产程延长、缩宫素使用不当；了解有无胎儿畸形，了解胎盘功能、胎心监测情况；评估胎动、胎心、羊水情况。

（2）身心状况。孕产妇夫妇因为胎儿的生命遭遇危险而产生焦虑，对需要手术结束分娩产生犹豫、无助感。对于胎儿不幸死亡的产妇，感情上受到强烈的创伤，通常会经历否认、愤怒、抑郁、接受的过程。

（二）护理措施

（1）孕妇取左侧卧位，间断吸氧，进行胎心监护，注意胎心变化形态。严密监测胎心变化。

（2）若宫缩过强，遵医嘱使用宫缩抑制剂。

（3）若宫口开全，先露低，可行阴道产钳助娩，使胎儿迅速娩出，减少胎儿宫内缺氧时间。

（4）若短时间不能阴道分娩者，配合医生做好术前准备。

（5）做好新生儿抢救和复苏的准备。

（6）心理护理。向孕产妇夫妇提供相关信息，包括采取医疗措施的目的、操作过程、预期结果及孕产妇需做的配合，告知真实情况，有助于孕产妇夫妇减轻焦虑，也可帮助他们面对现实。必要时陪伴他们，对他们的疑虑给予适当的解释。对于胎儿不幸死亡的孕产妇夫妇，需帮助他们顺利度过哀伤期。

（三）健康指导与康复

定期产前检查,教会孕妇自数胎动,高危妊娠应酌情增加检查次数,有异常征象应及时汇报医生并进行处理。

三、胎儿生长受限护理

胎儿生长受限指胎儿应有的生长潜力受损,估测的胎儿体重小于同孕龄应有平均体重的第 10 个百分位数。严重的胎儿生长受限指估测的胎儿体重小于同孕龄应有平均体重的第 3 百分位数。

（一）身心评估

（1）评估病史、既往史、接触史,有无不良嗜好,有无妊娠并发症与合并症以及此次妊娠的经过。

（2）评估孕妇的宫高、腹围、体重增长情况。

（3）评估羊水情况。

（二）护理措施

（1）体位:取左侧卧位。

（2）病情观察:

① 观察孕妇的宫高、腹围、体重增长情况。

② 观察胎动及胎心情况。

③ 监测羊水情况。

（3）症状护理:

① 定期产前检查,连续测量宫高、腹围、孕妇体重增长及胎儿双顶径,了解治疗效果。

② 加强营养,予高蛋白、高维生素饮食,遵医嘱给予高渗糖、氨基酸、铁剂治疗,禁烟、酒。

③ 每日吸氧 2 次,教会产妇自我监护胎动。

④ 孕周未达 32 周者,遵医嘱使用硫酸镁保护胎儿神经系统,孕周未达 35 周者,应遵医嘱使用糖皮质激素促胎肺成熟。

⑤ 临产后严密监护,注意胎心、羊水情况,给予吸氧,做好抢救新生儿准备。

⑥ 胎儿娩出后,保暖,吸氧,抢救窒息者,注意防止低血糖、低血钙等,根据新生儿情况进行皮肤接触,及早吸吮。

（4）心理护理。护理人员向孕妇及家属讲解有关药物治疗的问题,使其主动配合治疗,消除恐惧心理,妊娠期保持平常心态、精神愉快。

（三）健康指导与康复

（1）妊娠早期应避免各种微生物感染,少到公共场所。

（2）妊娠早期避免接触各种有害化学物质,从孕前 3 个月起至妊娠结束,不吸烟、不饮酒。

（3）妊娠期应均衡膳食,摄入足量的蛋白质、碳水化合物、各种维生素、矿物质,以保证充足营养。

（4）积极治疗各种慢性病。

四、死胎护理

妊娠20周后,胎儿在子宫内死亡,称为死胎。多数死胎在胎儿死亡后2周自然娩出,死亡3周仍未排出者,可合并弥散性血管内凝血危及生命。胎儿在分娩过程中死亡,称为死产,亦是死胎的一种。

（一）身心评估

（1）评估病史、家族史、生育史、本次妊娠经过。

（2）评估孕妇心理状况。

（3）评估子宫收缩、阴道流血情况。

（二）护理措施

（1）体位:取左侧卧位。

（2）病情观察：

① 检查凝血功能是否异常。

② 产后观察子宫收缩、阴道流血情况。

（3）症状护理：

① 住院治疗,并做好心理护理,避免使用不恰当的语言,理解孕妇心情,在情感上给予关怀和安慰。

② 入院后安排孕妇在不接触婴儿的环境中,并密切观察宫缩情况,胎儿死亡2周仍未出现临产征兆者应做好引产准备。

③ 孕妇有出血倾向者应备好新鲜血。

④ 预防感染,保持会阴清洁,监测体温,注意有无子宫压痛并注意阴道分泌物性状。

⑤ 做好引产前准备:及时采集血尿标本,了解肝肾功能及凝血功能。胎死宫内超过3周,应密切观察有无出血。

⑥ 分娩后密切观察阴道出血情况,给予缩宫素,防止产后出血,检查胎盘、脐带和胎儿。

（4）心理护理。护理人员应该热情大方、和蔼可亲,注意观察孕妇的心理活动及情绪变化,诱导其说出苦闷,并给予恰当的心理疏导,使其消除紧张、焦虑、悲哀等心理,建立良好的护患关系;其次,要促进患者与家人、朋友、同事之的正常交往,并给患者创造良好的活动、休养环境。

（三）健康指导与康复

（1）分娩后立即回奶,以免奶胀。

（2）查明死胎原因,必要时夫妇双方应做全面检查,如血型、RH因子、染色体,积极治疗并发症,在医护人员指导下选择适宜时机再次妊娠。

（3）重视产前检查,及时配合医生治疗各种妊娠并发症及合并症。

（4）产妇应心情舒畅，树立信心，尽快恢复身体健康。

五、多胎妊娠护理

多胎妊娠是指一次妊娠宫腔内同时有两个或两个以上胎儿。

（一）身心评估

（1）评估病史，询问孕妇感觉到的胎动情况，了解本次妊娠经过和产前检查等情况。
（2）评估宫高、腹围和体重。
（3）评估孕妇心理状况及睡眠情况。

（二）护理措施

（1）体位：取左侧卧位。
（2）病情观察：
① 注意观察有无下肢水肿、静脉曲张等压迫症状，有无呼吸困难。
② 注意子宫底高度和腹围，有无先兆早产症状。
③ 注意有无贫血。
（3）症状护理：
① 加强胎心监测，了解胎儿生长发育情况及胎位变化。
② 注意观察临产先兆，预防早产。
③ 注意观察血压和尿蛋白变化。
④ 在分娩期，加强对胎心、胎动的监护。
⑤ 产后注意阴道流血情况，防止发生产后出血。
（4）指导孕妇多食含高蛋白、高维生素、必需脂肪酸的食物，尤其注意补充铁、钙、叶酸、维生素等，预防并发症，满足妊娠需要。
（5）心理护理。护理人员应多与孕妇交流沟通，宣传多胎妊娠及并发症防治的有关知识，并将以往成功分娩的多胞胎照片收集成册，展示给孕妇，讲述这些孕妇产前、产时、产后的情况以及婴儿的情况，以提高孕妇对妊娠、分娩的认识及对护理人员的信任，消除顾虑，增强对分娩的信心，使其主动参与治疗护理。

（三）健康指导与康复

（1）卧床休息，保证充足的睡眠和休息。
（2）加强营养，鼓励进食营养丰富、易消化、含铁丰富的食物。
（3）指导孕妇定期产前检查。
（4）教会孕妇正确的自数胎动的方法。
（5）如有异常情况，随时汇报。

第八节　分娩后新生儿护理常规

一、母婴同室护理

（1）按产后护理常规接待产妇。

（2）母婴同室应保证室温在 22—24 ℃，保持室内清洁，禁止有呼吸道感染疾病的人群去探望母婴。

（3）宣传母乳喂养和母婴同室的优点，发放母乳喂养的宣传资料。宣教母乳喂养的好处，树立母乳喂养的信心。

（4）新生儿入室后立即喂哺，第一次哺乳时护理人员应在旁指导正确的哺乳姿势，指导产妇按需要哺乳，鼓励夜间哺乳，并在产后早期频繁吸吮乳房，刺激乳房泌乳，以减少乳胀等现象。

（5）鼓励产妇早期起床活动，了解母乳喂养情况，指导产妇正确估计奶的摄入量。

（6）教会产妇正确挤奶的方法，做好乳房异常情况的护理（如乳头皲裂、乳胀等），指导哺乳中可能碰到的一些问题及解决方法。

（7）宣教新生儿常见生理现象及新生儿护理常规（如喂养、沐浴等）。

（8）进行疫苗接种的宣教，做好各种筛查工作。

（9）加强产褥期卫生及产后营养指导。

（10）给予产妇心理安慰和疏导，嘱家属多给予关心和照顾，保持乐观心态。

二、新生儿窒息抢救及护理

（1）估计胎儿出生后发生窒息者，分娩前备好急救药品及器械，做好复苏准备。

（2）胎儿娩出后立即快速评估是否需要复苏、保暖，尽快清理呼吸道，保持呼吸道通畅，并进行触觉刺激，激发自主呼吸。

（3）被胎粪污染且新生儿无活力者，给予气管插管内吸引胎粪，根据新生儿情况给予不同浓度的氧气吸入，评估需要正压通气者，保持 40—60 次/min 的通气频率，同时予胸外按压至建立自主呼吸后，拔出气管导管改为常压吸氧。

（4）新生儿复苏后应继续观察呼吸、心率、肤色、血压、尿量及体温等，给予侧卧位，延期哺乳。注意是否发生大小便异常、感染、酸碱失衡、电解质紊乱等。

（5）加强基础护理：护理人员要做好新生儿皮肤、脐部、口腔及臀部护理。各项操作前后要对双手进行消毒，防止交叉感染。

（6）遵医嘱使用抗生素及维生素 K_1 预防感染及颅内出血。

（7）注意保暖，保持安静，减少抱动，注意合理喂养，注意观察大小便情况。

三、新生儿一般护理

（1）接收新生儿入室后详阅出生记录,了解出生情况,并核对婴儿手圈,检查性别、床号、姓名、出生日期、出生时间、身长、体重是否正确,检查新生儿脚印、母亲手印是否清晰,新生儿有无畸形。

（2）观察体温变化,每日测体温 2 次,如体温低于 36.5 ℃ 或高于 37.5 ℃ 应每 6 h 测一次。早产儿及体温低于 36.5 ℃ 者,给予新生儿保暖。如温升高超过 38 ℃ 者,报告医生查明发热原因,对症处理。

（3）出生后 24 h 内给予侧卧位。注意观察面色、呼吸,及时清除口腔分泌物以防发生吸入性肺炎。

（4）婴儿入室后 2 h 内,密切观察脐带有无渗血、出血、若有出血须重新结扎。

（5）观察新生儿第一次大小便并记录。如超过 24 h 无尿、无胎便排出,应通知医生,查明原因给予处理。

（6）眼睛护理:每日用生理盐水自内眦向外擦洗两眼,分泌物过多者,或发现脓血性分泌物,应立即汇报医生。

（7）口腔护理:新生儿口腔黏膜柔嫩,不宜擦洗,以免损伤而致感染。

（8）沐浴:新生儿每日沐浴 1 次,室温在 26—28 ℃。早产儿、难产儿等出生 3 日内不宜多动者,可在床上擦浴。

（9）脐带护理:保持脐部清洁、干燥。每次沐浴、尿湿后可以用干棉签擦拭干,保持干燥,如被胎粪污染可用酒精或碘伏擦拭。

（10）臀部处理:每次哺乳前换尿布,注意观察大小便性状,以了解喂养情况。大便后应用温水洗净并擦干臀部。

（11）每日观察并记录体温、体重、哺乳量、黄疸及脐部情况,如有精神不振、抽搐、呕吐、黄疸、红臀等,应通知医生,及时给予处理。

（12）预防接种:新生儿出生后 24 h 内完成第 1 剂乙型肝炎疫苗和卡介苗的接种。

四、新生儿抚触

（一）抚触前准备

（1）房间应整洁、安静,室温控制在 26—28 ℃。

（2）抚触时间在沐浴后、睡前、两次进食之间。

（3）抚触者双手先行温暖,使用婴儿润肤霜倒入掌心,以双手、涂抹均匀,同新生儿皮肤接触时动作要轻柔,单个动作重复 3 次。

（4）准备润肤油、大毛巾、尿布及清洁衣服。

（二）抚触的方法

（1）前额:双手拇指从新生儿前额中央位置向两边轻推。

（2）下颌:双手拇指由下颌中央处向上方轻推。

（3）头部：双手掌由前额发迹处向枕后轻推，双手中指在耳后乳突部稍作停留。

（4）胸部：双手分别从胸部外侧下方向对外侧上方轻推直到肩部，绕过乳头。

（5）腹部：双手依次从腹部右下方向左下方抚触，绕开脐部。

（6）四肢：双手交替从远端向近端滑行达腕部，然后在重复滑行过程中节段性用力，挤压肢体肌肉，再从近至远抚触手掌、手背，再抚触每个手指，同法抚触下肢。

（7）背部：以脊柱为中点，双手食指、中指、无名指指腹向外侧轻推，从上到下，然后从上到下抚触脊柱两侧。

（三）注意事项

（1）确保抚触不受打扰，可放柔和的音乐帮助放松。

（2）选择适当时间进行按摩，不宜在新生儿饥饿和过饱时进行。

（3）注意与新生儿情感交流。

（4）观察新生儿有无不适反应和异常表现，如出现哭闹、肤色变紫等立即停止抚触。

（5）抚触过程中应该避开新生儿乳房和肚脐。

第十九章　儿科疾病护理常规

第一节　新生儿疾病护理常规

一、新生儿一般护理

新生儿期（neonate period）是指脐带结扎至出生后 28 天这一间期，此期的小儿称为新生儿。

（一）身心评估

（1）评估患儿体温、呼吸、皮肤颜色、胎龄、喂养情况、头围、身长、体重。
（2）评估患儿身体状况、皮肤完整性、有无畸形。
（3）评估患儿家属对疾病的认知情况。

（二）护理措施

1. 体温管理
（1）新生儿室条件：新生儿室应安置在阳光充足、空气流通的朝南区域。室内最好备有空调和空气净化设备，足月儿保持室温在 22—24 ℃、早产儿保持室温在 24—26 ℃，保持相对湿度在 55%—65%。
（2）保暖：新生儿出生后应立即擦干身体，用温暖的毛巾包裹，因地制宜采取保暖措施使其处于"适中温度"。可采用戴帽、母体胸前怀抱、母亲"袋鼠"式怀抱、热水袋、婴儿暖箱和远红外辐射台等保暖措施。此外，接触新生儿的手、仪器、物品等均应保持温暖。暴露性操作应在远红外辐射台保暖下进行。
（3）体温过高：给予松包等物理降温，一般不行药物降温。

2. 皮肤护理
（1）根据患儿情况决定沐浴频次。做好口腔护理。采用棉质、宽大衣服，不用纽扣。检查脐带、皮肤完整性及有无肛周脓肿等情况，每次大便后用温水清洗会阴部及臀部，臀部皮肤可涂鞣酸软膏、凡士林油膏、婴儿护臀膏，以防尿布性皮炎。
（2）合理选择器具，妥善操作以避免医源性皮肤损伤，常见的有压力性损伤、灼伤、烫伤、摩擦伤、割伤、划伤等。

3. 预防感染
（1）严格执行消毒隔离：手卫生是防止交叉感染的关键环节。各类医疗器械定期消毒。

严格遵守护理技术常规。按要求做好空气、物体表面、仪器设备、咽试纸培养等监控工作。感染性与非感染性患儿分区域安置和护理,对患病或带菌工作人员暂调离新生儿室。

（2）保持脐部清洁干燥：每日进行脐部护理,有分泌物者先用 3％过氧化氢溶液（双氧水）棉签擦拭,再用 0.2％—0.5％碘伏棉签擦拭,从脐带根部由内向外环形彻底清洗消毒并保持干燥；选择吸水透气性好的尿布,避免大小便污染；脐部护理时注意腹部保暖。

4. 确保安全

避免让患儿处于危险的环境,如高空台面,可能触及到的热源、电源及尖锐物品等。照护者指甲要短而钝。

5. 呼吸道管理

（1）保持呼吸道通畅：在新生儿开始呼吸前迅速清除口鼻部黏液及羊水,以免引起吸入性肺炎。取舒适体位,仰卧时可在肩下垫小软枕使气道伸直,以避免颈部前屈或过度后仰。俯卧时头侧向一边,专人看护。检查鼻腔是否通畅,清除鼻腔分泌物,避免物品阻挡口鼻腔或按压其胸部。

（2）翻身、叩背和吸痰：翻身时保持头、颈、肩呈一条直线,使气道通畅。操作时注意各管路连接,防止导管滑脱、移位、堵塞、打折等。一般每 2 h 翻身 1 次,可预防或治疗肺内分泌物堆积,促进受压部位的肺扩张。吸痰前可先叩背,通过叩击胸背而震动胸壁,促进肺循环,使小气道内的分泌物松动,易进入较大的气道,有助于吸痰。采用半握空拳法或使用拍击器,从外周向肺门轮流反复拍击,使胸部产生相应的震动,叩击时一手固定患儿的头颈部,以减少头部晃动,叩击的速度与强度视患儿具体情况而定。吸痰前需评估,分泌物黏稠者可先雾化再吸痰,确定吸痰管插入的深度,以免损伤气管隆嵴,遵循"由浅入深、先口后鼻"的原则,尽可能采用密闭式吸痰。吸痰时间不超过 15 s/次,吸引负压不超过 100 mmHg。

（3）氧疗：根据病情、血氧情况给予鼻导管吸氧、头罩吸氧、持续气道正压通气（continuous positive airway pressure,CPAP）,必要时行气管插管及机械辅助通气。吸入的氧浓度早产儿以维持动脉血氧分压在 50—80 mmHg（6.7—10.7 kPa）或经皮血氧饱和度在 88％—93％为宜,足月儿以经皮血氧饱和度在 85％—98％为宜,氧气需加温（31—34 ℃）并湿化,根据缺氧改善情况随时调整用氧,以防止氧浓度过高或用氧时间过长而导致氧中毒。

6. 血糖管理

多采用快速纸片血糖测定法。注意避免在输液侧肢体末梢采血。采血时先按摩使局部充盈后再消毒,待干后再采血,切勿直接消毒穿刺再以挤压的方式采血,以免部分组织液混入待检血液中,影响血糖监测的准确性。

7. 合理喂养

（1）尽早喂养：母乳是婴儿天然的食物,正常足月儿提倡生后半小时早哺乳,鼓励按需哺乳。无法母乳喂养者先试喂 5％—10％葡萄糖水,如无消化道畸形,吸吮吞咽功能良好者可给予配方乳。奶量以喂奶后安静、不吐、无腹胀和体重理想增长（15—30 g/日,生理性体重下降期除外）为标准。吸吮能力差、吞咽不协调者可应用管饲和静脉营养,并开展非营养性吸吮训练。

（2）监测体重：定时、定秤测量,每次测量前均要调节磅秤零点。

8. 密切观察病情变化

注意观察新生儿的状态、反应、喂养情况、皮肤颜色、末梢循环、体温变化、有无呼吸暂停等。使用心电监护仪监测心率、呼吸、血压、SaO_2 变化。观察呼吸频率、节律、深浅度、胸廓起伏状态、自主呼吸与呼吸机是否同步。观察足背动脉搏动、四肢末梢灌注、尿量等情况，警惕低血压甚至休克。如出现烦躁不安、心率加快、呼吸急促、肝脏在短时间内迅速增大时，提示心力衰竭；如出现面色青灰、皮肤发花、四肢厥冷、脉搏细弱、皮肤有出血点等应考虑感染性休克或弥散性血管内凝血；若出现呕吐、脑性尖叫、前囟饱满、两眼凝视则提示脑膜炎。

（三）健康指导与康复

促进亲子关系建立，提倡母婴同室和母乳喂养，鼓励父母树立信心，创造良好的物理刺激环境，促进患儿体格生长和智能发育。住院期间向家长解释患儿的病情，在减轻家长焦虑的同时取得配合，出院前教会父母如何照顾患儿，为日后安全居家做好准备，并嘱咐患儿家长定期随访。

二、早产儿护理

早产儿指胎龄小于 37 周出生的活产婴儿，又称未成熟儿。出生体重多在 2500 g 以下，身长小于 47 cm。出生体重小于 2500 g 者为低出生体重儿，其中小于 1500 g 者为极低出生体重儿，小于 1000 g 者为超低出生体重儿。保暖、喂养、维持正常呼吸、预防感染及密切观察病情变化是护理早产儿的关键。

（一）身心评估

（1）评估体温、呼吸、心率、血压及病情危重程度。

（2）评估是否有嗜睡或昏迷，是否存在脑损伤、缺血、缺氧、内环境紊乱等情况。

（3）测量体重、身长、头围、胸围，评估生长发育水平及营养状况。

（4）评估身体各部位活动的对称性、姿势，有无抽搐等异常活动，哭闹的程度及声调，有无过度激惹，肌张力和神经反射是否正常。

（5）了解患儿及其家长对疾病的心理反应及应对方式、对疾病的防治态度等。

（6）评估患儿所在环境的室温、箱温、光线强度、环境声音分贝。

（二）护理措施

1. 一般护理

早产儿室室温保持在 24—26 ℃，湿度保持在 55%—65%。根据早产儿体重、成熟度及病情，给予不同保暖措施，一般体重小于 2000 g 的早产儿给予暖箱保暖，体重大于 2000 g 的早产儿，放于婴儿床，戴帽、盖被保暖，对于临床症状不稳定的早产儿可放置在远红外辐射台上。对于低于 1500 g 的极低出生体重儿，尤其是 28 周以下的早产儿，生后立即用保鲜膜或食品级塑料袋包裹颈部至全身，头部戴帽子，放在远红外辐射台上保暖，防止热量丢失，病情稳定后放置在暖箱中。根据胎龄、出生体重、日龄调节暖箱内的相对湿度，第 1 周内暖箱内湿度在 70% 以上可防止经表皮水分丧失，所以一般设置在 60%—80%，胎龄和出生体重越低，暖箱相对湿度越高，1 周后逐渐下调。

2. 维持体温稳定

（1）轻度低体温（34—35 ℃）：采用缓慢复温法，置于 24—26 ℃室温中，用预热衣被包裹，12—24 h 内逐渐恢复至正常体温。

（2）中重度低体温（小于 34 ℃）：采用暖箱复温法，置于预热暖箱内，暖箱温度高于患儿皮肤温度 1 ℃，湿度保持在 55%—65%，每小时提高暖箱温度 1 ℃。若患儿体重低于 1200 g、胎龄少于 28 周，复温速度不超过 0.6 ℃/h。复温过程中观察体温变化，肛门温度与体表温度的差不超过 1 ℃；对于低体温有合并症需要抢救的患儿，可置于远红外辐射台上复温，使用保鲜膜或食品级塑料袋覆盖周身，复温速度为 15—30 min 提高 1 ℃；如无暖箱或辐射台，可因地制宜采用电热毯、热炕等进行复温。

（3）体温过高：若是因环境温度引起的发热，降低室温，调节箱温，打开新生儿包裹散热，同时注意腹部保暖。若为脱水热，及时补充入液量；若体温高于 39 ℃，可采用物理降温，如冷敷降温和温水擦浴，忌用酒精擦浴，防止体温急剧下降造成不良后果。

3. 维持有效呼吸

（1）保持呼吸道通畅，及时清除口鼻腔内分泌物，必要时予以吸痰。避免物品阻挡早产儿口鼻腔通气或置于早产儿胸部。

（2）患儿仰卧位时肩下垫软枕开放气道，必要时采用俯卧位促进呼吸，床头抬高，增大胸腔容量。

（3）复苏时使用空气氧气混合仪控制吸入氧浓度，出生胎龄少于 28 周的早产儿生后初始吸入氧浓度为 0.30，出生胎龄为 28—31 周的早产儿吸入氧浓度为 0.21—0.30，应监测调整吸入氧浓度。早产儿经皮血氧饱和度低于 85% 并有呼吸困难者应给予吸氧，经皮血氧饱和度大于 95% 应下调吸入氧浓度，尽早脱离氧气，预防早产儿视网膜病变发生。早产儿目标血氧饱和度为 90%—94%，可将经皮血氧饱和度报警范围分别设置为 89% 和 95%。头罩吸氧流量为 4—6 L/min。日龄较大者可用鼻导管吸氧，氧流量为 0.5 L/min 左右。推荐早产儿生后先使用持续正压通气，如有新生儿呼吸窘迫综合征早期选择性使用肺表面活性物质。

4. 营养支持

（1）肠内营养：

① 首选母乳喂养，无法母乳喂养者以早产配方乳为宜。

② 评估喂养耐受能力：无明显腹胀，腹部没有触痛，肠鸣音存在，吸出物无胆汁样胃内容物，无胃肠道出血的征象，呼吸、心血管和血液学稳定，具备上述条件，患儿可尽早肠内喂养。如患儿临床情况稳定和喂养耐受，可逐渐增加奶量，对于体重低于 1500 g 或严重患病的早产儿，加奶速度以不大于 20 mL/(kg·日)较为安全。对于无创通气时的早产儿谨慎增加喂养量，对于体重低于 1000 g 的早产儿应个体化喂养。

③ 最好的喂养方式是经口喂养，胎龄少于 34 周的早产儿由于吸吮、吞咽功能不协调，可给予重力喂养或管饲喂养。

④ 喂养频率：每 3 h 喂养 1 次。根据喂奶耐受情况调整喂奶量，早产儿理想的体重增长为 10—15 g/(kg·日)。

⑤ 喂养后可根据胃食管返流情况取头高 30°，右侧卧位或俯卧位半小时，防止呕吐导致吸入性肺炎。

⑥ 抽取胃内残留物：观察胃内容物的颜色、性状与量。可根据体重来定量，如大于 2 mL/kg 属于异常，也可根据喂养的容量来估计，如大于 3 h 喂养容量的 50% 为异常。绿色或胆汁样的胃残留液提示肠梗阻或可能是胃过度膨胀致胆汁返流。血性残留液提示肠道炎症或可能是留置胃管刺激黏膜所致。出现上述症状应减少喂养量或停喂 1 次，在下次喂养前重新评估。密切关注患儿情况，若发生精神萎靡、烦躁哭闹、肠蠕动减慢或消失，立即报告

医生,必要时留置胃肠减压。

（2）肠外营养:若早产儿经口摄入不足,需通过肠外营养补充,若为外周静脉,应用液体的葡萄糖浓度不能超过12.5%。

5. 皮肤护理

皮肤风险评估结果为高危的患儿使用水床、水枕,骨隆突处或受压部位使用保护性敷料覆盖保护,勤更换体位,按摩受压部位。出现尿布皮炎的患儿,应保持臀周皮肤干燥,若肛周出现皮肤破损,创面扩大经久不愈时,暴露臀部,使用护架烤灯照射,促进创面炎症吸收。去除胶布时,可使用石蜡油、玻璃喷剂减小摩擦力。至少每4h翻身1次,即使不能侧身,也可垫高头部、肩部、臀部和支撑这些区域,减轻压力。

（三）健康指导与康复

控制病房光线,减少噪音刺激,为患儿提供舒适和正确的体位,减少疼痛刺激,合理安排操作和护理,减少医疗环境因素对神经系统发育的不良影响,促进患儿身体恢复、生长发育,提高其自我协调能力,从而改善患儿的最终预后。鼓励父母参与照顾患儿,协助建立亲子关系等。

三、新生儿窒息护理

新生儿窒息(asphyxia of newborn)是指胎儿因缺氧发生宫内窘迫或娩出过程中引起的呼吸、循环障碍;或者指新生儿娩出1 min内无呼吸或仅有不规则、间歇性、浅表呼吸者,是新生儿最常见的症状,也是新生儿死亡和致残的主要原因。世界卫生组织的统计数字表明,每年400万新生儿死亡中约有100万死于新生儿窒息,即新生儿窒息导致的死亡已经占到了新生儿死亡的1/4。

（一）身心评估

（1）评估患儿心率、呼吸,有无喘息状呼吸,有无呼吸暂停,心律是否规则,有无心率次数低于60次/min。观察患儿对外界刺激的反应,是否有肌张力松弛的表现。面部皮肤是青紫还是苍白,口唇有无暗紫。在复苏过程中评估患儿的上述症状有无好转的趋势。

（2）了解实验室检查尤其是血气分析结果,根据PaO_2、$PaCO_2$以及pH来指导临床治疗及护理。

（3）评估家长对本病各项护理知识的了解程度及需求。

（二）护理措施

1. 复苏时的护理配合

新生儿窒息的复苏应由产科及新生儿科医生、护士共同合作进行。估计胎儿娩出后有窒息危险时,应充分做好准备工作,包括人员、仪器、物品等。严格按照规定步骤进行,顺序不能颠倒。复苏过程中严密进行心电监护。

2. 温度管理

（1）保温:根据情况因地制宜使用提高室温、袋鼠式保暖、预热包被、辐射保温台等保暖措施。对于孕周少于28周或体重低于1500 g的新生儿,生后不擦干,颈部以下放入塑料袋或用塑料包裹,放于辐射保温台并进行复苏或观察。对孕周少于 28 周的早产儿,产房的温度应保持至少 26 ℃。

（2）避免高温：缺血时及缺血后高体温与脑损伤有关,需要复苏的新生儿应以达到体温正常为目的,避免医源性体温过高。

3. 用氧护理

足月儿出生后复苏用正压通气时,开始用空气而不是 100％氧。如果在有效通气的情况下心率不增加或氧饱和度增加不满意,再考虑应用高浓度氧。孕周小于 32 周的早产儿用空气复苏不能达到要求的氧饱和度,应用空氧混合仪并在氧饱和度的指导下进行调节,开始用低浓度的氧,然后根据氧饱和度调整氧浓度。避免用氧浓度过高对早产儿视网膜的损害。

4. 病情监测

持续进行氧饱和度、心率、血压、血细胞比容、血糖、血气分析及血电解质等指标的监测。复苏后尤其要定时监测血糖,维持血糖 60—80 mg/dL,防止低血糖脑损伤。

（三）健康指导与康复

窒息新生儿可能有多器官功能损害的危险,应及时对脑、心、肺、肾及胃肠等器官功能进行监测,早期发现异常并适当干预,告知患儿家长可能的并发症,定期进行随访治疗,以降低窒息后的死亡率和伤残率。

四、新生儿缺血缺氧性脑病护理

新生儿缺氧缺血性脑病（hypoxic-ischemic encephalopathy, HIE）是由于各种围产期因素引起的缺氧和脑血流减少或暂停而导致胎儿和新生儿的脑损伤,是新生儿窒息后的严重并发症,病情重,病死率高,少数幸存者可产生永久性神经功能缺陷,如智力障碍、癫痫、脑性瘫痪等。据统计,我国新生儿 HIE 的发生率为活产儿的 3‰—6‰,其中 15％—20％在新生儿期死亡,存活者中 25％—30％可能留有不同类型和程度的远期后遗症,成为危害我国儿童生活质量的重要疾病之一。

（一）身心评估

（1）评估患儿有无易激惹、肢体颤抖、睁眼时间长、凝视等神经系统过度兴奋的表现,有无嗜睡、昏迷等神经系统过度抑制的表现,评估患儿有无肢体的过度屈曲,有无被动活动阻力增高,有无头竖立差、四肢松软等肌张力减弱的表现,评估患儿的吸吮、拥抱等原始反射有无减弱或消失,评估患儿是否发生惊厥以及惊厥的形式、频率,评估患儿有无呼吸异常、呼吸节律不整、呼吸暂停、瞳孔对光反射迟钝或消失等脑干症状。

（2）了解患儿代谢等化验检查,了解患儿脑电生理检查以及 B 超、CT、MRI 等脑影像学检查结果。

（3）评估患儿及家长对本病各项护理知识的了解程度及需求。

（二）护理措施

1. 用氧护理

及时清除呼吸道分泌物,保持呼吸道通畅。选择合适的给氧方式,根据患儿缺氧情况,可给予鼻导管吸氧或头罩吸氧,如缺氧严重,可考虑气管插管及机械辅助通气。

2. 亚低温治疗的护理

(1)降温:亚低温治疗时采用循环水冷却法进行选择性头部降温,起始水温保持 10—15 ℃,直至体温降至 35.5 ℃时开启体部保暖,头部采用覆盖铝箔的塑料板反射热量。脑温下降至 34 ℃时间应控制在 30—90 min,否则将影响效果。

(2)维持:亚低温治疗目的是使头颅温度维持在 34—35 ℃,由于头部降温,体温亦会相应下降,易引起新生儿硬肿症等并发症,因此在亚低温治疗的同时必须注意保暖,可给予远红外或热水袋保暖。远红外保暖时,肤温控制设定在 35—35.5 ℃,肤温探头放置于腹部。热水袋保暖时,使热水袋的水温维持在 50 ℃左右,冷却后及时更换,并防止发生烫伤。在保暖的同时要保证亚低温的温度要求。患儿给予持续的肛温监测,以了解患儿体温波动情况,维持体温在 35.5 ℃左右。

(3)复温:亚低温治疗结束后,必须给予复温。复温宜缓慢,时间大于 5 h,保证体温上升速度不高于 0.5 ℃/h,避免快速复温引起的低血压,因此复温的过程中仍须进行肛温监测。体温恢复正常后,须每 4 h 测体温 1 次。

(4)监测:在进行亚低温治疗的过程中,给予持续的动态心电监护、肛温监测、SpO_2 监测、呼吸监测及每小时测量血压,同时观察患儿的面色、反应、末梢循环情况,总结 24 h 的出入液量,并做好详细记录。在护理过程中应注意心率的变化,如出现心率过缓或心律失常,及时与医生联系是否停止亚低温治疗。

3. 早期康复干预

对疑有功能障碍者,将其肢体固定于功能位。早期给予患儿动作训练和感知刺激的干预措施,促进脑功能的恢复。

4. 心理护理

新生儿缺血缺氧性脑病患儿远期后遗症发生率较高,家属容易产生紧张、焦虑情绪,因此护士应该向患儿家长耐心细致地解答病情,缓解其不良情绪。

(三)健康指导与康复

向患儿家长解释病情以及亚低温治疗的原因及注意事项,缓解其紧张、焦虑情绪。指导家长掌握康复干预措施,以得到家长最佳的配合并坚持定期随访。

五、新生儿颅内出血护理

颅内出血(intracranial hemorrhage,ICH)是新生儿期常见病,与这一阶段自身的解剖生理特点和多种围产高危因素有关,严重者可有神经系统后遗症。根据不同的病因,可发生不同部位的颅内出血,主要出血类型为脑室周-脑室内出血(periventricular-intraventricular hemorrhage,PIVH)、硬脑膜下出血、蛛网膜下出血、脑实质出血,小脑及丘脑、基底核等部位也可发生出血。近年来,围产新生儿医学技术不断提高,但因早产儿增加,孕周、出生体重呈降低趋势,因此高危儿相应增多,新生儿颅内出血的发生率并无大幅度降低。国内有报道,早产儿脑室周围-脑室内出血发生率仍在 40%—70%。

(一)身心评估

(1)评估患儿有无烦躁不安、易激惹、脑性尖叫、肌震颤、惊厥等神经系统兴奋性的表现,评估患儿有无神志异常、四肢肌张力低下、运动减少、呼吸异常等皮质抑制症状。

（2）了解 B 超、CT、MRI 等影像学检查的结果。

（3）评估患儿及家长对本病各项护理知识的了解程度及需求。

（二）护理措施

1. 一般护理

室内温度保持在 24—26 ℃，湿度保持在 55%—65%，体位适宜，抬高肩部，头偏向一侧，避免分泌物或呕吐物吸入呼吸道造成窒息和吸入性肺炎，对抽搐、分泌物多的患儿应及时吸痰，保持呼吸道通畅。保持皮肤及口腔的清洁，静脉输液速度宜慢，以防快速扩容加重出血。

2. 防止噪音及镇静

保持患儿绝对安静，换尿布、喂奶等动作要轻，治疗和护理操作集中进行，尽量少搬动患儿头部，避免引起患儿烦躁，加重出血，必要时按医嘱给予镇静剂，用药时要记录用药的时间、剂量及效果。

3. 病情观察

（1）意识和精神状态的观察：注意观察有无烦躁不安、反应迟钝、嗜睡或昏迷现象，患儿出血量较少或小脑幕出血为主者，早期常表现为兴奋状态，不易入睡，哭躁不安，如病情继续发展，则出现抑制状态，嗜睡、反应低下甚至昏迷，因此需要动态观察，及时发现细微的意识变化，报告医生并做好记录，给予相应的处理。

（2）观察瞳孔和各种反射：瞳孔大小不等、边缘不规则表示颅内压增高；双侧瞳孔扩大，对光反应和各种反射均消失，表示病情危重。

（3）囟门的观察：前囟饱满、紧张提示颅内压增高，颅内出血量大，应及时报告医生采取处理措施，以免引起脑疝。

（4）生命体征的观察：应密切观察体温、呼吸等变化，及时给予心脑监护。观察呼吸节律、频率变化。呼吸不规则、屏气、暂停均表示病情危重，要立即报告医生，遵医嘱予以氧气吸入，以提高患儿血氧浓度，减轻脑水肿，改善脑细胞缺氧。注意有无皮肤苍白、青紫、黄染等，如颜面皮肤苍白或青紫，提示内出血量较大，病情较严重。皮肤黄染则会增加治愈的难度，早期发现可协助治疗。注意体温变化，如有体温不升或高热，表示病情危重。及时报告医生，积极配合抢救。

（5）观察患儿喂养中的反应：出血早期禁止直接哺乳，以防因吸奶用力或呕吐而加重出血。可用奶瓶喂养，当患儿出现恶心、呕吐则提示颅内压增高。注意观察患儿的吃奶情况。因患儿常有呕吐及拒食，甚至吸吮反射、吞咽反射消失，故应观察患儿热量及液体摄入情况，以保证机体生理需要。脱水治疗时应密切观察患儿精神状态、囟门、皮肤弹性、尿量及颜色变化，以防脱水过度导致水、电解质平衡失调。

（三）健康指导与康复

住院时向家属讲解颅内出血的严重性以及可能会出现的后遗症。给予安慰，以减轻家属不良情绪。临床一旦发现患儿有脑损伤时，应尽早指导家属早期功能训练和智能开发，并鼓励家属坚持长期治疗和随访，以提升患儿生存质量。

六、新生儿黄疸护理

新生儿黄疸（neonatal jaundice）因胆红素（大部分为未结合胆红素）在体内积聚而引起，其原因很多，有生理性和病理性之分。它可以是新生儿正常发育过程中出现的症状，也可以是某些疾病的表现，严重者可致中枢神经系统受损，产生胆红素脑病，引起死亡或严重后遗症。因此，新生儿出现黄疸，应辨别是生理性黄疸还是病理性黄疸，尽快找出原因，及时治疗，加强护理。

（一）身心评估

（1）了解患儿胎龄、分娩方式、Apgar 评分、母婴血型、体重、喂养及保暖情况；询问患儿体温变化及大便颜色、药物服用情况、有无诱发物接触等。观察患儿的反应、精神状态、吸吮力、肌张力等情况，监测体温、呼吸、患儿皮肤黄染的部位和范围，注意有无感染灶、有无抽搐等。了解胆红素变化情况。

（2）了解实验室检查如血清胆红素等。

（3）心理-社会支持系统情况。了解患儿家长心理状况，对本病病因、性质、护理、预后的认识程度，尤其是胆红素脑病患儿家长的心理状况和有无焦虑。

（二）护理措施

1. 喂养护理

黄疸期间常表现为吸吮无力、食欲缺乏，应耐心喂养，按需调整喂养方式，如少量多次、间歇喂养等，保证奶量摄入。

2. 光疗的护理

光疗时注意保护患儿安全。光疗前给患儿佩戴合适的眼罩，避免光疗对患儿视网膜产生毒性作用。注意观察患儿的全身情况，有无抽搐、呼吸暂停等现象的发生；观察患儿的皮肤情况，如出现大面积的光疗皮疹或青铜症，应通知医生考虑暂停光疗。光疗分解物经肠道排出时刺激肠壁引起肠道蠕动增加，因此光疗患儿大便次数将增加，应做好臀部护理，预防红臀的发生。

3. 换血的护理

严格按照新生儿换血指征进行新生儿换血。术前核对换血知情同意书，并由家长签字。选择合适的血源。术前停奶一次，并抽出胃内容物以防止呕吐。选择合适的静动脉通路。换血过程中记录换血量，保证输入量和输出量一致，注意观察患儿有无抽搐、呼吸暂停、呼吸急促等表现。换血后进行血生化的监测，观察黄疸程度和黄疸症状。

4. 病情观察

注意皮肤黏膜、巩膜的色泽，根据患儿皮肤黄染的部位和范围，估计血清胆红素的近似值，评价进展情况。注意神经系统的表现，如患儿出现拒食、嗜睡、肌张力减退等胆红素脑病的早期表现，立即通知医生，做好抢救准备。观察大小便次数、量及性质，如存在胎粪延迟排出，应予灌肠处理，促进粪便及胆红素排出。

5．用药护理

（1）遵医嘱给予白蛋白和酶诱导剂。纠正酸中毒，以利于胆红素和白蛋白的结合，减少胆红素脑病的发生。

（2）合理安排补液计划，根据不同补液内容调节相应的速度，切忌快速输入高渗性药物，以免血-脑屏障暂时开放，使已与白蛋白联结的胆红素也进入脑组织。

（三）健康指导与康复

（1）若为母乳性黄疸，嘱可继续母乳喂养，如吃母乳后仍出现黄疸，可改为隔次母乳喂养逐步过渡到正常母乳喂养。若黄疸严重，患儿一般情况差，可考虑暂停母乳喂养，黄疸消退后再恢复母乳喂养。

（2）若为红细胞 G-6-PD 缺陷者，须忌食蚕豆及其制品，患儿衣物保管时勿放樟脑丸，并注意药物的合理选用，以免诱发溶血。

（3）发生胆红素脑病者，注意后遗症的出现，教育家长定期随访，给予康复治疗和护理。

七、新生儿败血症护理

新生儿败血症（neonatal septicemia）指病原体侵入新生儿血液循环系统，并在其中生长繁殖，产生毒素所造成的全身性感染。其发病率及病死率均较高，尤其是早产儿和长期住院者。

（一）身心评估

（1）评估患儿有无发热或体温不升等体温异常改变，是否有精神食欲欠佳、嗜睡的表现，皮肤有无黄疸的表现，有无皮肤黏膜感染症状，有无腹胀、呕吐等消化系统症状，有无气促、发绀、呼吸暂停等呼吸系统不良表现，有无瘀点、瘀斑等出血倾向。

（2）了解患儿的血培养结果、病原菌抗原及 DNA 监测的结果，了解患儿白细胞计数、C反应蛋白、血清降钙素原等其他实验室检查的结果。

（3）评估患儿及家长对本病各项护理知识的了解程度及需求。

（二）护理措施

1. 加强新生儿基础护理

（1）皮肤护理：新生儿皮肤黏膜娇嫩，很多眼睛看不到的小破损常会成为细菌入侵的门户，做好皮肤护理至关重要。应选择面料柔软、吸汗及透气性强的衣服和包被。保持皮肤清洁、干燥，每天行沐浴或床上擦浴，动作轻柔，注意颈下、腋下、腹股沟等皮肤褶皱部位的清洁，洗头时注意不能让水进入外耳道。勤换尿不湿，防止尿布皮炎发生。

（2）口腔护理：新生儿口腔黏膜不能擦伤，切记不能挑"马牙"。口腔清洁可用无菌棉签蘸生理盐水轻轻擦拭内颊部、上颚、牙龈、舌上下等，对气管插管患儿可采用1%碳酸氢钠漱口水进行擦拭，每 4 h 擦拭 1 次。

（3）脐部护理：保持脐部皮肤清洁、干燥，不需要特殊处理。如脐部渗血、渗液可用0.2%—0.5%碘伏或75%的酒精由脐根部向外擦洗，根据具体情况决定频次。尿布不能遮盖脐部，防止尿液污染导致脐部感染。

2. 保证环境清洁安全

（1）新生儿室空气、地面、物体表面定时消毒。新生儿所用物品包括听诊器、小毛巾等均一人一用一消毒,不能混用。最好选择一次性奶瓶和口服药杯,防止交叉感染。

（2）医护人员身体健康,病室人员相对固定,接触患儿必须戴手套,认真执行手卫生。减少亲友及外来人员进入病室。

（3）医疗废物和生活垃圾均有专用垃圾桶,最好加盖,定时清理,不能长时间滞留病室。

3. 严格执行无菌技术操作

（1）静脉用药液必须专人配制,尤其是静脉营养液,严格执行无菌技术操作,防止医源性感染。

（2）各种留置导管必须专人护理,定时观察和记录,发现局部异常（红、肿、热等）及时拔除导管,并送导管头端行培养。

（3）应在使用抗生素前采集患儿血液行血培养。血培养无菌技术要求极高,采血时应两人配合,最好不从股静脉采血,易被会阴部肠道菌污染,也有穿过髋关节囊的危险。

4. 病情观察

加强巡视,密切注意患儿生命体征,观察有无黄疸、休克或各系统的异常表现,发现问题及时通知医生,积极处理。

（三）健康指导与康复

（1）教导家长测量体温的正确方法,维持体温恒定。当体温不升或低体温时,及时予以保暖措施;当体温过高时,予以松开包被、温水擦浴或沐浴等物理降温措施,新生儿一般不予药物降温。

（2）教育家长及时发现局部感染灶,如脐炎、鹅口疮、脓疱疮、皮肤破损等,尽快到医院就诊,防止感染继续蔓延。

（3）尽量母乳喂养,提高患儿抵抗力,保证营养供给。

（4）向家属讲解新生儿败血症相关知识,指导家属如何居家照顾新生儿,教会家属识别新生儿败血症异常表现,告知家属随访时间和注意事项等,按时随访。

八、新生儿感染性肺炎护理

感染性肺炎（infectious pneumonia）是新生儿常见疾病,也是引起新生儿死亡的重要病因,据统计,围产期病死率可达5%—20%,可发生于宫内、分娩过程中或出生后,可由细菌、病毒或霉菌等不同病原体引起。

（一）身心评估

（1）了解患儿出生时有无窒息史,评估患儿生后有无呻吟、憋气,呼吸暂停等呼吸系统不良表现,听诊肺部有无啰音;评估患儿的精神状态,有无反应低下的表现;评估患儿的体温,有无低体温或高热的出现。

（2）了解X线结果以及药敏实验结果。

（3）评估家长对本病各项护理知识的了解程度及需求。

（二）护理措施

1. 保暖

保持室温在 24—26 ℃，相对湿度在 55%—65%。保证患儿体温处于正常范围。

2. 保持呼吸道通畅

使患儿采取侧卧位，头偏向一侧，利于呼吸道分泌物的排出。肺炎患儿呼吸道黏膜充血、渗出，加之新生儿气管狭窄、血管丰富，很容易被分泌物阻塞，引起窒息。吸痰时动作要轻柔，以免损伤呼吸道黏膜，吸痰时如果患儿痰液黏稠，不易吸出，可轻轻叩背，通过振动，促进痰液排出。叩击应在喂养或吸痰前 30—45 min 改变体位后进行，操作时可适当提高 FiO_2 10%—15%，持续时间不超过 10 min。叩击器边缘均要接触胸壁，以免漏气。叩击速度为 100—120 次/min，每次提起叩击器 2.5—5 cm，每次叩击 1—2 min，每部位反复叩击 6—7 次。当叩击震动治疗出现呼吸困难、发绀、呼吸暂停、心动过缓时应停止叩击，予吸痰、吸氧，待症状消失后再予叩击。但下列情况下不宜进行：① 机械通气的前 48—72 h 内及极低出生体重儿；② 应用呼吸机予高氧、高通气时，此操作会影响通气效果；③ 胃管喂养后 30 min 内。

3. 雾化吸入的护理

对新生儿肺炎的患儿行雾化吸入，在雾化液中加入支气管扩张剂及相应的抗生素，使药随吸气吸到较深的终末支气管及肺泡，对消炎、止咳化痰、湿润气道有较好的效果，并可解除支气管痉挛，改善通气功能，起到较好的治疗作用，有利于痰液吸出。

4. 吸氧的护理

患儿出现呼吸急促或呼吸困难，偶有呼吸暂停、面色发绀或苍白，立即给予氧气吸入，随时观察缺氧改善情况，如呼吸、面色及口唇情况。

5. 输液的护理

按治疗方案有次序地输入液体，液体量要准确。输液要采用输液泵控制速度，不可过快或过慢，过快易造成肺炎患儿循环血量突然扩大，而导致心力衰竭和肺水肿，过慢液体量不能保证。

6. 合理喂养

新生儿热量储备低，在病理情况下，反射及反应低下，食欲及胃纳功能低下，进乳少，同时，病理情况下的机体热量消耗很快，易造成患儿低血糖及低蛋白血症。为了供给足量营养和水分，增强机体抵抗力，可根据情况采用经口喂养，口服时注意呛咳和溢奶情况，如病情严重、吞咽反射差、拒乳或呛咳严重，应给予管饲，逐渐增加奶量，到恢复期，每次喂奶量为 30—50 mL，每 3 h 喂 1 次，喂奶后轻轻叩背，使胃中空气排出，以免发生溢奶。

7. 用药护理

重症肺炎心力衰竭使用洋地黄制剂时，心率低于 100 次/min 时应停止使用，每次服药前应听诊心率并做好记录，注意观察洋地黄制剂的不良反应，包括对小便量的观察，有无呕吐、心律失常等。其他保护心肌的药物（如磷酸肌酸钠）等应按时使用，且宜采用微泵缓慢输入。

8. 对症护理

要做好各项护理，如脐部和臀部护理、口腔护理、皮肤护理，并注意预防并发症。肺炎患儿反应低下，应经常给患儿更换体位，以免肺不张。常用温水洗臀部及受压部位，保持皮肤清洁。每天洗澡后,用乙醇棉球擦洗脐部,预防感染,长期使用抗生素,患儿易出现鹅口疮,需用制霉菌素甘油涂口腔,每天 4—6 次,直至愈合。

(三)健康指导与康复

(1)教育家长实行良好的手卫生,预防交叉感染。做好婴儿的日常生活护理。

(2)清洁婴儿的床单位、玩具、经常玩耍的区域,婴儿的个人物品不可被共享(如被子、瓶子、奶嘴)等。

(3)适当限制家庭的拜访者,避免去人群密集地。

九、新生儿呼吸窘迫综合征护理

新生儿呼吸窘迫综合征(respiratory distress syndrome,RDS)又称新生儿肺透明膜病(hyaline membrane disease,HMD),系因肺表面活性物质不足以及胸廓发育不成熟导致,主要见于早产儿,也可能见于多胎妊娠所产婴儿、糖尿病母亲所产婴儿、婴儿剖宫产后等。肺外导致 RDS 的原因包括感染、心脏缺陷(结构或功能)、冷刺激、气道梗阻(闭锁)、低血糖、颅内出血、代谢性酸中毒、急性失血以及某些药物。新生儿期肺炎通常是因为细菌或病毒引起的呼吸窘迫,可以单发也可以合并 RDS。

(一)身心评估

(1)评估患儿是否有呼吸急促、呼气性呻吟、三凹征等呼吸困难的表现。观察患儿面色,有无口唇青紫等发绀的表现,是周围性青紫还是中央性青紫。

(2)了解 X 线检查及血气分析结果,评估患儿的疾病严重程度。

(3)评估家长对本病各项护理知识的了解程度及需求。

(二)护理措施

1. 保持呼吸道通畅

气道内分泌物会影响气体流速,也可能堵塞管道,所以需要及时清除呼吸道分泌物,按需吸痰。吸痰时需要进行患儿的评估,在有条件的情况下尽可能使用密闭式吸痰管,尤其对于吸痰时血氧、血压、心率容易波动的患儿,密闭式吸痰可以有效地稳定患儿的血氧饱和度,改善缺氧状态,增加患儿对吸痰的耐受性。吸痰的目的是保持气道通畅而不是保持支气管通畅,故吸痰管不应插入过深,当吸痰管超过气管插管末端时极易损伤气管隆嵴。应采用测量法预先确定吸痰管应插入的深度。吸痰时按照"由浅至深,先口后鼻"的原则。吸痰时间不超过 15 s/次,吸引负压不应超过 100 mmHg。吸痰前后提高氧浓度 10%—15%,吸入 1—2 min,观察患儿面色及 SaO_2,防止发生缺氧。吸痰后安抚患儿至安静。

2. 体位护理

有利于患儿开放气道的体位是侧卧位或仰卧位,肩下垫毛巾卷使颈部轻微拉伸,使头部处于鼻吸气的位置,颈部过度拉伸或过度屈曲时都会导致气道直径变小。同时可以给患儿使用水床。

3. 持续气道正压通气(CPAP)的护理

放置鼻塞时,先清除呼吸道及口腔分泌物,清洁鼻腔。鼻部采用"工"形人工皮保护鼻部皮肤和鼻中隔。在 CPAP 氧疗期间,经常检查装置各连接处是否严密、有无漏气。吸痰时取下鼻塞,检查鼻部有无压迫引起皮肤坏死或鼻中隔破损等。每小时观察 CPAP 的压力和氧浓度,压力 4—8 cmH$_2$O,氧浓度根据患儿情况逐步下调,当压力小于 4 cmH$_2$O,氧浓度接近 21%时,需考虑是否试停 CPAP。

4. 气管插管的护理

采用经口或经鼻插管法,妥善固定气管插管以避免脱管,每班测量并记录置管长度,检查接头有无松脱漏气、管道有无扭转受压。湿化器内盛蒸馏水至标准线刻度处,吸入气体用注射用水加温湿化,使吸入气体温度在 36—37 ℃,以保护呼吸道黏膜、稀释分泌物有利于分泌物排出。每次吸痰操作前后注意导管位置固定是否正确,听诊肺部呼吸音是否对称,记录吸痰时间、痰量、性状和颜色,必要时送检做痰培养。

5. 使用 PS 的护理

通常于出生后 24 h 内给药,用药前彻底清除口、鼻腔及气道内的分泌物,摆好患儿体位,再将 PS 放置暖箱内溶解、滴入,滴完后予复苏气囊加压通气,充分弥散,然后接呼吸机辅助通气,并严密监测血氧饱和度、心率、呼吸和血压变化。若患儿出现呼吸暂停、PaO$_2$ 及心率下降应暂停注药,迅速予复苏囊加压给氧,注意压力不可过大以免发生气胸,使药液快速注入肺内,直至恢复稳定状。重新注药时须确定气管插管位置正确后再操作,使用后须记录 PS 批号。呼吸机辅助通气的患儿使用 PS 后需将呼吸机参数适当调整。

6. 保证营养和热量供给

按医嘱予以静脉全营养液治疗。采用 PICC 或者 UVC 输入,微量注射泵控制输入速度。加强巡视,防止 TPN 渗出而引起皮肤坏死。

7. 做好口腔护理

可采用无菌水进行口腔内清洁。严格执行消毒隔离规范,严格执行无菌操作。

(三)健康指导与康复

(1)向家长解释病情,缓解其紧张、焦虑情绪。

(2)NRDS 多发生在早产儿,护士应该在住院期间就教会家长早产儿喂奶、换尿布等基本的照护技能及注意事项,从而促进早产儿家庭照护的顺利过渡。

十、新生儿低血糖护理

不论胎龄和日龄,全血葡萄糖低于 2.2 mmol/L 可诊断为新生儿低血糖,当血糖低于 2.6 mmol/L 即需临床干预。当新生儿血糖值低于 1.7 mmol/L 时,发生脑损伤的可能性很大。当新生儿血糖低于 2.6 mmol/L 时,脑损伤随着低血糖持续时间延长而增大。

(一)身心评估

(1)评估患儿病史,母亲是否有糖尿病史、妊娠高血压史,了解患儿是否患有红细胞增多症、ABO 溶血或 Rh 血型不合溶血病,是否存在开奶晚、摄入量不足等情况。评估患儿有无反应差、阵发性发绀、呼吸暂停、嗜睡、拒食等低血糖症状。

(2)了解患儿血糖测定结果、血型、血红细胞、血钙等其他生化检查结果。

(3)评估患儿及家长对本病各项护理知识的了解程度及需求。

（二）护理措施

1. 纠正低血糖

（1）无症状性低血糖：可给予进食 10％葡萄糖，正常新生儿生后 1 h 即可喂母乳或配方奶，患儿血糖低于 2.6 mmol/L，应静脉输入葡萄糖液，速度为 6—8 mg/(kg·min)。

（2）症状性低血糖：立即静脉注射 10％葡萄糖液 2 mL/kg，速度为 1 mL/min，随即静脉持续输入 10％葡萄糖液，以 6—8 mg/(kg·min)的速度维持，根据血糖监测结果调整输液速度。

（3）持续低血糖的处理：如果输入葡萄糖的速度大于 12 mg/(kg·min)，血糖仍不能维持正常，可加用氢化可的松 5—10 mg/(kg·日)，或结合病情选择胰高血糖素肌内注射、二氮嗪口服等。

2. 输液治疗

（1）尽快开通静脉通路，输注葡萄糖液时严格执行输注量及速度，可用输液泵控制并每小时观察、记录 1 次。

（2）依据血糖值随时调整输液量、速度，防止治疗过程中发生医源性低血糖或高血糖。

3. 密切观察病情变化

（1）依据患儿胎龄、日龄、体重、体温情况，给予合适的中性环境温度，加强保暖，减少能量消耗。

（2）观察患儿神志、哭声、呼吸、肌张力及抽搐情况，如发现呼吸暂停，立即给予叩背、弹足底等初步处理。

（3）每小时监测 1 次微量血糖，如症状消失，血糖正常 12—24 h，逐渐减少至停止输注葡萄糖，并及时喂奶。严密观察喂养耐受情况，如奶量、胃内潴留量、腹部情况、大小便。准确记录出入液量。

（三）健康指导与康复

（1）尽早开奶，保证热量的供给；不能经胃肠道喂养者，给予静脉滴注葡萄糖。避免可预防的高危因素，如寒冷损伤等。

（2）低血糖发生神经损害会导致脑损伤，应定期回院随访，进行后期康复治疗。

十一、新生儿高血糖护理

新生儿高血糖是指血浆血糖大于 8.12 mmol/L(145 mg/dL)或全血血糖大于 7.0 mmol/L(125 mg/dL)。临床上主要有医源性高血糖、应激性高血糖。新生儿真性糖尿病也可出现短暂性或持续性高血糖症，但临床非常少见。

（一）身心评估

（1）了解实验室检查如血糖、血电解质、血酮、血脂、糖化血红蛋白、血气分析、尿酮体、空腹胰岛素、C 肽及糖化血红蛋白、胰岛自身抗体测定、糖尿病基因检测等结果。

（2）评估患儿及家长对本病各项护理知识的了解程度及生活、运动、饮食习惯。

（二）护理措施

1. 预防高血糖

（1）合理给予静脉营养及补糖是预防新生儿高血糖的主要措施。输液方案、速度应个体化，尤其是低出生体重儿。严格执行输注量及速度，可用输液泵控制并每小时观察、记录1次。密切监测血糖，根据血糖水平调整输液速度。

（2）当葡萄糖浓度降低至5％，输注速度降至4 mg/（kg·min）时，空腹血糖浓度大于14 mmol/L，尿糖阳性或高血糖持续不见好转可使用胰岛素，注意输液管道预先以胰岛素溶液冲洗，每30 min监测血糖1次，以调节胰岛素输注速度，胰岛素滴注期间须监测血钾水平。

2. 密切观察病情变化

（1）使用静脉营养液的患儿、血糖有波动的患儿须严密监测血糖。

（2）观察患儿尿量、饮食及体重变化。

（3）遵医嘱及时补充电解质溶液，以纠正电解质紊乱。

（4）做好臀部皮肤护理，勤换尿布，保持会阴部皮肤清洁干燥。

（三）健康指导与康复

（1）向家长讲解新生儿高血糖症的疾病特点及护理常规。

（2）注意喂养卫生，奶瓶每次使用前应消毒，做到按需哺乳。

（3）保持患儿脐部、臀部等皮肤清洁，及时更换尿布。

十二、新生儿先天性梅毒护理

先天性梅毒是指梅毒螺旋体由母体经胎盘进入胎儿血液循环中所致的感染。主要病理改变为脏器纤维化，多见于早产儿。临床主要表现为营养障碍，皮肤黏膜损害，骨损害，肝、脾及淋巴结肿大，严重者出现中枢神经系统症状。皮肤黏膜出现圆形、卵圆形或虹彩状皮疹、斑块，多见于口周，手脚出现大疱或大片脱皮。其传播途径主要有血液传播、母婴传播、性传播接触。

（一）身心评估

（1）评估孕母是否有梅毒感染史。

（2）评估患儿皮损情况，是否有神经系统症状。

（二）护理措施

（1）执行新生儿或早产儿一般护理常规。

（2）按传染病护理常规护理，严格执行床旁隔离。

① 护理前后严格洗手，戴手套，贴血液隔离标志，加强自我防护，防止交叉感染。

② 床边放置专用收纳桶，患儿衣物单独用500 mg/L的84消毒液浸泡30 min后再送洗衣房清洗。医疗废物单独放置，并标明为传染性废物。

③ 患儿用物专用，出院后床单元及所有用物进行彻底消毒。

（3）皮肤护理：

① 皮损明显者入暖箱暴露皮肤。

② 斑丘疹处涂红霉素软膏,用无菌纱布覆盖,每日换药一次。

③ 保持患儿安静,保护四肢防止抓伤。

④ 加强臀部及皮肤褶皱处护理,保持皮肤清洁、干燥,防止继发感染。

(4) 梅毒假性麻痹护理:

① 90%患儿有骨损害,严重时出现梅毒假性麻痹,表现为四肢弯曲状态,张力大,不能自然放松,伸直牵拉时剧痛。

② 治疗护理时动作轻柔,避免强行体位,尽量减少患儿的疼痛和不必要的刺激。

③ 患儿出现烦躁不安、哭闹时,仔细检查患儿全身情况,出现异常及时处理。

(5) 严密观察病情变化,做好护理记录:

① 加强全身检查:及时发现皮疹、红斑水疱及脱皮部位变化,观察甲床、角膜及口腔黏膜有无炎症表现。

② 梅毒性鼻炎可有鼻塞、张口呼吸、脓血样分泌物及鼻前庭湿疹样溃疡。

③ 观察患儿精神,肝、脾及黄疸情况,有无发热、前囟膨隆、惊厥、昏迷等神经系统症状。

(三) 健康指导与康复

(1) 治疗好转出院后第1、2、3、6、12个月应随访RPR滴度,若1岁未降低或升高应再次治疗。

(2) 神经梅毒患儿每6个月进行脑脊液检查,直至细胞数正常、VDRL阴性。

十三、新生儿先天性心脏病护理

新生儿先天性心脏病是指胚胎期心脏血管发育异常而形成的畸形疾病,是新生儿常见的心血管疾病。随着生态环境的改变发病率日趋增多。较为常见的先心病有室间隔缺损、动脉导管未闭、法洛四联症等。主要表现为易烦躁,哭吵不安,面色青灰,呼吸及心率不同程度地增快,听诊心前区有杂音。临床可根据有无持续性青紫,结合病理解剖与血流量情况分为无青紫型和青紫型心脏病。

(一) 身心评估

(1) 评估出生后心脏杂音性质、发绀出现时间。

(2) 评估有无多汗、气促、喂养困难、反复呼吸道感染史。

(3) 评估有无呕吐、呛咳、呼吸困难、三凹征出现。

(二) 护理措施

(1) 执行新生儿疾病一般护理常规。

(2) 一般护理:

① 卧位:头肩部抬高30°—45°或取半卧位。

② 保持安静,尽量避免和减少对患儿的刺激,各种护理治疗技术操作集中完成。

③ 严格控制输液速度,避免心衰发生。

(3) 供给充足的营养:

① 小奶孔,少量多餐,耐心喂养。

② 喂养困难者予鼻饲。

③ 必要时静脉营养。

④ 心功能不全时应限制钠盐摄入量。

（4）预防感染：

① 执行新生儿消毒隔离制度。

② 监测体温。

③ 保暖,避免着凉。

④ 实行保护性隔离,避免交叉感染。

（5）加强病情观察,防止并发症发生：

① 观察患儿面色、呼吸、心率、肢端循环状况,按需吸氧。

② 观察患儿有无发热、呕吐、腹泻等,适时补充血容量。

③ 观察有无心率加快、呼吸困难、端坐呼吸、吐泡沫样痰、水肿、肝大等心衰表现,一旦发现,立即将患儿取半卧位,吸氧,通知医生抢救。

（6）心理护理：

① 关心患儿。

② 向家属耐心讲解病情,减轻紧张心理。

（三）健康指导与康复

（1）指导家长掌握先天性心脏病的日常护理措施,建立合理的生活制度,合理用药,预防感染和其他并发症。

（2）定期复查,调整心功能到最好状态,使患儿能安全到达手术年龄,安度手术关。

十四、新生儿坏死性小肠结肠炎护理

坏死性小肠结肠炎（necrotizing enterocolitis, NEC）是新生儿期的严重胃肠道急症,临床上以腹胀、呕吐、腹泻、便血、严重者发生休克及多系统器官功能衰竭为主要临床表现,腹部 X 线检查以肠壁囊样积气为特征。NEC 的发病率和死亡率随胎龄和体重的增加而减少。

（一）身心评估

（1）评估患儿腹部情况,有无腹胀以及腹胀的程度,每天定时测量腹围进行评估;评估患儿喂养状况,每次喂奶前进行胃潴留的评估,是否有潴留量的增多;评估胃潴留的颜色以及性状;评估患儿呕吐物及排泄物的次数、性状、颜色及量,呕吐物及排泄物是否有咖啡色、果酱样、血性性状等;评估患儿有无皮肤弹性下降、前囟凹陷程度加深及尿量减少等脱水的表现。

（2）了解 X 线结果,了解患儿血常规、C 反应蛋白、血气、血生化等实验室检查结果,评估患儿的疾病严重程度。

（3）评估家长对本病各项护理知识的了解程度及需求。

（二）护理措施

1. 胃肠减压的护理

NEC 患儿一旦疑诊,应先禁食,进行胃肠减压,以减轻腹胀,使肠道休息,防止肠黏膜的进一步损伤。应用 8—10 号胃管,常规固定,连接负压引流器。新生儿胃肠减压在有效的负压吸引值(-7——5 kPa)下进行,可避免因负压过大致胃肠黏膜损伤而出血,也可避免负压过小而导致引流不畅或呕吐。保证管路通畅及良好的固定,及时准确地记录引流液体的颜色及性状。出现鲜血性引流物时应警惕是否压力过大或术后出血。4—6 h 无引流液体时应警惕是否堵管。

2. 胃肠外营养的护理

胃肠道禁食或不能完全满足营养需求时,需输注氨基酸、脂肪乳等营养液进行静脉治疗。由于 NEC 患儿禁食时间较长,给予静脉治疗时宜选用 PICC,能够减少反复穿刺对患儿造成的痛苦。使用 PICC 时严格执行无菌操作。

3. 喂养的护理

严格按照医嘱进行禁食及喂养,禁食期间做好标识,给予非营养性吸吮。待患儿状况好转,允许进食时,应严格遵照循序渐进的原则进行喂养,严禁过快过多或高渗透压配方奶喂养,避免病情反复及加重。

4. 加强基础护理

做好口腔护理、臀部护理、脐部护理及皮肤护理。长期禁食及抗生素的使用,容易合并鹅口疮及维生素缺乏性皮炎。出现鹅口疮时,应及时给予制霉菌素溶液擦拭;对于皮炎应在做好消毒隔离的同时,勤更换体位,保持皮肤清洁、干燥。

5. 加强消毒隔离

感染是 NEC 的病因,因此病房应加强环境通风,严格遵守手卫生制度,避免交叉感染。

6. 心理护理

NEC 多发生于早产儿,尤其是极低出生体重儿,发病日龄一般在生后 3—4 周,在这之前患儿已经经历过长时间的治疗,病情可能在一定程度上有所好转,家长对患儿的康复抱着较大的希望,但是 NEC 尤其是严重 NEC 的发生往往起病比较急,患儿病情在短时间内迅速恶化,需要禁食甚至予机械通气进行治疗。因此患儿家属容易出现不理解、焦虑、抑郁等情绪,因此护理人员应该做好家长的宣教,让其了解本病发生的可能原因以及医疗团队采取的治疗措施和可能的后果,缓解其不良情绪。

（三）健康指导与康复

（1）指导患儿家属合理喂养。母乳中含有多种免疫保护因子,推荐使用母乳喂哺以降低 NEC 的发病率。喂奶时应循序渐进,不可加奶过快过多。

（2）教会家长相应的知识和技能。学会观察患儿的表现,如有无腹胀的发生,大便颜色是否正常,有无血便,患儿有无精神萎靡、拒奶等现象的发生,如有异常应及时就诊,预防NEC 的复发。

十五、新生儿胎粪吸入综合征护理

胎粪吸入综合征(meconium aspiration syndrome,MAS)是产前或产时发生的最常见的吸入性肺炎,病理改变为呼吸道的机械性阻塞和化学性炎症,同时伴有其他脏器损伤,多见于足月儿和过期产儿。产科处理及时可能可以减少 MAS 的整体发生率,但是尽管母婴照护水平不断提升,MAS 仍然是导致死亡或明显的短期和长期后遗症的危险因素。

(一)身心评估

(1)评估患儿有无发绀、呻吟、鼻翼扇动、三凹征、明显气促、呼吸浅而快等呼吸困难的表现,听诊是否可闻及啰音;评估患儿的指甲、皮肤或者是脐带有无被胎粪污染而发黄的表现;评估患儿有无四肢末梢灌注不足、尿量减少等循环不足的表现。

(2)了解患儿的 X 线片表现及血气分析等辅助检查结果。

(3)评估患儿家长对本病各项护理知识的了解程度及需求。

(二)护理措施

1. 清理呼吸道

患儿入院后必须首先彻底清理呼吸道。先吸尽口鼻腔的污染羊水和黏液,然后经口气管插管,吸出气管内的污染羊水,再通过气管插管从气管内注入 37 ℃无菌生理盐水 0.5—1 mL,加压给氧 30 s,变换体位进行背部叩击振动肺部,用吸引器吸出冲洗液,如此反复至冲洗干净。如果尚未清除呼吸道,尽量不予气道加压通气,因为胎粪吸入后先停留在大气道,如果先予正压通气,胎粪会进入小气道,引起气道阻塞及肺内化学性炎症。

2. 机械通气过程的气道护理

掌握正确的翻身、叩背、吸痰方法。翻身、叩背、吸痰时 2 人同时进行操作配合,注意各管道连接,防止出现导管脱管、移位、打折、堵塞等现象。翻身时动作轻柔,保持头、颈和肩在一条直线上活动,使气道通畅。吸痰前先叩背 2—5 min,叩背时用软面罩叩击,叩背同时一手固定患儿头颈部,以减少头部晃动。

3. 病情观察

使用多功能心电监护仪,监测患儿心率、呼吸、血压、SaO_2 变化。密切观察患儿呼吸频率、节律、深浅度、胸廓起伏状态,自主呼吸与呼吸机是否同步。MAS 合并新生儿持续性肺动脉高压患儿由于严重缺氧、酸中毒和正压通气等综合因素使心肌功能受损,易发生低血压甚至休克,因此,除每小时监测生命体征外,需密切观察足背动脉搏动、四肢末梢灌注、尿量等循环系统症状。注意保暖,将患儿放置辐射床上,使体温稳定于 36.3—37.2 ℃,防止体温波动过大,加重心血管功能紊乱。

(三)健康指导与康复

(1)向患儿家长解释病情,缓解其紧张、焦虑情绪。

(2)教会患儿家长护理新生儿的方法,促进亲子关系的建立。

十六、新生儿肺出血护理

新生儿肺出血(pulmonary haemorrhage)指肺的大量出血,至少影响 2 个肺叶,常发生在一些严重疾病的晚期。临床明显的肺出血每 1000 例活产儿中发生 1—12 例。高危人群例如早产儿以及小样儿发生率较高,每 1000 例中发生 50 例,有研究报道尸体解剖发现肺出血比例可达到 68%,出生后第 1 周死亡的患儿中 19% 是重度肺出血,大部分发生于生后 2—4 天。

(一)身心评估

(1)评估患儿有无缺氧、感染、硬肿或早产等病史;评估患儿反应,是否有面色苍白、发绀、四肢冷等全身症状;评估患儿有无呼吸困难、呻吟、三凹征、呼吸暂停等呼吸系统表现;评估患儿的经皮氧饱和度的水平,听诊肺部有无粗湿啰音,观察气管插管内有无血性液体吸出,口鼻腔内有无流出血性液体,观察患儿皮肤有无出血点或瘀斑,注射部位有无出血。

(2)了解患儿的 X 线检查及实验室检查结果。

(3)评估家长对本病各项护理知识的了解程度及需求。

(二)护理措施

1. 保暖

低体温是肺出血的原因之一,应从各方面做好患儿的保暖工作,患儿使用的床单、"鸟巢"等都需要预热。不常规对危重患儿沐浴,保持皮肤清洁即可。及时更换潮湿的床单、"鸟巢"等。摄片时应将 X 线板用床单包裹。测量体重尽量使用暖箱上的体重模块进行称重,暖箱外称体重需预热物品。

2. 用药护理

患儿气道内有血性分泌物,吸引清理呼吸道后使用 1:10000 肾上腺素或巴曲酶气管内滴入并用简易呼吸器加压给氧 30 s,若出血未停止可重复使用。使用止血药后不宜频繁吸痰,可使用镇静镇痛药,以保证机械通气效果,减轻患儿的痛苦。

3. 维持酸碱平衡,控制液体摄入

根据出生日龄给予相应补液量,精确计算每小时补液速度,使用输液泵进行严格控制,防止输液过快引起心力衰竭、肺水肿,从而诱发肺出血。注意患儿的血管情况、有无外渗,计算每小时纠酸速度,观察血气分析结果。

4. 消毒隔离

接触患儿前后用快速手消毒液消毒手,接触患儿体液及污染物后应采用流动水洗手,避免交叉感染。

(三)健康指导与康复

(1)向患儿家长解释病情,缓解其紧张、焦虑情绪。

(2)鼓励家长进入病房,促进亲子关系的建立。

十七、新生儿感染性腹泻护理

感染性腹泻(infectious diarrhea)又称肠炎(enteritis),由于新生儿免疫功能不成熟,肠道缺乏能中和大肠埃希菌的分泌型 IgA,防御感染的功能低下,使新生儿易患感染性腹泻。可由细菌(大肠埃希杆菌最常见,其他如鼠伤寒沙门菌)、病毒(轮状病毒)、真菌(以白色念珠菌为多,多发生于使用抗生素后继发)及寄生虫引起,感染源可由孕母阴道或经被污染的乳品、水、乳头、食具等直接进入消化道,也可由其他器官的感染经血行、淋巴组织直接蔓延进

入肠道。

（一）护理评估

（1）了解患儿腹泻的次数、大便的性状以及气味；了解患儿有无呕吐的发生；评估呕吐内容物性状；评估患儿是否有发热，了解发热患儿的热型、热度，有无寒战、高热惊厥；评估患儿的精神状况，有无嗜睡、精神萎靡的现象；评估患儿有无囟门、眼窝下陷，皮肤弹性差等脱水的表现。

（2）了解实验室检查如大便护理、大便培养、血常规等检查结果。

（3）评估患儿家长对本病护理知识的了解程度和需求。

（二）护理措施

1. 严格消毒隔离

腹泻患儿如有条件可放于隔离病室，防止感染腹泻的传播。严格执行手卫生制度，做好床旁隔离。大多院内感染性腹泻的暴发，源于消毒隔离不到位。医务人员的手往往是最大的传染源，因此提高手卫生依从性是最重要的感染控制环节。新生儿免疫系统发育不完善，抵抗力弱，对于喂养所需的奶具、奶头必须严格消毒隔离，尽量使用一次性奶瓶。

2. 根据病情，保证液体的正确供给

建立静脉通路，根据补液计划与顺序，正确补液。尤其对于中重度脱水，扩容阶段应于30—60 min 内静脉滴注，以迅速增加血容量，改善循环和肾功能。按照先盐后糖、先浓后淡、先快后慢、见尿补钾的原则。按照规定的速度进行补液输注。

3. 严密观察病情变化

密切观察患儿的面色、皮肤弹性、囟门张力、眼泪以判断患儿的脱水状况；观察大小便性状、频率、颜色等；观察呕吐的性质、颜色、频率、量并严格记录出入量，根据医嘱测量体重。给予心电监护，密切观察心率、呼吸、血氧饱和度的变化。如有异常及时给予处理。

4. 营养护理

严格按照医嘱喂养，选用正确的奶制品，逐渐增加浓度和剂量，不可盲目加量。禁食期间宜给予非营养性吸吮，减少哭闹。对于乳糖不耐受患儿应遵医嘱选择免乳糖配方奶。严重腹泻时为增加喂养耐受，可遵医嘱从稀释奶或水解蛋白奶、氨基酸奶开始进行喂养，逐步过渡到正常配方奶。对轮状病毒患儿，母乳喂养仍是最佳选择。

5. 基础护理

预防臀红的发生，及时更换尿布，可预防性应用鞣酸软膏或液体敷料等保护皮肤，保持皮肤清洁、干燥。包裹不宜太紧，尽量增加臀部皮肤的透气性。对中、重度尿布疹患儿，每天两次1％的氢化可的松的短期应用，可以具有良好的效果。严重脱水患儿，可能出现眼睑不能完全闭合，出现露睛现象，可应用生理盐水纱布覆盖，或遵医嘱应用红霉素眼膏预防感染。

（三）健康指导与康复

指导家长选择合适的乳制品，尽量选择母乳喂养。细菌型腹泻容易发生在春夏季节，病毒性腹泻容易发生在秋冬季节，教育家长识别患儿大便的特殊性状或气味，如有异常及时就诊。腹泻患儿容易发生红臀，因此教育家长及时更换尿布，大便后用湿纸巾或温水擦干臀部，预防红臀的发生。对感染轮状病毒的婴幼儿患者，没有特效药物快速治疗，临床治疗只能改善症状,减少并发症的发生,因此接种轮状病毒疫苗是预防婴幼儿轮状病毒感染性腹泻,尤其是重症腹泻的最经济和最有效的手段。家长们可以在春夏季时带孩子接种轮状病毒疫苗来预防该疾病的发生。

十八、新生儿鹅口疮护理

新生儿鹅口疮是白色念珠菌感染引起的口腔黏膜的炎症。在新生儿期常见,一般无全身症状。极少数可向深部蔓延至咽喉、气管、肺、食管、肠道或侵入血循环。新生儿可经产道、不洁的乳头或使用污染的奶具而感染,多见于新生儿,以及营养不良、腹泻、长期使用广谱抗生素、肾上腺皮质激素的患儿。

(一)身心评估

(1)评估患儿主要的症状、体征、是否发热;评估发病时间、诱因、发病缓急;评估患儿口腔黏膜受损情况,包括溃烂程度、受损面积、有无疼痛。

(2)评估患儿及家长对口腔卫生知识的了解程度,对鹅口疮疾病知识的了解程度。

(二)护理措施

1. 口腔护理

保持口腔清洁,每次吃奶前后用2%碳酸氢钠溶液清洗口腔,口腔黏膜可用10万—20万 IU/mL 制霉菌素鱼肝油混悬溶液涂擦,每天2—3次,制霉菌素鱼肝油混悬溶液置冰箱保存,使用前注意将药物搅匀,吃奶后涂敷。

2. 用药护理

长期应用抗生素者应适当补充B族维生素,以维持正常菌群。

3. 预防感染

新生儿进食的乳具清洗干净后再煮沸消毒,防止疾病传播。

4. 密切观察病情变化

(1)若出现声音嘶哑、吞咽困难、吐奶、呛咳,甚至出现呼吸困难、发绀者应考虑为咽喉部或肺部念珠菌感染。

(2)若出现大便次数增多、黄色稀便、泡沫较多或带黏液,有时可见豆腐渣样细块者应考虑为真菌性肠炎。

(三)健康指导与康复

(1)做好孕期保健,产妇有阴道霉菌病时应积极治疗,切断传染途径。哺乳期的母亲在喂奶前应用温水清洗乳晕和乳头,应经常洗澡、勤换内衣、剪指甲。

(2)告知家长提高患儿免疫力是预防鹅口疮的关键,合理喂养,增强新生儿体质,提高免疫力。养成良好的卫生习惯及饮食习惯,保持婴儿口腔清洁,做好口腔清洁卫生,喂奶后再喂少许温水,人工喂养时防止奶液过热,以免引起口腔黏膜受伤,降低局部组织抵抗力而导致鹅口疮的发生。忌强行大力擦洗口腔。

(3)注意定期采用煮沸法进行奶具消毒,新生儿的被褥和玩具要定期拆洗、晾晒,新生儿的洗漱用具尽量和家长的分开,并定期消毒。

（4）接触新生儿必须认真洗手，做好手卫生，防止发生感染。减少亲朋探视，避免交叉感染。

十九、新生儿脐炎护理

新生儿脐炎是由于断脐时或出生后脐部处理不当，脐残端被细菌入侵、繁殖所引起的局部炎症，也可由于脐动、静脉置管或换血时被细菌污染所致发炎。可由任何化脓菌引起，最常见的是金黄色葡萄球菌，其次为大肠埃希菌、铜绿假单胞菌、溶血性链球菌等。

（一）身心评估

（1）评估患儿的营养状况、大小便情况、睡眠情况及皮肤完整性。询问家长断脐方式，脐部护理方法、次数及使用药品、敷料情况。

（2）评估脐部红肿范围和程度、脐窝脓性渗液量，是否有臭味，观察有无脐部赘生物，脐带脱落时间。

（3）是否有其他伴随症状，有无发热、腹胀、腹肌紧张、腹部触痛、少吃、少哭、少动等。

（4）评估家长对该病病因、后果、治疗方法和脐部护理方法，可能导致并发症的认知程度。

（二）护理措施

1. 标本采集

入院后在脐部护理及使用抗生素之前采集脐部分泌物做培养和药敏试验，同时采集血培养标本。

2. 脐部护理

（1）轻症：局部可用2%碘酒及75%乙醇消毒，每日2—3次。

（2）重症：除局部消毒处理外再辅以抗生素治疗。若有波动感应及时切开引流。

（3）慢性肉芽肿：可予10%的硝酸银溶液涂擦，较大肉芽肿可用电灼、激光治疗或手术切除。

（4）脐部护理时应先洗手，注意腹部保暖。避免爽身粉进入未愈合的脐部。

（5）保持脐部清洁干燥，勤换尿布，尿布不能覆盖脐部，避免大小便污染，沐浴后及时做脐部护理。

3. 用药护理

严格执行医嘱，正确应用抗生素，注意观察药物不良反应。

4. 密切观察病情变化

（1）每日测量四次体温，监测体温变化。

（2）观察脐部潮湿、红肿、脓性分泌物好转与进展情况。

（3）如出现体温异常、少吃、少哭、少动等可能为败血症。腹胀、腹肌紧张、腹部触痛可能为腹膜炎。

（三）健康指导与康复

（1）向家长讲解脐部正确的消毒方法，必须从脐带的根部由内向外环形彻底清洁消毒，保持局部干燥。

（2）告知家长脐炎表现，出现炎症积极治疗，防止发生败血症。

（3）告知患儿家长脐炎已治愈且脐残端已脱落、脐窝干燥则不必再处理。若出院后脐部残端未脱落或虽已脱落但脐部仍潮湿或仍有轻度红肿、渗液则应继续做好脐部护理。

二十、新生儿气胸护理

气胸是指任何原因使胸膜破损，空气进入胸膜腔。少量气胸（肺压缩比例低于30%）者可不作处理。大量气胸（肺压缩比例高于30%）者可按需要行胸腔穿刺术或胸腔闭式引流术。

（一）身心评估

（1）了解患儿出生前的情况及出生时的详细记录，包括胎龄、产次、分娩方式、有无胎膜早破、羊水、脐带、Apgar评分、复苏抢救等情况。患儿出生时有无复苏抢救史，是否接受过损伤性操作。

（2）皮肤黏膜情况：观察患儿皮肤是否出现发绀、青灰色、花纹、苍白，口唇、甲床的颜色等情况，评估有无缺氧。

（3）胸部情况：评估患儿胸廓的形状、有无畸形、两侧是否对称，吸气时是否存在"三凹征"。听诊双肺呼吸音是否对称。

（二）护理措施

（1）持续监测生命体征，保持呼吸道通畅。

（2）密切观察病情变化：注意观察患儿是否有气促、发绀、呼吸困难等症状，注意患儿的呼吸频率、节律、幅度及缺氧情况，有无气管移位、皮下气肿等。

（3）根据胸片情况协助医生行胸腔闭式引流术，做好胸腔闭式引流的护理。

（三）健康指导与康复

告知家长疾病发生的原因及治疗和护理的相关知识，例如，如何避免感染，如何观察呼吸情况等，取得患儿家长配合。

第二节　儿童呼吸系统疾病护理常规

一、急性上呼吸道感染护理

急性上呼吸道感染（acute upper respiratory tractinfection）简称上感，俗称"感冒"，是鼻腔、咽或咽喉部急性炎症的总称，是儿童时期常见疾病。全年都可发病，以冬春季及气候骤变时多见。各种病毒或细菌均可引起，90%以上为病毒所致，主要为鼻病毒、呼吸道合胞病毒、流感病毒、副流感病毒、腺病毒、柯萨奇病毒、埃可病毒、冠状病毒、单纯疱疹病毒、EB 病毒等。

（一）身心评估

（1）发热：多为不规则发热，持续时间不等。

（2）评估全身症状：头痛、畏寒、乏力、食欲缺乏；常伴有呕吐、腹痛、腹泻烦躁不安，甚至高热惊厥。

（3）评估局部症状：主要是鼻咽部症状，如出现鼻塞、流涕、喷嚏、流泪、咽部不适、发痒、咽痛，亦可伴有声音嘶哑。

（二）护理措施

1. 环境护理

保持室内安静、整洁、阳光充足、空气新鲜、定时通风，避免对流风。维持室温在 18—22 ℃，湿度在 50%—60%。不同病原体感染应分室居住，避免交叉感染。对于过敏性哮喘患儿环境应简单，不放花草，不摆放毛绒玩具，避免接触过敏源。

2. 活动

注意休息，减少活动，尽量避免哭闹，以减少氧的消耗。经常帮助患儿翻身，更换体位或抱起患儿以有利于分泌物排出，减轻肺部淤血和防止肺不张。

3. 口腔护理

保持口腔清洁，及时清除鼻腔及咽喉分泌物。

4. 发热护理

卧床休息，保持室内安静、温度适中、通风良好。衣被不可过厚，以免影响机体散热。依病情选用适合的降温措施。如冰袋物理降温、温水擦浴、降温毯等。患儿出汗后应及时擦干汗液，更换被服，避免着凉，保持舒适。加强口腔护理，避免感染，保持舒适。密切监测体温变化，及时准确记录，注意观察降温效果、发热伴随症状，防止惊厥及体温骤降。如有虚脱表现应给予保暖，饮热水，严重者遵医嘱补液。

5. 用药护理

（1）抗病毒药物：遵医嘱应用抗病毒药物，用药期间观察药物疗效及不良反应，监测血象及肝肾功能。

（2）镇静药物：惊厥发作应用镇静药物时，保证剂量抽取正确，观察止惊效果及药物不良反应，如呼吸抑制等。

6. 并发症护理

（1）热性惊厥：监测生命体征，观察患儿有无神志及瞳孔改变。惊厥发作时口腔内垫牙垫，防止舌部咬伤。手掌心垫纱布，腋下垫毛巾，以隔绝皮肤，防止皮肤摩擦损伤。正确使用床档，避免发生坠床。如惊厥发作时间长或频繁发作，要警惕发生脑水肿并发症，配合医生进行抢救。

（2）中耳炎：观察患儿是否有听力减退、外耳道流脓或头痛、脓涕、鼻窦压痛等表现，警惕中耳炎和鼻窦炎，及时通知医生给予处理。

7. 心理护理

当患儿全身症状较重时，常合并精神倦怠、食欲缺乏表现，家长及患儿往往焦虑。护理人员应了解病情,根据患儿及家长的理解、接受能力进行本病相关知识、用药、护理等方面的指导,做到耐心讲解,关爱患儿,以取得信任,使家长及患儿积极主动配合医疗工作,有效落实居家护理。

(三) 健康指导与康复

(1) 鼓励患儿多饮水,选择富含纤维素、清淡、易消化食物,多食蔬菜水果以补充维生素C。咽喉部充血及咽痛患儿,给予流质或半流质饮食,避免硬质及辛辣刺激食物。鼻塞严重影响进食时,要少量多餐,耐心哺喂,保证营养摄入。小婴儿哺喂时避免呛咳,必要时可使用滴管或小勺喂养。提倡母乳喂养。

(2) 为患儿提供舒适、安静、温湿度适宜的房间,每天定时开窗通风,保持空气清新,避免对流通风。

(3) 预防感染:呼吸道疾病高发季节,应避免去人多拥挤地方,避免与患病儿童接触。

二、急性感染性喉炎护理

急性感染性喉炎为喉部黏膜急性弥漫性炎症。

(一) 身心评估

(1) 发热:多伴有上呼吸道感染症状。
(2) 咳嗽:观察咳嗽性质、痰量,有无吸气性喉鸣及呼吸困难。
(3) 观察和分析呼吸困难造成喉梗阻的程度:
Ⅰ度:活动或哭闹后出现喉鸣及吸气性呼吸困难。
Ⅱ度:安静时也有喉鸣音及吸气性呼吸困难。
Ⅲ度:呼吸困难严重、缺氧、发绀,患儿常烦躁不安、极度躁动、头面出汗、双眼圆睁、惊恐万状。
Ⅳ度:极度衰竭,昏睡或昏迷,表面安静、呼吸微弱,面色由发绀变成苍白或灰白,三凹征不明显。

(二) 护理措施

(1) 一般护理:保持病室安静、清洁、舒适,温湿度适宜,保持室内空气清新,每日定时通风两次,每次 15—20 min,维持室内湿度在 60% 左右,有利于缓解喉痉挛,湿化气道。

① 保持呼吸道通畅:卧床休息,给予头高侧卧位,及时清理呼吸道分泌物及呕吐物。减少活动,严密观察呼吸困难的表现,必要时给予吸氧,如发现喉梗阻应及时处理。

② 维持正常体温、促进舒适:密切观察体温变化,体温超过 38.5 ℃时应给予物理降温。注意补充适当的水分和营养,供给高蛋白、高维生素、易消化、清淡饮食。喂饭、喝水时避免患儿发生呛咳。

③ 病情观察:密切观察呼吸困难的程度,遵医嘱使用糖皮质激素和抗生素,减轻喉头水肿,缓解呼吸困难症状。根据患儿三凹征、喉鸣、青紫及烦躁的表现来判断其缺氧的程度。及时抢救喉梗阻,随时备好急救物品和药品,做好气管切开的准备,以免因吸气性呼吸困难而窒息致死。

（2）专科护理：

① 保持患儿安静，对有吸气性呼吸困难的患儿应遵医嘱给予镇静剂。

② 严密观察病情变化，持续低流量吸氧。

③ 监测患儿呼吸、心率，观察精神状态、神志、面色、胸廓起伏和三凹征等变化，发生Ⅲ度以上喉梗阻者要积极配合抢救，及早行气管插管术，必要时行气管切开术。

（三）健康指导与康复

（1）为患儿家长讲解本病的病因及易发生的后果，取得家长的理解与配合。

（2）尽量避免患儿哭闹，注意使室内的温度、湿度适宜，为患儿取舒适卧位，避免刺激患儿，确保患儿安静休息。

（3）饮食应清淡、易消化，鼓励患儿多饮水。

三、小儿支气管炎护理

急性支气管炎（bronchitis）在婴幼儿时期发病较多、较重，常并发或继发于呼吸道其他部位的感染，并为麻疹、百日咳、伤寒和其他急性传染病的一种临床表现。发生支气管炎时，气管大多同时发炎，如果涉及毛细支气管炎，则其病理与症状均与肺炎相仿。慢性支气管炎指反复多次的支气管感染，病程超过 2 年，每年发作时间超过 3 个月，有咳、喘、炎、痰四大症状，肺气肿等改变。

（一）身心评估

（1）咳嗽、咳痰：观察咳嗽的性质，痰液的颜色、量及性状。早期为干咳，以后逐渐有白色黏痰，感染未控制咳黄色脓痰。

（2）观察有无哮喘、呼吸困难、喘憋等症状。

（3）监测生命体征及精神状态，观察体温，注意有无高热惊厥史。

（二）护理措施

1. 呼吸道护理

注意观察患儿呼吸频率节律的变化，有无呼吸困难的表现。若有呼吸困难及发绀及时给予氧气吸入，流量为 1—2 L/min，并通知医生给予相应的处理。及时清理呼吸道分泌物，经常变换体位，拍击背部，指导并鼓励患儿进行有效咳嗽，有利于痰液排出。

2. 饮食护理

给予营养丰富、易消化的清淡饮食。鼓励患儿多饮水，使痰液稀释易于咳出。鼓励患儿进食，但应少量多餐，以免因咳嗽引起呕吐。

3. 环境护理

保持室内空气清新，温湿度适宜，以减少对支气管黏膜的刺激，利于排痰。

4. 口腔护理

保持口腔清洁，婴幼儿可在进食后喂适量温开水，以清洁口腔。年长儿应在晨起、餐后、睡前洗漱口腔。

5. 用药护理

静脉用抗生素前根据患儿有无过敏史,给予皮试实验,皮试结果阴性方可用药。输液时注意输液速度,不可过快,注意观察患儿用药后的反应,出现异常反应及时通知医生,遵医嘱予相应措施。

6. 心理护理

患儿住院后会烦躁不安,家长会产生焦虑的心理。入院后护士要与患儿及家长建立良好的护患关系,主动向患儿及家长介绍病区环境及疾病的健康宣教,使用通俗易懂的语言,使患儿及家长消除对疾病的恐惧心理,树立战胜疾病的信心。住院期间护士尽量感受和理解患儿的情绪,并用语言和行为表达对患儿的理解,以和蔼的态度去建立感情,取得患儿及家长的信任。

(三)健康指导与康复

(1)给予患儿清淡、易消化、高维生素饮食。少食多餐,多食蔬菜水果,避免暴饮暴食,忌食生冷辛辣饮食。

(2)口服止咳祛痰药后不要立即饮水,以免降低药物疗效。混悬剂久置会产生沉淀,每次使用前将其充分摇匀。

(3)指导患儿及家长如何进行有效的排痰,掌握正确的排痰方法及手法。

四、小儿肺炎护理

小儿肺炎是指由不同病原体或其他因素所致的肺部炎症。临床以"发热、咳嗽、气促、呼吸困难和肺部固定的中细湿啰音"为典型的五大临床表现,是儿科常见疾病及死亡的主要原因。

(一)身心评估

(1)轻症肺炎以呼吸系统症状为主,大多起病较急。主要表现为发热咳嗽和气促。肺部可听到较固定的中、细湿啰音,病灶较大者可出现肺实变体征。

(2)重症肺炎常有全身中毒症状及循环、神经、消化系统受累的临床表现。循环系统受累症状常见为心肌炎、心力衰竭及微循环障碍;神经系统受累则表现为烦躁或嗜睡,脑水肿时出现意识障碍、反复惊厥脑膜刺激征;消化系统受累则常有纳差、腹胀、呕吐、腹泻等,重症可引起中毒性肠麻痹和消化道出血,表现为严重腹胀、肠鸣音消失和便血等。

(二)护理措施

(1)按儿内科一般护理常规护理。

(2)呼吸道隔离:对于铜绿假单胞菌、金黄色葡萄球菌感染者应安排单间。

(3)发热或重症者应卧床休息,治疗、护理集中进行,保证患儿有足够的休息时间。

(4)高热的护理:观察体温变化,必要时采取降温措施。

(5)氧气疗法:气促、发绀的患者应给予鼻导管或面罩吸氧,呼吸衰竭者在鼻导管或面罩吸氧仍不能纠正低氧血症时,应考虑给予机械通气。

(6)保持呼吸道通畅,帮助患儿取合适的体位,雾化后拍背 1—2 次/日,指导和鼓励年长儿进行有效的咳嗽,以促进排痰。必要时吸痰。

(7) 观察病情变化:观察体温、脉搏、呼吸、血压的变化。发现呼吸困难及发绀加重、烦躁、心率增快、肝脏在短时间内增大,提示心力衰竭;若出现双吸气呼吸暂停,提示呼吸衰竭,出现嗜睡、惊厥或昏迷,提示中毒性疾病,应及时通知医生。

(8) 饮食:给予高热量、高蛋白、高维生素、易消化的流质或半流质饮食。给婴儿喂奶时应抬高头部,防止呛咳引起窒息,严重呼吸困难者禁食。

(9) 输液速度应根据小儿年龄及病情严格控制输液速度,避免加重心脏负荷。

(三) 健康指导与康复

(1) 指导家长加强患儿营养,多做户外活动。
(2) 婴幼儿应少到公共场所,避免交叉感染。
(3) 教会家长一般呼吸道感染的处理方法,使患儿的疾病早期能得到控制。

五、小儿支气管哮喘护理

支气管哮喘(bronchial asthma)简称哮喘,是一种以慢性气道炎症和气道高反应性为特征的异质性疾病,以反复发作的喘息、咳嗽、气促、胸闷为主要临床表现,常在夜间和(或)凌晨发作或加剧。呼吸道症状的具体表现形式和严重程度具有随时间而变化的特点,多数患儿可经治疗缓解或自行缓解。

(一) 身心评估

(1) 有无刺激性干咳、哮鸣音、吸气性呼吸困难。
(2) 观察患儿精神状态,有无烦躁不安等症状发生。
(3) 呼吸道黏膜、口腔黏膜干燥,评估是否有痰液黏稠不易咳出、皮肤弹性下降、尿量少于正常等情况发生。

(二) 护理措施

1. 环境与休息

给患儿提供安静、舒适的环境,以利于患儿休息。避免患儿情绪激动及使其紧张的活动。

2. 心理护理

哮喘发作时守护并安抚患儿,缓解其恐惧心理,满足其合理要求,促使患儿放松。指导家长以正确的态度对待患儿,充分发挥患儿的主观能动性,使其学会自我管理、预防复发,鼓励其树立战胜疾病的信心。

3. 维持气道通畅,缓解呼吸困难

取舒适坐位或半坐位,以利于患儿呼吸,采用体位引流以协助患儿排痰;遵医嘱给予患儿氧气吸入,浓度以40%为宜,根据情况给予鼻导管或面罩吸氧。定时进行血气分析,及时调整氧流量,使 PaO_2 保持在 70—90 mmHg(9.3—12.0 kPa)。给予雾化吸入,以促进分泌物的排出,对痰多无力咳出者,及时吸痰。监测患儿生命体征,注意患儿有无呼吸困难及呼吸衰竭的表现,并做好气管插管的准备;遵医嘱给予支气管扩张剂和肾上腺糖皮质激素,并注意观察疗效和副作用。保证患儿摄入足够的水分,以降低分泌物的黏稠度。

4. 密切观察病情

当患儿出现烦躁不安、发绀、大汗淋漓、气喘加剧、心率加快、血压下降、呼吸音减弱、肝脏在短时间内急剧增大等情况,立即报告医生并积极配合抢救。警惕患儿发生持续哮喘,若发生应立即给患儿吸氧并给予半坐卧位,配合医生共同抢救。

5. 用药护理

(1) 使用吸入药物治疗时应嘱患儿在按压喷药于咽部的同时深吸气,然后闭口屏气10 s,吸药后清水漱口可减轻局部不良反应。

(2) 氨茶碱的有效浓度与中毒浓度很接近,长期用药的需做药物浓度监测,其有效浓度以 10—20 μg/mL 为宜。注意观察有无胃部不适、恶心、呕吐、头晕、头痛、心悸及心律不齐等氨茶碱的副作用。

(3) 应注意观察患儿有无心动过速、血压升高、虚弱、恶心、变态反应等。

(4) 肾上腺素糖皮质激素长期使用可产生二重感染、肥胖等副作用,当患儿出现身体形象改变时要做好其心理护理。

(三) 健康指导与康复

(1) 提供患儿出院后使用药物的资料,如药名、剂量、用法、疗效及副作用等。

(2) 教会家长选用长期预防及快速缓解的药物,并做到正确、安全用药。教会患儿和家长,能辨认哮喘发作的早期征象、症状及适当的处理方法;找出每次哮喘发作诱因及规律。避免接触过敏源,去除各种诱发因素,预防哮喘发作。

(3) 如患儿发生哮喘发作、喘憋应及时就医。

(4) 指导家长给患儿增加营养,多进行户外活动,多晒太阳,增强体质,预防呼吸系统感染。教会患儿自我护理技能,预防哮喘复发。

六、毛细支气管炎护理

毛细支气管炎(bronchiolitis)是一种婴幼儿较常见的下呼吸道感染,冬春季节高发。发病年龄主要为 2 岁以下婴幼儿,尤以 6 个月内为多。主要病原为呼吸道合胞病毒,其次为流感病毒、副流感病毒、腺病毒等,少数病例由肺炎支原体引起。

(一) 身心评估

(1) 评估呼吸节律、频率,患儿呼吸浅而快,达 60—80 次/min,甚至 100 次/min。

(2) 观察有无喘憋及吸气三凹征等症状。

(3) 监测脉率,脉快而细,常达 160—200 次/min。

(二) 护理措施

1. 环境护理

注意呼吸道隔离,患儿物品单独使用,接触患儿戴口罩,并加强手部卫生,每天进行空气消毒,防止病原体播散。

2. 基础护理

肥胖患儿皱褶部位、消瘦患儿骨隆突部位尤须加强护理,预防护理并发症。

3. 饮食护理

病情允许鼓励多饮水,给予营养丰富、易消化的流质或半流质饮食,哺喂时少量多餐,耐心喂养,避免呛咳。重症不能自行进食患儿,遵医嘱鼻饲喂养,喂养前观察肠胃消化情况,避免饱腹加重呼吸困难及返流风险。

4. 呼吸道护理

(1) 患儿安静,采取坐或半卧位,以减轻呼吸困难。遵医嘱雾化吸入稀释痰液,选择餐前进行,雾化后协助患儿变换体位并进行拍背。

(2) 拍背方法为五指并拢、稍向内合掌,呈空心状,由下向上、由外向内叩拍背部,避开脊柱部位,拍背力度适中,以不引起患儿疼痛为宜,拍背时间为 10 min。

(3) 鼓励患儿咳嗽,借重力和震荡作用促使呼吸道分泌物排出。

(4) 排痰无力或不能自行咳痰患儿,行负压吸痰,吸痰时夹闭负压进入气道,吸痰压力应维持低于 40.0 kPa,避免压力刺激加重喘息及气道黏膜损伤。

5. 吸氧

病情较重者需要氧疗。一般幼儿可采用鼻导管吸氧,婴幼儿氧气流量为 0.5—1 L/min,氧浓度不超过 40%。重症可用面罩给氧,氧流量为 2—4 L/min,氧浓度为 50%—60%,动脉血氧分压低于 0.780.7 kPa(60 mmHg)或血氧饱和度低于 92%,可考虑应用 CPAP。

6. 发热护理

卧床休息,保持室内安静、温度适中、通风良好。衣被不可过厚,以免影响机体散热。依病情选用适合的降温措施。如冰袋物理降温、温水擦浴、降温毯等。患儿出汗后应及时擦干汗液,更换被服,避免着凉,保持舒适。加强口腔护理,避免感染,保持舒适。密切监测体温变化,及时准确记录。

7. 并发症护理

呼吸衰竭、心力衰竭:观察患儿安静状态下心率及节律改变情况,如心率增快大于 160 次/min,呼吸浅快大于 60 次/min,突然烦躁不安,面色苍白或发灰,呼吸困难发绀突然加重,尿少,下肢水肿等表现,警惕心力衰竭并发症,婴幼儿常表现为呼吸浅快,喂养困难,烦躁多汗,哭声低弱,肺部闻及干啰音或哮鸣音,颜面、眼睑水肿等,严重者鼻唇三角区呈现青紫。保持患儿安静,采取坐或半卧位,减慢输液速度,给予吸氧,通知医生并配合抢救。应用洋地黄类药物过程中,注意监测心率、节律变化以及血药浓度,观察药物疗效及不良反应,记录 24 h 出入量,并观察出、入液量是否平衡。

8. 心理护理

患儿病情重且进展快,家长心理负担重,表现焦虑。护理人员应了解病情,根据患儿及家长的理解、接受能力进行本病相关知识、用药、护理等方面的指导,做到耐心讲解并关爱患儿,以取得信任,使家长及患儿能够积极主动配合医疗工作,有效落实居家护理。

(三)健康指导与康复

(1) 预防感染:呼吸道疾病高发季节,应避免去人多拥挤地方,避免与患病儿童接触。预防"病从口入",做到勤洗手,注意饮食及食具卫生,食具可用消毒柜或煮沸方式消毒。易患呼吸道感染患儿,寒冷季节或气候骤变外出时注意保暖,避免受凉。病情允许,每年接种流感疫苗预防流感。

（2）定期复诊：遵医嘱用药，按照医生要求做检查，如胸部 X 线、肝肾功能等，依据病情变化及治疗效果，调整治疗方案。门急诊就诊时戴口罩预防感染。

第三节　儿童心血管系统疾病护理常规

一、法洛四联症护理

法洛四联症（tetralogy of fallot，TOF）是心脏内的四种缺陷一同出现，包括室间隔缺损、肺动脉狭窄、主动脉骑跨、右心室肥大，其中右心室肥大继发于前三种缺陷。

（一）身心评估

（1）主要临床表现：皮肤青紫，常见症状为蹲踞现象、杵状指、阵发性缺氧发作、体格发育迟滞，常见并发症为脑血栓、脑脓肿及亚急性细菌性心内膜炎。

（2）典型心脏体征：胸骨左缘第 2、3 肋间有收缩期吹风样喷射性杂音，可伴有震颤。肺动脉第二心音减弱。

（二）护理措施

1. 建立合适的生活制度

（1）注意休息，适当地限制活动或卧床休息，以不出现明显气促、乏力为度。

（2）避免剧烈哭吵、情绪激动。

（3）保持大便通畅。

（4）在必要时，就餐前后吸氧。

2. 提供充足的营养

（1）保证热卡需求，供给充足的维生素及优质蛋白质。

（2）注意饮食的品质，予高维生素、优质蛋白、易消化、适当的低盐饮食。

（3）耐心喂养、少量多餐、避免过饱。

3. 注意观察病情，防止并发症

（1）重点监测氧饱和度变化，注意观察缺氧发作，一旦发生立即置患儿于膝胸卧位，给予低浓度氧气吸入，遵医嘱给予吗啡等药物。

（2）注意补充充足的液体，必要时静脉输液。

（3）观察有无心衰症状。

（4）心理护理：关爱患儿，消除患儿的紧张心理。向家长和患儿解释病情和检查、治疗经过，取得他们的了解和配合。

（三）健康指导与康复

（1）指导家长掌握先天性心脏病的日常护理，建立良好的生活制度，适量用药，防感染和其他并发症。

（2）定期随访,调整心功能到最佳状态,使患儿能安全地达到手术时期。

二、心肌炎护理

心肌炎(myocarditis)是指因感染或其他原因引起的弥漫性或局灶性心肌间质的炎性细胞浸润和邻近的心肌纤维坏死或退行性变,导致不同程度的心功能障碍和其他系统损害的疾病。

（一）身心评估

（1）常诉心前区隐痛、胸闷、心悸、恶心、乏力、头晕。隐匿性心肌炎常在劳累后出现身体不适。少数患儿发生昏厥或阿-斯综合征。极少数患儿起病后迅速发展为心力衰竭或心源性休克。

（2）体征:心率改变、心脏扩大、心音改变、杂音、心律失常、心力衰竭。

（二）护理措施

1. 一般护理

（1）卧床休息:提供一个整洁、安静、舒适的环境,严格限制探视,以减少不必要的干扰。保证患儿充分的休息和足够的睡眠时间,指导患儿卧床休息 3—4 周,心脏功能恢复正常,嘱其下床轻微活动。

（2）预防感染:病室应保持空气清新,定时通风换气,限制探视次数及陪护人员数量,禁止已经患感冒的人员探视或陪护患儿。

2. 专科护理

（1）建立静脉通道,维持有效循环。严格掌握输液总量及控制输液速度,避免引起肺水肿加重心力衰竭。

（2）观察患儿神志、尿量及生命体征变化,给予心电监护、氧气吸入,发现异常及时协助医生处理。保持呼吸道通畅,备好急救药品和抢救器械。

（3）记录出入量,以观察肾脏情况。

（4）患儿并发心力衰竭、呼吸困难时,取半卧位或端坐位;并发心源性休克时,取仰卧中凹卧位;并给予保暖,观察四肢循环情况。

3. 用药护理

注意药物间的配伍禁忌、疗效观察及不良反应,制定合理输液顺序及途径,可使用推注泵准确匀速给药。护理人员应及时将药物相关副作用告知患儿及家长,增强患儿及家长的自我护理观察意识。

4. 心理护理

护士应主动热情地与患儿或家属沟通,介绍本病治愈及好转的病例,使患儿心情愉快、安静地坚持较长时间的休息,在最佳精神状态下配合治疗与护理。

（三）健康指导与康复

（1）强调休息对患儿康复的重要性,使患儿及家长能正确认识;避免哭闹和不良刺激,不做剧烈运动。

（2）多进纤维素丰富的食物，保持大便通畅。

（3）加强营养，天气冷暖随时增减衣物，嘱家长不要带患儿去公共场所，预防感冒。

（4）按医嘱服药，定期复查，最初每 1—2 周复查 1 次，复查的内容为心电图和超声心动图，观察患儿心脏电生理活动的改变，以后根据病情决定随访时间；教会家长自我监测方法，主要测脉搏，发现可疑心律失常及时治疗。

三、心力衰竭护理

心力衰竭（heart failure，HF）指由于各种原因引起心脏工作能力（心肌收缩或舒张功能）下降使心排量绝对或相对不足，器官、组织血液灌注不足，不能满足机体代谢的需要，同时出现肺循环或体循环淤血表现的一种综合征。它是小儿常见急症，如不及时治疗可危及患儿生命。小儿时期以 1 岁内发病率最高，以先天性心脏病引起者最多见。

（一）身心评估

（1）评估患儿健康史，了解患儿的基础疾病及发病过程，是否存在先天性心脏病，心肌炎，川崎病，扩张型、限制型或肥厚型心肌病，心内膜弹力纤维增生症，严重心律失常，重症肺炎，严重贫血等基础疾病；发病前是否存在呼吸道感染、剧烈哭吵或过度劳累、内环境紊乱、短期内输入液体过多过快、洋地黄中毒等诱因；测量心率、体温、呼吸、血压，听诊是否存在奔马律；观察患儿呼吸及面色，是否存在尿少、水肿、多汗；评估患儿心衰的程度和心功能的级别。

（2）了解实验室检查：如血常规、血生化、心肌酶、血气等结果及其他辅助检查如胸部 X 线、心电图、心脏超声等结果。

（3）评估患儿及家长对疾病的严重性、预后的认识程度，对本病各项护理知识的了解程度及需求。

（二）护理措施

1. 卧床休息

保持病室安静舒适，保持室温在 18—22 ℃，湿度在 50％—60％；协助患儿采取半卧位或怀抱，使横膈下降，肺部扩张到最大，有利于呼吸运动；婴幼儿出现哭吵时，鼓励家长耐心安抚，经常抱抱患儿，尽量保持安静，必要时使用镇静剂，保证充足的安睡，保持安静；集中进行所有治疗和护理操作，避免过多搬动患儿。

2. 给氧的护理

根据病情选择合适的吸氧方式，有气促、呼吸三凹等呼吸困难早期症状时予鼻导管湿化低流量（1—2 L/min）吸入；婴儿可给予头罩来提高周围环境的氧浓度。

3. 皮肤护理

心衰患儿多汗，注意勤更换衣服；根据病情每天沐浴或擦身，保持皮肤的清洁，使患儿舒适；心衰患儿易患尿布疹及汗疹，贴身衣物应选择全棉质地，勤换尿布，定时翻身，保持床单位的整洁和干燥。

4. 病情观察

（1）监测心率、心律、血压、呼吸的变化，及早发现早期心衰的表现，如安静时患儿心率加快、呼吸困难和发绀加重、尿量减少、心尖部听到奔马律，应及时通知医生。

（2）控制补液速度和总量：静脉输液速度低于 5 mL/（kg·h），输液过多或过快会加重心脏负担，加重病情，可采用输液泵严格控制补液速度。

（3）观察出入量的变化，注意保持出入平衡。必要时监测体重的变化，了解水肿情况。

5. 特殊用药护理

（1）应用洋地黄制剂：要注意给药方法、剂量，密切观察有无洋地黄的中毒症状。

（2）应用利尿剂：根据利尿药的作用时间安排给药，尽量在清晨或上午给予，以免夜间多次排尿影响睡眠。观察水肿的变化，定时测体重及记录尿量。用药期间应鼓励患儿进食含钾丰富的食物。

（3）应用血管扩张剂：密切观察心率和血压的变化，避免血压过度下降。给药时避免药液外渗，以防局部的组织坏死。硝普钠遇光可降解，故使用或保存时应避光，药液要现用现配。

6. 心理护理

根据患儿及家长的特点选择相应的对策，注意自己的言行举止，经常巡视病房，主动和患儿及家长沟通，给予安慰鼓励，使其对疾病有正确的认识，增加战胜疾病的信心，给患儿创造一种温馨的环境；鼓励家长安抚哭吵的婴幼儿，避免加重心脏负担。

（三）健康指导与康复

（1）向患儿及家长介绍疾病相关知识，指导患儿及家长合理安排休息和饮食，防止受凉感冒。

（2）教会年长儿自我监测脉搏的方法。告知药物不良反应的表现和家庭护理的方法。

第四节　儿童消化系统疾病护理常规

一、小儿腹泻护理

腹泻（diarrheal diseases）是一组多病原多因素引起的消化道疾病，为世界性公共卫生问题，在我国患儿常见多发病中处第二位（仅次于呼吸道感染），严重危害生长发育。发病年龄以 6 个月至 2 岁多见，其中 1 岁以内者约占半数。一年四季均可发病，但夏秋季发病率最高。

（一）身心评估

1. 轻型腹泻

多为饮食因素或肠道外感染所致，主要是胃肠道症状，其每日大便次数多在 10 次以下（少数病例可达十几次），每次大便量不多，稀薄或带水，呈黄色，有酸味，常见白色或黄白色奶瓣(皂块)和泡沫,可混有少量黏液。一般无发热或发热不高,伴食欲缺乏,偶有溢乳或呕吐,无明显的全身症状,精神尚好,无脱水症状,多在数日内痊愈。

2. 重型腹泻

多因肠道感染引起,胃肠道症状腹泻频繁,10—30 次/日以上,水分多而粪质少,或混有黏液的稀水便多,同时可伴有腹胀和呕吐。严重患儿可出现烦躁、精神萎靡、嗜睡、发热,甚至昏迷、休克等全身中毒症状。

(二)护理措施

1. 皮肤护理

如腹泻严重者,出现失禁性皮炎,可以选用吸水性强、柔软布质或纸质尿布,勤更换;每次便后用温水或皮肤清洗液清洗、擦干,再外涂皮肤保护剂,使皮肤形成一层密闭或半透性的保护层,保护皮肤角质层不受大小便的刺激及大便中细菌的侵蚀;必要时局部皮肤发红处涂以 5%鞣酸软膏或 40%氧化锌油并按摩片刻,促进局部血液循环。

2. 饮食护理

根据患儿病情,合理安排饮食,鼓励患儿继续进食,满足生理需要,母乳喂养者继续母乳喂养,减少哺乳次数,缩短每次哺乳时间,暂停换乳期食物添加;人工喂养者可喂米汤、酸奶、脱脂奶等,待腹泻次数减少后给予流质或半流质饮食,如粥、面条,少量多餐,随着病情好转,逐步过渡到正常饮食。

3. 体液不足护理

(1)口服补液:用于轻、中度脱水及无呕吐或呕吐不剧烈且能口服的患儿,鼓励患儿少量多次口服 ORS 补液盐。

(2)静脉补液:建立静脉通路,保证液体按计划输入,特别是重度脱水者,必须尽快(30—60 min)补充血容量。按照先盐后糖、先浓后淡、先快后慢、见尿补钾原则,补钾时应注意有尿或入院前 6 h 内有尿方可加钾,补钾浓度应小于 0.3%。

(3)每小时巡视、记录输液量,根据病情调整输液速度,了解补液后第 1 次排尿时间,观察补液效果。

(4)按医嘱正确记录 24 h 出入量,评估患儿有无呕吐,大便的次数、性状及有无脱水和脱水的程度。

4. 用药护理

应用肠黏膜保护剂,如蒙脱石散,能与肠道黏液糖蛋白相互作用,增强肠黏膜屏障作用,吸附病原体和毒素,促进肠细胞正常吸收与减少分泌功能。微生态制剂可补充肠道正常菌群,恢复微生态平衡,重建肠道天然生物屏障保护作用,常有双歧杆菌、粪链球菌等。

5. 病情观察

监测生命体征,如神志、体温、脉搏、呼吸、血压等,注意并记录大便次数、颜色、气味、性状、量,做好动态比较,为输液方案和治疗提供可靠依据。观察患儿脱水程度,有无全身中毒症状,如发热、精神萎靡、嗜睡、烦躁等。

6. 心理护理

做好心理疏导,取得家长的配合,患儿腹泻一般病程较长,向家长耐心解释病因、病程,缓解家长的焦虑。

（三）健康指导与康复

（1）向家长解释腹泻的病因、潜在并发症及相关的治疗措施,指导家长正确洗手,处理好污染尿布及衣物,指导家长正确使用ORS溶液。

（2）指导合理喂养,宣传母乳喂养的优点,避免在夏季断奶。按时逐步添加辅食,切忌几种辅食同时添加,防止过食、偏食及饮食结构突然变动。

（3）如出现精神欠佳、大便次数增多、尿量减少等及时就诊。

二、呕吐护理

呕吐(vomiting)是小儿时期常见的临床症状之一,由于食管、胃或肠道呈逆蠕动并伴有腹肌强力痉挛和收缩,迫使食管和胃内容物从口和鼻涌出。引起呕吐的原因很多,如得不到及时、正确的治疗则会影响患儿营养物质的摄入,严重者则引起脱水和电解质紊乱。

（一）身心评估

（1）询问患儿喂养史,了解呕吐方式、次数、量,呕吐物的性质及伴随症状。评估患儿有无消化道以外的症状。

（2）评估腹部有无膨隆、包块、腹肌紧张、压痛、反跳痛,有无出现胃型、肠型、胃肠蠕动波,听诊肠鸣音是否正常。

（3）评估患儿的生长发育情况,了解患儿黏膜、皮肤弹性、精神状态,测量体重、身长以及皮下脂肪厚度。

（4）评估患儿及家长对本病各项知识的了解程度及需求。

（二）护理措施

1. 体液不足护理

（1）口服补液:用于轻、中度脱水及无呕吐或呕吐不剧烈且能口服的患儿,鼓励患儿少量多次口服ORS补液盐。

（2）静脉补液:建立静脉通路,保证液体按计划输入,特别是重度脱水者,必须尽快(30—60 min)补充血容量。按照先盐后糖、先浓后淡、先快后慢、见尿补钾原则,补钾时应注意有尿或入院前6 h内有尿方可加钾,补钾浓度应小于0.3%,每天补钾总量静脉点滴时间不应短于6—8 h,严禁直接静脉推注。

（3）每小时巡视记录输液量,根据病情调整输液速度,了解补液后第1次排尿时间,观察补液效果。

（4）按医嘱正确记录24 h出入量,评估患儿有无呕吐,大便的次数、性状及有无脱水和脱水的程度。

2. 体位护理

呕吐患儿可取头高位或右侧卧位,呕吐时应立即给予患儿头偏向一侧或侧卧位,防止呕吐物吸入呼吸道发生窒息或吸入性肺炎。溢乳患儿应采取正确的哺乳体位,哺乳后竖抱患儿伏于家长肩部,轻拍患儿背部,使胃内空气充分排出。

3. 饮食护理

轻症患儿可继续进食,照常母乳喂养,或半流质饮食或加服 ORS 液补充液体防止脱水。严重频繁呕吐遵医嘱禁食并给予输液,待呕吐控制后,逐渐恢复正常饮食。呕吐后及时清除口、咽内呕吐物,较大患儿给予温水或漱口液漱口,以减少口腔异味,更换污染的被服,使患儿感觉清洁舒适。

4. 病情观察

密切观察呕吐的次数、性质、量、颜色并记录;评估有无脱水症状,严密监测血压、心率、尿量、末梢循环情况。反复呕吐患儿观察有无发热、咳嗽、气促等呼吸道感染症状。

5. 用药护理

多潘立酮是目前比较安全有效的止吐药,直接作用于胃肠壁,可增加胃肠道的蠕动和张力,促进胃排空,增加胃窦和十二指肠运动,抑制恶心、呕吐,饭前 15—30 min 口服,机械性肠梗阻、胃肠出血等疾病患儿禁用。

6. 并发症观察和护理

密切观察患儿面色、呼吸、心率情况,有无发绀、刺激性咳嗽等呕吐物吸入窒息的表现,一旦发生立即予侧卧位,清除口鼻腔呕吐物,保持呼吸道通畅,吸氧,通知医生并积极配合抢救。

(三) 健康指导与康复

(1) 给患儿提供舒适、清洁的进食环境,使患儿保持轻松愉快的进食情绪;饮食宜清淡易消化,少量多餐,进食速度不宜过快。

(2) 反复呕吐患儿定期监测生长发育情况,如患儿呕吐物有血性或咖啡色样物及时就诊。

三、肠套叠护理

肠套叠(intussusception)是指某段肠管及其相应的肠系膜套入邻近肠腔引起的肠梗阻,是婴儿期最常见的急腹症之一。本病 60% 患儿年龄在 1 岁以内,80% 患儿年龄在 2 岁以内,但新生儿罕见。男孩发病率较高,男女之比为 4∶1,健康肥胖儿多见。

(一) 身心评估

(1) 评估患儿的精神状态面色情况,询问患儿有无哭闹及持续时间、规律和伴随症状,有无腹部肿块及血便。评估腹胀、呕吐情况,有无发热及脱水症状。了解发病前有无感冒、突然饮食改变及腹泻、高热等症状,询问以前有无肠套史。

(2) 了解实验室检查如血常规、C 反应蛋白、血气分析结果及 B 超等辅助检查结果。

(3) 评估家长对患儿喂养的认知水平和对本疾病的了解程度,以及对预后是否担心。

(二) 护理措施

(1) 禁食、禁水,必要时胃肠减压。密切观察患儿腹痛、呕吐、腹部肿物情况,大便的颜色和性状,有无脱水及程度,有无腹部压痛、腹肌紧张等腹膜刺激征。

(2) 灌肠复位成功的表现:

① 拔出肛管后排出大量带臭味的黏液血便或黄色粪水。

② 患儿安静入睡,不再哭闹及呕吐。

③ 腹部平软,触不到原有的肿物。

④ 复位后给予口服 0.5—1.0 g 活性炭,6—8 h 后可见大便内炭末排出。

(3) 体液不足的护理:

① 口服补液:用于轻、中度脱水及无呕吐或呕吐不剧烈且能口服的患儿,鼓励患儿少量多次口服 ORS 补液盐。

② 静脉补液:建立静脉通路,保证液体按计划输入,特别是重度脱水者,必须尽快(30—60 min)补充血容量。按照先盐后糖、先浓后淡、先快后慢、见尿补钾原则,补钾时应注意有尿或入院前 6 h 内有尿方可加钾,补钾浓度应小于 0.3%。

③ 每小时巡视记录输液量,根据病情调整输液速度,了解补液后第 1 次排尿时间,观察补液效果。

④ 按医嘱正确记录 24 h 出入量,评估患儿有无呕吐,大便的次数、性状及有无脱水和脱水的程度。

(4) 病情观察:观察呕吐次数、量及性质,呕吐时头侧向一边,防止窒息;观察患儿有无脱水症状;观察患儿有无血便及次数、性状和量;观察患儿哭闹的持续时间、规律及伴随症状,有无腹胀、腹膜炎、感染性休克等征象。

(三) 健康指导与康复

(1) 饮食指导:合理喂养,添加辅食循序渐进。注意饮食卫生,预防腹泻,以免再次发生肠套叠。

(2) 注意休息,避免剧烈活动,防止肠套复套。一旦患儿出现呕吐、腹痛情况立即来院就诊,行 B 超检查。

四、急性坏死性肠炎护理

急性坏死性肠炎(acute hemorrhagic necrotizing enteritis)是与 C 型产气荚膜芽孢杆菌感染有关的一种急性肠炎,是以小肠急性、广泛性、出血性坏死性炎症为特征的消化系统急症。

(一) 身心评估

(1) 病初表现:体温不升、呼吸暂停、心动过缓、拒乳、嗜睡。

(2) 消化系统:拒食、呕吐、腹胀、腹泻、便血。

(3) 重症:腹胀明显,可见肠型,大便果酱样或柏油样,或带有鲜血或腥臭味。

(二) 护理措施

1. 饮食护理

轻症患儿一般禁食、水 1 周左右,重症患儿需连续禁食、水 2—3 周,腹胀消失,腹痛减轻,大便隐血试验阴性,临床一般情况明显好转后,可试喂少量糖水,患儿无腹胀、呕吐,可开始流质饮食,由少量稀释奶开始,逐渐过渡到半流质、少渣饮食,直至恢复正常饮食。小于 6

个月婴儿采用免双糖饮食如免乳糖牛奶粉或免乳糖豆奶粉。

2. 胃肠减压护理

胃肠减压可减少肠管积气,通过减少肠腔内外对肠壁的压力,预防肠管缺血。保持胃肠减压管通畅,观察引流液的性状、颜色和量并记录,待腹胀、呕吐减轻,引流液颜色正常,腹部立位片显示肠壁积气消失,排便恢复正常后遵医嘱拔除胃管。

3. 静脉营养护理

外周静脉使用营养液渗透压应不大于 900 mOsm/L,糖浓度不大于 12.5%,时间不宜超过 10 天,最好采用中心静脉输注,并严格执行中心静脉导管维护流程。按正确流程配制营养液,严格执行无菌操作,要求 24 h 内输注完毕。使用输液泵匀速输入,严格控制输液速度和总量。

4. 病情观察

观察患儿腹痛、腹胀、腹泻、便血和呕吐情况,注意呕吐物和大便的次数、性质、颜色、量等。观察患儿生命体征、面色、精神状态和末梢循环,注意有无脱水、休克的表现,监测患儿电解质、酸碱是否平衡。

5. 高热的护理

监测患儿体温变化,发热时及时采取降温措施,常用的降温方法为温湿敷、温水擦浴、冰袋降温及药物降温,避免使用酒精擦浴。体温超过 39 ℃时,遵医嘱给予药物降温,并于服药后 30 min 或 1 h 复测体温直至降至正常。降温过程中要注意观察患儿的伴随症状,避免体温骤降引起虚脱。出汗后及时更换衣服,注意保暖。衣服和盖被要适中,避免影响机体散热。

（三）健康指导与康复

（1）小于 6 个月婴儿提倡母乳喂养或者去乳糖牛奶粉、豆奶粉等营养丰富易消化的流质饮食,少量多餐,暂停添加辅食;人工喂养或者混合喂养者指导正确配制牛奶,勿喂食高渗奶及高渗液体。

（2）保持居室空气新鲜,定时开窗通风,避免对流风,温湿度适宜。控制探视人员,少去公共场所,避免交叉感染。

（3）定期营养门诊随访,监测患儿生长发育情况。

第五节 儿童泌尿系统疾病护理常规

一、急性肾炎护理

急性肾炎是指一组不同病因所致的感染后免疫反应引起的急性弥漫性肾小球增生性炎症及渗出性病变,主要临床表现为急性起病,多为前驱感染(溶血性链球菌感染),以血尿为主,伴不同程度蛋白尿、水肿、高血压或肾功能不全。多见于 5—14 岁小儿,特别是 6—7 岁小儿,男多于女。

（一）身心评估

（1）评估有无上呼吸道感染（多为扁桃体炎）、猩红热、皮肤感染急性肾炎，常发生于β溶血性链球菌"致肾炎菌株"引起的感染后。

（2）评估家族及近亲中有无类似的疾病及肾病病史。

（3）评估水肿程度。

（二）护理措施

（1）起病1—2周绝对卧床休息，强调休息的重要性，待水肿和肉眼血尿消失，血压正常，可轻度活动或户外散步。少尿期限制钠盐及蛋白质摄入，给低盐、低蛋白、高糖饮食（以满足小儿能量需要），一般每天盐的摄入量应低于3 g。注意限制钾盐摄入，适当限制液体摄入。待尿量增加、水肿消退、血压正常后可由低盐饮食逐渐恢复正常饮食，根据肾功能调节蛋白质的摄入量，维持每日0.5—1 g/kg，以满足小儿生长发育需要。

（2）皮肤护理：水肿较重的患者要注意衣着柔软、宽松，做好皮肤清洁，密切观察皮肤有无红肿、破损和化脓等发生。

（3）密切观察病情：如有头痛、目眩、烦躁、神志模糊或惊厥、昏迷等高血压脑病症状时，应立即通知医生，给予降压药、脱水剂、镇静药等。若出现循环充血综合征，给予半卧位、吸氧、利尿，使用血管扩张剂，控制入水量。应用利尿剂前后注意观察体重、尿量、水肿变化并做好记录，注意有无电解质紊乱；应用硝普钠应新鲜配制，放置4 h后不能再用，使用避光输液器，微量泵控制，严密监测血压、心率和药物副作用。使用硝普钠时要观察副作用：恶心、呕吐、情绪不安定、头痛和肌痉挛。

（4）每日晨测血压一次，必要时遵医嘱定时监测。

（5）详细记录出入量，尿量连续3天大于800 mL/24 h，或根据医嘱暂停记尿量。

（6）做好出院宣教，避免受凉。3个月内避免剧烈体力活动。2个月后如无临床症状，尿常规基本正常，即可开始半日学习，逐步过渡到参加全日学习。

（三）健康指导与康复

向患儿及家长宣传本病是一种自限性疾病，强调限制患儿活动是控制病情进展的重要措施，尤以前2周最为关键；同时说明本病的预后良好，锻炼身体、增强体质、避免或减少上呼吸道感染是本病预防的关键，一旦发生了上呼吸道或皮肤感染，应及早应用抗生素彻底治疗。

二、肾病综合征护理

肾病综合征（nephrotic syndrome，NS）是由多种原因所致肾小球滤过膜通透性增高，导致大量血浆蛋白自尿中排出而引起的临床综合征。具有以下特点：大量蛋白尿、低蛋白血症、高胆固醇血症、高凝状态及高度水肿。临床上分为先天性、原发性和继发性，原发性又分单纯性肾病和肾炎性肾病两型，以单纯性肾病最多见，多于2—7岁起病；肾炎性肾病较少，多于7岁以后起病。

（一）身心评估

（1）评估患儿有无水肿,评估体重变化;了解水肿开始时间、持续时间、发生部位、发展顺序及程度、性质;测患儿体重;评估男孩有无阴囊水肿;评估患儿排尿情况,观察尿液的性质及量,有无血尿、蛋白尿、无尿或少尿;评估患儿营养状况,有无乏力、消瘦等营养失调;评估患儿血压情况,有无血压增高;评估患儿目前药物治疗情况,用药的种类、剂量、疗效及不良反应等;评估患儿有无抽搐、体位性低血压、少尿、无尿、头痛等并发症表现;评估患儿皮肤是否完好,有无破损等。

（2）了解实验室检查如血常规、血生化、尿常规、尿蛋白免疫功能凝血功能、肾活组织检查及其他辅助检查结果。

（3）评估患儿及家长对本病各项护理知识的了解程度及需求,了解心理状况、家庭及社会支持系统情况等。

（二）护理措施

（1）高度水肿或大量蛋白尿期间需卧床休息。经常变换体位,预防血栓形成。伴有腹水的取半坐卧位。

（2）保持皮肤清洁,阴囊水肿时用棉垫或吊带托起,会阴部清洗干净,皮肤破损处注意预防感染。

（3）与感染患儿分室收治,病室每日消毒,并限制陪、探视人员,避免去公共场所。

（4）饮食一般无特别限制。水肿严重时限盐、限水。大量蛋白尿期间给予低蛋白(2 g/kg)饮食,蛋白尿消失之后给予优质蛋白。并给予易消化饮食以减轻消化道水肿,注意补充钙剂和维生素 D 以防骨质疏松。

（5）尽量避免肌内注射,输液部位注意有无液体渗出,避免发生感染。

（6）用药观察:

① 激素:副作用包括代谢紊乱、消化性溃疡、精神欣快感、高凝状态、易感染、停药后戒断反应等,停药后可消失,病情好转后改为隔日晨顿服;注意补充钙剂,防止骨质疏松和发生骨折。

② 抗凝药:监测促凝血时间和凝血酶原时间。

（三）健康指导与康复

（1）患儿住院期间避免感染。

（2）家长做到饮食管理正确,随疾病变化而调整饮食。

（3）患儿及家长焦虑减轻,感受良好,积极配合治疗和护理。

三、泌尿道感染护理

泌尿道感染是指病原体直接侵入尿路而引起的炎症。

（一）身心评估

（1）新生儿期:多为血行感染所致,以全身症状为主,如发热、食欲缺乏、呕吐、腹泻、腹胀、烦躁或嗜睡,部分患儿可有体重不增、生长发育迟缓,伴有黄疸、惊厥等。

(2)婴幼儿期:仍以全身症状为主,并发热,伴有咳嗽、拒食、呕吐、腹泻、腹胀、尿臭、嗜睡、惊厥等,尿路刺激症状渐明显。

(3)儿童期:发热、寒战、腹痛等全身症状较突出,膀胱刺激症状明显,可伴有腰痛及肾区叩击痛,少数伴有终末血尿及遗尿。

(二)护理措施

(1)休息:急性期卧床休息,多饮水,必要时静脉输液以增加尿量。

(2)饮食:供给足够的热量,给予清淡易消化的半流质饮食,以增加机体抵抗力。

(3)保持外阴清洁:勤换内裤,勤换尿布。女婴注意擦洗会阴部时顺序应从前向后清洗,每次便后清洁臀部,尿布清洗干净,不留皂液残迹,用开水烫洗或阳光下晒干,必要时煮沸或高压消毒。

(4)监测体温:6个月以下患儿采取物理降温为主,高热时给予药物降温。

(5)用药指导:呋喃妥因易引起胃肠反应,所以应饭后服用。磺胺类药物服用之后应多饮水,以防尿中结晶形成,并注意观察有无血尿、尿闭和药疹等。

(6)使用抗生素之前做尿培养,定期复查尿常规及尿液细菌培养,注意尿液清洁新鲜送检。

(三)健康指导与康复

(1)向家长讲解注意个人卫生,尤其是会阴部的清洁。

(2)小婴儿勤换尿布,幼儿要不穿开裆裤,大便之后清洗臀部,女婴注意会阴部清洗顺序,男婴注意及时处理包皮。

(3)按时服药,定时复查。连续3个月无复发可认为治愈。反复发作者应加强尿检频次,持续检查2年或更长时间。

第六节　儿童血液系统疾病护理常规

一、营养性缺铁性贫血护理

营养性缺铁性贫血(nutritional iron deticiency anemia,NIDA)是指由于体内铁储存缺乏引起血红蛋白合成减少导致低色素小细胞性贫血,主要是由于先天性储铁不足,饮食缺铁,生长发育快及丢失过多或吸收减少引起,以婴幼儿及青少年发病率最高。

(一)身心评估

患者一般出现皮肤黏膜苍白,乏力,头晕,耳鸣,肝、脾和淋巴结肿大,食欲不振,体重增长减慢,舌乳头萎缩,胃酸分泌减少及小肠黏膜功能紊乱等症状,情绪烦躁不安,对周围环境不感兴趣,注意力不集中,心力衰竭,伴感染症状。

（二）护理措施

（1）休息与环境：贫血未得到纠正前首先要指导患儿休息。血红蛋白低于 50 g/L 时，可在床上活动或床旁活动；当血红蛋白低于 20 g/L 时，须绝对卧床休息，以免晕厥跌倒。保持病室内环境温度适宜，每天通风换气，保持空气新鲜。

（2）预防感染：实行保护性隔离，每天用紫外线消毒病室，减少探视人次，保持患儿个人卫生。严格执行无菌操作，预防院内感染。

（3）饮食护理：合理搭配患儿的膳食，家长应了解动物血、黄豆、肉类含铁较丰富，是防治缺铁的理想食品；维生素 C、肉类、氨基酸、果糖、脂肪酸可促进铁吸收，可与铁剂或含铁食品同时进食；茶、咖啡、牛奶、蛋类、麦麸、植酸盐等抑制铁吸收，避免与含铁多的食品同时进食。婴儿膳食种类较少，且多为低铁食品，应指导按时添加含铁丰富的辅食或补充铁强化食品，应提倡人乳喂养婴儿；指导家长对早产儿及低体重儿及早给予铁剂治疗；鼓励患儿多饮水。

（4）输血护理：重症贫血的患儿需输注浓缩红细胞，严格查对制度，预防输血反应，注意滴速，疑有输血反应时立即停止输注，通知医生做出相应处理。大量输血后的潜在并发症有出血倾向、枸橼酸钠中毒、肺水肿等。

（5）用药护理：口服铁剂宜在饭后或者两餐之间服用可减少反应，利于吸收，如不能耐受可从小剂量开始。避免与牛奶、茶、咖啡、蛋类同时服用，口服液体铁剂时需使用吸管，避免牙齿染黑，服药后漱口。口服铁剂期间大便会变成黑色，口服铁剂致胃肠道反应严重无法耐受者，以及病情要求迅速纠正贫血者应考虑注射铁剂。使用铁剂治疗 2—3 周后贫血症状如无改善，应及时通知医生。

（三）健康指导与康复

（1）合理喂养：提倡纯母乳喂养至少 6 个月。添加辅食遵循添加原则。
（2）指导家长培养小儿合理的饮食习惯，不偏食。
（3）向家长讲解治疗贫血药物的作用、副作用，按时足量服药，定期复查血象。
（4）对恢复期患儿要加强教育，开展训练促进其智力及动作的发育。

二、特发性血小板减少性紫癜护理

特发性血小板减少性紫癜（idiopathic thrombocytopenic purpura，ITP），是指无明显外源性病因引起的血小板减少，但大多数是由于免疫反应引起的血小板破坏增加，故又名自身免疫性血小板减少，是一类较为常见的出血性血液病。其特点为血小板寿命缩短，骨髓巨核细胞增多，80%—90%病例的血清或血小板表面有 IgG 抗体，脾脏无明显肿大。

（一）身心评估

（1）评估病史：有无病毒感染史，有无服用药物或接触有害物质史，有无自身免疫性疾病肿瘤或恶性血液病。
（2）评估有无头昏、疲乏、无力、鼻衄或牙龈出血、呕血、便血、颅内出血症状。
（3）评估有无皮肤和黏膜瘀点、瘀斑，有无血肿，肝脾有无轻度肿大。

（二）护理措施

（1）密切观察病情：观察皮肤淤点（斑）、血小板数量变化，及时发现出血倾向。当外周血小板低于 20×10^9 L 时，常有自发性出血。如有鼻衄、内脏出血、颅内出血，定时监测血压、脉搏、呼吸、面色的变化。如面色苍白加重，呼吸、脉搏增快，出汗、血压下降，提示失血性休克。若有烦躁不安、嗜睡、头痛、呕吐，甚至惊厥、颈抵抗，提示颅内出血。颅内出血常危及生命。

（2）止血：鼻、口黏膜出血可用浸有 1％麻黄素或 0.1％肾上腺素的纱条、棉球或明胶海绵压迫局部。如上述压迫止血无效，立即采用其他止血措施。对严重出血者需配血，输注同血型血小板。

（3）饮食宜清淡、易消化、少刺激、少渣、高蛋白、高维生素，避免生硬、刺激性食物。

（4）消除恐惧心理：患儿对出血及止血技术操作可能产生惧怕，表现哭闹、躁动、不合作，将使出血加重。故需讲明道理，消除恐惧心理，争取患儿配合。

（5）避免损伤：限制剧烈活动，以免碰伤、刺伤、摔伤引起出血；尽量减少肌肉注射，防止深部血肿；衣服宜宽大、柔软，剪短患儿指甲，避免搔破皮肤，保持大便通畅，以免排便致腹压增高诱发颅内出血。

（6）预防感染。患儿病室应与感染病室分开。注意保持出血部分清洁。

（三）健康指导与康复

（1）指导正确压迫止血与自我保护方法。

（2）不与感染患者接触，去公共场所须戴口罩，衣着适度，避免交叉感染。

（3）指导家长及患儿识别出血征象，如淤点、黑便，一旦发现颅内出血立即回院复查及治疗。

第七节　儿童神经系统疾病护理常规

一、脑膜炎、脑炎护理

脑膜炎是指由各种原因引起的脑膜炎症，如化脓菌感染所致的化脓性脑膜炎，结核菌感染所致的结核性脑膜炎。脑炎是指各种原因引起的中枢神经系统急性炎症。

（一）身心评估

（1）评估患儿意识。

（2）评估四肢的肌力及肌张力情况。

（3）评估前囟门未闭者囟门的饱满情况。

（4）评估双侧瞳孔的情况。

（5）评估患儿生命体征。

（6）评估呼吸道情况。

（7）评估有无抽搐。

（二）护理措施

（1）密切观察患儿的意识、瞳孔、前囟、生命体征、四肢肌力和肌张力变化,有无头痛、呕吐发生,并做好记录。若有异常表现,应立即通知医生。

（2）严格卧床休息,头肩抬高 30°,取卧位,头偏向一侧。

（3）保持病室清洁、安静、整齐、舒适、安全。

（4）保证营养和水分供给,必要时给予鼻饲。

（5）遵医嘱准确地给予药物治疗,并观察药物副作用。

（6）根据病情需要,备好抢救药物和用物（止惊剂、氧气、吸痰器、开口器、舌钳、压舌板等）。

（7）做好皮肤、黏膜护理,保持口腔清洁和大小便通畅。

（8）做好 CT、MRI、脑电图、腰穿检查的宣教工作,及时向家属反馈。

（9）心理护理：

① 针对家属或患儿存在的心理问题,及时找出原因,给予疏导。

② 对家属或患儿进行疾病的发生、发展、治疗、护理及预后宣教。

（三）健康指导与康复

（1）让患儿瘫痪的肢体处于功能位置。

（2）早期进行肢体、语言功能锻炼,早日康复。

（3）活动时要循序渐进、注意安全、防止碰伤。

（4）指导按医嘱规范服药。定期门诊随访。

二、癫痫护理

癫痫（epilepsy）是一种发作性疾病,是由于大脑神经元异常的超同步放电引起的发作性的、突然的、暂时性的脑功能紊乱,是神经系统常见疾病之一。

（一）身心评估

（1）单纯局灶性发作：表现为面部及四肢某部分的抽动,头、眼持续向相同方向偏斜,无意识丧失,发作时间在 10—20 s,发作后无不适情况。

（2）复杂局灶性发作：大多数患儿表现为意识部分丧失,精神神经异常,如吞咽、咀嚼、摸索、自语等。

（3）全面性发作：发作时意识突然丧失、全身强直收缩、眼球上翻、瞳孔扩大,持续数秒或数十秒后转入阵挛期,之后出现尿失禁、深睡。醒后可诉头痛,对发作情形不能忆及。另外还有失神发作、肌阵挛发作、失张力发作、痉挛等。

（二）护理措施

（1）发作处理：发作时应立即使患儿平卧、头偏向一侧,清理呼吸道,防止窒息;牙垫塞于患儿上、下臼齿之间;必要时吸痰;按压人中、合谷;给予低流量持续吸氧,注意患儿安全,防止坠床和意外发生。

(2)癫痫持续状态:立即吸痰、吸氧,立即遵医嘱准确、安全、有效地给予快速止惊剂,加强气道管理,并备吸引器、气管切开包于床旁。保证足够的水分,必要时静脉输液或鼻饲。

(3)病情观察:

① 观察发作类型:发作时伴随症状,持续时间;患儿的生命体征、瞳孔大小、对光反射及神志改变。

② 观察呼吸变化:有无呼吸急促、发绀,监测动脉血气分析及结果,及时发现酸中毒表现并予以纠正。

③ 观察循环衰竭的征象:定时监测患儿生命体征,备好抢救物品、药品。

(三)健康指导与康复

(1)保持良好的有规律的生活习惯。

(2)出院后按照医生的要求,患儿要坚持正规用药,掌握正确用药方法,并懂得用药的重要性、必要性,按时来院随访。

(3)避免各种不良刺激,减少诱发因素。癫痫未完全控制之前,严禁患儿单独外出玩耍、游泳等。

三、脑性瘫痪护理

脑性瘫痪是一种非进行性脑损伤,在早期发育阶段即出生前到出生后 1 个月期间由多种原因引起。为小儿常见的致残疾病之一。

(一)身心评估

(1)运动障碍:运动发育落后,肌张力异常,姿态异常,反射异常。

(2)伴随症状:智力低下,听力、语言、视觉障碍,认知和行为异常。

(3)分型:痉挛型、手足徐动型、共济失调型、强直型、震颤型、肌张力低下型、混合型共7种。

(二)护理措施

(1)制定个性化的康复计划。根据患儿年龄训练适当的日常生活动作,如循序渐进地穿衣、脱裤、排尿和排便训练,鼓励患儿参加集体活动,克服自卑、孤独心理。

(2)营养失调的护理。提供进餐环境,根据患儿年龄及进食困难程度选择食物种类,给予高蛋白、高热量、高维生素易消化的饮食。尽可能鼓励患儿自己进食,协助进食时保证患儿有充足的咀嚼时间,养成饭后漱口的习惯,保持口腔清洁。

(3)防止外伤与意外。加床栏,预防坠床,避免强行按压肢体,以免骨折;防止不自主运动带来的损伤。

(4)药物治疗。在早期可应用促神经生长因子的药物等,对于伴有癫痫的患儿,应用抗癫痫药物,注意事项详见癫痫药物指导。

（三）健康指导与康复

（1）针对患儿所处的年龄阶段进行有重点的训练：婴儿期主要促进正常发育，幼儿期防治各种畸形，随年龄增长可结合功能训练并配备必要的支具。保持患儿肢体的功能位置，帮助患儿进行被动或主动的肢体锻炼，以促进肌肉、关节活动和改善肌张力，配合针刺、理疗、按摩、推拿等，纠正异常姿势。

（2）促进患儿心理健康：家庭应给患儿更多的关爱与照顾，耐心指导，积极鼓励，注意挖掘其自身潜力，培养自理能力，使患儿有成就感并不断进步，切不可歧视或过于偏爱，以免造成性格缺陷。

四、惊厥护理

惊厥（convulsion）是指全身或局部骨骼肌群突然发生不自主收缩，常伴意识障碍。惊厥是儿科常见急症，反复发作可引起脑组织缺氧性损害。

（一）身心评估

（1）**典型表现**：突然意识丧失、双眼凝视、口吐白沫、牙关紧闭、面色青紫、面部四肢呈强直性或阵挛性收缩，持续时间为数秒至数分钟或更长。

（2）**局限性抽搐**：新生儿及婴儿惊厥不典型，多为微小动作，如反复眨眼等，一般意识清楚。

（3）**惊厥持续状态**：持续时间达 30 min 以上，或 2 次发作间歇期意识不能完全恢复。

（4）**高热惊厥**：多呈全身强直阵挛性发作，持续数秒至 10 min，发作后，除原发病的表现外，一切如常。

（二）护理措施

1. 预防窒息

惊厥发作时应就地抢救，立即让患儿平卧，头偏向一侧，立即解开衣领，松解衣服，清除患儿口鼻腔分泌物、呕吐物等，保证气道通畅。将舌轻轻向外牵拉，防止舌后坠阻塞呼吸道造成呼吸不畅。备好急救用品，如开口器、吸痰器、气管插管用具等。按医嘱给予止惊药物，如地西泮、苯巴比妥等，观察并记录患儿用药后的反应。

2. 预防外伤

惊厥发作时，将纱布放在患儿手中或腋下，防止皮肤摩擦受损。在已长牙患儿上下白齿之间放置牙垫，防止舌咬伤。牙关紧闭时，不要用力撬开，以避免损伤牙齿。床边放置床栏，防止坠床，在床栏处设置棉垫，同时将床上硬物移开。若患儿发作时倒在地上应就地抢救，移开可能伤害患儿的物品，勿强力按压或牵拉患儿肢体，以免骨折或脱臼。对有可能发生惊厥的患儿要有专人守护，以防发作时受伤。

3. 密切观察病情变化，预防脑水肿的发生

各种刺激均可使惊厥加剧或时间延长，故应保持患儿安静，避免刺激患儿。密切观察体温、血压、呼吸、脉搏、意识及瞳孔变化，高热时及时采取物理或药物降温，若出现脑水肿早期症状应及时通知医生，并按医嘱使用脱水剂。在紧急的情况下可针刺人中、合谷等穴位止惊。按医嘱给止惊药,以免惊厥时间过长,导致脑水肿或脑损伤。惊厥较重或时间较长者给予吸氧。

(三)健康指导与康复

(1)及时控制体温是预防惊厥的关键。

(2)癫痫患儿应按时服药,不能随便停药。

(3)对惊厥发作时间较长的患儿应指导家长观察有无神经系统后遗症,如耳聋、肢体活动障碍、智能低下等,及时给予治疗和康复锻炼。

第八节　儿童免疫和结缔组织疾病护理常规

川崎病护理

川崎病(kawasaki disease)又称皮肤黏膜淋巴结综合征,是一种以全身中、小动脉炎为主要病变的急性发热出疹性疾病。表现为急性发热、皮肤黏膜病损和淋巴结肿大。本病以婴幼儿多见,男孩多于女孩,亚裔人较多,四季皆可发病。

(一)身心评估

(1)发热:持续高热5天以上是本病的主要症状,抗生素治疗无效。

(2)皮肤表现:皮疹在发热或发热后出现,表现为多种形式的皮疹,常见为斑丘疹、多形性红斑或猩红热样皮疹;手足硬性水肿,掌跖红斑,恢复期指、趾端膜状脱皮。

(3)黏膜表现:双球结膜充血,但无脓性分泌物;唇红,有皲裂或出血,舌乳头突起,充血呈草莓舌。

(4)颈部淋巴结肿大:大多数单侧出现,质硬有触痛,常于发热3天内发生,数日后自愈。

(二)护理措施

1. 发热护理

患儿多为持续性高热,密切监测体温变化,预防高热惊厥。体温在38.5 ℃以下时要运用退热贴、温水擦浴等物理降温。体温超过38.5 ℃时给予泰诺林等退热药。鼓励患儿多饮水,必要时予静脉补液。患儿退热期间出汗较多,及时擦干,更换衣服,防止受凉。

2. 用药护理

(1)丙种球蛋白属于血制品,用药前与家长做好沟通,应尽早使用,可减少冠状动脉扩张的发生。输液过程中一定严格执行无菌操作原则,现用现配。

(2)阿司匹林胃肠道反应大,可引起恶心、呕吐,所以要告知患儿及家长饭后服用减轻胃肠道刺激。用药期间要定期复查血常规、肝功能及凝血功能。

3. 皮肤黏膜护理

对于口唇皲裂的患儿,要为患儿涂液状石蜡或润唇膏保护口唇。嘱患儿要保持口腔清洁,饭后需漱口。球结膜充血的患儿,勿用手揉眼睛,保持用眼卫生。恢复期患儿指趾端及肛门会有脱皮,勿强行撕拉脱皮,要用剪刀修剪。

4. 饮食护理

患儿由于高热、口唇皲裂等会影响食欲,甚至拒食,因此要给予高热量、高蛋白、高维生素、易消化的流质或半流质饮食,保证机体需要。饮食宜温凉,少食多餐。

5. 并发症观察与护理

严密观察病情变化,随时备好抢救药品及物品,配合医生进行抢救。及时发现患儿有无其他器官、系统的异常表现。病情有变化及时通知医生,持续监测患儿血压、脉搏、呼吸、体温、瞳孔、肌张力、意识等生命体征并详细记录,维持有效的静脉通路,合理安排和调整药物顺序及速度,详细记录患儿出入量。

6. 心理护理

患儿入院时病情急,家长对疾病缺乏了解,向其耐心解释病情,护士要给予安抚,多与家长沟通,消除其恐惧心理,积极配合治疗。同时要根据患儿的年龄特点了解每个患儿的心理反应,重视患儿的感受和需求,及时安慰患儿,给予情感支持。

(三)健康指导与康复

(1)急性期患儿应绝对卧床休息,恢复期可适当锻炼,如有冠状动脉损害应避免剧烈活动。

(2)在疾病的恢复期内,患儿仍时有关节处疼痛、肿胀,应多卧床休息,抬高下肢并给予功能位,进行适当理疗、放置热水袋、定期按摩等,关节处疼痛肿胀消退后,鼓励患儿适当行走。

(3)向家长讲解本病的预后患儿出院后应注意休息,避免剧烈运动,要注意天气冷暖,根据气候增减衣物,防止受凉感冒。指导家属正确准时给患儿服药,并在医生指导下正确减量,最后停服。

第九节 儿童遗传代谢内分泌疾病护理常规

一、糖尿病护理

糖尿病(diabetes mellitus,DM)是由于胰岛素缺乏所造成的糖、脂肪、蛋白质代谢紊乱症,分为原发性和继发性两类。

(一)护理评估

(1)评估患儿有无多饮、多食、多尿、体重下降,有无遗尿或夜尿增多现象,有无视物模糊,有无呼吸道感染,有无精神不振、乏力、恶心、呕吐、腹痛等,有无皮肤黏膜干燥,有无脱水及酸中毒征象,呼气中有无烂苹果味,神志是否淡漠,有无嗜睡、昏迷等,呼吸是否深快,皮肤是否干燥,眼窝是否凹陷等。

（2）了解实验室检查结果，如血糖、血电解质、血酮、血脂、糖化血红蛋白、血气分析、尿酮体、空腹胰岛素、C 肽及糖化血红蛋白、胰岛自身抗体测定、糖尿病基因检测等。

（3）评估患儿及家长对本病各项护理知识的了解程度及生活、运动、饮食习惯。

（二）护理措施

（1）饮食指导。定时、定量进餐，维持血糖稳定，不应过度限制饮食。热卡每日为 1000 以上（年龄×70—100）；饮食成分中糖类占 50％、蛋白质占 20％、脂肪占 30％；早午晚热量分配为 1/5、2/5、2/5，每餐留少量食物做餐间点心；食富含蛋白质和纤维素的食物。

（2）运动锻炼。每日做适量运动，不宜在空腹时运动，应在进餐 1 h 后、2—3 h 时为宜，运动后有低血糖时可加餐。

（3）胰岛素指导。注射器型号要统一，以保证剂量准确。注射部位要一个月更换 1 次，每针每行间距为 2 cm，以免引起皮下脂肪萎缩硬化。可选择股前部、上臂外侧、腹壁、臀部。根据三餐前、睡前血糖浓度调整胰岛素，鼓励并指导患儿及家长独立进行血糖、尿糖的监测。每 2—3 天调整胰岛素 1 次，直至尿糖不超过"＋＋"。

（4）防止并发症。要按时、按量注射胰岛素，不要无故停药。当感染、饮食失调时，注意监测血糖水平，调整胰岛素用量。发生酮症酸中毒时，要密切观察病情，监测血气、电解质、血糖、尿酮体，应遵医嘱纠正代谢紊乱和水、电解质紊乱。当发生低血糖时，马上补充糖类或静脉注入高浓度的葡萄糖。患儿要随时携带糖果，并注意避免低血糖的诱因，凌晨低血糖出现时，要调整胰岛素的用量。

（三）健康指导与康复

（1）让家长认识糖尿病长期使用胰岛素治疗和监测血糖的重要性，并控制好血糖，决定预后的好坏。

（2）组织糖尿病患儿活动，提供相互交流的平台，并对治疗技巧进行指导。

（3）糖尿病病程超过 5 年或青春期发病病程超过 2 年的患儿需随访，并检查眼底、神经系统、尿蛋白，以早期发现微血管病变。

二、甲状腺功能亢进症护理

甲状腺功能亢进症（hyperthyroidism）简称甲亢，是指一组由于甲状腺激素分泌过多所致的多表现为甲状腺肿大及基础代谢率增高的内分泌疾病。儿童时期甲亢约 95％为弥漫性毒性甲状腺肿（Graves 病）。

（一）病情评估

（1）评估患者有无自觉乏力、多食、消瘦、怕热、多汗、排便次数增多、心悸、骨痛、月经紊乱等异常改变。

（2）评估、询问何时发现甲状腺肿大或眼球突出。

（3）评估心理-社会支持系统情况：患者有无情绪不稳定、多动、急躁、失眠、记忆力差、注意力不集中，学习成绩有无下降，家庭人际关系、经济状况等。

（二）护理措施

（1）休息与环境：每日充分休息，避免过度疲劳，急性期或有心功能不全或心率失常者应卧床休息。保持病室安静，治疗、护理集中进行，室内宜通风，室温保持在 20 ℃左右。

（2）饮食：给予高热量、高蛋白、富含维生素和钾、钙的饮食，限制高纤维素饮食，如粗粮、含纤维素多的蔬菜等。避免进食含碘丰富的食物，如海带、紫菜、虾、加碘食盐等，多进食饮料以补充丢失的水分，但避免饮用浓茶及咖啡。

（3）眼部护理：注意保护角膜和球结膜，可用眼罩防止光、风、灰尘刺激。结膜水肿、眼睑不能闭合者，涂以抗生素眼膏或用浸有生理盐水的纱布湿敷，抬高床头，限制水及盐的摄入，防止眼压增高，并训练眼外肌活动。

（4）药物使用：定时、定量服药。观察其疗效及副作用，如出现发热、皮疹、头痛、腹痛、腹泻、关节痛等立即报告医生。

（5）标本采集注意事项：如取血做血清蛋白结合碘时，禁用碘消毒局部皮肤。如做甲状腺[131]I 试验时，试验期间禁食含碘食物，如海带、海蜇、紫菜、海参、虾、加碘食盐等，禁用碘消毒局部皮肤。

（6）心理护理：护士应关心、体贴患儿，态度和蔼，避免刺激性语言，仔细耐心地做好解释疏导工作，解除其焦虑紧张情绪，使患儿建立信赖感，配合治疗。

（7）甲亢危象的防治：

① 遵医嘱定时定量、按疗程服药，不能自行减量或停药。

② 注意安全，避免感染、外伤、劳累、精神创伤等诱发因素。

③ 密切观察病情变化，如发现发热、心动过速、呕吐、腹泻、脱水、烦躁不安，甚至出现谵妄、昏迷等甲亢危象表现，立即报告医生，遵医嘱予降温、镇静处理，准确记录出入量，加强基础护理，做好床旁交接班。

（三）健康指导与康复

（1）帮助患者了解引起甲亢危象的因素，尤其使其了解精神因素在发病中的重要作用，从而使其保持开朗、乐观的情绪。

（2）坚持在医生指导下服药，不要自行停药或怕麻烦不坚持用药，指导患者认识药物常见的副作用，一旦发生及时处理。

（3）在高代谢状态未控制前，必须给予高热量、高蛋白、高维生素饮食，保证足够营养。

（4）向患儿解释检查的目的及注意事项，消除其思想顾虑以免影响检查的效果。

（5）合理安排工作、学习和生活，避免过度紧张。

（6）教会患儿及家长有关甲亢的临床表现、诊断性治疗方法、饮食原则和要求及眼睛的防护方法等知识。

（7）定期门诊随访。

三、生长激素缺乏症护理

生长激素缺乏症是指由于腺垂体合成和分泌的生长激素部分或完全缺乏，或由于结构异常、受体缺陷等导致小儿生长发育缓慢，其身高低于同年龄、同性别、同地区正常健康儿童平均身高 2 个标差或在儿童生长曲线第 3 百分位数以下而产生的内分泌疾病。可为先天性、获得性和暂时性生长激素缺乏症。

（一）身心评估

（1）评估何时生长减慢，有无食欲低下、多饮多尿、呕吐、头痛视力障碍、多汗、心慌、性发育落后、肥胖、怕冷、智力障碍等。

（2）评估有无颅内肿瘤、感染、外伤，婴儿期有无低血糖发作。

（3）准确测量身高、体重、坐高、指距、头围、皮下脂肪等，观察患儿发育是否匀称，头面部、躯干、四肢有无特殊，肌肉发育、肌张力、关节韧带的活动、全身韧带的活动有无异常，全身各器官尤其是性器官及第二性征的检查结果有无异常。

（二）护理措施

（1）完善辅助检查

① 骨龄评价、头颅 MRI。

② 抽血查染色体、甲状腺功能、血胰岛素样生长因子-1（IGF-1）及胰岛素样生长因子结合蛋白（IGFBP3），做生长激素兴奋试验等。

（2）饮食：注意摄入充足的蛋白质，以优质蛋白质为主，如含动物蛋白质的蛋、奶、肉、鱼以及含植物蛋白质的大豆，避免偏食、挑食。

（3）药物使用：

① 根据检查结果制定治疗方案，对获得性生长激素缺乏症给予病因治疗或处理，有头痛、呕吐等的应对症处理；对先天性生长激素缺乏者使用生长激素替代疗法。

② 生长激素替代疗法：每日 0.1 U/kg，于临睡前 1 h 皮下注射，治疗至骨骺完全融合为止。注意观察有无局部一过性红肿、关节痛、水钠潴留等不良反应。

③ 生长激素的治疗时间长，注射 3 个月才能初次评估身高有无增长，治疗过程中每 3 个月测量身高、体重，每 6—12 个月测骨龄，记录于生长发育曲线上。

（4）心理护理：关心、尊重、爱护患儿，帮助其正确看待自我形象的改变，树立正向的自我概念。

（三）健康指导与康复

（1）向家长及患儿介绍生长激素缺乏症的病因及预后。

（2）指导家长正确的用药方法及疗效观察。

（3）注意合理营养，避免盲目使用增高保健品。

（4）注意体格锻炼，加强纵向运动，心情愉快，保持充足睡眠。

（5）积极预防慢性疾病。

（6）定期随访。

第十节 儿童传染性疾病护理常规

一、儿童传染病一般护理

儿童传染病是指由病原体引起的一组有传染性的疾病,又称感染性疾病。传染病是常见病、多发病,也是对人类健康危害很大的一组疾病。传染病流行过程的三个环节包括传染源、传播途径、易感人群,也称感染链,缺少其中任何一个环节或阻断它们之间的联系,流行过程就不会产生。

(一)身心评估

(1)评估患儿是否有既往传染病史、家庭或集体生活人群发病史。

(2)评估患儿是否有药物或其他物质过敏史。

(3)评估临床症状。

(二)护理措施

(1)按病种分室隔离。

(2)严格执行消毒隔离制度,防止交叉感染与传染病播散,限制探视。详细介绍传染病隔离制度,做好卫生宣教和患儿及其家属的心理护理,解除其顾虑,积极配合治疗护理。

(3)根据病情做好饮食护理,保证营养供给,高热及呕吐、腹泻重者应补充水分与电解质。肾衰竭、肺水肿、脑水肿、心力衰竭者,应严格限制进水量与输液速度,准确记录出入量。

(4)根据病情合理安排休息,急性期卧床休息,恢复期适量活动。

(5)做护理治疗时,按不同的隔离技术要求进行操作。

(6)做好基础护理,防止并发症,长期卧床者,应定时协助翻身、擦背,保持皮肤清洁、干燥。预防肺炎、压力性损伤与红臀,做好口腔护理,防止口腔炎。

(三)健康指导与康复

(1)少去公共场所,按时预防接种。

(2)门诊随访。

二、手足口病护理

手足口病是指由多种肠道病毒引起的传染病,以萨科奇病毒 A16 型和肠道病毒 EV71型最常见,多发生于 5 岁以下儿童。临床上以发热和手、足、口、臀部的皮疹或疱疹为主要特征。患者、隐性感染者和无症状带毒者为该病流行的主要传染源。传播途径主要是呼吸道,也可因进食被污染的食物经口传播。

（一）身心评估

(1) 评估当地手足口病流行情况，是否有与手足口患者接触史。

(2) 评估临床症状：

① 询问患儿皮疹或疱疹出现的时间、部位及体温。

② 评估有无中枢神经系统损害并发脑炎、脑膜炎及急性弛缓瘫痪，表现为：头痛、呕吐、颈部僵硬、烦躁不安、抽搐。

③ 评估有无病毒性心肌炎，表现为：持续高热、乏力、心悸、心电图和心肌酶谱异常。

④ 评估有无神经源性肺水肿，表现为：早期为呼吸急促、心率增快，继而皮肤苍白湿冷、发绀、呼吸困难、咳粉红色泡沫痰、低氧血症。

（二）护理措施

(1) 按消化系统护理常规护理。

(2) 实施消化道和呼吸道隔离。

(3) 病房定期通风换气 2 次，保持空气新鲜和适宜的温度、湿度。每日紫外线空气消毒 2 次，每次 30 min。工作人员进入病房要戴口罩、手套。

(4) 饮食营养：宜进清淡、温性、可口、易消化、柔软的流质或半流质饮食，禁食冰冷、辛辣、咸等刺激性食物。

(5) 口腔护理：保持口腔清洁，对不会漱口的患儿，可以用棉棒蘸生理盐水轻轻地清洁口腔，预防细菌继发感染。

(6) 皮疹护理：衣服、被褥要清洁，衣着要舒适、柔软，经常更换。剪短指甲，防止抓破皮疹。皮疹初期可涂炉甘石洗剂，待有疱疹形成或疱疹破溃时可涂红霉素或百多邦。注意保持皮肤清洁，防止感染。

(7) 发热护理：低热或中度发热，无需特殊处理，多喝水。体温在 37.5—38.5 ℃时，给予散热、多喝温水、洗温水浴等物理降温。体温高于 38.5 ℃时，及时汇报医生，给予相应处理。

(8) 严密观察病情：观察体温、血压、血糖、血象及神经系统症状，如有异常即刻汇报医生，以防止发生重症手足口病。

（三）健康指导与康复

(1) 饭前、便后、外出后要用流动水给儿童洗手，不要让儿童喝生水、吃生冷食物。

(2) 本病流行期间不带患儿到人群聚集、空气流通差的公共场所，注意保持家庭环境卫生，居室要经常通风，勤晒衣被。

三、艾滋病护理

艾滋病（又称获得性免疫缺陷综合征，AIDS）是指由人免疫缺陷病毒所引起的致命性慢性传染病。主要通过性接触和体液传播及母婴垂直传播。患者和无症状病毒携带者为本病的传染源。同性患者、性乱交者、静脉药瘾者和血制品使用者为本病的高危人群。

（一）身心评估

（1）评估及询问患儿生母是否为艾滋病感染者，患儿是否有输血史。

（2）评估患儿是否有明显的消瘦和严重的营养不良、是否持续发热及发热时间。

（3）临床症状评估：

① 若出现呼吸困难、胸痛、咳嗽等，则病毒侵犯肺部。

② 如侵犯胃肠道可引起持续性腹泻、腹痛、消瘦无力等。

③ 如侵犯血管可引起血管性/血栓性心内膜炎、血小板减少性脑出血。

④ 评估是否有机会性感染的发生。

（二）护理措施

（1）按传染病一般护理常规护理。

（2）实施保护性隔离和血液体液隔离。

（3）将患儿置于单人病房，接触患儿前后均应洗手。接触患儿应穿戴隔离衣、手套、口罩，小心不要被利器所伤。

（4）给予高热量、高蛋白、高维生素、易消化饮食，注意食物色、香、味，设法促进患者食欲。腹泻患者，应鼓励患者多饮水，少食多餐，少食含纤维素多的饮食。不能进食者给予静脉输液，注意维持水、电解质平衡。

（5）对症护理：

① 针对患者出现的各种症状，如发热、咳嗽、呼吸困难、呕吐、腹泻等进行对症护理，密切观察上述症状的表现及变化。

② 应加强口腔及皮肤护理，预防发生感染。

③ 长期卧床患者应定时翻身，预防压力性损伤。

（6）药物治疗：本病的主要治疗药物是 AZT，该药有较严重的不良反应，主要是骨髓抑制，可出现贫血、中性粒细胞和血小板减少，亦可出现恶心、呕吐、头痛等症状。应密切观察药物副作用，定期检查血常规、肝功能等。

（7）加强同患儿家属沟通，发扬人道主义精神，缓解焦虑情绪。向患儿家长讲解艾滋病的有关知识，使其正确对待疾病并有充分的心理准备。

（三）健康指导与康复

（1）告知患儿家长出院后应予患儿高热量、高蛋白、高维生素、易消化的饮食。

（2）保持皮肤、口腔清洁卫生，减少继发感染。

（3）定期随访。

第十一节　新生儿急救护理常规

一、新生儿气管插管护理

将一特制的气管内导管经声门置入气管的技术称为气管插管,这一技术能为气道通畅、通气供氧、呼吸道吸引和防止误吸等提供最佳条件。

(一)身心评估

(1)有无心跳、呼吸骤停。
(2)有无胎粪、羊水吸入患儿气管内。
(3)有无呼吸衰竭或因病情需要长时间正压呼吸。
(4)有无气道梗阻。
(5)是否需气管内给药。

(二)护理措施

(1)用物准备。新生儿喉镜(0号或1号)、气管插管、复苏气囊、面罩、胶布、剪刀、吸引器、听诊器。
(2)操作步骤:
① 患儿仰卧,头部略后仰,颈部适度仰伸,可放肩垫。
② 用复苏气囊面罩加压给氧1 min(有吸入时除外)。
③ 术者立于患儿头侧,左手持喉镜,从口角右边插入并将舌推向左侧,进到会厌根部使镜片尖稍向上翘起,以暴露声门,如以左手小指从颈外按压喉部,更有助于暴露声门。
④ 右手持气管插管从喉镜右侧经声门插入气管,使插管尖端过声门1—2 cm。
⑤ 抽出喉镜,用手固定插管,接上复苏囊,进行加压给氧。助手用听诊器听诊两侧胸廓和两腋下,如两侧通气声音大小相等,两侧胸廓起伏一致,心率回升,面色转红,示插管位置正确。
⑥ 用胶布固定插管,记住唇缘厘米读数。
⑦ 接上复苏囊、持续呼吸道正压装置或人工呼吸机行辅助通气。
⑧ 消毒喉镜,整理床单位及用物。
(3)注意事项:
① 进行气管插管必需的器械和用品应定点保存,随时备用。
② 喉镜、面罩、复苏囊用后及时消毒,操作时严格执行无菌操作,防止感染。
③ 操作时动作轻柔、迅速,避免机械损伤,从插入喉镜到完成插管要求在15 s内完成。
④ 操作过程中,患儿出现发绀、心率减慢,应暂停操作,先用复苏囊加压给氧,至面色转红心率回升后再进行插管。
⑤ 保持气道通畅,防止导管折叠、堵塞、滑脱。

⑥ 插入深度＝[体重(kg)＋6]cm。

⑦ 根据不同体重和孕周选择导管型号,见表 19.1。

表 19.1　导管型号

导管内径(mm)	新生儿体重(g)	胎龄(周)
2.5	<1000	<28
3.0	1000—2000	28—34
3.5	2000—3000	34—38
3.5—4.0	>3000	>38

（三）健康指导与康复

（1）讲解疾病相关知识。

（2）指导家长正确的日常护理,预防感染。

（3）合理喂养,定期监测体重。

（4）定期随访,关注患儿的预后及各系统生长发育情况。

二、新生儿动静脉同步换血疗法护理

换血是治疗高胆红素血症最迅速有效的方法,主要用于重症母婴血型不合的溶血病或 G-6-PD 缺陷症,通过换血可及时换出血中部分抗体和致敏红细胞,减轻溶血,降低血清胆红素水平,同时纠正贫血,防止心力衰竭。

（一）身心评估

（1）评估患儿年龄、胎次、父母亲血型、患儿血型。

（2）评估黄疸出现的时间、程度,是否达到换血指征。

（3）评估病情,是否有胆红素脑病的症状、有无呼吸抑制、是否有严重的心肺疾病,能否承受换血手术。

（二）操作步骤

（1）经检验符合换血条件的患儿,主管医生立即通知家属,交代注意事项和病情,签换血同意书。

（2）联系血库准备血液,一般用 O 型红细胞悬液和 AB 型血浆;排除 ABO 溶血可采用同型血。血量为 160—180 mL/kg。

（3）通知手术成员:住院医生、手术护士和巡回护士各一名。同时通知值班人员消毒换血室。调节室温至 22—26 ℃。住院医生开换血医嘱。

（4）巡回护士准备药物和用物:2 瓶生理盐水(其中一瓶备输血用,另一瓶稀释肝素为 1—5 U/mL)、肝素 1 支、10%葡萄糖酸钙 1 支(用 5%葡萄糖 10 mL 等量稀释)、10%葡萄糖水 1 瓶、苯巴比妥钠 1 支、留置针 2 个、头皮针 3—4 个、三通管 2 个、动脉压力延长管 1 根、20 mL 注射器 3—5 个、2—5 mL 空针 2 副,另备输液泵 1 台、心电监护仪 1 台、输血器 2 个、输液器 2 个、干燥及抗凝试管各 4—6 个、500 mL 废血瓶 1—2 个、无菌手套 2 双、治疗巾 2 张、洞巾 1 个。

（5）手术护士：① 将患者置于辐射保温台上，固定体温探头于上腹部，调节温度为 36.5—37 ℃，安装心电监护仪。② 建立两条静脉通道，一条用于静脉补液和临时用药，另一条用于输血。③ 保持患者安静，遵医嘱静脉缓推苯巴比妥 20 mg/kg。④ 穿刺桡动脉或肱动脉，用稀释肝素液保留，并固定留置针。

（6）巡回护士将血液、血浆适当预热至 36—37 ℃，并将血浆均匀分配到血液中，连接输液器和静脉通道备用。

（7）手术护士铺治疗巾、洞巾，戴无菌手套，连接三通管和延长管，用肝素液充满管道；延长管有帽端接留置针，三通管尾端接废血瓶，侧端接肝素液和抽血注射器。

（8）记录基础生命体征和换血过程，注意患儿的面色反应、生命体征变化。换血开始首先抽取 10 mL 血液做换血前化验用（如胆红素、电解质、血液分析和血气等），巡回护士调整滴速到 80—90 滴/min，换血护士以 4—5 mL/min 速度缓慢抽血，每抽 20—40 mL 血注入废血瓶后，推肝素液以保持管道通畅，间歇 4—5 min，每输入 100 mL 血时，从另一外周静脉缓推等量稀释的葡萄糖酸钙 2 mL。整个换血过程中，保证抽输血同步，并根据监护结果动态调整速度。换血过程历时 1.5—3 h。

（9）换血结束后，取最后换出的血做胆红素、电解质、凝血四项、血液分析和血气等化验；清理用物、换血房间及辐射保温台，终末消毒处理。换血完毕后继续蓝光治疗和心电监护，观察患儿神志、皮肤黄染消退情况、动脉穿刺处远端血运情况。

（三）注意事项

（1）换血时必须严格执行无菌操作，从动脉到废血瓶通道必须保持密闭、无菌，防止感染。

（2）注意保暖，血液在换血前适当加热至与体温接近。

（3）换血时严防空气和凝块注入，防止血栓发生。

（4）参与换血的护士要求熟悉换血过程，操作熟练，以便能良好配合。

（5）换血时，思想集中，操作轻巧，熟悉三通管道，防止将废血回抽。

（6）严格掌握出入量的平衡，此乃成功的关键。

（7）患儿有严重的心肺疾病，禁忌换血。

（8）换血过程中，严密观察患儿面色、体温、脉搏、心率、血压及血氧饱和度情况。手术护士尤其注意心率、血压的改变，以掌握换血速度。

（9）静脉补液过程中，严格控制输液速度。

（四）健康指导与康复

（1）介绍换血疗法的相关知识和必要性，提高家长依从性。

（2）教会家长观察患儿的面色、呼吸、精神反应等，如有异常及时就医。

第二十章　手术室护理常规

第一节　手术室一般护理常规

一、一般护理

（1）进入手术室的人员必须严格遵守手术室各项规章制度，非手术人员未经允许不得进入手术室。

（2）手术室应保持肃静，不得大声谈笑，禁止吸烟。

（3）择期手术术前1日10:30前提交手术申请，急诊手术及时提交手术申请，并注明急诊，即刻通知手术室。

（4）工作期间禁止使用手机，不得擅自离开工作岗位。

（5）手术室物品不得外借，因抢救患者外借物品须经护士长同意，使用后及时归还。如损坏应按照医院相关规定赔偿。

（6）正确留取标本，置于专柜加锁保管。

（7）术毕器械、物品预处理后交消毒供应中心处理。

（8）取出的植入物遵守《医疗废物管理条例》处理规定，特殊情况（断钉、纠纷、风俗等）须办理相关手续。

（9）手术室每日进行清洁消毒卫生工作，每周终末清洁消毒。遵照《医院感染管理办法》定期完成监测工作。

二、接、送手术患者护理

（一）急诊科与手术室交接（绿色通道）

（1）对于急诊手术患者，急诊科护士应即刻电话通知手术室，告知病情，手术室护士做好接诊工作。

（2）急诊科医护人员护送患者到手术室，正确交接，双方签名。

（3）手术室护士及时登记手术信息。

（二）手术室与病区交接

1. 接手术患者

（1）正确填写手术护理记录单，通知病区做术前准备。

（2）确认手术推床性能安全，更换外出衣、鞋到病区。

（3）手术室护士、责任护士与患者（或家属）正确核对患者腕带信息、手术部位标识、术前用药、皮肤情况、影像资料等，三方签名。协助患者移至手术推床，注意保暖。

（4）患者入手术室，与巡回护士正确核对。

2. 送手术患者

（1）手术医生、麻醉医生、手术室护士共同将患者移至手术推床。

（2）手术室护士检查皮肤、导管，整理物品，与麻醉医生共同护送。

（3）密切观察患者生命体征，保持管道通畅，注意保暖。

（4）与责任护士正确交接，双方签名。

（三）手术室与 ICU 交接

（1）遵医嘱，巡回护士通知 ICU 送病床至手术室。

（2）手术医生、麻醉医生、手术室护士将患者移至病床，共同护送。

（3）密切观察患者生命体征，保持管道通畅，注意保暖。

（4）与责任护士正确交接，双方签名。

三、手术患者访视

（一）术前访视

（1）术前 1 日下午巡回护士正确填写围手术期访视单。

（2）与病区责任护士、手术医生沟通，正确评估患者信息，制定护理计划。70 岁以上患者应有医务部手术审批报告。

（3）告知患者（或家属）注意事项，指导患者体位训练，鼓励患者树立信心，以良好的状态接受手术。

（4）急诊手术患者，及时完成术前访视。

（二）术后回访

（1）术后 2—3 日，巡回护士回访患者。

（2）与责任护士、患者（或家属）沟通，正确评估伤口情况及有无手术护理并发症。

（3）询问患者（或家属）满意度，完善手术室护理工作。

四、手术物品清点

（1）正确掌握清点时机，详细清点手术物品，洗手护士认真检查器械完整性及性能，整理敷料、纱布。

（2）术前洗手护士与巡回护士详细清点所有手术物品，正确记录，及时记录所添加的物品。

（3）掉落的器械应定点放置，禁止拿出手术室。

（4）手术物品如有缺失，洗手护士、巡回护士与手术医生正确核对、确认无异物遗留体腔。

（5）关闭体腔前，洗手护士与巡回护士或手术医生详细清点相关物品，确认无误方可关腔。

（6）洗手护士预处理器械，再次清点、检查器械，妥善放置。

五、洗手护士手术配合

（1）术前 1 日准备手术物品。

（2）术日再次确认手术物品，提前 20 min 洗手。

（3）手术开始前，关闭体腔前、后及缝合皮肤后，与巡回护士详细清点手术物品，认真检查器械完整性及性能，整理敷料、纱布。

（4）严格执行无菌操作，协助医生铺无菌巾，正确传递手术器械，保持手术野干燥、整洁。

（5）密切关注手术进展，准确、迅速配合手术。

（6）严格监督手术医生执行无菌及隔离技术。

（7）手术标本与手术医生正确核对后，置于专柜加锁保管。

（8）布类敷料分类放置，一次性敷料双层黄色垃圾袋包扎，手术器械预处理并登记。

六、巡回护士手术配合

（1）术前 1 日访视患者，检查仪器、设备。

（2）术日再次确认仪器、设备，调节手术间温度和湿度。

（3）与手术医生、麻醉医生、患者正确核对信息、手术部位等，及时记录。

（4）建立静脉通道，正确执行医嘱，完成预防性抗菌药物使用，与洗手护士详细清点手术物品并记录。

（5）配合麻醉医生，协助手术医生摆放体位，正确使用仪器，调节灯光，保护患者隐私、保暖。

（6）协助手术医生穿手术衣，监督手术医生的无菌操作，管理参观人员。

（7）术中及时供应手术物品，每小时巡视患者输液、仪器、受压皮肤情况，确保患者安全。

（8）冰冻病理标本执行冰冻病理标本处置常规，普通病理标本执行普通病理标本处置常规。

（9）协助手术医生包扎伤口，正确固定导管，与手术医生、麻醉医生共同将患者平移至手术推床，与麻醉医生共同护送。

七、冰冻病理标本处置

（1）洗手护士与手术医生正确核对标本交予巡回护士。

（2）巡回护士选择合适容器，正确填写标本信息，及时登记。

（3）巡回护士与患者家属沟通，送检员及时送病理科。

（4）送检员与病理科人员正确交接。

（5）接收病理报告，告知手术医生。

八、普通病理标本处置

（1）洗手护士与手术医生正确核对标本，妥善保存。

（2）巡回护士选择合适容器，正确填写标本信息，及时登记。

（3）洗手护士与手术医生再次确认标本，装入指定容器。

（4）手术医生与患者家属沟通，正确填写病理申请单，巡回护士、洗手护士将其与手术医生再次确认，洗手护士将其置于专柜加锁保管。

（5）每日两次双人正确核对相关信息，由送检员送病理科。

（6）送检员与病理科人员正确交接。送检员及时反馈交接问题。

九、手术体位安置

（1）根据手术准备体位用具。

（2）安置体位前正确核对并与患者沟通，取得合作。

（3）安置体位时保证患者舒适、安全，保护隐私，保暖。

（4）充分暴露手术野，保持呼吸道通畅，大血管、神经无挤压，保护受压部位。

（5）安置体位后，应便于观察、输液、输血。

（6）检查有无体位并发症。

十、手术患者麻醉护理

（一）局部浸润麻醉护理常规

（1）巡回护士与患者、手术医生共同确认患者信息、手术部位，监测生命体征，建立静脉通道。

（2）遵医嘱配置局麻药物，正确给药。

（3）观察患者生命体征，认真听取患者主诉，预防局麻药物过敏反应。

（4）术毕患者生命体征平稳后，护送患者返回。

（二）连续硬膜外麻醉护理常规

（1）巡回护士与患者、手术医生及麻醉医生共同确认患者信息、手术部位。

（2）建立静脉通道，协助麻醉医生摆放体位，注意保护患者隐私，防止坠床。

（3）术毕，协助麻醉医生拔除硬膜外导管。

（4）待患者生命体征平稳后与麻醉医生护送患者回病区并交接。

（5）如有使用镇痛泵的患者，须向责任护士和家属交代注意事项，严禁自行加药或拔出。

（三）全身麻醉护理常规

（1）巡回护士与患者、手术医生及麻醉医生共同确认患者信息与手术部位并签名。

（2）建立静脉通道，连接吸引器，保持备用状态。

（3）协助麻醉医生完成麻醉操作。

（4）患者未清醒时，正确使用约束用具，妥善固定引流管道，确保通畅。

（5）患者完全清醒，且生命体征稳定，与麻醉医生护送患者回病区并交接。

十一、PACU(麻醉恢复室)护理

（一）PACU 基础护理常规

（1）患者入室前监护仪、吸引器、氧气、麻醉机等物品准备齐全，性能完好。

（2）严格遵守吸氧操作规程，注意用氧安全，密切观察氧气治疗效果。

（3）及时给予心电监护、血压监测、SpO_2 的监测，并准确记录，发现异常及时通知医生。

（4）注意患者安全。入室即要拉好护栏，扣好约束带，对于躁动患者要有专人护理，及时处理、避免发生意外。

（5）妥善固定气管导管，保证气管导管的有效通气。

（6）正确对患者进行评估，包括呼吸、肌力、循环、SpO_2、神志。

（7）注意保暖，保护隐私。检查静脉通道，妥善固定引流管。

（8）遵循吸痰原则，正确判断拔管时机，严格按照拔管程序拔管。

（9）恢复时间延长者可根据病情和手术要求定时改变体位，并做好皮肤护理。

（10）患者出 PACU 时，卧位应安全、舒适，安全送返病区。

（二）患者收入 PACU 的标准

（1）除心脏手术外所有全麻患者。

（2）硬膜外麻醉后平面过高或生命体征不稳定者。

（3）神经阻滞麻醉后出现特殊情况需要观察的患者。

（三）患者转出 PACU 标准

由主管麻醉医生决定转出 PACU。

（1）中枢神经系统：神志清楚，有指定性动作；定向能力恢复，能辨认时间和地点；肌张力恢复，平卧抬头能持续 5 s 以上。

（2）呼吸系统：能自行保持呼吸道通畅，吞咽及咳嗽反射恢复；通气功能正常，呼吸频率为 12—18 次/min，SpO_2 在正常范围或达术前水平，使用面罩吸氧时，SpO_2 高于 95%。

（3）循环系统：心率、血压波动范围不超过术前的 ±20% 并稳定 30 min 以上；心率正常，ECG 无 ST-T 改变。

（4）椎管内麻醉后，感觉及运动神经阻滞已有恢复，交感神经阻滞已恢复，循环功能稳定，无需用升压药。

（5）术后用麻醉性镇痛药或镇静药后，观察 30 min 无异常反应。

（6）无急性麻醉回手术并发症，如气胸、活动性出血等。

对苏醒程度评价可参考 Steward 苏醒评分标准（清醒程度：完全苏醒为 2 分，对刺激有反应为 1 分，对刺激无反应为 0 分。呼吸道通畅程度：可按医生吩咐咳嗽为 2 分，不用支持可以维持呼吸道通畅为 1 分，呼吸道需要予以支持为 0 分。肢体活动度：肢体能进行有意识的活动为 2 分，肢体无意识活动为 1 分，肢体无活动为 0 分。总分达到 4 分者可离开PACU）。还应对疼痛、恶心、呕吐和手术出血等进行评估。麻醉医生应该在患者出 PACU前再次访视患者，并记录其状况。

第二节　手术配合护理常规

一、身心评估

（1）评估患者的意识、生命体征、肢体活动、饮食、睡眠、排泄等。
（2）评估患者的身心状况、对疾病的认知程度。
（3）评估患者的营养状况：有无贫血、消瘦、低蛋白血症等。
（3）评估患者的压力性损伤风险指数（使用压力性损伤评估量表）。
（5）评估患者静脉穿刺部位及手术部位的皮肤情况。
（6）评估患者意外事件（跌倒、坠床、管道脱出等）发生的高危因素。
（7）了解手术需使用的仪器、设备的性能。

二、护理措施

（1）环境：温度为 21—25 ℃，湿度为 30％—60％。
（2）做好心理护理，取得患者配合。
（3）正确摆放手术体位。
（4）选择静脉，及时有效输入液体。
（5）确保仪器设备功能良好。
（6）认真清点手术用物，严格执行无菌操作。

三、物品准备

（1）仪器：高频电刀、吸引器。
（2）基础器械及用物：手术器械、无菌手术衣、敷料、缝针、丝线、纱布、引流装置。
（3）专科仪器和器械。

第三节　颅脑手术配合护理常规

一、物品准备

1. 基础器械及用物

脑包、开颅动力系统、双极电凝、头皮夹、脑室引流管、脑外科薄膜巾、明胶海绵、骨蜡、脑棉。

2. 专科仪器及器械

显微镜、显微器械、垂体瘤器械、显微镜套颅骨锁、带钉头架、脑膜腱。

二、手术配合

（1）常规消毒皮肤，铺无菌单，双人清点物品并记录

（2）切开头皮，暴露颅骨。

（3）开颅时，将开颅所需动力系统安装好，使其处于备用状态。

（4）取下的骨瓣用盐水纱布包裹好妥善放置。

（5）颅骨缺损边缘用骨蜡止血，掀开的头皮用盐水纱布包裹，以头皮拉钩固定。

（6）打开硬脑膜，暴露脑组织。

（7）术者分离脑组织，找出病变部位。

（8）进行分离，逐渐暴露病变组织，取出病变组织。

（9）遇到出血，双极电凝止血。

（10）标本取出，妥善存放。

（11）清理术野物品，止血，放置脑室引流管，缝合硬脑膜。

（12）放置硬脑膜外引流管，骨瓣回植。

（13）缝合头皮，包扎伤口。

三、手术配合注意事项

（1）颅骨钻孔及时用生理盐水冲洗骨屑。

（2）脑膜打开重新建立一个无菌环境。

（3）脑棉生理盐水浸湿后使用，浸脑棉的生理盐水不可用于颅内冲洗，关闭伤口时认真清点脑棉数量。

（4）显微器械轻拿轻放，妥善使用和保养。

第四节　口腔颌面部手术配合护理常规

一、物品准备

1. 基础器械及用物

专科手术包、开口器、棉球、纱条、利多卡因 1 支、盐酸肾上腺素 1 支、丁卡因 3 支、4.5 号注射针头 1 个、美蓝 1 支、凡士林纱条、碘仿纱条、脑棉、可吸收缝线。

2. 专科仪器及器械

内窥镜器械、显微器械、动力系统、体位垫。

二、手术配合

（1）常规消毒皮肤，铺无菌单，双人清点物品并记录。

（2）切口：取口腔内切口。

（3）递手术刀切开口腔黏膜，电凝或 4-0 可吸收缝线结扎止血。保护手术区皮肤。

（4）密切注视手术进展情况，递血管钳钳夹止血，递组织剪或电刀锐性分离，结扎或电凝止血。

（5）标本取下后放标本碗内，放置器械台远端，与手术医生确认标本名称及送检方式。正确保存标本。

（6）缝合前，探查止血，双人清点物品并记录。递 5-0 可吸收缝线缝合伤口，再次双人清点物品并记录。

（7）递酒精纱布擦拭切口，切口处覆盖敷料。

三、手术配合注意事项

（1）局麻患者术中及时沟通，密切观察患者生命体征。

（2）使用专用体位垫，妥善固定患者。

（3）注意患者肢体的保暖。

（4）认真清点手术物品。

（5）正确使用动力器械，轻拿轻放。

第五节 颈胸部手术配合护理常规

一、物品准备

（一）心胸手术

1. 基础器械及用物

胸科包、长电刀头、超声刀、体外器械、心内器械、胸骨锯、涤纶补片、心脏专用纱布、主动脉瓣、二尖瓣、无损线、血管线、换瓣线、起搏导线、钢丝、骨蜡、无菌冰块。

2. 专科仪器及器械

胸腔镜、腔镜器械、头灯、金属吸引头、心内除颤仪、测瓣器。

（二）甲乳手术

1. 基础器械及用物

甲状腺手术专用包、乳腺专用包、可吸收缝线、电刀、吸引器。

2. 专科仪器及器械

消融电极、超声刀、腔镜器械。

二、手术配合

（1）常规消毒皮肤，铺无菌单，双人清点物品并记录。

（2）切开皮肤、皮下组织及肌层，备干纱布块压迫、电凝止血。

（3）打开体腔，备两块湿盐水垫保护切口两侧，递牵开器暴露手术野。

（4）探查体腔，根据所施手术相应配合。

（5）冲洗体腔，术毕备温盐水冲洗体腔。

（6）放置引流管，递酒精棉球消毒皮肤，固定引流管。

（7）关闭体腔，清点器械及敷料。

（8）缝合切口，再次双人清点物品并记录。

（9）递酒精纱布擦拭切口，切口处覆盖敷料。

三、手术配合注意事项

（1）根据手术正确摆放体位，选择合适体位垫，确保肢体功能位。

（2）缝针的管理：心内使用的缝针与普通的缝针分开清点。

（3）室温的管理：术前室温调至 24—26 ℃，术中需降低体温时室温控制在 18—20 ℃，复温时室温调至 24—26 ℃。

第六节 腹部手术配合护理常规

一、物品准备

1. 基础器械及用物

剖腹包、闭合器、吻合器、切口保护器、长电刀头、可吸收缝线、关腹线、荷包线、棉球、腹腔镜设备、腔镜低温器械、腔镜包、电镜套、一次性穿刺器等。

2. 专科仪器及器械

肝缝针、肝脏拉钩、T形引流管、胆道探子、氩气刀、超声刀、肝门阻断带、荷包钳、自动拉钩、胆道镜等。

二、手术配合

(一) 上腹部手术配合

(1) 常规消毒皮肤,铺无菌单,双人清点物品并记录。

(2) 切口:上腹正中切口。

(3) 腹腔探查:腹腔内无腹水,探查腹膜,盆腔,大网膜,肝、脾表面。

(4) 保护切口,将组织提出腹腔,于预定切缘切断。

(5) 分离组织,切除标本,切口吻合。

(6) 冲洗腹腔,检查并确定吻合口无张力,术野无活动性出血,吻合口旁放置引流管,间断缝合,关闭体腔,清点器械及敷料。

(7) 缝合切口,再次双人清点物品并记录。

(8) 递酒精纱布擦拭切口,切口处覆盖敷料。

(二) 下腹部手术配合

(1) 常规消毒皮肤,铺无菌单,双人清点物品并记录。

(2) 切口:下腹正中旁切口。

(3) 腹腔探查:按顺序探查肝、脾、大网膜、全部结肠、横结肠系膜、腹主动脉及肠系膜下动脉、乙状结肠系膜根部和两侧髂内血管周围的淋巴结。根据手术要求,可将手术台头部摇低 $10°—20°$。

(4) 分离组织,切除标本,吻合切口。

(5) 冲洗腹腔,检查术野无活动性出血,放置引流管,清点器械及敷料。

(6) 逐层缝合腹部切口,再次双人清点物品并记录。

(7) 递酒精纱布擦拭切口,切口处覆盖敷料。

三、手术配合注意事项

（1）术中严格执行无菌操作技术、隔离技术。

（2）清扫淋巴结及时，正确放置标本。

（3）检查吻合器、闭合器钉匣使用前后的完整性。

（4）术中预防胆心反射的发生，备好抢救物品。

（5）阻断肝门时记录时间。

（6）清洁患者手术部位皮肤和脐部。

（7）各类精密器械与消毒供应中心严格交接。

第七节　腔镜手术配合护理常规

一、物品准备

1. 基础器械及用物

普外腹腔镜设备、腔镜低温器械、腔镜包、电镜套、生物钳、穿刺器等。

2. 专科仪器及器械

胆道镜、超声刀。

二、手术配合

（1）常规消毒皮肤，铺无菌单，双人清点物品并记录。

（2）正确连接内窥镜摄像头及冷光源，连接吸引器及气腹管。

（3）使用穿刺器建立气腹，以内窥镜观察手术部位。

（4）分离组织，使用电钩或超声刀进行切割及止血。

（5）使用结扎夹进行结扎。

（6）使用无菌取物袋取出标本。

（7）冲洗，检查术野有无出血并彻底止血，清点器械缝针等。

（8）缝合皮肤穿刺孔，再次双人清点物品并记录。

（9）递酒精纱布擦拭切口，切口处覆盖敷料。

三、手术配合注意事项

（1）护士应掌握腔镜器械性能，熟练使用；低温灭菌器械要和普通器械分开处理，与供应室做好交接。

（2）各类精密器械和设施均要注意轻拿轻放，与消毒供应中心严格交接。

（3）小儿腔镜手术时,调节气腹压力为 6—8 mmHg。

（4）腔镜仪器设备使用及时登记。

（5）使用超声刀时要注意提醒医生规范使用。

第八节　妇产手术配合护理常规

一、物品准备

（一）产科

1. 基础器械及用物

产包、新生儿辐射台、新生儿吸痰管、可吸收缝线、缩宫素、注射器。

2. 专科仪器及器械

产钳、新生儿抢救物品、沙袋。

（二）妇科

1. 基础器械及用物

妇科包、子宫器械包、可吸收缝线、妇科棉垫、阴道残端缝线。

2. 专科仪器及器械

妇科腔镜设备、腔镜器械、电外科工作站、超声刀。

二、手术配合

（1）常规消毒皮肤,铺无菌单,双人清点物品并记录。

（2）切口:下腹正中切口或横切口。

（3）递手术刀切开皮肤、皮下组织、腹直肌前鞘,电凝或 4-0 可吸收缝线结扎止血。保护手术区皮肤,切开腹膜进入腹腔。探查腹腔。

（4）密切注视手术进展情况,递血管钳钳夹止血,递组织剪或电刀锐性分离,结扎或电凝止血。

（5）标本取下后放标本碗内,放置器械台远端,与手术医生确认标本名称及送检方式。正确保存标本。

（6）关腹前,探查止血,双人清点物品并记录。递关腹线或可吸收缝线关腹,再次双人清点物品并记录。根据医生习惯,递缝线逐层缝合皮肤。

（7）递酒精纱布擦拭切口,切口处覆盖敷料。

三、手术配合注意事项

（1）预防仰卧位低血压综合征,调节手术床左倾 15°—30°。

（2）新生儿复苏设备均处于良好备用状态，掌握新生儿抢救配合技术。

（3）术后妥善固定引流管，注意患者保暖。

第九节　泌尿手术配合护理常规

一、物品准备

1. 基础器械及用物

泌外科手术包、泌外腔镜设备、电切镜器械、碎石仪器、电镜套、电切液、等渗液、冲洗管、22 号三腔导尿管。

2. 专科仪器及器械

超声刀、血管夹、血管夹钳。

二、手术配合

（1）常规消毒皮肤，铺无菌单，双人清点物品并记录。

（2）接好中性电极，调好灌洗液压力高度，以 50—60 cm 水柱为宜。

（3）检查：装好电切器械。

（4）尿道内注入足够润滑剂，尿道扩张至可顺利进入 F26 号探子。

（5）膀胱镜检查：测定前列腺尿道的长度，了解前列腺、精阜的解剖关系。

（6）选择术者习惯的电切方法。如 Arnes 法，先切 5—7 点，同时切除中叶，再切左侧、右侧叶，然后切 11—1 点，大的腺体分段切除，均暂不切及包膜，待最后平整创面时才谨慎切致外科包膜。最后切除前列腺尖部组织，须留灌层腺体组织。膀胱颈至精阜间切成平坦光滑面。

（7）平整切面，小心切至外科包膜，此层纤维致密、光滑，无腺体的粗糙切面，如见到粗而疏的纤维，且呈粉红色，表示切割偏深，需防止穿孔。

（8）手术结束前，放慢灌洗液速，彻底电凝止血，直到创面无流动的微血管出血。

（9）用 ELLIK 冲洗器冲洗吸净膀胱内的前列腺碎片及小血块。

（10）留置三腔导尿管，气囊置入膀胱内，注入 15—20 mL 生理盐水作固定尿管用。

三、手术配合注意事项

（1）各仪器位置根据手术部位及医生习惯放置。

（2）截石位者术后避免同时放平双下肢，密切观察血压变化。俯卧位患者注意保护眼睛、生殖器。侧卧位患者调节腰桥并使用腰垫充分暴露手术野。

（3）拿取导管和导丝时防止碰触非无菌物品。

（4）使用冲洗液需要提前加温，电切操作时严禁使用等渗液。

第十节　四肢关节手术配合护理常规

一、物品准备

1. 基础器械及用物

骨科包、敷料包、骨科外来器械及内植入物、C臂机、铅屏、铅衣、电动止血仪、无菌绷带、手术薄膜巾。

2. 专科仪器及器械

牵引床、骨科专用包、骨科内镜设备。

二、手术配合

（一）四肢骨折切开复位内固定手术配合

（1）常规消毒皮肤，铺无菌单，双人清点物品并记录。

（2）上电动止血带并计时（上肢小于 60 min，下肢小于 90 min），伤口显露。

（3）骨折复位与内固定。

（4）消毒缝合皮肤。递酒精纱布，缝合伤口，清点器械、纱布等数目。

（5）再次消毒伤口，敷料覆盖，递酒精纱布，以敷料覆盖伤口。

（二）关节置换手术配合

（1）常规消毒皮肤，铺无菌单，双人清点物品并记录。

（2）切开并暴露关节。

（3）进行关节面截骨。

（4）暴露切口：准备好所选的假体、骨水泥、骨水泥碗、压杯器杆和压杯器头。

（5）打入髓枪锉，安装假体。

（6）冲洗：生理盐水彻底冲洗伤口，放置引流管；清点器械、纱布等数目。

（7）关闭伤口，常规逐层缝合，协助医生进行伤口的包扎。

三、手术配合注意事项

（1）严格执行无菌操作，预防手术切口感染。

（2）使用电动止血仪应注意压力及时间，保护局部皮肤。

（3）在术中使用C臂机时，使用保护套，手术野覆盖无菌单。

（4）使用骨水泥时注意监测患者的生命体征。

（5）加强对内植入物的管理，避免其长时间暴露，使用前更换手套。

第十一节 小儿手术配合护理常规

一、物品准备

1. 基础器械及用物

小儿包、电刀、小儿负极板、吸引器、各类缝线。

2. 专科仪器及器械

小儿体位垫。

二、手术配合

（1）常规消毒皮肤，铺无菌单，双人清点物品并记录。

（2）切口：手术部位切口。

（3）递手术刀切开手术部位，电凝止血。

（4）密切注视手术进展情况，递血管钳钳夹止血，递组织剪或电刀锐性分离，结扎或电凝止血。

（5）肌肉层的分离与缝合，用 4-0 或 5-0 可吸收性缝线缝合。

（6）关体腔前，探查止血，双人清点物品并记录。递关腹线或可吸收缝线关腹，再次双人清点物品并记录。根据医生习惯，递缝线逐层缝合皮肤。

（7）如有标本应妥善保管并送检，做好登记。

（8）递酒精纱布擦拭切口，切口处覆盖敷料。

三、手术配合注意事项

（1）严格执行无菌操作，保证静脉输液的通畅。

（2）严防患儿坠床，围手术期做好患儿约束。

（3）手术间温湿度适宜，做好患儿非手术区的保暖。

（4）认真清点血管线、缝针及纱条。

（5）严密监测患儿生命体征。

（6）做好与患儿家属的沟通。

第十二节　血管手术配合护理常规

一、物品准备

1. 基础器械及用物

血管手术包、血管器械、血管缝线、肝素钠、弹力绷带 4—8 卷、凡士林纱条。

2. 专科仪器及器械

大隐静脉抽剥器、驱血带。

二、手术配合

（1）常规消毒皮肤,铺无菌单,双人清点物品并记录。

（2）切口:在股动脉内侧,自腹股沟韧带向下做弯向内侧的纵行或斜行切口,长约 6cm。

（3）分离血管:切开皮肤、皮下组织,显露血管。用弯止血钳分离出血管主干。

（4）切断血管分支:沿血管干分离,找出分支,并逐一结扎、切断。这些分支的位置和数目有较大差异,所以手术时应尽量显露该部,仔细寻找各个分支。

（5）结扎血管:在距离静脉 0.5—1.0 cm 处结扎静脉。在结扎线的远端钳夹两把止血钳,在钳间切断静脉,在近端钳的近端加作缝扎。

（6）吻合血管:用血管线进行血管端端吻合。

（7）缝合:清点后进行逐层缝合。

三、手术配合注意事项

（1）器械护士术中及时清除剥脱的大隐静脉,保持手术区域清洁。

（2）血管缝线打结时须及时湿润血管缝线。

（3）阻断血管时记录时间。

第十三节　移植手术配合护理常规

一、物品准备

1. 基础器械及用物

移植包、长刀头、超声刀;供体包、无损线、血管线、无菌冰。

2. 专科仪器及器械

头灯、金属吸引头。

二、手术配合

（一）肾移植手术

（1）常规消毒皮肤,铺无菌单,双人清点物品并记录。

（2）右下腹部做弧形切口,切皮。

（3）显露腹膜后间隙,游离足够长度的髂血管。

（4）取出异体或同体肾脏,准备移植。用纱布垫缝一双层肾袋,置入肾脏,周围铺冰泥,用组织钳夹肾袋口。

（5）静脉的吻合:受者髂外静脉的准备。递血管钳,血管阻断钳钳夹 2/3 静脉壁,剪去管壁,递注射器,抽肝素盐水接套管针冲洗血管腔。受者的髂外静脉和供者的肾静脉做端侧吻合。递组织钳钳夹纱布垫,并固定于移植侧,以供、受血管可无张力吻合为宜;递精细镊子协助,以 5-0 血管缝线缝合,缝合过程中用肝素盐水冲洗血管腔。

（6）动脉的吻合:切断受者髂内动脉,做好吻合准备。受者的髂内动脉和供者的肾动脉做端端吻合,用精细镊子协助,修剪血管口径,以 5-0 血管缝线间断缝合,缝合过程中用肝素盐水冲洗血管腔。

（7）分别开放静脉、动脉,检查吻合口有无渗漏。

（8）输尿管膀胱吻合,操作完毕检查有无尿液,将输尿管开口置于干净纱布上观察。

（9）放置引流管,缝合切口。

（二）肝移植手术

（1）常规消毒皮肤,铺无菌单,双人清点物品并记录。

（2）切口:上腹部双侧肋缘下切口,切皮进入腹腔探查。

（3）游离肝、十二指肠韧带,游离切断胆总管、肝胃、十二指肠韧带,显露第一肝门、全肝与第二肝门。

（4）修肝:修肝包置于另一手术间器械台上,用于修整供肝。

（5）切除病肝:上肝移植器械,递门静脉阻断钳阻断门静脉,肝上下腔静脉阻断钳阻断上下腔静脉,肝下下腔静脉阻断钳阻断肝下下腔静脉,切除病肝。

（6）供肝上台,吻合开始。吻合肝上下腔静脉、吻合肝下下腔静脉、吻合门静脉。

（7）移植肝血运建立后,将事先准备好的 38—40 ℃的温盐水倒入腹腔内,以促进移植肝血运和功能的恢复。游离肝动脉,辅助吻合动脉。

（8）切除胆道、重建胆道。

三、手术配合注意事项

（1）术前清点时须两人读数核对并记录。

（2）检查器械的完整性及灭菌效果。

（3）安全、妥善保管供体脏器。

（4）术中正确制作冰泥。

（5）术中监测患者生命体征及出入量。

（6）术中严格执行无菌操作。

（7）正确使用止血用品。

（8）采取保温措施。

（9）能根据手术步骤准确传递器械。

第二十一章 压力性损伤及失禁护理常规

第一节 压力性损伤护理常规

一、压力性损伤

(一)压力性损伤的定义

压力性损伤是位于骨隆突处、医疗或其他器械下的皮肤或软组织的局部损伤。可表现为皮肤完整或开放性溃疡,可能会伴疼痛感。损伤是由于强烈或长期存在的压力或压力联合剪切力导致。软组织对压力和剪切力的耐受性可能会受到微环境、营养、灌注、合并症以及软组织情况的影响。

(二)压力性损伤的补充说明

1. 医疗器械相关性压力性损伤

医疗器械相关性压力性损伤是指由于使用诊断或治疗的医疗器械而导致的压力性损伤,损伤部位形状通常与医疗器械形状一致。这一类损伤可以根据压力性损伤分期系统进行分期。

2. 黏膜压力性损伤

由于使用医疗器械导致相应部位黏膜出现的压力性损伤。由于这些损伤组织的解剖特点,这一类损伤无法进行分期。

(三)压力性损伤的分期

1. 1 期压力性损伤

局部皮肤完好,出现压之不变白的红斑,深色皮肤表现可能不同;指压变白红斑或者感觉、皮温、硬度的改变可能比观察到皮肤改变更先出现。此期的颜色改变不包括紫色或栗色变化,因为这些颜色变化提示可能存在深部组织损伤。

2. 2 期压力性损伤

部分皮层缺失伴随真皮层暴露。伤口床有活性,呈粉色或红色、湿润,也可表现为完整的或破损的浆液性水疱。脂肪及深部组织未暴露。无肉芽组织、腐肉、焦痂。该期损伤往往是由于骨盆皮肤微环境破坏和受到剪切力,以及足跟受到剪切力导致的。该分期不能用于描述潮湿相关性皮肤损伤,比如失禁性皮炎、皱褶处皮炎,以及医疗黏胶相关性皮肤损伤或者创伤伤口(皮肤撕脱伤、烧伤、擦伤)。

3. 3期压力性损伤

全层皮肤缺失,常可见脂肪、肉芽组织和边缘内卷,亦可见腐肉或焦痂。不同解剖位置组织损伤的深度存在差异,脂肪丰富的区域会发展成深部伤口。可能会出现潜行或窦道。无筋膜、肌肉、肌腱、韧带、软骨或骨暴露。如果腐肉或焦痂掩盖组织缺损的深度,则为不可分期压力性损伤。

4. 4期压力性损伤

全层皮肤和组织缺失,可见或可直接触及到筋膜、肌肉、肌腱、韧带、软骨或骨头,亦可见腐肉或焦痂。常常会出现边缘内卷、窦道或潜行。不同解剖位置的组织损伤的深度存在差异。如果腐肉或焦痂掩盖组织缺损的深度,则为不可分期压力性损伤。

5. 不可分期压力性损伤

全层皮肤和组织缺失,由于被腐肉焦痂掩盖,不能确认组织缺失的程度。只有去除足够的腐肉或焦痂,才能判断损伤是3期还是4期。缺血肢端或足跟的稳定型焦痂(表现为干燥、紧密黏附、完整无红斑和波动感)不应去除。

6. 深部组织损伤期压力性损伤

完整的局部皮肤出现持续的指压不变白的深红色、栗色或紫色,或表皮分离呈现黑色的伤口床或充血水疱。疼痛和温度变化通常先于颜色改变出现。深色皮肤的颜色表现可能不同。该损伤是由于强烈或长期的压力和剪切力作用于骨骼和肌肉交界面所导致的。该期伤口可迅速发展暴露组织缺失的实际程度,也可能溶解而不出现组织缺失。该分期不可用于描述血管、创伤、神经性伤口或皮肤病。

(四)关于压力性损伤分期的补充说明

(1)"压力性损伤"的定义并不意味着损伤是医护人员"造成"的。

压力性损伤仅仅代表损伤是由压力或者剪切力造成的,而非医护人员"造成"或者是医护人员没做好引起的。压力性损伤比压力性溃疡(pressure ulcer)更为精确,是因为某些伤口的展现形式并非为溃疡(ulcer),更多的是组织损伤。同时使用"压力性损伤"能更好地督促医护人员做好损伤的预防。

(2)即使医护人员实施了高质量的皮肤护理,有些压力性损伤仍是不可避免的。

虽然长久以来全球专家都同意有些压力性损伤是不可避免的,但是从法律角度分析造成压力性损伤的原因,需要确认的是患者接受的预防措施和标准的循证预防措施相比是否落实到位。提交的证据需要包括职责、违背的职责、损伤和因果关系,最终来判断压力性损伤的形成原因。

(3)数字分期系统并不意味着压力性损伤的进展是由1期逐步进展到4期,也不意味愈合是从4期逐步恢复到1期。

(4)美国国家压力性损伤咨询委员会(NPUAP)根据能看到或者能直接摸到的组织损伤来分类压力性损伤。对于临床不能看到或者摸到具体部位组织损伤的压力性损伤,可以用不可分期和深部组织损伤来代表。如果是黏膜的压力性损伤,记录不需要分期。

(5)压力性损伤可能比当初看到的范围更大。对于伤口的评估,不仅仅局限于看得到的变化,彻底的伤口评估需要包括看不到的变化,如温度、感知觉和坚硬度等变化,这些变化同样应该记录在案。

（6）即使实施最佳的照护，深部组织损伤仍可能进展成全层组织损伤的伤口。

（7）任何压力性损伤的治疗都需要和现在的循证实践相符，密切监控伤口变化并需要重新评估治疗策略。

二、压力性损伤预防

主要包括风险因素及风险评估、皮肤及组织评估、预防性皮肤护理、营养评估和治疗、体位变换和早期移动、支撑面、足跟压力性损伤、医疗器械相关性压力性损伤。

（一）风险因素及风险评估

（1）尽快进行结构化风险评估（不超过入院后 8 h），以鉴别有压力性损伤风险患者。

（2）根据患者的病情特点需要尽可能地重复进行风险评估。

（3）若患者情况有显著变化，则进行再次评估。

（4）每次风险评估时，都要进行全面的皮肤检查，以评价完好的皮肤是否有变化。

（5）记录下所有的风险评估内容。

（6）经确认有发生压力性损伤风险的患者，应对其制定并执行以风险为基准的预防计划。

（二）皮肤及组织评估

（1）对于存在压力性损伤风险的患者，进行全面的皮肤评估：

入院后 8 h 内尽快评估，作为每次风险评估的组成部分，根据临床机构和患者风险程度，持续进行评估，患者出院前评估。当全身状况恶化时，应提高皮肤评估的频率。进行从头到脚的评估，特别关注骨隆突处的皮肤，包括骶尾部、坐骨结节、大转子和足跟。每次给患者体位变换时都是进行简要皮肤评估的机会。记录历次全面皮肤评估的结果。

（2）经确认有压力性损伤风险的患者，检查其皮肤有无红斑。鉴别出红斑的原因与范围。鉴别出皮肤发红区域是否指压不变白。使用指压法或透明压板法，来评估皮肤是否可变白。指压法——将一根手指压在红斑区域 3 s，移开手指后，评估皮肤变白情况。透明压板法——使用一个透明板，向红斑区域施以均匀压力，受压期间可见透明压板之下的皮肤有变白现象。

（3）每次皮肤评估时要纳入如下要素：皮温、水肿、受检组织相对于周围组织硬度的改变。

（4）对医疗器械下方和周围受压的皮肤进行检查，至少每天两次，查看周围组织有无压力相关的损伤。

（三）预防性皮肤护理

（1）摆放患者体位时，尽量避免使红斑区域受压。

（2）保持皮肤清洁、干燥。使用 pH 值平衡的皮肤清洗剂。

（3）不可按摩或用力擦洗有压力性损伤风险的皮肤。

（4）制定并执行个体化失禁管理计划。失禁患者排便后及时清洗皮肤。

（5）使用皮肤屏障保护产品，避免皮肤暴露于过度潮湿环境中，从而降低压力性损伤风险。重要的一点是要注意：潮湿所致皮损并非压力性损伤，但潮湿所致皮损的存在可增加压力性损伤风险。

（6）考虑使用润肤剂来保护干燥皮肤，以降低皮损风险。

（四）营养评估和治疗

对每个有压力性损伤风险的患者或有压力性损伤的患者进行营养状态的筛查：收入医疗机构时、临床状态发生明显改变时、当压力性损伤未见愈合时。使用有效而可靠的筛查工具来判断营养风险。经筛查有营养不良风险者及存在压力性损伤者，将其转诊给注册营养师或跨学科营养团队，进行全面营养评估。

1. 营养评估

（1）评估每位患者的体重状况，以判断体重变化过程，并判断有无显著体重降低（30天内体重下降大于5%，或180天内体重下降大于10%）。

（2）评估患者独立进食的能力。

（3）评估总营养摄取是否充足（即食物、液体、口服补充营养、肠内/肠外营养等）。

2. 营养干预

为有压力性损伤或存在压力性损伤风险的患者制定个体化营养治疗计划。对于表现出营养风险的患者及有压力性损伤风险的患者，或已有压力性损伤的患者，遵照执行营养及补液方面的相关循证指南。

3. 能量摄入

（1）根据基础医学状况和活动能力提供个体化能量摄入。

（2）对于经评估有营养不良风险且有压力性损伤风险的成人，提供30—35 kcal/kg的热量。

（3）对于经评估有营养不良风险且存在压力性损伤成人，提供30—35 kcal/kg的热量。

（4）根据体重变化或肥胖水平调整热量摄取水平。体重偏轻或有显著的非意愿性体重降低的成年患者可能需要额外热量摄入。

（5）若膳食限制措施引起食物、水摄入减少时，由注册营养师修订调整或解除限制措施。

（6）若膳食摄取的热量无法满足营养需求，则应在两餐之间提供强化食品或高热量、高蛋白质口服营养补充食品。

（7）当经口摄入食物不足时，考虑经肠或肠外营养支持。

4. 蛋白质摄取

（1）对于经评估有压力性损伤风险的患者，为其提供充足蛋白质，以维持正氮平衡。

（2）对于经评估有营养不良风险的成年患者，若护理目标允许，则每天提供1.25—1.5 g/kg的蛋白质，当情况变化时再次评估。

（3）对于有压力性损伤的成年患者提供足够的蛋白质，达到正氮平衡。

（4）对于经评估有营养不良风险、已有压力性损伤的成年患者，若护理目标允许，则每天提供1.25—1.5 g/kg的蛋白质，并在情况变化时再次评估。

（5）有营养风险、有压力性损伤风险的成年患者，若通过膳食无法满足营养需要，则除提供常规膳食外，还向其提供高卡路里、高蛋白质的营养补充剂。

（6）评估肾功能以确定高蛋白质饮食对个体是否合适。

（7）对于 3 或 4 期成年压力性损伤患者，或多发压力性损伤的成年患者，当传统高卡路里及蛋白质补充无法满足营养需要时，要补充高蛋白质、精氨酸和微量元素。

5. 补液

（1）经评估有压力性损伤风险或已有压力性损伤的患者，每日提供和鼓励其摄入足够的液体，进行补液。须与患者的合并疾病及治疗目标一致。

（2）监测患者是否有脱水的症状体征，包括体重变化、皮肤张力、尿量、血钠升高情况，计算血浆渗透压。

（3）脱水、体温升高、呕吐、大汗、腹泻或伤口重度渗出的患者额外提供液体。

6. 维生素与矿物质

（1）对于经评估有压力性损伤风险的患者，鼓励其摄入富含维生素与矿物质的平衡膳食。

（2）对于经评估有压力性损伤风险的患者，若膳食较差或证实膳食不足时，鼓励其摄入维生素及矿物质补充膳食。

（3）对于有压力性损伤的患者，提供富含维生素与矿物质的平衡膳食。

（4）对于有压力性损伤的患者，若膳食摄入量较少或证实膳食不足时，鼓励其摄入维生素及矿物质补充膳食。

（五）体位变换与早期活动

（1）除非有禁忌证，否则对所有有压力性损伤风险或有压力性损伤的患者进行体位变换。

（2）当决定是否将体位变换作为预防策略加以执行时，要考虑患者情况和正在使用中的压力再分布支撑面。由于某些患者的患病情况，无法常规摆放体位，需要考虑采用另外的预防措施，如提供高规格床垫或病床。

（3）体位变换频率：对于长时间卧床，无法自行翻身的高危患者，至少每 2 h 协助其改变体位。决定体位变换的频率时，要综合考虑到正在使用的压力再分布支撑面和患者情况决定体位变换的频率。制定减压时间表，规定减压的频率和持续时间。

（4）定期评估患者皮肤情况和总体舒适度。

（5）体位变换要求：摆放体位时避免原有压力性损伤处再次受压。进行人工辅助，以降低摩擦力和剪切力。体位变换时，抬举而不要拖动患者。避免将患者直接放置在医疗器械上，如管路、引流设备或其他异物上。不要让患者在便器上久坐。使用 30°倾斜侧卧位（右侧、仰卧、左侧交替进行），或俯卧位（若患者能够耐受且其医疗状态允许）。鼓励可自行摆放体位的患者采取 30°—40°侧卧，或平卧（若无禁忌）。对于卧床患者，将床头抬高角度限制于 30°内，除非有医疗禁忌证，或出于进食或消化因素考虑。勿使用环形或圈形器械。

（6）不要使压力性损伤部位直接受压。患者每次翻身或体位变换时检查皮肤有无其他损伤。勿使有损伤的体表位置或因前次受压仍然发红的体表位置成为着力点，特别是发红尚未指压变白的区域。

（7）活动：根据患者的耐受程度和压力性损伤情况为患者逐步采取坐姿制定一个计划。只要能耐受就应增加肢体活动。

（六）支撑面的应用

（1）选择符合患者需要的支撑面。根据如下因素，考虑患者对压力再分布的需求：

① 无法移动和无法活动的程度。

② 对微环境控制和剪切力降低的需求。

③ 患者的体型和体重。

④ 出现新发压力性损伤的风险。

⑤ 现有压力性损伤的数量、严重程度和部位。

（2）选择与护理条件相匹配的支撑面。

（3）支撑面每次接触患者时，检查其适合程度及功能。

（4）确定并预防支撑面所致潜在并发症。

（5）使用支撑面之前，根据厂商推荐的检测方法（或其他行业公认的检测方法），确认支撑面在有效期之内。

（6）对于躺卧在压力再分布支撑面上的患者，不断进行体位的重新变换。

（7）所选择的摆放体位器械和失禁垫，衣物和床垫均应与支撑面相匹配。要限制放置在床上的床单和软垫的数量。

（七）足跟压力性损伤

（1）定期检查足跟皮肤。

（2）通过体位变换预防足跟压力性损伤：确保足跟不和床面接触，使用足跟托起装置来抬高足跟，完全解除足跟部压力，操作中要沿小腿分散整个腿部的重量，不可将压力作用在跟腱上；膝关节应呈轻度（5°—10°）屈曲；避免压力过大，特别是在跟腱下面的部位；根据厂商的说明书使用足跟托起装置；定期去除足跟托起装置，来评估皮肤的完整性。

（3）通过体位变换来治疗现有的足跟压力性损伤。将腿部放在枕头上，以此将足跟"抬离"床面，或使用足跟托起装置，使存在1期或2期压力性损伤的足跟能够解除压力。对于3期、4期及无法分期的压力性损伤，将腿部放在装置上，该装置将足跟抬离床面，使压力性损伤完全解除压力。还可考虑使用预防足下垂的器械。

（八）医疗器械相关性压力性损伤预防措施

1. 医疗器械的选择与匹配

（1）根据器械功能，对机构现有的医疗器械做审查，并加以选择，选择柔软度和柔韧性均较好的器械以尽可能避免压力或剪切力所致损伤。

（2）确保医疗器械型号正确，且佩戴合适，以避免过度受压。

（3）所有医疗器械的使用都应遵照厂商意见。

（4）确保医疗器械足够安全，在不造成额外压力的情况下防止脱落。若单纯变换器械位置不能缓解压力时，在过紧的器械下就不应放置过多的敷料而增加更多压力。

2. 皮肤及医疗器械评估

（1）每天至少两次检查医疗器械下面和周围的皮肤，查看周围组织有无压力相关损伤的迹象。

（2）对于出现局限性或全身性水肿的患者，对皮肤与器械交界处进行更为频繁（大于每天两次)的皮肤评估。

（3）有些医疗器械的移除较为困难，如石膏、绷带等，护士应该询问患者器械下的皮肤是否有感觉的改变，询问患者有无不舒适、疼痛，因为这些是压力性损伤形成的早期症状。

（4）对于出院后需要继续使用医疗器械的患者及其医疗服务提供者进行教育，进行常规皮肤检查。

3. 预防医疗器械相关性压力性损伤的方法

（1）只要临床治疗允许，就移除可能引起压力性损伤的医疗器械。

（2）保持医疗器械下面的皮肤清洁、干燥。

（3）为患者调整体位或重新放置医疗器械，使压力再分布，并减小剪切力。

（4）考虑使用预防性敷料来预防医疗器械相关性压力性损伤：在医疗器械与皮肤接触处，使用水胶体敷料、泡沫敷料、薄膜敷料可以降低发生医疗器械相关性压力性损伤的风险。

4. 使用预防性敷料应考虑的问题

（1）敷料控制潮湿和微环境的能力，特别是敷料与可能接触到体液、引流液的医疗器械一同使用时。

（2）粘贴及去除的容易程度。

（3）可定期反复打开，对皮肤状态进行评估、检查的能力。

（4）考虑位于紧密适配型器械下的敷料的厚度。

（5）符合医疗器械所在部位的要求。

（6）医疗器械的类型及使用目的。

三、压力性损伤评估及愈合监测

（一）压力性损伤评估

（1）对压力性损伤进行初始评估，之后每周至少再评估一次。

（2）每次更换敷料时，观察压力性损伤部位是否出现需要改变治疗方案的迹象（如伤口改善、伤口恶化、渗出变多或变少、感染迹象或其他并发症）。

（3）评估并记录压力性损伤特征，包括部位、分期、大小、组织类型、颜色、伤口周围情况、创缘、窦道、潜行、瘘管、渗出、气味。

（4）对于肤色较深者2期至4期压力性损伤和不可分期压力性损伤，优先评估如下特征：皮肤温度、皮肤压痛、组织硬度改变、疼痛。

（5）患者采用居中位，便于伤口评估。

（6）始终选择统一的方法来测定伤口长度和宽度或伤口面积，有利于比较不同时间的伤口评估情况。

（7）始终选择统一的方法来测定伤口深度。

（8）当愈合过程无进展时，考虑对创面组织进行进一步诊断。

（9）使用压力性损伤评估结果来计划并记录那些可以促进伤口愈合的临床干预措施。

（二）愈合监测的方法

（1）使用压力性损伤愈合量表（PUSH）来评估愈合过程。

（2）利用临床判断来评估愈合迹象，如渗出量减少，伤口面积缩小，创面组织好转。

（3）考虑使用最初和随后的一系列照片，来监测压力性损伤随时间推移的愈合过程。

四、疼痛评估与处理

（一）压力性损伤疼痛评估

（1）评估患者压力性损伤相关性疼痛程度或相关性疼痛的治疗并记录结果。

（2）使用有效可靠的评估量表对成年患者的压力性损伤相关性疼痛进行评估。

（3）使用经过认证的量表评估新生儿和儿童的疼痛。

（4）疼痛评估工具可能无法提供足够的信息以指导压力性损伤的临床干预措施。

（5）若患者反应随时间推移疼痛强度加大，则需要对压力性损伤的恶化或可能存在的感染加以评估。

（6）评估疼痛对患者生活质量的影响。

（二）预防压力性损伤疼痛

（1）使用吊带或转运床单为患者调整体位，以尽可能减小摩擦力或剪切力，同时保持床单平整无皱褶。

（2）尽可能调整患者体位以避开压力性损伤部位。持续压迫压力性损伤部位的体位会导致压力上升、疼痛增加，从而对该区域造成损伤。

（3）避免采用导致压力增加的体位。

（三）压力性损伤疼痛的管理

（1）组织落实护理计划，确保与疼痛治疗师的协作，将干扰情况控制在最低水平。

（2）在任何可能引起疼痛的治疗期间，鼓励患者提出"暂停"要求。

（3）保持伤口处于覆盖、湿润状态，使用非高黏敷料以减轻压力性损伤疼痛。

（4）选择使用更换频率较低、尽可能不造成疼痛的伤口敷料。

（5）考虑使用非药物疼痛处理方案来减轻压力性损伤相关疼痛。

（6）根据世界卫生组织阶梯给药止痛方案，按合适的剂量按时使用止痛药物来控制慢性疼痛。

（7）若患者愿意，鼓励将调整体位作为减轻疼痛的手段。

五、压力性损伤护理

（一）伤口清洗和清创

每次更换敷料时都需要清洗压力性损伤伤口及伤口周围皮肤，建议用生理盐水清洗压力性损伤伤口，冲洗的方式更好。尽量避免应用皮肤清洁剂或杀菌剂清洗压力性损伤创面。对于有坏死组织、确诊感染、疑似感染或疑似细菌严重定植的创面可用含有表面活性剂或抗菌剂的清洗液清洗，但需用生理盐水冲洗干净。目前常用的清创方法有外科清创、保守性锐器清创、自溶清创、酶清创、机械清创和生物清创。通常需要联合应用几种清创方法，以达到去除伤口中失活组织,同时尽量不损伤健康组织,从而促进伤口愈合的目的。当有清创指征时,我们需考虑以下情况再选择清创方法,如患者自身情况(包括疼痛、血管情况及出血风险),治疗目标,坏死组织的类型、数量及部位,患者的喜好,可用的资源等。此外,清创往往伴有疼痛的发生,因此清创前需进行疼痛评估,并给予适当的止痛措施。对发生在下肢的压力性损伤伤口进行清创前还应进行全面的血供评估。对于缺血肢体上干燥、稳定的黑痂不宜清除,每次更换敷料及有临床指征时都应对其进行评估,以明确有无感染的迹象。一旦出现感染迹象(如红斑、压痛、水肿、波动感及异味等),需立即对压力性损伤进行清创,同时咨询医生或血管外科医生。

(二)敷料的选择及应用

常用的有透明薄膜类敷料、水胶体敷料、水凝胶敷料、泡沫敷料、藻酸盐敷料、软聚硅酮敷料、各种含银敷料等,每种敷料都有其各自的优缺点和适应证。伤口敷料的选择及应用须基于伤口床的情况、伤口周围皮肤状况及压力性损伤患者伤口的护理目标,同时还要符合当地医疗机构的规定和生产厂商的推荐意见。每次更换敷料时应评估压力性损伤伤口情况及敷料选择的适当性,根据情况调整敷料的种类。此外,对于 3 期或 4 期压力性损伤,可以考虑应用负压伤口治疗技术。

(三)压力性损伤伤口的临床处理原则

1. 1 期压力性损伤

此期应加强护理措施,增加翻身次数并监测皮肤变化状况,避免发红区域继续受压,同时避免摩擦、潮湿及排泄物对皮肤的刺激,加强营养以增加皮肤抵抗力,发红区域不可加压按摩,以免加重缺血缺氧。可以应用泡沫敷料或水胶体敷料置于皮肤发红区域或骨突处,以减轻骨突处的压力、摩擦力和剪切力。还可以应用液体敷料治疗 1 期压力性损伤的患者。

2. 2 期压力性损伤

此期除继续加强上述措施外,有水疱时,未破的小水疱要减少摩擦,防止破裂感染,使其自行吸收;大水疱可在无菌操作下用注射器抽出水疱内液体,保留疱皮,以无菌敷料覆盖。对于开放性伤口,根据渗出液的多少选择敷料,如渗液较多时可选用藻酸盐敷料,渗液较少时可选用水胶体敷料。

3. 3、4 期压力性损伤

3、4 期压力性损伤的创面通常有较多坏死组织覆盖,因此首先需充分评估伤口情况,根据坏死组织的特点选择合适的清创方法,少量多次清除坏死组织,直至清除干净。根据不同愈合时期渗液的特点合理选择敷料,维持伤口局部适度湿润的环境,促进肉芽组织生长,同时需注意保护伤口周围皮肤。当伤口存在感染或可疑感染时,须留取分泌物或组织进行细菌培养加药敏实验,根据结果合理选用抗生素。此时可选用合适的消毒液清洗伤口,再用生理盐水清洗干净。3、4 期压力性损伤伤口经常伴有潜行和窦道,此时需仔细评估潜行的范围及窦道的深度,并检查是否有瘘管存在。根据潜行和窦道的深度及渗出情况选用合适的敷料进行填塞和引流,填充敷料要尽量接触到潜行或窦道的基底,同时还要避免填塞过紧。可以考虑应用一些辅助治疗措施如生长因子、负压吸引技术等提高顽固性 3、4 期压力性损伤的愈合率。经保守治疗无效的 3、4 期压力性损伤患者,或者希望伤口更快愈合的患者应评估其手术治疗的需要,必要时需采取外科手术治疗。

4. 不可分期压力性损伤

此期缺损涉及皮肤全层,但溃疡的实际深度完全被坏死组织或焦痂所掩盖,无法确定其实际深度,因此需彻底清除坏死组织、焦痂以暴露伤口床。清创方法的选择需基于患者自身情况(包括疼痛、血管情况及出血风险)、伤口特点、清创者专业水平及安全性方面的考虑,其余处理可以参照 3、4 期压力性损伤处理方法。在对下肢严重压力性损伤进行清创前,需进行全面的血管评估,排除动脉供血不足。足跟部稳定的焦痂(干燥、附着紧密、完整且无红肿或波动感)相当于机体天然的生物覆盖物,不应该被清除。

5. 深部组织损伤期压力性损伤

此期需加强护理措施,避免局部皮肤继续受压,避免剪切力和摩擦力的发生,同时密切观察局部皮肤的变化情况。局部皮肤完整时需加以保护,可以给予赛肤润液体敷料改善局部皮肤营养,促进组织修复,避免按摩。如出现水疱可按 2 期压力性损伤处理。如出现较多坏死组织或暴露深部组织,可按 3、4 期压力性损伤处理。

(四)压力性损伤其他治疗方法

(1)生物物理疗法:电刺激、电磁疗法、脉冲射频疗法;光疗:激光、红外线、紫外线;伤口负压治疗;水刀。

(2)压力性损伤的手术治疗:急诊引流术、清创术,植皮术。

(3)生长因子治疗压力性损伤:考虑使用富血浆疗法或血小板衍生生长因子促进 3、4 期压力性损伤的愈合。

附录一　Braden 压力性损伤风险评分表

表 21.1　Braden 压力性损伤风险评分表

因素＼评分	1分	2分	3分	4分	评分
1. 知觉感受	完全受限	非常受限	轻微受限	无受限	
对于压力相关的不适做有意义反应的能力	(1)当接受到疼痛刺激时,个案无法做出呻吟、退缩或抓握的反应(也可能是由于使用镇定药物或意识改变)。 (2)绝大部分体表无法感觉到疼痛刺激	(1)当接受到疼痛刺激时,只能以呻吟或躁动不安表示。 (2)全身有 1/2 以上的体表无法感觉到不适或疼痛刺激	(1)对言语指令有反应,但总是无法在感受到不适时,表达其不适或须由他人协助翻身。 (2)一至两个肢体无法感觉到不适或疼痛刺激	对言语指令有反应,对不适与疼痛刺激的知觉能力正常	
2. 潮湿	持续潮湿	潮湿	有时潮湿	很少潮湿	
皮肤暴露在潮湿环境中的程度	皮肤几乎一直处于潮湿状态,每次移动个案时,个案的皮肤都是潮湿的	皮肤时常是潮湿的,每班至少更换床单一次	大约每天须更换床单两次	皮肤通常是干燥的,依照常规更换床单即可	

因素 / 评分	1分	2分	3分	4分	评分
3. 活动度	限制卧床	可以坐椅子	偶尔行走	时常行走	
身体活动的程度	活动范围限制在床上	无行走能力或行走能力严重受限,无法承受自己的体重,或须协助才能坐进椅子或轮椅	每个班的大多数时间是在床上或椅上,但在白天偶尔可在协助下,或不需要协助自行走动	每天至少走出病室两次,醒着时至少每两小时会在房内走动	
4. 可动性	完全无法移动	非常受限	轻微受限	未受限	
改变及控制体位的能力	无法凭自己的能力,对身体或肢体位置做调整,即使是轻微的调整	偶尔能轻微地调整身体或肢体位置,无法凭自己的能力经常或大幅度地进行调整	时常能凭自己的能力小幅度地自由调整身体或肢体位置	能凭自己的能力时常改变体位及做大幅度的体位调整	
5. 营养	非常差	可能不足够	足够	非常好	
通常的进食形态	(1) 从未吃完送来的正餐,很少吃超过送来食物的1/3,水分摄取差,并未食用液态营养补充品,每天吃2份或2份以下蛋白质(肉、豆、奶制品等)。(2) 不论个案是否接受静脉输液补充,持续以下任一情况5天以上:禁食或进食清流质饮食	(1) 很少吃完送来的正餐,一般而言,只能吃完送来食物的1/2,偶尔食用液态营养补充品,每天吃3份蛋白质(肉或豆)。(2) 所摄取的液态食物或管灌未达理想需要量,如每日管灌进食量少于1500 kcal	(1) 大部分送来的正餐能吃超过1/2,偶尔不吃正餐,但若予营养补充品,通常会食用,每天吃4份蛋白质(肉、或豆、奶制品)。(2) 接受的管灌或TPN疗法,可以符合个案大部分的需求,如每日管灌进食量大于1500 kcal	每顿正餐都吃掉大半,从不拒绝用餐,在两餐间,偶尔还吃点心,不需要营养补充品,通常食用4份或以上的蛋白质(肉或豆、奶制品)	
6. 摩擦力和剪切力	有问题	潜在的问题	无明显的问题		
	需有中度到极大的协助,才能移动身体,且无法将身体完全抬起,在床单上不滑动。卧床或坐轮椅上,时常会向下滑,需有极大的协助以时常调整姿势。痉挛或躁动不安,使个案皮表几乎持续受到摩擦	不能有效移动,或只需有些许协助,在移动过程中,皮肤可能在床单、椅子、约束带等设备上出现一些的滑动。大多数时候,能在床或椅子上维持相当好的姿势,但偶尔会滑下来	能凭自己的能力在床上或椅上移动。在移动时,可将自己完全抬起,总是能在床上或椅上维持良好的姿势		

附录二　压力性损伤愈合评估表

表 21.2　压力性损伤愈合评估表

项目	评分及依据					
压力性损伤面积 （长×宽）（cm²）	0 0	1 <0.3	2 0.3—0.6	3 0.7—1.0	4 1.1—2.0	5 2.1—3
		6 3.1—4.0	7 4.1—8.0	8 8.1—12.0	9 12.1—24	10 >24
渗液量	0 无	1 少量	2 中量	3 大量		
创面组织类型	0 闭合	1 上皮组织	2 肉芽组织	3 腐肉	4 坏死组织	

使用说明：压力性损伤愈合评估表用于压力性损伤的观察和测量，分别观察和测量压力性损伤的创面、渗出和伤口床组织类型等，并进行评分，3 个项目相加得到的总分用于评估患者压力性损伤愈合过程中是否好转或恶化

压力性损伤面积（长×宽）：以患者身体的头至脚为纵轴，与纵轴垂直的部位为横轴，以纵轴最长值表示伤口的长度，横轴最长值表示宽度，计算长×宽以估计伤口的面积，不要猜测，一定要使用厘米尺和同一种方法实际测量。

渗液量：揭除敷料，并在清洗或擦拭之前评估渗液量，分为无渗液、少量渗液（24 h 内小于 5 mL）、中量渗液（24 h 内 5—10 mL）和大量渗液（24 h 内大于 10 mL）。

创面组织类型：

4 分　坏死组织：黑色、棕色、棕褐色组织牢固附着在伤口床或伤口边缘，与伤口周围皮肤附着牢固或者松软。

3 分　腐肉：黄色或白色组织以条索状或者浓厚结块黏附于伤口床，也可能是黏液蛋白。

2 分　肉芽组织：粉色或牛肉色组织，有光泽，具有湿润的颗粒状表面。

1 分　上皮组织：浅表性溃疡，有新鲜的粉色或有光泽组织生长在伤口边缘，或如数个小岛分散在溃疡表面。

0 分　闭合或新生组织：伤口完全被上皮组织或重新生长的皮肤覆盖。

三个层面分数相加为总分（0—17 分），当总分为 0 分时，表示压力性损伤完全愈合。

第二节　大便失禁护理常规

大便失禁是指患者排便行为不受意识控制，粪便不自主排出。大便失禁可分为完全失禁和不完全失禁。大便失禁患者最常见的并发症是会阴部、骶尾部皮炎及压力性损伤。部分患者还可有逆行性尿路感染或阴道炎及皮肤红肿糜烂、感染等，同时也给患者的心理带来

了困窘、恐惧,使其自我孤立、感觉沮丧,甚至导致社交恐惧和性功能障碍,使其生活质量严重下降。

（一）身心评估

1. 病史评估

（1）询问病史,如内科病史、产育史、外科手术史、外伤史、病程及治疗经过。

（2）患者排便的频率、性质、量,伴随的症状、规律和习惯,饮食与排便间的关系。

（3）自我护理的条件。

（4）智力、神志、精神状况以及家属对患者的关爱和理解程度。

2. 身体检查

（1）检查腹部皮肤、腹型,检查有无包块。

（2）检查肛周、臀部和会阴部:会阴部和腹股沟、肛门及肛周,检查臀部是否完整,诊视皮肤有无破损、红斑、感染或其他皮肤疾病;让患者蹲下观察有无因盆底肌薄弱引起的直肠脱垂及会阴下降。

（3）直肠指诊:评估肛门括约肌收缩力、肛门直肠肌张力,检查大便嵌塞及有无痔疮等。

3. 心理因素评估

患者因担心周围人群的轻视,一般会尽量掩盖,评估患者羞涩、恐惧无望、无助、愤怒情绪程度。

4. 调查分析

（1）内镜检查:观察肛门直肠或结肠有无畸形、瘢痕、溃疡、炎症、充血、肿瘤、狭窄等。

（2）肛门直肠测压:肛管静息压、肛管最大收缩压、直肠感觉功能、肛管直肠反射功能、直肠顺应性。

（3）肛管直肠腔内超声:检测肌厚度,评价肛门内外括约肌的完整性。

（4）盆底肌电图:了解括约肌缺损的部位及范围。

（5）排粪造影:检测耻骨直肠肌和盆底肌张力。

（二）护理措施

1. 病情观察

（1）患者排便情况:排便频率,粪便的颜色、量、性状;排便习惯;饮食情况及大便失禁持续时间等。

（2）观察有无腹痛、腹胀。

（3）局部皮肤情况:下腹部至大腿上半部,包括大腿内侧,会阴部(女性:会阴;男性:睾丸),腹股沟,臀部,肛门口及皮肤褶皱处皮肤的颜色、温度,有无皮下组织瘀血、破损、红斑、感染或其他皮肤疾病等。

（4）患者舒适度:观察患者便失禁护理用具、皮肤保护用品以及对症药物应用的反应情况。如出现过敏反应立即更换用物;如出现不舒适感,寻找原因,并及时给予对症处理。

2. 一般护理

（1）重建良好的排便习惯:

① 使用记录排便日记的方式记录排便日期,时间,粪便性质、量,辅助工具,排便前特定的习惯,如喝咖啡、做运动、腹部按摩等。

② 建立定时规律排便习惯,防止粪便嵌塞,如粪便嵌塞行腹部环形按摩或指挖法帮助排出粪便。

（2）保护皮肤：

① 及时清除皮肤上的刺激物。

② 选择适宜的清洗液：使用温和的微酸性沐浴液、清洁的温水（37—40 ℃）清洗。

③ 使用正确的清洗方式：采用轻拍方式清洁,必要时以冲洗方式清洁；按清洁区至污染区顺序清洗,再以无酒精的棉质毛巾以轻拍方式吸干水渍。

④ 清洗后用护肤膏涂抹皮肤,预防皮肤干燥。

⑤ 按需更换衣裤、床单、尿失禁护理用具等以保持局部皮肤清洁干爽。

⑥ 必要时使用皮肤保护剂,如造口粉、皮肤保护膜等。

3. 大便失禁护理用具的选择与护理

（1）一次性尿垫：适用于所有患者。每次更换纸尿裤时,用温水清洗肛周及会阴部,及时更换尿垫,保持肛周及会阴皮肤清洁、干燥,防止皮炎和压力性损伤的发生。

（2）便盆：适用于清醒患者。指导患者正确使用便盆,切忌拉、拽、扯,防止皮肤破损。

（3）肛门塞（analplug）：适用于少许软便或黏稠便的患者（禁忌证者除外）,12 h 更换一次。

（4）卫生棉条：适用于渗少许软便或黏稠便的患者（禁忌证者除外）,每日更换一次,如果卫生棉条随大便排出体外或便液污染肛周皮肤,及时清洁更换。24 h 取出棉条后,需等待排便后再更换新的卫生棉条。

（5）大便失禁袋：适用于稀糊状、稀水样便、肛门周围皮肤有破损者。注意失禁袋的固定、局部皮肤的观察,及时更换失禁袋。

4. 并发症的处理及护理

最常见的并发症是会阴部、骶尾部皮炎及压力性损伤。

（1）准确选择适当的尿失禁护理用物,保持局部皮肤清洁、干爽。

（2）避免粪便对皮肤的刺激,正确选用粪便收集用具,必要时局部使用保护剂。

（3）发生压力性损伤的失禁患者还应该注意定时翻身,其他具体操作同压力性损伤的护理。

（4）必要时遵医嘱使用止泻剂。

5. 心理护理

（1）心理支持：尊重患者,鼓励他们回到社会,主动提供优质服务,给患者精神上的理解,同时及时处理大便失禁的困窘,帮他们渡过难关。

（2）密切与患者沟通、交流,热情地提供必要的帮助,以消除患者紧张、羞涩、焦虑、自卑等情绪。

（3）保护隐私：涉及隐私操作时,用屏风等遮挡,保护患者,注意患者的感受。

（4）尊重保密意愿：对于有交流认知障碍的患者,当需要从照顾者或者社会工作者等处获取病史时,如患者神志清醒,应先征求其同意,才可就病症与其亲人交谈,因其可能正尽力隐藏这方面问题。

（三）健康指导与康复

（1）活动。坚持做骨盆肌肉训练。

（2）饮食护理：

① 选择低脂温热饮食以刺激胃结肠反射并使大便质地正常化。

② 增加膳食中食物纤维的含量，平均每日供应 6.8 g，增加粪便的体积，刺激肠蠕动，有助于恢复肠道功能，加强排便的规律性，有效改善大便失禁状况。

（3）皮肤。使用任何一种便失禁护理用具，都应该观察会阴部、臀部皮肤的情况，保持局部皮肤清洁、干爽。

（4）如厕环境。提供良好的如厕环境。患者的卧室尽量安排靠近厕所。必要时提供便盆、便椅等供床上或床边使用。夜间应有适宜的照明灯。

（5）用药指导。对粪便嵌顿所致大便失禁采用定期灌肠，不宜使用泻剂。

（6）康复护理：

① 盆底肌训练：坚持 4—6 个月的训练可改善症状。

② 生物反馈治疗：教会患者肛门括约肌活动。对有意愿、能理解指导和尚有直肠感觉者疗效好。

第三节　尿失禁护理常规

国际尿控协会（International Continence Society，ICS）将尿失禁（urinary incontinence，UI）定义为一种可以得到客观证实、不自主的经尿道漏尿现象，并由此给患者带来社会活动和个人卫生方面的不便。主要分型为压力性尿失禁、急迫性尿失禁、功能性尿失禁、充盈性尿失禁、混合性尿失禁、完全性尿失禁。尿失禁易造成多种并发症，如 IAD、骶尾部压力性损伤、局部感染、尿路感染、膀胱炎等。同时，尿失禁会给患者带来焦虑、尴尬和沮丧等不良情绪，而且严重影响患者的生活质量，并给患者造成巨大的心理压力，影响患者在社会中的正常交往，被称为社交癌，甚至导致心理上的疾病。对个人及家庭均产生严重影响。

（一）身心评估

1. 病史评估

（1）患者过去和目前的健康状况、疾病及治疗情况、用药史、过去手术史、产育史、性生活史，水分摄入量、饮食习惯、如厕习惯、排便习惯等。

（2）尿失禁发生的时间、频率、症状和危险因素。

2. 能力及生活情况评估

认知程度；四肢活动能力；如厕、穿衣能力；语言表达能力；视力；如厕条件；排尿环境；情绪状况；患者的自理程度：是否独自居住或与家人同住等。

3. 开展 ICI-Q-SF 问卷调查

开展 ICI-Q-SF（国际尿失禁咨询委员会尿失禁问卷表简表）问卷调查。

4. 身体检查

（1）视诊腹部形状、膀胱区是否明显膨出，检查有无包块。

（2）检查外生殖器官和会阴部：会阴部和腹股沟是否完整，有无因损伤导致遗尿；诊视皮肤有无破损、红斑、感染或其他皮肤疾病；检查阴道有无阴道下垂、膀胱阴道膨出、直肠阴道膨出或子宫脱垂。

（3）直肠检查：检查肛门肌肉、前列腺肥大、大便嵌塞情况，有无痔疮，并检查周围皮肤情况。

（4）骨盆底肌肉评估：分5度进行。第一度：没有收缩。第二度：软弱，肌肉微震动。第三度：有轻微收缩力，无法抵抗对抗力。第四度：有中度收缩力，感觉到有对抗力。第五度：有强的收缩力，有较好的提升力。

5. 心理因素评估

羞涩、恐惧、无望、无助、愤怒等。

6. 调查分析

（1）记录患者连续3天的排尿情况（包括能否控制排尿，排尿频率，尿液的颜色、量，排尿是否顺畅及伴随症状等），饮水的量和计划等。

（2）尿液分析：排除尿路感染

（3）观察残余尿量：成年人每次多于60 mL、老人多于100 mL有临床意义。

（4）尿动力学检查：可测定括约肌的功能、膀胱压力、排尿过程中尿道内的压力变化、患者的残余尿量等并收集数据，从而鉴别尿失禁的类型。

（5）膀胱内镜检查。

（6）腹部X光：排除大便嵌塞。

（二）护理措施

1. 病情观察

（1）尿失禁表现：根据不同表现区分失禁类型。压力性尿失禁指腹压增高时尿液不自主地自尿道口漏出；急迫性尿失禁指有强烈的尿意，但尿液又不能由意志控制而经尿道流出者；混合性尿失禁指同时具有两种及以上不同类型尿失禁的症状；充盈性尿失禁指少量尿液从充盈的膀胱不自主流出；功能性尿失禁指突发排尿欲望而不能及时如厕引起的自发性尿液漏出；完全性尿失禁指个体处于持续的、不可预测的排尿状态，尿液持续性从尿道流出。

（2）患者排尿情况：如排尿频率，尿液的颜色、量，排尿是否顺畅及伴随的症状，饮水的量和计划等。

（3）局部皮肤情况：下腹部至大腿上半部，包括大腿内侧，会阴部（女性：会阴，男性：睾丸），腹股沟，臀部，肛门口及皮肤褶皱处皮肤的颜色、温度，有无皮下组织瘀血、破损、红斑、感染或其他皮肤疾病、压力性损伤等。

（4）患者舒适度：观察患者尿失禁护理用具、皮肤保护用品以及对症药物应用的反应情况。如出现过敏反应立即更换用物；如出现不舒适感，寻找原因，并及时给予对症处理。

2. 一般护理

（1）保持皮肤清洁、干爽、卫生。

① 及时清除皮肤上的刺激物。

② 选择适宜的清洗液：使用温和的微酸性沐浴液、清洁的温水（37—40 ℃）清洗。

③ 使用正确的清洗方式：采用轻拍方式清洁；必要时用冲洗方式清洗干净；由清洁区至污染区循序清洗，再以无酒精的棉质毛巾以轻拍方式吸干水渍。

④ 清洗后用护肤膏涂抹皮肤，预防皮肤干燥。

⑤ 按需更换衣裤、床单、尿失禁护理用具等以保持局部皮肤清洁、干爽。

（2）尿失禁护理用具选择与护理：

① 失禁护垫、纸尿裤：适用于无会阴部及臀部局部皮肤受损的患者。每次更换纸尿裤时，用温水清洗会阴、阴茎、龟头。

② 便盆：适用于神志清楚的患者。指导患者正确使用便盆。

③ 安全尿套：适用于男性患者。选择合适阴茎大小的尿套，使用前清洁会阴保持干爽，尿袋固定高度适宜，防止尿液倒流。

④ 保鲜袋式尿袋：适用于男性阴茎长度适合、无烦躁患者。松紧适度，避免过紧引起阴茎缺血，及时更换，防止侧漏，保持会阴部皮肤清洁，干燥，每次排尿后及时更换保鲜袋。每日用温水清洁会阴部皮肤，阴茎、龟头等处的尿液及污垢要清洗干净，每日清洗一次，必要时按需清洗。

⑤ 高级透气接尿器，适用于无会阴部及臀部皮肤受损的患者。保持会阴部皮肤清洁、干燥，预防皮肤湿疹的发生，尿器应在通风、干燥、清洁的地方保存，冲洗晾干，必要时消毒。注意会阴部皮肤情况，每日用温水擦洗，观察局部皮肤情况，保持局部皮肤干燥，使用时排尿管不能从腿上通过，防止尿液倒流。

⑥ 留置导尿管：适用于有局部难治性压力性损伤的患者。每日行尿道口护理，严格执行无菌操作，保持尿管通畅，缩短尿管留置时间，使用时尿管勿从腿上通过，尿袋不能高于膀胱水平，防止尿液倒流。

⑦ 间歇性导尿：适用于残余尿量多无法自行解出的患者，注意会阴皮肤清洁及间隔时间。

3. 调整体位和姿势

（1）行为功能不足：为患者提供一些辅助用具，如拐杖、扶步器、轮椅。

（2）协助卧床患者取适当体位，如扶卧床患者略抬高上身或坐起，使患者以习惯姿势排尿。对需绝对卧床休息或某些手术患者，有计划地训练床上排尿，减少排尿姿势的改变导致尿潴留。

4. 并发症的处理及护理

最常见的并发症是会阴部、低尾部皮炎及压力性损伤。

（1）准确选择适当的尿失禁护理用物，保持局部皮肤清洁、干爽。

（2）避免尿液对会阴部的刺激，正确选用尿液收集用具，必要时局部使用保护剂。

（3）发生压力性损伤的尿失禁患者还应该注意定时翻身，其他具体操作同压力性损伤的护理。

5. 心理护理

（1）建立良好关系：以患者角度面对问题，建立互信的护患关系

（2）保护隐私：涉及隐私操作时，用屏风等遮挡，保护患者，注意患者的感受。

（3）尊重保密意愿：对于有交流认知障碍的患者，当需要从照顾者或者社会工作者等处获取病史时，如患者神志清醒，应先征求其同意，才可就病症与其亲人交谈，因其可能正尽力隐藏这方面的问题。

（4）心理支持：解释失禁是可治疗的症状；同时与家属沟通，取得家属支持和帮助；建立良好的社会支持网络。

（三）健康指导与康复

1. 活动

坚持做骨盆肌肉训练、健身操，减缓患者的肌肉松弛所导致的尿失禁；过于肥胖的老人

增加全身活动以减肥。

2. 饮食指导

（1）饮水：向患者说明尿液对排尿反射刺激的必要性；保持每日摄入液体在 2000—2500 mL；适当调整饮水时间和量，睡前限饮水，以减少夜间尿量；避免摄入有利尿功能的咖啡、浓茶、可乐、酒类等。

（2）选择均衡饮食，保证足量热量和蛋白质。避免摄入含盐较高的饮料或食物以免水钠潴留，使尿量减少。

3. 皮肤

使用任何一种尿失禁护理用具，都应该观察会阴部、臀部皮肤的情况，保持局部皮肤清洁、干爽。

4. 如厕环境

提供良好的如厕环境，患者的卧室尽量安排靠近厕所。必要时提供便盆、尿壶、便椅等供床上或床边使用。夜间应有适宜的照明灯。

5. 用药指导

一些药物（如镇静剂、钙通道阻滞剂）可引起或者加重尿失禁，故应尽量在医生指导下改用其他药物。

6. 大便

保持大便畅通，便秘患者摄取足够的纤维及水，必要时用药物或者灌肠等方法保持大便通畅。

7. 方法训练

（1）盆底肌训练：轻度压力性尿失禁，且认知功能良好的患者，坚持 6 个月以上的训练，效果较好。

（2）膀胱行为治疗：急迫性尿失禁而认知功能良好的患者，通过排尿记录来调整其排尿的间隔时间，两次排尿期间出现的尿急可通过收缩肛门、两腿交叉的方法来控制，然后逐渐延长间隔时间；留置导尿管者，行膀胱再训练前先夹闭导尿管，有尿感时放导管 10—15 min，以后逐步延长。

（3）提示排尿法：认知功能障碍的患者，可根据排尿记录制定排尿计划，定时提醒，帮助其养成规律性的排尿习惯。

（4）电刺激治疗：在阴道和直肠内放置电极，给予一定的电刺激，使盆底肌肉被动性收缩，达到锻炼盆底肌肉、增强其控尿能力的目的。

（5）体外磁疗：体外磁疗的原理是基于法拉第定律，当体外存在一个随时间变化的磁场，可使得盆腔内支配盆底肌肉的运动神经元去极化，产生动作电位，从而引起盆底肌肉的收缩，达到训练目的。

第四节　失禁性皮炎护理常规

失禁相关性皮炎（incontinence-associated dermatitis，IAD）指由粪便或尿液中的刺激物接触而引起的肛周、臀部、腹股沟或大腿等处的皮肤炎症。临床主要表现为相关部位皮肤红斑、水肿、浸渍、破损等，伤口的边界通常不清晰，呈弥散状，伴有瘙痒和疼痛，伴（或不伴）继发性的真菌感染。

失禁频繁发作、皮肤状况差、意识障碍移动能力下降等都是发生 IAD 的风险因素。IAD 的患病率为 5.6%—50%,发病率为 3.4%—25%,它不仅会增加患者的痛苦,影响睡眠与行走,还增加医疗、护理成本。

(一)身心评估

1. 病史评估

(1)失禁类型:尿失禁、大便失禁、尿便混合失禁。评估肠道及膀胱功能。

(2)评估引起失禁的原因及损害皮肤的因素、失禁频率、失禁表现、清洗方法及其辅助用品、保护措施等病程及治疗经过。

(3)评估患者自我照顾情况。

(4)评估患者和家属的心理状况和配合程度。

2. 身体检查

(1)每日检查、评估并记录患者会阴部皮肤状况。评估重点部位皮肤:会阴部、臀裂、左上臀、右上臀、左下臀、右下臀、外生殖器、腹股沟、左大腿内侧、右大腿内侧、左大腿后侧、右大腿后侧、下腹部、后背部。

(2)使用 IADIT 工具评估失禁性皮炎的分级情况。对 ICU 患者建议常规使用标准化评估工具来识别 IAD。

(3)评估有无压力性损伤、感染等并发症。

3. 心理因素评估

疼痛不适,甚至伴有痒感,患者会感到尴尬,担心受周围人群的轻视,会尽量掩盖,出现羞涩、愤怒等。

(二)护理措施

1. 病情观察

(1)患者排便情况:排便频率,粪便的颜色、量、性状,排便习惯,饮食情况等。

(2)局部皮肤情况:会阴部、臀裂、左上臀、右上臀、左下臀、右下臀、外生殖器、腹股沟、左大腿内侧、右大腿内侧、左大腿后侧、右大腿后侧、下腹部、后背部、肛门口及皮肤褶皱处皮肤的颜色、温度、疼痛程度,有无皮下组织瘀血、破损、红斑、感染,皮肤损伤大小,有无渗液或其他皮肤疾病,有无压力性损伤。

(3)患者舒适度:观察患者便失禁护理用具、皮肤保护用品以及对症药物应用的反应情况。如出现过敏反应立即更换用物;如出现不舒适感,寻找原因,并及时给予对症处理。

2. 一般护理

(1)重建良好的排便习惯。

(2)保护皮肤:

① 及时清除皮肤上的刺激物,建议每次失禁后立即清洗皮肤。

② 选择适宜的清洗液:使用温和的微酸性沐浴精、清洁的温水(37—40 ℃)或接近正常皮肤 pH 的免洗清洁剂清洗。

③ 使用正确的清洗方式:采用轻拍方式清洁;必要时用冲洗方式清洗干净;按从清洁区到污染区的顺序进行清洗,再以无酒精的棉质毛巾以轻拍方式吸干水渍,温和地清洁与干燥

皮肤,避免用力擦拭。

④ 皮肤清洁后使用润服剂,但避免使用含有高浓度保温成分的产品。

⑤ 必要时使用皮肤保护剂,如造口粉、皮肤保护膜等。

⑥ 按需更换衣裤、床单、尿失禁护理用具等以保持局部皮肤清洁、干爽。

(3) 失禁护理用具的选择与护理:同尿失禁及大便失禁用具的选择与护理。

(4) 失禁相关性皮炎分级护理:

① IAD 高危患者的防护:每班至少进行一次评估,包括失禁发生的频率、失禁类型、失禁持续时间和皮肤完整性,每次翻身或改变体位后要特别注意检查皮肤颜色的变化。

② 轻度 IAD 的护理:使用 IAD 防护皮肤护理流程,清洗会阴部皮肤后将造口护肤粉均匀喷洒在局部,再喷洒皮肤保护膜,尿便污染皮肤后及时清洗和保护,直至红斑消退。

③ 中度 IAD 的护理:皮肤破损处用 0.5% 碘伏消毒,用 0.9% 氯化钠溶液清洗后粘贴超薄性水胶体敷料,2—3 天更换 1 次,直至创面愈合。

④ 重度 IAD 的护理:对有较多渗液或出血的皮肤破损创面内层选用藻酸盐敷料,外层选用泡沫敷料,根据渗液多少决定更换敷料的时间,直至创面愈合。

⑤ 真菌性皮疹的护理:咨询医生使用抗真菌药膏涂抹局部皮肤,每天 2—3 次,直至皮疹消退、症状缓解。

(5) 失禁管理:

① 对于失禁患者首先要明确失禁原因并进行处理。

② 引流装置的使用对减少 IAD 的发生优于护理垫。

③ 推荐使用大便失禁管理套件(FMS)对稀水便进行管理,如果 FMS 不可用,可以用肛门造口袋代替。

④ 不建议使用不透气塑料外层或橡胶裤子来保护外层衣服或床垫。

⑤ 不建议将大规格导尿管作为肛管,因为会出现肛门结构损伤的风险。

(6) 及时评价失禁性皮炎治疗效果。

(7) 并发症的处理及护理:最常见的并发症是会阴部、骶尾部压力性损伤:

① 准确选择适当的失禁护理用物并保持局部皮肤清洁、干爽。

② 避免粪便、尿液对皮肤的刺激并正确选用粪便收集用具,必要时局部使用保护剂。

③ 减少压力、摩擦力、剪切力。

④ 定时检查,适当定时转换体位。发生压力性损伤的失禁患者,转换体位具体操作同压力性损伤的护理。

(8) 心理护理:

① 与患者建立良好的护患关系,通过有效的沟通消除患者的羞耻感,减轻患者的心理负担,消除顾虑,减少疾病对患者的困扰。

② 与患者及家属共同制定皮肤护理干预措施,促进早期愈合。

③ 保护隐私:涉及隐私操作时使用屏风等遮挡,保护患者,注意患者的感受。

(三) 健康指导与康复

1. 活动

卧床时按时更换体位,避免皮炎处受压,坚持做骨盆肌肉训练。

2. 饮食护理

给予营养支持,鼓励、协助患者摄入合适的热量和蛋白质,避免可诱发腹泻的食物。同时需根据失禁的种类,酌情增加膳食纤维的摄入,避免便秘。

3. 皮肤

使用任何一种便失禁护理用具,都应该观察会阴部、臀部皮肤的情况,保持局部皮肤清洁、干爽。

4. 用药指导

根据失禁相关性皮炎分级护理,个性化地选择用药,并观察药物反应及效果。

5. 失禁性皮炎预防指导

(1)及早发现失禁性皮炎的高危患者,指导患者如何预防和正确的护理方法。合理选用粪尿收集器。

(2)告知患者和照护人员应主动经常检查尿布是否潮湿,及时清洗、更换,尽量避免使用纸尿裤。

(3)减少摩擦、潮湿及尿液和粪便的刺激。

(4)勿使用吹风或烤灯,防止皮肤干燥,保持通风,隔离防护。

(5)勿使用爽身粉,避免与大小便混合,以免使尿布吸收能力下降。

(6)一旦出现大、小便失禁,即使没有其他风险因素,医护人员也应实施适当的预防方案。

(7)建议实施结构性皮肤护理方案预防 IAD 的发生,包括温和清洁、滋润及使用皮肤保护剂。

第二十二章　灾难急救的护理

第一节　灾难医学的概念和定义

灾害表现为客观条件的突变给人类社会造成人员伤亡、财产损失以及生态破坏的现象。世界卫生组织对"灾害"的定义为：任何能引起设施破坏、经济严重损失、人员伤亡、人的健康状况及社会卫生服务条件恶化的事件，当其破坏力超过了所发生地区所能承受的程度而不得不向该地区以外的地区求援时，就可以认为灾害（或灾难）发生了。国际减灾委员会对灾害定义为：灾害是一种超过受影响地区现有资源承受能力的人类生态环境的破坏。灾害主要分为自然灾害和人为灾害。

一、自然灾害

包括天文灾害（如陨石灾害、星球撞击、磁暴灾害、电离层扰动、极光灾害等）、气象灾害（如水灾、旱灾、台风、龙卷风、暴风、冻害、雹灾、雷电、沙尘暴等）、地质灾害（如地震、火山爆发等）、地貌灾害（如滑坡、泥石流、崩塌等）、水文灾害（如海啸、厄尔尼诺现象等）、生物灾害（病害、虫害、草害、鼠害等）、环境灾害（如水污染、大气污染、海洋污染、噪声污染、农药污染等）。

二、人为灾害

包括火灾（如城市火灾、工矿火灾、农村火灾、森林大灾等）、爆炸（如锅炉爆炸、火药爆炸、石油化工制品爆炸、工业粉尘爆炸等）、交通事故（如公路、铁路交通事故、民航事故、海事灾害等）、建筑物事故（如房屋倒塌、桥梁断裂、隧道崩塌等）、工伤事故（如电伤、烧伤、跌伤、撞伤、伤害等）、卫生灾害（如医疗事故、中毒事故、职业病、地方病、传染病等）、矿山灾害（如矿井崩塌、瓦斯爆炸等）、科技事故（如航天事故、核事故、生物工程事故等）、战争及恐怖爆炸等。

第二节 灾难现场创伤急救护理常规

一、灾难现场检伤分类

对灾难现场所有的伤员进行快速检伤,准确评估,发挥迅速有效的救灾能力,可有效地避免和减少人员伤亡。检伤分类可以按伤势的轻重缓急将众多的伤员分为不同等级,尽快筛选出重伤员,争取在创伤救治的黄金时间内进行救治。同时通过检伤可以从宏观上全面、正确地评估出伤亡人数、了解伤员的伤情轻重以及伤情发展趋势。

(一)检伤分类的方法

(1)依据卫生部《灾害事故医疗救援工作安全管理办法》规定,在现场医疗救援中按轻、中、重、死亡进行病情分类。根据病情分别以"红、黄、绿、黑"四种颜色对伤员进行明显标识,置于患者上臂。

(2)在灾难现场,一般都较混乱,人们表现得惊慌失措,未受伤的人与伤员混杂,不易清点人数。因此应与现场临时指挥部协调配合,尽量使抢救场地保持有序,指定地点,集中伤员,察看病情,检伤分类,迅速、准确评估伤情,按颜色标识进行分类抢救。

① 重伤伤员(红色):出现意识丧失、呼吸急促等症状。伤员的重要部位或脏器遭受严重损伤,生命体征出现明显异常,如大出血休克、严重挤压伤、严重颅脑损伤等。这类伤员应给予红色标识,优先救治,病情紧急需现场抢救,建立静脉通道,氧气吸入,保持气道通畅,必要时行胸外心脏按压、气管插管辅助通气、电击除颤等急救处理。

② 中度伤员(黄色):伤员的生命体征不稳定,伤情介于轻伤与重伤之间。如不经处理伤情恶化则有潜在的生命危险,如头部创伤但意识清醒、椎骨受伤(除颈椎之外)、多发骨折、开放性骨折者,这类伤员应给予黄色标识,伤情在短期内一般不致死亡,对这类伤员应给予止血、包扎、固定、吸氧输液等现场救治,及时救治和手术完全可以使中度伤员存活。应将救治和处理过程做简单记录,记录随伤员携带,以便途中、转院后参考。

③ 轻伤员(绿色):血压、呼吸、脉搏等生命体征正常,如有一处或多处软组织创伤、不造成远侧脉搏消失的肌肉和骨骼损伤、可自行走动、无内脏伤及重要部位损伤者,此类伤员预后好,不会遗留后遗症,应给于绿色标识,可延迟处理,最后转运。

④ 死亡伤员(黑色):意识丧失,大动脉搏动消失,呼吸停止,瞳孔散大,心电呈一直线。这类伤员给予黑色标识。

(二)检伤分类的标识和现场登记

(1)实施现场检伤分类的分检人员,应为有一定经验的医生,在检伤分类的进行过程中对每一位检伤后的伤员,立即作出分类标志,即边分类边标识,同步完成,分类的同时要进行登记,以防止差错、提高效率。完成检伤分类后,由参加急救的医护人员按伤情标识给予相应的顺序处理。将需要紧急救治的伤病员,如窒息、大出血、气胸、颅脑伤等伤员速送往手术室,对于休克伤员进行抗休克治疗,对于濒死伤员要进行现场抢救等急救措施。

（2）检伤分类标志国际通行采用"伤情识别卡"。必须采用国际公认的四色系统颜色（红、黄、绿、黑）加以显著区别,整张卡片用一种纯颜色明显标示,伤情识别卡可用不同材料制作,最好是硬纸卡,卡片上必须记录伤员的重要资料,以格式化打勾选择伤情和注明检伤评分分值。卡片一式两联,预先编好号码,两联同号:一联挂在伤员身体的醒目部位,另一联现场留底方便统计。现场登记有利于准确统计伤亡人数和伤情程度,正确掌握伤员的转送去向与分流人数,以便及时汇报伤情,有效地组织调度医疗救援力量。

二、现场创伤急救护理

（一）颅脑创伤

1. 脑挫裂伤

（1）临床特点:

① 意识障碍,可呈清醒—意识障碍,并进行性加重,提示有颅内血肿或水肿发生。

② 注意头痛、恶心、呕吐、怕光以及瞳孔、血压、脉搏、体温等变化。

③ 可出现神经损伤定位症状体征。

④ 存在血性脑脊液。

⑤ 进行 CT 或 MRI 检查有助于诊断。

（2）急救措施:

① 密切观察患者神志、意识、瞳孔、血压、脉搏、呼吸、尿量等变化,注意神经定位症状的出现与变化。

② 保持呼吸道通畅,维持良好的气体交换。

③ 防治脑水肿及其并发症。

④ 对昏迷或频繁呕吐者禁食、补液。

⑤ 短时间内伤情逐渐加重者,应紧急手术治疗,进行清除血肿和止血等处理。

⑥ 防治感染及对症处理。

2. 颅内血肿

（1）临床特点:

① 头痛、恶心、呕吐、躁动不安、生命体征变化（"两慢一高",即脉搏、呼吸减慢,血压升高）。

② 意识障碍进行性加重,表现为"中间清醒期"昏迷—清醒—再昏迷,或清醒—昏迷的临床过程。出现定位体征以及生命体征变化者,均应考虑颅内血肿。

③ 进行 CT 或 MRI 检查有助于诊断。

（2）急救措施:

① 临床症状显著者,应及早手术治疗,清除血肿。

② 血肿定位不明确,可通过受伤机制、头部着力部位、临床表现及颅骨骨折等进行判断,进行颅骨钻孔探查。

③ 予脱水、止血治疗。

④ 保持呼吸道通畅,维护良好通气。

⑤ 防治感染及对症处理。

3. 开放性颅脑损伤

（1）临床特点：

① 伤口内有脑组织碎屑、脑脊液或大量血液流出。

② 意识障碍严重或进行性加重，可伴有定位体征。

③ 颅内重要结构受到损伤时，可出现昏迷、去脑强直、双侧瞳孔散大、光反射消失或呼吸衰竭、颅内压增高表现以及神经定位体征或颞叶沟回疝。

④ X线片、头颅CT可显示颅内有骨片及异物等，有助诊断。

（2）急救措施：

① 保持呼吸道通畅，维护呼吸。

② 包扎伤口，有脑组织突出时，伤口周围垫以棉圈后再包扎。

③ 注意观察患者意识状态、瞳孔及肢体活动情况。

④ 配合尽早专科手术，清除伤口内血块、失活的脑组织和各种异物，妥善止血。

⑤ 变开放伤为闭合伤。

⑥ 防治感染及进行对症处理。

4. 脑干损伤

（1）临床特点：

① 意识障碍：伤后常立即发生昏迷，持续时间较长。很少有中间清醒或好转期，可长期处于植物人状态。

② 瞳孔和眼球变化：

a. 中脑损伤，初期两瞳孔不等大，伤侧瞳孔散大，对光反射消失，眼球向下外斜。

b. 中脑两侧损伤，两侧瞳孔散大、固定。

c. 桥脑损伤，瞳孔极度缩小，两眼内斜、同向偏斜或两眼球分离状。

③ 去脑强直，为中脑损伤，表现为头后仰、躯体角弓反张状态。

④ 交叉性瘫痪，为脑干一侧性损伤的表现。

⑤ 生命体征变化：

a. 呼吸功能紊乱：

Ⅰ. 脑桥上端、中脑下端呼吸中枢受损时，呼吸节律紊乱，出现陈-施氏呼吸。

Ⅱ. 脑桥中下部，呼吸中枢损伤时，可出现抽泣样呼吸。

Ⅲ. 延髓的吸气、呼气中枢受损时，则发生呼吸停止。

Ⅳ. 小脑幕切迹疝形成时，出现陈-施氏呼吸。

Ⅴ. 脑疝晚期，颅内压继续升高，脑干下移或小脑扁桃体疝出现枕骨大孔压迫延髓时，呼吸即告停止。

b. 心血管功能紊乱：

Ⅰ. 延髓损伤严重，表现为呼吸和心跳迅速停止，患者死亡。

Ⅱ. 脑干损伤或脑疝初期，心跳、血压变化可不明显，可有心律慢、血压升高改变。

Ⅲ. 小脑幕切迹疝晚期，因扁桃体疝而呼吸停止，此时血压也迅速下降，需要应用升压药来维持一定的血压，而心跳仍可维持数日，最后发生心力衰竭。

⑥ 体温变化，可出现高热，多因交感神经功能受损、出汗功能障碍，影响体热的散热所致。脑干功能衰竭时，体温则降至正常以下。

⑦ 消化道出血,由于胃或十二指肠黏膜糜烂或应激性溃疡所致。

⑧ 颅脑 CT 扫描,有助于诊断。

(2) 急救措施:

① 一般治疗措施与脑挫裂伤处理相同。

② 合并颅内血肿者应及时诊断和手术,配合做好术前准备。

③ 合并水肿或弥漫性脑肿胀者,应用脱水药物和激素等加以控制。

④ 吞咽功能障碍,应尽早鼻饲,以保持患者营养。

⑤ 昏迷时间较长的患者,加强护理。

⑥ 防治肺部感染,防止发生褥疮。

⑦ 予促进神经恢复的脑代谢药物。

(二) 胸部创伤

1. 肋骨骨折

(1) 临床特点:

① 胸痛,尤其深呼吸及咳嗽时加重。

② 局部压痛,有时可触及骨擦音、间接挤压胸廓时骨折部位疼痛。

③ 多根多处肋骨骨折时可见局部凹陷畸形及反常呼吸运动。

④ X 线检查有助于诊断。

(2) 急救措施:

① 维持呼吸。

② 口服止痛剂或 1‰普鲁卡因作肋间神经阻滞以止痛。

③ 多发性肋骨骨折有大面积浮动胸壁者,可施行胸壁固定术。

④ 预防感染对症处理。

2. 创伤性血胸

(1) 临床特点:

① 伤后胸痛、咳嗽或咯血。

② 伤侧下胸部浊音、呼吸音减弱或消失。

③ 中等量以上血胸可有失血性休克表现,如烦躁不安、面色苍白、脉细弱、四肢发冷、出冷汗、血压下降。

④ 血胸量多者纵隔向健侧移位,伤侧肋间饱满,胸腔穿刺可抽出不凝血液。

⑤ X 线片可提示血胸或血气胸。

(2) 急救措施:

① 保持呼吸道通畅。

② 非进行性出血的血胸可采用胸腔穿刺抽血。

③ 如积血量较多,则可行闭式引流。

④ 进行性血胸,伴有休克,应积极抗休克治疗,同时准备开胸探查、手术止血,术后予胸腔闭式引流。

3. 闭合性气胸

(1) 临床特点:

① 不同程度的呼吸困难、胸闷。

② 伤侧呼吸音减弱,叩诊呈鼓音,气管偏向健侧。

③ X线片:可明确气胸范围、肺组织萎陷情况、纵膈有无移位。

(2) 急救措施:

① 肺脏压缩小于30%,临床症状较轻,可暂不做处理,严密观察。

② 临床症状明显,应予胸腔穿刺抽气术。

③ 气胸量大,或胸穿后肺仍萎陷者,应行胸腔闭式引流。

4. 张力性气胸

(1) 临床特点:

① 进行性呼吸困难、发绀至伴休克。缺氧严重者烦躁不安、昏迷。

② 伤侧叩诊呈鼓音,呼吸音消失,气管偏向健侧,可伴有纵膈和皮下气肿。

③ 胸腔抽气后,短时间内气胸再度出现。

④ X线片无肺纹理区和肺压缩带,有时可见血胸。

(2) 急救措施:

① 即应予胸腔闭式引流术。

② 对胸腔闭式引流后症状无改善,气胸仍有发展者,应开胸探查。

③ 严重纵膈气肿者可行皮肤切开排气。

④ 防治感染及对症处理。

5. 开放性气胸

(1) 诊断要点:

① 严重胸部创伤史。

② 临床特点:

a. 严重的呼吸困难并伴有创伤性休克。

b. 胸壁组织缺损,有时可闻及胸壁伤口气体进出的"嘶嘶"声。

c. 伤侧叩鼓音,呼吸音消失,气管纵膈向健侧移位。

③ X线片伤侧有肺萎陷、纵膈偏向健侧。

(2) 急救措施:

① 首先封闭胸壁伤口,变开放性气胸为闭合性气胸(立即用敷料封闭包扎伤口)。

② 随后行胸腔闭式引流术。

③ 经输血、输液、抗休克,全身情况改善后,再行清创和封闭胸腔手术。

④ 防治感染及对症处理。

(三) 腹部创伤

1. 临床特点

无论是开放伤还是闭合伤,首先要明确有无内脏损伤,其次要明确性质和损伤严重程度,有无多发性损伤。

① 持续性腹痛,早期腹痛最明显的部位常是脏器损伤的部位。

② 恶心、呕吐,早期常有反射性呕吐,腹腔感染后常为肠麻痹性呕吐。

③ 有腹膜刺激征,当腹腔积血多时可出现移动性浊音。

④ 休克,表情淡漠,末梢循环不良,少尿或无尿,低血压。

⑤ 确定开放性伤口大小,有无腹腔内容物膨出,膨出多少,血运情况如何。

⑥ X 线检查有助于金属异物定位以及腹膜后十二指肠损伤、膈下积气、骨盆及腰椎骨折等的诊断。

⑦ 诊断性腹腔穿刺术或灌洗术有助于诊断。

2. 急救措施

（1）首先解除可能立即威胁生命的伤情。

（2）严密观察腹痛情况，止痛，未明确诊断者应慎。

（3）抗休克治疗。

（4）急诊手术适应证：

① 严重腹部伤怀疑有腹腔脏器破裂、出血，合并出血性休克，经抗休克抢救血压升不到80 mmHg 以上者。

② 腹膜刺激征明显，疑有腹腔脏器伤。

③ 腹腔诊断性穿刺或灌洗阳性者。

④ 腹部 X 线摄片膈下有游离气体或肾周围、腰大肌周围有积气，虽然腹腔穿刺阴性，结合病史和体检疑有腹膜后十二指肠、升结肠或降结肠破裂者。

（5）防治感染。

（四）骨折

1. 四肢骨折

（1）临床特点：

① 局部压痛、传导叩痛等。

② 局部肿胀、皮下瘀斑。

③ 患肢畸形、功能障碍。

④ 异常活动及骨擦音。

⑤ 有休克临床表现。

⑥ X 线检查有助于诊断。

（2）急救措施：

① 首先解除可能立即威胁生命的伤情。

② 迅速建立输血、输液通道。

③ 镇痛。

④ 止血和包扎伤口。

⑤ 凡有骨折者，均需用夹板或石膏托等做临时固定，以防加重疼痛和损伤。

a. 闭合骨折成角明显，有戳破皮肤、损伤大血管和神经的危险时，应予手法牵引，纠正畸形，再用石膏或夹板做临时固定。

b. 开放性骨折端戳出伤，只做包扎固定。

⑥ 骨折伤员的搬动，须注意不要加重损伤。

⑦ 预防感染。

2. 四肢血管损伤

（1）临床特点：

① 出血：

a. 开放性动脉出血呈鲜红色，为喷射性或搏动性出血。如损伤血管位置较深，可见大量新鲜血液从创口涌出。

b. 闭合性血管损伤,损伤部位显著肿胀,可有广泛皮下淤血,张力性或搏动性大血肿。

② 失血性低血压及休克。

③ 肢体远端血供障碍:

a. 肢体远端动脉搏动微弱,甚至消失。

b. 皮肤苍白是远端肢体完全缺血或血供严重不足的表现。

c. 毛细血管充盈时间延长。

d. 疼痛,远端肢体疼痛严重时,应考虑缺血的可能性。

e. 感觉障碍,随着缺血时间的延长,疼痛感觉减退、麻木,最后感觉可完全丧失。

f. 运动障碍,缺血时间稍长,肌肉运动力立即减退以至完全丧失。

g. 远端无活跃性出血。

④ MRI、超声波、血管成像技术有助于诊断。

(2) 急救措施。首先是及时止血,纠正休克,挽救伤员生命,其次是做好伤口清创术,力争尽早恢复肢体循环,保全肢体。同时处理好骨关节及神经等合并伤。

① 急救止血:

a. 大多可用加压包扎法、指压法、止血带法进行加压止血,迅速送至有条件的医院处理。

b. 钳夹止血法:在伤口内用止血钳夹住出血血管断端,包扎在伤口内,迅速送至医院处理。

c. 血管结扎法:结扎血管断端,后送医院处理。

② 休克和多发伤的处理:

a. 应先止血,纠正休克和处理其他紧急情况,然后进行动脉伤的处理。

b. 及时输血补液,恢复血容量和血压,纠正脱水和水、电解质平衡。

c. 应迅速处理危及生命的脏器伤。

3. 骨盆骨折

(1) 临床特点:

① 局部疼痛、肿胀、软组织擦挫伤或皮下血肿。

② 局部压痛,骨盆挤压,分离试验阳性。

③ 注意其他脏器损伤及内出血情况,肛门指检有助于肛门、直肠损伤诊断。

④ X线检查可明确骨折部位及类型。

(2) 急救措施:

① 骨盆骨折合并大出血,应积极防治休克。

② 优先处理其他脏器伤。

③ 其次处理好骨盆骨折的并发症,如尿道、膀胱、直肠破裂等。

④ 骨盆骨折本身处理,可根据骨折类型而定。一般卧位休息,减少搬动,待专科处理。

(五) 创伤性休克

1. 临床特点

突出表现为血压、脉压、脉率、尿量、末梢循环、意识改变。休克程度判断如表 22.1 所示。

表 22.1　创伤性休克判断

观察指标		轻度	中度	重度
皮肤状况	皮温	发凉	发凉/湿冷	湿冷
	肤色	苍白	苍白瘀斑	发绀
精神状态	表情	淡漠	淡漠	无表情
	意识	模糊	模糊/不清	不清/昏迷
体征	收缩压(mmHg)	<90	<60	0
其他指标	脉搏(次/min)	100—120	>120	难触及
	尿量(mL/h)	20—30	<20	0
	血细胞比容	0.38	0.34	<0.3
	CVP	降低	明显降低	0
	休克指数*	0.6—0.9	1.0—1.5	>2.0

　＊ 休克指数＝脉率/收缩压，正常值为 0.50。

2. 急救措施

(1) 消除病因。

(2) 尽快恢复有效血容量：

① 快速有效地补充血容量：首选平衡盐液，其次是等渗盐水或葡萄糖盐水、全血，电解质溶液与胶体液的比例应为 3∶1。其他还可根据情况选择羟乙基淀粉制剂。

② 补量的原则是"需要多少补多少"，边输入、边观察、边调整。

③ 血容量补足的判断标准：尿量大于或等于 30 mL/h，收缩压大于或等于 90 mmHg，脉压大于或等于 30 mmHg，CVP 为 3.7—9.0 cmH$_2$O。

(3) 纠正酸中毒。

(4) 适当选用心血管活性药物。

(六) 挤压综合征

1. 临床特点

(1) 肢体遭受重物砸压损伤，受伤肢体严重肿胀、疼痛及活动障碍。

(2) 伤后 24 h 内发生无尿或尿量低于 17 mL/h。

(3) 尿液褐红，出现肌红蛋白尿。

(4) 休克。除损伤因素外，大量血浆渗入组织间区中，使有效血容量减少而发生轻度或中度休克。休克与挤压综合征之少尿或无尿 ARF 鉴别如表 22.2 所示。

(5) 酸中毒。肌肉坏死产生的大量酸性物质，使血液 pH 下降、NPN 增加及 BUN 迅速增加，造成代谢性酸中毒。血液二氧化碳结合力下降。此种酸中毒，由于其肌肉坏死等进行性加重，较难于纠正。

(6) 高钾血症：

① 肌肉组织坏死，释放出大量 K$^+$ 至血液，发生 ARF，排尿少，排 K$^+$ 困难，使体内血 K$^+$ 浓度迅速升高。少尿期，高钾血症是导致死亡的主要原因。

② 高钾血症的临床表现主要有精神恍惚、烦躁不安、对事物反应迟钝、全身软弱、唇周

围或肢体麻木、腱反射减弱或消失、心跳缓慢,可出现心律不齐,甚至心膊骤停而死亡。高钾血症的诊断,除 K^+ 高外,ECG 在早期即呈现典型表现。

表 22.2　输液试验

病种	原因	快速输液方法	尿量	肾功能
休克	血容量不足所致	30 min 内输入 5% 葡萄糖液 500 mL	增加、比重减低	良好
			少尿或无尿	注意
挤压综合征	肌红蛋白肾损伤	30 min 内输入 5% 葡萄糖液 500 mL	有尿	良好
			无尿	注意
		15 min 内快速输入 20% 甘露醇 250 mL	尿量大于 40 mL/h	良好
			无尿或小于 20 mL/h	肾衰

2. 急救措施

(1) 全身治疗:主要是针对 ARF 及高钾血症的治疗,以挽救患者生命。伤后补液对维护循环十分重要:

① 晶体液首选乳酸钠林格氏液。

② 胶体液可使用血浆或右旋糖酐。

输液量的计算可参考下述公式:每 1% 受压面积输入胶体液 80—100 mL;每受压 1 h,补液 3—4 mL/kg,加 24 h 所需量 1500 mL 计算。

此为伤后第一天补液量,以后应根据情况调整。对已发生挤压综合征者,则不能按上述公式计算,并控制输液量。

(2) 碱化尿液:早期补充血容量时,即应用碱性药物,以碱化尿液,预防酸中毒,防止肌红蛋白与酸性尿液作用后在肾小管中沉积。

① 口服含有 $NaHCO_3$ 的液体。

② 静脉输入 5% $NaHCO_3$,维持摄入或输入量在 25—30 mg/日。

(3) 利尿:

① 血压稳定后,可进行利尿,使在肾实质受到损害之前,有较多的碱性尿液通过肾小管,增加肌红蛋白等有害物质的排泄。

② 20% 甘露醇快速静脉输入,以其高渗透压作用增加肾脏血流;伤后宜早期应用。

(4) 解除肾血管痉挛:

① 氨茶碱 250 mg 加入 50% 葡萄糖液 40 mL 静脉注射。

② 普鲁卡因 1—3 g 加入 10% 葡萄糖液中配成 0.1%—0.3% 溶液静脉滴注。

(5) 筋膜切开或截肢:

① 受伤肢体严重肿胀,应及早切开筋膜减压,释放渗出物,改善循环。

② 肌肉已坏死的肢体,一旦出现肌红蛋白或肾衰迹象,应果断截肢去除坏死组织。

(6) 局部治疗:

① 受砸压、轧伤的肢体,于解除压迫后,不论有无骨折,均应暂时固定,减少活动。

② 严密观察有无筋膜间区综合征的发生,一旦发生,应按筋膜腔室综合征予以治疗。

三、伤病员的转送护理

在灾难救援现场,由于现场环境恶劣、条件限制,不允许就地抢救大批伤病员,必须将伤病员转送到相对安全的地方,方能实施有效救治。因此,护士应做好转送前的准备、转送中的护理和转送后的交接工作,对于保障伤病员的安全、减轻痛苦、预防和减少并发症、提高救治效果具有十分重要的意义。

(一)正确掌握转送指征和时机

1. 转送指征

符合以下条件之一者可转送:

(1)应在现场实施的救治措施都已完成,如出血伤口的止血、包扎和骨折的临时固定等。

(2)确保伤病员不会因搬动和转送而使伤情恶化甚至危及生命。

2. 暂缓转送指征

有以下情况之一者应暂缓转送:

(1)病情不稳定,如出血未完全控制、休克未纠正、骨折未妥善固定等。

(2)颅脑外伤疑有颅内高压、可能发生脑疝者。

(3)颈髓损伤有呼吸功能障碍者。

(4)心肺等重要器官功能衰竭者。

(二)伤病员转送前的要求

(1)做好必要的医疗处置,严格掌握转送的指征,确保转送途中伤病员的生命安全。

(2)准备好转送工具和监护、急救设备及药品。

(3)转送前对每一位伤病员进行全面评估和处理,注意保护伤口。

(4)做好伤病员情况登记和伤情标记,并准备好相关医疗文件。

第三节 各种突发灾害的应急救援

一、自然灾害应急救援

(一)地震灾害

1. 临床特点

(1)机械损伤:伤员有"七多",即骨折多、胸部骨盆损伤多、脊柱骨折截瘫多、四肢神经伤多、挤压伤挤压综合征多、多发复合伤多、软组织损伤多。

(2)挤压综合征:由于人体受到挤压伤后肌肉组织缺血、坏死,释放出大量有毒害物质进入人体，导致急性肾衰竭或休克。

（3）伤后感染：地震现场环境严重污染，抢救条件差，伤员伤口极易造成感染。

（4）烧伤、中毒：地震可使电器、炉火、煤气及其他易燃品、有毒化学品发生泄漏，酿成火灾甚至爆炸，造成人员化学性中毒和化学性烧伤。

（5）饥饿：地震中被困埋于废墟中的人员，长时间得不到救援，可因饮食来源完全中断，处于完全饥饿状态，以至于机体代谢紊乱、抵抗力下降、血压下降而濒于死亡。

（6）次生灾害的继发损伤：震后的余震、恶劣天气、瘟疫，是继发人员伤亡的主要因素。

（7）心理创伤：地震发生后，首先使人们心理上受到一次前所未有的巨大冲击，进而陷入一种罕见的恐慌不安和情感危机中。

2. 急救措施

（1）自救互救：

① 自救：强烈地震发生后，首要的问题是如何自救。恰当的自救措施可提高生存概率。

a. 在废墟下压埋程度较轻的人，可以凭借自己的力量和智慧，根据自己所处的具体情况，寻找可以自救脱险的压埋的薄弱部位，尽力自救，完全可以脱险。

b. 受伤较重或暂时不能脱险者，不要乱喊乱动消耗体力，要设法延缓生命，首先把妨碍呼吸的部位（口、鼻、胸部附近）松动一下，扒开一定的小空间，以利呼吸，等待救援。

c. 发现有人扒救时，可用喊或敲击物体的方法为扒救人指明埋压的位置。

d. 失去理智地乱喊乱叫是无济于事的。

② 互救应有组织，讲究方式方法，避免盲目图快，否则有可能造成不应有的伤亡：

a. 首先通过侦听、呼叫、询问及根据建筑结构特点，确定被埋人员的位置，特别是头部方位，再根据情况采取适当的方法进行扒挖施救，就能尽快地将伤员救出。

b. 在解救中，尽可能手工"搬""抬""挪""移""扒"，可借助铲、铁杆、木杠等轻便工具；使用大型机械挖掘，使用抢镐打钎，要根据具体情况安排；切不可使废墟再次坍塌造成人员二次伤害。

c. 救出伤员后应首先将其头部暴露，迅速清除口鼻内泥土，进而暴露胸腹部。如有窒息应及时施以人工呼吸；如伤势严重不能自行出来的，不得强拉硬拖，应先设法暴露全身，查明伤情，施行包扎固定或急救。

d. 社区企业医护人员脱险后，能在救援工作中起到重要的核心和骨干作用。要立即在马路口、废墟旁建成临时包扎点、医疗点，指导自救互救。

e. 抢救出来的伤员应尽快包扎，并设法寻找药物、水和适当食物，给以急救和生命支持，然后转移和治疗。

（2）救治原则：

① 急危重伤员处理。呼吸道梗阻、窒息和心脏骤停是地震伤员最多见的危及生命的急症。处理得越早，对伤员的预后越好。早期处理原则是：

a. 迅速清除伤员呼吸道异物，如血块、黏痰、呕吐物及其他污物，解开伤员衣领和腰带，保持呼吸通畅。舌后坠造成的阻塞，立即用口咽管通气，或将舌牵出固定。

b. 心跳、呼吸骤停者，应尽早施行 CPR。

c. 昏迷或严重胸外伤造成呼吸困难及窒息的，保持呼吸道通畅。

d. 对创伤性休克伤员，采取平卧位或头略低位，维护呼吸。

e. 创伤、出血，应立即采取止血等处理。

f. 颅脑伤要尽早及时进行处理,并尽快脱水降低颅内压。待血压平稳和全身状态好转时,优先运送。

g. 伤口创面要尽早包扎,以免再污染。

② 骨折伤员:

a. 凡是骨折、关节损伤、大面积软组织损伤者,均应予以临时固定,以减少继发损伤和止痛,便于搬运。

b. 开放性骨折,断骨外露者,绝不能在现场随便整复或将断骨复位,以防止造成严重的感染。在现场只需做局部包扎固定,然后运送。

c. 固定器材可以是制式器材,也可就地取材,如树枝、手杖、雨伞、木棍等。找不到固定物时,大腿骨折可用健肢做固定,如左大腿骨折时将其同右大腿固定在一起。

③ 烧伤、中毒者:应迅速脱离险区,除去着火衣服后,要立即采取防止休克和感染的措施。

④ 挤压伤员:应尽快解除压迫,伤肢不应抬高,避免活动,对能行走的伤员应限制活动,不应热敷、按摩伤肢,以防加重肢体缺氧。肢体禁用加压包扎或止血带。

⑤ 迅速建立静脉输液通道,快速补充血容量(明显失血者应立即输血)。患者口渴者,可给予碱性饮料,及时运送。

⑥ 完全性饥饿患者被困时间长、精神紧张、体力大量消耗、代谢紊乱、血压下降。可给予静脉输液、保温、吸氧和适当的热饮料内服,在严密观察下运送。

(二)洪涝水灾

1. 临床特点

洪涝水灾受伤害人员多以溺水为主,有时会出现大量人员溺水或机械性损伤、电击伤、虫蛇咬伤和掩埋窒息等伤害。

(1)淹溺特点。淹溺是指人淹没在水中,水将充满呼吸道和肺泡,引起窒息;吸收到血液循环中的水引起血液渗透压的改变、电解质紊乱和组织缺氧损害;最后造成呼吸心跳停止而死亡。淹溺人员临床表现:

① 溺者常出现昏迷,皮肤黏膜苍白或紫绀,四肢厥冷,呼吸和心跳微弱或停止。

② 口鼻充满泡沫或污泥、杂草,腹部隆起、胃扩张。

③ 可出现各种心律失常、心力衰竭、肺水肿。

④ 24—48 h后可出现脑水肿、ARDS、溶血性贫血、急性肾衰或DIC等并发症表现。

⑤ 淹溺者可在现场死亡,也可在抢救过程中死亡,或死于复苏后并发症。

(2)机械性创伤:

① 民房农舍、城镇建筑物受洪水冲刷倒塌致人受伤。

② 野外可被山石砸伤、树木树枝冲撞划伤。

(3)电击伤:

① 洪水毁坏输电设备、房屋建筑内电器设备,使人触电。

② 风暴雷电击伤人员。

(4)虫蛇咬伤:

① 灾民为躲避洪水会临时居住野外,受到虫、蛇的袭击咬伤。

② 轻则被咬处瘙痒难忍、易被抓破感染或伤口出血不止,重则可危及生命。

2. 急救措施

（1）大量淹溺人员。要检伤分类，迅速查明有无威胁生命的征象，对可抢救和不可救治的人员要及时认定，并及时分开处理。

（2）生命体征尚存者：

① 立即清除口、鼻中的污泥、杂草，保持呼吸道通畅，迅速将患者腹部置于抢救者屈膝的大腿上，头部向下，随即按压背部，迫使吸入呼吸道和胃的水流出，一般肺内水分已被吸收，残留不多，因此倒水时不宜时间过长，以免耽误复苏时间。

② 吸氧。根据环境条件、病情轻重，可施行鼻导管吸氧、面罩吸氧、气管插管、呼吸机人工呼吸及正压呼吸。

③ 心肺复苏：

a. 口对口呼吸时吹气量要大，吹气后用双手按压胸部，加大呼吸通气量克服肺泡阻力。

b. 如果无效应尽早进行气管插管，使用机械通气，酌情进行间断正压呼吸或呼气末正压呼吸，使塌陷的肺泡重新张开，改善缺氧。

（3）外伤者：要仔细分类检伤，并针对伤情迅速采取有效救治措施，避免伤病情进一步发展。

（4）积极治疗并发症：应用糖皮质激素，可防治肺水肿、脑水肿、ARDS，控制溶血反应。碳酸氢钠可纠正酸中毒，酌情处理急性肾衰、DIC、肺部感染等并发症。

（5）影响抢救的因素：

① 淹溺的时间、水温、淹溺者的年龄。

② 抢救开始的时间。

③ 迅速纠正低氧血症和酸中毒。

淹溺者一度的知觉恢复，并不意味着一定能够存活。必须在不中断支持治疗的情况下，迅速运送至医院，因为可能发生缺氧致死亡。

二、事故灾难应急救援

（一）火灾事故

1. 临床特点

（1）烧灼伤：火焰及其燃烧物直接造成人体烧灼伤，甚至造成皮肤、黏膜深度烧伤而危及生命。

（2）烟雾伤：火灾烟雾中的微粒携带高温热值，当人吸入高温烟气，就会灼伤呼吸道，造成组织肿胀、阻塞呼吸道，甚至窒息死亡。

（3）次生伤害：火灾经常发生浓烟窒息、中毒、坍塌而引起砸伤、埋压和刺割伤等。

2. 急救措施

（1）急救原则。"先发现先救，后发现后救""先救无防护者，再救有防护者""先近后远、主次兼顾""救人、灭火并举""先救命，后治伤""先重后轻，先急后缓"，积极采取有效救治手段，防止伤员伤情及灾情扩大。

（2）现场急救措施：通常分为烧伤急救、中毒急救、化学烧伤等急救措施。

① 烧伤急救：

a. 迅速撤离火场,迅速灭火,使身体脱离灼热物质;衣服燃烧时,应卧倒在地,打滚灭火,迅速脱去着火衣服,切勿站立喊叫,以防吸入性烧伤;更不可奔跑,以助燃烧;不应用手拍打火焰,以防手部遭到深度烧伤。中小面积的浅度烧伤,可采取浸入冷水法,以镇痛减少渗出;但冷水会使血管收缩,组织缺氧,故不适用大面积烧伤或其他重要器官疾病者。

b. 防止休克及感染:现场可给予镇痛药,口服淡盐水等,一般少量多次为宜。保持气道通畅,给予吸氧。

c. 现场烧伤创面一般不作特殊处理:Ⅰ度烧伤者,迅速脱去或剪开衣服。可用冷水冲洗、浸泡 20 min;浅Ⅱ度烧伤,水疱不要弄破,以免感染,应保护创面,用干净的布、衣服遮盖在创面上,尽量不要随意涂药;深Ⅱ度或Ⅲ度烧伤者,可在创面上覆盖清洁的布或者衣服。

d. 妥善包扎创面,防止再次污染。冬季保暖,夏季防晒。

e. 呼吸心跳停止者,应立即进行 CPR。

② 中毒急救:

a. 迅速将伤员转移至通风处,呼吸新鲜空气;给予吸氧,注意保暖和安静。

b. 窒息、呼吸心搏骤停者应现场行心肺复苏术、气管切开术或机械通气。

c. 对清醒者,应注意有无晕厥史,必要时应送往医院接受检查。

d. 不轻易放弃抢救,严重中毒及昏迷者,即使已经清醒也要接受高压氧治疗,以减少后遗症的发生。

③ 化学烧伤急救:

a. 无论酸、碱还是其他化学品烧伤,均应立即脱掉被污染的衣服。

b. 用清水持续冲洗创面(至少 30 min),稀释和除去存留的化学物质,切忌为寻找中和剂延误冲洗。

c. 眼部化学烧伤禁用手或手帕揉搓。

d. 生石灰烧伤先用干布将残余石灰擦干净,再用水冲洗,以免生石灰遇水产热,加重损伤。

e. 磷烧伤,务必先将黏附在皮肤上的磷颗粒全部冲掉。如暂时缺水,可先用多层湿布包扎创面,防止磷遇空气燃烧。严禁用油质敷料包扎创面,促进磷的溶解与吸收,引起更严重的磷中毒。

(二)道路交通事故

1. 临床特点

(1)受伤人群特点。交通事故可以直接或间接伤害任何人群。其中包括:① 在交通工具内的人,如乘车人、开车人、车上服务人员;② 在交通工具外的人,如行人;③ 个体伤害或群体伤害。

(2)交通肇事重伤死亡发生率高。表现在:

① 头面部和四肢伤害比例最高,其次为胸腹部和脊柱。

② 骨折发生率最高,多多发伤、复合伤,内脏损伤次之。

③ 致残和死亡率居高不下,其特点为:交通事故院前死亡占 2/3,其中现场死亡约 50%,途中死亡占 25%。因此,现场是创伤急救的重点。致死方式:常见车内人员损伤有抛出摔伤、前后门撞击伤、驾驶操作系统及仪表板撞击伤和刺伤;致死原因:一般早期死亡的主要原因是颅脑伤、心胸伤和大出血,主要致死性损伤是严重颅脑和胸部损伤。

2. 急救措施

（1）检伤分类：

① 道路交通事故造成的损伤伤情复杂，既有机械性损伤，又有摔伤、烧伤，甚至中毒等，检伤分类既适合个案，又适用于群体交通事故伤员众多的紧急救援，其目的是快速区分伤员的轻重缓急，使危重有救活希望的伤员优先获得救援，轻伤员得到妥善处理。

② 检伤分类要结合事故发生原因、严重程度、伤者所处的位置进行综合分析、判断，分析其血压、脉搏、呼吸等生命体征的变化，以及有无大出血、昏迷、窒息、颅脑伤、肢体离断伤等，这些是判断伤情的重要依据。

③ 要注意那些不活动又无呻吟、呼叫的受伤者，他们很可能是重危伤员，而那些大喊大叫、强烈要求救援的不一定是重伤员。

④ 事故现场干扰因素多，检伤分类人员必须保持镇静，排除干扰，避免匆忙，迅速正确地做好分类工作。

（2）现场救援原则：

① 创伤出血：

a. 深部组织出血，可采用敷料填塞加压包扎止血。

b. 喷射状出血，采用钳夹止血，有条件时可结扎血管，但缺点是可造成局部结构再损伤，不利于后期治疗。

c. 四肢出血可使用止血带临时止血。

d. 内出血较难判断。遇有表情淡漠、面色苍白、四肢发凉、昏迷等体征和症状的伤员，可按有内出血伤处理，迅速运送医院。

② 创伤性休克。机动车直接撞击人体胸、背部，引起损伤性窒息。因胸腔压力突然增高，压迫心脏，致使心搏力量减弱，造成胸部血液回流困难；同时由于胸腹的敏感性很强，而加速了伤员休克的发生。所以撞击当时即可出现剧烈的疼痛、面色苍白、冷汗淋漓、四肢发凉、休克。

③ 损伤性窒息：

a. 颌面颈部损伤时，伤后呼吸道上端的凝血块、碎骨片、碎牙等进入呼吸道，最易引起呼吸道阻塞，危及生命。

b. 意识障碍者，咳嗽及吞咽动作消失，血液及呕吐物可误入呼吸道而引起阻塞。

c. 颌骨骨折时，可因软腭下垂，骨折片移位，使舌根后附，堵塞咽腔，引起窒息。

d. 损伤性窒息的急救。应使伤员半卧位、头部偏向一侧，松解颈部衣扣，用手抠出口咽异物，或吸出口腔血块及分泌物。用树枝、筷子或镊子等通过磨牙将上颌骨及软腭托起。舌后坠影响呼吸时，设法将舌牵出口外固定。紧急解除窒息的最有效办法是环甲膜穿刺或气管切开。并给予吸氧、止痛，呼吸循环衰竭时应用强心剂和呼吸兴奋剂。

④ 严重复合伤。头颈、胸腹等多处严重的复合损伤，应注意危及生命病症的处理；注意还在继续危害人体的损伤的处理，如出血性休克、大出血、血气胸的处理，怀疑有颈椎脊椎损伤的保护性处理。原则是先抢救生命后治伤。

⑤ 头部外伤出血及血肿。紧急刹车，头部前额撞击于硬物上（如挡风玻璃），引起外伤出血及血肿。出血可按一般外伤处理，伤口予清洁包扎；对血肿者，可用绷带稍紧加压包扎。人员被摔抛出车外，头部损伤多较严重，应考虑是否有颅骨骨折等情况。要注意全身状况，同时保持局部平稳，尽快送医院。

⑥ 肢体骨折。四肢骨、关节伤，要在现场加以固定。固定材料最好是标准夹板，也可就地取材，还可以将骨折的上肢固定在躯干上，下肢固定在对侧健肢上。现场固定，不要过分牵拉伤肢，不要求断端正确对位。

⑦ 脊柱损伤。颈、胸、腰椎骨折，要妥善固定，防止继发性损伤。当人体被撞击、挤压以及扭曲，脊柱过度屈曲或直接受外力作用，引起脱位或骨折，位于椎管内的脊髓也可能受伤。如脊髓发生损伤，救援时尽量不使脊柱扭曲或用力，关键是搬运要正确。

⑧ 肢体断离。对离断肢体的近心端结扎血管止血、包扎残端，对断离比较完整的部分用洁净包布包裹，迅速随伤员送往医院。

⑨ 胸腹损伤。注意血气胸、脏器破裂、内出血等情况。肋骨骨折断端向内移位，可刺破胸膜和肺脏，引起气胸、血胸，救援时不要过多挪动和用力触摸；有张力性气胸时，放置单向引流管，解除胸腔压力；肺、胸膜、胸壁均损伤，形成开放性气胸，应立即进行密闭包扎。腹部开放性损伤易引起内脏脱出，救援时不可把已脱出的内脏再送回腹腔，以免加重腹腔感染。

（三）急性农药中毒

1. 临床特点

（1）急性中毒的临床表现可分下列几方面，如表 22.3 所示。

表 22.3　有机磷农药中毒症状和体征

作用类型	作用部位	作用性质	症状和体征
M 样作用	胆碱能神经节后纤维与效应器由突触处 ACh 堆积致临床表现	腺体分泌亢进：汗腺、泪腺、唾液腺、支气管、鼻黏膜	多汗、流涎、口鼻分泌物增多及肺水肿
		平滑肌痉挛	气管、支气管、消化道及膀胱逼尿肌痉挛，呼吸困难、恶心、呕吐、腹痛、腹泻及大小便失禁等
		瞳孔缩小	动眼神经末梢 ACh 堆积引起虹膜括约肌收缩使瞳孔缩小
		心血管抑制	心动过缓、血压偏低及心律失常，但前两者常被烟碱样作用所掩盖
N 样作用	ACh 作用于自主神经节、肾上腺随质和运动神经所致	交感神经节及肾上腺髓质兴奋	血压升高及心动过速，常掩盖 M 样作用下的血压偏低及心动过缓
		先兴奋后麻痹	运动神经兴奋时，表现出肌束震颤、肌肉痉挛，进而由兴奋转为抑制，肌无力、肌肉麻痹（呼吸肌麻痹）
CNS 症状	脑内 ACh 的蓄积，影响 CNS 细胞突触间冲动的传递	先兴奋后麻痹	早期头晕、头痛、倦怠、乏力等，随后可出现烦躁不安、言语不清及不同程度意识障碍。甚至脑水肿、癫痫样抽搐、瞳孔不等大，以及呼吸中枢麻痹死亡

2. 病情分级

根据国家标准《急性有机磷农药中毒瘾》（GB779487），急性有机磷农药中毒分为轻、中、重三级,如表 22.4 所示。

表 22.4　急性有机磷农药中毒病情分级

级别	临床表现	全血胆碱酯酶活性
轻度中毒	短时间内接触较大量有机磷农药后,24 h 内出现头晕、头痛、恶心、呕吐、多汗、胸闷、视力模糊、无力等症状,瞳孔可能缩小	50%—70%
中度中毒	除上述症状外,还有肌束震颤、瞳孔缩小、轻度呼吸困难、流涎、腹痛、腹泻、步态蹒跚、意识清楚或模糊	30%—50%
重度中毒	除上述症状外,出现肺水肿、昏迷、呼吸麻痹或脑水肿之一者	30%以下

3. 并发症

(1) 脑水肿。临床如出现以下情况应考虑有脑水肿:

① 应用足量解毒剂后,其他症状已明显好转,而意识仍不见好转,并出现呼吸不正常,或有肌肉抽搐、痉挛。

② 球结膜充血、水肿,两侧瞳孔不等大或眼底有视乳头水肿(也可能不出现)。

③ 有中枢性呼吸衰竭表现,如呼吸节律异常或暂停等。

④ 相对的脉搏变慢,血压升高。

⑤ 头痛及喷射性呕吐。

(2) 中毒性心肌损害。重症患者可出现中毒性心肌损害,出现第一心音低钝,心律失常或呈奔马律,心电图可显示 ST-T 改变,QT 间期延长,束支阻滞,异位节律,甚至出现扭转性室速或室颤,早期心肌酶谱升高。

(3) 猝死,原因有以下几点:

① 中枢性呼吸衰竭。

② 脑水肿、脑疝形成。

③ 成人型呼吸窘迫综合征(ARDS)。

④ 中毒性心肌损害所致严重心律失常。

(4) 上消化道出血。重度中毒时胃肠道常发生应激性溃疡,引起消化道出血。有些品种如敌敌畏、乐果等经口服中毒时易腐蚀胃肠道黏膜,引起出血。

(5) 肺部感染。由于肺水肿以及昏迷患者呕吐物易吸入肺内,因此易并发肺炎。

(6) 急性胃扩张。多因经口中毒洗胃不当引起。对此类患者洗胃时应注意一次注入液体不能太多。

(7) 中毒性肝病。少数重症患者在中毒后几天内可出现肝大、黄疸、肝功异常等中毒性肝病表现。

(8) 急性坏死性胰腺炎。有机磷中毒可引起胰腺管痉挛,胰腺分泌增加,导致胰腺管内压力增加,小的胰腺管破裂引起胰腺自身消化,可发生急性出血性坏死性胰腺炎。

(9) 中间综合征(intermediate syndrome,IMS):

① 多发生于急性期 2—4 日,胆碱能危象消失之后至迟发性神经病(OPIDP)之间,患者可突然发生呼吸困难、声音嘶哑、吞咽困难、咽反射消失、眼球活动受限、四肢肌力减退、抬头困难、腱反射消失或减弱,但神志清楚,感觉无异常。严重者可因呼吸肌麻痹而死亡。

② 主要临床特点为肌无力,轻者主要累及肢体近端肌肉或屈颈肌和第 3—7 对颅神经

（动眼、滑车、三叉、外展、面神经）支配的肌肉；重者第 9—10 对颅神经（舌咽、副神经）运动支所支配的肌肉以及呼吸肌常受累。故现又称为"中间肌无力综合征"。

③ 预后：经抢救后轻者恢复较快，多于 2—7 日内恢复，少数迟至 30 日后完全恢复。严重病例因呼吸肌麻痹的病死率可高达 20%，恢复慢者呼吸肌麻痹可持续 2 周。

4. 有机磷农药局部损害

（1）敌敌畏对皮肤、黏膜刺激作用较强，接触其后 30 min 到数小时，局部有瘙痒或灼热感，皮肤潮红、肿胀，继而出现大小不等的水疱，可融合成大疱，疱壁紧张，疱液澄清，或糜烂有渗出。常通过皮肤吸收引起全身中毒症状。经口中毒者可引起胃肠道黏膜损伤，发生腐蚀性胃炎，甚至发生上消化道大出血。

（2）有机磷污染眼睛时可引起瞳孔极度缩小，视力模糊，眼睛疼痛等。

（3）对硫磷、内吸磷、敌百虫等对皮肤刺激作用不大，仅少数人可出现皮炎。

5. 实验室检查

（1）血 ChE 活性测定。有机磷中毒时全血 ChE 活性降低。该测定对临床诊断及中毒程度判断很有意义。

（2）尿中有机磷代谢产物测定：一般只能作为接触毒物的指标。

（3）血、胃内容物及可疑污染物的有机磷测定。

（4）阿托品试验：对可疑病例可进行此种治疗试验以协助诊断。

6. 鉴别诊断

急性有机磷农药中毒鉴别诊断要点如表 22.5 所示。

表 22.5　急性有机磷农药中毒鉴别诊断要点

鉴别项目	有机磷农药	安眠药中毒	脑干损伤	中暑	急性胃肠炎
病史	有	安眠药史	外伤/疾病	高温接触	不洁食物史
身汗	明显	无	无	不显	不明显
瞳孔缩小	明显	明显	有	无	无
肌束震颤	有	无	无	腓肠肌痉挛	无
体温	正常/稍高	正常	正常/稍高	高热/正常	升高
异味	特有异味	无	无	无	无
血 ChE	降低	正常	正常	正常	正常

7. 急救措施

（1）清除毒物，防止继续吸收：

① 患者立即脱离现场，脱去污染衣服，污染部位用碱水或肥皂水彻底清洗。

② 眼部如受污染应迅速用清水或 2% 碳酸氢钠液冲洗 20 min。

③ 洗胃：口服中毒者，应立即用温清水、1% 盐水或 2% 酸氢钠液洗胃。洗胃时注意事项：

a. 插入洗胃管后先将胃内容物抽尽，再注入洗胃液，每次注入量不超过 300 mL，过多时易使胃内容物冲入肠道。

b. 洗胃必须彻底、反复进行，直至灌流出的液体变清、无味为止，洗胃液一般需 2×10^4 mL 以上。

c. 超时者洗胃:中毒较久(超过 12 h),症状没有好转的病例仍可洗胃,因此时胃内可能残留有机磷。

d. 昏迷患者洗胃:越是重危患者越要用粗胃管彻底洗胃。下胃管有困难时,可用直接喉镜协助插入双管(气管插管与胃管)。这样一方面可吸出大量分泌物,清洁呼吸道;另一方面可彻底洗胃,避免毒物继续吸收,为进一步抢救铺平道路。

e. 造瘘洗胃:如服毒量大,胃内充满固体食物不易洗出,病情紧急时,可考虑手术造瘘洗胃。

④ 洗胃后处理:

a. 洗胃后即可随洗胃管注入活性炭 20—40 g 以吸附毒物。稍后(15—30 min)注入 50%硫酸镁(或硫酸钠)60—100 mL 导泻。

b. 重症患者可将胃管暂留胃中,以观察流出的液体是否仍有农药味,是否需再次洗胃;监护患者有无胃出血,或作昏迷患者的鼻饲通道。

(2) 解毒药物应用:

① 抗胆碱药:

a. 阿托品类(山莨菪碱、樟柳碱、漠苯辛、普鲁苯辛、苯甲托品):

Ⅰ. 用药原则:要早、要快、要足,重复给药巩固疗效,密切观察综合分析,防止中毒。

Ⅱ. 阿托品化指征:瞳孔略大,轻度烦躁,颜面潮红、干燥;腺体分泌减少,肺部湿啰音减少或消失,意识障碍减轻或昏迷患者开始苏醒等。但个体相差很大。

Ⅲ. 阿托品中毒可能原因:病情好转或阿托品化后仍继续大量用药;合用复能剂时未相应减少阿托品用量;病情判断不准确;阿托品用药史不详;将其他疾病误诊;盲目使用或加大剂量;误把阿托品中毒当作有机磷中毒的反复。

Ⅳ. 阿托品中毒表现:瞳孔散大、过度兴奋或烦躁、谵妄、幻觉、双手抓空、乱喊乱叫以至昏迷;呼吸快而浅、心率增快、血压升高、高热甚至超高热、皮肤潮红干燥、腹胀、肠鸣音消失、尿潴留。严重者亦可发生肺水肿,可因呼吸中枢麻痹死亡。

Ⅴ. 阿托品中毒处理:立即停药,应用利尿剂促进排泄,或肌注毛果芸香碱 5 mg,必要时可重复。亦可用间羟胺 10 mg 以拮抗之。烦躁不安可用地西泮或水合氯醛等。

b. 长托宁,又称盐酸戊乙奎醚注射液、盐酸戊乙奎宁、奎宁环烷盐酸盐。

参考剂量:可根据中毒程度首次选择剂量,轻度中毒 1—2 mg,中度中毒 2—4 mg,重度中毒 4—6 mg,肌内注射,间隔 8—12 h 一次。必要时可临时配合小剂量阿托品。

② 胆碱酯酶复能剂。目前使用的均为脂类化合物。能使被抑制的 ChE 恢复活性。

a. 碘解磷定(2-PAM 或 PAM-I)、氯解磷定(PAM-C1)。

b. 复能剂中毒,表现为头痛、头晕、复视、视力模糊、恶心、呕吐、血压升高、心率增快、肌束颤动、抽搐、昏迷及呼吸抑制等。与有机磷中毒症状相似,容易造成错觉,误认为剂量不足,进一步加大剂量,导致严重后果,发现后应立即停药,补液与利尿促进排泄,输新鲜血补充 ChE,应用维生素 C 等。

(3) 对症及支持治疗:

① 血液净化:血液灌流、输新鲜血与换血疗法,可用于重度中毒者。

② 积极防治并发症:

a. 脑水肿:治疗的关键在于早防止、早发现、早治疗。

b. 中毒性心肌损害:对患者要进行心电监护,纠正缺氧,注意水电平衡,应用能量合剂、强化极化液及糖皮质激素,有心律失常时按内科心律失常处理原则进行处理。

  c. 成人呼吸窘迫综合征(ARDS),主要为限制输液量及输液速度,限制钠盐,应用利尿剂及大剂量糖皮质激素,选用血管扩张药如东莨菪碱、山莨菪碱等,纠正缺氧,及时采用呼气终末正压通气等。

  d. 上消化道出血:治疗原则与内科一般上消化道出血相同。

  e. 急性胰腺炎:处理办法与一般急性胰腺炎相同,包括禁食、胃肠减压、补液及应用抗生素,预防感染等。

  f. 中间期肌无力综合征:应密切观察,以对症及支持治疗为主。

三、突发公共事件应急救援

(一)急性细菌性食物中毒

1. 流行病学特征

病例集中,突然性集体发病,有共同进食可疑食物史,多发生于夏秋季节。

2. 临床特点

常见细菌性食物中毒临床表现及特点如表 22.6 所示。

表 22.6　常见细菌性食物中毒临床表现及特点

致病菌	常见食物	潜伏期	临床特点
沙门氏菌	鱼肉、禽蛋、奶类及其制品	6—72 h	恶心、呕吐、腹痛、腹泻、有水样便或脓血黏液、高热、寒战、惊厥、抽搐、昏迷
副溶血性弧菌	海产品、卤菜、咸菜	8—12 h	恶心、呕吐不多,脐周腹痛,腹泻、有水样/洗肉水样便,无下坠、发热、脱水虚脱、BP 下降,病程 2—3 日
葡萄球菌	奶、蛋及其制品、糕点、熟肉等	6—24 h	突然恶心、反复剧烈呕吐,痉挛性腹痛、腹泻,有水样便,不发热,存在脱水、休克,病程 1—3 日
肉毒梭菌	发酵豆谷类制品、肉制品、低酸性罐头	1 h—7 日	头晕无力、视力模糊、眼睑下垂、张口伸舌困难、咽喉阻塞感、饮水发呛、吞咽呼吸困难、头颈无力垂头
产气荚膜梭菌	肉类、水产品、熟食、奶类	8—24 h	腹痛、腹泻
致泻性肠杆菌	蛋及熟肉制品、奶、奶酪、蔬菜、水果、饮料	6—72 h	产肠毒素型 ETEC:水样便、腹痛、恶心。 肠道侵袭型 EIEC:发热剧烈腹痛、水样、少量黏液血便,似痢疾。 肠道致病型 EPEC:发热、呕吐、腹泻、大便有大量黏液、无血便,似感冒。 肠道出血型 EHEC:潜伏期长,突发腹部痉挛,腹泻、有水样便/血性便,引起 MODS。 肠聚集性黏附型 EAEC:中度腹泻;病程 1—2 日

致病菌	常见食物	潜伏期	临床特点
蜡样芽孢菌	剩饭菜、凉菜、奶、肉类制品	8—16 h	呕吐型:恶心、呕吐、头晕、乏力;腹泻型:腹痛、腹泻为主;病程 8—36 h
志贺菌	含水量较大的食品、熟食、凉菜	10—24 h	剧烈腹痛、呕吐、频繁水样便,混有黏液和血,里急后重、高热,可痉挛
李斯特菌	蛋类、肉、奶及制品、水果、蔬菜	8—24 h	一般胃肠炎症状,重者有败血症、脑炎、心内膜炎样表现,孕妇可流产/死胎
变形杆菌	动物性食品、豆制品、凉拌菜	5—18 h	上腹绞痛,急性腹泻,伴恶心、呕吐、发热、头痛;病程 1—3 日
其他致病性弧菌	生的/未煮熟的鱼贝类海产品	24—48 h	恶心、呕吐、水样腹泻,可发热、畏寒、肌肉疼痛、BP 下降、PC 减少
霉变谷物	各类谷物	1h 内	一过性恶心、呕吐、腹痛、腹泻、头晕、头痛、乏力、发热、黄疸、嗜睡;1 日—1 周恢复。重症可有腹水、下肢水肿、肝脾大,甚至很快死亡(黄曲霉毒素/脱氧雪腐镰刀烯醇)
椰毒假单孢菌酵米面亚种	玉米制品、银耳、淀粉制品	2—24 h	一般:上腹不适、恶心、呕吐、轻度腹泻、头晕、乏力;重者:黄疸肝大、皮下出血、呕血、尿血、少尿、意识障碍、烦躁不安、惊厥抽搐、休克、一般不发热。病死率极高,常在 40%—100%

3. 急救措施

(1) 一般处理:卧床休息,吐泻严重者暂禁食。症状缓解后,可给予易消化的流质或半流质饮食。

(2) 抗病原菌治疗:

① 症状轻者,口服喹诺酮类药物。

② 高热及吐泻严重者,可静脉滴注氨基苷类药物。

(3) 对症处理:

① 呕吐、腹痛较轻者,可口服普鲁苯辛或颠茄片。

② 呕吐、腹痛较重者,可肌肉注射山莨菪碱 10 mg 或长效托宁 0.5—1 mg,后者为新型抗胆碱药,临床用于消化道等痉挛性疼痛,明显优于山莨菪碱及阿托品的作用。

③ 补液治疗:呕吐、腹泻症状轻者,可口服补液盐或糖盐水;症状重伴发热者,给予静脉滴注 5% 的糖盐水、10% 葡萄糖、林格液 1500—2000 mL,根据发热程度应用氢化可的松 100—300 mg 或地塞米松 10—20 mg 以降温和减轻中毒症状;脱水严重者,补液量可达 3000—5000 mL。如有心肺疾病者,补液量应适当减少;有酸中毒者,适当补充 5% 碳酸氢钠。

（二）传染性疾病应急救援的防护

1. 应急救援原则

（1）高度重视，依法实施应急救援。

（2）预防为主，立足应急，防治并重，防治结合。

（3）早发现、早诊断、早报告、早隔离、早治疗。

（4）规范救治，规范防控，优质服务，确保安全。

2. 标准预防

（1）基本原则：已知传染的危险性按照相关防护要求严格执行；未确定传染危险情况下按标准预防要求实施。

（2）标准预防（适用于所有人）：

① 医疗机构中从事诊疗活动的所有医、护、技人员，都应坚持标准预防，实施基本防护。

② 标准预防认定：患者的血液、体液、分泌物、排泄物都具有传染性，均需进行隔离；不论是否有明显的血迹污染或是否接触非完整的皮肤与黏膜，接触上述物质者，必须采取防护措施。

③ 标准预防有三个基本特点：既要防止血源性疾病的传播，也要防止非血源性疾病的传播；强调双向防护，既须防止疾病从患者传至医务人员，又要防止疾病从医务人员传至患者；根据疾病的主要传播途径，采取相应的隔离措施，包括接触隔离，空气隔离和飞沫隔离。

（3）标准预防的防护要求。诊疗操作尽可能应用不接触技术；接触感染物质后立即洗手；接触血液、体液、分泌物、排泄物、黏膜和污染物品时戴手套；脱手套后立即洗手；小心处理所有尖锐物品；加穿隔离衣或防水围裙，防止工作服受到污染；立即清洁感染物品的溢出物。

（4）特殊传播方式的防护（空气或飞沫传播的预防）。在标准预防的基础上戴高效防护口罩，喷溅或面部有可能污染应带护目镜。进行有创及高危险性操作如给 SARS、新冠肺炎患者进行气管插管、气管切开、吸痰以及口腔护理或尸体料理时应戴正压头套或全方位防护型呼吸防护器。

3. 三级防护

（1）一级防护（基本防护）：

① 防护对象：在医疗机构中从事诊疗活动的所有医、护、技人员。

② 着装要求：工作服、工作帽、医用外科口罩、工作鞋。

（2）二级防护（加强防护）：

① 防护对象：进行体液或可疑污染物操作的医务人员；传染病流行期的发热门诊人员，SARS、新冠肺炎病区的工作人员；运送疑似或临床诊断为传染病患者的医务人员和司机。

② 着装要求：在基本防护的基础上，可按危险程度使用以下防护用品。隔离衣：进入传染病区时。防护口罩：进入传染病区时，无破损。手套：操作人员皮肤破损或接触体液及破损皮肤黏膜的操作时。护目镜/防护面屏：有可能被患者的体液喷溅时。鞋套/靴套：进入传染病区时。

（3）三级防护（严密防护）：

① 防护对象：进行有创操作，如给 SARS、新冠肺炎患者进行气管插管，气管切开吸痰等操作和进行传染病患者尸解的医务人员。

② 着装要求：在加强防护的基础上，应使用正压头套或全方防护型呼吸防护器。

4. 不同传播途径的隔离措施

因病种而异，根据传染病的传播途径不同将隔离分为呼吸道隔离、消化道隔离、严密隔离、虫媒隔离、接触隔离及血液和体液隔离，如表22.7所示。

表 22.7　不同疾病的隔离措施

疾病种类	隔离目的	具体措施
呼吸传染病	切断呼吸相关传播途径	① 接触患者要戴口罩、帽子，必要时可穿隔离服、戴护目镜。 ② 患者呼吸道分泌物及污染的物品要按要求进行消毒处理。 ③ 污染垃圾要装入黄色塑料袋并标记，焚烧处理。 ④ 器械用品及车辆每日紫外线消毒2次，通风不得少于3次。地面要用消毒剂擦拭，墩布要专用
消化系统传染病	切断粪-口传播途径	① 在进行易被污染的操作时应穿隔离服，接触污物要戴手套。 ② 接触患者或处理污物后要进行手的清洁与消毒。 ③ 患者的呕吐物、排泄物等污染物品要随时消毒或装袋由焚烧处理。 ④ 运送患者的车辆、抢救监护等医疗用品及患者其他用品要进行严格的终末消毒
甲类传染病（霍乱、鼠疫）	严密隔离，切断可能传播途径	① 工作人员进入隔离区（现场）必须进行严密的防护。 ② 运送患者的车辆、抢救医疗设备用品及患者用品要进行严格终末消毒
虫媒传染病（疟疾乙脑）	虫媒隔离，切断虫媒传播途径	应急阶段防护隔离，按标准预防执行，无特殊要求
高度传染病	接触隔离，切断接触传播途径	① 接触患者时要戴口罩、帽子，穿隔离服。 ② 接触传染性物质时要戴手套。 ③ 进行有创及高危险性操作如气管插管、气管切开、吸痰以及口腔护理等诊疗操作时，实施严密防护（三级防护）。 ④ 工作人员要按要求洗手。 ⑤ 污染物品要单独包装并标记，进行焚烧处理。 ⑥ 运送患者的车辆、抢救医疗用品及患者用品要进行严格的终末消毒
血液、体液	防止接触传染源	① 进行接触患者血液、体液的操作时，戴口罩、手套，穿隔离服，戴防护镜。 ② 医疗器械应进行严格的消毒，有条件的应用一次性用品。 ③ 被患者的血液和体液污染的物品，应毁形处理后装入黄色塑料袋中，由专人负责进行彻底消毒或焚烧处理。 ④ 工作人员若接触患者的血液或体液后，要认真进行双手的消毒

5. 医疗运送过程的防控

（1）运送防护隔离要点：

① 确认运送前防护隔离措施已经有效实施，且应保证途中相关措施不会中断。

② 车辆驾驶员、随车医务人员及担架员的防护按照加强防护（二级防护）标准执行。

③ 护送甲类传染病、SARS、新冠肺炎等烈性传染病患者，工作人员应戴12层（N95）棉

纱口罩（每 4h 更换新口罩）、防护头套、防护眼镜、医用手套，穿连身衣和长筒胶靴。

④ 运送烈性传染病，尤其是呼吸道传染病，随行人员可坐在与患者隔离的车舱。如病情危重需要进行监护救治，医护人员应在患者身边，但须做好防护并保持车厢空气流通。

⑤ 防护级别尚未能准确认定的，按严密隔离标准实施。

⑥ 患者血液、分泌物、呕吐物、排泄物须用专用容器收集，运送结束后严格进行消毒无害化处理。

⑦ 属于国家法定必须严格进行隔离消毒处置的传染病病种，即便救治无效患者死亡，尸体也应按相关法规要求进行消毒处置后专车运送。

（2）各类传染患者运送的防护隔离要求：

① 呼吸道传染病运送过程中执行严密隔离。如运送车辆非专用负压救援车，则需注意保持通风。

② 消化道传染病运送过程中执行接触隔离。注意患者分泌物、呕吐物、排泄物不可排（弃）车外，须设专门容器盛放，应急结束后进行规范消毒处理。

③ 接触传播传染病防护无特殊要求，注意污染物品的放置与处理。

④ 虫媒传播传染病防护无特殊要求，注意污染物品的放置与处理。

⑤ 新发（原因不明）传染病按呼吸道传染病隔离要求执行，注意分泌物、呕吐物、排泄物处置消毒。

第四节　灾后心理重建

一、伤病员心理干预

（一）灾难救援中的心理评估

1. 心理评估的目的

（1）筛查：通过心理评估从受灾人群中筛选出需要进行干预的高危人群。

（2）判定：对于重点人群的个体通过详细的心理评估，确定其心理问题及严重程度，以便制定有针对性的干预措施。

（3）追踪：干预过程中在不同时间点上进行阶段性评估，以了解前期干预的效果，并为下一阶段干预措施的制定及调整提供依据。

2. 心理评估的原则

（1）尊重：即尊重评估对象，应征得评估对象的自愿知情同意，对评估对象无条件地接纳、关注和爱护。

（2）保密：恪守职业道德，向评估对象承诺保密，不向无关人员透露。

（3）针对性：目的要明确，事先明确评估问题。

（4）综合性：综合运用访谈、观察和心理测验等评估方法，从多渠道收集信息，进行综合分析，从而做出可靠的诊断。

（5）与干预相结合：保证在能持续进行心理干预的前提下进行心理评估。

3. 心理评估的实施

根据灾难救援过程和幸存者应激反应特点,心理评估和干预的实施可分急性期和恢复期(远期)两个阶段。

(1) 急性期评估:急性期是指灾难后约 1 个月。这个时期是幸存者完成生命救助,生活安全得到基本保证,但心理处于混乱、孤独绝望、产生各种应激反应的时期。急性期心理评估的主要内容是:

① 针对幸存者当前需求和担忧收集信息,识别风险因素。

② 筛查识别高危人群,作为心理干预的重点人群。

(2) 恢复期评估:通常着眼于灾难后 3 个月、6 个月、1 年和 2 年。这个时期的心理评估主要是在了解受灾人群整体心理健康状况的基础上,对创伤后应激障碍(PTSD)、适应障碍、抑郁、焦虑、恐惧等心理障碍进行评估诊断,并在不同时间点上进行阶段性随访评估,检验心理干预的效果,调整心理干预措施。

(二) 灾难救援中伤员的心理干预

灾难后心理干预应以不干扰受灾人群的基本需要为前提,主要包括一般心理干预和对急性应激障碍(ASD)、PTSD 患者的干预。

1. 一般干预

目的是帮助身处灾难性事件中的各类人员,特别是灾难幸存者,减轻因灾难而造成的痛苦,增强其适应性和应对技能,一般包括以下内容:

(1) 接触与介入:通过首次接触建立咨询关系。

(2) 确保安全感:确保干预场所的安全性。

(3) 稳定情绪:安抚和引导情绪崩溃的幸存者,帮助求助对象理解自己的反应,指导一些基本应对技巧。

(4) 收集信息:目的是识别求助对象的需求与担忧,制定有针对性的干预措施。需要收集的信息主要包括灾难经历的性质和严重程度,家庭成员或朋友的死亡情况,原有的身心疾病及救治情况,社会支持系统情况,有无负面情绪和物质及药物滥用情况等。

(5) 实际帮助:从最紧迫的需求着手为求助对象提供帮助,首先满足其对物质和身体保护的需求。

(6) 联系社会支持系统:帮助求助对象尽可能及时利用可用的社会支持资源。

(7) 提供必要信息:包括目前灾难的性质与现状、救助行动的情况、可以获得的服务、灾后常见的应激反应、自助和照顾家人的应对方法等。

2. ASD 的干预

(1) 应遵循的原则:

① 正常化原则:强调在应激干预活动中的任何想法和感情都是正常的,尽管它们可能是痛苦的。

② 协同化原则:强调干预者和当事人双方的积极参与和协同。

③ 个性化原则:强调心理干预应个体化。

(2) 常用的干预方法:

① 认知干预:其原理是危机根植于对事件和围绕事件境遇的错误思维,而不是事件本身或与事件和境遇有关的事实。改变个体的思维方式,尤其是改变认知中的非理性和自我

否定，就可能改变个体对自己生活中危机的控制。

② 社会支持：包括物质上和心理上的支持，来自家庭、社区、干预者的自助群体等。其中家庭支持效果最为明显。干预者应正确评估当事人的家庭支持能力，并帮助其强化这些能力，以减少个体缺乏理性的恐惧。

③ 药物治疗：对急性期有明显紧张、焦虑、恐惧、抑郁反应和失眠、心悸、出汗等躯体症状的患者，适当使用药物可缓解症状，有助于心理干预的开展和起效。但注意药物使用剂量要小，疗程要短。

3. PTSD 的干预

原则是帮助患者提高应对技巧和能力，发现和认识其可资应对障碍的资源，尽快摆脱应激状态，恢复心理和生理健康，避免不恰当地应对造成更大损害。其干预焦点是帮助危机中的个体认识和矫正因创伤性事件引发的暂时认知、情绪和行为扭曲。干预重点是预防疾病和缓解症状，以心理环境干预为主，以药物治疗为辅。常用的心理干预技术有认知技术、创伤稳定技术、认知暴露技术、应急接种训练、自我对话训练等。通常由专业心理咨询师实施。

二、救援人员的心理干预

在灾难教授工作中，救援人员要接触和处理大量的死伤者，容易出现短期和长期的精神紧张和心理应激。据报道，为地震灾民提供医疗和救助服务的救援人员中，9%的人会出现与其受助者同样严重的症状。救援人员本身的心理应激将给救援行动及其效率带来一定的影响，因此对救援人员的心理疏导显得尤为重要。

（一）救援人员的应激源

1. 个体因素

救援环境与个体因素存在着复杂的交互作用，个体因素在灾难后应激反应中起着重要的调节作用。起正调节作用的变量有对变化的容忍、坚持、坚强个性、积极归因等；起负向调节作用的变量有低自尊、自我中心主义、A 型人格等。

2. 工作与组织因素

这是引起工作应激的主要因素，又称为组织应激，可分为两类：一类同工作任务有关，如任务的简单或复杂、多样与单调及工作环境的物理条件等；另一类同角色特点有关，如角色冲突、角色模糊等。研究发现，救援者角色认知对工作应激有明显影响。

3. 社会因素

包括双重职业、技术变化、社会角色的变化、工作家庭冲突等。许多灾难救援人员会担心自己的亲朋是否在灾难中受伤，而参与地震救援行动意味着他们和家人、朋友的分隔，这种情况往往令他们感到内疚。

（二）救援人员的应激反应及心理问题

1. 常见应激反应

面对突如其来的灾难，救援人员出现应激反应是正常的，常见的反应有：

（1）心理上的反应：如食欲下降、入睡困难、容易疲倦、脱水、噩梦、体重减轻等，有时伴有心悸、呼吸急促、窒息感、手足发凉、发抖或麻木等。女性可有月经紊乱。

（2）认知上的反应：表现有感觉迟钝或过敏，大脑反应迟钝，注意力难以集中，记忆力变差，操作失误增多，出现否认现实、自责、罪恶感、自怜、不幸感、无能为力感等。

（3）情绪上的反应：常有害怕、恐惧、紧张感、抑郁、悲观、麻木、焦虑等。

（4）行为上的反应：表现有活动量改变、退缩、逃避、退行、对人冷漠、重复性动作增多、注意力不集中、过度依赖他人等，个别人有不自主的哭泣、骂人，喜欢独处，甚至有自杀行为。

（5）社会功能减退：表现为有意回避，不愿进行社会交往，不愿谈及不幸场景，不想回想往事，工作效率下降等。严重者出现精神障碍。

2. 常见心理问题

如可出现急性应激障碍、创伤后应激障碍等。

（三）救援人员的应对与调控

救援人员在面对压力时应对的方式不同，产生的效果也不同。应对方式分为积极应对方式和消极应对方式，前者如与人交谈、倾诉内心情绪、尽量看到事物好的一方面，后者如采用吸烟、喝酒、吃东西来缓解压力。在帮助救援人员应对应激时，应帮助其调控应对方式，以有效地应对压力，从而度过心理危机，预防应激相关障碍的发生。调控措施主要有以下几种：

1. 主控信念

帮助救援人员建立一个合理的认知，建立一个正向的暗示，即我所做的工作是一个告慰死者、慰藉生者的工作，这是一个正义和神圣的工作。这样当他们在救援工作中碰到遗体、受伤者等时，恐惧和紧张程度就可能会降低。

2. 小组晤谈

晤谈是指对事件或活动的报告或描述，小组晤谈适用于对较多救援人员的调控。可选择天气较好的时间，互相畅谈，交流在救援中对自己影响较大的刺激性事件，包括所见、所闻、所感。每个人都尽量充分地表述出自己内心的感受。在晤谈结束前，由一位专业心理学工作者进行正确的认知植入，帮助参与者形成正确的认知，即他们的害怕恐惧都是大灾后一种正常的反应，不是心理问题，应正视它。

3. 应用社会支持系统

救援人员要增强自己的社会支持系统，与朋友、家人、同事多沟通，保持人际关系和谐，对缓解应激能起到一定作用。必要时可寻求专业的心理援助。

第二十三章 居家护理服务常规

第一节 居家患者一般护理常规

居家护理是指专业医护团队在居家环境中,为有照护需要的个体提供连续性、专业性健康照护服务,以促进、恢复和维持个体的健康和功能。

(一)身心评估

(1)会谈、询问相关开放性的问题,如现病史、既往史、用药史、家族史、日常生活情况、认知、个人信仰等,并仔细地倾听、回答,完成记录。

(2)观察:所有评估的资料应客观描述,包括家庭关系、家庭气氛及患者或家属对介入措施的回应等。

(3)身体评估:全身皮肤情况、活动情况、生命体征等。

(4)使用评估工具:听诊器、血压计、体温计等仪器,同时使用视、触、叩、听、嗅及常用评估量表来评估。

(二)居家环境评估

(1)物理环境评估:包括居家环境、床单元、地面、厕所设施等。

(2)照护者能力评估:包括体力和能力。

(三)护理措施

(1)电话评估居家患者的基本健康状况,确认居家护理,核对地址、联系电话,约定居家护务时间,安排居家护理人员。

(2)检查出诊箱,备齐用物,使其处于备用状态,按时家访。

(3)进入家庭先自我介绍,征求知情同意,告知护理目的和护理内容。

(4)准备好检查或治疗的操作环境,做好隐私保护。

(5)保持良好的体位及预防压力性损伤,指导患者保持良好的体位及姿势,避免引起关节强直或畸形。指导患者翻身,做局部按摩或使用气垫床预防压力性损伤。

(6)促进心理健康:居家护理人员应热情周到地服务,培养患者对生活的乐趣,帮助患者与外界保持联系,增加患者对生活的信心。

(7)增进营养:根据居家患者的情况,协助制定饮食计划,指导患者保持均衡营养。特别是对于长期卧床的患者应注意钙的平衡,预防骨质疏松的发生。

(8)对生活自理有障碍者,鼓励和锻炼其自立,并着力于对患者进行功能训练,恢复日常生活能力,维持家庭工作及社会角色。

（9）对畸形和残障的患者应实施功能康复训练,尽最大努力恢复患者的相关功能,防止畸形或残障进一步加重,预防并发症的发生。

（10）针对评估的问题给予相应的指导。

（四）健康指导与康复

（1）以热情的态度耐心解说,避免使用专业的医学术语,允许患者提问、重复,注意健康教育的内容与健康问题的相关性。

（2）家庭环境适应性改变的指导:指导居家患者及家属根据患者的病情及家庭居住现状,进行适应性指导,保证患者能在相对安全的环境中达到最大限度自理。

（3）指导医疗器械的使用:向患者及家属说明器械使用及维护方法、器械发生紧急情况时的应急措施等,定期检查维护。

（4）发生紧急情况时处理方法:向患者及家属介绍居家护理的局限性,使患者及家属了解当患者的病情突然发生变化时,应与谁联系、如何联系、如何转诊等。

（5）指导患者及家属在病情允许情况下进行相关康复锻炼、防止或加重失能综合征。

（6）建立完善的居家护理记录及档案并定期随访。

第二节　社区患者一般护理常规

（一）身心评估

（1）以人口为中心,从影响人群健康的物理环境、政治与政府、经济、教育、安全与交通、医疗保健与社会服务体系、娱乐、信息传递8个方面收集资料。

（2）通过查阅文献、实地考察、社区调查、开社区讨论会等方式收集资料。

（3）按照社区环境特征、人群特征和社会系统分类,用定量研究的统计学方法和定性研究的文字分析法对获得的社区健康相关资料进行归纳整理,从中了解社区健康状况。

（二）护理措施

（1）政策和环境的支持:在现行的国家政策的支持下选用可行性大的方案,如医联体、医保政策、网络信息等。

（2）公共设施的利用:选择适合社区的教育和指导方法,如运用社区板报、健康教育讲座等多种形式向社区居民进行健康指导,达到预防疾病、治疗疾病、增进健康的目的。

（3）预防、治疗、康复性指导:以专科团队融入全科团队,下沉护理专家,全面指导社区护理。

（4）增加社区居民的自主能力和自信:强化沟通,联合协作,提高社区成员解决健康问题的能力。

（5）促进社区居民个人技能的发展与兴趣:帮扶社区护士在社区举办各种兴趣学习班,如书画、舞蹈、象棋等。

（三）健康指导与康复

（1）一般性康复教育与指导：指导掌握个人卫生知识、营养知识、常见病防治知识、计划生育和优生优育知识、精神卫生知识以及家庭常用药品和保健物品的使用与管理知识。

（2）特殊性康复教育与指导：指导掌握妇女、儿童、老人保健知识，慢性病保健知识，残疾人的自我功能康复知识等。

参 考 文 献

［1］ 中华护理学会. 成人癌性疼痛护理:T/CNAS01—2019［S］. 2019.

［2］ 中华护理学会. 便秘的耳穴贴压技术:T/CNAS02—2019［S］. 2019.

［3］ 中华护理学会. 气管切开非机械通气患者气道护理:T/CNAS03—2019［S］. 2019.

［4］ 中华护理学会. 住院患者身体约束护理:T/CNAS04—2019［S］. 2019.

［5］ 中华护理学会. 化疗药物外渗预防及处理:T/CNAS05—2019［S］. 2019.

［6］ 中华护理学会. 认知障碍老年人激越行为非药物管理:T/CNAS06—2019［S］. 2019.

［7］ 中华护理学会. 成中肠造口护理:T/CNAS07—2019［S］. 2019.

［8］ 中华护理学会. 成人氧气吸入疗法护理:T/CNAS08—2019［S］. 2019.

［9］ 中华护理学会. 医疗器械清洗技术操作:T/CNAS09—2019［S］. 2019.

［10］ 中华护理学会. 成人有创机械通气气道内吸引技术操作:T/CNAS10—2019［S］. 2019.

［11］ 中华护理学会. PICC 尖端心腔内电图定位技术:T/CNAS11—2019［S］. 2019.

［12］ 中华护理学会. 成人经口气插管机械通气患者口腔护理:T/CNAS12—2019［S］. 2019.

［13］ 中华护理学会. 缺血性脑卒中静脉溶栓护理:T/CNAS13—2019［S］. 2019.

［14］ 中华护理学会. 乳腺癌术后淋巴水肿预防和护理:T/CNAS14—2019［S］. 2019.

［15］ 中华护理学会. 放化疗相关口腔黏膜炎预防及处理:T/CNAS15—2019［S］. 2019.

［16］ 中华护理学会. 认知障碍患者进食问题评估与处理:T/CNAS16—2019［S］. 2019.

［17］ 中华护理学会. 成年女性压力性尿失禁护理干预:T/CNAS17—2019［S］. 2019.

［18］ 中华护理学会. 成人住院患者跌倒风险评估及预防:T/CNAS18—2019［S］. 2019.

［19］ 中华护理学会. 成人肠内营养支持的护理:T/CNAS19—2019［S］. 2019.

［20］ 张文武. 急诊内科学［M］. 4 版. 北京:人民卫生出版社,2017.

［21］ 李乐之,路浅. 外科护理学［M］. 6 版. 北京:人民卫生出版社,2017.

［22］ 曹教育,陈霞,张理想,等. 时间管理法在急性胸痛患者救护中的应用［J］. 护理管理杂志,2020,20(11).

［23］ 吴恩婧,杨士伟,赵子威,等. 2016 版 NICE 胸痛指南解析［J］. 中国循环杂志,2017(32).

［24］ 董建光,冯书芳,李盟,等. 铅中毒的诊断及治疗［Z］. 中国中毒救治宜昌论坛暨第九次全国中毒及危重症救治学术研讨会议,2017.

［25］ 张鹏,董建光,白丽丽,等. 53 例肉毒杆菌食物中毒临床病例分析［J］. 中华危重病急救医学,2017,29(5).

［26］ 成子佳,王璐,李宗菊. 急性氰化物中毒的救治与护理进展［J］. 当代护士,2018,25(30).

[27] 胡晓微. 颅脑外伤合并多发骨折的救护与护理研究[J]. 中国伤残医学, 2018, 26(22).

[28] 吴坡. 颌面颈部战伤时效救治研究[J]. 实用口腔医学杂志, 2017, (5).

[29] 刘绍梅, 何影, 金海英. 颌面外科参与应急救援的重要性[J]. 全科口腔医学杂志, 2018, 5(33).

[30] 左锴. 急性胸部损伤的临床抢救护理分析[J]. 心理医生, 2016, 22(36).

[31] 张波, 桂莉. 急危重症护理学[M]. 3版. 北京: 人民卫生出版社, 2012.

[32] 徐娜. 心血管内科常见症状的临床护理[J]. 世界最新医学信息文摘, 2021, 21(13): 361-361.

[33] 刘红. 预见性护理在冠心病心绞痛患者护理中的应用效果观察[J]. 国际医药卫生导报, 2019, 25(16): 2796-2798.

[34] 李传娇, 吉翠翠, 任守娟. 优化急诊护理流程在急性心肌梗死患者抢救中的应用[J]. 齐鲁护理杂志, 2019, 25(13): 101-103.

[35] 中国医师协会急诊医师分会, 国家卫健委能力建设与继续教育中心急诊学专家委员会, 中国医疗保健国际交流促进会急诊急救分会. 急性冠脉综合征急诊快速诊治指南: 2019[J]. 中华急诊医学杂志, 2019, 28(4): 421-428.

[36] 李玉芬. 探讨急性心肌梗死介入治疗的护理[J]. 健康必读, 2021(16): 203-204.

[37] 贺永超, 任虹旭, 乔家凯, 等. 急性心肌梗死行经皮冠状动脉介入治疗手术围手术期护理探讨[J]. 中西医结合心血管病电子杂志, 2020, 8(7): 147-149.

[38] 耿旭影, 徐明明, 牛鹏飞. 经桡动脉行急诊经皮冠状动脉介入术治疗急性心肌梗死的护理[J]. 安徽医药, 2016(2): 388-390.

[39] 储菊. 静脉溶栓治疗心肌梗死的护理体会[J]. 养生保健指南, 2021(12): 169-170.

[40] 王增武, 王文. 中国高血压防治指南(2018年修订版)解读[J]. 中国心血管病研究, 2019, 17(3): 193-197.

[41] 祭晓博. 综合护理干预对病毒性心肌炎患者生活质量与预后的影响[J]. 中外医疗, 2021, 40(7): 144-146.

[42] 覃振梅, 王丽娜. 全程优质护理在急性重症病毒性心肌炎患者气管插管机械通气联合ECMO治疗中的应用效果[J]. 当代医药论丛, 2021, 19(12): 191-192.

[43] 金莉娜, 张嘉悦, 赵辉. 感染性心内膜炎患者的临床护理[J]. 健康必读, 2021(10): 213.

[44] 孙立忠. 主动脉夹层诊断与治疗规范中国专家共识[J]. 中华胸心血管外科杂志, 2017, 33(11): 641-654.

[45] 路菲凡, 李昌达, 等. 贲门弛缓症的诊断与治疗研究进展[J]. 中华消化病与影像杂志, 2021(2): 72-77.

[46] 魏雪, 卢边, 等. 胃食管返流病的非药物治疗研究进展[J]. 中华医学杂志, 2020, 14(4): 331-335.

[47] 仲剑平. 医疗护理技术操作常规[M]. 4版. 北京: 人民军医出版社, 2005.

[48] 万学红, 卢雪峰. 临床诊断学[M]. 9版. 北京: 人民卫生出版社, 2018.

[49] 中华医学会消化内镜学分会, 中国抗癌协会肿瘤内镜学专业委员会. 中国早期胃癌筛查及内镜诊治共识意识[J]. 中华消化内镜杂志, 2014, 31(7): 361-377.

[50] 李兆申, 邓小明, 孙涛, 等. 中国消化内镜诊疗镇静/麻醉专家共识意识[J]. 中国实用

内科杂志,2014,34(8):756-764.

[51] 中华医学会糖尿病学分会.中国2型糖尿病防治指南:2017年版[J].中华糖尿病杂志,2018,10(1):4-67.

[52] 王蕾明,卢立芹,杨阔.综合护理在痛风性关节炎患者中的应用[J].齐鲁护理杂志,2019,25(16):51-53.

[53] 张晋峰.胰岛素3C整合系统对住院糖尿病、病人血糖控制的影响[J].循证护理,2020,6(9):977-979.

[54] 陈香美.中国血液净化标准操作规程[M].北京:人民军医出版社,2020.

[55] 丁炎明.肾脏内科护理工作指南[M].北京:人民卫生出版社,2015.

[56] 龙泉明,吴瑛.内科护理学[M].6版.北京:人民卫生出版社,2017.

[57] REINER A S, SISTI J, JOHN E M, et al. Breast cancer family history and contralateral breast cancer risk in young women: an update from the women's environmental cancer and radiation epidemiology study[J]. J Clin Oncol, 2018, 36(15): 1513-1520.

[58] 张雪,董晓平,等.女性乳腺癌流行病学趋势及危险因素研究进展[J].肿瘤防治研究,2021,48(1):87-92.

[59] 黄先.研究乳房:自我检查对乳腺疾病早期筛查的作用[J].健康大视野,2020(20):211.

[60] 刘现,黄辉,等.造血干细胞移植后患者疲乏现状及其影响因素分析[J].中国护理管理,2021,21(1):41-45.

[61] 金风琴,辛庆锋,杨庆仁.42例晚期卵巢癌合并腹腔积液病人行腹腔热灌注化疗的护理[J].全科护理,2017,15(7):843-844.

[62] 中华医学会胸心血管外科学分会胸腔镜外科学组,中国医师协会胸外科医师分会微创外科专家委员会.中国胸外科围手术期疼痛管理专家共识:2018版[J].中国胸心血管外科临床杂志,2018,25(11):921-928.

[63] 陈灏珠,林果为,王吉耀,等.实用内科学[M].北京:人民卫生出版社,2013.

[64] 中国老年医学学会高血压分会,国家老年疾病临床医学研究中心中国老年心血管病防治联盟.中国老年高血压管理指南:2019[J].中华老年多器官疾病杂志,2019,18(2):81-106.

[65] 冯丽华,史铁英,等.内科护理学[M].4版.北京:人民卫生出版社,2018.

[66] 化前珍,胡秀英,等.老年护理学[M].4版.北京:人民卫生出版社,2017.

[67] 于卫华,戴夫,潘爱红.医养结合老年护理实践指南[M].合肥:中国科学技术大学出版社,2018.

[68] 孙建萍,张先庚.老年护理学[M].北京:人民卫生出版社,2018.

[69] 王维宁,王玉玲,狄红月.中医科常见疾病护理常规[M].北京:人民卫生出版社,2017.

[70] 陶一湘.探讨慢性咳嗽中医护理方案在临床中的应用[J].健康必读,2020(29):184,187.

[71] 鲁剑萍,张洁,孙慧君,等.砭石疗法减轻肝阳上亢型偏头痛患者症状[J].护理学杂志,2021,36(11):40-42,46.

[72] 周薇,潘留美.中医护理方案对胸痹心痛病患者的影响[J].实用临床护理学电子杂志,2020,5(37):147.

[73] 龚晓玲.中医特色护理干预在老年功能性便秘中的应用[J].中国保健营养,2017,27(36):191.

[74] 刘瑛,曹亮.泄泻(寒湿泄)应用火龙罐治疗的临床效果[J].中国保健营养,2021,31(7):88.

[75] 冯妍,徐浩,王以新,等.不稳定型心绞痛基于主题模型的不同兼症及合并病中医治疗方案优化方法研究[J].中国医药,2017,12(1):9-13.

[76] 宋薇.中医护理心力衰竭的临床研究[J].中国中医药现代远程教育,2018,16(14):153-154.

[77] 田海鹰.中医护理在心悸患者中的实施方法和应用价值[J].世界最新医学信息文摘,2020,20(3)248,250.

[78] 刘娜.皮肤科患者的心理特点分析及护理体会[J].临床医药文献杂志,2016(2):325-328.

[79] 丁静芳.大疱性皮肤病65例整体护理探讨[J].当代医学,2016,12(22):122-123.

[80] 韩正清.大疱性皮肤病68例护理体会[J].现代医学与健康研究电子杂志,2019,3(13):111-112.

[81] 俞良,李秀秀,李庆华,等.带状疱疹后遗神经痛患者的心理状态和认知功能变化[J].浙江医学,2016,38(15):1257-1258.

[82] 王会萍,景显显.精细化延续护理对过敏性紫癜患儿的干预效果[J].临床医学研究与实践,2021,7(6):177-179.

[83] 余晓洁.强化健康认知护理对慢性荨麻疹患者疾病管理能力的影响[J].皮肤病与性病,2020,42(3):442-443.

[84] 颜红炜,刘晓艳,杨昱.循证护理在药疹住院患者护理中的应用效果[J].中国医科大学学报,2020,49(2):182-184.

[85] 袁勇勇,郑捷,等.银屑病的皮肤护理治疗[J].实用皮肤病学杂志,2019,12(4):240-248.

[86] 申爽.综合护理干预在婴幼儿湿疹护理中应用效果分析[J].皮肤病与性病,2020,42(3):445-446.

[87] 潘颖.急性胰腺炎消化内科治疗临床效果观察[J].内蒙古医学杂志,2016,48(1):103-104.

[88] 陆颖,李颖.肠瘘术前护理效果分析[J].实用临床护理学杂志,2018,3(37):95,98.

[89] 杨永萍,王丽华,孙常磊,等.肠造口粪水性皮炎病人的护理研究进展[J].中国医刊,2017,52(2):26-28.

[90] 李海燕,陆清声,黄伟.血管疾病临床护理案例分析[M].2版.上海:复旦大学出版社,2019.

[91] 杨瑛,刘雪莲,李瑞.血管外科专科护理服务能力与管理指引[M].沈阳:辽宁科学技术出版社,2021.

[92] 陈孝平,汪建平.外科学[M].9版.北京:人民卫生出版社,2018.

[93] 李乐之,路潜.外科护理学[M].6版.北京:人民卫生出版社,2019.

[94] 陈孝平,汪建平.外科学[M].8版.北京:人民卫生出版社,2014.

[95] 陈华,白雪东,等.中国骨盆骨折微创手术治疗指南:2021[J].中华创伤骨科杂志,2021,23(1):4-14.

[96] 黄勇,黄曾震,丰干钧,等.氨甲环酸应用于胸腰椎骨折手术的有效性与安全性评价[J].华西医学,2020,35(10):1164-1169.

[97] 马立泰,刘浩,龚全,等.胸腰椎爆裂骨折前路重建手术的疗效观察[J].骨科临床研究杂志,2020,5(7):208-213.

[98] 张凡,李伦兰,戴晴,等.加速康复护理清单在胸腰住骨折患者围手术期的应用效果[J].安徽医学,2020,41(7):846-849.

[99] 闫延飞,孙晨曦,杨勇,等.胸腰椎骨折的治疗进展[J].中国矫形外科杂志,2017,25(6):1113-1116.

[100] 田梅梅,严小兵,施雁,等.缩短骨科择期全麻手术患者术前禁食时间的最佳证据实践[J].护理学杂志,2017,32(20):4-8.

[101] 姚红燕,宋春燕,徐芳燕.循证护理在断指再植术患者中的应用[J].齐鲁护理杂志,2021,27(10):138-140.

[102] 李莎,黄美霞,王秀美,等.精细化美容护理对烧伤整形植皮术后患者的影响[J].齐鲁护理杂志,2021,27(6):82-84.

[103] 吴梦娟,翟欢欢.断指再植患者接受康复护理干预的价值[J].当代护士(下旬刊),2021,28(2):142-144.

[104] 冯改丽,刘春霞,董亚利.断指再植术后成活率影响因素分析及护理对策[J].血栓与止血学,2021,27(2):322-324.

[105] 张永梅,陈美华.预见性护理在断指再植术后血管危象护理中的应用效果[J].系统医学,2020,5(23):195-198.

[106] 王英萍.加速康复外科护理在多指离断再植术康复中的应用效果[J].中国实用医药,2020,15(33):192-193.

[107] 刘艳,刘君君,王玉英,等.临床护理康复路径在成人大面积烧伤患者康复中的应用效果[J].中国当代医药,2020,27(21):245-248.

[108] 梁冬梅.综合康复护理在大面积烧伤患者护理中的临床价值分析[J].中西医结合心血管病电子杂志,2020,8(15):143.

[109] 吕静,蒋培余,刘枫,等.基于 Cite Space 的国内烧伤护理研究的可视化分析[J].中华现代护理杂志,2020,26(15):1967-1971.

[110] 炎媛.精准化护理干预在大面积烧伤休克期患者流体悬浮床治疗中的应用[J].医学理论与实践,2020,33(7):1173-1174.

[111] 唐婕.PDCA 循环护理在大面积烧伤患者 B 超引导下足背动脉置管中的应用[J].当代护士(中旬刊),2020,27(3):106-108.

[112] 周小茜.负压封闭引流和游离皮瓣移植对慢性溃疡创面愈合的影响[J].临床医学研究与实践,2020,5(7):67-68.

[113] 鲍红燕,石雪朋,孙晗.手臂部烧伤整形植皮术后的综合康复护理[J].中国医疗美容,2020,10(2):87-90.

[114] 屈要萍,孙银平,夏绍翠.烧伤后瘢痕挛缩畸形行植皮术后的护理体会[J].中国医疗

美容,2020,10(2):91-93.

[115] 朱天存.游离植皮术后 VSD 的应用及护理对策分析[J].名医,2020(1):224.

[116] 汪民杰,张杰敏.早期系统功能锻炼对臂丛神经损伤病人患肢功能恢复及生活质量的影响[J].全科护理,2019,17(36):4576-4579.

[117] 徐刚,罗艺,等.湿润烧伤膏结合负压封闭引流技术治疗糖尿病足截肢术后残余创面 8 例[J].中华内分泌外科杂志,2019(6):517-519.

[118] 李静.康复护理对臂丛神经损伤术后患肢功能恢复的影响[J].中国医药指南,2019,17(34):288-289.

[119] 孙银平,屈要萍,郑嫚.探究烧伤整形植皮患者术后供皮区的护理[J].中国医疗美容,2019,9(11):116-120.

[120] 赵杏杏.足部烧伤患者植皮术后的护理观察[J].双足与保健,2019,28(21):23-25.

[121] 贾亚丽,李俊花,庞晓玲.严重呼吸道烧伤护理中应用心理疏导对患者依从性影响研究[J].实用临床护理学电子杂志,2019,4(26):84-85.

[122] 宗雅慧,郭春萍,候府青.烧伤整形植皮患者术后的规范化护理[J].中国医疗美容,2019,9(6):111-114.

[123] 王丽晖,卢莉莉,刘明卓.应用 FLACC 疼痛评估工具评价小儿四肢烧伤植皮术后疼痛治疗护理效果[J].当代护士(下旬刊),2019,26(3):71-72.

[124] 毕娜,余兴艳,张延晖,等.骨科专科护士工作室建设及成效[J].中华现代护理杂志,2019(1):77-80.

[125] 孙有志.皮瓣转移修复术治疗 26 例电击伤的临床分析[J].中国医药指南,2018,16(34):77-78.

[126] 张兰兰,孙志艳,江小萌,等.骨科臂丛神经损伤患者的护理[J].世界最新医学信息文摘,2018,18(87):229-237.

[127] 葛鋆,温作珍,葛诗瑶.负压封闭引流技术在游离前臂皮瓣修复术后供区植皮中的应用及护理[J].当代护士(下旬刊),2018,25(7):62-64.

[128] 章月红,朱承科,张云兰,等.VSD 负压引流技术在软组织缺损感染创面治疗中的应用体会[J].实用临床护理学电子杂志,2017,2(45):169-170.

[129] 韦静.集束化护理对呼吸道烧伤气管切开患者救治效果的影响[J].临床医学工程,2017,24(11):1619-1620.

[130] 李志强,吴文杰,刘树江,等.负压封闭引流技术在游离植皮中的应用[J].临床和实验医学杂志,2017,16(10):1022-1025.

[131] 代巍.四肢大面积皮肤缺损植皮修复术围手术期 VSD 的应用观察[J].中国医药指南,2017,15(10):50-51.

[132] 徐冬梅.重度电击伤患者的院前急救与护理[J].中国医药指南,2016,14(33):282.

[133] 李爱梅,陈素玲,吉家凤,等.严重烧伤合并呼吸道烧伤患者的救治与护理体会[J].中国妇幼健康研究,2016,27(S2):487-488.

[134] 俞志敏.烧伤整形中应用皮肤软组织扩张术的临床效果[J].中外医学研究,2021,19(4):149-151.

[135] 王鑫,冯艳,黄玉玲,等.加速康复外科在腹腔镜胆总管探查术中的有效性和安全性研究[J].中国临床医生杂志,2020,48(7):837-839.

[136] 任龙,张森,张云.加速康复外科在胆总管结石治疗中的临床应用[J].肝胆外科杂志,2018,26(5):352-355.

[137] 中国研究型医院学会肝胆胰外科专业委员会.肝胆胰外科术后加速康复专家共识:2015版[J].中华消化外科杂志,2016,15(1):1-6.

[138] 郑春晓,陈智,孙运鹏,等.加速康复外科理念在胰十二指肠切除术围手术期的应用[J].肝胆胰外科杂志,2021,33(3):178-181.

[139] 中华医学会外科学分会外科手术学学组,中国医疗保健国际交流促进会,加速康复外科学分会肝脏外科学组.肝切除术后加速康复中国专家共识:2017版[J].临床肝胆病杂志,2017,33(10):1876-1882.

[140] WEIN A J, KAVOUSSIL L R, PARTIN A W, et al. 坎贝尔-沃尔什泌尿外科学[M].郑州:河南科学技术出版社,2020.

[141] BERCIZ A, FLASKO T, SZERAFIN T, et al. Surgical management and outcome of renal cell carcinoma with inferior vena cava tumor thrombus[J]. Urol Int,2017(99):267-271.

[142] 秦淑萍,张丽,廖理,等.出院持续护理对老年前列腺增生患者术后自我护理与生活质量的影响[J].解放军护理杂志,2017,34(18):67-72.

[143] 张姝,张晓超,王凤霞,等.快速康复外科用于肾癌后腹腔镜根治性肾切除术围术期护理的临床观察[J].护理研究,2018,32(23):3798-3801.

[144] 李静,毛志音,李怡霖.患者自评:主观全面测定量表及营养干预在胃肠道肿瘤患者中的应用效果[J].中国全科医学,2017,20(S2):144-146.

[145] 杨飞亚,王文宽,刘赛,等.高龄膀胱癌患者行腹腔镜根治性膀胱切除加尿流改道术临床经验总结[J].中华医学杂志,2019,99(14):1101-1105.

[146] 王帅,祁小龙,刘锋,等.完全腔镜下根治性膀胱切除术及体内原位新膀胱重建术:10年回顾性分析[J].中华泌尿外科杂志,2020,41(11):830-834.

[147] 许言,肖峻,陈昊,等.腹腔镜下根治性全膀胱切除+原位新膀胱术治疗进展[J].临床泌尿外科杂志,2019,34(7):79-82.

[148] 马超,席启林.经皮肾镜取石术热点问题的研究[J].中华泌尿外科杂志,2018(39):157-160.

[149] 中华医学会泌尿外科学会结石学组,中国泌尿系结石联盟.经皮肾镜取石术中国专家共识[J].中华泌尿外科杂志,2020(41):401-404.

[150] ERAS中国专家共识暨路径管理指南:2018前列腺癌根治手术部分[J].现代泌尿外科杂志,2018,23(12):902-909.

[151] 黄健.中国泌尿外科和男科疾病诊断治疗指南:2019版[M].北京:科学出版社,2020.

[152] 蔡彪,陈勇辉,黄吉炜,等.根治性肾脏切除术安全共识[J].现代泌尿外科杂志,2020,25(2):109-115.

[153] 朱刚,张凯,张海梁,等.中国泌尿男生殖系肿瘤手术后随访方案专家共识[J].现代泌尿外科杂志,2021,26(5):369-375.

[154] 张沂南.腹腔镜肾盂成形术安全共识[J].现代泌尿外科杂志,2019,24(11):890-896.

[155] 吕逸清,宋鲁杰,唐耘熳,等.尿道下裂治疗安全共识[J].现代泌尿外科杂志,2021,26(7):547-549,586.

[156] 嗜铬细胞瘤和副神经节瘤诊断治疗专家共识:2020版[J].中华内分泌代谢杂志,2020,36(9):737-750.

[157] 陈军,陈兴发,谷现恩,等.体外冲击波碎石治疗上尿路结石安全共识[J].现代泌尿外科杂志,2018,23(8):574-579.

[158] 原发性肝癌诊疗规范:2019年版[J].传染病信息,2020,33(6):481-500.

[159] 胡志红.整形美容外科护理学[M].北京:中国协和医科大学出版社,2011.

[160] 王炜.整形外科学[M].杭州:浙江科学技术出版社,1999.

[161] 张洪元,崔永春.超声共振法脂肪抽吸术护理体会[J].中国医学创新,2009,6(21).

[162] 庄惠.美容整形外科临床中医学美学的应用[M].昆明:云南科学技术出版社,2020.

[163] 李建宁,代金荣,仇侃敏.美容整形外科学[M].北京:北京大学医学出版社,2017.

[164] 林琳,刘英娇,刘丽娟.实用整形美容外科及烧伤科护理手册[M].北京:化学工业出版社,2019.

[165] 杨蓉娅,廖勇.皮肤美容激光与光治疗[M].北京:北京大学医学出版社,2020.

[166] 席淑新,赵佛容.眼耳鼻咽喉口腔和护理学[M].北京:人民卫生出版社,2017.

[167] 刘凤乐,鞠敏,赵伟.新生儿先天性单侧唇裂修复术围手术期护理[J].中国医疗美容,2019,9(11):105-108.

[168] 程丹,曲波,李海峰,等.改良Mohler法同期修复先天性单侧唇裂鼻畸形手术的围手术期护理[J].中国医科大学学报,2019,48(3):281-283.

[169] 张志愿.口腔颌面外科学[M].8版.北京:人民卫生出版社,2020.

[170] 赵冬婧.牙龈癌患者术前术后的护理措施探讨[J].中国社区医师,2019,35(2):167-168.

[171] 赵维敏.26例颌面部间隙感染患者的观察与护理体会[J].全科口腔杂志,2017,4(11):41-43.

[172] 张岩萍.颌面部间隙感染患者的观察与护理[J].人人健康,2017(6):240.

[173] 宋丹丹,李静,李维娜,等.加速康复外科理论在腹腔镜胆囊切除术患者围术期护理中的应用[J].护理实践与研究,2017,14(20):61-64.

[174] 中国研究型医院学会肝胆胰外科专业委员会.肝胆胰外科术后加速康复专家共识:2015版[J].中华消化外科杂志,2016,15(1):1-6.

[175] 任龙,张淼,张云.加速康复外科在胆总管结合治疗中的临床应用[J].肝胆外科杂志,2018,26(5):352-355.

[176] 杨永萍,王丽华,孙常磊,等.肠造口粪水性皮炎病人的护理研究进展[J].中国医刊,2017,52(2):26-28.

[177] 潘颖.急性胰腺炎消化内科治疗临床效果观察[J].内蒙古医学杂志,2016,48(1):103-104.

[178] 陆颖,李颖.肠瘘术前护理效果分析[J].实用临床护理学杂志,2018,3(37):95-96.

[179] 张金侠,陈燕敏,张桂丽.腹主动脉瘤介入治疗的围手术期护理研究[J].临床医药文献电子杂志,2019,6(76):122-123.

[180] 刘善美.股骨头缺血性坏死进行介入治疗的护理[J].中国实用医药,2018,13(24):

133-134.

[181] 朱翠芳,刘丽,俞叶丹,等.放射性碘 125 粒子植入治疗肿瘤的术后护理分析[J].实用临床护理学电子杂志,2020,5(25):127-128.

[182] 郭培培.介入治疗布加综合征的围手术期护理分析[J].世界最新医学信息文摘,2020,20(91):267-268.

[183] 张碧芸,冯曦,刘艳,等.TIPS 手术治疗肝硬化合并上消化道出血的围术期护理[J].现代消化及介入诊疗,2017,22(1):125-127.

[184] 中国医师协会介入医师分会介入围手术专委会.门脉高压患者门体支架植入围术期营养管理专家共识:2020[J].介入放射学杂志,2021,30(3):217-223.

[185] 林萌,呼渭华.经皮穿刺椎体成形术治疗胸腰椎压缩性骨折的护理配合体会[J].心血管外科杂志(电子版),2020,9(3):70.

[186] 安力彬,陆虹.妇产科护理学[M].6 版.北京:人民卫生出版社,2017.

[187] 谢幸,孔北华,段涛.妇产科[M].9 版.北京:人民卫生出版社,2018.

[188] 李淑文,王丽君.妇产科护理[M].2 版.北京:人民卫生出版社,2020.

[189] 简雅娟.母婴护理学[M].3 版.北京:人民卫生出版社,2020.

[190] 杨慧霞.中国新生儿早期基本保健技术专家共识:2020[J].中华围产医学杂志,2020,23(7):433-420.

[191] 王菲菲.护理安全管理在母婴同室新生儿中的价值[J].继续医学教育,2019,33(12):126-127.

[192] 瞿红,沈卫英,房玥.爱婴医院强化母乳喂养管理对母乳喂养率和角色转变时间的影响[J].齐鲁护理杂志,2018,24(20):64-66.

[193] 王金菊,陈海萍,任穆静,等.母婴同室护理对初产妇自护能力及产后泌乳的影响[J].齐鲁护理杂志,2021,27(9):39-41.

[194] 沈菊凤,候雪芬,刘春霞,等.新法复苏在新生儿窒息复苏抢救中的临床应用[J].中国妇幼保健,2021,36(5):1086-1089.

[195] 叶鸿瑁,虞人杰,朱小瑜.中国新生儿复苏指南及临床实施教程[M].北京:人民卫生出版社,2017.

[186] 白珍.新生儿窒息的应急抢救和护理[J].世界最新医学信息文摘,2019,19(70):230-270.

[197] 王剑鹰,刘英洁,徐韬,等.新生儿早期基本保健临床实施效果评价[J].延安大学学报,2019,17(1):54-57.

[198] 吴浩.新生儿抚触护理对新生儿生长发育的作用[J].中国医药指南,2021,19(12):185-186.

[199] 吴琼.皮肤抚触联合音乐疗法对产妇及新生儿的影响分析[J].当代护士,2020,27(22):97-99.

[200] 中华护理学会手术室护理专业委员会.手术室护理实践指南:2020 年版[M].北京:人民卫生出版社,2020.

[201] 周阳,张玉梅,贺爱兰,等.骨科专科护理[M].北京:化学工业出版社,2020.

[202] 邱贵兴,戴尅戎.骨科手术学[M].北京:人民卫生出版社,2016.

[203] 王立红,田溢卿.实用手术室护理手册[M].北京:化学工业出版社,2019.

[204] 蔚百彦. 实用院前急救学[M]. 西安:西安交通大学出版社,2010.

[205] 夏颖. 灾难现场的检伤分类方法[Z]. 中华医学会急诊医学分会第十六次全国急诊医学学术年会,2012.

[206] 李涛,陈登国,孙刚. 突发事件应急救援手册[M]. 北京:军事医学科学出版社,2010.

[207] 于卫华,潘爱红. 护理常规[M]. 合肥:中国科学技术大学出版社,2017.

[208] 万雪红,卢雪峰. 诊断学[M]. 8 版. 北京:人民卫生出版社,2013.

[209] 蒋径芝. ICU 高热伴脑损伤患儿亚低温治疗降温的临床护理[J]. 继续医学教育,2015(29):12.

[210] 李小寒,尚少梅. 基础护理学[M]. 5 版. 北京:人民卫生出版社,2012.

[211] 尤黎明,吴瑛. 内科护理学[M]. 5 版. 北京:人民卫生出版社,2012.

[212] 唐利,张口呼吸危重病人的呼吸道护理[J]. 当代护士,2016(5).

[213] 侍杏华. 急危重症护理学[M]. 长春:吉林科学技术出版社,2010.

[214] 宁文娟. 失血性休克病人的护理体会[J]. 实用医技杂志,2016(33).

[215] 黄海萍,赵海珠. 感染性休克病人 40 例的综合护理[J]. 解放军护理杂志,2016,33(5).

[216] 王俊杰. 49 例肺结核并咯血的临床观察及护理体会[J]. 世界最新医学信息文摘,2015,15(40).

[217] 郭彩芹. 58 例肺结核大咯血病人的整体护理常规[J]. 世界最新医学信息文摘,2015,15(38).

[218] 张波,桂莉. 急危重症护理学[M]. 3 版. 北京:人民卫生出版社,2012.

[219] 王书慧. 舒适护理干预治疗肺心病呼吸困难病人的疗效观察[J]. 临床医药文献杂志,2015,2(19).

[220] 石慧. 重症呼吸系统疾病病人的临床护理[J]. 黑龙江医药,2016,29(1).

[221] 丁恒丽. 肺结核咯血综合护理探讨[J]. 心血管病防治知识,2015(5).

[222] 陈菊丽. 急性上消化道出血 56 例原因分析与辨病护理对策[J]. 基层医学论坛,2016,20(9).

[223] 万学红,卢雪峰. 诊断学[M]. 8 版. 北京:人民卫生出版社,2013.

[224] 宣立梅. 浅谈抽搐病人的观察及护理体会[J]. 中国医药指南,2016,14(1).

[225] 李剑平,吴雪云. 综合护理干预在高热惊厥患儿护理中的效果[J]. 当代护士,2016(6).

[226] 聂彩莲. 肝硬化病人护理体会[J]. 临床合理用药,2012,5(5).

[227] 李丹. 肝硬化门脉高压性胃病并发上消化道出血后的护理[J]. 健康必读,2011(12).

[228] 郭丹. 晚期肝硬化的护理体会[J]. 中国健康月刊,2010,8(29).

[229] 王吉耀,廖二元,黄从新,等. 内科学[M]. 2 版. 北京:人民卫生出版社,2010.

[230] 张冬梅,周智广,胡白盈,等. 自发酮症起病的肥胖糖尿病特征和分型[J]. 中华内分泌代谢杂志,2003(19).

[231] 廖二元,莫朝晖. 内分泌学[M]. 2 版. 北京:人民卫生出版社,2010.

[232] 恽莉莉,周小红,徐健. IgA 肾病的护理[J]. 中外健康文摘,2011,8(37).

[233] 陈香美. 腹膜透析标准操作规程[M]. 北京:人民军医出版社,2011.

[234] 吴永贵,王爱玲. 当代内科学进展[M]. 合肥:安徽科学技术出版社,2016.

[235] 黄金,姜东九.新编临床护理常规[M].北京:人民卫生出版社,2008.

[236] 文艳秋.实用血液净化护理[M].北京:人民卫生出版社,2010.

[237] 陈香美.血液净化标准操作规程[M].北京:人民军医出版社,2011.

[238] 吴欣娟.神经内科护理工作指南[M].北京:人民卫生出版社,2016.

[239] 李胜利.言语治疗学[M].北京:华夏出版社,2014.

[240] 沈东超,齐冬,边立衡.美国心脏协会/美国卒中协会:动脉瘤性蛛网膜下腔出血管理指南(第一部分)[J].中国卒中杂志,2012,8(3).

[241] 邓娟,沈洁,姜安丽.缺血性脑卒中病人二级预防护理干预现状[J].中华护理杂志,2012,47(1).

[242] 王清,陈湘玉,沈小芳.超早期活动在急性脑梗死病人早期康复中的应用及效果评价[J].护士进修杂志,2015.30(19).

[243] 刘维,李梦,谢文雅.周围性面神经炎针灸研究进展[J].中医药临床杂志,2015,3(27).

[244] 贾建平,陈生弟.神经病学[M].7版.北京:人民卫生出版社,2013.

[245] 李淑贤.腰椎穿刺术后不同卧床时间对病人头痛影响研究[J].护理研究,2011,25(9).

[246] 葛运利,杨孟丽,吴梦梦.神经肌肉活检术护理体会[J].中国实用神经病杂志,2016,1(19).

[247] 陈云峰.脊髓损伤后排尿障碍的治疗进展[J].浙江中医大学学报,2010.

[248] 桑德春,贾子善.老年康复学[M].北京:北京科学技术出版社,2016.

[249] 王海岩,乔春梅.老年人循环系统疾病的内科护理[J].中外健康文摘,2013(21).

[250] 李雪玉,王建荣.老年慢性心力衰竭病人运动康复的研究进展[J].中华护理杂志,2014,49(10).

[251] 祝进梅.老年心力衰竭的护理进展[J].科学时代,2014(18).

[252] 赵艳梅.心理护理和健康教育运用于扩张型心肌病并心力衰竭中的临床探究[J].中国卫生标准管理,2015,6(33).

[253] 罗学会.56例扩张性心肌病病人的护理[J].全科护理,2015(25).

[254] 孙洁,王静,孙红果,等.病毒性心肌炎的护理干预[J].实用临床医学,2016,17(2).

[255] 钟瑜绿.护理干预对老年原发性高血压病人生活质量的影响[J].护理实践与研究,2013,10(5).

[256] 曹英.原发性高血压护理干预策略讨论[J].医学信息,2015(17).

[257] 张玉辉.老年人冠心病心律失常的护理措施分析[J].世界最新医学信息文摘,2016(5).

[258] 韩凤杰.探讨老年冠心病心律失常的护理干预效果[J].世界最新医学信息文摘,2016(5).

[259] 朱琦.健康教育在老年冠心病病人护理中的应用[J].饮食保健,2015,2(12).

[260] 张纬.住院老年冠心病病人的康复护理对策探讨[J].临床护理,2016,14(18).

[261] 李玲.护理干预对老年痴呆病人生活能力及生活质量的影响[J].现代护理,2016,14(11).

[262] 化前珍.老年护理学[M].3版.北京:人民卫生出版社,2013.

[263] 张晓念,肖云武.内科护理[M].上海:第二军医大学出版社,2015.

[264] 吴琰,丁慧萍,韩云,等.老年性糖尿病病人生活质量与运动干预的探讨[J].齐齐哈尔医学院学报,2010(1).

[265] 林森,陈小强,周涛,等.骨质疏松性椎体压缩性骨折椎体成形术后再骨折的影响因素分析[J].中华临床医师杂志,2016(10).

[266] 吴仕英.老年综合健康评估[M].成都:四川大学出版社,2015.

[267] 胡秀英.老年护理手册[M].北京:科学出版社,2015.

[268] 王香丽.前列腺增生病人的心理护理[J].河南外科学杂志,2012,18(3).

[269] 董碧蓉.老年病学[M].成都:四川大学出版社,2009.

[270] 张作记.日常生活能力量表[J].中国行为医学科学,2001(10).

[271] 张作记.家庭关怀度指数[J].中国行为医学科学,2001(10).

[272] 汪向东,王希林,马弘.社会支持评定量表、心理卫生平定量表手册:增订版[J].中国心理卫生杂志,1999(12).

[273] 邢翠.国内外老年综合健康功能评估的研究进展[J].护理学杂志,2008,23(5).

[274] 陈峥.老年综合征管理[M].北京:中国协和医科大学出版社,2010.

[275] 胡秀英,龙纳,吴琳娜,等.中国老年人健康综合功能评价量表的研制[J].四川大学学报:医学版,2013:44(4).

[276] 张宏雁,何耀,董军,等.军队离退休干部健康现状的多维度调查与分析[J].第二军医大学学报,2010,3(12).

[277] 曾荣,刘忠艳,周孝英,等.老年综合健康功能评估的研究进展[J].护士进修杂志,2008,23(24).

[278] RUSSELL D,PEPLAU L A,CUTRONA C E. The revised UCLA loneliness scale:concurrent and discriminant validity evidence[J]. Journal of Personality and Social Psychology,1980,39(3).

[279] ROSEN S L,REUBEN D B. Geriatric assessment tools[J]. Mount Sinai Medical,2011,78(4).

[280] 尹莉芳,张战和.老年病人大便失禁的护理进展[J].华夏医学,2014,7(6).

[281] 吴艳丽,吴香花,张凡,等.大便失禁皮肤的护理[J].医学信息,2015(26).

[282] 张红云.ICU危重病人大便失禁的临床护理进展[J].临床护理杂志,2015(6).

[283] 刘会.从尿失禁分类及发病机制探讨个性化护理[J].中国继续医学教育,2015(3).

[284] 梁少芬.尿失禁病人的护理与研究进展[J].中外健康文摘,2012,9(13).

[285] 叶锦.失禁管理手册[M].北京:人民军医出版社,2011.

[286] 蒋琪霞.失禁及其相关皮肤并发症预防和处理的研究进展[J].中华现代护理杂志,2016,22(1).

[287] 宋伟华.脑卒中病人失禁相关性皮炎的护理干预[J].医学信息,2015,28(8).

[288] 宋彩萍,马秀英,罗霞,等.失禁相关性皮炎的预防与分级护理[J].中华现代护理杂志,2016(1).

[289] 卓大宏.中国康复医学[M].北京:华夏出版社,2003.

[290] 黄金.新编临床护理常规[M].北京:人民卫生出版社,2011.

[291] 于卫华.护理常规[M].合肥:合肥工业大学出版社,2012.

［292］ 燕铁斌. 康复护理学［M］. 3 版. 北京：人民卫生出版社,2013.

［293］ 熊云新. 外科护理学［M］. 2 版. 北京：人民卫生出版社,2008.

［294］ 刘萍,高鹰,刘家寿. 腰椎间盘突出症的心理特点及心理治疗［J］. 中国疗养医学,
2004,13(1).

［295］ 朱军,李赛玲. 非手术治疗腰椎间盘突出症的机理与时机选择［J］. 中医正骨,2002,
14(5).

［296］ 史云如. 腰椎间盘突出症非手术治疗的护理［J］. 包头医学,2002,26(2).

［297］ 周士枋. 实用康复学［M］. 南京：东南大学出版社,1990.

［298］ 李田. 心理康复是疾患康复与健身的重要条件［J］. 中国康复医学杂志,1989(2).

［299］ 钱淑兰,管艳,孟芹,等. 颈椎病人损伤的心理康复［J］. 黑龙江医药,2010,5(22).

［300］ 王卫星,谭晓菊,王金全,等. 健康教育在截瘫病人早期康复中的实施和效果评价
［J］. 当代护士,2008(9).

［301］ 胡敏,朱京慈. 康复护理技术［M］. 北京：人民卫生出版社,2014.

［302］ 燕铁斌. 康复护理学［M］. 3 版. 北京：人民卫生出版社,2012.

［303］ 姜彬彬. 颈椎病的早期预防与康复护理［J］. 中国伤残医学,2014(10).

［304］ 沈云新. 580 例颈椎病的康复护理分析［J］. 河北医学,2012,18(10).

［305］ 陈士芳,段文菊. 颈椎病的康复护理 193 例［J］. 医学创新研究,2008,5(12).

［306］ 杜春萍,梁红锁. 康复护理技术［M］. 北京：人民卫生出版社,2014.

［307］ 吴兆苏,姚崇华,赵冬. 我国人群脑卒中发病率、死亡率的流行病学研究［J］. 中华流
行病学杂志,2003,24(3).

［308］ WILLIAMS L S. Depression and stroke：cause or consequence［J］. Semin Neurol,
2005,25(4).

［309］ 中华医学会神经病学会神经康复学组. 中国脑卒中康复治疗指南：2011 完全版［J］.
中国康复理论与实践,2012,18(4).

［310］ 时向东,董玉玲. 良肢位摆放对脑卒中病人肢体恢复的影响［J］. 现代医药卫生,
2007,23 (10).

［311］ 许凤莲,叶兰芬. 早期康复护理干预对脑卒中偏瘫病人肢体功能恢复的影响［J］. 吉
林医学,2013,34(1).

［312］ 任燕,朱建华. 脑卒中后肢体功能障碍的早期康复训练研究［J］. 护理研究,2013,
1(27).

［313］ 彭源,燕铁斌. 脑卒中康复治疗研究现状及进展［J］. 中华物理医学与康复杂志,
2009,6(1).

［314］ 程洁. 脑卒中病人偏瘫运动及后遗症的整体护理［J］. 中国实用医药,2011,7(6).

［315］ 赵健民. 脑梗死伴短暂性脑缺血发作 26 例临床分析［J］. 中国医药导报,2006,
3(29).

［316］ 乐琳,郭钢花,李哲. 早期综合康复治疗对脑卒中疗效的观察［J］. 中国现代医生,
2012,50(1).

［317］ 袁绍莲,蔡秋格. 脑卒中病人偏瘫肢体护理体会［J］. 齐鲁护理杂志,2006,12(10).

［318］ 麦燕芳,曾惠青. 脑卒中病人肢体功能的康复护理［J］. 实用医技杂志,2008,17(15).

［319］ 冯丽华,沈军,井磊. 脑卒中后遗症期病人亲属照顾者照顾感受的质性研究［J］. 激光

杂志,2011,32(3).

[320] 熊云新.外科护理学[M].2版.北京:人民卫生出版社,2008.

[321] 中国康复医学会康复护理委员会.神经源性膀胱护理指南:2011年版[J].中华护理杂志,2011.

[322] 张利玲.性传播疾病病人的心理治疗及护理[J].中国性科学,2012,21(2).

[323] 赵生魁,吕恒毅.性病病人的心理状态分析和治疗[J].基层医学论坛,2008,31(14).

[324] 徐美娜,王大光.性病病人的心理分析和心理护理[J].中国社区医师:医学专业,2010,21(25).

[325] 罗崇芬.浅谈性传播疾病病人的心理分析及护理[J].中外健康文摘,2011,12(26).

[326] 郝洁,田小军,袁燕.大疱性表面松解坏死型药疹病人的护理[J].护士进修杂志,2011,22(7).

[327] 胡泽芳,陈瑾,李惠.重症药疹的护理[J].现代医药卫生,2017,23(12).

[328] 谢东莉,王梦柏,李美丽.重型银屑病病人81例心理护理体会[J].解放军护理杂志,2001,18(2).

[329] 陈宏,武杨,武庚.红皮病型银屑病病人的护理[J].现代临床护理,2001,9(8).

[330] 蔡桂利,林珍珍.32例急性湿疹的临床治疗与护理体会[J].大家健康:学术版,2013(7).

[331] 许波,桑巍,鞠宏.封包法治疗慢性湿疹的疗效观察及护理[J].辽宁中医杂志,2009(11).

[332] 肖志巧,杨细芳,邹小飞.综合性心理护理在门诊慢性湿疹病人中的应用效果[J].中国继续医学教育,2015(21).

[333] 张云.乳突根治＋鼓室成形术围手术期护理[J].齐齐哈尔医学院报,2012,33(22).

[334] 吴秀平.慢性化脓性中耳炎鼓室成形术的护理[J].中国当代医药,2011,18(36).

[335] 王龙英.慢性化脓性中耳炎围手术期的护理[J].医学理论与实践,2012,25(16).

[336] 黎金梅,吴雪坚.实施复诊综合管理对鼻内镜手术病人术后远期治疗效果的观察[J].齐齐哈尔医学院学报,2016,37(12).

[337] 胡学芹.74例鼻出血的处理及临床观察[J].中国医药指南,2014,12(26).

[338] 胡秀英,沈美琴.扁桃体摘除术后的护理[J].护士进修杂志,2015,30(6).

[339] 许超,姚勇,张继友,等.支撑喉镜联合鼻内镜治疗声带息肉临床分析[J].齐齐哈尔医学院学报,2015,36(1).

[340] 董宜花.全麻显微支撑喉镜下46例声节息肉手术前后护理探讨[J].齐齐哈尔医学院学报,2015,36(22).

[341] 周卫香,温莹洁,曾小燕,等.开胸术后气管切开病人使用气管切面罩给氧的临床研究[J].中外妇儿保健,2011,19(8).

[342] 秦霞,李萍,张秀敏,等.两种湿化方式对颅脑损作气管切开病人的影响[J].护士进修杂志,2010,25(10).

[343] 袁丽娟,褚小丽,胡丽竟,等.不同湿化方法对气管切开病人气道湿化效果的影响[J].现代临床护理,2013,12(12).

[344] 张祝花,李月英.0.45%氯化钠加沐舒坦持续气道湿化在气管切开病人中的应用[J].中国实用医药,2009,4(14).

[345] 章月琴,夏海鸥.气管切开后气道湿化研究进展[J].齐鲁护理杂志,2010,16(20).

[346] 杨雪梅,高祝英.新编护理常规[M].兰州:甘肃科学技术出版社,2012.

[347] 盛砜,王敏,刘春容.胸部手术病人使用呼吸训练器的健康指导[J].中国实用医药, 2015,10(35).

[348] 赵安安.肺癌合并糖尿病病人的围术期护理[J].护理天地,2015(8).

[349] 李春红.胸腔镜下肺癌根治术的围术期护理[J].全科护理,2015,13(15).

[350] 李若瑜.112例心脏瓣膜置换术病人的围术期护理[J].全科护理,2014,12(27).

[351] 张慧文,顾莺,王慧美,等.营养状况和生长风险筛查工具用于先心病住院婴儿营养 风险筛查的可行性研究[J].护理学杂志,2016,31(4).

[352] 李宁,张媛媛,白阳静,等.先天性心脏病患儿术后肠内营养支持的护理现状[J].华 西医学,2016,31(1).

[353] 张雪芳,伍惠屏,刘利香.小儿紫绀型先天性心脏病缺氧发作的护理及预防[J].岭南 心血管病杂志,2003,9(2).

[354] 罗菊英,赵梦遐,谢勇前,等.42例法洛四联征术后重点监测护理分析[J].湖北科技 学院学报,2015,29(2).

[355] 代远香.体外循环术后采用低坡卧位护理的临床价值[J].临床与病理杂志,2016,36 (2).

[356] 赖杏.系统性护理干预对先天性心脏病患儿术后康复效果的影响[J].黑龙江医学, 2016,40(5).

[357] 吴丽,余小玲.围术期全程护理干预措施对先天性心脏病患儿及家长影响的研究 [J].山西医药杂志,2015,44(2).

[358] 奚爱华,罗雯懿,何萍萍.先天性心脏病术后异常出血的观察与护理[J].上海护理, 2016,16(3).

[359] 齐敏克,张坤,陈桂花.冠状动脉搭桥同期心脏瓣膜手术的围术期护理[J].全科护 理,2014,12(10).

[360] 黄霭莲,林世红.瓣膜置换术围手术期的护理进展[J].护理实践与研究,2008,5 (11).

[361] 林宏彩.心脏瓣膜置换术后的护理进展[J].微创医学,2015,10(2).

[362] 张小燕,文红英,苟静,等.重症心脏瓣膜疾病病人围术期的护理[J].川北医学院学 报,2011,26(6).

[363] 严丽华,翁卫群.重症心脏瓣膜病32例围手术期护理效果的观察[J].南通大学学 报,2015,35(5).

[364] 梁劲峰.心脏瓣膜置换术后80例护理体会[J].护理实践与研究,2011,8(1).

[365] 谢俊琴.联合瓣膜病瓣膜置换术后的观察与护理[J].护理实践与研究,2010,7(2).

[366] 薛卫华,陈艳玲.冠状动脉搭桥术的围术期护理[J].全科护理,2010,8(7).

[367] 孙云.非体外循环下冠状动脉搭桥术围手术期护理[J].现代临床护理,2014,13(5).

[368] 梁丽平.冠状动脉搭桥术后低心排综合征8例IABP治疗临床护理[J].齐鲁护理杂 志,2014,20(22).

[369] 安荣彩.冠状动脉搭桥术后康复护理研究进展[J].护理管理杂志,2011,11(10).

[370] 陈红梅.1例主动脉夹层合并慢性弥散性血管内凝血病人的护理[J].全科护理,

2016,14(17).

[371] 冯丽萍,武丽娟,李爱霞.288 例主动脉夹层动脉瘤护理探讨[J].实用临床医药杂志,2016,20(2).

[372] 王浩,梁钰,陈莉,等.主动脉夹层病人术前血压控制的护理进展[J].护士进修杂志,2016,31(11).

[373] 沈云.规范化疼痛护理对非手术期主动脉夹层病人的影响[J].安徽医药,2016,20(6).

[374] 闫妍,李海燕,王金萍,等.主动脉夹层病人护理安全管理新进展[J].解放军护理杂志,2015,32(5).

[375] 奚爱华,罗雯懿,何萍萍.先天性心脏病术后异常出血的观察与护理[J].上海护理,2016,16 (3).

[376] 叶翠玲,梁毅.循证护理在升主动脉夹层动脉瘤手术治疗的围手术期中的应用[J].吉林医学,2015,36(12).

[377] 余廷凤.浅谈阑尾炎术后护理[J].中国医药指南,2012(9).

[378] 叶惠意,梁立源,刘立邦,等.肠瘘的临床护理及体会[J].中国实用医药,2011,6(1).

[379] 王锡珍,李敏.临床路径在胆结石病人围手术期护理的应用[J].世界最新医学信息文摘:电子版,2013(16).

[380] 王翠兰,谢继红.42 例胆总管结石的护理体会[J].护理研究,2015,9(12).

[381] 董姣卉.肝内胆管结石术后病人的观察与护理[J].泰州职业技术学院学报,2011,11(2).

[382] 黄志强.外科手术学[M].3 版.北京:人民卫生出版社,2005.

[383] 曹伟新.外科护理学[M].4 版.北京:人民卫生出版社,2006.

[384] 李乐之,路潜.外科护理学[M].北京:人民卫生出版社,2012.

[385] 中华医学会神经外科学分会.神经外科重症管理专家共识:2013 版[J].中华医学杂志,2013,93(23).

[386] 金黑鹰,章蓓.实用肛肠病学[M].上海:科学技术出版社,2014.

[387] 薛富善,袁凤华.围手术期护理学[M].北京:科学技术文献出版社,1989.

[388] 陈素坤,周英.临床心理护理教程[M].北京:人民军医出版社,2007.

[389] 柳大烈,查元坤.现代美容外科[M].2 版.北京:人民军医出版社,2007.

[390] 周丽华,伍艳群.整形美容护理细节问答全书[M].北京:化学工业出版社,2013.

[391] 戚可名.女性美容整形外科学[M].北京:人民军医出版社,2001.

[392] 张林.面部注射美容术的护理[Z].中国医师协会美容与整形医师大会,2010.

[393] 张洪元,崔永春.超声共振法脂肪抽吸术护理体会[J].中国医学创新,2009,6(21).

[394] 徐金云,李俊.腹部脂肪抽吸术的护理体会[J].中国美容医学,2015(1).

[395] 乔群.整形美容系列丛书:乳房美容 100 问[M].北京:中国妇女出版社,2001.

[396] 栾杰.乳房再次整形手术学[M].北京:人民卫生出版社,2008.

[397] 胡志红.整形美容外科护理学[M].北京:中国协和医科大学出版社,2011.

[398] 伍艳群.聚丙烯酰胺水凝胶注射隆胸物取出病人围手术期护理[J].中国美容医学,2007(10).

[399] 王炜.整形外科学[M].杭州:浙江科学技术出版社,1999.

［400］ 胡志红.整形美容外科护理学［M］.北京：中国协和医科大学出版社,2011.

［401］ 余媛.整形美容外科及烧伤科护理常规［M］.北京：中国协和医科大学出版社,2005.

［402］ 孔繁祜.皮片移植术的失误及处理［J］.实用美容整形外科杂志,1999(3).

［403］ 樊长玲,吴红梅,史巧佳.会阴部烧伤后瘢痕挛缩畸形皮片移植术围手术期的护理［J］.中国美容医学,2012,21(10).

［404］ 鲁开化,艾玉锋,郭树忠.皮肤扩张术在整形外科应用的经验［J］.中华整形烧伤外科杂志,1996(12).

［405］ 王炜.整形外科学［M］.杭州：浙江科学技术出版社,1999.

［406］ 李咏,李利,蒋献,等.皮肤激光美容术后病人的防晒护理［J］.中华护理杂志,2008,43(6).

［407］ 郑青花.皮肤激光美容治疗的综合护理干预分析［J］.当代医学,2013(11).

［408］ 陈美娟,许之娜,陈桂青.98例严重口腔颌面外伤病人的心理特点及护理体会［J］.现代护理,2010,8(22).

［409］ 崔颖秋,王洪涛,邓利琴,等.个性化鼻膜在唇裂整复术后的应用研究［J］.实用医学杂志,2012,28(21).

［410］ 杜培培.防止唇裂患儿术后伤口感染的护理措施［J］.临床医药文献杂志(电子版),2015,2(33).

［411］ 王丽.先天性唇腭裂506例围术期护理［J］.齐鲁护理杂志,2009,15(22).

［412］ 赵晓伟.先天性小儿唇腭裂的围手术期的护理［J］.中国实用护理杂志,2012,28(30).

［413］ 李秋娥.实用口腔颌面外科护理及技术［M］.北京：科学出版社,2008.

［414］ 黄英,黄秋雨,曾令婵.自体髂骨骨松质移植修复先天性牙槽突裂的护理［J］.全科护理,2013,11(1).

［415］ 柳静,刘庆华.自体髂骨移植行牙槽崤裂植骨修复术围手术期的护理［J］.当代护士,2016(3).

［416］ 胡勤刚.口腔颌面外科查房手册［M］.南京：江苏科学技术出版社,2004.

［417］ 罗虹,臧义丰.护理干预对预防腮腺术后并发症对影响［J］.当代护士：下旬刊,2015(4).

［418］ 杜丽芳,许志亮.应用人工关节头重建下颌关节病人的护理［J］.全科护理,2015(20).

［419］ 张磊华,陈红.颞颌关节强直病人对围手术期护理［J］.护理研究,2008(12).

［420］ 黄秋雨,古文珍,林丽婷,等.颅颌面巨大肿瘤联合切除术的围手术期护理［J］.中华口腔医学研究杂志,2013,7(2).

［421］ 谭淑玲,吕达,伍晓,等.加速康复护理在口腔鳞状细胞癌病人围手术期的护理应用［J］.全科护理,2016,14(1).

［422］ 邱蔚六.口腔颌面外科［M］.5版.北京：人民出版社,2000.

［423］ 李秋娥.实用口腔颌面外科护理及技术［M］.北京：科学出版社,2008.

［424］ 袁珂嘉.舌癌根治术后口腔护理新方法应用的效果观察［J］.临床护理杂志,2013,8(12).

［425］ 高辉,钟桂兴,蔡晓慧.口腔颌面部游离皮瓣修复术的术中护理体会［J］.中国医疗美

容,2016(3).

[426] 梁展鸣,刘秋玲,张丽萍. 颊癌根治术加同期游离前臂皮瓣修复术后早期皮瓣塑形的护理[J]. 当代护士,2016(7).

[427] 路海娟. 贝尔面瘫的护理措施探究[J]. 中国农村卫生,2015,5(9).

[428] 郑修霞. 妇产科护理学[M]. 4 版. 北京:人民卫生出版社,2006.

[429] 乐杰. 妇产科学[M]. 7 版. 北京:人民卫生出版社,2008.

[430] 丰有吉,沈铿. 妇产科学[M]. 2 版. 北京:人民卫生出版社,2010.

[431] 于鸿艳. 妊娠滋养细胞疾病病人的临床护理[J]. 中国继续医学教育,2015,7(14).

[432] 杨小华. 改良腹腔镜下圆韧带缩短子宫悬吊术治疗子宫脱垂的围术期护理[J]. 内科,2016,11(1).

[433] 刘冰,段爱红,郑萍,等. 脱细胞异体真皮阴道成形术的围手术期护理[J]. 中国微创外科杂志,2014,14(10).

[434] 胡连莲. 1 例尿道阴道瘘合并阴道结石病人的围手术期护理[J]. 当代护士,2012(11).

[435] 赵兴美. 尿瘘病人的围手术期护理[J]. 国外医学护理学分册,2005,24(5).

[436] 陈桂娴. 1 例直肠阴道瘘病人围手术期的护理[J]. 护理研究,2011,25(11).

[437] 谢幸,苟文丽. 妇产科学[M]. 8 版. 北京:人民卫生出版社,2013.

[438] 曹泽毅. 中华妇产科学[M]. 3 版. 北京:人民卫生出版社,2014.

[439] 张宏玉. 助产学[M]. 修订版. 北京:中国医药科技出版社,2014.

[440] 王立新,姜梅. 实用产科护理学[M]. 北京:科学出版社,2013.

[441] 黄群,姜梅. 妇产科护理[M]. 上海:复旦大学出版社,2015.

[442] 徐鑫芬,熊永芳. 妇产科护理[M]. 北京:人民卫生出版社,2016.

[443] 魏革,刘苏君. 手术室护理学[M]. 2 版. 北京:人民军医出版社,2011.

[444] 崔福荣,张瑾. 现代手术室规范化管理实用手册[M]. 北京:人民卫生出版社,2013.

[445] 巴特沃斯. 摩根临床麻醉学[M]. 北京:北京大学医学出版社,2015.

[446] 张杰,汪晓玲. 腔镜手术室护理实用技术手册[M]. 武汉:湖北科学技术出版社,2013.

[447] 杨晓媛. 灾害护理学[M]. 北京:军事医学科学出版社,2009.

[448] 陈湘玉,陈璐. 居家护理服务[M]. 南京:东南大学出版社,2016.

[449] 赵秋利. 社区护理学[M]. 北京:人民卫生出版社,2006.

[450] 杨家福,王慧东,柯西江,等. 脊柱及相关疾病诊治学[M]. 长春:吉林科学技术出版社,2016.

[451] 蓝芬,游彩芬,李群香,等. 经鼻蝶窦入路显微手术治疗垂体瘤病人的围手术期护理体会[J]. 吉林医学,2014,35(15).

[452] 祝满江. 伽马刀治疗垂体瘤病人的护理体会[J]. 中国医药指导,2014,12(30).

[453] 王继红. 伽马刀治疗颅内肿瘤的护理体会[Z]. 河南省神经系统疾病护理新进展学术会议,2013.

[454] 罗凯燕,喻姣花. 颈骨科护理学[M]. 北京:中国协和医科大学出版社,2005.

[455] 陈灏珠,林果为. 实用内科学[M]. 13 版. 北京:人民出版社,2013.

[456] 石宏,石雪松,江智霞. 传染病护理学[M]. 2 版. 北京:第二军医大学出版社,2013.

[457] 张小来,郑萍. 传染病及医院感染护理技术[M]. 合肥:安徽科学技术出版社,2011.

[458] 赵秋利. 社区护理学[M]. 北京:人民卫生出版社,2006.

[459] 梁红涛. 脉搏血氧饱和度替代改良 Allen's 试验在重症颅脑损伤病人有创血压监测中的应用[J]. 医药导报,2013,8(32).

[460] 吴丹,鲁先秀,潘爱红,等. 静脉治疗技术操作规范与管理[J]. 合肥:中国科学技术大学出版社,2015.

[461] 纪翠荣,王笠环. 人工气道湿化方法的临床研究[J]. 中国实用护理杂志,2011,27(36).